细胞和基因治疗产品的非临床评价研究

（第2版）

王全军　王庆利　耿兴超　主编

清華大學出版社
北　京

图书在版编目（CIP）数据

细胞和基因治疗产品的非临床评价研究 / 王全军，王庆利，耿兴超主编 . —2 版 . — 北京：清华大学出版社，2024.5

ISBN 978-7-302-66294-5

Ⅰ . ①细… Ⅱ . ①王… ②王… ③耿… Ⅲ . ①基因疗法—研究 Ⅳ . ① R456

中国国家版本馆CIP数据核字（2024）第096054号

责任编辑：辛瑞瑞　孙　宇
封面设计：钟　达
责任校对：李建庄
责任印制：曹婉颖

出版发行：清华大学出版社
网　　址：https://www.tup.com.cn，https://www.wqxuetang.com
地　　址：北京清华大学学研大厦 A 座　　邮　　编：100084
社 总 机：010-83470000　　邮　　购：010-62786544
投稿与读者服务：010-62776969，c-service@tup.tsinghua.edu.cn
质量反馈：010-62772015，zhiliang@tup.tsinghua.edu.cn
印 装 者：三河市铭诚印务有限公司
经　　销：全国新华书店
开　　本：185mm × 260mm　　印　　张：36.75　　字　　数：780 千字
版　　次：2021 年 12 月第 1 版　2024 年 5 月第 2 版　　印　　次：2024 年 5 月第 1 次印刷
定　　价：158.00 元

产品编号：100620-01

编委会

韩俊源　博雅辑因（北京）生物科技有限公司
贺牧野　斯微（上海）生物科技股份有限公司
侯田田　中国食品药品检定研究院
侯宇宸　上海唯可生物科技有限公司
胡雪莲　北京艺妙神州医药科技有限公司
黄　雷　斯微（上海）生物科技股份有限公司
黄　瑛　中国食品药品检定研究院
霍　艳　江苏鼎泰药物研究（集团）股份有限公司
江　芝　湖南普瑞玛药物研究中心有限公司
阚科佳　上海唯可生物科技有限公司
李　超　有济（天津）医药科技有限公司
李　丹　三卿（北京）生物科技有限公司
李　红　国科赛赋河北医药技术有限公司
李芊芊　中国食品药品检定研究院
李艳芳　谛邈生物科技（北京）有限公司
李子轲　国科赛赋河北医药技术有限公司
梁宗星　国科赛赋河北医药技术有限公司
林　志　中国食品药品检定研究院
刘　佳　北京美中爱瑞肿瘤医院
刘　楠　中国科学院上海药物研究所
刘淑洁　国家药品监督管理局药品审评中心
鲁薪安　北京艺妙神州医药科技有限公司
陆金华　前美国 FDA 审评专家
孟繁思　国科赛赋河北医药技术有限公司
庞丽丽　山东省肿瘤医院
戚新明　中国科学院上海药物研究所

秦昭恒　军事科学院军事医学研究院毒物药物研究所
邱云良　上海益诺思生物技术股份有限公司
屈　哲　中国食品药品检定研究院
沈海法　斯微（上海）生物科技股份有限公司
沈明云　斯微（上海）生物科技股份有限公司
孙福广　中国科学院上海药物研究所
孙祥石　斯微（上海）生物科技股份有限公司
孙　文　中国科学院动物研究所
隋林杰　南京医科大学附属逸夫医院
史家海　新加坡国立大学
王皓毅　中国科学院动物研究所
王立军　杭州嘉因生物科技有限公司
王庆利　国家药品监督管理局药品审评中心
王全军　北京赛赋医药研究院有限公司
王三龙　中国食品药品检定研究院
王维熙　新加坡国立大学
王应印　中国医学科学院北京协和医学
王　威　上海唯可生物科技有限公司
王　欣　中国食品药品检定研究院
王　伊　军事医学研究院生命组学研究所
韦　娜　国科赛赋（深圳）新药研发科技有限公司
魏丽萍　上海益诺思生物技术股份有限公司
温玉莹　广东莱恩医药研究院有限公司
文海若　中国食品药品检定研究院
吴纯启　军事科学院军事医学研究院毒物药物研究所
吴　宁　上海唯可生物科技有限公司

吴振华　杭州嘉因生物科技有限公司
薛苗苗　光武惠文生物科技（北京）有限公司
杨佳蕾　首都医科大学附属北京天坛医院
杨　威　广东莱恩医药研究院有限公司
杨　帆　科镁信生物医药
叶国杰　杭州嘉因生物科技有限公司
尹纪业　军事科学院军事医学研究院毒物药物研究所
鱼丽娟　University of Gothenburg
赵曼曼　中国食品药品检定研究院
张　昂　解放军战略支援部队特色中心
张海飞　昭衍（苏州）新药研究中心有限公司
张可华　中国食品药品检定研究院
张　苗　斯微（上海）生物科技股份有限公司
张素才　北京昭衍新药研究中心股份有限公司
张尊凯　斯微（上海）生物科技股份有限公司
张恒辉　北京臻知医学科技有限责任公司
周晓冰　中国食品药品检定研究院

序　一

在生物药领域中，细胞和基因治疗（cellular and gene therapy, CGT）产品犹如一颗冉冉升起的新星，照亮了许多人的希望之路，为很多不治之症的患者带来了希望。随着生物技术的飞速发展，CGT 领域正迅速成为国际上生物医学研究的前沿阵地。《细胞和基因治疗产品的非临床评价研究（第二版）》，正是在这样的背景下应运而生，旨在为这一领域的发展提供坚实的理论和实践基础。

非临床评价研究是 CGT 产品从实验室走向临床的关键一步。它不仅关乎产品的安全性和有效性，更是未来临床应用成功的基石。本书在首版的基础上，结合最新的政策、法规和科技进展，对非临床评价的各个方面进行了全面更新和扩充，以期为读者提供最前沿的知识和指导。

本书详细讨论了 CGT 产品的基本概念、安全风险、行政监管和质量控制等基础内容，并深入探讨了非临床毒理学研究、药代动力学研究、致瘤性评价、免疫原性评价等关键领域。此外，书中还新增了多个章节，包括体内动物模型的最新进展、类器官和器官芯片在非临床评价中的应用、产品递送系统的评价、整合位点分析和脱靶分析、核酸药物的非临床评价、细胞外囊泡药物的非临床评价、红细胞疗法产品的非临床评价，以及联合用药的非临床研究与评价等。这些新增内容不仅反映了 CGT 领域最新的科学研究成果，也展示了研究方法和技术的创新。

本书的出版，恰逢全球对 CGT 产品需求和兴趣迅速增长之际。各国政府和医疗机构都在积极制定政策和提供支持，以促进 CGT 行业的发展。在这样一个快速发展的领域中，本书提供了全面的、最新的参考框架，帮助研究者、开发者和决策者了解这一领域的最新动态，把握非临床评价的核心要素。

本书的目标是帮助读者更好地理解 CGT 产品的复杂性，掌握非临床评价的关键方法和技术，从而推动该领域的进一步发展。本书的作者团队由领域内的专家组成，他们凭借自己的专业知识和丰富经验，为读者提供了深入的分析和实用的建议。他们的工作不仅展示了 CGT 产品研发的最新进展，也为这一领域的未来趋势提供了预见。我们相信，通过深入分析和讨论这些主题，本书将为从事细胞和基因治疗产品研发的科学家、研究者和学生提供宝贵的知识和指导。

随着 CGT 产品的研发和临床试验的不断深入，非临床评价将成为保障患者安全和提高治疗效果的关键步骤。本书的内容对于指导这些关键的评价工作具有很高的实用价值。我相信本书一定会对 CGT 领域的健康发展发挥重要的推动作用。

中国工程院院士
中国食品药品检定研究院生物制品检定首席专家
药品监管科学全国重点实验室主任
王军志
2024 年 2 月 14 日

序　二

细胞与基因治疗（CGT）产品是自化学药物和生物技术药物之后最新一代的药物，具有非常广阔的发展应用前景，正引领未来的治疗革命。这些治疗方式凭借其独特的治疗潜力，成为现代医学研究和应用的重要方向。全球各国政府和科研机构纷纷推出鼓励政策并提供资金支持，加速了这一领域的发展。在这样的背景下，《细胞产品和基因治疗产品非临床评价研究（第 2 版）》的出版，为相关研究者提供了宝贵的知识资源和指导。

在创新药物的研发过程中，安全性、有效性和质量可控性是关键要素。这一点在 CGT 产品的研发中尤为重要，因为它们面对着复杂的生物学机制和高度的技术要求。因此，对这些产品的非临床评价，即在临床试验前对其安全性和有效性进行的评估，显得尤为关键。

本书在首版的基础上，根据最近几年政策、法规和科技的发展，进行了全面的更新和扩展。书中不仅包含了细胞和基因治疗的基本概念、产品安全风险、行政监管、质量控制、非临床毒理学研究、药代动力学研究与评价、致瘤性评价、免疫原性评价，还涵盖了干细胞产品、CAR-T 细胞产品、溶瘤病毒产品、基因编辑产品的非临床研究，以及新药研究申请（IND）注册申报的非临床研究核查要点。

此外，本书增加了多个新的章节，涵盖了最新的研究进展和技术创新。这包括 CGT 产品评价体内动物模型的最新研究进展、利用类器官和器官芯片等复杂体外模型进行非临床评价、CGT 产品递送系统的评价、整合位点和脱靶分析、核酸药物的非临床评价、细胞外囊泡药物的非临床评价、红细胞疗法产品的非临床评价，以及联合用药的非临床研究与评价。这些内容的增加不仅为读者提供了 CGT 产品非临床评价领域的全新视角，还展示了该领域最前沿的研究动态和技术创新。本书出版的初衷是为从事细胞和基因治疗产品研发的科学家、研究者、学生和医疗专业人员提供一份全面的指南和参考资料，帮助他们更好地理解这一领域的复杂性和挑战，并为其研究工作提供支持。

随着医学和生物技术的不断进步，细胞和基因治疗产品的研发将不断推动医学的边界扩展，为治疗多种疾病提供新的可能性。因此，本书所涉及的非临床评价研究不仅是这一领域研究的关键，也是保障患者安全和提高治疗效果的必要步骤。通过这些深入的研究，我们能够更好地理解 CGT 产品在临床应用前的潜在风险和效益，从而为其安全有效的临床应用打下坚实基础。

细胞和基因治疗领域的研究人员面临着诸多挑战，包括理解复杂的生物学机制、开发新的技术方法以及应对严格的监管要求。本书的作者们通过他们的专业知识和丰富经验，为我们提供了应对这些挑战的重要工具和指导。他们的工作不仅有助于推动科学的进步，也是对人类健康和福祉的重大贡献。

未来，随着更多的 CGT 产品进入临床试验和市场应用，非临床评价的重要性将进一步增加。我们需要持续地探索和优化评价方法，确保这些创新治疗方法能够安全、有效地惠及更广泛的患者群体。这本专著，无疑将成为此领域不可或缺的一部重要著作，为全球范围内的研究者、开发者和决策者提供指导和灵感。

最后，我对所有参与本书编写的专家表示深深的敬意。他们的努力不仅促进了细胞和基因治疗产品非临床评价研究的发展，也为全人类的健康事业做出了重要贡献。愿本书的读者能从中获得启发和指导，共同推动医学领域向前发展。

中国食品药品检定研究院原院长 李波

2024 年 2 月 14 日

前　言

截止目前，据不完全统计，（不统计DNA疫苗和mRNA疫苗在内）全球经批准的细胞治疗产品共35款，包括22种干细胞和13种免疫细胞；全球有54款基因治疗药物获批上市，其中体外基因疗法17款；基于病毒载体的体内基因疗法16款；小核酸药物19款；其他2款。其中，2023年11月16日，Vertex Pharmaceuticals/CRISPR Therapeutics宣布，英国药品和保健产品监管机构（MHRA）批准CRISPR/Cas9基因编辑疗法CASGEVY™（exa-cel）的有条件上市许可，用于治疗镰状细胞病（SCD）和输血依赖性地中海贫血（TDT）。CASGEVY™是全球首款获批上市的CRISPR基因编辑药物。12月8日，美国食品药品监督管理局（FDA）宣布，批准CRISPR-Cas9基因编辑疗法Casgevy（通用名exagamglogene autotemcel，简称exa-cel）上市，用于治疗镰状细胞病（SCD）。exa-cel基因治疗药物的获批不仅仅是基因治疗药物的一个典型事件，更是生物技术发展的一个新的里程碑，更被成为基因组编辑技术重新定义未来30 ~ 40年的医学范式事件。

但是，我们也不能忽略细胞和基因治疗产品的安全性问题，以基因编辑技术CRISPR-Cas9为例，应用CRISPR-Cas9系统进行基因编辑（敲除）的过程中，具有癌症相关基因（*p53*、*KRAS*等）突变的细胞被富集（对致癌细胞生存的选择偏向性）的现象较为普遍。这些研究表明对接受基于CRISPR-Cas9的基因编辑疗法来修饰癌症相关基因突变患者及时监测的必要性。另外，CRISPR-Cas9基因编辑通过gRNA将Cas9酶靶向目标DNA序列，Cas9酶切割目标DNA双链从而实现基因编辑。gRNA（长度为20bp）通过与目标DNA的碱基互补配对来识别需要编辑的位点，然而有时在第18 ~ 20个碱基不匹配时，Cas9酶仍能进行编辑，从而导致脱靶效应。这也充分体现我们一方面需要开发更安全的技术和模型，更需要付出更多的努力开展细胞和基因治疗产品的安全性评价研究，特别是其相关的质量研究和非临床评价研究以及相关的动物种属选择、剂量设计、风险评估和相应的脱靶风险评价等方面。

2024年1月28，外泌体药物开发公司Aruna Bio, Inc宣布，美国食品和药物管理局（FDA）已批准其主要项目AB126的新药临床研究申请（IND），适应证为急性缺血性卒中，临床试验预计在2024年上半年启动。AB126是一种未修饰的神经衍生外泌体，具有穿越血脑屏障的天生能力，并显示出抗炎和神经保护特性，大大扩展了细胞和基因治疗产品的研究领域，从干细胞到基因修饰细胞、从小核酸药物到体内外基因编辑基因药物以及相关的红细胞载药和外泌体药物等等，发展和推广了细胞和基因治疗药物在攻克人类疾病领域的应用。

基于此，本书在第一版的基础上，根据最近几年政策、法规和科技的发展，对原有章节（细胞和基因治疗概述、细胞和基因治疗产品的安全风险、细胞和基因治疗产品的行政监管、细胞和基因治疗产品的质量控制、细胞和基因治疗产品非临床毒理学研究、细胞和基因治疗产品药代动力学研究与评价、细胞和基因治疗产品致瘤性评价、免疫原性评价、干细胞产品的临床前研究、CAR-T 细胞产品的临床前研究、溶瘤病毒产品的临床前研究、基因编辑产品的非临床研究、细胞和基因治疗产品新药研究申请注册申报非临床研究核查要点）进行了修订，并根据最新的药物研究现状，增加了 CGT 产品评价体内动物模型最新研究进展、以类器官和器官芯片为代表的复杂体外模型用于非临床评价研究、CGT 产品递送系统评价研究、CGT 产品整合位点分析和脱靶分析研究、核酸药物的非临床评价研究、细胞外囊泡药物的非临床评价研究、红细胞疗法产品的非临床评价研究和联合用药的非临床研究与评价章节，希望通过本书内容能够为从事细胞和基因治疗产品等创新药物和创新疗法研发者提供一些帮助。本书的特点之一就是在尽可能解释清楚细胞和基因治疗产品潜在风险原理机制的基础上，详细讨论了针对这些潜在风险开展非临床评价研究需要的思路和方法，并尽可能提供翔实的研发案例，但因篇幅有限，本书配套的大量的研发案例和专家讲解视频通过数字化手段展示。读者可以扫描下方二维码进入后台观看。

需要说明的是，本书不同于技术指导原则和指南，尽管参与编著的各位编者充分发挥了各自的专长，努力将本领域的研究进展呈现给读者，但由于细胞和基因治疗产品发展的历史相对较短，特别是文献较少，难免存在欠缺或不当之处，敬请读者指正。另外，因为现代科技的飞速发展，很可能我们目前对于 CGT 现有的认知，包括研究技术手段，存在被未来科技的发展和技术的迭代所修改的可能性，如果出现这种情况，我们也将根据具体的科学技术的进展进行及时更新。

在本书的编写过程中，非常荣幸得到中国工程院院士、中国食品药品检定研究院生物制品检定首席专家、药品监管科学全国重点实验室主任王军志教授和中国食品药品检定研究院原院长李波教授的指导，并在百忙之中为本书作序，谨代表全体编者深表谢意！

赛赋医药首席执行官兼首席科学家
中国毒理学会药物毒理与安全性评价专业委员会主任委员

国家药品监督管理局药品审评中心药理毒理学部部长
中国药理学会药物毒理专业委员会主任委员

中国食品药品检定研究院国家药物安全评价监测中心负责人
中国药学会药物安全评价研究专业委员会主任委员

2024 年 2 月 18 日

目　录

第一章　细胞和基因治疗产品概述

通过改变基因以治疗乃至治愈某种疾病的想法，在过去无异于天方夜谭。然而，时下的“基因即药物”的理念已让这种想法变为现实，并与其他尖端的技术方法相结合共同重塑药物治疗、治愈疾病的模式。约 20 世纪 70 年代，科学家们首次认识到直接改变人类基因的可能性；其后遗传学和分子生物学领域的飞速发展，引领生物医学走进了朝气蓬勃的新时代。生物医学研究对人类疾病生物学机制持续不断地探求，创造了推进治疗学进展的新途径；而突破性的创新技术则开启了一波又一波的研究前沿。其中最令人振奋的是细胞和基因治疗（cellular and gene therapy，CGT）产品所带来的广泛应用前景。

CGT 产品是一种日新月异、全新类型的药物，其巨大的生物医学应用潜能初现端倪。对于某些严重的和致命性的人类疾病而言，目前尚缺乏有效的治疗手段，故亟须创新性医药方式进行适当的治疗和干预，而 CGT 产品则是预防或治疗此类疾病的重要范式转变。CGT 技术旨在应对人类疾病（尤其是遗传病）发生、发展的根本原因，其疗效也具有持续乃至永久的特征；故此既迎来新药研发的新模式、新时代和新浪潮，又为治疗罕见病、老年病、失能性疾病等带来新希望、新途径和新思路。目前，全球范围内已有数十种 CGT 产品上市，正在开展的临床试验成千上万，研发资金投入呈现井喷式增长。另外，CGT 产品研发中也频频遭遇生产烦琐复杂、药物递送困难、患者群体小而散、支出花费惊人等挑战和限制。高效细胞收获法、精准基因编辑、下一代干细胞技术、先进制备纯化工艺、组织细胞低温冷链运输等技术的兴起、普及和应用，预示着 CGT 产品研发已走出隧道尽头的黑暗，并可能改变当代医疗保健的运行管理模式。本章扼要描述了 CGT 产品的定义，欧盟、美国和日本对其的分类和监管，CGT 的基本原理,CGT 相对于小分子化药和大分子生物药等传统药物的特殊性,CGT 的发展史，CGT 的发展现状与趋势，以及未来的机遇与挑战。

第一节　细胞和基因治疗产品的定义、分类与监管

细胞治疗是指使用患者自身或其他供体的细胞治疗疾病。细胞治疗中所使用的细胞通常为干细胞，即可在体内分化成熟为不同特化细胞的原始细胞。从患者体内提取细胞，施加遗传操作处理，再回输至患者体内以治疗疾病。所以基因治疗与细胞治疗殊途同归，时常相互重叠；以 CGT 描述此类产品既实至名归，又恰如其分。

基因治疗是指引入、去除或改变患者细胞内的遗传物质以治疗遗传病或其他发展性疾病的治疗方式。从本质上看，基因治疗就是利用遗传物质治疗遗传性疾病。其中包括加入基因的野生型拷贝（基因添加）或将突变基因改变为野生型基因（基因编辑）；基因操作处理既可能发生于体外（离体治疗），也可能发生于体内（在体治疗）。体细胞基因治疗是指治疗性干预靶向体内占绝大多数的体细胞。如果干预的靶标为生殖细胞，则可称为种系基因治疗；其基因改变可传递至下一代，且带来严重的生物伦理问题。

CGT 在欧洲药品管理局（EMA）被称为先进疗法药品（advanced therapy medicinal products，ATMP），指代治疗、预防和（或）诊断目前尚无有效疗法的疾病的基因治疗、体细胞治疗、组织工程产品和组合型 ATMP。欧洲议会的法令 1394/2007 规定：对申请欧盟上市授权的 ATMP，由 EMA 的高级疗法委员会在赋予授权前进行科学评估。EMA 的 ATMP 分类如下：①含有或由重组核酸组成的，用于调节、修复和（或）替换缺陷基因的基因治疗药品（GTMP）。此类疗法也可能向人基因组中插入新的基因。旨在直接或经由所表达的物质产生治疗性和预防性的效应或补充性的诊断信息。②含有或由细胞或组织所组成的细胞治疗药品（CTMP）具备经修饰的或非生物学的特性，利用其自然功能于治疗、诊断或疾病预防之目的。③含有经适当修饰细胞或组织的组织工程产品（TEP）用于修复、再生和（或）替换生病的或受损的组织。④掺入活性物质（即活细胞或非活性的细胞或组织）于一个或多个有活性的可植入医疗器械中的组合型 ATMP，而医疗器械则是治疗产品整体的一部分。EMA 已制定详细的指南确定新的基因、细胞或组织产品是否满足 ATMP 类的科学标准。

CGT 在美国则被称为细胞和基因治疗产品（CGTP），FDA 的 CGTP 产品分类与 EMA 的分类有较大差异：①含有或由遗传物质组成的基因治疗产品，旨在用于治疗用途修饰或操纵基因产物的表达或改变活细胞的生物学性质；可对细胞进行离体修饰，随后再注入人体或者通过基因治疗直接给药至受试者进而出现体内改变。FDA 明确声明对细胞的离体遗传操纵及随后的注入患者体内过程就是一种体细胞治疗方式。②体细胞治疗涉及给予经过离体操作或处理的自体性、同种基因性或异种基因性活细胞。这种治疗包括植入经操纵的细胞群体（如肝细胞、肌细胞或胰岛细胞），旨在完成复杂的生物学功能。将细胞递送至患者体内所使用的基质、纤维、磁珠或其他材料则归类为辅药、附加的活性成分或医疗器械。③人体细胞、组织以及基于细胞和组织的产品（HCT/P），其定义为含有或成分为人体细胞或组织的产品，旨在植入、移植、输注或转移至接受者的体内。HCT/P 的示例包括骨、韧带、皮肤、源自外周血或脐带血的造血干细胞 / 前体细胞、置于人造基质上的自体软骨细胞或上皮细胞。

美国食品药品监督管理局（FDA）依据《公共卫生服务法案》将 CGT 归入人类细胞、组织及相关产品（HCT/P）管理，由生物制品评价与研究中心（CBER）的组织与先进疗法办公室（OTAT）监管，预防性 CGT 产品则由 CBER 的疫苗研究审评办公室（OVRR）评审。2023 年，为适应 CGT 产业发展之需要，OTAT 被重组为治疗产品办公室（Office of Therapeutic Products，OTP）这一超级办公室，OTP 由 6 个办公室组成，负责监督 14 个部和 33 个支部。FDA 依据风险分级管理原则，将 CGT 产品分成高风险的 351HCT/P 和低风险的 361HCT/P。351 产品被当作药品来管理，必须经过 FDA 批准后方可用于临床试验，并在证明其安全、有效和好疗效后，经 FDA 批准方可上市销售。而 361 产品无须经过临床试验或 FDA 批准即可进行临床应用。

在日本，CGT 的名称为“再生医療等製”（再生药品）；基因治疗的定义为出于治疗目的将遗传物质或遗传修饰细胞注入人体，其中使用非病毒载体表达 siRNA 或反义 RNA 也属于基因治疗。细胞治疗是指将来自人或动物源性组织或器官的，经过处理的活细胞注入或植入体内。其中的处理包括以治疗疾病或修复重建组织为目标的：①人工扩增 / 分化细胞并建立细胞系；②化学处理以激活细胞或组织；③修饰生物学特性；④与非细胞 / 非组织性成分联合使用；⑤细胞的遗传修饰。日本的 CGT 技术和产品实施双轨制管理，技术对应临床研究，仅在获得认证的医疗机构进行，不可用于上市许可；产品对应注册试验，以上市许可为目的，上市后成为再生医学产品。临床研究和注册试验以是否上市为目的进行区分，两类临床研究均有明确的监管流程。与此同时，对临床研究的细胞进行风险分类，分别是：Ⅰ类风险，诱导多功能干细胞、胚胎干细胞、转基因细胞、同种异体加工细胞等；Ⅱ类风险，除Ⅰ类之外，大部分干细胞疗法和非同源细胞疗法；Ⅲ类风险，除Ⅰ、Ⅱ类风险外的非干细胞、非同源细胞的细胞疗法。

第二节　细胞和基因治疗产品的基本原理

一、细胞和基因治疗产品的研发策略

对于功能失调性基因所引起的隐性遗传病，加入某一基因的正常拷贝即可逆转疾病表型，所转移的遗传物质也仅为正确的基因。因此，此种情况下应用基因治疗也就直截了当、顺理成章。这种策略也被称为基因增强疗法，非常适合于治疗基因突变所引发的疾病，而此类基因突变可导致基因功能失常或基因编码蛋白的缺陷。在基因治疗时加入一份缺陷基因的功能性或正常的版本，理论上就可确保基因治疗的成功。但是，从更实用的观点看，此种成功至少应以如下两个因素为前提：①插入基因所表达的正常蛋白量必须够大且达到生理水平；②疾病的效应仍处于可恢复的状态下。此类基因治疗已应用于首个 CGT 产品临床试验［适应证为腺苷脱氨酶缺乏型重度联合免疫缺陷病（ADA-SCID）］，但对各类重症联合免疫缺陷或囊性纤维化等疾病也同样有效。

对其他疾病而言，恢复正常蛋白的功能并不足以逆转疾病表型，事实上则应抑制突变基因的表达。这种策略也被称为基因沉默疗法（基因抑制疗法），非常适合于某些显性遗传病、某些类别的癌症或某些传染病的治疗。以显性疾病为例，这种策略的理论设想应当是引入一个可抑制突变基因表达或干扰突变蛋白活性的基因。随着 RNAi 途径在 1998 年被发现，这种基因治疗策略也有了临床实施的可行性。RNAi 是一种内

源的、保守的细胞途径，可通过与mRNA互补的小RNA分子来调节基因表达。对细胞和基因治疗产品而言，RNAi途径提供了一种采用内源性细胞机制控制异常或缺陷基因表达的可能性。在几种疾病的非临床研究中已成功地测试了基因沉默策略，目前也正在开展相关的临床试验。

随着TALEN或CRISPR等基因编辑技术的兴起，我们高兴地迎来了另一种基因治疗策略，即通过去除突变基因和（或）精准纠正基因来编辑基因组。当然，所有的基因治疗策略都有其问题和需要考虑的特殊性。例如，基因增强疗法的主要安全性关注点是转基因随机插入的可能性，此种插入可能发生于有问题的基因组位点，如邻近癌基因、肿瘤抑制基因或不稳定基因组区。尽管基因沉默或抑制策略已取得很大的成功，但无法完全关闭靶基因的表达。此外，对于采用RNAi途径的基因沉默策略，需认真探讨和考虑脱靶效应、小RNA分子的长期毒性或RNAi途径饱和等安全性问题。为此，导向插入转基因或以正常的功能基因替换异常或缺陷基因则是一种理想的基因治疗方式，可避免增强和沉默基因治疗策略所遇到的某些问题。

然而，基因编辑工具也仅在最近一段时间才易于操纵，并得以应用于人的基因治疗中。例如，2016年采用基因编辑技术治疗癌症的首个临床试验取得了令人满意的结果。当然，也应精心考虑和研究基因编辑技术潜在的脱靶效应或非预期的基因编辑现象。上述三种策略旨在恢复细胞的内稳态以期逆转病理学异常。但是在癌症等多种疾病中，其治疗目标则是杀死缺陷的细胞。在这种情况下，仍可以采用细胞和基因治疗策略，其实施方式为使用转基因以编码一种高毒性蛋白以杀死致病细胞或表达细胞标记蛋白作为免疫系统的靶标。

二、治疗靶标的选择

设计细胞和基因治疗产品时需考虑的另一个重要问题是靶基因或靶细胞的选择，进而需要准确理解和把握疾患或疾病的遗传病因和分子机制。以细胞疗法为例，首先考虑的治疗靶标即是发病的或缺陷的细胞。尽管如此，还需考虑以下几个重要问题：①所采用的治疗性细胞是否需要进行基因治疗处理？②若使用干细胞，干细胞应处于哪一个分化阶段？③细胞来自何处？

就基因治疗而言，靶标的选择则并非直接明了，因为相应的选项较多，其适宜性也取决于疾病的病理机制。对于单基因隐性遗传病，基因治疗在于加入缺陷基因的健康拷贝。但对于显性遗传病等病理更复杂的情况，这种策略不足以确保治疗的成功。对于这些疾病，可能的基因治疗策略应当是采用RNA和小RNA分子以沉默异常的致病基因表达。为此，可专门设计siRNA、shRNA和miRNA等各类RNAi分子以便靶向致病基因的mRNA，使其裂解或防止其被翻译。也可采用基因来治疗显性疾病，旨在改善细胞功能（如激活自噬相关的基因）或导致细胞死亡（如自杀性基因治疗）。近年来，加入健康基因拷贝已成为显性疾病的治疗选项，只要用基因编辑工具将异常拷贝去除。

重要的是，在选择治疗靶标时应仔细权衡疾病的病理生理学，因为就众多影响人类健康的疾病而言，细胞疗法可能并不适用。

三、药物递送途径

靶细胞或器官的局域化，可能是决定投药途径以及选择基因递送载体的主要因素。概括地说，基因治疗的给药途径可能有两种：将基因直接递送至生物体内，也称为在体治疗；将基因递送至细胞内，之后将细胞植入生物体内，称为离体治疗。离体基因治疗是一类细胞治疗方法，其中包括免疫细胞治疗［如嵌合抗原受体（CAR）T 细胞治疗、T 细胞受体（TCR）治疗、自然杀伤细胞治疗、肿瘤浸润淋巴细胞（TIL）、骨髓源性淋巴细胞（MIL），γδT 细胞和树突细胞疫苗］。体内投药时，直接将治疗序列递送至靶细胞、靶器官或身体内；这种方法的侵害性较低，但更易于发生脱靶效应。另外，在离体治疗时，在体外处理细胞后再植入患者体内，可以对被处理的细胞施加更多的控制，但技术上更为复杂。尽管如此，这种简单明了的投药途径事实上更为复杂。以体内直接投药为例，就应当考虑到很多重要的问题，如能否接近靶细胞或器官以便直接用药？在经全身给药的情况下，药物是否会对正常细胞产生影响？在设计基因治疗研究课题并将其应用之前，就需要周密考虑这些问题。在靶向中枢神经系统时，采用直接递送途径应考虑血 – 脑脊液屏障及其选择性。

脑实质内注射或输注进入脑脊液，是一种行之有效的绕过血 – 脑脊液屏障的方式。但是，此类投药途径具有较大的侵害性，极大地限制了其在患者中的应用。离体投药还可能面临细胞来源的问题。若采用同种基因型细胞，就存在免疫相容性问题，而自体细胞有时则呈缺陷型，故并不适合于细胞治疗。

四、药物递送系统

将外源的遗传物质递送至细胞或组织内，并不是一个直截了当或简易便捷的过程，因为生物体已进化出若干种策略和屏障防止此类事件的发生。故此，在考虑基因治疗策略时，另一个重要问题是递送治疗性序列的方式，即何种递送系统更适合于确保细胞和基因治疗的成功。现有的递送系统可分为两大类：病毒系统和非病毒系统。病毒载体系统包括慢病毒、反转录病毒、腺病毒、腺相关病毒、单纯疱疹病毒、牛痘病毒、杆状病毒等工程化重组病毒。

非病毒载体系统所采用的递送方法可分为物理法和化学法两大类。物理法包括流体力学递送法、微量注射法、电穿孔法、核转染法、弹道递送或基因枪法、声波穿孔法、磁转染法、磁穿孔法、微针法。化学法则包括几丁质、P 环糊精、聚 L 型赖氨酸、聚乙烯亚胺、葡聚糖、树状体等多聚体纳米载体，阳离子脂质体、特洛伊木马脂质体、高密度脂蛋白模拟系统、微囊泡外泌体等脂基系统，金属纳米颗粒、量子点、碳纳米管、硅基系统等无机化合物。病毒系统充分利用病毒的广泛多样及其先天性感染或转导细胞的能力。病毒性载体的主要优势在于离体和体内两种治疗方式下的基因转移的高效性、某些情况下载体表达的持续性、可转导细胞的多样性、工程化病毒的高度多样性和天然的核转位机制；其主要缺点是修饰病毒带来的安全性问题，以及可能诱发炎症和免疫应答、克隆能力有限、生产制备复杂、某些情况下趋向性较为有限、可能诱发突变和对病毒感染分子机制了解的局限性。非病毒系统的主要优势在于生产制备简易、毒性较低和无限的克隆能力。其主要不是在于基因的转移效率和表达水平均相对较低、不发生基因整合和趋向性较低。选择某一 CGT 治疗产品的正确、理想的递送系统，取决于多个变量，如基因的大小、预期效应和毒性特征谱。

五、基因或遗传序列的表达以及持续性

细胞和基因疗法应用中的另一个重要关注点，即插入转基因或序列的表达水平，因为几乎无法仅引入一份转基因拷贝到靶细胞内。同样重要的是，不同靶细胞中所引入的基因拷贝数也常常各不相同。基于以上两种原因，靶细胞之间的表达水平差异和增加相对于本底条件而言的表达水平增加。此外，如果采用反转录病毒载体等将外源基因整合至基因组内，将导致持续表达且所引起的表达水平可能不同于生理性本底水平（很可能要高得多），进而诱发毒性效应。为此，在临床中实施基因治疗需确保对转基因表达加以极为严格和一致的调控，此种调控可采用受控启动子来实现。合适的基因调控系统应显示出如下特性，包括：①转基因的本底表达水平低；②应当在投药小分子后启动表达，且对该分子的响应剂量较宽；③具有靶细胞或器官特异性；④不干扰内源性基因表达；⑤可快速有效地诱导或阻抑转基因的表达。

基因调控系统可大致分为两大类：采用外源化学物调节基因表达且最广泛地应用于 CGT 产品中的外源性调节系统和依赖于内部刺激以控制转基因表达的内源性控制系统。

在外源性调节系统中，四环素调控系统是应用最多的控制基因表达工具；同类系统中，其他较为成熟的是西罗莫司调节系统或 RU486 调节系统。在内源性控制系统中，启动子对葡萄糖水平或缺氧等生理参数和条件较为敏感。然而这种内源性调控较为困难，故绝大多数系统所使用的是递送外源分子。

六、CGT 产品细胞靶向

对于绝大多数人类疾病而言，未受到影响的细胞和器官则各不相同；为此基因或细胞疗法需确保优先治疗受累的细胞、组织和器官。细胞靶向的特异性将提高治疗的效力，提升治疗性分子在绝大多数受累细胞或器官中的浓度，避免治疗性分子在非靶向细胞中的隔离、稀释或失活，同时增加细胞治疗产品的安全性特征谱。

参考现有的常规药物开发经验以及细胞移植方面的理论基础，CGT 产品研发中可采用以下几种策略促进特殊靶向：①物理性策略，通过导管之类的器械将分子或细胞直接局部递送至靶区域。②生理性策略，以天然的生理性分布机制为基础。③生物性策略，以生物学方式更改溶媒以实现特异性局域化为基础。局部递送可能是最为直接

的递送 CGT 产品的方式，毫无疑问其操作也极具侵害性且某些细胞或器官难以接近。生理性基因递送策略则是利用血液循环等生理机制。尽管在某些情景下可采用全身性递送，但是须解决某些生理性屏障问题，如进入中枢神经系统的血－脑脊液屏障。生物性递送策略是指采用靶细胞特异性启动子等方式修饰载体或细胞，以改变其进入规则或调整进入后的特性。针对不同的载体（病毒或非病毒），可对载体表面进行不同的修饰。例如，可采用其他病毒的糖蛋白修饰慢病毒载体包膜，进而改变其趋向性。对于腺相关病毒，不同的血清型趋向于不同的细胞，进而可提供广泛的应用可选性。单纯疱疹病毒等对神经元具有天然的趋向性，因而尤其适合于作为神经系统的递送载体。对于非病毒载体，尤其是化学性的载体，外加其他的分子则有助于选择靶向细胞。如使用转铁蛋白可确保脂质体更易于进入脑内，绕过血－脑脊液屏障。

七、对细胞和基因治疗产品的免疫应答

除了疫苗开发和溶解肿瘤外，CGT 产品研发过程中的主要问题就是绕过免疫应答，尤其是在采用病毒载体的情况下。免疫系统通过多种复杂的机制使得机体免受病毒和细菌等病原体的损害。免疫应答可分为两大类，即初始的、快速的、以非特异性防御为主的先天性免疫应答和后期诱发且更为复杂的过继性免疫应答。过继性免疫应答中，涉及特异性抗原介导的病原体识别、体液免疫和（或）细胞免疫介导的病原体清除以及提高对未来感染抵抗力的免疫记忆。

病毒载体和非病毒载体都可能诱发免疫应答，导致载体与所转导的细胞被清除出体内，进而降低细胞和基因治疗的效力。此外，免疫应答中产生的促炎症细胞因子和趋化因子对机体也极为有害。影响载体或细胞免疫应答的因素复杂多样，包括：①投药的途径；②载体的剂量；③患者相关的因素（如年龄、性别、免疫状态和摄取药物）；④所采用的启动子和（或）增强子的种类；⑤对载体基因组序列和（或）结构的更改。

为确保细胞与基因治疗得以克服免疫应答，可采取如下几种针对性的应对策略：①避免被递送的基因在树状细胞、B 细胞或巨噬细胞等抗原呈递细胞中的表达；②采用转基因的表达调节来避免免疫应答，即将基因的表达延迟到组织已从递送载体相关的炎症中恢复时；③将基因递送至脑、眼等免疫特许部位；④对所使用的载体进行修饰，如对载体结构开展遗传性（病毒载体）、化学性和非化学性的修饰（针对病毒载体和非病毒载体）；⑤以免疫抑制为基础，类似于器官移植后的化学性抗排异反应。但是，应用免疫抑制策略时应精心计划，因为免疫抑制可干扰 CGT 产品的其他方面，如修饰载体的内在化、稳定性和转导效率或导致癌症风险增加之类的长期并发症。

八、细胞和基因治疗产品管线的研发进程

CGT 产品的研发进程可大致分为概念验证、临床前研究、临床试验和上市后监测四个阶段。由于 CGT 产品的特殊性，传统的针对小分子化药和生物技术药物的Ⅰ～Ⅳ期临床试验并不适合于 CGT。以开发人心肌膜片治疗心力衰竭为例予以说明。

传统的心力衰竭疗法并未再生所丧失的功能性心肌细胞。植入工程化的心肌膜片（EHM）则可能实现衰竭心脏的重肌肉化。将 hiPSC-CM 包埋于胶原水凝胶中，其后再暴露于适当的实验环境以驱动 hiPSC-CM 自组织并通过铸模和组织融合成为功能性合胞体，进而制成 EHM。其所显示的结构、组织、分子、生理和药理学等方面的特性，均与人心室收缩肌相当。此外，EHM 可整合和强化靶向心室壁的、受抑的收缩性能，且未见显著性不良反应。为此，按照 GMP 要求建立 EHM 生产工艺。

为确保 EHM 开发成功，就必须解决相关的监管问题。首先，选择既能达到临床阈限疗效又不导致无法接受的安全风险的 EHM 剂量。为了确定最大有效剂量，所制备的 EHM 膜片中所包含的心肌细胞数相当于疾病进程所破坏并被瘢痕组织取代的心肌细胞群（严重心力衰竭时约为 1×10^9 个细胞）。在首次细胞和基因治疗临床试验中，在心力衰竭患者心肌内注射 1×10^8 个 hPSC-CM，以测试其疗效和安全性。使用 hPSC-CM 植入体相关的重大风险可能是心律失常。其次，hiPSC-CM 中所含多能型干细胞杂质也具有形成畸胎瘤的风险。在动物模型中测试人特异性心肌细胞相关的不良反应（尤其是心律失常）的预测性较低，导致治疗窗的估算进一步复杂化。为此，可采用同源性临床前植入模型和非人灵长类等大动物模拟临床植入程序并按比速增长剂量标度法开展风险评估。在小鼠、大鼠和恒河猴中完成可行性、安全性和疗效研究，为 EHM 的人体临床试验铺路。迄今为止，所有的非临床研究都进展顺利，未发现严重的不良反应。对于包括 EHM 在内的心肌细胞治疗产品药效学评价，可采用收缩力测定法作为效价测定法进行离体评估。事实上，EHM 的收缩功能与移植物功能和拟定的治疗药物作用机制（即功能性重肌肉化）密切相关。

2020 年，对末期心力衰竭且缺乏替代性治疗选项的患者开展了 EHM 的首次临床试验，据估计，个性化 EHM 构建时间为 4 ～ 6 周。

第三节　细胞和基因治疗产品的特殊性

与传统的小分子化药、大分子生物技术药物相比较，CGT 的特殊性、先进性和研发艰巨性主要体现在以下几个方面。

一、前所未有的治疗模式

传统药物一般旨在管理疾病、减轻症状和缓解疼痛，而 CGT 所针对的是某些遗传病和某些威胁生命的、获得性疾病的根本病因，旨在恢复、纠正或修正疾病导致的遗传性或获得性生理功能障碍。对于某些由于基因突变导致蛋白缺陷或缺乏功能的疾病而言，基因治疗可固定这种缺陷和（或）产生功能蛋白的方式。例如囊性纤维化电导调控子（CFTR）基因的基因突变导致黏液分泌改变，进而引起呼吸障碍、慢性呼吸道感染、高发病率和过早死亡。由于对囊性纤维化潜在的破坏性和疾病生物学的理解，其一直成为基因治疗的目标适应证。CGT 的先进性和研发艰巨性：需要在合适的组织、以合适的水平、在合适的时间范围内表达细胞或载体基因，从而需要努力研发递送遗传物质的最佳方式，考虑机体免疫系统对 CGT 的应答情况。

二、直通病根的作用靶标

化学药物、生物技术药物的作用靶标是酶、受体等蛋白质，CGT 的作用靶标则是编码蛋白的基因本身或基因的表达机制。某些遗传病由单基因突变诱发，而癌症等其他疾病则是由多个基因突变所致。此外，紫外辐射之类的环境因素在癌症的病因和疾病严重性等方面也发挥重要作用。对于遗传病，纠正、恢复突变的基因可一劳永逸地控制乃至治愈疾病。对于多基因和环境因素共同引发的疾病，CGT 同样可以通过改变机体的细胞和基因功能而获得持续、稳定的疗效。

三、未被满足的治疗需求

CGT 的主要目的在于治疗那些目前尚缺乏有效的治疗手段或现有的治疗模式疗效欠佳、风险较高或无法达到治愈目标的疾病。这些应用 CGT 可能带来美好前景的疾病大多是罕见遗传病。据美国国立卫生研究院（National Institutes of Health，NIH）报告，目前近 7000 种罕见病中约有 80% 由单基因缺陷所诱发，其中半数病例为儿童。许多罕见病为严重的或威胁生命的疾病，95% 的罕见病缺乏经过批准的治疗手段，故存在巨大的、未被满足的治疗需求。开发安全有效的罕见病治疗产品大多极具挑战性，如难以募集足够的罕见病患者参与临床试验、患者的临床表现复杂多样、病程进展速度难以预测等。如果 CGT 的适应证满足某些标准，如拟定用于治疗、预防或诊断那些危及生命、长期虚弱且尚缺乏满意治疗手段的疾病或罕见病，即可认定为孤儿药。认定孤儿药之后的激励性优势明显，如排他性上市许可期延长、为孤儿药量身定制的免费科学咨询和降低程序性费用，对 CGT 产品研发极为有利。

四、别具一格的生态系统

对于自体型 CAR-T 细胞类型的 CGT 产品，其制备过程从患者病床开始，其后再采集培养用的细胞，经针对性的基因改造处理后冻存，直到回输至供体或其他合适的患者体内为止。CGT 产品为活的药物，其制备、分析检测和营销渠道等均极为复杂昂贵，必须构建独特的生态系统和基础设施以实现 CGT 产品最大规模的市场渗透。

目前，欧美的 CAR-T 细胞治疗市场覆盖率远高于其他国家，数字技术化的供应链管理、冷链后勤、专业药房和细胞处理中心等高附加值服务正方兴未艾。预期这些新型医药服务势必将患者、政府、科研团体、学术界、医疗机构、保险公司和制药企业等利益攸关方有机整合，促进 CGT 生态系统的形成和持续稳定的先进治疗产品供应。

五、群雄并起的研发范式

PCT 产品大多从学术机构的生物医学研究发现中诞生并启动研发。这些学术机构及随行就市创立的中小型生物制药企业的药物研发经验有限，也缺乏相应的资金和基础设施。为促进从实验室到病床的临床转化，2016年3月EMA推出了优先药物（PRIME）方案，旨在加速医药短缺领域药品的研发和审评进程，让患者尽早从中受益。PRIME与FDA突破性疗法认定（breakthrough therapy designation，BTD）有所重叠，但有所差别。入围PRIME的候选药物临床研究程度更低，而创新性更高。如果申办方在临床前研究和药物耐受性试验获得突出的数据，就更有早期进入PRIME方案的机会。一旦获得PRIME认定，EMA会采取一系列措施（包括提出科学建议、有条件审批和加速评估）与研发企业持续沟通和跟进。

第四节　细胞和基因治疗产品的发展历史

在细胞和基因疗法的发展史上，一系列具有里程碑意义的事件引领学科进展方向和趋势，有利地推动了遗传学、细胞生物学、医药学等领域的进展。

一、基因转移理论形成期

Griffith于1928年通过肺炎球菌荚膜毒力转变试验发现细菌的转化原理，Lederberg于1947年发现某些细菌通过结合作用可转移遗传物质，并于1952年发现细菌通过第三种方式即转导作用转移基因，这些研究不仅为确定DNA为遗传物质的理论提供了最直接的证据，而且奠定了以噬菌体、肿瘤病毒为载体转移遗传物质进入真核细胞的基本技术工具和手段理论依据。因发现细菌结合和交换基因，Lederberg于1958年获得诺贝尔生理学或医学奖。

二、基因转移实践和基因治疗概念的提出

1961年Howard Temin发现病毒感染细胞后可导致可遗传的基因突变。Szybalski于1962年基于人噬菌体方面的先驱研究，以次黄嘌呤－鸟嘌呤磷酸核糖基转移酶基因为目的基因，首次在哺乳动物细胞中实现DNA介导的细胞生化特性可遗传性转化。Edward Tatum于1966年发表了病毒用于体细胞遗传学及其在基因治疗中的潜在应用的论文。Marshall Nirenberg在1967年基于可化学合成遗传信息并用于编程细胞这一事实提出：人类社会是否对此有准备？Rogers和Pfuderer于1968年开展了病毒介导的基因转移的概念验证研究，以烟草花叶病毒为载体工具将聚腺苷酸片段导入病毒RNA中。1972年，Jackson等将含有人噬菌体的“猴病毒40”插入含有乳糖操纵子的大肠埃希菌基因组中，构建首个重组DNA分子。1972年，Friedmann和Roblin在《科学》杂志上首提基因治疗概念，明确指出将基因递送进入人体细胞的所有要素均已具备，外加mRNA表达所需的转录启动子和多腺苷酸化信号，即可在体内被转译成为治疗性蛋白。Friedmann还预期单基因病，尤其是常染色体隐性孟德尔病，可通过基因治疗预防或逆转其表型特性。1973年，Rogers等完成了首个人体基因治疗试验尝试：以野生型

乳头状瘤病毒为载体将精氨酸酶基因引入两例患有尿素循环障碍的女孩体内。1975年，Howard Temin 因肿瘤病毒与细胞遗传物质之间的相互作用方面的研究而获得诺贝尔生理学或医学奖。

三、人类基因治疗临床试验的启动和拓展

构建基因递送系统是基因治疗关键，研究者花费很多心血致力于基因递送系统的开发。为此，基因治疗方面的另一项重要进展即为构建反转录病毒载体。1984年，Cepko、Roberts 和 Mulligan 报道开发鼠反转录病毒载体，从而得以有效地将 DNA 引入至哺乳动物细胞内。1988年，首个向人体内引入外源性基因的试验方案被批准。该项研究并非出于治疗目的，而是描述了将1个细菌基因引入肿瘤浸润性淋巴细胞中，随后再追踪细胞在回输至晚期黑色素瘤患者体内后的持续性和位置。1990年，首个基因治疗临床试验（ADA-SCID）开展，同时发起人体内的基因治疗干预。最初的想法是采用自体造血干细胞（HSC）和反转录病毒施行离体基因治疗，但是前期在非人灵长类中的研究令人失望，仅出现低水平的病毒转导和移植物植入。作为替代法，研究者采用经过功能 ADA 基因（由 γ 反转录病毒载体投递）处理的自体 T 细胞，经过体外刺激分裂后，再将细胞回输至患者体内。本项临床试验不仅仅是基因干预成功事件，而且是基因治疗的一个标志事件，因为它证明了开展人体基因治疗的安全可行性。迄今为止，已有上百位 ADA-SCID 患者经过基因治疗并获得巨大的成功，为批准 Strimvelis®（欧洲批准的第二个基因治疗产品）治疗 ADA-SCID 患者铺平了道路。

在随后的数十年内，基因治疗理论与实践经历了一段从最初的激动狂热、系列的挫折、兴趣的复归到最终的成功的发展历程。自首个基因治疗试验获得成功后，一系列针对不同适应证的基因治疗试验如雨后春笋般兴起，但试验结果却不尽人意。1991年，中国开展了血友病基因治疗临床试验，该项试验也是世界范围内的第二项人基因治疗试验。1995年底，一个评估小组对 NIH 基因治疗研究方面的投资进行了全面评估，发现：①在多达100项试验方案中，均未出现临床受益的证据；②基础科学支撑方面存在严重缺陷；③仅有少数几项试验得出了有价值的基本信息；④卖空研究项目的情况极为普遍，妨碍科学进展和研究信心。1996年，全美基因治疗学会（ASGT）成立并建立了慢病毒载体，并在1998年于西雅图召开首次年会。1996—1999年，在2型腺相关病毒 AAV2 作为基因治疗载体的非临床开发方面，有多个关键步骤在小鼠和犬类疾病模型中获得突破。1996年，在同种基因移植受体中，实现有效的自杀基因治疗输注 T 细胞，减轻移植物抗宿主排斥反应。

Andrew Fire 和 Craig Mello 在1998年发现了一种称为 RNAi 的基因表达调节机制，即通过与 mRNA 互补的小 RNA 分子（siRNA 和 microRNA）激活 mRNA 降解途径，RNAi 对基因治疗具有重要意义。按照传统的基因治疗观点，将功能异常基因的功能性拷贝或正常拷贝引入患者体内可以治疗疾病。理论上说，对于某些隐性遗传病，此种基因干预治疗可完全治愈疾病。但对于显性遗传病，引入一个正常基因并不足以逆

转疾病进程。从这种意义上来讲，RNAi提供了一种通过基因治疗手段治疗显性遗传病的可能性，即使用小RNA分子来治疗显性遗传病。通过设计与目标mRNA互补的小RNA分子，可导致目标蛋白表达水平下降，并在理论上减轻甚至治愈疾病。使用RNAi或反义寡核苷酸极大地促进了基因治疗沉默策略的发展，其目的在于清除或降低致病的缺陷型蛋白的表达。2006年，Andrew Fire和Craig Mello因RNA干扰方面的开创性研究而获得诺贝尔生理学或医学奖。

18岁的Jesse Gelsinger于1999年在一项鸟氨酸转氨甲酰酶（OTC）缺乏症临床试验中死亡，发生了一项负面影响基因治疗领域发展的事件。OTC缺乏症是一种影响氨消除的代谢病，在出生后前几天具有致命性，但某些患者为OTC部分缺乏症，可通过严格的进食和药物治疗而加以控制。Jesse是OTC缺乏症患者，是理想的基因治疗干预候选者。经由肝动脉直接在他体内注射3.8×10^{13}个含有正常OTC基因的重组腺病毒载体。Jesse在基因治疗干预4天后因严重抗载体免疫反应诱发的休克综合征、细胞因子释放、急性呼吸窘迫综合征和多器官衰竭而死亡。但值得指出的是，参与本项研究的其他17例患者（包括无症状者）出现肌痛、发热等暂时性的轻度不良反应。截至2000年2月，在约400项临床试验中已有4000多例受试者参与了基因治疗，Jesse是唯一的死亡病例。虽然如此，当时仍有几项基因治疗临床试验被中止、审核或暂停；美国FDA和国立卫生研究院督促建立两个新计划，以便加强对基因治疗临床研究的监督管理。2000年《科学》杂志发表一项欧洲开展的反转录病毒介导造血干细胞的基因治疗临床试验，报道了对10例患有性连锁严重免疫缺陷病（X-SCID）男孩的治疗情况。该项试验获得成功，在试验后的10年内，所患疾病得以被纠正。但是，治疗性基因的插入位点导致4例男童发生白血病，并有1例因白血病死亡。该事件发生后，FDA于2003年暂停基因治疗临床试验。

相反，中国在2003年首次批准了基因治疗产品今又生®（Gendicine®），并于2004年启动上市。今又生®中包含以腺病毒载体形式递送的野生型*p53*基因，旨在治疗头颈部鳞细胞癌患者。据报道，该产品显示出极好的治疗结果，未见较严重的不良反应；到2013年为止，1万多例患者因各类癌症接受今又生®治疗。尽管如此，今又生®并未在欧洲、美国或日本批准上市。尽管基因治疗临床试验被暂时停止，但并未终止改进与发展基因治疗策略的步伐。2003—2004年，有3篇重要文献阐明了基因治疗载体的整合模式。2004年，欧洲药品管理局授予欧盟的首个商业化优良生产规范GMP证书，用于基因药物的商品化生产和供应。被授权许可的产品为Cerepro®，是一种含有单纯疱疹病毒胸苷激酶基因的腺病毒载体，用于治疗恶性脑瘤。尽管开展了包括1项三期试验在内的几项临床试验，但Cerepro®并未获得欧洲药品管理局的上市授权。2004年，基因治疗方面实现了一项重大突破。通过国际合作努力，人基因组被完全测序，故此人类基因组计划全面完成，为精准定位所有的人类基因提供了无限可能性。除其他重要应用之外，人类基因组图谱为开发基因编辑技术用于基因治疗提供了框架。

2006年，山中伸弥发表CGT领域的另一项重大突破，即诱导型多能干细胞（iPSC）

的开发应用。作者采用 4 种称为山中伸弥再编程因子的基因，即 *Oct*3/4、*Sox*2、*Klf*4 和 *c-Myc*，在成体成纤维细胞再编程这些多能干细胞。不久后，人们就认识到此项突破在再生医学方面的巨大应用前景。2012 年，山中伸弥凭借诱导型多能干细胞方面的突破性研究而获得诺贝尔生理学或医学奖。

四、人类基因治疗产品的面世与发展

自细胞和基因研究领域的重大突破之后，通过改进递送载体安全性和开发更好的风险评估测试法方面的持续攻关，导致一系列疾病（如 Leber 先天性黑蒙、β 地中海贫血或 B 型血友病）基因治疗临床试验的回归。2008 年，人们对遗传性致盲症即 Leber 先天性黑蒙开展了先驱性的 AAV 基因治疗临床试验。2009 年，人们对腺苷脱氨酶缺陷型 SCID 的造血干细胞反转录病毒基因治疗获得预期的临床收益，也具有较好的安全性。2009 年，美国基因治疗学会更名为美国细胞和基因治疗学会。采用造血干细胞慢病毒基因治疗性连锁肾上腺脑白质营养不良和异染性脑白质营养不良的临床试验，分别于 2009 年和 2013 年获得阳性结果。2011 年，以 AAV8 为载体的 B 型血友病基因治疗试验获得成功。2011—2014 年，以嵌合抗原受体工程化 T 细胞（CAR-T）治疗 CD19+ 型恶性淋巴肿瘤获得引人注目的临床反应。2012 年，美国细胞和基因治疗学会发行《分子治疗：核酸》公开获取型杂志。2012 年，通过非临床和临床基因治疗研究的协同努力，欧洲的首个基因治疗产品 Glybera® 被批准上市。Glybera® 以 AAV 载体递送脂蛋白酯酶基因功能拷贝为基础，适应证为遗传型高胆固醇血症。但是，Glybera® 的上市公司在 2017 年底并未更新其上市授权，故此被要求退市。2011 年 Charpantier 在化脓链球菌的研究过程中发现一种以前未知的分子反式作用 CRISPR RNA，这种分子是细菌古老的免疫系统 CRISPR-Cas 的一部分，能通过切割病毒 DNA 来抵御病毒入侵。2012 年，Charpantier 与 RNA 领域研究颇深的生物学家 Doudna 合作重建细菌中特有的基因剪刀，并简化这个特殊工具的分子成分，使其更易于使用。最后，通过一系列的改造和优化，该系统可在预定的位置切割 DNA 片段，进而重写基因密码。2020 年，Charpantier 和 Doudna 因对新一代基因编辑技术 CRISPR 的贡献，而获得诺贝尔化学奖。2013 年，FDA 批准合成型反义寡核苷酸 ApoB-100 抑制剂 Kynamro（mipomesen），用于高胆固醇血症患者的治疗。2014 年，人们对艾滋病患者自体 $CD4^+$ T 细胞的 CCR5 基因开展基因编辑，首次开展基因组编辑临床试验。2014 年，美国细胞和基因治疗学会出版《分子治疗：方法与临床开发》和《分子治疗：溶瘤病毒》两个公开获取型杂志。2014 年，日本启动了 iPSC 源性细胞的首个应用试验，适应证为老年人中最为流行的视网膜黄斑变性。尽管所报道的结果较为积极，但由于安全考虑，该项临床试验在 1 年后被停止。2015 年，Fischer 和 Friedmann 因提出基因治疗概念及应用而获得日本的杰出成就奖。2016 年，FDA 批准寡核苷酸药物 Spinraza 用于儿童期发作型棘肌萎缩的治疗。2017 年，采用通用供体型 TALEN 工程化 CAR-T 细胞实现难治性 $CD19^+$ 急性白血病患者的缓解。2017 年诺华公司的 CAR-T 细胞治疗产品 Kymriah（用于复发型或难治型急性 B 淋巴细胞白血病）和吉利德公司 CAR-T 细胞治疗产品 Yescarta（用于复发型或难治型大 B 细胞淋巴瘤）获得 FDA 批准上市。2019 年，中国之外的全球首个 CRISPR 系统基因编辑临床试验经 FDA 批准后启动，适应证为 β 地中海贫血。2021 年，mRNA 疫苗全球范围内用于新冠肺炎（COVID-19）的预防。2022 年是前所未有的批准基因疗法的创纪录年份，有三种新疗法被批准用于治疗罕见疾病，另一种被批准用于治疗膀胱癌。此外，五种已经在美国或欧洲获得批准的疗法首次在新地区或针对另一适应证获得批准。据估计到 2023 年底，美国、欧洲或两者同时批准可能多达 13 种全新的 CGT。已经达到了美国 FDA 经常引用的 2019 年的预测，即到 2025 年，每年将批准 10 ~ 20 种新的 CGT。到 2022 年底，全球范围内已批准的 CGT 产品已达到 100 余种，CGT 产品已进入蓬勃发展的快车道。

第五节　细胞和基因治疗产品的发展现状与趋势

自 1990 年首项临床试验起，细胞与基因治疗走过了伴随着成功与挫折的 30 年。通过科学家、临床医师、生物技术人员的不懈努力，CGT 领域在技术、体系和产品安全性等方面均取得持续的改进和提高。据统计，截至 2023 年 6 月，全球范围已上市的 CGT 产品达 100 余个，其中基因治疗产品、RNA 疗法产品和非基因修饰型细胞治疗产品，分别参见表 1-1、表 1-2 和表 1-3。基因治疗临床试验所针对的人类疾病主要有肿瘤学、血友病、亨廷顿病、肌萎缩侧索硬化等。目前，CGT 领域的研发进展在基因递送载体系统，多能干细胞，基因编辑，肿瘤的工程化免疫细胞治疗，RNA 疗法及化学、生产和控制（CMC）六个方面最为突出。

一、基因递送载体系统

（一）腺相关病毒

腺相关病毒（adeno-associated virus，AAV）属于细小病毒科，是较小的依赖性细小病毒属病毒；AAV 由直径约 26 nm 的二十面体蛋白质衣壳和约 4.7 kb 单链 DNA 基因组组成。基因组的两端是两个 T 形反向末端重复序列（ITR），其末端主要用作病毒复制起点和包装信号。AAV 存在于多种脊椎动物中，其生命周期依赖于腺病毒等辅助病毒，且不引起任何人类疾病。

重组型 AAV（rAAV）中所包装的基因组删除了全部 AAV 蛋白编码序列，并且添加治疗性基因表达盒。唯一的病毒来源序列是 ITR，用于载体生产过程中指导基因组复制和包装。病毒编码序列的完全去除使得 rAAV 的包装能力最大化，并有助于体内递送时的低免疫原性和细胞毒性。rAAV 在人类中的遗传毒性低，也没有直接证据表明 rAAV 可以在人类中引起载体基因组介导的宿主遗传毒性。一般认为 rAAV 基因组主要以附加体（episome）的形式存在于宿主细胞核中。不同的 AAV 血清型以不同方式与血清蛋白相互作用，且不同血清型可实现不同组织的靶向性，包括心（AAV1/8/9）、

表 1-1　已批准的基因治疗产品（截至 2023 年 12 月）

序号	产品名称	通用名和/或产品描述	首批年份	适应证	批准国家或地区	发起者公司
1	Gendicine（今又生）	导入p53肿瘤抑制基因的复制缺陷型重组人5型腺病毒	2003	头颈部鳞状细胞癌	中国	赛百诺基因技术公司
2	Rigvir	非致病、非基因修饰的肠病毒属ECHO-7，溶瘤病毒	2004	黑色素瘤	拉脱维亚	Latima
3	Oncorine（安科瑞）	删除*E1B-55kD*和*E3-19KD*基因片段的溶瘤人5型腺病毒	2005	头颈部癌、鼻咽癌	中国	上海三维生物技术有限公司
4	Rexin-G	突变型*cyclin-G1*基因	2006	实体瘤	菲律宾	Epeius Biotechnologies
5	Neovasculgen	血管内皮生长因子基因	2011	周围血管病；肢体缺血	俄罗斯联邦、乌克兰	Human Stem Cells Institute
6	Glybera	Alipogene tiparvovec，AAV载体转*LPL*基因肌细胞	2012，2017退市	脂蛋白酯酶缺乏症	欧盟	UniQure
7	Imlygic	talimogene laherparepvec，基因修饰表达*huGM-CSF*的弱毒型HSV-1溶瘤病毒	2015	黑色素瘤	美国、欧盟、英国、澳大利亚	安进
8	Strimvelis	自体CD34+富集细胞	2016	腺苷脱氨酶缺乏症	欧盟、英国	Orchard Therapeutics
9	Zalmoxis	用编码人ΔLNGFR和HSV-TK Mut2截断形式逆转录病毒载体对异体T细胞进行基因改造	2016	造血干细胞移植；移植物与宿主疾病	欧盟	意大利MolMed SpA
10	Luxturna	voretigene neparvovec，非复制活AAV2病毒，经基因修饰表达人*RPE65*基因	2017	先天性黑蒙；色素性视网膜炎	美国、欧盟、英国、澳大利亚、加拿大、韩国	Spark Therapeutics（罗氏）
11	Kymriah	tisagenlecleucel-t，慢病毒载体，CD19特异性的CAR-T细胞	2017	急淋白血病；弥漫性大B细胞淋巴瘤；滤泡性淋巴瘤	美国、欧盟、英国、日本、澳大利亚、加拿大	诺华制药
12	Yescarta	axicabtagene ciloleucel，γ逆转录病毒载体，CD19特异性的CAR-T细胞	2017	弥漫性大B细胞淋巴瘤；非霍奇金氏淋巴瘤；滤泡性淋巴瘤	美国、欧盟、英国、日本、加拿大、中国	凯特制药（吉利德）
13	Invossa-K	表达分泌转化生长因子β1同种异体人软骨细胞	2017，2019退市	退行性膝关节炎	韩国	Kolon Tissue Gene

续表

序号	产品名称	通用名和/或产品描述	首批年份	适应证	批准国家或地区	发起者公司
14	Collategene	beperminogene perplasmid，含人肝细胞生长因子的DNA质粒	2019	危急性下肢缺血	日本	AnGes
15	Zolgensma	onasemnogene abeparvovec，AAV9载体导入SMN1基因	2019	脊髓肌肉萎缩症	美国、欧盟、英国等10国	诺华制药
16	Zynteglo	betibeglogene autotemcel，慢病毒载体导入β^{A-} *T87Q*基因$CD34^+$自体细胞	2019	输血依赖性β地中海贫血	美国	蓝鸟生物
17	Tecartus	brexucabtagene autoleucel，逆转录病毒载体，CD19特异性的CAR-T细胞	2020	套细胞淋巴瘤；急性淋巴细胞白血病	美国、欧盟、英国	凯特制药（吉利德）
18	Libmeldy	atidarsagene autotemcel，含芳基硫酯酶A慢病毒载体离体转染的$CD34^+$细胞	2020	异染性脑白质营养不良	欧盟、英国	Orchard Therapeutics
19	Breyanzi	lisocabtagene maraleucel，含无功能的、截短型表皮生长因子受体；CD19特异性的CAR-T细胞	2021	弥漫性大B细胞淋巴瘤；滤泡性淋巴瘤	美国、日本、欧盟、瑞士、英国、加拿大	Celgene（百时美施贵宝）
20	Abecma	idecabtagene vicleucel，非复制型慢病毒载体，BCMA特异性的CAR-T细胞	2021	多发性骨髓瘤	美国、欧盟、英国等5国	蓝鸟生物
21	Delytact	Teserpaturev，基于HSV-1溶瘤病毒	2021	恶性脑胶质瘤	日本	第一三共
22	Relma-cel（倍诺达）	relmacabtagene autoleucel，自体4-1BB共刺激结构域CD19靶向CAR-T细胞	2021	弥漫性大B细胞淋巴瘤；滤泡淋巴瘤	中国	药明巨诺
23	Skysona	elivaldogene autotemcel，含*ABCD 1*基因的Lenti-D LVV转染$CD34^+$细胞	2021	早期脑肾上腺脑白质营养不良	美国	蓝鸟生物
24	Carvykti	ciltacabtagene autoleucel，非复制型慢病毒载体，BCMA特异性的CAR-T细胞	2022	多发性骨髓瘤	美国、欧盟、英国、日本	传奇生物
25	Upstaza	eladocagene exuparvovec，大脑注入含AALC基因的AAV2病毒载体	2022	芳香族L-氨基酸脱羧酶（AADC）缺乏症	欧盟、英国	PTC Therapeutics
26	Roctavian	valoctocogene roxaparvovec，转染人凝血因子Ⅷ B结构阈删除型SQ型，AAV5载体	2022	A型血友病	欧盟、英国	BioMarin

续表

序号	产品名称	通用名和/或产品描述	首批年份	适应证	批准国家或地区	发起者公司
27	Hemgenix	etranacogene dezaparvovec，含密码子优化的获能性人Ⅸ因子之Padua变异体（R338L变异体），AAV5载体	2022	B型血友病	美国、欧盟、英国	uniQure
28	Adstiladrin	nadofaragene firadenovec，非复制腺病毒载体，含IFNα2b转基因	2022	膀胱癌	美国	默克
29	Vyjuvek	beremagene geperpavec，单纯疱疹病毒HSV-1载体，含COL7A1（Ⅶ型胶原蛋白α1链）转基因。皮肤重复外用。	2023	营养不良性大疱性表皮松解症	美国	Krystal Biotech
30	Casgevy	exagamglogene autotemcel，CRISPR- Cas9系统编辑BCL11A基因的自体$CD34^+$ HSC细胞	2023	镰状细胞性贫血、输注依赖性β地中海贫血	美国、英国	CRISPR Therapeutics
31	Fucaso	equecabtagene autoleucel，基于慢病毒载体的靶向BCMA自体CAR-T产品	2023	多发性骨髓瘤	中国	南京驯鹿生物技术股份有限公司
32	CNCT19	Inaticabtagene Autoleucel，基于慢病毒载体的靶向CD19自体CAR-T产品	2023	急性淋巴细胞白血病	中国	合源生物科技（天津）有限公司
33	Lyfgenia	lovotibeglogene autotemcel，编码βA-T87Q球蛋白BB305 LVV转染自体$CD34^+$ HSC细胞	2023	镰状细胞性贫血	美国	Bluebird bio

表 1-2　已批准的 RNA 疗法产品（截至 2023 年 12 月）

序号	产品名称	通用名和/或产品描述	首批年份	适应证	批准国家或地区	发起者公司
1	Vitravene	反义寡核苷酸药物	1998	HIV阳性巨细胞病毒性视网膜炎	美国、欧盟	Ionis Pharmaceuticals
2	Macugen	靶向VEGF165的适配体药物	2004	新生血管性年龄相关黄斑变性	美国	Pfizer和Eyetech
3	Defitelio	2-50寡核苷酸药物	2013，2019撤市	肝小静脉闭塞病伴随造血干细胞移植后肾或肺功能障碍	欧盟	Jazz
4	Kynamro	Mipomersen，反义寡核苷酸	2013	纯合性家族性高胆固醇血症	美国、墨西哥、阿根廷、韩国	Ionis Pharmaceuticals
5	Exondys 51	Eteplirsen，反义寡核苷酸	2016	杜兴氏肌营养不良	美国	Sarepta Therapeutics
6	Spinraza	nusinersen，反义寡核苷酸	2016	脊髓肌肉萎缩症	美国、欧盟等	Ionis Pharmaceuticals

续表

序号	产品名称	通用名和/或产品描述	首批年份	适应证	批准国家或地区	发起者公司
7	Ampligen	Rintatolimod，肌苷酸衍生物	2016	慢性疲劳综合征	阿根廷	AIM ImmunoTech
8	Heplisav-B	含22聚体CpG 1018佐剂，刺激TLR9（Toll样受体9）	2017	预防乙肝病毒感染	美国	Dynavax Technologies Corporation
9	Tegsedi	inotersen，反义寡核苷酸	2018	遗传性转甲状腺素蛋白淀粉样变性	欧盟、英国、加拿大、美国	Ionis Pharmaceuticals
10	Onpattro	Patisiran，RNAi	2018	遗传性转甲状腺素蛋白淀粉样变性	美国、欧盟、英国、日本等	Alnylam
11	Vyondys 53	golodirsen，反义寡核苷酸	2019	杜兴氏肌营养不良	美国	Sarepta Therapeutics
12	Waylivra	Volanesorsen，apoCIII的 mRNA反义寡核苷酸抑制剂	2019	高甘油三酯血症;脂蛋白脂肪酶缺乏症	欧盟、英国、巴西	Ionis Pharmaceuticals
13	Comirnaty	Tozinameran，新冠病毒mRNA疫苗	2020	感染、冠状病毒、新型冠状病毒的预防	英国、巴林、以色列、美国等	Pfizer-BioNTech
14	Moderna新冠病毒疫苗	新冠病毒mRNA疫苗	2020	感染、冠状病毒、新型冠状病毒的预防	美国、加拿大、以色列、欧盟、瑞士等24个国家或地区	Moderna Therapeutics
15	Givlaari	Givosiran，靶向氨乙酰丙酸合酶1的SiRNA	2020	成人急性肝卟啉症	美国、欧盟、英国、巴西、以色列、日本	Alnylam
16	Oxlumo	Lumasiran，靶向羟基酸氧化酶1（HAO1）的RNAi	2020	原发性高草酸尿症1型	欧盟、英国、美国、巴西	Alnylam
17	Viltepso	Viltolarsen，靶向第53号外显子突变的反义寡核苷酸	2020	杜兴氏肌营养不良	美国、日本	NS Pharma
18	Leqvio	Inclisiran，靶向 PCSK9（前蛋白转化酶枯草溶菌素9）的siRNA	2020	动脉粥样硬化；杂合子家族性高胆固醇血症；高胆固醇血症	欧盟、英国、澳大利亚、加拿大、以色列、美国	Alnylam
19	Amondys 45	Casimersen，靶向第45号外显子突变的反义寡核苷酸	2021	杜兴氏肌营养不良	美国	Sarepta Therapeutics

续表

序号	产品名称	通用名和/或产品描述	首批年份	适应证	批准国家或地区	发起者公司
20	Nulibry	Fosdenopterin，cPMP（环吡喃单磷酸）底物替代疗法	2021	钼辅酶缺乏症	美国、欧盟、以色列	Orphatec
21	Gennova新冠病毒疫苗	新冠病毒疫苗	2022	感染、冠状病毒、新型冠状病毒的预防	印度	Gennova Biopharmaceuticals
22	Amvuttra	Vutrisiran，靶向转甲状腺素的siRNA	2022	遗传性转甲状腺素蛋白淀粉样变性	美国、欧盟、英国	Alnylam
23	Moderna Spikevax双价疫苗	新冠病毒双价，原始株/奥密克戎株疫苗	2022	感染、冠状病毒、新型冠状病毒的预防	英国、加拿大、日本、欧盟、美国	Moderna Therapeutics
24	ARCoV	新冠病毒mRNA疫苗	2022	感染、冠状病毒、新型冠状病毒的预防	印度尼西亚	苏州艾博生物科技有限公司
25	Biosciences Pfizer & BioNTech产奥密克戎BA.4/BA.5-适应性二价加强疫苗	奥密克戎A.4/BA.5适应性二价加强mRNA疫苗	2022	感染、冠状病毒、新型冠状病毒的预防	美国、英国	BioNTech
26	SYS6006新冠病毒疫苗	涵盖奥密克戎BA.5突变株核心突变位点mRNA疫苗	2023	感染、冠状病毒、新型冠状病毒的预防	中国	石药集团
27	Qalsody	20个碱基5-10-5 MOE(2′-O-（2-甲氧亚乙基）-D-核糖)的混合骨架寡核苷酸，即Gapmer	2023	肌萎缩侧索硬化症	美国	Ionis Pharmaceuticals
28	ARCT-154	新冠病毒mRNA疫苗	2023	感染、冠状病毒、新型冠状病毒的预防	日本	Arcturus Therapeutics
29	Daichirona	新冠病毒疫苗	2023	感染、冠状病毒、新型冠状病毒的预防	日本	第一三共
30	Wainua	eplontersen，反义寡核苷酸	2023	遗传性转甲状腺素蛋白淀粉样变性	美国	Ionis Pharmaceuticals

续表

序号	产品名称	通用名和/或产品描述	首批年份	适应证	批准国家或地区	发起者公司
31	Rivfloza	nedosiran，siRNA/RNAi	2023	高草酸尿症	美国	Dicerna Pharmaceuticals
32	SYS-6006.32	二价新冠病毒mRNA疫苗	2023	感染、冠状病毒、新型冠状病毒的预防	中国	石药集团

表 1-3　已批准的非基因修饰型（NGM）细胞治疗产品（截至 2024 年 2 月）

序号	产品名称	通用名和/或产品描述	首批年份	适应证	批准国家或地区	发起者公司
1	Carticel	自体软骨细胞（培养）	1997	修复由急性或创伤引起的股关节软骨缺损，且患者对先前的关节镜或其他手术效果不满意	美国	Genzyme Corporation
2	Apligraf	内层新生儿自体真皮成纤维细胞与外层人表皮角质细胞的双层人工皮肤	1998	慢性腿部静脉溃疡、糖尿病足溃疡	美国	Organogenesis
3	Dermagraf	生物吸收支架上的自体成纤维细胞皮片	2001	超过6周的全层糖尿病足溃疡，无肌腱、肌肉、关节囊或骨暴露	美国	Organogenesis
4	Chondron	自体软骨细胞	2001	膝关节软骨局灶性缺损	韩国	Sewon Cellontech
5	Orcel	同种异体成人皮肤细胞（表皮角质细胞和真皮成纤维细胞）分两层培养（在Ⅰ型牛胶原海绵中双层细胞基质）	2001	烧伤患者供体部位新鲜创面	美国	Ortec International, Inc.
6	Holoderm	自体角质细胞皮片	2002	2°烧伤面积不少于体表面积30%和3°烧伤面积不少于体表面积10%	韩国	Tego Science
7	Kaloderm	同种异体角质细胞皮片	2005	深2°烧伤、糖尿病足溃疡	韩国	Tego Science
8	KeraHeal	自体皮肤角质细胞皮片	2006	深2°和3°烧伤	韩国	Biosolution, Co., Ltd.
9	ImmunCell-LC	自体活化T淋巴细胞	2007	肝细胞癌、脑瘤和胰腺癌	韩国	Green Cell
10	JACE	3T3-J2细胞上培养的自体角质细胞皮片	2007	瘢痕、白癜风、黑痣（胎记）、溃疡、皮肤移植供体部位、严重烧伤	日本	J-TEC（日本组织工程有限公司）
11	CreaVax-RCC	自体神经树突细胞	2007	转移性肾细胞癌	韩国	JW CreaGene

续表

序号	产品名称	通用名和/或产品描述	首批年份	适应证	批准国家或地区	发起者公司
12	ActivSkin	双层人造皮肤替代品：表皮层是由人表皮细胞、人真皮成纤维细胞和牛胶原组成	2007	深2°烧伤，3°烧伤直径不超过20厘米	中国	第四军医大学
13	ChondroCelect	体外扩增自体活性软骨细胞并且表达特定的已标记蛋白	2009	修复膝关节软骨损伤	欧盟	TiGenix
14	RMS-Ossron	自体成骨细胞	2009	骨缺损	韩国	Sewon Cellontech
15	CureSkin Inj.	自体皮肤成纤维细胞	2010	凹陷的痤疮瘢痕	韩国	Biomedics
16	Provenge	Sipuleucel-t，PAP-GM-CSF激活型自体$CD54^+$细胞	2010	转移性前列腺癌	欧盟、美国	Dendreon Pharmaceuticals
17	Queencel	自体脂肪源性MSC	2010	皮下组织缺损	韩国	Anterogen
18	Allocord	同种异体脐带血源性HPC	2011	遗传性、获得性或骨髓清除处理导致的影响造血系统的疾病	美国	Cardinal Glennon Children's Medical Center
19	Hemacord	同种异体脐带血源性HPC	2011	遗传性、获得性或骨髓清除处理导致的影响造血系统的疾病	美国	New York Blood Center
20	HeartiCellgram	自体脂肪源性MSC	2011	急性心肌梗死	韩国	Pharmicell
21	LAVIV（Azficel-T））	自体成纤维细胞	2011	中度至重度鼻唇沟皱纹	美国	Fibrocell Technologies
22	NA	同种异体脐带血源性HPC	2012	遗传性、获得性或骨髓清除处理导致的影响造血系统的疾病	美国	Clinimmune Labs, University of Colorado Cord Blood Bank
23	Ducord	同种异体脐带血源性HPC	2012	遗传性、获得性或骨髓清除处理导致的影响造血系统的疾病	美国	Duke University School of Medicine
24	Gintuit	牛胶原蛋白上培养的同种异体角质细胞和成纤维细胞	2012	非浸没式局部用于手术创建的血管伤口床，治疗成人黏膜牙龈病症	美国	Organogenesis
25	JACC	去端胶原凝聚上培养的自体软骨细胞片	2012	>2～4 cm的软骨缺损区，无替代疗法	日本	J-TEC
26	Cartistem	同种异体脐带血源性MSC	2012	重复性和/或创伤性软骨再生，包括无年龄限制的退行性骨关节炎	韩国	Medipost

续表

序号	产品名称	通用名和/或产品描述	首批年份	适应证	批准国家或地区	发起者公司
27	Cupistem	自体脂肪源性MSC	2012	复杂性克罗恩病合并肛瘘	韩国	Anterogen
28	Prochymal	remestemcel-L，同种异体骨髓MSC	2012	儿科类固醇难治性急性GvHD	加拿大、新西兰	Osiris Therapeutics/ Mesoblast Limited
29	NA	同种异体脐带血源性HPC	2013	遗传性、获得性或骨髓清除处理导致的影响造血系统的疾病	美国	Life South Community Blood Centers
30	MACI	猪胶原蛋白膜上培养的自体软骨细胞	2013	修复单个或多个有症状的膝关节全厚软骨缺损	欧盟、美国	Vericel Corporation
31	NeuroNata-R	Lenzumestrocel，自体骨髓源性MSC	2014	肌萎缩侧索硬化症	韩国	Corestem
32	Novocart 3D	基质辅助型自体软骨细胞植入体	2014	膝关节（股骨髁和滑车沟）的软骨修复	德国	Tetec AG
33	Holoclar	含MSC的离体扩增自体角膜缘上皮细胞	2015	物理性或化学性烧伤所致单双侧中度至重度角膜干细胞缺失	欧盟	Holostem Terapie Avanzate
34	Temcell HS	同种异体骨髓MSC	2015	造血干细胞移植后的急性GvHD	日本	JCR Pharmaceutics
35	KeraHeal-Allo	自体皮肤源性角质细胞悬浮于热敏性水凝胶	2015	深度2°烧伤	韩国	Biosolution, Co., Ltd.
36	HeartSheet	自体骨骼肌母细胞片	2015	缺血性心脏病所致的严重心衰	日本	Terumo, Corp.
37	NA	同种异体脐带血源性HPC	2016	遗传性、获得性或骨髓清除处理导致的影响造血系统的疾病	美国	Bloodworks
38	Clevecord	同种异体脐带血源性HPC	2016	遗传性、获得性或骨髓清除处理导致的影响造血系统的疾病	美国	Cleveland Cord Blood Center
39	Epicel	鼠3T3成纤维细胞上培养的自体角质细胞	2016	深层真皮或全厚度烧伤，大于或等于总体表面积30%	美国	Vericel Corporation
40	Spherox	自体基质相关性软骨细胞组织球状体	2017	膝关节股骨髁和髌骨的无症状关节软骨缺陷	欧盟	CO.DON GmbH
41	Stempeucel	同种异体骨髓源性MSC	2017	Buerger氏病所致严重肢体缺血	印度	Stempeutics
42	Apceden	自体单核细胞源性成熟树突细胞	2017	前列腺癌、卵巢癌、结直肠癌、非小细胞肺癌	印度	APAC Biotech
43	Rosmir	自体成纤维细胞	2017	改善泪沟线	韩国	Tego Sciences

续表

序号	产品名称	通用名和/或产品描述	首批年份	适应证	批准国家或地区	发起者公司
44	Cartigrow	自体软骨细胞	2017	膝/踝关节软骨丢失	印度	Regrow Biosciences, Pvt. Ltd.
45	Ossgrow	自体成骨细胞	2017	早期髋关节缺血性坏死	印度	Regrow Biosciences, Pvt. Ltd.
46	T-Ortho-ACI Cartogen	自体软骨细胞	2017	髌软骨软化症等软骨损伤	澳大利亚	Orthocell
47	Stemirac	自体骨髓源性MSC	2018	脊髓损伤	日本	Nipro Corporation
48	Alofisel	Darvadstrocel，扩增脂肪MSC	2018	非活动性/轻度活动性腔隙性克罗恩病，复杂性肛瘘	欧盟、日本	TiGenix、武田制药
49	NA	同种异体脐带血源性HPC	2018	遗传性、获得性或骨髓清除处理导致的影响造血系统的疾病	美国	MD Anderson Cord Blood Bank
50	RenuDermcell	自体真皮成纤维细胞	2018	面部皱纹和痤疮瘢痕，皮肤外伤后萎缩性皮损	伊朗	Cell Tech Pharmed
51	MesestroCell	自体骨髓源性MSC	2018	骨关节炎和膝关节炎	伊朗	Cell Tech Pharmed
52	Astrostem	自体脂肪源性MSC	2018	阿尔茨海默病	日本	Biostar
53	Cartilife	自体软骨源性软骨	2019	膝关节缺损	韩国	Biosolution
54	RecolorCell	自体角质形成细胞和黑色素细胞	2019	局部、节段泛发性白癜风	伊朗	Cell Tech Pharmed
55	Nepic	自体角膜缘衍生的角膜上皮细胞片	2020	角膜缘干细胞缺乏症	日本	J-TEC
56	Rethymic	同种异体处理的胸腺组织块	2021	DiGeorge综合征，先天性无胸腺儿童的免疫重建	美国	Enzyvant Sciences
57	Stratagraft	鼠胶原蛋白上培养的同种异体角质细胞和真皮成纤维细胞	2021	含有完整真皮成分之热烧伤，具临床手术治疗指征（深层局部烧伤）	美国	Stratatech Corporation
58	Amesanar	同种异体$ABCB5^+$（ATP结合盒成员B5）的MSC	2021	慢性静脉功能不全引起的慢性创伤	德国	Rheacell GmbH & Co.
59	Ocural	自体口腔黏膜衍生的角膜上皮细胞片	2021	角膜缘干细胞缺乏症	日本	J-TEC

续表

序号	产品名称	通用名和/或产品描述	首批年份	适应证	批准国家或地区	发起者公司
60	Sakracy	以人羊膜为基质，自体口腔黏膜衍生的角膜上皮细胞片	2022	角膜缘干细胞缺乏症	日本	Hirosaki Lifescience Innovation, Inc.
61	Ebvallo	tabelecleucel，异体型EB病毒特异性T细胞免疫疗法	2022	复发或难治性EB病毒阳性移植后淋巴增生性疾病	欧盟	Atara Biotherapeutics
62	Vyznova	同种异体完全分化的角膜上皮细胞	2023	角膜囊性角化病、角膜萎缩症	日本	Aurion Biotech
63	Omisirge	omidubicel-onlv，冻存、烟酰胺修饰、脐带血源性同种异体造血祖细胞	2023	在骨髓清除预处理后预期开展脐带血移植的、12岁以上血液恶性肿瘤患者中，以减少中性粒细胞恢复时间和感染发生率	美国	Gamida Cell Ltd.
64	Lantidra	donislecel-jujn，来自供体胰腺的同种异体郎格罕氏胰岛组织	2023	1型糖尿病	美国	CellTrans Inc.
65	Amtagvi	Lifileucel，肿瘤浸润性$CD4^+$和$CD8^+$ T细胞（TIL）	2024	PD-1/PD-L1治疗后进展的晚期黑色素瘤	美国	Iovance Biotherapeutics

肾（AAV2）、肝（AAV1/7/8/9）、肺（AAV4/5/6/9）和胰腺（AAV8）。rAAV 的有效性在很大程度上取决于衣壳和靶细胞表面受体之间的分子相互作用以及随后颗粒内化后的下游事件。针对 AAV 的天然趋向性和未被满足的医疗需求，大多数 rAAV 基因治疗计划集中于肝脏、横纹肌和中枢神经系统。

AAV 的非致病性、低免疫原性、低遗传毒性和在人体中的广泛趋向性特征谱，使得 rAAV 成为在体基因治疗递送主要平台和安全有效的转导有丝分裂后细胞的平台；基于 AAV 所构建的重组体载体也成为理想的基因治疗递送媒介，并发展成为当代基因治疗革命和创新的中心。全球首个 rAAV 基因治疗产品是 uniQure 公司开发的 Glybera，2012 年经欧洲药品管理局批准用于治疗脂蛋白脂酶缺乏症；2017 年，FDA 批准 Luxturna 成为美国首个获得上市许可的 rAAV 基因疗法。

新型 AAV 载体的开发进展主要集中于两大研究前沿：①探索新的载体基因组设计，以便携带可促进遗传操纵或调控的转基因组分；②修饰 AAV 衣壳蛋白以改变载体特性进而获得细胞或组织特异性、绕过宿主的免疫监控和（或）改善细胞内的运输。具体而言，AAV 载体的设计策略和研究进展包括以下 4 个方面。

1. *控制转基因表达水平和特异性*　rAAV 基因治疗平台利用强大且普遍存在的启动子以实现高效转基因表达。这些启动子包括巨细胞病毒（CMV）启动子和与 CMV 增强子融合的鸡肌动蛋白启动子（CPA）。此外，GC 含量、隐蔽性剪接位点、转录终止信号、影响 RNA 稳定性的基序和核酸二级结构等转基因序列元件也可影响表达，故可通过密码子优化来增强基因表达。在翻译时，包含 Kozak 的序列可进一步增加蛋白质表达。使用组织或细胞类型特异性启动子并在 3′- 非翻译区（UTR）中掺入 miRNA 结合位点可去除富含 miRNA 的细胞的表达，并减轻非靶向组织或细胞类型中的基因表达所导致的毒性或所引发的免疫应答。

2. *转基因长度设计*　rAAV 最佳装载量为 5.0 kb 以下，因此必须仔细设计有效负载，不仅要考虑治疗性转基因序列，还要考虑基因表达所必需的调控元件。一般都通过设计缩短版的基因来编码截短的功能蛋白，以容纳较大的转基因。

3. *增强耐久性*　尽管 rAAV 是基因治疗的有利载体，但它们仍然是非复制性的附加体。因此，转导的载体基因组在有丝分裂细胞中逐渐丧失，为此需探索在复制细胞中保留转基因表达的策略。例如，以 rAAV 基因组作为供体模板，将治疗基因片段通过同源定向修复途径精确且可遗传地插入宿主基因组中。还可通过无核酸酶的同源重组定向整合，将与基因组靶位点同源的侧翼片段插入载体基因组中，以实现目的序列的稳定整合，无须通过核酸酶引入 DNA 断裂。最后，还可以将支架或基质附着区（S/MAR）序列插入构建体中，使 rAAV 游离体能在转导细胞中复制，实现目标基因长期表达。

4. *克服 rAAV 基因递送的免疫学障碍*　在天然 AAV 感染后，约半数人群血液中均带有中和抗体，进而可有效地阻断 rAAV 基因递送，尤其是在静脉注射后。对此，一般采用中和抗体筛查和排除血清反应阳性受试者。对于可能需要重复给药的情况，可考虑在第一次注射时利用瞬时 B 细胞耗竭和西罗莫司诱导免疫耐受。为绕过免疫障碍，还可采用工程化技术修饰 AAV 衣壳以逃避预存的中和抗体，或采用 IgG 切割内肽酶暂时性清除血液循环中的抗体 AAV 衣壳触发的细胞毒 T 淋巴细胞（CTL）介导的细胞毒性，可导致转导细胞被清除，进而引起转基因表达的丧失。由于调节性 T 细胞可能在抑制 $CD8^+$ CTL 中发挥作用，可使用类固醇对 $CD8^+$ T 细胞进行药理学抑制，进而有效控制转移 rAAV 后肝脏的 CTL 应答，并确保转基因的长期表达。除了引发过继性免疫反应外，rAAV 衣壳和载体基因组也可能在递送进入体内后不久触发 Toll 样受体 2（TLR2）的先天免疫应答。这种应答可导致促炎细胞因子的产生并促进过激性免疫应答。由于自互补性 rAAV 基因组或高 GC 含量的载体基因组均出现先天免疫应答增强，耗竭 rAAV 基因组中的 CpG 二核苷酸可预防 TLR 信号转导并进而增强 rAAV 介导的基因表达。还可将 TLR9 的抑制性 DNA 序列掺入 rAAV 基因组中，以逃避先天免疫监视。

（二）慢病毒

慢病毒属于反转录病毒科，主要包括 8 种能够感染人和脊椎动物的病毒，原发感染细胞以巨噬细胞和淋巴细胞为主，最终导致感染个体发病。慢病毒的基因组均较复杂，编码一系列不同于其他反转录病毒的调控蛋白，这使得其具有独特的调控途径和病毒持久性机制。慢病毒通常与免疫系统和中枢神经系统的慢性疾病有关，如 HIV 可导致艾滋病，HTLV 和 HIV 会导致神经障碍。

慢病毒具有以下优势。①宿主范围广：不仅感染分裂细胞，还可感染非分裂细胞；能有效感染原代细胞、神经元细胞、干细胞、心肌细胞、内皮细胞、肝细胞、肿瘤细胞等，且感染效率一般可以达到 30% ~ 95%。②细胞毒性低，容量更大，有效载荷达 9 kb，能携带更大、更复杂的基因组，并且具有整合转基因到宿主基因组的能力，使产物稳定和长期表达。③免疫反应小：注射动物基本不会造成免疫反应，适于体内试验。④安全性高：删除 HIV 编码基因，且未发现致肿瘤活性，是安全的基因治疗载体。

目前临床应用的第三代慢病毒载体系统增加了两个安全特性：一是构建自失活慢病毒载体，即删除 U3 区的 3′LTR，使载体失去 HIV-1 增强子及启动子序列，即使存在所有病毒蛋白也不能转录出 RNA；二是去除 *tat* 基因，代之以异源启动子序列，这样原始 HIV 基因组中的 9 个基因在慢病毒载体中仅保留 3 个（*gag*、*pol* 和 *rev*），因此第三代慢病毒载体系统更加安全。制备慢病毒载体系统时，使用 4 个质粒和 1 个生产细胞系产生病毒颗粒。4 个质粒的原理是为了提高安全性，因为独立的基因组分可减少重组概率。转移质粒或慢病毒载体包含感兴趣的转基因，而包膜质粒包含病毒表面的蛋白质的基因，包装质粒包含核心病毒成分（减去病毒复制的基因），Rev 质粒含有病毒的 rev 蛋白。这些质粒共转染到生产者细胞系中，最终产生病毒颗粒。

慢病毒被用于体外基因修饰细胞治疗（包括 CAR-T 细胞），在这种治疗中，慢病毒将目的基因递送到从患者收集的体外干细胞中。在目的基因整合后，这些细胞扩增并回输至患者体内，通常通过自体干细胞移植。在这种情况下，基因组整合是有利的，而且不会有过大的安全风险，因为目标基因整合的位置可以在修饰的细胞中进行分析，从而消除了将转化细胞回输至患者的风险。

最近在开发非整合性慢病毒载体方面的进展，大大减少了插入突变的发生。非整合型慢病毒载体的另一个优势是它们在活跃的分裂细胞中的瞬时表达，在那里持续的转基因表达是不必要的。应用非整合性慢病毒载体来规避针对基因组编辑工具（如CRISPR-Cas）长期表达的免疫反应，有利于将此类系统用于治疗性基因编辑。除了非整合性慢病毒，自我限制的 CRISPR 系统缩短了 *Cas9* 的表达时间，可减少脱靶效应并加强 CRISPR 疗法的疗效。

（三）脂质体纳米颗粒（LNP）

脂质体纳米颗粒载体已被广泛用于寡核苷酸药物的研究中，特别是反义寡核苷酸ASO 和 siRNA。脂质体由磷脂组成，磷脂易于在水性溶剂中形成封闭的脂质双分子层，从而形成纳米级别的颗粒。脂质体包括阳性、中性和阴性脂质体，其中阳性脂质体通常被用作递送载体，因为它们易于与带负电荷的核酸结合，与核酸中存在的带负电的磷酸基团相互作用，形成纳米颗粒。这种脂质复合物能够保护其中的遗传物质免遭降解，并在哺乳动物细胞内递送。例如，FDA 批准用于治疗遗传性淀粉样变性的 siRNA 药物Onpattro，就是将 siRNA 包裹在基于 MC3 的 LNP 中，通过静脉输注将药物直接递送至肝脏，防止人体产生致病蛋白。另外，两性（同时带有正、负电荷）脂质组成的 LNP会非特异递送 mRNA 到达肝、肺等器官中，而调整脂质体表面电荷可递送 mRNA 到肺、脾免疫细胞中介导肿瘤免疫治疗。2020 年，有课题组利用这一特点设计出器官特异性的 LNP 靶向研究思路，对 LNP 进行精准、可预测的优化，使其快速实现肝、肺和脾的 mRNA 靶向递送和 CRISPR-Cas9 介导的基因编辑，预计该结果将会极大程度地推动 mRNA 治疗和基因编辑领域的发展，尤其是肝脏以外的靶向治疗。阿斯利康公司的研究人员利用微流控技术合成高度均匀 LNP 以包封 mRNA，在通过 DA 环加成化学反应将质膜微囊（caveolae）相关蛋白 PV1 抗体 aPV1 共价修饰到 LNP 的表面。由于肺部毛细血管内皮中的质膜微囊占 70%，可实现 mRNA 对肺部的定向递送和诱导表达。

（四）外泌体

外泌体（exosomes）是细胞分泌的囊泡，在细胞与细胞之间通信中发挥重要作用。由于其固有的长距离通信能力和出色的生物相容性，外泌体具有很大的潜力作为药物递送载体，尤其适合递送蛋白质、核酸、基因治疗剂等治疗药物。许多研究表明外泌体可以有效地将许多不同种类的药物递送至靶细胞，因此，它们常被作为药物载体用于治疗。LAMP2 是一种外泌体的膜蛋白，将特定细胞靶向的多肽融合至 LAMP2 的N 末端以构建工程化外泌体，可实现外泌体的定向递送。该策略与 AAV 外壳蛋白插入靶向肽异曲同工，并且某些靶向肽还可以共用，如神经元乙酰胆碱受体特异性的肽RVG。

二、新一代干细胞技术

干细胞是具有无限或永生的自我更新能力的细胞，能够产生至少一种高度分化的子细胞，为其在医学领域的应用带来了广阔的前景。第一代干细胞是指造血干细胞、间充质干细胞和胎儿组织源性干细胞等多能型躯体干细胞，可分化成为组织限制性或细胞谱系特异性的子细胞。第二代干细胞则是指人胚胎干细胞、诱导型多能干细胞等多能干细胞（PSC），可体外无限扩增，具有广泛的分化能力，并在理论上可形成体内的任一种细胞。第一代和第二代干细胞均可通过基因工程操作而改善其特异性或药效，并拓展其临床应用领域。

数十年来的生物医学发展，为科学家们提供了下一代干细胞研究应用技术工具，这些技术革新极大地推动了下一代干细胞的临床转化与应用。简而言之，这些技术工具可大致分为三大类。

（一）病毒介导的干细胞转导

病毒介导的外源性转基因转导可用于驱动干细胞在正常情况下并不表达的蛋白得以表达，诸如前药转换酶、嵌合抗原受体和光遗传学促动子。转基因还可用于提高干细胞内的蛋白表达水平，如具有趋向效应或修复作用的生长因子。最后，转基因还可用于表达野生型蛋白，以便功能代偿遗传性突变。

（二）基因编辑

CRISPR 及其他基因编辑平台的诞生和演变，正逐渐推进干细胞的离体基因编辑研究与评价，以期纠正或克服致病性基因的突变，并为降低通用型同种异体干细胞的临床应用开辟新的研究领域。

（三）其他可用于创建和改进下一代干细胞的工具

其他可用于创建和改进下一代干细胞的工具包括光遗传学、化学遗传学和点击化学。在光遗传学研究中，采用光反应性蛋白激发细胞信号通路在暴露于特定波长的光源后被激活。因此光遗传学蛋白可用于时空控制转基因的表达、克服转基因的表观遗传学沉默或诱导基因转录以促进分化。化学遗传学中采用化学物控制体内细胞的活性，一般都是通过完全由药物激活的设计者受体（DREADD）来实现。例如，在帕金森病和癫痫的临床前动物模型中，通过经口给药途径可控制携带 DREADD 的植入干细胞的活性。无铜的点击化学（click chemistry）接合反应可用于改进干细胞产品靶向肿瘤部位；其中涉及二苯基环辛烷之类的环辛烷与含叠氮表面之间的生物正交反应。点击化学还可用于将免疫检查点抑制剂之类新抗癌药物拘束至干细胞，以便增强其递送作用和（或）持久性。

下一代干细胞的临床应用可分为两大类：治疗药物的递送媒介和新功能增强型干细胞。干细胞具有天然的肿瘤趋向性，在输入体内后会自发地向肿瘤组织靠拢，因此在干细胞中包装抗癌药可以使这些药物更易于进入肿瘤和（或）转移灶，同时降低全身毒性。神经干细胞与间充质干细胞相对不具有免疫原性，在响应肿瘤分泌的趋化因子、血管生成因子和（或）炎症信号后而向肿瘤迁移，已被广泛地应用于抗肿瘤药物的递送研究中，其中最有前途的方法是利用干细胞负载前药转化酶、细胞凋亡诱导因子基因或溶瘤病毒。作为治疗制剂的下一代干细胞，可应用于肿瘤免疫学、组织修复和遗传病。在肿瘤免疫学中，下一代 HSC 可通过其多谱系植入能力提供长期的抗原特异性免疫，而下一代 PSC 经分化后可通过现货型抗原特异性的免疫治疗产品。在组织修复过程中，工程化的干细胞可过表达神经生长因子、抗炎性细胞因子或血管形成因子促进受损组织的愈合与恢复。为治疗遗传性疾病，下一代干细胞可用于提供长期的代谢缺陷酶替代，以纠正或消除致病突变的影响。

现有的临床试验证据表明，PSC 细胞治疗虽然具有较好的安全性和耐受性，但也存在体内形成肿瘤或异位组织之类的挑战，尤其是终产品中存在残留的 PSC 或高增殖性前体细胞并需植入患者体内的情况下。此外，破坏人胚胎组织带来的伦理问题，hESC 与 iPSC 的潜在遗传不稳定性（包括制备 iPSC 之重编程过程、体外长期培养以及分化过程等引起的染色体异常或突变）带来的某些安全性相关。

三、基因编辑

基因编辑技术是对细胞中的 DNA 序列进行精准操作从而改变细胞命运和生物体特征的技术，为提高人类对遗传学的理解以及遗传疾病的治疗提供了重要的工具。现有的基因组编辑核酸酶包括大范围核酸酶（meganuclease）、锌指核酸酶（ZFN）、转录激活因子样效应物核酸酶（TALEN）和规律成簇间隔短回文重复 CRISPR-Cas 核酸酶系统。ZFN 为首个达到Ⅰ期临床试验阶段的基因编辑系统，但目前绝大多数研究均采用 CRISPR-Cas 系统，其多样性、模块性和高效性正在掀起一场生物技术革命。

（一）基因编辑技术

1. CRISPR-Cas9 编辑系统　该系统通过引导 RNA（sgRNA）与靶标 DNA 中相对保守的原间隔邻近基因序列（*PAM*）的上游基因互补配对，再经 Cas9 蛋白对靶标基因进行剪切。通过设计与目标片段匹配的 sgRNA，就可以精确地定位到所有的 DNA 位置，然后由 Cas9 剪切 DNA，形成位点特异性的 DNA 双链断裂（DSB）。DSB 产生后，激活细胞启动两种主要的天然修复机制：非同源末端连接（NHEJ）和同源定向修复（HDR）。通常，细胞主要通过 NHEJ 方式进行修复，NHEJ 在断裂 DNA 修复重连的过程中，能够在 DSB 位点发生碱基随机插入或缺失（indel），常造成移码突变使基因失活，从而实现目的基因的敲除。若存在一个外源性供体基因序列，NHEJ 机制会将其连入 DSB 位点，从而实现定点的外源基因敲入。当一个带有同源臂的重组供体存在时，细胞还会采取 HDR 的方式对 DSB 进行修复，供体中的外源目的基因会通过同源重组过程完整地整合到靶位点，从而实现特定位点的精确插入、缺失或者碱基置换，而不会出现随机的碱基插入或丢失。

2. 碱基编辑　迄今为止，在已知的疾病数据库中，突变类型最多的还是单碱基突变或单核苷酸多态性。2016 年，刘如谦等 3 个研究团队先后利用胞苷脱氨酶 rAPOBECl、hAID 和 PmCDA1 开发出能够将 C/G 碱基对突变为 T/A 碱基对的胞苷碱基编辑器（CBE）。其后，刘如谦等又利用噬菌体协助的持续进化（PACE）创造出了将 A/T 碱基对突变为 G/C 碱基对的腺苷碱基编辑器（ABE）。总体来说，两类碱基编辑工具的工作原理是将不同的 DNA 脱氨酶融合在 Cas9 的 N- 端表达，利用 Cas9/sgRNA 将脱氨酶靶向目标序列，进而利用各自融合的脱氨酶实现碱基的脱氨和转变。碱基编辑工具的优势在于编辑过程中不易发生大片段缺失、平均效率较 HDR 高，为疾病的精确治疗提供了新的思路。其最直接的应用是原位修复导致致病基因的突变。例如，spyCas9 蛋白过大导致单碱基编辑工具的大小普遍在 4.5 kb 以上，增加了 AAV 病毒的包装难度，甚至使其无法被包装；该工作位点受到 NGG PAM 的限制；编辑窗口较宽，容易造成旁观者突变。为此研究人员开发出基于 *Cpf*1、*saCas*9 等较小 CRISPR 系统的单碱基编辑工具，同时也在尝试改变 spyCas9 的 PAM 识别序列。而为了解决旁观者效应，Gehrke 等通过在 *A3A-BE3* 上引入新的突变，创造了新的 eA3A-BE3 单碱基编辑工具。2020 年 6 月，刘明耀教授及李大力教授团队合作的一项研究表明，将胞嘧啶脱氨酶 hAID- 腺嘌呤脱氨酶 -Cas9n（SpCas9 D10A 突变体）融合在一起，开发出的一种新型双功能碱基编辑器 A&C-BE_{max}，不仅可以实现单独的 C—T 或 A—G，还可以在同一等位基因上同时实现 C—T 和 A—G 的高效转换。

3. 先导编辑　先导编辑（prime editing，PE）是一种新型基因组编辑技术，也是一种将 Cas9 介导的 RNA 向导 DNA 切口形成与反转录酶介导的切口位点 DNA 合成相结合的蛋白工程技术。在先导编辑中，Cas9 切口酶与 Moloney 鼠白血病病毒反转录酶结合为融合蛋白，并以先导编辑向导 RNA（pegRNA）作为向导将编辑蛋白引导到目标位点和反转录酶模板。其后，pegRNA 复合物与目标 DNA 结合，并切割 PAM 的 DNA 链，使 3′ 末端与引物结合位点杂交；最后反转录酶发挥作用，以 pegRNA 的 RT 模板启动包含所需编辑的新 DNA 的反转录。细胞内源酶切割的 5′ 末端编辑链，使 3′ 编辑链与互补链结合，在 DNA 的连接与修复后，使 DNA 得到稳定的基因编辑。先导编辑的优势主要体现在如下几个方面：①与已知的 Cas9 脱靶效应相比，先导编辑提供的脱靶率更低；②与 Cas9 引起的 HDR 相比，其副产物更少，效率更高；③无须 DSB 或供体 DNA 模板即可进行精确的靶向插入、缺失和所有 12 种可能的点突变类别（如纠正黑蒙性家族性痴患中的最常见突变，即 4 个碱基的插入），在效率和产品纯度方面具有重要优势，所以先导编辑具有促进绝大多数致病等位基因研究的潜力。由于先导编辑系统组成成分 PE 蛋白和 pegRNA 比较大，必须开发出有效的递送系统才能实现体内的临床应用；反转录酶来自细菌可能诱发免疫反应，并可能在其他位点激活脱靶的反转录活性进而引起插入突变，其安全性仍然是一个需要考虑的问题。

体外基因编辑是从患者体内提取相应的细胞，经基因编辑后将细胞移植回患者相应部位以达到治疗疾病目标的治疗方法。主要适应证包括镰状细胞贫血症、X 连锁严重的联合免疫缺陷、β 地中海贫血、溶酶体酶缺乏症等单基因遗传病。当受影响的细胞或组织无法从患者身上获得，或者离体操作后无法有效地移植回患者体内，则必须进行体内基因编辑。主要适应证包括杜氏肌营养不良、亨廷顿舞蹈病、常染色体显性遗传性视网膜色素变性、莱伯先天性黑蒙及鸟氨酸转氨甲酰酶缺乏症、乙型血友病、糖胺聚糖贮积症、法布雷病和戈谢病等肝脏代谢性疾病。

（二）基因编辑策略

基因编辑治疗的应用策略方面，由于 NHEJ 修复常造成单个或多个碱基的插入或缺失，可用于破坏正常的基因阅读框进而使基因失活。也可作用于启动子、增强子等非编码序列，抑制或者激活目的基因的表达，达到治疗的效果。例如，针对 P 珠蛋白突变型镰状贫血患者的造血祖干细胞启动子 102 ~ 104 区域，Weiss 等利用 Cas9 进行编辑后发现，低氧诱导的病态镰状细胞比例由 20% 以上降低到 10% 以下。但在大多数由基因突变导致的疾病当中，仍需要通过精准基因修复或在 AAVS1 基因座等安全位点插入正常的基因才能够实现基因治疗，此时利用 DSB 来提高 HDR 就变得意义重大。此外，通过在 Cas9 核酸酶蛋白域引入突变，可生成催化活性缺失的 Cas9（dCas9），将 dCas9 与 TET1（去甲基化酶）融合，可在脆性 X 综合征神经元和小鼠模型中靶向失调的 FMR1 位点，并逆转其表型。利用含 PAM 序列寡核苷酸，可将 Cas9 系统改造成 RNA 编辑工具（RCas9），RCas9 可用于消除致病 RNA、修复 mRNA 剪接错误或降低三核苷酸重复序列表达的蛋白水平。CRISPR 介导的基因抑制或干扰（CRISPRi）可立体阻断 RNA 多聚酶并诱导异染色质化，进而通过修饰单个碱基或 RNA 剪切而导致 DNA 甲基化或 RNA 靶向之类的直接型表观遗传修饰。CRISPR 介导的基因激活（CRISPRa）可募集转录机器以增加靶向区域的表达，进而导致组蛋白乙酰化之类的直接型表观遗传修饰。

（三）基因编辑的安全性

对于基因编辑治疗而言，人们最大的担忧是具有潜在的脱靶安全隐患。在干细胞中发生的低频脱靶可能并不会立刻导致相应的表型产生，但是从长远的角度看却埋下了隐患。近几年来，随着 CRISPR-Cas9 技术的发展也催生出了许多灵敏度极高的体内、体外试验方法以帮助检测潜在的低频脱靶位点，如 Dig seq、Circle seq、Guide-seq 等。这些方法在临床治疗时的合理运用将会对临床试验的安全性起到重要的作用。基因编辑临床应用中的其他安全性问题，包括细菌来源的基因编辑蛋白的免疫原性、预先存在的针对 CRISPR 成分的抗体引起炎症的可能性以及未知的基因组编辑结果的长期安全性和稳定性。

（四）基因编辑的递送系统

目前在体外、组织以及体内递送基因编辑的方式主要有 3 种：纳米粒子、病毒载体、蛋白 -RNA 复合物电穿孔技术。在体外比较受欢迎的递送方式是将 Cas9 组装进蛋白 -RNA（核糖核蛋白，RNP）复合物，然后使用电穿孔进行递送。而在体内递送释放过程中，一般采用病毒载体（尤其是腺相关病毒载体）或者是脂纳米颗粒携带 Cas9 mRNA 以及 sgRNA 进行递送。病毒运载工具包括慢病毒、腺病毒以及腺相关病毒，具有组织靶向可能性广泛、运输效率高以及临床应用经验丰富等优势。但是腺相关病毒也存在一些缺点：①腺病毒的基因组只能容纳编码 4.7 kb 左右的遗传物质，与其他病毒载体相比容纳量小；②长时间表达基因编辑分子会出现脱靶效应或者免疫反应；③临床使用中造价比较高，纳米粒子可以作为另外一种递送基因编辑系统的方式，其中包括脂质介导的纳米粒子、阳离子介导的纳米粒子。纳米粒子的优势在于费用低、易于制备、无基因组插入风险和免疫原性较低。其主要缺点在于组织靶向的能力有限。电穿孔法是用高压电流脉冲细胞，并在细胞膜上产生瞬间纳米级孔隙，使得带负电荷的 DNA、mRNA 分子或 CRISPR-Cas 的 RNP 进入细胞。虽然目前该方法主要使用在体外细胞的基因编辑分子运输，但是目前已有证据表明电穿孔法可以成功将 Cas9 运送到动物合子之中。RNP 主要靶向卵细胞、干细胞和 T 细胞；其主要优势在于无长期表达、脱靶效应极低和无基因组整合。主要缺点是在缺乏工程化试剂或补加试剂情况下无法进入细胞、体内具有免疫原性和在未被保护的情况下易被降解。

四、肿瘤的工程化免疫细胞治疗

细胞免疫治疗也叫过继性细胞治疗，是一种旨在约束机体免疫系统以清除癌症的创新性治疗方式。基础免疫学、遗传工程、基因编辑和合成生物学的持续进展，极大地改善了免疫细胞治疗复杂性的机遇，增加了产品的药效和安全性，扩展了治疗疾病的潜能。为了更好地识别和杀伤肿瘤细胞，目前已对 T 细胞、NK 细胞、γδT 细胞甚至巨噬细胞等免疫细胞进行工程化处理，使抗原特异性的 T 细胞受体或嵌合抗原受体表达。肿瘤的工程化免疫细胞治疗主要应用是 TCR-T 细胞、CAR-T 细胞和 CAR-NK 细胞。

（一）TCR-T 细胞

TCR-T 细胞技术的出发点就是治疗实体肿瘤。它借助于 TCR 与生俱来的结构和生物学功能，通过模拟和筛选，制备出经基因工程化改造后能表达新 T 细胞受体的细胞，再通过 MHC 呈递肿瘤特定抗原以识别肿瘤细胞并杀伤肿瘤细胞。制备 TCR-T 细胞产品需要比制备 CAR-T 产品更复杂、更高端的技术和工艺（包括应用基因编辑等新技术，解决 HLA 亚型的限制等难题）。TCR 分子可以用于针对细胞内的肿瘤抗原进行设计，不同于 CAR 分子只能识别细胞表面的抗原分子，可以较大增加对肿瘤抗原的选择范围和在实体瘤上进行应用的可能性。

开发工程化 TCR 面临诸多挑战。首先，与内源性受体配对的肿瘤特异性转基因 TCR 的 α 和 β 链可导致转基因 TCR 表达水平过低和脱靶毒性风险。一般通过优化载体设计、在转基因 α 和 β 链中掺入半胱氨酸和（或）小鼠基因元件以诱导转基因蛋白的优先配对予以克服。其次是 TCR 靶向抗原的选择问题。目前应用最多的抗原有 3 类。

1. *过表达的癌相关性自身抗原*　此类抗原可存在于胞内或胞外，在多种癌症中广泛表达，但其亲合力往往较低，需采用酵母或噬菌体展示技术以及人抗原免疫小鼠的方法增强其亲合力。现有的证据表明，NY-ESO-1/LAGE TCR、WT1 TCR 具有一定的治疗窗可确保安全靶向。因正常组织中也具有低水平的抗原表达，故有潜在的毒性风险，也增加了肿瘤选择抗原阴性变异体的风险。

2. *个体化的新抗原*　正常组织中不表达该类抗原，故较为安全，但为每个患者选择唯一性抗原耗时耗力，花费巨大。

3. *癌基因热点区的共同新抗原*　目前，在常见癌基因中已鉴别出反复出现的热点突变，如磷脂酰肌醇 3- 激酶、Ras 和 p53 衍生自热点突变的多肽已在 HLA 等位基因表达，诸如结直肠癌中的 *G12D* 突变、脑瘤中的 *H3K27M* 突变。由于此类突变在致癌适应性中发挥作用，进而减少了选择抗原阴性变异体的风险。采用先进的肿瘤学测序平台可鉴别含靶向突变的患者亚群。现代生物工程已对 TCR 工程化细胞进一步优化改造，如修饰 TCR 可变区的框架区以增加表达水平、增强效力和降低交叉反应性风险；制备新生 TCR 的技术或鉴别肿瘤反应性 T 细胞。

（二）CAR-T 细胞

嵌合抗原受体是将单克隆抗体上 scFv 段与一个或多个 T 细胞受体内单个信号域相结合的融合蛋白，CAR 通过 MHC 非限制性的方式识别表面抗原。第一代 CAR 分子由 scFv 分子与 CD3Z 链构成，第二代 CAR 分子则增加了一个共刺激结构域（CD28 或 4-1BB 等），第三代 CAR 分子是在基础结构上再增加一个共刺激结构域，以增强 CAR-T 活力和持久力。第四代 CAR 分子是让 T 细胞在表达 CAR 分子的同时，再表达另一个可分泌的蛋白，常见的有 T 细胞活化因子、PD-1/PD-L1 抗体等，以期提高 CAR-T 细胞对肿瘤的浸润能力并抵抗来自肿瘤微环境的抑制作用。一般而言，更激进的肿瘤由于快速扩增动力学而可能需要 CD28 共刺激，进展更慢的肿瘤则可通过整合 4-1BB 共刺激的 CAR-T 细胞加以控制。

从 CAR-T 分子设计的原理上看，需要作为靶细胞的肿瘤细胞都携带同一个抗原，才能被专一的 scFv 识别，并被 CAR-T 细胞杀伤，获得完全缓解。实际情况下，此类理想化抗原极为罕见。因为肿瘤存在组织学异质性，由多种表达不同突变基因的癌细胞和基质细胞构成。目前获得应用的 CD19、CD22、B 细胞成熟抗原（BCMA）并非肿瘤特异性抗原，而是 B 细胞系的标志物，它们对应的 CAR-T 产品治疗成人晚期 B 细胞淋巴瘤和儿童与成人急性 B 淋巴细胞性白血病、骨髓瘤依赖于对包括恶性癌细胞在内的所有 B 细胞的清除，而且在一定的时间内患者可以耐受 B 细胞缺失，才使这类 CAR-T 产品获得好的治疗效果。

CAR-T 细胞对治疗实体瘤效果欠佳，其根本原因在于缺乏被明确鉴定的、合适的细胞膜靶标；这些靶标在实体瘤中一致性地高水平表达，而正常组织中的表达水平极低。通过对癌细胞表面组分类编目的持续探索，目前已鉴别出多种癌细胞表面明显差异表达的分子，包括腺癌表面 MUC1 的 Tn 糖形、弥散性内生型脑桥胶质瘤表面的 GD2 神经节苷脂、神经母细胞瘤表面的 GPC2 和 Ewing 肉瘤表面的 PAPP-A。将岩藻糖基转移酶（fucosyltransferase，Fuco）通过酶连接法加入树突状细胞表面，并在与 T 细胞发生相互作用后生物素化标记 T 细胞（FucoID），可搜寻发现肿瘤特异性免疫 T 细胞，进而将其再工程化改造为 CAR-T 细胞。

表达 CD19 的 CAR-T 细胞在临床使用中已出现明显的毒性，包括细胞因子释放综合征（即 CAR-T 细胞抗肿瘤活性导致分泌高水平的 IL-6、IL-1）、败血症样症状及免疫效应器细胞相关的神经毒性综合征（ICANS，与高度炎症性环境诱导血 – 脑脊液屏障中的内皮细胞功能障碍相关联）。尽管这些毒性可导致严重的甚至致命性并发症，但降低 CAR-T 细胞剂量、以甾类激素或者阻断 IL-6R 的抗体（托珠单抗）治疗均极为有效。此外，有研究表明，表达 CD19 的 CAR-T 细胞的神经毒性与大脑血 – 脑脊液屏障血管网中的壁细胞（mural cell）表达 CD19 有关。

增强过继性 T 细胞（包括 TCR-T 和 CAR-T）对抗肿瘤的效力、安全性和特性，可采用一系列行之有效的工程化策略。①改变肿瘤微环境：装甲 CAR（分泌 IL-12、IL-18、CD40L 等），表达截短的 TGF 受体，引入溶瘤病毒以诱导靶抗原的表达；CAR 靶向肿瘤基质或脉管系统。②多重特异性：CAR 共转导、串联 CAR scFV（如 CD19/CD20、CD19/CD22、HER2/IL13Ra2）、BITE 分泌。③增强运输：过表达趋化因子受体如 CXCR2/CCR2b、CXCR5 等，诱导分泌趋化因子或细胞因子，如 RANTES、IL-15。④扩增和持久性：整合 4-1BB 共刺激结构域、组成型细胞因子（如 IL-7、IL-12、IL-15、IL-21）分泌，表达合成型细胞因子受体（如直交的 IL-2R）。⑤减轻毒性：改变 scFV 的亲和性，自杀开关（如 Cas9），“与”逻辑门控（如 synNotch），“非”逻辑门控（如掺入 scFV 和 PD-1 膜内结构域的嵌合蛋白），接头子 CAR 平台（如 SUPRA、Switch CAR），小分子可调控的 CAR。⑥耗竭抗性：外位表达 c-jun 等转录因子，遗传性删除 NR4a 因子、PD-1 等，嵌合开关受体（如 PD1-CD28），可局部分泌抗 PD-1 的装甲 CAR。

（三）CAR-NK 细胞

CAR-T 细胞治疗方法问世是转基因细胞治疗癌症的里程碑，随着 CAR-T 细胞治疗血液恶性肿瘤的巨大成功，开发 CAR-NK 细胞用于治疗肿瘤与传染性疾病越来越受到关注。迄今为止，全球正在开展 CAR-NK 细胞临床试验有 19 项。

与 CAR-T 细胞相比较，CAR-NK 细胞的优势主要表现在以下 3 个方面。①优越安全性：外周血循环中的 CAR-NK 细胞寿命有限，对靶向正常组织或非肿瘤细胞的毒杀风险相对较低。同种异体 CAR-NK 细胞回输患者也可降低移植物抗宿主病风险。细胞因子释放综合征和神经毒性在 CAR-NK 免疫治疗中发生频率低。②多种细胞杀伤机制：除了 CAR 靶向杀死肿瘤靶细胞外，CAR-NK 细胞对肿瘤细胞仍具有天然的细胞毒活性，可通过非 CAR 机制激活。此外，NK 细胞可通过 CD16 介导的 ADCC 清除肿瘤细胞。③同种异体反应性低：NK 细胞的低同种异体反应特性，使得 CAR-NK 细胞来源广泛，包括 NK92 细胞系、外周血单个核细胞、脐带血和诱导型多能干细胞。可提供“即用型”CAR-NK 细胞产品，消除目前困扰 CAR-T 细胞个性化疗法和针对患者特异性的产品需求。

CAR-NK 细胞可被工程化处理，以便靶向各种不同的抗原，增加其在体内的增殖和持续性，提高对实体瘤的穿透力，克服抵抗性的肿瘤微环境，最终实现有效的抗肿瘤应答。

五、RNA 疗法

与传统的蛋白质靶向的药物和 DNA 药物相比较，RNA 药物因其独特理化和生理学特性而具有较好的发展前景。RNA 在 3 种基本生物大分子中发挥作用：DNA、RNA 和蛋白质。ASO（反义寡核苷酸）、小干扰 RNA（siRNA）和 microRNA（miRNA）等 RNA 分子可通过 Watson-Crick 碱基配对直接针对 mRNA 和非编码 RNA（ncRNA）。① mRNA 可作为疗法、诊断生物标志物或治疗靶标。细胞中 mRNA 可翻译产生治疗性蛋白来替代有缺陷或缺失的蛋白。与此同时，mRNA 也可作为 ASO、siRNA、miRNA、适配体和抑制性 tRNA 的治疗靶点。② siRNA 通过与 mRNA 编码区的特定序列结合，导致 mRNA 的降解，这种靶向特异性增加其作为潜在药物的可能性。③ ASO 识别并结合互补的 DNA 或 RNA 序列，它可以促进正常的 mRNA 剪接，防止功能失常蛋白的表达，或者靶向降解 RNA。④适配体是构成特定三维结构的寡核苷酸序列。适配体可结合广泛的靶标，包括蛋白质、细胞、微生物、化合物和其他核酸。它与蛋白的结合可以抑制蛋白之间的相互作用，从而产生治疗效果。

从理论上说，RNA 可通过选择靶标 RNA 上正确的核苷酸序列靶向任何感兴趣的基因。相比之下，只有 0.05% 的人类基因组可被目前批准的蛋白质靶向药物（小分子化药和抗体）所成药，因为人基因组的大部分 DNA 序列被转录为非编码转录本。此外，约 85% 的蛋白质缺乏与小分子结合的特定的裂隙和小袋。体外转录的 mRNA 在进入细胞质后可应用于蛋白质替代治疗或免疫。这个过程不像 DNA 疗法那样引起不可逆的基因组变化和诱发遗传风险。此外，CRISPR 基因组编辑可直接修改目标 RNA 序列以治疗特定疾病。RNA 适配体也可阻断蛋白质活性，类似于小分子抑制剂和抗体。因此，RNA 疗法可拓宽可药物病变的范围，并被认为是最具吸引力的治疗靶标。

RNA 疗法具有几方面的重要优势：对靶标具有高度特异性，通过替换 RNA 的序列可以进行模块化的开发，在药代动力学和药效学方面的可预测性，以及相对安全（大多数不改变基因组）。然而，该疗法也存在一些挑战：尽管 RNA 治疗药物设计可以使用“即插即用”的模块化设计概念，但仍需要通过测试来确定其疗效和安全性；由于 RNA 很容易降解，如何实现细胞递送面临重大挑战。

RNA 疗法的研发进程中，需解决 RNA 的易降解性和靶向递送问题。化学修饰可保护治疗性 RNA 免受核酸外切酶、核酸内切酶和细胞环境的影响，并增强药物活性。骨架的选择决定了 ASO 是阻断翻译、转录或剪接等细胞过程，还是靶向 RNA 进行核酸酶消化。对 siRNA 中核糖的修饰可通过降低 siRNA 的热稳定性来减轻脱靶效应，从而增强与靶标的特异性结合。1- 甲基假尿嘧啶核苷可提高治疗性 mRNA 的稳定性和翻译。

亲水性和带负电荷的 RNA 治疗药物不能穿过细胞膜，因此需要递送载体和（或）化学修饰才能达到其靶标。虽然免疫原性和核酸酶等生物障碍通常可通过对 RNA 进行化学修饰来解决，但将 RNA 包裹到纳米载体中既可以保护 RNA，也可将其递送到细胞中。具有生物降解性、生物相容性、低毒性的纳米材料也可作为 RNA 载体，包括脂质、壳聚糖、环糊精、聚乙烯亚胺、聚乳酸 – 乙醇酸、树状大分子、磁性纳米颗粒、碳纳米管、金纳米颗粒等。脂质纳米颗粒是目前应用最广泛的核酸药物和疫苗的非病毒递送系统之一。其优点包括易生产、可生物降解、保护包埋的核酸免受核酸酶降解和肾脏清除、促进细胞摄取和内体逃逸。最近，脂质纳米颗粒作为 mRNA 新冠疫苗的重要组成部分受到全球关注，在有效保护和转运 mRNA 进入细胞中发挥着关键作用。聚合物是仅次于脂质纳米颗粒的第二大类核酸递送载体。阳离子聚合物与阴离子核酸形成稳定的复合物，提供一种通用、可扩展和易于调整的平台，用于高效的核酸递送，同时将免疫应答和细胞毒性降至最低。

迄今为止，已有 5 款新冠 mRNA 疫苗获得各国监管机构的上市批准，其他已上市的 RNA 疗法产品参见表 1-2。

六、化学、生产和控制

CGT 产品的活性成分为完整病毒或活细胞，生产制备过程旨在维持其效力。

产品鉴定（强度、身份、活力、纯度、效力、病毒安全性等）和放行试验都极具挑战，并需要采用新的分析方法，在工艺开发和验证、确定过程的可重复性以及符合 cGMP 等方面，都要求采用创新性的大规模生产解决办法。与此同时，还必须应对产品安全性关注点和行政监管方面的不确定性。病毒载体生产已成为制约基因治疗商业化的瓶颈，在小规模试验到大规模商业化生产转化过程中载体供应同样成为至关重要的问题。此外，病毒载体制备过程烦琐复杂、成本高昂，难以满足 cGMP、缺乏标准化的载体效力和安全性分析方法以及运输过程中温度要求高等，都是当前急需解决的问题。在 CGT 产品审评过程中，大约有 80% 的时间要花费在生产和质量问题上。近 10 年来，CGT 产品的化学、生产和控制（CMC）实施原则、商业化运行模式、技术革新和法规性监管等方面都取得了长足的进步，有利地推动了 CGT 产业持续健康的发展。

CGT 产品研发中的 CMC 实施原则：①在多种因素影响产品活力和功能的复杂生物学系统中，对整个开发阶段和最终的商业工艺中确立并维持原料和产品的一致性和可靠性极为重要，也极具挑战性。②只有药品在整个开发周期均具有相似性或可比性的条件下，才能在整个开发周期利用临床数据。故 CGT 治疗产品的可比性成为工艺开发的重要方面，需要在产品开发完整进程中与临床数据相关联。③在所有的产品开发和质量控制活动中，产品效力测定法具有核心指导地位。效力测定可履行多种职能，它既有助于鉴别与控制生产活动中变异性的来源，也可用于测试不同批次、场所、工艺变更、规模改变和稳定性试验之间的产品可比性。

目前，CGT 产品 CMC 的商业化运行模式大致分为以下 3 类：①大型制药企业开发可生产大量临床级产品的平台，并降低成本。②小型生物技术公司与合同开发与生产组织（CDMO）开展合作，将 CGT 产品从实验室规模平稳过渡到商业化生产，并尽可能地确保产品的质量一致性。③通过医院内就地中试生产网络，实施轴辐式横向扩展（scaling out）型或去中央化型的产品生产模式。CDMO 是一种新兴的研发生产外包组织，主要为医药生产企业以及生物技术公司的产品特别是创新产品的工艺研发与制备、工艺优化、注册与验证批次的生产以及商业化定制研发生产的服务机构。根据 Frost & Sullivan 估计，CGT 的外包市场将由 2017 年的 12 亿美元增长至 2022 年的 36 亿美元，年复合增长率达到 24.3%。目前 CDMO 国际巨头 Lonza、Catalent、Breakthrough Medicine 和国内龙头药明康德、博腾股份、和元上海等都在不断增加 CGT 的产能。

在 CMC 的技术革新方面，磁棘轮效应细胞仪纯化 T 细胞亚型技术、确定性侧向位移连续流微流体粒子分离纯化 CAR-T 细胞技术、可塑性微通道声能分离纯化淋巴细胞技术 3 种无标记、定量性、生物物理分离法已从实验室研究转化放大到临床级别的细胞治疗应用。在自动化摇摆式生物反应器中控制多能干细胞聚集体的大小，可提高细胞扩增的效率。快速采样分析细胞培养基中的微生物检测法，先前已应用于小型细胞培养装置，有望将其内置于新型的细胞培养生物反应器系统中，并用于生产线内的无菌性检测。3D 细胞培养、3D 生物打印技术则逐步被应用于人造组织器官产品的制备工艺中。分段核苷酸单元（blockmer）合成寡核苷酸原料技术，已被应用于大规模生产寡核苷酸类药物。适用于慢病毒的 BioBLU®5p 一次性固定床式反应器连续灌流培养系统、Repligen 切流动过滤系统、APS 高效灌流系统等所构成的一站式解决方案，已大幅提高病毒载体大规模生产的自动化水平和效率。不消化衣壳的病毒定量法、dd（微滴数字化）PCR、高内涵效力测定法、多角度动态光散射衣壳滴度测定法，已明显改善 rAAV 病毒载体定量分析的测量精度和速率。

美国 FDA 于 2020 年初正式颁布《人类基因治疗在研新药申请（IND）的化学、生产和控制（CMC）信息》和《产品生产和患者随访过程中，对反转录病毒载体型基因治疗产品的复制能力反转录病毒（RCR）的测试》两项相关的指导原则，为业界开展 CGT 产品的 CMC 提供了详细、明确的操作实施指南。

第六节　机遇与挑战

当前，CGT 领域正面临前所未有的机遇，同时势必将经历持续性的挑战甚至某些严重的风险。基因组学的蓬勃发展为理解疾病遗传病理学发生机制，为阐明药物暴露和反应的变异性，鉴别新的药物作用靶标提供了发展契机。基因沉默、基因编辑、RNA 编辑、碱基编辑、先导编辑、干细胞重编程、新型基因递送系统等新技术正逐渐成熟，并被纳入各种 CGT 产品的研发过程中。由于 CGT 产品的内在新颖性和异质性，临床开发和批准此类产品注定繁复多变，坎坷艰难。CGT 产品及相关技术的研发周期通常遵循探索性研究、对照性验证和产品开发、临床实践最终采纳这一动态连续进程。当某一受试者亚群对治疗反应良好或对所出现不良事件更为易感。

细胞和基因治疗产品的非临床评价研究时，临床医师、科学家、药品研发企业和监管者应密切关注并通力合作，确保CGT的临床收益与风险达到合理均衡。未来几年内，CGT 的各类新颖分子机制势必在细胞、动物和患者中以分子医学的形式予以测试和应用，以便全面、细致和深刻了解其药效和安全性。

当前和未来基因治疗技术的局限性及其带来的挑战将持续数年。最大的局限性是缺乏大规模、低成本制备载体的能力。破解这一局限性的秘诀在于进一步了解病毒载体复制与包装的生物学、病毒生产细胞的生物学和从转染固着培养细胞开始的上游细胞生产平台的复杂性。虽然目前已有某些种类载体的封装线，但并非所有类别的载体都能合适封装。将细胞系生产线从悬浮培养更改为微载体培养或采用更复杂的基底，也需要艰巨的细胞工程努力。目前正在努力解决的下游问题是有效分离空病毒颗粒和完整病毒颗粒及载体的纯化。虽然这些问题都可以循序渐进被逐个攻克，但需要花费大量的时间和精力。

当前CGT研发体系的另一大局限性是对人体内较大的或难以接近的靶细胞群体进行药物递送。对中枢神经系统的基因治疗而言，绝大多数载体仍难以通过血－脑脊液屏障；通过脑实质直接注射或进入脑脊液以广泛散布载体，同样具有其他方面的障碍。应对转基因产品和载体成分的先天性和获得性免疫问题，始终是CGT治疗领域极为重大的挑战。

CGT产品临床试验方面的局限性，表现为极小的患者群体和CGT的新颖性使得难以得到决策者所需的、稳健的临床证据。众多遗传病以患者群体小且病情严重、症状多呈渐进性为特征，在开发早期评价新疗法时采用随机对照试验法（RCT）可带来伦理学和适用性方面的问题。故此，监管审批中的常用标准很可能是单臂试验或早期交叉的RCT，且必须在如何确保这些试验尽可能稳健有力，以便在指导决策方面达成一致。其他因素则可能导致稳健证据的形成进一步复杂化，这些因素包括：对某些遗传病缺乏标准的、以患者为中心的结局测量指标或替代性测量指标；对“常规支持性护理”缺乏标准化；新的作用机制病毒载体技术带来早期临床收益的安全性和耐久性。

CGT产品具有如下特点：①从患者群体方面看，属于“小众”产品，例如在自体CAR-T细胞治疗中以患者自身T淋巴细胞为原始材料，经体外慢病毒基因修饰后再回输患者体内，其个体化治疗方案使得市场需求有限。②从疾病特征方面看，CGT适应证多为罕见病，患者群小，研发过程需要大量的资金投入。企业为在专利有效期间回收研发资金，获得收益，而定高价，却也因此导致患者无力支付。③从相关费用方面看，大规模的工业化生产、住院费用和工作能力损失导致的收入下降都导致CGT产品开发成本居高不下。④从费用支付特点看，CGT的前期费用与慢性病治疗形成对比，前者一次性付费，后者可能在患者终生均会产生费用。据此，在市场规律影响下，CGT价格自然被推高至天价水平。另外，CGT产品大多为附条件上市，缺乏Ⅲ期临床数据，需长期观察确定疗效，安全性未知；为此带来诸多的医保难题，也严重限制了CGT产品的可及性。以Glybera为例，该产品于2012年在欧盟获批，但最终因市场小，也无法解决高价（100万美元）带来的支付问题，最终于2018年退市。为提高医疗可及性，各国提出了一系列CGT产品支付方式的改革措施，例如分期付款模式，按疗效付费模式并保证无效退款，定范围、定时限的医保限额支付模式，百万医疗特药险和惠民保，可市场流通的疗效“健康币”等。我国在2021年国家医保药品目录谈判中，7种罕见病用药被纳入医保目录，其中就包括备受关注的、治疗脊髓性肌萎缩的基因治疗产品

Spinraza。在美国，研究者提出了重申当前的及时获得所涵盖收益要求、确定州政府审查新疗法的新机制、考虑联邦审计以审查医保依从性、修订联邦支付政策、增加国家计划的透明度和问责制等 5 项新政策建议，以期改善患者 CGT 可及性和健康结局并节省长期费用。

因为作用靶标适当和开发模式新颖，CGT 已成为制药企业趋之若鹜的研发领域。CGT 产品的成功研发，取决于能否满意地解决诸多未曾预料到的挑战，如产品的生产制备与质量、评价产品疗效和安全性的临床前和临床模型。对于未来将要面临 CGT 发展机遇以及相应挑战所伴随的风险，业界应当谨慎应对。在目前的商业环境下，全社会往往都急于将新的治疗产品尽快推向临床，也势必义无反顾地推动投资驱动型里程碑产品。当细胞和基因治疗的设计（载体、途径和剂量）健全、合理时，全社会舆论宣传就会推动生产力的发展。然而，任何舆论推动的快速进展冲动，均不应将过度的风险带进临床。近期在杜氏肌营养不良症临床试验中，期望升高静脉注射 rAAV9 载体的剂量就是一个很好的反例。超出极限地注射无胞膜病毒，似乎导致了由补体激活引起的新毒性，但非人灵长类和小型猪的临床前数据对此已有所预测。虽然都非常期待扩大基因治疗的临床应用，但是由于载体和疾病状态偶尔发生令人意想不到的相互作用，必须由对这两个专业领域都富有经验的研究者谨慎从事。此外，最近在经过 AAV 病毒载体基因治疗 A 型血友病 10 年后的犬只中发现，病毒携带的某些治疗性基因片段被整合至肝脏内控制细胞生长的染色体上，并存在扩增的细胞克隆，为 AAV 病毒载体带来了新的安全隐患。尽管存在这样或那样的警示，但是在基因治疗进入第四个 10 年时，我们仍应保持乐观。基因沉默、基因编辑和合成生物学技术持续不断发展，可确保基因治疗进入朝气蓬勃的黄金时代，我们应为置身其中而倍感荣幸。当我们庆祝 CGT 治疗领域所取得的丰硕成果时，绝不应忘记我们全身心努力工作的对象，即患者。只要我们的意愿和目标始终以患者的福利为中心，这项崇高事业就将立于不败之地。

参考文献

[1] AIUTI A, CATTANEO F, GALIMBERTI S, et al. Gene therapy for immunodeficiency due to adenosine deaminase deficiency[J]. N Engl J Med, 2009, 360 (5): 447-458.

[2] ANGUELA X M, HIGH K A. Entering the modern era of gene therapy[J]. Annu Rev Med, 2019, 70: 273-288.

[3] ANZALONE A V, RANDOLPH P B, DAVIS J R, et al. Search and-replace genome editing without double-strand breaks or donor DNA[J]. Nature, 2019, 576: 149-157.

[4] BAINBRIDGE J, SMITH A, BARKER S, et al. Effect of gene therapy on visual function in Leber's congenital amaurosis[J]. N Engl J Med, 2008, 358(21): 2231-2239.

[5] BARKHOLT L, VOLTZ-GIROLT1C, RAINE J, et al. European regulatory experience with advanced therapy medicinal products[J]. Nat Rev Drug Disc, 2019, 18: 8-9.

[6] BIFFI A, MONTINI E, LORIOLI L, et al. Lentiviral hematopoietic stem cell gene therapy benefits

metachromatic leukodystrophy[J]. Science, 2013, 341(6148): 1233158.
[7] BIJEN H M, VAN DER STEEN D M, HAGEDOORN R S, et al. Preclinical strategies to identify off-target toxicity of high-affinity TCRs[J]. Mol Ther, 2018, 26(5): 1206-1214.
[8] BONINI B, FERRARI G, VERZELETTI S, et al. HSV-TK Gene transfer into donor lymphocytes for control of allogeneic graft-versus-leukemia[J]. Science, 1996, 276(5319): 1719-1724.
[9] BROUGHTON J P, DENG X, YU G, et al. CRISPR-Cas12-based detection of SARS-CoV-2[J]. Nat Biotechnol, 2020, 38: 870-874.
[10] BULCHA JT, WANG Y, MA H, et al. Viral vector platforms within the gene therapy landscape[J]. Signal Transduction and Targeted Therapy, 2021, 6: 53.
[11] BULAKLAK K, GERSBACH C. The once and future gene therapy[J]. Nat Commun, 2020, 11: 5820.
[12] CARTIER N, HACEIN-BEY-ABINA S, BARTHOLOMAE C, et al. Hematopoietic stem cell gene therapy with a Lentiviral vector in X-linked adrenoleukodystrophy[J]. Science, 2009, 326(5954): 818-823.
[13] CAVAZZANA-CALVO M, HACEIN-BEY S, DE SAINT BASILE G, et al. Gene therapy of human severe combined immunodeficiency (SCID)-X1 disease[J]. Science, 2000, 288(5466): 669-672.
[14] CAVERO I, SEIMETZ D, KOZIEL D, et al. 19th Annual Meeting of the Safety Pharmacology Society: regulatory and safety perspectives for advanced therapy medicinal products (cellular and gene therapy products)[J]. Expert Opini Drug Saf, 2020, 19: 5, 553-558.
[15] CHENG Q, WEI T, FARBIAK L, et al. Selective organ targeting (SORT) nanoparticles for tissue specific mRNA delivery and CRISPR-Cas gene editing[J]. Nat Nanotechnol, 2020, 15(4): 313-320.
[16] CONG L, RAN F, COX D, et al. Multiplex genome engineering using CRISPR-Cas systems[J]. Science, 2013, 339(6121): 819-823.
[17] DAVILA M, RIVIERE I, WANG X, et al. Efficacy and toxicity management of 19-28z CAR-T cell therapy in B cell acute lymphoblastic leukemia[J]. Sci Transl Med, 2014, 6(224): 224a25.
[18] DEPIL S, DUCHATEAU P, GRUPP S A, et al. “Off-the-shelf” allogeneic CAR-T cells: development and challenges[J]. Nat Rev Drug Disc, 2020, 19: 185-199.
[19] DOUDNA J A. The promise and challenge of therapeutic genome editing[J]. Nature, 2020, 578: 229-236.
[20] DU J, LI H, LIAN J, et al. Stem cell therapy: a potential approach for treatment of influenza virus and coronavirus-induced acute lung injury[J]. Stem Cell Res Ther, 2020, 11: 192.
[21] FINKEL R, CLAUDIA A C, JIRI V, et al. Treatment of infantile-onset spinal muscular atrophy with nusinersen: a phase 2, open-label, dose-escalation study[J]. Lancet, 2016, 388(10063): 3017-3026.
[22] FLOTTE T R, GAO G. Prime Editing: a novel Cas9-Reverse transcriptase fusion may revolutionize genome editing[J]. Hum Gene Ther, 2019, 30(12): 1445-1446.
[23] FLOTTE T R, GAO G. 2020: gene therapy enters its fourth decade[J]. Hum Gene Ther, 2020, 31(1/2): 2-3.
[24] FRIEDMANN T, ROBLIN R. Gene therapy for human genetic disease?[J]. Science, 1972, 175(4025): 949-955.
[25] GAUDELLI N M, KOMOR A C, REES H A, et al. Programmable base editing of A*T to G*C in genomic DNA without DNA cleavage[J]. Nature, 2017, 551: 464-471.
[26] HACEIN-BEY-ABINA S, VON K C, SCHMIDT M, et al. LM02-associated clonal T cell proliferation

in two patients after gene therapy for SCID-X1[J]. Science, 2003, 302(5644): 415-419.

[27] HERZOG R W, YANG E Y, COUTO L B, et al. Long-term correction of canine hemophilia B by gene transfer of blood coagulation factor IX m mediated by adeno-associated viral vector[J]. Nat Med, 1999, 5(1): 56-63.

[28] HINDERER C, KATZ N, BUZA E L, et al. Severe toxicity in nonhuman primates and piglets following high dose intravenous administration of an adeno-associated virus vector expressing human SMN[J]. Hum Gene Ther, 2018, 29: 285-298.

[29] JINEK M, CHYLINSKI K, FONFARA I, et al. A programmable dual-RNA-guided DNA endonuclease in adaptive bacterial immunity[J]. Science, 2012, 337(6096): 816-821.

[30] KIMBREL E A, LANZA R. Next-generation stem cells-ushering in a new era of cell based therapies[J]. Nat Rev Drug Disc, 2020, 19: 463-479.

[31] KNOTT G J, DOUDNA J A. CRISPR-Cas guides the future of genetic engineering[J]. Science, 2018, 361(6405): 866-869.

[32] KOCHENDERFER J, WILSON W, JANIK J, et al. Eradication of B-lineage cells and regression of lymphoma in patient treated with autologous T cells genetically engineered to recognize CD19[J]. Blood, 2010, 116(20): 4099-4102.

[33] KOMOR A C, KIM Y B, PACKER M S, et al. Programmable editing of a target base in genomic DNA without double stranded DNA cleavage[J]. Nature, 2016, 533: 420-424.

[34] LAPINAITE L, KNOTT G J, PALUMBO C M, et al. DNA capture by a CRISPR-Cas9-guided adenine base editor[J]. Science, 2020, 369(6503): 566-571.

[35] LEBORGNE C, BARBON E, ALEXANDER J, et al. IgG-cleaving endopeptidase enables in vivo gene therapy in the presence of anti-AAV neutralizing antibodies[J]. Nat Med, 2020, 26(7): 1096-1101.

[36] LI Q, CHAN C, PETERSON N, et al. Engineering caveolae-targeted lipid nanoparticles to deliver mRNA to the lungs[J]. ACS Chem Biol, 2020, 15 (4), 830-836.

[37] LIU X S, WU H, JI X, et al. Editing DNA methylation in the mammalian genome[J]. Cell, 2016, 167, 233-247.

[38] LIU Z, LI J, CHEN M, et al. Detecting tumor antigen-specific T cells via interactiondependent fucosyl biotinylation[J]. Cell, 2020, 183(4): 1117-1133.

[39] MAGUIRE A, SIMONELLI F, PIERCE E, et al. Safety and efficacy of gene transfer for Leber's congenital amaurosis[J]. N Engl J Med, 2008, 358(21): 2240-2248.

[40] MALI P, YANG L, ESVELT K, et al. RNA-guided human genome engineering via Cas9[J]. Science, 2013, 339(6121): 823-826.

[41] MANDAI M, WATANABE A, KURIMOTO Y, et al. Autologous induced stem-cell-derived retinal cells for macular degeneration[J]. N Engl J Med, 2017, 376(11): 1038-1046.

[42] MAUDE S, FREY N, SHAW P, et al. Chimeric antigen receptor T cells for sustained remissions in leukemia[J]. N Engl J Med, 2014, 371(16): 1507-1517.

[43] MCKEE C, CHAUDHRY G R. Advances and challenges in stem cell culture[J]. Colloids Surf B Biointerfaces, 2017, 159: 62-77.

[44] MENDICINO M, FAN Y, and GRIFFIN D, et al. Current state of U. S. Food and Drug Administration regulation for cellular and gene therapy products: potential cures on the horizon[J]. Cytotherapy, 2019,

21(7): 699-724.

[45] MITCHELL R, BEITZEL B, and SCHRODER AR, et al. Retroviral DNA integration: ASLV, HIV, and MLV show distinct target site preferences[J]. PLOS Biol, 2004, 2(12): 423.

[46] NALDINI L, BLOMER U, GALLAY P, et al. In vivo gene delivery and stable transduction of nondividing cells by a lentiviral vector[J]. Science, 1996, 272(5259): 263-267.

[47] NATHWANI A, TUDDENHAM E, RANGARAJAN S, et al. Adenovirus-associated virus vector-mediated gene transfer in Hemophilia B[J]. N Engl J Med, 2011, 365(25): 2357-2365.

[48] PARKER K, MIGLIORINI D, PERKEY D, et al. Single-cell analyses identify brain mural cells expressing CD19 as potential off-tumor targets for CAR-T immunotherapies[J]. Cell, 2020, 183(1): 126-142.

[49] PORTER D, LEVINE B, KALOS M, et al. Chimeric antigen receptor-modified T cells in chronic lymphoid leukemia[J]. N Engl J Med, 2011, 365(8): 725-733.

[50] QASIM W, ZHAN H, SAMARASINGHE S, et al. Molecular remission of infant B-ALL after infusion of universal TALEN gene-edited CAR-T cells[J]. Sci Transl Med, 2017, 9(374): 2013.

[51] RAAL F, SANTOS R, BLOOM D, et al. Mipomersen, an apolipoprotein B synthesis inhibitor, for lowering of LDL cholesterol concentrations in patients with homozygous familial hypercholesterolaemia: a randomized, double-blind, placebo-controlled trial[J]. Lancet, 2010, 375(9719): 998-1006.

[52] RAMAMOORTHY A, KARNES J H, FINKEL R, et al. Evolution of next generation therapeutics: past, present, and future of precision medicines[J]. Clin Transl Sci, 2019, 12: 560-563.

[53] REES H A, LIU D R. Base editing: precision chemistry on the genome and transcriptome of living cells[J]. Nat Rev Genet, 2018, 19: 770-788.

[54] ROSENBLUM D, GUTKIN A, KEDMI R, et al. CRISPR-Cas9 genome editing using targeted lipid nanoparticles for cancer therapy[J]. Sci Adv, 2020, 18; 6(47): 9450.

[55] RUELLA M, CARL H, JUNE C H. Predicting dangerous rides in CAR-T cells: bridging the gap between mice and humans[J]. Mol Ther, 2018, 26(6): 1-3.

[56] SASSO J M, AMBROSE B J B, TENVHOV R, et al. The Progress and Promise of RNA MedicineAn Arsenal of Targeted Treatments[J]. J Med Chem, 2022, 65: 6975-7015.

[57] SEBESTYEN 乙 PRINZ I, JDECHANET-MERVILLE J, et al. Translating gamma delta(yd) T cells and their receptors into cancer cell therapies[J]. Nat Rev Drug Disc, 2020, 19: 169-184.

[58] SETTEN R L, ROSSI J J, HAN S. The current state and future directions of RNAi-based therapeutics[J]. Nat Rev Drug Disc, 2019, 18: 421-446.

[59] SHIMASAKI N, JAIN A, CAMPANA D. NK cells for cancer immunotherapy[J]. Nat Rev Drug Disc, 2020, 19: 200-218.

[60] TAMBUYZER E, VANDENDRIESSCHE B, and AUSTIN C P, et al. Therapies for rare diseases: Therapeutic modality progress and challenges ahead[J]. Nat Rev Drug Disc, 2020, 19: 93-111.

[61] TEBAS P, STEIN D, TANG W, et al. Gene editing of CCR5 in autologous CD4 T cells of persons infected with HIV[J]. N Engl J Med, 2014, 370(10): 901-910.

[62] VAN HAASTEREN J, LI J, SCHEIDELER O J, et al. The delivery challenge: fulfilling the promise of therapeutic genome editing[J]. Nat Biotechnol, 2020, 38: 845-855.

[63] WANG D, TAI PWL, GAO G. Adeno-associated virus vector as a platform for gene therapy

delivery[J]. Nat Rev Drug Disc, 2019, 18: 358-378.

[64] WANG D, WANG K, CAI Y. An overview of development in gene therapeutics in China[J]. Gene Ther, 2020, 27: 338-348.

[65] WANG D, ZHANG F, GAO G. CRISPR-based therapeutic genome editing: strategies and in vivo delivery by AAV vectors[J]. Cell, 2020, 181: 136-150.

[66] WEBER E W, MAUS M V, MACKALL CL. The Emerging landscape of immune cell therapies[J]. Cell, 2020, 181: 46-62.

[67] WIRTH T, PARKER N, YLA-HERTTUALA S. History of gene therapy[J]. Gene, 2013, 525: 162-169.

[68] WU X, LI Y, CRISE B, et al. Transcription start regions in the human genome are favored targets for MLV integration[J]. Science, 2003, 300(5626): 1749-1751.

[69] XIAO X, J LI J, SAMULSKI RJ, et al. Efficient long-term gene transfer into muscle tissue of immunocompetent mice by adeno-associated virus vector[J]. J Virol, 1996, 70(11): 8098-8108.

[70] XIE G, DONG H, LIANG Y, et al. CAR-NK cells: A promising cellular immunotherapy for cancer[J]. EBioMedicine, 2020, 59: 102975.

[71] XU L, WANG J, LIU Y, et al. CRISPR-edited stem cells in a patient with HIV and acute lymphocytic leukemia[J]. N Engl J Med, 2019, 381(13): 1240-1247.

[72] YANEZ L, SANCHEZ-ESCAMILLA M, PERALES M A. CAR-T cell toxicity: current management and future directions[J]. HemaSphere, 2019, 3(2): 1-10.

[73] ZHANG L, TIAN L, DAI X, et al. Pluripotent stem cell-derived CAR-macrophage cells with antigen-dependent anti-cancer cell functions[J]. J Hematol Oncol, 2020, 13(1): 153.

[74] ZHU Y, ZHU L, WANG X, et al. RNA-based therapeutics: an overview and prospectus[J]. Cell Death & Disease, 2022, 13: 1-15.

[75] ZUO E, SUN Y, WEI W, et al. Cytosine base editor generates substantial off target single-nucleotide variants in mouse embryos[J]. Science, 2019, 364: 289-292.

[76] ALLEN J, BERRYD, COOK F, et al. Medicaid coverage practices for approved gene and cell therapies: existing barriers and proposed policy solutions[J]. Mol Ther Methods Clin Dev, 2023, 29(8): 513-521.

[77] 虞淦军 , 万涛 , 王闻雅 , 等 . 国际细胞和基因治疗制品监管比较及对我国的启示 [J]. 中国食品药品监管 , 2019, 8(187): 4-19.

第二章　细胞和基因治疗产品的安全风险

近年来，随着生命科学和医学研究的快速发展，CGT 代表的先进治疗技术产品在恶性肿瘤、遗传性疾病、自体免疫疾病，慢性退行性疾病等多种疾病领域显示出巨大的应用潜力，目前已有多个 CGT 产品在国内外上市，更多研发项目正在临床试验中。广义的 CGT 包括传统未经基因修饰或编辑的干细胞、免疫细胞疗法，通过病毒载体和非病毒载体将确定的遗传物质直接导入患者靶细胞内的基因治疗方法，溶瘤病毒，基因编辑产品，以及通过体外基因修饰自体或异体细胞后回输患者体内的细胞治疗方法。

CGT 产品因其自身特点，在生产制备、非临床评价以及临床应用过程中都存在着与传统小分子药物和大分子药物较大的不同及特殊的风险考虑。例如，细胞治疗产品（包括干细胞及衍生产品、非基因修饰的免疫细胞产品、经体外基因修饰或基因编辑的细胞等）有异质性、复杂性、多样性、发展性等特点。其供体材料来自人体，质量受细胞来源、类型、性质、功能等方面个体差异带来的影响，同时可能携带传染性疾病的病原体；细胞的生产过程存在引入污染或交叉污染的风险，且产品无法进行终端灭菌及病毒灭活；细胞产品成分和功能复杂多样，也存在由非目标细胞导致的毒性和由于目标细胞药理作用放大导致的毒性（如异常免疫反应）和体内异常分布等；对于干细胞及衍生产品，基因修饰和基因编辑的细胞可能存在成瘤性和致瘤性风险；对于异体细胞产品，回输人体后还可能存在免疫排斥等问题。

基因治疗产品形式主要包括质粒 DNA、RNA、基因编辑系统、表达特定基因或经基因修饰的病毒、细菌、真菌等，本章把溶瘤病毒产品也涵盖在内阐述。这类产品丰富多样，细胞基质种类、生产工艺、作用机制、产品风险等均存在较大差异，风险也各不相同。但一般考虑认为，病毒载体系统可能存在基因序列的稳定性、突变序列带来的安全性风险，毒株或载体引起的免疫原性风险，病毒载体可能引起生殖毒性风险，插入位点突变或基因整合导致的致癌性，生产过程中出现可复制型病毒的风险，有复制能力的载体从患者向家庭成员和卫生保健人员水平传播的潜在风险，以及病毒对靶细胞感染的特异性及目的基因在靶细胞表达的特异性不够等。对于核酸类载体，也可能存在序列不稳定、脱靶、产品递送系统引起的毒性、靶细胞的表型或激活状态等风险。除了以上的一般性安全考虑外，不同的载体因各自特殊的生物学性质也有特别需要注意的地方。

综上所述，对于CGT产品，需要结合产品特点和生产工艺充分考虑产品安全性风险，在全过程质量控制、非临床研究评估和临床应用时，合理设计方案，制定风险控制措施。

第一节　细胞和基因治疗产品的安全风险概述

CGT 产品的开发由来已久。血液回输和骨髓移植作为常规医学实践已经应用多年。随后间充质干细胞和免疫细胞也经历了大量的临床前和临床研究。世界上首次人体基因治疗的临床试验是 1990 年由美国 FDA 正式批准的，用反转录病毒载体在造血前体细胞中表达腺苷脱氨酶，以治疗一名患免疫缺陷疾病的儿童。此后经过科学家的持续努力以及对 CGT 的研发投入的不断增长，如今细胞和基因治疗产品领域已经进入收获期。造血干细胞治疗先天代谢或遗传缺陷性疾病，树突状细胞癌症疫苗（provenge）以及角膜干细胞（holoclar）等一批细胞治疗产品先后获批。根据历年来的新药临床研究数据判断，今后几年内细胞和基因治疗产品的获批会越来越多，越来越快。

在飞速发展的同时，CGT 产品也带来极大的挑战。一些事故引发了公众对基因治疗安全性的关注。监管机构也在细胞基因治疗的探索过程中逐渐认识到这类先进疗法的特殊性：①这类产品无论是产品形式还是作用机制都非常多样；②这些产品的生产通常采用了新颖复杂的制造工艺，有时含有以前未经正式毒理学研究或临床试验测试过的成分。这些特点给这类产品的监管带来前所未有的挑战，如虽然药理学和毒理学领域的一般科学原理可能适用于 CGT 产品，但是某些特定术语，如吸收、分布、代谢和排泄可能并不适用，或者它们的应用目前在临床前研究中并没有被广泛接受。在监管评审方面，由于复杂的产品生物学特性和临床适应证的多样性以及新的科学研究和发现快速进入这些产品领域，也使相关的监管实践面临考验。

具体而言，对于 CGT 产品的临床前研究及其监管评审，需要兼顾特定临床适应证和产品本身的风险收益分析。同时 CGT 的安全风险评估也应随着科学的发展和产品的应用而发生变化。事实上，无论是早期的 Jesse Gelsinger 事件，还是近来发生的 CAR-T 细胞免疫治疗中出现的严重不良反应，都深刻影响了产品开发和监管领域的健康发展。风险是对发生伤害的可能性和这种伤害的严重程度的综合考量。一般来说，CGT 治疗产品的风险来自以下几个方面：①对产品的科学认知还有缺陷；②制造工艺质量控制问题；③产品固有的性状，包括正常生理功能的放大等因素。本章中，我们对源于 CGT 产品工艺过程的一般安全风险进行分析，结合已知情形分别就 CGT 产品的安全风险进行讨论。

第二节　细胞和基因治疗产品源于工艺过程的一般安全风险

CGT 产品与一般药品一样，存在由于生产工艺过程而带来的风险。同时由于 CGT 产品的特殊性和生产工艺的复杂性，也会导致一些有别于化学药和大分子药（抗体、重组蛋白等）的安全隐患。例如，不同于化学药品，甚至大分子生物药，导致微生物感染的风险存在于细胞产品的整个工艺过程，所以生产加工 CGT 时，对全程防控感染有更高的要求。另外，由于CGT产品在很多时候是活的制品，极低的交叉污染也可能被扩增放大，因而使风险升高。

CGT常常涉及使用异体或异种生物材料，因此做好相关原材料和供体细胞的筛查是降低风险的重要保障。生产CGT的细胞库必须经过严格的检验，包括对未知感染源的严格检测。例如，在细胞培养过程中，如果使用了鼠源滋养层细胞，那么就必须测试是否存在鼠源病毒。

生产过程所使用的其他原材料也是风险之一。基因修饰、基因编辑和基因改造方法的不同也可能引入不同的风险，需要选择和设计合适的载体系统。部分产品目前还需要使用血清或其他动物源性材料，必须对其可能引入的外源因子的风险进行严格控制。

CGT风险评估的更大挑战在于这类产品通常具有高度异质性，导致质量控制方法有时并不能完整地对产品作出风险评估，以指导临床使用。这些情景可能是无法清晰设定作为杂质的某一细胞亚群的允许范围，也可能是无法对CGT产品的有效成分预先作出检定，从而因为使用剂量不当而增加不必要的风险。供体的异质性也会影响CGT产品的功效和安全。

对于自体细胞产品，全程的监控与跟踪是必须采取的措施。此外，生产过程中维持CGT产品的性状稳定，通过限定细胞传代次数，防止细胞分化特性和核型改变等也是在CGT研发过程中要考虑的问题，以降低相关的风险。

工艺改变在产品研发过程中经常发生，有时甚至是为了符合要求或得到更好的产品而必须经历的过程。由于前面所述CGT产品的复杂性和质量控制检验的局限性，由不同工艺获得的CGT产品的可比性的认定是一个巨大的挑战。因此，为了降低风险，在CGT产品研发过程中要尽量避免重大工艺改变。

第三节　细胞治疗产品的安全风险

细胞治疗（CT）产品种类繁多，特性各不相同，对CT产品进行分类是一个挑战。按细胞来源分，CT产品一般可分为干细胞衍生和成熟或功能分化细胞衍生两大类。如果一个CT产品同时具备干细胞衍生产品和成熟或功能分化细胞衍生产品的特征，如某些来自诱导多能干细胞的CT产品，那么在产品开发过程中要同时考虑两方面的影响因素，如来源细胞类型与新生干细胞的成分比例。

干细胞的组织来源包括：①成人（如造血、神经、间充质、心脏、脂肪、皮肤）；②围生期（如胎盘、脐带血）；③胎儿（如羊水、神经）；④胚胎。干细胞衍生产品的特点是有自我更新复制的能力以及可以分化为具有特殊性质或功能的各种细胞类型。这种分化和复制主要受给药后细胞所在宿主的生理环境控制。相对应地，分化后的CT产品受到未分化干细胞或未完全分化的祖细胞/前体细胞的污染也会带来潜在的安全隐患。

功能分化的组织衍生CT产品可从成人供者（自体或同种异体）或动物来源（异种）获得。细胞来源可以是软骨细胞、胰岛细胞、肝细胞、神经细胞和各种免疫细胞。来自功能成熟组织的 CT 产物通常不具有自我无限更新增殖的特性和分化为多种细胞类型的能力，但是它们可能保留了其来源组织的某些细胞特性。此外，在体内给药后，根据特定的细胞周边环境，它们的特征可能会发生变化。

一般来说，CT 产品的风险包括以下几个方面：①细胞迁移至非靶部位；②细胞分化为非预期细胞或形成异位组织；③由于体外操作引起的改变；④宿主对异体（异种）细胞产生炎症或免疫反应；⑤细胞可能生成肿瘤；⑥因为与同时用药（比如免疫抑制药）相互作用而导致的风险。设计临床前研究要考虑到与此相关的因素：所需要的细胞表型，细胞来源，进行体外操作的程度（如选择、纯化、扩张、激活），给药后细胞的命运（植入、迁移、分化、致瘤性），宿主对给药细胞免疫应答，给药部位反应，靶组织和（或）非靶组织的潜在炎症反应，宿主内细胞不受调节或失调地增殖。下面将结合具体的 CT 类型作更详细的讨论。

一、干细胞治疗

干细胞（SC）具有无限增殖和分化为不同功能细胞的潜力。由于具有修复受损组织或器官功能的潜能，干细胞疗法被寄予厚望。然而，SC 也可能只对有限的适应证有用、有效和安全。过去已经发生了多起干细胞治疗医疗事故，提醒人们需要对这一领域加强监管。

（一）胚胎干细胞

1981 年，Evans 和 Kausman 从小鼠胚胎里分离出胚胎干细胞（ESC）。1998 年，Thomson 等研发了一种技术，从人胚胎里分离并培养了人 ESC。ESC 能够分化成为 3 个胚层的细胞（内胚层、中胚层和外胚层）。ESC 最典型的验证方式便是检验这些细胞在体内能否形成畸胎，同时检查这些细胞能否无限繁殖，表达特异干细胞表征分子，并有胚胎干细胞的形态特征。ESC 在注射进小鼠囊胚体后，能参与形成嵌合体。

（二）诱导多能干细胞

iPSC 是经过人工诱导，从成熟分化体细胞而来的多能干细胞。这一过程通常是由表达几个转录因子（Oct4，Sox2，c-Myc，Nanog 和 Lin28）重编程人或小鼠的成体细胞，使之成为 iPSC。已经有多种来源的细胞可以被成功转化为 iPSC 的报道。iPSC 和 ESC 具有很多共性，比如生长特性、基因表达特征、表观遗传修饰以及发育潜能。但与此同时，两者之间也存在一些显著的差异。iPSC 似乎更难形成嵌合体，肿瘤发生的比例更高。

（三）成体干细胞与间充质干细胞

多能成体干细胞（SSC）在多个组织中都有被发现。这些细胞可能参与组织损伤修复和再生。SSC 可以根据不同的组织来源、形态、表型以及分化潜能而分为不同组别，如间充质或基质细胞（MSC）、造血干细胞（HSC）、神经干细胞等。这些干细胞可以无限增殖，并分化成为来源组织中的各类细胞，比如神经干细胞可以分化成神经元，神经胶质细胞，促进神经再生。常见 SSC 来源包括脐带、骨髓、脂肪组织、羊膜、胎盘等。

MSC可以相对容易地从多个组织来源获取，并能快速增殖，从而被广泛地用于临床研究。这些细胞可以分化为成骨细胞，软骨和脂肪细胞。这些细胞可以迁移至组织损伤部位，发挥免疫调节作用，分泌抗炎性细胞因子，并且避开免疫检查。许多研究在体外和体内模型中证明了这些细胞具有抗炎症、抗衰老、组织再生和损伤愈合的潜能。临床试验测试的适应证包括骨骼损伤、脊椎损伤、移植物抗宿主反应、心血管疾病、心肌梗死等。

（四）干细胞治疗的风险

干细胞治疗可能存在多种风险，也有多种因素可能与这些风险相关。这些风险有些已经在临床中观察到，有些可能是基于临床前研究或理论上的一种可能性。关于干细胞风险的一个重要的考量是肿瘤形成风险，可能在细胞治疗多年后才出现。在一例报道中，研究者发现受试者的脊柱接种了来自嗅觉黏膜的干细胞，多年后，这些细胞仍然维持供体部位的组织学特征，维持原先的分化和增殖状态，并最终形成瘤块。另一个研究发现了35例病例，19例来自文献、16例来自媒体报道，在干细胞注射后出现急性或慢性不良反应，包括死亡。其中一例是13岁的孩子，患共济失调毛细血管扩张(ataxia telangiectasia)，接受了3次来自胎儿的异体神经干细胞注射至小脑(cerebellum)和脑脊液（cerebrospinal fluid）。在接受最后一次注射一年后，患者有经常性头疼症状。检查发现，患者头部有来自供体神经干细胞的胶质神经瘤。有文献报道了3例患者在接受了脂肪组织来源的干细胞注射至玻璃体内后，视力受到严重损伤。另外，iPSC因其人工诱导过程，还可能存在染色体异常、基因拷贝数变异、点突变、表观遗传学改变、致瘤性等安全风险，iPSC产品在临床的应用仍不成熟。

二、细胞免疫治疗

细胞免疫治疗占据了细胞治疗的相当大一类，包括肿瘤浸润淋巴细胞、树突状细胞疫苗（DC）、抗原特异性T细胞、NK细胞治疗和基因改造的CAR-T/TCR-T细胞等。这一节我们只讨论未经基因修饰的免疫细胞疗法，CAR/TCR-T细胞疗法在基因治疗产品里讨论。

肿瘤浸润淋巴细胞来自肿瘤组织，经过体外扩增以及细胞因子活化，再回输到患者体内，通常在回输TIL的同时，也会联合使用细胞因子，如IL-2、IL-5或其他细胞因子，以支持TIL在体内的存活和功能。虽然TIL的成分并没有详细的定义，但一般认为T细胞在其中起主要作用。一系列的临床研究表明TIL有一定疗效，但一般认为至少部分抑癌功能来自细胞因子。临床研究表明，TIL治疗的风险包括常见的异常免疫细胞活化而致的自体免疫以及在靶脱瘤效应。此外，TIL治疗通常同时需要化学药品清除淋巴细胞，也会导致造血和非造血系统相关的毒性。

DC细胞在体内的正常功能是抗原呈递。基于DC细胞的免疫治疗主要是作为癌症肿瘤疫苗，即通过分离和体外扩增DC，让这些细胞表达并呈递来自肿瘤细胞的抗原，然后单独或与佐剂一起回输给患者，希望患者体内产生针对肿瘤细胞的免疫反应。DC

治疗有很好的安全性记录，通常只是低热流感一类的症状，但有报道 DC 疫苗偶尔也导致神经系统毒性，可能与同时使用的细胞因子有关。

抗原特异性 T 细胞免疫治疗是指分离体内 T 细胞，通过抗原刺激，让针对某一个或某几个抗原的 T 细胞扩增而得到的产品。抗原特异性 T 细胞免疫治疗已经用于多个针对肿瘤或病毒感染的临床研究中。这类产品在保证抗原专一性的情况下，一般是安全的，但有时会因为过度的免疫反应而引起细胞因子风暴和相关的心血管系统及神经系统的不良反应。

近年来免疫调节 T 细胞（Treg）作为自体免疫疾病的一种可能疗法受到重视。免疫调节 T 细胞表达特殊的基因图谱，分泌细胞因子抑制炎症反应。这类细胞可以是非特异性的，也可以是抗原专一性的，比如卵清蛋白诱导产生的免疫调节 T 细胞。后者由于其免疫调节的功能受到专一抗原的调控，更适合于开发成治疗性产品。

为了让回输的免疫细胞更好地扩增和持久存活，多数情况下适应性细胞免疫治疗都会通过化学药品处理的方法预清除体内淋巴细胞。依据用药种类以及用药方式，这些药品大都会引起对身体多个系统的毒性反应。有时适应性细胞免疫治疗也会和细胞因子联用，这些细胞因子（如 IL-2）也会带来一系列的不良反应。

第四节　基因治疗产品的安全风险

基因治疗（GT）产品包括非常多样复杂的产品。从基因治疗所用的载体来说，包括以下几大类：①非病毒载体（如质粒、mRNA、转座子）；②复制缺陷类病毒载体（如腺病毒、腺相关病毒、反转录病毒、慢病毒、痘病毒、单纯疱疹病毒）；③可复制溶瘤病毒载体（如麻疹、呼肠孤病毒、腺病毒、水泡性口炎病毒、痘苗）；④用于基因治疗的微生物载体（如李斯特菌、沙门菌、大肠埃希菌、噬菌体）；⑤新近兴起的基因组编辑等。基因治疗可以直接在体应用，也可以将离体基因修饰的细胞回输。

尽管体内给药载体的安全性评估取决于每种载体类型的生物学特性，但总离不开以下因素的考量：

（1）最终配方成分（如脂质体和各种赋形剂或污染物）引起的毒性。

（2）产品使用途径带来的安全隐患。

（3）在非靶细胞、组织中的作用。

（4）载体和转基因表达的水平和持久性。

（5）可复制病毒在靶、非靶细胞、组织中复制水平。

（6）治疗产品引起的免疫激活或抑制以及针对载体的免疫反应。

（7）靶细胞的表型、激活状态。

（8）基因载体插入突变或致癌性的可能性。

（9）种系传播的可能性。

（10）有复制能力的载体从患者向家庭成员和卫生保健人员传播。

除了以上一般性安全考虑外，不同的载体因各自特殊的生物学性质也有各自需要特别注意的地方。比如，大量的非病毒载体如 DNA 质粒的使用可能让机体产生免疫反应。在常用的几类复制缺陷病毒载体中，宿主可能对腺病毒产生显著免疫反应和炎症反应。生产过程中产生的可复制腺病毒也可能导致不良反应。目前一般认为 AAV 在转基因细胞中不会整合进入基因组，但一些研究提示存在 AAV 随机整合到宿主 DNA 中，导致突变和不良生物效应的可能性；宿主也可能对多种病毒的衣壳蛋白产生免疫反应。

另外，针对一些特殊载体的安全考量见表 2-1。

表 2-1　一些载体的安全考量因素

载体类别	可能的安全因素
反转录病毒/慢病毒	在制造过程中产生可复制的反转录病毒/慢病毒（RCR/RCL）插入突变，致癌基因激活种系整合的可能性宿主基因表达改变的可能性
痘病毒	在多种人类组织和细胞中感染和复制的能力对免疫缺陷人群（如癌症患者）的潜在毒性肾脏或心脏问题
单纯疱疹病毒	对中枢神经系统的嗜性以及潜伏和再激活的可能性
用于基因治疗的微生物载体	微生物缺乏足够的毒力衰减在非靶组织中复制的能力过度诱导促炎细胞因子缺乏抗生素灵敏度

由于 GT 通常是通过表达转基因来达成治疗效果的，也需要评估转基因带来的安全风险。在确定所表达的转基因和（或）翻译蛋白的安全性时，应考虑以下因素：①局部和全身表达；②表达水平和持续时间；③急性和慢性影响。虽然持续的转基因表达可能是某些 GT 产品的目标，但由于过度表达、转基因蛋白的积累或异常免疫反应，它也可能导致产品的不良结果。例如，生长因子、生长因子受体或免疫调节剂等转基因的长时间表达可能导致不受调控的细胞生长、恶性转化、对自身抗原的自身免疫反应、宿主基因表达的改变或其他不良反应，应考虑进行长期临床前研究来评估这些不良反应的可能性和严重程度。

体内给药后载体生物分布特征的描述是 GT 产品临床前开发计划的重要组成部分。这些数据用于确定载体存在于所需目标组织或生物液（如血液、脑脊液）、非靶组织或生物液和种系中的可能性，同时也有助于 GT 产品表达与毒性相关性的判断。

一、基因修饰的离体细胞治疗

有相当多的基因治疗产品依赖于体外遗传改造细胞，然后将改造过的细胞回输到患者身体中。对这类产品的安全性考虑遵从关于 CGT 安全考虑的一般原则，即供体细胞本身、基因改造的工艺、转基因活性、机体对基因治疗产品的反应等。下面以常见的两类基因修饰产品——遗传改造的造血干细胞和 T 细胞为例说明这个过程。

遗传改造的造血干细胞是开发治疗遗传疾病的 GT 产品的有效手段。造血干细胞可以被反转录病毒、慢病毒、非病毒载体等手段改造成表达转基因的细胞。由于改造后的造血干细胞具备归巢能力，宿主经清髓处理后，改造过的干细胞可以长期生存于体内，并表达具备正常功能的蛋白，因此患者可以实现长期获益。由于造血干细胞本来就可以生成各种免疫细胞，因此特别适合于免疫系统遗传病的治疗，同时也可被用于诸多代谢疾病的治疗。但是由于这种疗法使用了干细胞，同时也存在高度风险。首先，这一疗法的一个缺陷是需要清髓，而清髓化疗具有毒性，可能导致继发肿瘤或骨髓功能损害。此外干细胞基因组由于反转录病毒插入导致的突变可能引起白血病和肿瘤发生，在 X-SCID、Wiskott-Aldrich 等疾病的临床研究中已有报道，可能源自干细胞具有无限扩增的能力，反转录病毒的插入可能更易于使致癌基因表达发生改变。这些发现促使人们寻求更安全的载体用于造血干细胞的改造。多种技术路线被用于达成这一目标，比如分裂病毒基因组，利用自灭活（self-inactivating，SIN）反转录病毒载体。完全移除病毒的编码 *gag*、*pol* 和 *env* 基因序列不但降低插入突变风险，也消除了产生可复制反转录病毒的可能性，因此也大大增加了载体的安全性。慢病毒载体在细胞周期的静止 G_0 期或 G_1 期高效转导造血细胞，并且在人类基因组中具有比反转录病毒载体更安全的整合模式，因而在治疗原发性免疫缺陷、代谢疾病和遗传性血液疾病的离体试验中被寄予厚望。虽然如此，慢病毒载体毕竟也要整合进入基因组，理论上也可能导致基因组的遗传毒性和后续的不良反应。美国基因疗法公司 Bluebird bio 在 2021 年 2 月 16 日宣布暂停了一项针对镰状红细胞的临床试验，原因是两名接受治疗的患者出现白血病样癌症，但目前还不确定是否为基因插入导致的直接风险。该产品通过慢病毒载体将带有编码载氧蛋白血红蛋白的 DNA 导入造血干细胞，回输人体，从而起到治疗作用。治疗镰状细胞贫血症的另一种基因疗法是使用 CRISPR 基因编辑技术，该技术具有较好的应用前景，但 CRISPR 本身可能存在脱靶效应及染色体重排等风险，具体临床使用安全性还有待进一步评估。

另外，非常热门的离体基因治疗是遗传改造的 T 细胞或更广泛意义上的免疫细胞疗法。T 细胞或 NK 细胞经过基因改造，可以表达针对某一抗原比如癌相关抗原的转基因（如 CAR 或 TCR），从而使这些改造过的细胞具备识别肿瘤细胞，并通过信号传导而激活并攻击肿瘤细胞的能力。基因改造的 T 细胞疗法具有很大的潜能来改变肿瘤、自体免疫疾病以及传染病的治疗方式和结果。与此同时，这类产品也带来前所未有的安全评估挑战。例如，CAR-T 细胞在临床上可能引起严重的细胞因子风暴（CRS）和神经毒性风险。由诺华公司开发的 Kymriah，作为全球第一款 CAR-T 产品，于 2017 年 8 月 30 日获得美国 FDA 批准上市。FDA 曾给予 Kymriah“孤儿药”“突破性疗法”资格认定。支持该产品上市的一项关键性注册临床研究（Study B2202）结果显示，在 49% 的患者中发现了严重的 CRS（3 级和 4 级）事件，这些事件危及生命，需要采取支持性措施；安全人群中 47% 的患者需要 ICU 入院，53% 的患者需要维持血管升压药或维持血压的液体，16% 的患者需要机械通气，12% 的患者需要透析，平均持续 11 天（给药后 8 周内）。

从安全评估的角度，下列因素可能会影响这类疗法的安全：①抗原表达的细胞组织特异性；②识别抗原的专一性；③基因改造操作可能导致的不良反应；④免疫细胞的放大的药理学效应；⑤与此疗法相伴随的化疗和细胞因子引起的不良反应。如果采用了异体细胞，免疫排斥反应也是必须解决的问题。依据目前报道的临床研究，由于产品污染、脱靶效应、在靶脱瘤（on-target-off-tumor）等因素而导致的不良反应都有出现。由于产品的生物学活性而导致的细胞因子风暴、神经毒性等不良反应更是亟待解决的关键问题。

二、溶瘤病毒

溶瘤病毒（oncolytic virus，OV）由致病能力弱或减毒天然病毒（或经过基因改造的病毒）制成。这些病毒利用肿瘤靶细胞上的特异性受体表达或细胞中特殊的信号通路选择性地感染肿瘤细胞，并在肿瘤细胞内大量复制而摧毁肿瘤细胞，同时能激发机体产生抗肿瘤免疫反应。

溶瘤病毒疗法有悠久历史。最初都是利用天然的溶瘤病毒，但其引发的强烈免疫反应和并发症限制了该疗法发展。随着病毒学和基因工程技术的不断发展，人们能对病毒基因进行改造，从而提高了溶瘤病毒对肿瘤细胞感染的专一性以及总体安全性。多种 DNA 病毒，RNA 病毒被开发用作 OV，单独或与其他药物联合使用，用于肿瘤的治疗。2015 年美国 FDA 和欧盟批准基于 HSV-1 的溶瘤病毒 T-Vec 上市，用于复发黑色素瘤的治疗。

溶瘤病毒具备复制能力，因此这类疗法的最大安全隐患是：①病毒可能感染正常细胞并复制；②溶瘤病毒减毒性状的丢失，尤其是对于易突变的 RNA 病毒而言；③免疫抑制患者或与放疗、化疗、前药或其他药物联合用药时，病毒在非靶组织中的传播和复制可能性增加；④为了提高治疗效力，增加的基因表达以及随之而来的反应。对于有些溶瘤病毒载体，人体存在先天免疫，可能在溶瘤病毒给药时，导致由免疫反应引起的不良反应。

三、基因编辑产品

基因编辑是对于存在于基因组中的某一或某些特定基因原位作出改变。基因编辑产品是基因治疗的一种特殊类型，目前有离体和体内基因编辑两种方式。常用的工具是包括 CRISPR-Cas9 在内的位点特异性核酸酶。这类基因编辑技术通过在 DNA 中产生靶向的双链断裂，然后依靠细胞自身修复机制来完成编辑过程。

基因编辑产品的安全性来自以下几个方面的考量：①核酸酶的表达以及递送方法。依据对于基因编辑酶活性的要求，核酸酶可以通过各种遗传物质比如质粒、mRNA、病毒载体、直接的蛋白或核酸蛋白复合物等方式在细胞内表达。在此过程中，可能导致针对核酸酶或递送物质的免疫反应。②脱靶效应，基因编辑的脱靶效应，即由于位点选择发生错误，在靶向基因以外的基因里引起变异。这种变异可能导致关键基因功能丢失，染色体结构不稳定，或是转基因或错误编码蛋白质表达导致不良反应。

对于这类安全性隐患的评估极具挑战，需要结合临床应用，考虑采用不同的方法来处理。至今没有一个在细胞水平来预测和检出脱靶基因组改变的金标准，也没有系统性的研究来证实不同动物模型或物种对人体相关毒性，甚至人群个体差异都可能导致基因编辑出现不同后果。

许多导致疾病的基因组突变发生在单个碱基中，为使基因编辑更加精确，单碱基基因编辑技术应运而生——针对这些单一的碱基错误（即点突变）作出改变，而不会在 DNA 中造成双链断裂。但科学家们在随后的研究过程中发现，早期单碱基编辑系统存在严重的脱靶效应、会诱导大量基因突变、编辑转化效率不高等缺点，因此这一技术的广泛应用有赖于进一步的优化。

四、基因替代或调控的基因治疗产品

除了前面所述的离体基因治疗外，在体基因治疗近些年也获得了巨大进展，这主要得益于新的载体，尤其是 AAV 载体的开发应用。研究者将治疗性基因克隆到含有包装信号的 AAV 基因组中，经过细胞内复制扩增并形成病毒颗粒。将这些病毒颗粒直接注入人体内，治病基因便可在体内细胞表达，发挥治疗作用。但 AAV 载体也有缺陷，即当转基因的长度大于 5 kb 时，包装效率大幅下降，而许多致病基因的长度超出了这个范围，因此限制了 AAV 在这些疾病中的应用。

对于以 AAV 为载体的体内基因治疗，目前认为 AAV 载体 DNA 不会整合入患者基因组，因此发生插入诱变的风险很低。但是有研究报道新生小鼠接受大剂量 AAV 载体注射后，发生了肝癌。插入诱变的发生风险具有剂量依赖性，在新生小鼠中这一风险增高，提示不能完全排除 AAV 致瘤风险。此外，由于 AAV 转导而导致的免疫毒性也在多个临床试验中被观察到，这些毒性的发生可能与使用的 AAV 剂量以及涉及的组织有关。值得关注的是由于 AAV 载体被广泛用于治疗神经系统遗传疾病的临床研究中，其可能引起的神经毒性需要审慎评估。

除了以表达载体表达外源功能性的基因蛋白以治疗遗传疾病外，另一个可能的在体基因治疗方式是调控基因表达以补偿基因功能，例如治疗镰状贫血病的一个可能途径，便是通过基因编辑激活已沉默的胎儿血红蛋白。此外，调控 mRNA 剪接或者直接以基因编辑的方式改变错误编码蛋白也有研究。这类治疗方法的最大优点是避免了表达外源基因而常常导致的免疫反应。但正如前述，如何保证调控的靶向专一性是衡量产品安全的重要指标。

五、其他基因治疗产品

近年来 RNA 技术因为便捷、功能多样性以及相对安全而受到越来越多的关注。无论是早期的反义 RNA、核酶，还是之后出现的 siRNA、miRNA 以及 mRNA 疫苗等技术都处在针对不同应用的临床研究中，包括最近获得批准上市的 RNAi 药物。由于避免了基因插入，相比 DNA 载体，这类治疗没有明显的致瘤隐忧。同时由于一些 RNA 技术只是在 RNA 环节调节了目的基因的表达水平，也避免了针对这类产品的异常免疫反应。但是，这些产品的调控专一性，以及为递送 RNA 而采用的手段，比如脂质纳米颗粒，仍然可能导致治疗的不良反应。当以 mRNA 为信使指导蛋白合成并诱导免疫反应时，mRNA 的分布以及表达水平或许会导致异常的免疫反应。最后，这类技术常常用到化学修饰的而非天然的 RNA，它们对细胞或在体内的长期影响也值得关注。

以细菌为载体的基因治疗方法很早就得到开发并取得一些成功。细菌侵染细胞常常伴有不同于病毒感染导致的免疫反应，有时可能有助于一些疾病的治疗。细菌对一些组织，如肠道、肝脏有天然的靶向性，这些都是产品开发的理想性状。此外一些细菌需要在特殊环境下（如厌氧环境）或需要特殊营养成分才能生存，对特殊营养成分的需求等，也为产品安全性提供了保障。最后所用细菌通常都对抗生素敏感，可以在需要的时候杀死细菌，保证患者安全。但是，这些优势也可能影响产品的安全：细菌的毒性是否足够减弱或稳定；对于特殊环境的要求会否使得细菌藏匿于宿主的特殊部位，致使抗生素失去效用。诸如此类的问题都需要经过系统的临床前研究而对相关产品的安全性作出评估。一些细菌产品通过前药代谢的方式来实现肿瘤杀伤。此时前药及其代谢产物的毒性需要加以评估。

第五节　结语

CGT 作为生命科学研究最前沿的应用技术领域，对监管政策和技术评价体系提出了很高的要求。作为一种新的治疗手段，人们对 CGT 产品的安全风险认识还处在早期积累阶段。同时由于新的科学认知不断加深，新的技术应用，人们对 CGT 产品的安全风险认识也在不断深入。CGT 产品的内在物质组成和推测的 MOA（s）不同于小分子药物、大分子生物药物和医疗器械。传统的、标准化的临床前毒性试验方法往往不适合评价 CGT 产品的安全性。一些适用于 CGT 产品的临床前研究方法和系统，如人工智能、器官芯片不断被开发出来，并被越来越多地用于 CGT 的风险评估。当然在此过程中，我们也要意识到新技术和方法的局限性，在使用这些方法前做好验证或确认，并在恰当的场景下使用这些方法和技术。

在 CGT 非临床监管层面，一些新的监管思路也在用于监管实践中。例如，考虑到 CGT 产品大部分时候都有种属专一性，传统的两种系动物实验安全评估基本上没有被采用，而更多地使用体外、in silicon 分析方法来代替补充。在疾病模型里同时获得药效和毒理评估的实验设计也越来越被监管机构接受，这是因为有时疾病本身就对产品的效用以及毒性有很大的影响，如细胞的迁移、分化，微环境对产品的生物活性的发挥或抑制等。

评估研究性 CGT 产品的监管审查过程，需要在特定临床适应证的背景下进行仔细的风险效益分析。需要采用灵活、科学驱动的审查流程，在考虑产品生物学的背景下解决安全问题。这种方法有很高的灵活性，同时也包含基本的毒理学原则，这些原则是更传统、标准化的临床前试验的基础。事实证明，创新疗法的应用应该是在监管范围内和受控的，让创新疗法对患者造成的风险大大降低。

由于 CGT 产品的研发制备、使用方法、体内作用等方面与其他药品存在显著差异，药品监管体系和评价方法需要不断完善，以适应技术进步和产业发展需求。世界上主要国家根据自身监管理念和技术发展阶段制定了具备不同特点的监管模式。

近年来，国家药品监督管理局加强了对 CGT 的监管科学研究，取得了一系列成果。在干细胞和基因治疗产品评价方法及标准、质量研究与质量控制评价技术、非临床研究与评价策略和技术、临床结果评价、审评要求和上市后监管等方面出台了一系列技术指导原则，同时，积极参与国际人用药品注册技术协调会（ICH）基因治疗相关技术指导原则的讨论和转化实施。这些监管科学方面的创新完善将大大促进我国 CGT 行业的发展。近年来我国 CGT 相关的临床研究数量快速增加，可以预期在不久的将来，就会取得重大突破，为保障人民健康作出贡献。

参考文献

[1] HACEIN-BEY-ABINA S, VON KALLE C, SCHMIDT M, et al. LMO2-associated clonal T cell proliferation in two patients after gene therapy for SCID-X1[J]. Science, 2003, 302: 415-419.

[2] FDA. Guidance for Industry Gene Therapy Clinical Trials-Observing Subjects for Delayed Adverse Events[EB/OL][2006-2011]. https://www. fda. gov/downloads/biologicsbloodvaccines/gu idancecompli anceregulatoryinfbrmation/guidances/cellularandgenetherapy/ucm078719. pdf.

[3] FESNAK A D, JUNE C H, LEVINE B L, et al. Engineered T cells: the promise and challenges of cancer immunotherapy[J]. Nat Rev Cancer, 2016, 16: 566-581.

[4] U. S. Department of Health and Human Services. Food and Drug Administration. Center for Biologics Evaluation and Research. Guidance for Industry: Source Animal, Product, Preclinical, and Clinical Issues Concerning the Use of Xenotransplantation Products in Humans[EB/OL][2003-2004]. http: //www. fda. gov/biologicsbloodvaccines/guidancecomplianceregulatoryinformation/ guidances/ xenotransplantation/ucm074354. htm#CLINICALISSUESINXENOTRANSPLANTATION.

[5] FDA. PHS Guideline on Infectious Disease Issues in Xenotransplantation[EB/OL][2001-01-19]. http: //www. fda. gov/BiologicsBloodVaccines/GuidanceComplianceRegulatoryInformation/Guidances/ Xenotransplantation/ucm074727. htm.

[6] FINK D W, BAUER S R. Stem cell-based therapies: food and drug administration product and preclinical regulatory considerations. essentials of stem cell biology[M]. Burlington, MA: Elsevier Academic Press, 2009: 619-630.

[7] Cellular, Tissue and Gene Therapies Advisory Committee (CTGTAC) Meeting. cellular therapies derived from human embryonic stem cells-considerations for pre-clinical safety testing and patient monitoring[C]. April 10-11, 2008.

[8] EVANS M J, KAUFMAN M H. Establishment in culture of pluripotential cells from mouse embryos[J]. Nature, 1981, 292: 154-156.

[9] THOMSON J A. Embryonic stem cell lines derived from human blastocysts[J]. Science, 1998, 282: 1145-1147.

[10] LENGNER C J. IPS cell technology in regenerative medicine[J]. Ann N Y AcadSci, 1192: 38-44.

[11] TAKAHASHI K, TANABE K, OHNUKI M, et al. Induction of Pluripotent Stem Cells from Adult Human Fibroblasts by Defined Factors[J]. Cell, 2006, 131: 861-872.

[12] TAKAHASHI K, YAMANAKA S. Induction of pluripotent stem cells from mouse embryonic and adult fibroblast cultures by defined factors[J]. Cell, 2006, 126: 663-676.

[13] GEOGHEGAN E, BYRNES L. Mouse induced pluripotent stem cells[J]. Int J Dev Biol, 52: 1015-1022.

[14] PESSINA A, GRIBALDO L. The key role of adult stem cells: therapeutic perspectives[J]. CurrMedi Res Opin, 2006, 22: 2287-2300.

[15] TAUPIN P, GAGE F H. Adult neurogenesis and neural stem cells of the central nervous system in mammals[J]. J Neurosci Res, 2002, 69: 745-749.

[16] GIORDANO A, GALDERISI U, MARINO I R. From the laboratory bench to the patient's bedside: an update on clinical trials with Mesenchymal Stem Cells[J]. J Cell Physiol, 2007, 211: 27-35.

[17] CHEN K S, MCINTYRE J C, LIEBERMAN A P, et al. Human spinal autografts of olfactory epithelial stem cells recapitulate donor site histology, maintaining proliferative and differentiation capacity many years after transplantation[J]. ActaNeuropathol, 2016, 131: 639-640.

[18] AMARIGLIO N, HIRSHBERG A, SCHEITHAUER B W, et al. Donor-derived brain tumor following neural stem cell transplantation in an ataxia telangiectasia patient[J]. PLoS Med, 6: 0221-0231.

[19] KURIYAN A E, ALBINI T A, TOWNSEND J H, et al. Vision loss after intravitreal injection of autologous "Stem Cells" for AMD[J]. N Engl J Med, 2017, 376: 1047-1053.

[20] GORE A, LI Z, FUNG H L, et al. Somatic coding mutations in human induced pluripotent stem cells[J]. Nature, 2011, 471: 63-67.

[21] WOAN K V, MILLER J S. Harnessing natural killer cell antitumor immunity: from the bench to bedside[J]. Cancer Immunol Res, 2019, 7: 1742-1747.

[22] WEBER J, ATKINS M, HWU P, et al. White paper on adoptive cell therapy for cancer with tumor infiltrating lymphocytes: a report of the CTEP subcommittee on adoptive cell therapy[J]. Clin Cancer Res, 2011, 17(7): 1664-1673.

[23] BOL K F, SCHREIBELT G, GERRITSEN W R, et al. Dendritic cell based immunotherapy: state of the art and beyond[J]. Clin Cancer Res, 2016, 22(8): 1897-1906.

[24] DRAUBE A, KLEIN-GONZALEZ N, MATTHEUS S, et al. Dendritic cell based tumor vaccination in prostate and renal cell cancer: a systematic review and meta-analysis[J]. PLoS One, 2011, 6: 18801.

[25] FDA. Guidance for Industry Gene Therapy Clinical Trials-Observing Subjects for Delayed Adverse Events[EB/OL][2006-11]. https://www. fda. gov/downloads/biologicsbloodvaccines/guidancecomplianceregulatory information/guidances/cellularandgenetherapy/ucm078719. pdf.

[26] ICH. General Principles to Address the Risk of Inadvertent Germline Integration of Gene Therapy Vectors[EB/OL][2006-10]. http: //www. ich. org/fileadmin/Public_Web_Site/ICH_ Products/Consideration_documents/GTDG_Considerations_Documents/ICH_Considerations_ General_Principles_Risk_of_IGI_GT_Vectors. pdf.

[27] ICH. General Principles to Address Virus and Vector Shedding[EB/OL][2009-6]. https://database. ich. org/sites/default/files/M6_Appendix1. pdf.

[28] MONTINI E, CESANA D, SCHMIDT M, et al. The genotoxic potential of retroviral vectors is

strongly modulated by vector design and integration site selection in a mouse model of HSC gene therapy[J]. J Clin Invest, 2009, 119: 964-975.

[29] HACEIN-BEY A S, GASPAR H B, BLONDEAU J, et al. Outcomes following gene therapy in patients with severe Wiskott-Aldrich syndrome[J]. JAMA, 2015, 313: 1550-1563.

[30] RIBEIL J A, HACEIN-BEY-ABINA S, PAYEN E, et al. Gene therapy in a patient with sickle cell disease[J]. N Engl J Med, 2017, 376: 848-855.

[31] FRANGOUL H, ALTSHULER D, CAPPELLINI M D, et al. CRISPR-Cas9 gene editing for sickle cell disease and P-thalassemia[J]. N Engl J Med, 2021, 384(3): 252-260.

[32] ROSENBERG S A, RESTIFO N P. Adoptive cell transfer as personalized immunotherapy for human cancer[J]. Science, 2015, 348(6230): 62-68.

[33] FDA. BLA Clinical Review Memorandum[EB/OL]. [2017]. https://www. fda. gov/media/107973/download.

[34] BRENTJENS R, YEH R, BERNAL Y, et al. Treatment of chronic lymphocytic leukemia with genetically targeted autologous T cells: case report of an unforeseen adverse event in a phase 1 clinical trial[J]. Mol Ther, 2010, 18: 666-668.

[35] LINETTE G P, STADTMAUER E A, MAUS M V, et al. Cardiovascular toxicity and titin cross-reactivity of affinity-enhanced T cells in myeloma and melanoma[J]. Blood, 2013, 122(6): 863-871.

[36] KOCHENDERFER J N, DUDLEY M E, FELDMAN S A, et al. B-cell depletion and remissions of malignancy along with cytokine-associated toxicity in a clinical trial of anti-CD19 chimeric-antigen-receptor-transduced T cells[J]. Blood, 2012, 119(12): 2709-2720.

[37] GRUPP S A, KALOS M, BARRETT D, et al. Chimeric antigen receptor-modified T cells for acute lymphoid leukemia[J]. N Engl J Med, 2013, 368(16): 1509-1518.

[38] KAUFMAN H L, KOHLHAPP F J, ZLOZA A. Oncolytic viruses: a new class of immunotherapy drugs[J]. Nature Reviews Drug Discovery, 2015, 14: 642-662.

[39] ANDTBACKA R H, KAUFMAN H L, COLLICHIO F, et al. Talimogenelaherparepvec improves durable response rate in patients with advanced melanoma[J]. J Clin Oncol, 2015, 33(25): 2780-2788.

[40] WU 乙 ASOKAN A, SAMULSKI R J. Adeno-associated virus serotypes: vector toolkit for human gene therapy[J]. Mol Ther, 2006, 14: 316-327.

[41] DONG J Y, FAN P D, FRIZZELL R A. Quantitative analysis of the packaging capacity of recombinant adeno-associated virus[J]. Hum Gene Ther, 1996, 7: 2101-2112.

[42] MILLER D G, PETEK L M, RUSSELL D W. Adeno-associated virus vectors integrate at chromosome breakage sites[J]. Nat Genet, 2004, 36: 767-773.

[43] MINGOZZI F, MEULENBERG J J, HUI D J, et al. AAV-1-mediated gene transfer to skeletal muscle in humans results in dose-dependent activation of capsid-specific T cells[J]. Blood, 114: 2077-2086.

[44] MENDELL J R, AL-ZAIDY S, SHELL R, et al. Single-dose gene-replacement therapy for spinal muscular atrophy[J]. N Engl J Med, 2017, 377: 1713-1722.

[45] HORDEAUX J, BUZA E L, DYER C, et al. Adeno-associated virus induced dorsal root ganglion pathology[J]. Hum Gene Ther, 2020, 15: 808-818.

[46] PAIKARI A, SHEEHAN V A. Fetal haemoglobin induction in sickle cell disease[J]. Br J Haematol, 2018, 180(2): 189-200.

[47] LEDFORD H. Gene-silencing technology gets first drug approval after 20-year wait[J]. Nature, 2018,

560: 291-292.

[48] TITZE-DE-ALMEIDA S S, BRANDAO R P, FABER I, et al. Leading RNA interference therapeutics part 1: silencing hereditary transthyretin amyloidosis, with a focus on patisiran[J]. Mol Diagn Ther, 2020, 24: 49-59.

[49] FORBES N S. Engineering the perfect (bacterial) cancer therapy[J]. Nat Rev Cancer, 10: 785-794.

[50] LAMM D L. BCG immunotherapy for transitional-cell carcinoma in situ of the bladder[J]. Oncology (Williston Park), 1995, 9: 947-952, 955, discussion 955-965.

[51] HOFFMAN R M. Tumor-seeking Salmonella amino acid auxotrophs[J]. Curr Opin Biotechnol, 2011, 22: 917-923.

[52] MOWDAY A M, GUISE C P, ACKERLEY D F, et al. Advancing Clostridia to Clinical Trial: Past Lessons and Recent Progress[J]. Cancers (Basel), 2016, 8: 63.

[53] KING I, BERMUDES D, LIN S, et al. Tumor-targeted Salmonella expressing cytosine deaminase as an anticancer agent[J]. Hum Gene Ther, 2002, 13: 1225-1233.

[54] CAVAGNARO J, SILVA LIMA B. Regulatory acceptance of animal models of disease to support clinical trials of medicines and advanced therapy medicinal products[J]. Eur J Pharmacol, 2015, 759: 51-62.

[55] AVILA A, BEBENEK I, MENRICK D, et al. Gaps and challenges in nonclinical assessments of pharmaceuticals: an FDA/CDER perspective on considerations for development of new approach methodologies[J]. Reg Toxicol Pharmacol, 2023, 139: 105345.

[56] MARGIANA R, A. MARKOV, A. ZEKIY, et al. Clinical application of mesenchymal stem cell in regenerative mediciene: a narrative review[J]. Stem Cell Res Ther, 2022, 13: 366.

[57] JAFFAR Z, FERRINI M E, GIRTSMAN T A, et al. Antigen-specific Treg regulate Th17-mediated lung neutrophilic inflammation, B-cell recruitment and polymeric IgA and IgM levels in the airways[J]. Eur J Immunol, 2009, 39(12): 3307-3314.

[58] YOUNGSUK Y I, HAHM S H, LEE K H. Retroviral Gene Therapy: Safety Issues and Possible Solutions[J]. Curr Gene Ther, 2005, 5: 25-35.

第三章 细胞和基因治疗产品的行政监管概述

药品是直接作用于人体的特殊商品，其质量关系着人民群众的身体健康和生命安全，各国政府对药品的研发、生产、使用、不良反应监测方面给予了高度的重视，因此药品行政监管问题一直以来都是人们关注的焦点，是推动医药产品更好服务人民健康的首要保证，更是推动医药发展的重要支撑。特别是 CGT 产品的监管问题，更是学界研究的热点。本章就美国、日本和欧盟以及我国政府对 CGT 产品的行政监管问题进行简要叙述。

第一节 美国对细胞和基因治疗产品的监管政策

在美国，细胞治疗和基因治疗被视为生物制品，由 FDA 负责监管，具体事务是其生物制品评价和研究中心（Center for Biologics Evaluation and Research，CBER）下的细胞、组织和基因治疗办公室（Office of Cellular, Tissue, and Gene Therapies，OCTGT）负责，2016 年该办公室又被改建为组织和先进疗法办公室（Office of Tissue and Advanced Therapies，OTAT），其下属 5 个部门，分别为细胞和基因治疗部（Division of Cellular and Gene Therapies，DCGT）、临床评价和药理毒理学部（Division of Clinical Evaluation and Pharmacology/Toxicology，DCEPT）、人体组织部（Division of Human Tissues，DHT）、血浆蛋白治疗部（Division of Plasma Protein Therapeutics，DPPT）和项目监管部（Division of Regulatory Project Management，DRPM）。2023 年 3 月，FDA 成立了治疗性产品办公室（Office of Therapeutic Products，OTP），这是 CBER 的首个超级办公室，旨在简化审评工作流程，提高工作效率，造福行业和患者。OTP 是对原来的 OTAT 进行的重组，包括 6 个新的分办公室，14 个部门和 33 个分支。

一、CGT 产品的监管框架

（一）法律、法规和指导原则文件

美国在细胞治疗领域已形成了比较完善的由法律、法规、指导原则组成的法律法规监管框架。法律（法令）是由美国国会通过并经美国总统签署，是 FDA 运作的法定权威的基础。《公共卫生服务法》（*Public Health Service Act*，PHS Act）和《食品、药品和化妆品法》（*FD&C Act*）及其修正案等法律授权 FDA 监管人类医疗产品（如药品、生物制品或器械），也是监管细胞基因治疗产品的主要法律依据。而法规是有助于实

施和执行法律的书面规则，《联邦法规》（CFR）第21部分详细规定了FDA如何履行PHS法、FD&C法以及其他法规规定的监管责任，有法定约束力。其中21 CFR 312规定了研究性新药申请的要求，21 CFR 210&211是关于《现行药品生产质量管理规范》（cGMP）的法规。而CFR1271，即《人体细胞和组织产品的管理规定》，则是细胞治疗审批主要依据的法规，该法规将人体细胞组织分为PHS 351产品和PHS 361产品两大类进行管理。指导原则只是FDA对法规的解释，其目的是传达FDA当前对监管政策的想法，并就如何遵循监管要求提供建议，指导原则并不具有法律约束力。所有的FDA指导原则均可在FDA网站上获得，具体见图3-1。

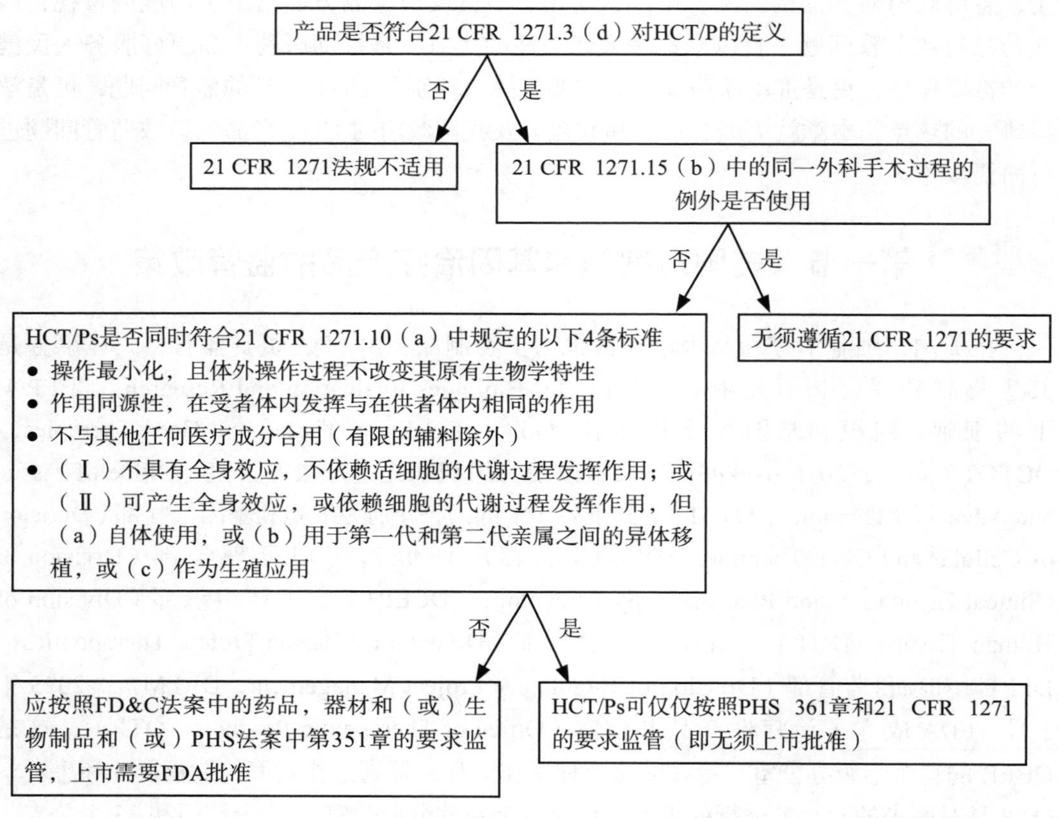

图3-1 PHS 351产品和PHS 361产品界定流程

（二）医疗产品的界定

对于一种CGT产品，确定其是属于生物制品、医疗器械还是药械组合产品至关重要，因为FDA对生物制品、药品和医疗器械有不同的监管要求。表3-1列出了生物制品、药品、医疗器械和人细胞组织产品（human cell，tissue, and cellular and tissue-based product，HCT/P）的定义。这些定义足以广泛涵盖一系列的医疗产品，当然也包括CGT产品。例如，基因治疗产品包括离体的基因修饰的细胞、非病毒载体（质粒）、病毒载体（如腺病毒、腺相关病毒、反转录病毒、慢病毒、痘病毒、单纯疱疹病毒）、微生物载体（如李斯特菌、沙门菌、大肠埃希菌）和溶瘤病毒（如单纯疱疹病毒、麻疹病毒、呼肠孤病毒、腺病毒、痘病毒等）；而细胞治疗产品包括干细胞或祖细胞来源、成体干细胞或功能分化细胞来源、组织工程来源的细胞产品。

表 3-1　美国对不同医疗产品的定义

医疗产品类别	定义
生物制品[42USC 262 (i)]	用于预防或治疗人类疾病的病毒、治疗血清、毒素、抗毒素、疫苗、血液、血液成分或衍生物、过敏性产品、蛋白质（化学合成的多肽除外）或类似产品、砷凡纳明或砷凡纳明衍生物（或任何其他三价有机砷化合物）
药物[21USC 321(g)(1)]	（1）美国药典（USP）、美国顺势疗法药典（HPUS）、国家处方集中收纳的物质，或其任何补充；（2）用于诊断、预防或治疗人类或其他动物疾病的物质；（3）旨在影响人或动物身体结构或功能的物质（食品除外）；（4）拟用作（1）（2）（3）条所规定的任何物质的组成部分的物质
人细胞、组织或基于细胞和组织的产品（HCT/P）［21CFR 1271.3（d）］	用于植入、移植、输注或转移到人受体中的含有或由人细胞或组织组成的产品；HCT/P的实例包括但不限于骨、韧带、皮肤、硬脑膜、心脏瓣膜、角膜、来自外周血和脐带血的造血干/祖细胞、处理的自体软骨细胞、上皮细胞、精液或其他生殖组织
医疗器械[21USC 321 (h)]	（1）在国家处方集或美国药典或其他任何补充文件中得到认可；（2）用于人类或其他动物疾病的诊断、预防或治疗；（3）拟用于影响人或其他动物身体结构或功能，但不通过人或其他动物体内化学作用，且不依赖于新陈代谢来实现其预期目的的仪器、设备、机械、装置、植入物、体外试剂或其他类似或相关物质，包括任何组件、零件或附件
组合产品[21CFR 3.2(e)]	（1）由两种或两种以上的受监管的成分以物理、化学或其他方式组合或混合成的单一实体产品，即药物/器械、生物制品/器械、药物/生物制品或药物/器械/生物制品；（2）由两种或两种以上单个产品包装在一个包装内或作为一个单元包装，且由药物与器械、器械与生物制品或生物制品与药品组成；（3）单独包装的药物、器械或生物制品，根据其研究计划或拟定的标签，仅可与已批准的某一特定的药物、器械或生物制品合用，以达到预期用途、适应证或疗效，并且在该产品获得批准后，已批准产品需要变更产品的标签，例如，反映预期用途、剂型、规格、给药途径或剂量的重大变更；（4）单独包装的任何在研药物、器械或生物制品，根据其拟定标签，仅可与另一单个特定在研药物、器械或生物制品共同使用，以达到 预期用途、适应证或疗效

大多数 CGT 产品可被认为是生物制品，尽管在某些情况下，CGT 产品也可被视为医疗器械和（或）药械组合产品。CGT 产品通常含有人体细胞或组织，因此也属于 HCT/P，可被视为 HCT/P 的 CGT 产品也应遵循 21 CFR1271 A ~ D 部分（一般规定、登记和列表、捐赠者资格要求和良好组织规范）的要求，并且在某些情况下，当 HCT/P 满足 21 CFR 1271.10（a）中定义的以下标准时，可能不需要上市许可和其他适用于药品和生物制品的规定：

（1）最小操作（minimally manipulated），处理过程不改变其相关生理活性，如未经过体外激活、扩增或基因修饰。

（2）同源使用（homologous use），在受者体内发挥与供者相同的作用，在产品标签、广告或制造商的其他指示中说明其具有作用同源性。

（3）除水、晶体液、灭菌剂、保存或储存剂外（前提是添加这些物质不会导致额外的临床安全性问题），其生产制造过程中并不添加其他任何试剂。

（4）符合以下其中一条：①不具有全身效应，不依赖活细胞的代谢过程发挥作用；②可产生全身效应，或依赖细胞的代谢过程发挥作用，但①自体使用，或②用于第一代和第二代亲属之间的异体移植，或③作为生殖应用。

若同时满足以上所有条件，HCT/P 可仅仅按照 PHS 361 章和 21 CFR 1271 的要求监管（即无须上市批准），对于不能同时满足以上条件的 HCT/P，应按照 FD&C 法案中的药品、器械和（或）生物制品和（或）PHS 法案中第 351 章的要求监管，上市需要 FDA 批准。

（三）监管路径的确定

开发 CGT 产品首先最重要的一步是确定其监管路径，可以向 CBER、CDER 和 CDRH 的监管协调员联系帮助确定。对于药械组合产品，可通过组合产品办公室（OCP）的指定请求（request for designation，RFD）程序确定产品的管辖权，该程序根据产品的主要作用方式考虑任务分配。包含基因治疗产品的药械组合产品包括：使用特定的递送装置（如用于 GT 或 CT 递送的导管）、细胞治疗产品一起使用的封装或容纳装置、接种细胞的支架装置。关于组合产品的更全面的讨论包括最新批准的组合产品清单以及指导原则，可以在 FDA/OCP 网站上查询。确定 CGT 产品的监管路径可能会对其产品的开发和批准过程产生重要的影响，如报告的要求、申请人的责任、上市申请的类型和其他监管要求均取决于其适用的监管路径。

二、CGT 产品的全生命周期管理

（一）临床研究

在美国，FDA 对所有研究用药物、生物制品和医疗器械的临床试验具有管辖权。按照 FD&C 法案和 PHS 第 351 章的要求，所有的生物制品、医疗器械进行临床试验时，均需要递交 IND（investigational new drug）或 IDE（investigational device exemption）申请。这些申请是一种正式文件，并且具有规定的内容和格式，在获得 FDA 批准后，这些生物制品方可在临床试验中使用或分发。

21 CFR 312 规定了 IND 的监管，包括使用的要求、申请以及 FDA 的审评流程等。IND 的申请人或发起人可以是个人、公司或机构，其职责包括：选择合格的研究者，按照预先确定的书面方案进行临床试验，监督研究者，获得所有参与者的知情同意，报告不良事件或风险，与机构审查委员会进行沟通，保存足够的记录，以及其他任务。

IND 申请中应包含：① FDA 1571 表格；②目录；③总体研究计划的介绍和说明；④研究者手册；⑤详细的临床研究方案；⑥化学、生产和控制（CMC）数据；⑦药理或毒理学数据；⑧既往的人体用药经验。

21 CFR 312.22（a）中规定“FDA 审评 IND 的主要目的是，在研究的所有阶段确保受试者的安全和权益，在第 2 和 3 期阶段帮助确保科学评价的质量足以评估药物的有效性和安全性……”因此，在对产品的特性、生产及控制有充分信心，有支持拟开展临床试验的安全性和科学依据的非临床数据，且在非临床和临床试验的设计和实施中纳入了合理的科学原则的前提下，FDA 对 IND 的审评主要集中于对产品的安全性的评估。FDA/CBER 的 IND 核心审评小组通常由 3 个专业（CMC、药理毒理和临床）的审评员和一名项目管理员组成，并且根据需要，可能还会咨询 CBER 其他办公室（如统计学）或其他 FDA 中心（如科学和政策专家）的专家。在某些特殊情况下，如研究的药物或拟开展的临床试验具有特别有挑战性的科学和（或）监管问题，也可能会咨询 FDA 以外的专家。

当 FDA 收到 IND 申请后，申请人将收到一封确认信，其中包含受理日期和 IND 编号，对于细胞和基因治疗产品，该信函中还包含一个提醒，提醒申请人按照美国国立卫生研究院指南的附录 M 向其下属的生物技术活动办公室（Office of Biotechnology Activies，OBA）提交材料。从 IND 的受理日开始，FDA 会在 30 天内完成审评。IND 将在受理后的 30 天自动生效，除非 FDA 通知申请人 IND 的临床试验被暂停，这是 FDA 根据 21CFR 312.42 而发布的延迟开始拟定临床试验或暂停正在进行的临床试验的命令。如果 IND 临床试验被暂停（如受试者暴露于明显的或不合理的风险中），在申请人解决临床暂停的问题之前，拟开展的临床试验不得继续进行。在某些情况下，也可对 IND 进行部分暂停，例如临床试验方案中的一部分被延迟或中止，而另一部分被允许继续进行。

（二）上市许可

美国 PHS 法案要求生产生物制品的个人或公司在进入美国销售之前，必须获得该产品的生物制品许可申请（biologics license application，BLA）。BLA 申请流程和人用药物的新药批准（new drug approval，NDA）基本相似。通常，在实验室内和在动物中证明在人进行临床试验的安全性和科学合理性后，将在 IND 下进行人体探索性和确证性临床试验，如果人体临床试验能够证明该产品在拟定的适应证下具有有效性和安全性，该数据将作为 BLA 的一部分提交给药 FDA/CBER。作为 FDA 上市申请审评的一部分，可以公开举行咨询委员会会议，就与正在申请许可的产品的有效性和安全性相关的科学、技术和政策问题获取独立专家的意见。

（三）上市后监管

在批准上市后，FDA 将继续监测所有生物制品（包括细胞和基因治疗产品）的安性和稳定性。例如，生产商需在规定的时间内通过 FDA 的生物制品偏移报告系统就某些生产问题的解决情况向 FDA 报告。FDA 还会通过 Medwatch 积极监控由医疗专业人员和其他个人提交给该机构的不良事件，若 FDA 或申请人发现严重不良事件，可能需要召回产品或进行额外的研究。在这一阶段，作为上市申请审评时所做承诺的一部分，有时还需要进行额外的临床研究。

（四）沟通交流

在产品的开发和上市过程中，申请人通常会在监管流程的关键节点向FDA寻求指导，FDA会通过与申请人召开正式会议来反馈意见，这些反馈意见对产品的开发和（或）临床试验计划的成功至关重要，表3-2描述了可能召开的会议类型。有关如何召开会议的更多信息，可参考 *Gidance for Industry: Formal Meetings with Sponsors and Applications*（2009年5月）和 *SOPP 8101.1: Scheduling and Conduct of Regulatory Review Meetings with Sponsors and Applications*。

表3-2　FDA与申请人召开的会议类型

	A类会议	B类会议	C类会议
会议描述	需要立即召开的会议，否则产品的开发将会暂停	通过会议获得特定问题的非束缚性的反馈每个细胞和基因治疗产品召开的每一B类会议一般不会超过一次	不符合A和B类会议标准，而在开发和审评中需要召开的会议
举例	有关临床试验暂停的讨论解决争议问题评估特殊试验方案	Pre-IND会议 Ⅰ期结束后会议 Ⅱ期结束后会议 Ⅲ期前会议 pre-BLA会议	讨论开发过程中出现的问题（例如，变更生产工艺）
时间安排	30天内	60天内	75天内

CGT产品的开发过程中可能还需要与美国其他监管主体（如IRB）进行额外互动。IRB是FDA注册的一个组织，被正式指定审评和监测涉及人体的生物医学研究。根据FDA的规定，IRB有权批准或要求修订或不批准研究。IRB通过提前或定期审查，以确保采取了适当的措施从而保护受试者的权利和福利。然而，只有FDA才可以授权在美国使用未经批准或未经许可的产品进行临床试验。

三、美国CGT的最新监管政策

（一）《21世纪治愈法案》

2016年12月13日《21世纪治愈法案》（*The 21st Century Cures Act*）正式签署成为法律，该法案旨在帮助加快医疗产品的开发，帮助患者更高效地获得创新或先进产品。该项法律建立在FDA正在进行的工作的基础上，在FDA的决策过程中，会把患者的观点纳入药物、生物制品和医疗器械的开发中。该法案将提高现代化临床试验设计的能力，包括使用真实世界的证据和临床结果评估，这将加快新医疗产品的开发和审评。此外它还提供了新的授权，帮助FDA提高招聘和留住科学家、技术专家和专业专家的能力，并且建立新的加速产品开发计划，包括：①再生医学先进疗法（regenerative medicine advanced therapy，RMAT），它为符合要求的生物制品提供了一种的加速途径；②医疗器械突破性疗法，旨在加速某些创新医疗器械的审评。此外，该法案还指示FDA建立一个或多个跨中心部门，以帮助和促进CDER、CBER、CDRH各大中心在重大疾病领域的工作协调，并改进对组合产品的监管。

（二）再生医学先进疗法的监管政策框架

为兑现《21世纪治愈法案》的重要条款，2017年11月16日，美国FDA发布了一项包括新型细胞疗法在内的再生医学产品监管开发和监管的全面政策框架，该政策框架建立在FDA现有的基于风险的监管方法基础之上，由4份指南文件组成，更清晰地描述了哪些产品应作为药品、医疗器械和（或）生物制品监管。此外，其中两份指南文件提出了一个有效的、基于科学的监管程序，在帮助和支持这一领域产品开发的同时确保这些疗法的安全性和有效性。这组指南文件定义了基于风险的监管框架，描述了FDA如何将执法的重点放在那些可能引发重大安全隐患的产品之上。这一现代化政策框架是为了使FDA在确保安全性和推动再生医学进一步发展之间取得平衡，从而使创新产品的研发者能够尽可能快速和安全地为患者带来新的、有效的治疗方法。

该综合性政策框架的第一份指南文件 *Same Surgical Procedure Exception under 21 CFR 12715（b）: Questions and Answers Regarding the Scope of the Exception*（2017年11月发布终稿），对采用相同外科手术并保持其原型从同一体内移除并植入的人体细胞或组织产品何时可以从法规21 CFR 1271排除的问题给出了更多的澄清和解释。第二份指南文件 *Guidance for Industry and Food and Drug Administration Staff: Regulatory Considerations for Human Cells, Tissues, and Cellular and TissueBased Products: Minimal Manipulation and Homologous Use*，更加清晰地界定了法 规文件中的"操作最小化"和"作用同源性" 的定义，向利益相关方详细解释了FDA对HCT/P监管要求，确立了产品何时需要FDA批准上市的法定界限。FDA将对此类产品采用基于风险的方法监管，将产品的使用方式及适应证考虑在内，在促进有前景的技术持续创新的同时，FDA将对具有潜在重大安全性问题的产品采取行动；对于属于需FDA批准上市范围但目前尚未满足要求的产品，在指南发布的36个月内，FDA将行使执法自由裁量权，以使这些产品的生产商能够有时间与FDA交流是否需要提交上市许可申请。第三份指南文件 *Evaluation of Devices Used with Regenerative Medicine Advanced Therapies* 阐述了FDA将如何评估用于回收、分离和递送RMAT的器械，包括如何简化其监管要求，并解释了为什么基于再生医学先进疗法的医疗器械会被划分为M类器械。指南 *Expedited Programs for Regenerative Medicine Therapies for Serious Conditions* 介绍了用于治疗严重疾病的再生医学先进疗法（包括获得RMAT认定的产品）可以采用的加快程序。此外，该指南还描述了FDA对再生医学先进疗法临床开发的考虑以及申请人与CBER审评员沟通交流的机会。

2019年2月，FDA更新完善了上述2个指南文件，并在2020年1月新发布了视网膜疾病、血友病以及罕见病这3个特殊领域的基因治疗指南，同年又在基因治疗产品的生产环节领域发布了3个指导原则，分别是 *Testing of Retroviral Vector-Based Human Gene Therapy Products for Replication Competent Retrovirus During Product Manufacture and Patient Follow-up, Long Term Follow-up After Administration of Human Gene*

Therapy Products，以及*Chemistry, Manufacturing, and Control*（*CMC*）*Information for Human Gene Therapy Investigational New Drug Applications*（*INDs*）。在 2021 年新冠疫情期间，FDA 发布 *Manufacturing Considerations for Licensed and Investigational Cellular and Gene Therapy Products During COVID-19 Public Health Emergency*，为已获得许可和处于研究阶段的 CGT 产品开发者提供建议，以减少新型冠状病毒的潜在传播。同年 9 月发布 *Interpreting Sameness of Gene Therapy Products Under the Orphan Drug Regulations*，以实现孤儿药的指定性和排他性。2022 年 3 月 FDA 相继发布了 *Human Gene Therapy Products Incorporating Human Genome Editing* 和 *Considerations for the Development of Chimeric Antigen Receptor*（*CAR*）*T Cell Products* 相关指南，同年继续发布了 *Human Gene Therapy for Neurodegenerative Diseases* 和 *Studying Multiple Versions of a Cellular or Gene Therapy Product in an Early-Phase Clinical Trial* 2 个指南。2023 年 7 月发布 *Manufacturing Changes and Comparability for Human Cellular and Gene Therapy Products*。

（三）再生医学疗法的加快程序

1998 年，FDA 在 21 CFR 312 中发布了关于严重疾病患者加快获得有前景的疗法的规定，该法规要求尽早关注对严重疾病有治疗前景的药物，包括尽早向 FDA 咨询。在随后的几年里，为加快产品的开发和审评，FD&C 法案经多次修订，增加了一些新的程序，包括快速通道认定（fast track designation）、突破性疗法认定（breakthrough therapy designation）、加速批准（accelerated approval）、优先审评（priority review）等。关于这些加快程序的认定标准以及获得认定后的好处，可参见指南 *Guidance for Industry: Expedited Programs for Serious Conditions-Drugs and Biologics*（2014 年 5 月）。2016 年 12 月，通过《21 世纪治愈法案》又对 FD&C 法案 506 节进行修订并新增了 506（g）章节，特别增加了 RMAT 认定程序以加快某些再生医学疗法的开发和审评。

1. *快速通道认定*　用于治疗严重疾病的在研药物，如果其已有的非临床或临床数据可阐明其具有解决未满足的临床需求的潜力，则有可能获得快速通道认定。证明其可使患者临床获益的数据类型取决于产品的开发阶段，例如，在开发的早期，在体外或动物模型中获得的有效性证据足以作为证明产品具有解决未满足的临床需求的潜力的证据；而在开发的后期，可能还需要一定的临床数据。获得快速通道认定的优势包括：①可以与 FDA 更频繁地开会和沟通，以确保整体研究计划和单个研究产生的数据可更好地支持产品批准；②增加 BLA 时获得加速批准和优先审评的可能性；③若 FDA 同意，有可能被允许滚动递交研究数据（又称“滚动审评”）。

2. *突破性疗法认定*　用于治疗严重疾病的在研药物，如果已有初步的临床证据证明其在一个或多个有临床意义的终点上较现有疗法有明显的优势，则有可能获得突破性疗法认定。申报突破性疗法一般不应晚于Ⅱ期临床试验结束会议。获得突破性疗法认定的优势除快速通道认定的所有优势之外，还可以获得 FDA 的指导以帮助设计一个高效的开发计划，并且 FDA 的高层也会参与促进产品的开发计划。需要指出的是，突破性疗法认定所需要的证据水平高于快速通道认定。

3. 再生医学先进疗法认定　按照 FD&C 法案 506（g）节（《21 世纪治愈法案》第 3033 章节新增）所述，有资格获得再生医学先进疗法（RMAT）认定的产品必须符合以下条件：①产品符合再生医学疗法的定义；按照 FD&C 法案 506（g），再生医学疗法被定义为细胞治疗（包括同源异体和自体细胞治疗）、治疗性组织工程产品、人类细胞和组织产品或采用这些疗法或产品的任何组合产品，那些仅按照 PHS 361 和 21 CFR 1271 监管的产品除外；根据 FDA 对第 FD&C 法案 506（g）节的解释，人类基因疗法（包括对细胞或组织可能产生持续作用的转基因细胞）也包含在再生医学疗法定义范围中。此外，对于组合产品（生物制品或器械、生物制品或药物、生物制品或药物或器械），当生物制品部分是一种再生医学疗法，并且在组合产品预期治疗作用中贡献最大，该组合产品也有资格获得 RMAT 认定。未经基因改造的微生物，如病毒、细菌和真菌不符合再生医学疗法的定义。②用于治疗、缓解、逆转或治愈严重或危及生命的疾病或适应证。③有初步临床证据提示该药物有潜力解决该疾病或适应证未满足的临床需求。

获得 RMAT 认定的优势包括快速通道认定和突破性疗法认定的所有好处，包括与 FDA 的早期互动。这些早期互动可与 FDA 讨论潜在的临床替代终点或中间终点，以支持加速批准。

关于用于证明再生医学疗法具有解决未满足的临床需求的潜力的初步临床证据，通常从专门用于评价疗效的临床试验中获得。这种临床试验不一定是伴随平行对照的前瞻性临床试验，尤其是产品开发的初始阶段。在某些情况下，选择合适历史对照的临床试验中获得的临床证据可以提供充足的初步临床证据。在其他情况下，初步的临床证据也可能来自精心设计的回顾性研究或由医生系统收集的临床病例。

一般而言，此类申请应包含支持 RMAT 认定的简明信息概要，包括：①对在研产品的描述，包括符合再生医学疗法定义的依据；②就产品拟治疗的疾病或适应证进行讨论，以支持其为严重疾病；③该疾病或适应证现有效法的获益风险总结；④描述存在的、产品将要解决的未满足的临床需求；⑤证明产品有潜力解决该疾病或适应证未满足的临床需求的初步临床证据。在收到 RMAT 认定请求后，CBER 会在 60 天内通知申请人是否获得 RMAT 认定。对于已获得 RMAT 认定的产品，如果在后续开发过程中不再符合认定标准，CBER 可能会撤销 RMAT 认定，以便能够将资源集中到那些符合 RMAT 认定标准的产品上。

（四）优先审评认定

如果一个在研的再生医学疗法（包括那些已经获得快速通道、突破性疗法或 RMAT 认定的产品）在其申请上市时符合优先审评认定的标准：用于治疗严重疾病的药品若获批，其安全性或有效性将会比目前可用的疗法相比有明显的提高，均有资格申请优先审评。在与 CBER 召开 pre-BLA 会议时，申请人应考虑与 FDA 讨论是否有资格申请优先审评。在收到上市申请或有效性补充申请的 60 天内，FDA 将会决定是否授予优先审评。如果授予优先审评，CBER 将会整合资源在 6 个月内完成 BLA 审评。然而优先审评并不改变产品批准标准。

（五）加速批准

加速批准主要用于疾病病程较长且需要较长时间来评估药物的预期疗效的情况。FD&C 法案第 506（c）条规定："对于严重或危及生命的疾病……在确定该产品对可替代终点（该替代终点很可能预测临床获益）或可在不可逆的发病率或死亡率等终点之前测定的临床终点（该临床终点很可能预测对不可逆的发病率或死亡率的影响或其他临床获益）有影响时，结合对疾病的严重性、罕见性或流行性以及替代疗法的可及性或缺乏的考虑。" FDA 可以加速批准药物（包括再生医学疗法）。已获得加速批准的药物会被要求在批准后进行确证性研究，以验证其对发病率和死亡率或其他临床获益的预期影响。

FD&C 法案第 506（g）条规定，对于获得 RMAT 认定的产品，FDA 也可授予其加速批准。因此，获得 RMAT 认定的产品，基于以下两点也有资格申请加速批准：①之前达成共识的很可能预测长期临床获益的替代终点或中间终点；②依赖从大量临床场地获得的数据，包括额外的扩展场地。临床场地的数量取决于有效性证据是否会受特定场地或特定研究者偏倚的影响。

获得加速批准的 RMAT 可以通过以下方式来满足其上市后要求：①递交临床证据、临床研究、患者病历或其他真实世界证据，如电子健康记录；②收集产品开发期间商定的更多的确证性数据；③批准后继续对批准前接受治疗的所有受试者进行监测。基于 BLA 审评，CBER 会确定需要何种类型的上市后要求以确证 RMAT 有临床获益。与其他通过加速审批途径获批的生物制品一样，如果申请人未能遵守 FD&C 法案第 506（c）条及 21 CFR 601.43（a）的规定，FDA 会撤销再生医学疗法（包括 RMAT）的上市批准。

第二节　欧盟对细胞和基因治疗产品的监管政策

自 2003 年通过 *Directive 2003/63/EC* 将细胞和基因治疗产品引入立法以来，欧盟一直将 CGT 产品作为医药产品加以监管。组织工程产品虽然在当时已经在医院被广泛使用，但仍不在法律框架范围之内，在大多数欧盟成员国根本没有受到监督。2007 年在对相关法规进行整合的基础上，*Regulation 1394/2007/EC*《先进治疗医学产品法规》颁布，将细胞、基因和组织产品作为先进治疗医学产品（advanced therapy medicinal products，ATMPs）纳入立法，并为 ATMPs 提供了总体的法律框架。该法规规定，在欧盟 ATMPs 的上市许可属于集中程序的强制性范围，制药公司通过该程序递交单一的上市许可申请（marketing authorisation application，MAA），欧洲药品管理局（EMA）负责按照集中审评程序对 MAA 进行科学评价。EMA 的大部分科学评估工作则由其科学委员会进行，该委员会由来自欧盟成员国的代表及患者、消费者和医疗专业组织的代表组成，这些委员会承担着与欧盟药品开发、评估和监管有关的各种任务，这些科学委员会通过提供科学建议、制定指南、孤儿药认定和创新工作组（Innovation Task Force，ITF）会议的早期对话，在促进创新和研究方面发挥作用。在2009年之前，细胞和基因治疗产品由人类医药产品委员会（CHMP）负责，2009年根据*Regulation 1394/2007/EC*，欧盟成立了先进疗法委员会（Committee for Advanced Therapies，CAT）来负责ATMPs的监管和咨询。CAT负责评估和起草ATMPs的MAA意见，CHMP将进一步评估讨论这些意见并形成最终意见，然后递交给予欧盟委员会。2017年10月，欧盟委员会和EMA发布了一项关于ATMPs的联合行动计划，旨在进一步简化ATMPs的审评程序，更好地促进ATMPs的发展。2018年2月，作为联合行动计划的一部分，EMA发布了ATMPs审评程序的更新及一份修订后的关于ATMPs安全性和有效性随访及风险管理的指导原则草案。2019年10月16日，欧盟委员会发布了专门针对前沿治疗药物的临床试验质量管理规范指南。ATMPs具有一定的特殊性，如药品生产的制约因素较多，保质期短，难以使用安慰剂作为对照，需要对受试者进行长期随访，非临床试验有时不能很好模拟人体反应等。因此，该指南在ICH GCP指南的基础上，针对ATMPs的特点，从临床试验设计、非临床研究、研究用ATMPs的质量、临床试验的安全实施、细胞制备和给药、用药的可追溯性、留样、受试者的保护、安全性报告和监查等10个方面对临床试验的设计和实施进行了细化。

一、ATMPs的法律和法规框架

*Regulation1394/2007/EC*于2008年12月正式生效，该法规规定了ATMPs的总体框架，修订了*Directive 2001/83/EC*和*Regulation726/2004/EC*中有关ATMPs的立法。建立了专门负责评估ATMPs的质量、安全性和有效性的科学委员会（即CAT）。一般来说，ATMPs必须遵循与其他医药产品相同的科学和监管要求：在进行非临床安全性试验时应遵循GLP规范，在进行临床试验时应遵循GCP规范，在制备和生产时应遵循GMP规范。CAT与欧洲委员会及临床试验促进小组合作，就有关ATMPs的GLP原则制订了一份答问文件*GLP requirements for ATMPs*。该文件要求在进行关键非临床安全性试验时，应尽可能遵循GLP，否则应提交合理性的依据，并评估对试验数据可靠性的影响，实施过程应严格按照拟定的实验方案进行，并且需要专人监督其质量，实验相关文件需要存档。*Regulation 536/2014*制定了人用医药产品临床试验相关的法规，而*Commission Directive 2005/28/EC*制定了人用试验药物的GCP原则和详细指南，2009年欧盟委员会发布了专门针对ATMPs的GCP指南*Detailed guidelines on good clinical practice specific to Advanced Therapy Medicinal Products*，这些指南草案是对*Commission Directive 2005/28/EC*的补充。*Commission Directive 2003/94/EC*制定了人用药物和人用试验药物的GMP原则和指南，2017年欧洲委员会发布了一套针对ATMPs的GMP指南*Good Manufacturing Practice for Advanced Therapy Medicinal Products*，这些指南针对ATMPs的具体特性对欧盟GMP要求进行了修订。儿科法规（*Regulation 1901/2006/EC*和*Regulation 1902/2006/EC*）中的规定也适用于ATMPs，包括按照既定儿科研究计划

进行儿科研究的义务。适用于药品批准的药物警戒要求也适用于ATMPs。如果采用组织和细胞作为起始物料，还应遵循 *Directive 2004/23/EC*（又称欧洲组织和细胞指令）及其技术实施指令中关于人体组织和细胞捐赠、采购和检测、加工、保存、储存和配送的规定。此外，以下欧盟相关法律也可能适用于ATMPs。

（一）人体血液和血液成分

2003年1月颁布的 *Directive 2002/98/EC*（修订 *Directive 2001/83/EC*）规定了人体血液和血液成分的采集、检验、加工、储存和配送的质量和安全标准。

（二）基因修饰生物

如果ATMPs含有转基因生物，还必须遵守有关向环境中排放转基因生物的相关法律。2003年颁布的 *Directive 2001/18/EC*（废除了 *Commission Directive 90/220/ EEC*）制定了一个逐步评估潜在环境和健康风险的流程。

（三）有条件批准上市

为满足患者的临床需求和公众健康需要，对于某些符合Regulation 726/2004/ EC第3节（1）和（2）条规定的人用药品，可能会根据尚不完整的数据而有条件批准上市，但必须每年审查。*Commission Regulation 507/2006/EC* 中制定了有条件批准上市的相关规定。更多详细信息也可参考 *Pre-authorisation guidance, question: could my application qualify for a conditional marketing authorisation*。

（四）孤儿药

如果一个ATMPs同时也是一种孤儿药，应参考孤儿药的相关法规：*Regulation 141/2000/EC*、*Commission Regulation 847/2000/EC* 和 *Commission notice on application of Articles 3, 5 and 7 of Regulation 141/2000/EC*。

值得一提的是，在 *1394/2007/EC* 法规的第28条包含了“医院豁免”条款，允许由各欧盟成员国可根据各自国家的法规规定授权和监督由主治医师负责使用的非工业化生产的ATMPs，但该豁免产品只能在国家一级生产和使用。目前英国和德国已经将“医院豁免”纳入法规体系，但也有国家尚未完成法规修订工作。2019年CMA发布了一份问答文件 *Questions and answers on comparability considerations for advanced therapy medicinal products*，旨在解决生产工艺发生变化或引进其他生产场地后，如何证明基因治疗药物和细胞治疗药物之间可比性的问题。2020年4月，CAT发布了一项声明 *EMA warns against using unproven cell-based therapies*，建议患者和公众关注未经批准的细胞疗法，不要使用不受监管的细胞疗法，这些疗法可能无效，并且还会增加严重不良反应的风险，医疗人员在向患者提供细胞疗法时，应向患者解释说明该疗法的获益和风险，并确认监管部门已经批准其使用。2023年9月，EMA采纳新版S12 ICH指导原则 *ICH guideline S12 on nonclinical biodistribution considerations for gene therapy products*。本指南旨在为基因治疗产品开发中的非临床生物分布（BD）研究提供统一建议。本文件为非临床BD评估的总体设计提供建议，以及提供BD数据的解释和应用考虑，用于支持非临床开发计划和临床试验设计。本指南中的建议旨在促进GT产品的开发，同时根据

3R 原则（减少 / 完善 / 替换）避免不必要的动物使用。

二、ATMPs 的定义和分类

ATMPs 是一种基于细胞、基因或组织的人用药物，可被分为 3 类：

（1）体细胞治疗药物（somatic-cell therapy medicines）：含有经过处理以改变其生物学特性的细胞或组织，或拟定作用不同于其在人体中的基本功能的细胞或组织。可用于治疗、诊断或预防疾病。

（2）基因治疗药物（gene therapy medicines）：含有能够产生治疗、预防或诊断作用的基因。它们通过将“重组”基因植入人体，通常用于治疗多种疾病，包括遗传病、癌症或一些长期疾病。重组基因是在实验室产生的、将不同来源的 DNA 聚在一起的一段 DNA。

（3）组织工程药物（tissue-engineered medicines）：含有经过改造的细胞或组织，以便用于修复、再生或替换人体组织的药物。

此外，一些 ATMPs 可能包含一个或多个医疗器械作为药物的组成部分，被称为组合 ATMPs（combined ATMPs），例如接种细胞的生物降解基质或支架。关于不同类型 ATMPs 的详细定义可参考 *Regulation1394/2007/EC*（提供了“组织工程药物”和“组合 ATMPs”的定义）和 *Directive 2001/83/EC*（提供了“基因治疗药物”和“体细胞治疗药物”的定义）。

干细胞产品在 EMA 也被归类为 ATMPs，根据其在体内的作用，可能会被归类为体细胞治疗产品或组织工程产品。2011 年 12 月，EMA 发表了一篇关于干细胞药物的文章 *Reflection paper on stem cell-based medicinal products*，强调干细胞的研发人员应密切关注药物的生产方式，以确保终产品的批间一致性。在进行非临床和临床试验时，要考虑细胞的特性，确保肿瘤形成和机体排斥的风险得到充分研究，权衡患者的获益风险比。

为帮助 ATMPs 研发者界定一个给定产品是否属于 ATMPs 及其分类，EMA 建立了对 ATMPs 分类提供科学建议的程序，并发布指南文件 *Procedural advice on the provision of scientific recommendation on classification of ATMPs in accordance with Article 17 ofRegulation*（*EC*）*No 1394/2007*。该指南文件描述了 ATMP 分类的程序，并给出了申请人和 EMA 应遵循的步骤。申请人可以向 EMA 递交申请，CAT 在收到申请后 60 天内会与欧盟委员会协商，并提供有关 ATMP 类别的科学建议，确定 ATMPs 的类别将为产品的后续开发以及需要参考的指导原则提供适用法律框架的监管确定性。EMA 建议申请人尽早界定 ATMPs 的分类，最好能够在提交科学建议或方案援助请求、儿科研究计划（PIP）评估、质量和非临床数据认证、孤儿药物指定和上市许可申请（MAA）之前完成。

三、CAT 的职责

先进疗法委员会（CAT）是按照 *Regulation 1394/2007/EC* 的规定而成立的科学委员会，主要负责评估 ATMPs 的质量、安全性和有效性，并跟踪该领域的科学发展，提供评估 ATMPs 所需的专业知识。在评估过程中，CAT 就 ATMPs 的质量、安全性和有效性起草意见，并将此意见发送给 CHMP，基于 CAT 的意见，CHMP 可能会作出建议批准或不批准的意见，而欧盟委员会会基于 CHMP 的意见作出最终决定。在 EMA 执行董事或欧盟委员会的要求下，CAT 还可以对任何与 ATMPs 相关的科学问题提出意见。

此外，CAT 的职能还包括：

（1）参与开发 ATMPs 的中小型企业的质量和非临床数据的认证，该认证将会提示它们的 ATMPs 开发计划是否能够在未来符合 MAA 的标准。

（2）就 ATMPs 的分类提供科学建议。

（3）与科学咨询合作组（Scientific Advice Working Party，SAWP），提供科学咨询。

（4）就疗效随访、药物警戒或风险管理系统的实施提供建议。

（5）就任何可能需要 ATMPs 专业知识的药品质量、有效性和安全性评估，向 CHMP 提出建议。

（6）在科学方面协助制定与 ATMPs 法规目标有关的任何文件。

（7）为任何需要 ATMPs 专业知识的创新药物和疗法的开发提供科学建议。

（8）为 CHMP 各工作组的工作计划提供支持。

四、ATMP 的全生命周期管理

（一）药物开发阶段

在药物开发阶段，EMA 提供了一系列的咨询服务和激励措施来支持 ATMPs 的发展。其中一些激励措施是属于财政性的（费用减免），例如就 ATMPs 提供科学咨询可减收 65% 的费用（中小微企业减少 90%），认证程序的费用可减少 90%。而其他措施则是建立了帮助 ATMPs 开发的程序，如科学咨询和方案援助程序、孤儿药认定程序、ATMPs 分类程序和为研发 ATMPs 的中小微企业提供质量和非临床认证程序等。

通过科学咨询和方案援助程序，在药物开发的任何阶段，开发人员均可要求从 EMA 获得指导。咨询可以包括质量（CMC）、非临床（药理学或毒理学试验）、临床（试验人群、终点的选择以及风险控制计划等）以及统计学（统计检验、数据分析、建模或模拟等）等方面的问题。EMA 会针对这些特定问题给出前瞻性的科学建议，这些科学建议有助于开发者采用最佳的方法或设计进行试验和研究，以便在 MAA 时不会对试验的设计提出重大异议。但 EMA 不会对研究结果进行预评估，也不会对药物的风险获益比作出结论性的回答，并且这些科学建议也不具有法律约束力。方案援助是一种特殊形式的科学咨询，专门针对孤儿药开发人员提供，孤儿药的开发者可以就孤儿药许可标准的相关问题咨询 EMA。EMA 专门制定了一项指南 *European Medicines*

Agency Guidance for Applicants seeking scientific advice and protocol assistance，以指导申请人申请科学咨询和方案援助。更多有关科学咨询和方案援助程序的信息可在 EMA 网站 https://www.ema.europa.eu/en/human-regulatory/research-development/scientific-advice-protocol-assistance 查询。

在欧盟，一个药物如果能够符合以下标准，有可能会被认定为孤儿药：①用于治疗、预防或诊断危及生命或使人长期衰弱的疾病；②这种疾病在欧盟的发病率不超过 5%，或者这种药物的市场销售额不足以回报研发所需的投资；③该疾病尚无令人满意的治疗、预防或诊断方法获批，或者即使有，该药物能够使此疾病的患者明显获益。孤儿药的认定申请由 EMA 的孤儿药委员会（committee for orphan medicinal products，COMP）审查，EMA 会将 COMP 的意见发给负责授予孤儿药称号的欧盟委员会。2018 年 2 月，EMA 发布了一份问答文件 *Rare diseases，orphan medicines: Getting the facts straight*，解决了对孤儿药定义的含义以及与孤儿药有关的其他方面的普遍误解。

一旦 ATMPs 被 COMP 认定为孤儿药，将享受以下激励措施：①方案援助；②可进入集中审评程序；③ 10 年市场独占权；④费用减免。

此外，CAT 还会为中小企业（small-and medium-sized enterprises，SME）在研的 ATMPs 提供一个认证程序，在对包括对质量以及开发过程中任何阶段产生的非临床数据进行科学评估后，CAT 会签发一份证明，确认现有数据在多大程度上符合 MAA 的标准。该评估和认证程序需要 90 天，通过该认证程序，可及早发现可能影响 MAA 的问题，以便在递交 MAA 之前解决这些问题。EMA 发布了一项指南文件 *Procedural advice on the certification of quality and non-clinical data for SMEs developing ATMPs*，规定了关于提交、评估和认证质量和非临床数据的程序、时间表和实际步骤。在另一份 EMA 指南文件 *Guideline on the minimum quality and non-clinical data for certification of ATMPs* 中，规定了申请质量和非临床数据认证时应至少提交的数据内容。

（二）上市许可

为帮助申请人递交 MAA，EMA 制定了 ATMPs 的评价程序以及一系列指导原则文件。

2018 年 1 月，EMA 更新了 ATMPs 评价程序建议指南 *Procedural advice on the evaluation of ATMPs*，进一步澄清了 ATMPs 的评价程序，更新内容包括：①加强申请人、EMA 以及委员会之间的及时有效互动；②详细说明了 EMA 的 3 个委员会（即 CAT、CHMP 和 PRAC）在评价中的角色和职责；③简化了委员会通过问题清单和议题清单的程序；④澄清了哪些情况下可能需要口头解释；⑤允许更长时间的暂停（clock stops），以给开发者更多时间来回答委员会提出的问题。更多信息参见 *Adoption of revised guidance concerning procedural advice on the evaluation of ATMPs*。

按照集中审评程序递交 MAA 所需要的文件包要求可参见 *Dossier requriements for centrally authorised products*（*CAPs*）。递交 ATMPs 的 MAA 时，除应遵循 *Directive 2001/83/EC* 附件一中所述的产品质量、非临床和临床开发的一般要求外，*Regulation*

1394/2007/EC 还制定了 ATMPs 的专门要求，这些要求不仅考虑到了 ATMPs 的特殊性，同时还为 ATMPs 基于风险的开发方法奠定了法律基础。基于这些专门为 ATMPs 开发的风险分析策略，研究者可从开始开发直至整个开发过程中考量并确定未来 MAA 所需要的产品质量、非临床和临床数据量。关于基于风险的开发和评价方法的更多具体信息可参见指导原则 *Guideline on risk-based approach according to annex I, part Ⅳ of Directive 2001/83/EC applied to advanced-therapy medicinal products* 和 *Development of non-substantially manipulated cell-based advanced therapy medicinal products: flexibility introduced via the application of the risk-based approach*。对于包含医疗器械的组合 ATMPs，为评估医疗器械组件是否符合相关医疗器械指令的基本要求，CAT 在审评时将会按照程序与医疗器械公告机构（Notified Bodies，NB）进行互动，EMA 制定了文件 *Procedural advice on the evaluation of combined advanced therapy medicinal products and the consultation of notified bodies in accordance with Article 9 of Regulation（EC）No. 1394/2007*，描述了 CAT 评估组合 ATMPs 时，EMA 与 CAT 和医疗器械公告机构之间进行互动的程序，并提供了此类互动的可能场景和时间表。

（三）上市后药物警戒

欧盟关于药物警戒的所有立法和指导原则均适用于 ATMPs。2018 年 2 月，根据 *Regulation 1394/2007/EC* 第 14（4）条的规定，结合 ATMPs 的独特特性，EMA 发布了一份关于 ATMPs 安全性和有效性随访及风险管理的指导原则草案 *Guideline on safety and efficacy follow-up risk management of ATMPs*，该指导原则草案根据此类药物上市许可以及科学咨询和方案援助所获得的经验，并就以下问题提出了建议：①早期风险识别以和风险减轻策略；②为确保随访药物的安全性和有效性进行的上市后研究。

第三节　日本对细胞和基因治疗产品的监管政策

在日本，CGT 产品被归类为再生医学产品。总体上，日本对 CGT 产品实行双轨制管理，仅在医疗机构内部使用的细胞产品以及研究者发起的临床试验属于《再生医学安全法》的管辖范围，必须向厚生劳动省（Ministry of Health，Labour and Welfare，MHLW）递交方案和批准。以产品上市为目的的细胞治疗产品则由药品医疗器械管理局（Pharmaceutical and Medical Device Agency，PMDA）按照《药品、医疗器械和其他产品法》审评，由 MHLW 批准上市。

一、CGT 的定义

在日本，基因治疗定义为以治疗为目的而将遗传物质或基因修饰的细胞注入人体。基因治疗产品包括在体或离体使用的病毒载体和非病毒载体，如质粒 DNA、采用未修饰病毒制备的疫苗、重组蛋白或多肽、siRNA、反义寡核苷酸、RNA 适配体、核酸衍生物等不被视为基因治疗产品。

在日本，虽然 PMD 及相关法律对细胞治疗没有明确的定义，但将来自人体或动物组织或器官的经“处理”的活细胞给予或移植到受试者中，就可被视为细胞治疗。器官移植、造血干细胞移植和血液制品等即使含有活细胞，也不被视为细胞治疗产品。PMD 法及 ASRM 中定义的“处理”包括：①人工扩增或分化细胞，构建细胞系；②通过化学处理激活细胞或组织；③改变生物学特性；④与非细胞或非组织成分组合；⑤旨在治疗疾病或修复或重建组织的基因修饰细胞。以下操作不被视为“处理”：①分离或切割组织；②分离特定细胞（生物或化学处理后的分离除外）；③采用抗生素处理；④清洗；⑤采用 γ 射线灭菌；⑥冷冻；⑦复苏，和（或）不以获得与原始细胞不同结构和功能为目的的其他细胞操作。

二、再生医学产品的法律框架

在 2013 年以前，日本并没有专门针对再生医学产品监管的法律，《药事法》中仅包括药品和医疗器械，再生医学产品的上市许可采用与药品和医疗器械相同的法律。然而再生医学产品自身具有特性（如自体产品的异质性），在传统的药品和医疗器械监管框架下，很难保证再生医学产品的质量、安全性和有效性。按照《药事法》，日本仅批准了两款再生医学产品（日本组织工程有限公司的培养皮肤产品和培养软骨产品）。此外，按照《医疗服务法》和《执业医师法》，日本医生有权在医疗机构内使用的未经批准的细胞治疗产品，而不需要向厚生劳动省申报和备案，但由于缺乏生产和质量控制，常会导致严重不良事件。

为促进再生医学产品向临床应用的高效转化，确保日本在再生医学领域的研究和临床治疗优势，日本相继修订出台了有关再生医学的新法规。2013 年 4 月，日本国会通过了一项新的法律框架——《再生医学促进法》，该法案明确指出，政府的责任是基于最新的科学标准为公众提供获得再生医学产品的机会。根据这一框架，2013 年 11 月日本国会通过了两项关于再生医学疗法和技术的法案——《药品、医疗器械和其他产品法》（即《药事法》修订版，PMD 法案）和《再生医学安全法》（ASRM），并于 2014 年 11 月正式生效。此法发布以后，从 2015 年到 2023 年，日本一共通过了 23 个再生医疗药品的注册申报。截至 2023 年 7 月 31 日，ASRM 的实际实施情况：拥有认定再生医疗委员会 162 个；日本国内细胞培养加工设施 3489 个，国外（包括中国、韩国、澳大利亚）15 个；治疗方面日本三种再生医疗的提供计划为 5289 个，研究方面为 107 个。

《再生医学安全法》涵盖了医疗机构发起临床研究（不以上市为目的）和仅在医疗机构内使用的未经批准的细胞治疗。根据对人体预期的潜在风险和技术的安全性，包括：①细胞的类型及来源（胚胎干细胞、诱导多能干细胞、成体干细胞或体细胞）；②操作的程度；③用法（同源或非同源）；④其他因素。《再生医学安全法》将这些细胞治疗技术分为三类，Ⅰ类技术被认为是高风险的，不仅包括胚胎干细胞、诱导多能干细胞，还包括基因修饰细胞、异种来源细胞和同种异体细胞；Ⅱ类技术被认为是中风险，包括自体的成体干细胞；Ⅲ类技术为低风险，包括已积累了一定临床经验的自体体细胞。对于这些细胞的来源，日本2018年版《生物由来原料基准》做出了严格要求，包括来源于人类和动物的细胞和组织都需要进行细菌、真菌、病毒等的检测。根据健康科学理事会（Health Science Council，HSC）的意见，可定期审查这些分类并在必要时修订。以上各类技术的临床研究方案或治疗方案在经再生医学特别委员会审评后还应递交给予MHLW，通过这种最新的审评流程，MHLW可对日本医疗机构提供的再生医学技术进行监督。此外，《再生医学安全法》还允许医疗机构委托认证的企业生产再生医学产品所需要的特定细胞组件，而之前必须是在医疗机构内制备。认证的生产企业需每年向MHLW递交年度报告，内容包括：①生产细胞的数量；②处理细胞的项目清单；③疾病发生率。通过这一监管改革，可促进学术界和产业界的早期合作，加速创新技术的转化，在全面保证生产工艺的质量和安全的同时，降低生产成本。

2016年6月27日厚生劳动省发表了《再生医疗（人细胞制品）质量、非临床试验及临床试验相关技术指导原则》，对再生医疗药品的全过程做出要求。其中包括：一、为保证药品品质需要进行: ①原料的合格性试验; ②规格和试验方法及工序内管理试验; ③稳定性试验；④无菌试验及支原体否定试验；⑤质量验证试验。二、非临床需要进行: ①一般毒性试验；②关于造瘤性试验；③非细胞成分的安全性评价；④生产过程掺入杂质安全性评价试验。三、临床试验需要进行：①一般毒性试验；②试验对象及实验试剂要求确认；③用法用量探索；④有效性评价试验；⑤安全性评价试验；⑥其他注意事项。

在日本，每一年厚生劳动省都会发表《下一代医疗器械评价指标》，其中关于再生医疗药品截至目前发表了29个技术要求：

（1）2010年（平成22年）1月18日发表4件　关于骨折整复支持装置的评价指标；关节手术支持装置相关评价指标；关于重症心力衰竭细胞治疗用细胞片的评价指标；角膜上皮细胞片相关评价指标。

（2）2010年（平成22年）5月28日发表2件　角膜内皮细胞片相关评价指标；适用于软组织的计算机辅助手术装置的评价指标。

（3）2011年（平成23年）12月7日3件　关于牙周组织治疗用细胞片的评价指标；整形外科用定制人工髋关节的评价指标；关于计算机诊断支持装置的评价指标。

（4）2010年（平成22年）12月15日3件　关节软骨再生相关评价指标；神经功能修饰装置的评价指标—综述；关于整形外科用骨接合材料定制种植体的评价。

（5）2013年（平成25年）5月29日3件　关于自己iPS细胞由来网膜色素上皮细胞评价指标；关于活动机能回复装置评价指标；关于重症下肢虚血疾患治疗用医疗机器的临床评价指标。

（6）2014年（平成26年）9月12日发表3件　同种iPS（样）细胞来源的视网膜色素上皮细胞；维持可动性及稳定性的脊椎种植体；活用三维层叠技术的整形外科用种植体。

（7）2015年（平成27年）9月25日发表了3件　鼻软骨再生；心脏导管消融装置；定制整形外科用种植体等。

（8）2016年（平成28年）6月30日发表3件　使用人软骨细胞或体性干细胞加工产品的关节软骨再生；使用人（同种）iPS（样）细胞加工产品的关节软骨再生；生物吸收性血管支架。

（9）2018年（平成30年）3月20日发表的1件　人（自身）表皮（皮肤）再生的评价指标。

（10）2018年（平成30年）7月25日发表的1件　人（同种）表皮（皮肤）再生的评价指标。

（11）2021年（令和3年）发表1件　人（同种）使用iPS（样）细胞加工制品的亚急性期脊髓损伤（外伤性）的治疗评价指标。

（12）2022年（令和4年）2月17日发表1件　人（自身）骨髓来源间叶系干细胞加工制品、人（同种）脂肪组织源间叶系干细胞加工制品及人（自身）外周血CD34阳性细胞加工使用产品治疗非代偿性肝硬化的治疗评价指标。

（13）2023年3月31日（令和5年）发表1件　人（同种）iPS细胞由来心肌细胞薄片治疗缺血性心肌病评价指标。

这些评价指标中都会含有此再生医学药品的原料、生产过程、药品质量相关的品质管理、药品稳定性试验、非临床试验、临床试验的相关评价要求，内容十分详细清楚。

2019年7月9日厚生劳动省发布了《关于基因治疗制品的品质和安全性》确保对基因治疗药品全程进行监控。完善了基因制品的相关审查要求，也促进了相关技术的发展。其内容包括基因药品的载体的构造和制作方法、靶细胞、特性解析及规格和试验方法、药品开发的经历、过程评价、稳定性试验等；还包括药效、药理、体内分布、非临床安全性评价试验等的要求。

PMD法案涵盖了旨在获得上市许可的再生医学产品的临床试验。并首次从法律层面对再生医疗产品进行了界定，将细胞治疗、基因治疗和组织工程产品从药品、医疗器械中独立出来单独监管。再生医学产品的定义为：①拟用于重建、修复或形成人体结构或功能，拟用于治疗或预防人类疾病的经处理的细胞；②基因治疗产品。此外，PMD法案还制定了再生医学产品的“有条件、有期限”的上市许可途径。某些再生医学产品，在保证产品安全性的前提下，如果可通过小规模的临床试验可推测有效，有可能会被附条件批准上市，在限定期限内（最长7年）证明有效性和安全性后，可再次申请完全批准，或到期后撤销上市许可并撤市。这一规定，既可以使患者及时获得有治疗潜力的再生医学产品，又可以确保无效产品能够及时退出市场。

三、CGT的临床研究监管

日本有两种类型的临床研究：一种是注册临床试验（clinical trial），即按照PMD法案，收集用于产品上市许可申请临床数据的临床研究；另一种是临床研究（clinical research），即非注册临床试验不以上市为目的的临床研究，开展这种类型的临床研究主要是为了科学研究或创建各种医疗技术。两种类型的临床试验采用不同的监管路径，最终均由MHLW授权批准这两种临床研究，并且根据这些临床研究结果，MHLW将批准医疗机构在国家健康保险系统下提供这些技术或批准生产商向公众销售这些产品。

按照ASRM，计划实施细胞治疗技术的医疗机构必须向MHLW认证的再生医学特别委员会提交一份临床研究方案或治疗方案，经再生医学特别委员会审评后，还应将研究计划递交给MHLWI和分类技术的特别委员会应独立于MHLW（通常在学术机构中），并要求能够站在第三方的角度且具有较高的审评能力，Ⅲ类技术委员会的设立条件不像Ⅰ和Ⅱ类技术特别委员会那样严格。对于Ⅰ类所包含的高风险的细胞治疗技术，MHLW还将结合HSC的意见在90天内作出决定，必要时可能会改变特别委员会的意见。此外，医疗机构每年还应向特别委员会和MHLW提交年度报告，内容包括：①接受细胞治疗的患者数量；②与细胞治疗相关的发病率和致残率；③整体安全性评价以及对这种特殊细胞治疗技术的科学接受性。通过递交的研究计划和年度报告，MHLW可对日本医疗机构提供的再生医学技术进行监督。

由于离体（ex vivo）基因治疗在ASRM的范围之内，而在体（in vivo）基因治疗不在ASRM范围之内，因此这两种类型的基因治疗采用不同的监管程序。所有的离体基因治疗均被分为Ⅰ类，需要按照上述Ⅰ类细胞治疗技术的程序向特别委员会和MHLW提交研究计划和年度报告。而对于新的在体基因治疗，如果医疗机构向MHLW递交研究计划，MHLW会咨询HSC，HSC下属的基因治疗临床研究审查委员会对研究计划进行审查，MHLW会根据HSC的建议来决定是否同意医疗机构开展研究。

在以产品上市为目的的注册试验（即clinical trial）开始前，申请人须向MHLW递交申请，包括临床试验方案、研究者手册以及知情同意书，在递交申请的30天内，MHLW/PMDA会对递交的试验方案和其他文件进行审查，以确保受试者安全。如果在30天的审查期发现任何不可开展试验的理由，MHLW/PMDA会要求申请人进行适当的修订，必要时会告知申请人直至修改完毕才可以开展临床试验。在递交研究计划之前，建议申请人向PMDA的细胞和组织产品办公室（office of cellular and tissue-based products，OCTP）咨询，以确认研究产品的质量和安全性符合相关指导原则的规定。

四、CGT产品的上市许可

根据新的PMD法案，有两种途径获得再生医学产品的上市许可：第一种途径与药品和医疗器械的常规许可制度相同。这种途径下，必须在完成早期（Ⅰ/Ⅱ期）临床试验后，通过确证性临床试验（Ⅲ期）来确证再生医学产品的有效性和安全性。第二种途径是一种新型策略，在保证产品安全性并通过小规模临床试验可推测产品有效的前提下，某些再生医学产品可适用有条件、有期限的上市许可制度。在获得有条件、有期限批准后，产品应由具有足够再生医学知识和经验的医生使用，并且上市许可持有人有责任继续监测产品的临床表现，并向MHLW递交附加的安全性和有效性数据。

如果想获得完全批准，上市许可持有人需在规定时限内（最长 7 年）重新递交申请，经 PMDA 审评后，MHLW 会根据 PMDA 的意见作决定是否给予完全批准。如果上市许可持有人在规定期限内没有重新申请或者产品的有效性和安全性没有得到证明，MHLW 将撤销该产品的上市许可，同时产品也将会被撤市。

值得注意的是，并不是所有的 CGT 产品均有资格获得有条件、有期限的上市许可，这不仅取决于产品质量的异质性，还取决于产品拟用疾病的严重程度以及与已批准疗法相比的临床价值。并且这种类型的上市许可只是对上市许可申请审评后才可决定的一个选项，建议申请人在早期临床阶段向 PMDA/OCTP 咨询。

对于不知道自己是否有资格获得有条件、有期限的上市许可的申请者，可以在申请前进行再生医疗 RS（regulatory science）综合咨询和 RS 战略咨询。这是一种主要以大学、研究机构、风险企业为对象，从医药品、医疗器械、再生医疗等产品的开发产品候补选定的最终阶段开始，到临床开发初期 POC（proof concept）试验（前期Ⅱ期试验程度）为止，主要对必要的试验、临床试验计划制订等进行指导和建议的机制。再生医学领域可以进行的咨询事项包括：①生物来源原料基准的对应相关事项；②用于人初次给药试验的产品质量（来自规格、制造工序）有关杂质的安全性、稳定性等）的事项；③开始人初次给药试验之前所需的非临床安全性试验有关的事项；④探索性临床试验的协议相关事项。

PMDA 发行的《RS 综合咨询・RS 战略咨询》的手册在 2023 年 4 月进行了版本的更新，以指导更好进行咨询工作。

五、SAKIGAKE 认证

为使患者尽早获得创新药物、医疗器械和再生医学产品，促进这些创新型医疗产品的研究和开发，缩短创新型医疗产品的上市前审查期，日本建立了 SAKIGAKE 认证体系。自 2016 年开始，SAKIGAKE 认证申请每年开放一次。要获得 SAKIGAKE 认证，一种产品必须符合以下条件：①显示出高度显著的有效性；②能够满足大量医疗需求；③具有技术创新性；④原则上必须在世界上任何地方之前首先在日本开发和提交应用。创新型医疗产品在开发的早期就可申请 SAKIGAKE 认证，被授予 SAKIGAKE 认证的产品可获得优先咨询服务和优先审评权，审评时限将从常规的 12 个月缩短为 6 个月。

第四节 中国对细胞和基因治疗产品的监管政策

在中国，目前尚无专门针对 CGT 的立法，国务院卫生监管部门和药品监管部门各自以规章、条例的形式出台了一系列的监管要求，逐渐形成了目前所谓的“双轨制”的监管框架，即国务院卫生监管部门对由医疗机构研发、制备并在本医疗机构内开展的体细胞临床研究进行备案管理，在取得安全性、有效性等证据的基础上，可作为生物医学新技术在备案后在医疗结构内转化应用；国务院药品监管部门将由企业主导研发的细胞治疗和基因治疗产品纳入治疗用生物制品按照药品进行监管。

一、“技术”与“药品”的“双轨制”监管

（一）按照药品的监管

1993年，卫生部药政管理局下发了《人的体细胞治疗及基因治疗临床研究质控要点》的通知（卫药政发〔1993〕205号），首次将人的体细胞治疗及基因治疗纳入药品监管范围，并将其归类为生物制品。

1999年，国家药品监督管理局颁布《新生物制品审批办法》（局令第3号），重申将人的细胞治疗和基因治疗按照新生物制品监管，在临床试验或上市前均需申报，实行国家一级审批制度。并且该办法还以附件的形式出台了《人的体细胞申报临床试验指导原则》和《人基因治疗申报临床试验指导原则》。

2002年，国家药品监督管理局出台的《药品注册管理办法（试行）》将基因治疗、体细胞治疗及其制品归为治疗用生物制品注册分类第三类，要求按照新药的要求进行临床试验和上市申报注册。在随后的2005年、2007年以及2020年修订的《药品注册管理办法》中，均将细胞和基因治疗产品纳入治疗用生物制品进行管理。

2003年3月，国家食品药品监督管理局颁布了《人体细胞治疗和制剂质量控制技术的指导原则》和《人基因治疗研究和制剂质量控制技术指导原则》，首次明确了体细胞治疗和基因治疗的定义及范围，就其制备技术、质量控制和应用方案的申报提供了指导意见。

为规范和指导按照药品研发及注册的细胞治疗产品的研究与评价工作，2017年底国家食品药品监督管理总局发布了《细胞治疗产品研究与评价技术指导原则（试行）》，对按照药品进行研发与注册申报的人体来源的活细胞产品的技术要求提供了明确的指导意见。指导原则要求细胞制品的生产全过程必须符合《药品生产质量管理规定（GMP）》的要求并严格执行，且应通过科学设计的非临床和临床试验来验证其有效性和安全性。之后随着“南京传奇”获得第一个IND受理和批准临床试验之后，国内先后有数十家多家企业按照药品申报了CAR-T细胞产品、间充质干细胞产品、CAR-NK细胞产品的注册临床试验。

2019年4月，国家药品监督管理局启动了“中国药品监管科学行动计划”，将“CGT产品技术评价与监管体系研究”列入了首批研究项目之中，并陆续发布了一系列技术指导原则的征求意见稿，包括《基因治疗产品药学研究与评价技术指导原则（征求意见稿）》《基因转导与修饰系统药学研究与评价技术指导原则（征求意见稿）》《免疫细胞治疗产品临床试验技术指导原则（征求意见稿）》《人源性干细胞及其衍生细胞治疗产品临床试验技术指导原则（征求意见稿）》《免疫细胞治疗产品药学研究与评价技术指导原则（征求意见稿）》。2019年11月28日，国家药品监督管理局食品药品审核查验中心官网发布《GMP附录－细胞治疗产品（征求意见稿）》，这是国内首部针对细胞治疗产品的GMP附录，弥补了我国细胞治疗产品在生产质量控制法规层

面和技术层面的空白。

2020 年 8 月，国家药监局药品审评中心（CDE）组织起草了《人源性干细胞及其衍生细胞治疗产品临床试验技术指导原则（征求意见稿）》，以期为药品研发注册申请人及开展药物临床试验的研究者提供更具针对性的建议和指南。

2020 年 9 月，国家药监局药品审评中心发布了《基因治疗产品药学研究与评价技术指导原则（征求意见稿）》，作为基因治疗产品的一般性技术要求，为基因治疗产品相关企业的研发、申报提供指导意见，同时也作为监管机构监管和评价基因治疗产品的重要参考。

2021 年 2 月，为指导我国免疫细胞治疗产品研发，提供可参考的技术标准，在国家药品监督管理局的部署下，国家药监局药品审评中心组织制定了《免疫细胞治疗产品临床试验技术指导原则（试行）》。本指导原则适用于以在国内注册上市为目的，按照《药品管理法》《药品注册管理办法》等药品管理相关法规进行研发和注册申报的免疫细胞治疗产品，旨在为该类产品开展临床试验的总体规划、试验方案设计、试验实施和数据分析等方面提供必要的技术指导，以最大限度地保障受试者参加临床试验的安全和合法权益，并规范对免疫细胞治疗产品的安全性和有效性的评价方法。

2021 年 12 月，为规范国内基因治疗产品非临床研究与评价，引导行业健康发展，提高企业研发效率，在国家药品监督管理局的部署下，国家药监局药品审评中心组织制定了《基因治疗产品非临床研究与评价技术指导原则（试行）》《基因修饰细胞治疗产品非临床研究与评价技术指导原则（试行）》。

2022 年 1 月，为规范和指导 CAR-T 治疗产品申请上市注册时风险管理计划的撰写，国家药监局药品审评中心组织制定了《嵌合抗原受体 T 细胞（CAR-T）治疗产品申报上市临床风险管理计划技术指导原则》，在借鉴 ICH E2E 药物警戒计划、《药物警戒质量管理规范》和国内外风险管理计划相关指导原则的基础上，列举了 CAR-T 细胞治疗产品可能存在的安全性风险，以及常规和本类产品特异的额外药物警戒活动和风险最小化措施。

2022 年 5 月，为规范和指导免疫细胞治疗产品的药学研发、生产和注册，在国家药品监督管理局的部署下，国家药监局药品审评中心组织制定了《免疫细胞治疗产品药学研究与评价技术指导原则（试行）》，对免疫细胞治疗产品的药学研究提出一般性技术原则和建议。为规范和指导体外基因修饰系统的药学研究，国家药监局药品审评中心组织制定了《体外基因修饰系统药学研究与评价技术指导原则（试行）》，旨在为研发单位提供指导意见，也作为监管机构评价的重要参考。除此之外，为规范和指导体内基因治疗产品的药学研发、生产和注册，国家药监局药品审评中心又组织制定了《体内基因治疗产品药学研究与评价技术指导原则（试行）》，对体内基因治疗产品的药学研究提出科学性的建议和一般性的技术要求。

2023 年 1 月，为鼓励抗肿瘤新药研发，在国家药品监督管理局的部署下，国家药监局药品审评中心组织制定了《慢性淋巴细胞白血病新药临床研发技术指导原则》，立足于当前的临床实践，结合近年来新药研发的经验和挑战，就慢性淋巴细胞白血病新药临床研究如何在设计和执行过程中充分考虑疾病特征和患者需求提出观点。

2023年4月，为规范和指导人源干细胞产品的药学研发、生产和注册，在国家药品监督管理局的部署下，国家药监局药品审评中心组织制定了《人源干细胞产品药学研究与评价技术指导原则（试行）》，对按照药品进行研发的干细胞产品药学研究的技术问题提供建议。而人源性干细胞及其衍生细胞治疗产品在细胞来源、类型、制备工艺等方面异质性较大，治疗原理和体内活性作用相较传统药物更加复杂。为给该类产品开展临床试验提供技术指导和建议，2023年6月，国家药监局药品审评中心发布了《人源性干细胞及其衍生细胞治疗产品临床试验技术指导原则（试行）》。该指导原则适用于按照《药品管理法》《药品注册管理办法》等药品管理相关法规进行研发和注册申报的干细胞相关产品，旨在为该类产品开展临床试验的总体规划、设计、实施和试验数据分析等方面提供必要的技术指导，规范药品研发注册申请人及开展药物临床试验的研究者对干细胞相关产品的安全性和有效性的评价方法，并最大限度地保护受试者参加临床试验的安全和权益。

2023年10月，为规范和指导人源干细胞产品的非临床研究，国家药监局药品审评中心在前期调研的基础上，结合国内外相关法规和技术要求，以及对该类产品当前技术发展和科学的认知，撰写形成了《人源干细胞产品非临床研究技术指导原则（征求意见稿）》，并公开征求意见和建议，以便后续完善。

（二）按照技术的监管历程

2000年10月24日，卫生部颁布了《全国医疗服务价格项目规范（试行）》，在2001版本中，CIK免疫细胞治疗被列入其中，为收费提供了依据。

2003年12月，科技部和卫生部联合印发了《人胚胎干细胞研究伦理指导原则》的通知，这是中国第一个关于干细胞研究伦理规范的指导文件。

2009年5月，卫生部颁发《医疗技术临床应用管理办法》（卫医政发〔2009〕18号），首次将自体干细胞和免疫细胞治疗、基因治疗、异体干细胞移植等纳入第三类医疗技术目录中。卫生部对第三类医疗技术实行准入制管理，在其首次应用于临床前，必须经过卫生部组织的安全性、有效性临床试验研究，论证及伦理审查。由卫生部指定的技术审核机构（中华医学会、中国医院协会、中国医师协会、中华口腔医学会）负责第三类医疗技术临床应用能力技术审核工作，通过的单位可向其发放《医疗机构执业许可证》。医疗机构应自准予开展第三类医疗技术之日起2年内，每年向卫生行政部门报告临床应用情况，包括诊疗病例数、适应证掌握情况、临床应用情况、临床应用效果、并发症、合并症、不良反应、随访情况等。在2009年6月11日颁布的《首批允许临床应用的第三类医疗技术目录》中，自体免疫细胞和干细胞都被列入其中。该办法实施后，虽然在满足患者用药需求方面发挥了积极的作用，但也打破了原来将细胞和基因治疗按照药品监管的单一监管框架，不仅引发了细胞治疗是医疗技术还是药品的争论，还大大降低了进入干细胞行业的门槛，也为后来大量未经临床验证的干细胞及免疫细胞疗法在临床滥用埋下了隐患。

为规范干细胞的临床研究和应用行为，2011 年 12 月，卫生部和国家食品药品监督管理局联合发布了《关于开展干细胞临床研究和应用自查自纠工作的通知》，要求停止未经卫生部和国家食品药品监督管理局批准的干细胞临床研究和应用活动，并且于 2012 年 7 月 1 日前暂停受理所有新的干细胞申报项目。

为规范干细胞的临床研究，保护受试者的合法权益，2015 年 7 月国家卫计委和 CFDA 联合发布了《干细胞制剂质量控制及临床前研究指导原则（试行）》和《干细胞临床研究管理办法（试行）》。

2015 年 8 月，国家卫计委下发了《关于取消第三类医疗技术临床应用准入审批有关工作的通知》（国卫医发〔2015〕71 号），取消了第三类医疗技术临床应用的准入审核。明确禁止临床应用安全性、有效性存在重大问题的医疗技术，对于安全性、有效性确切但技术难度大、风险高的医疗技术限制临床应用，并制定了《限制临床应用的医疗技术（2015 版）》，限制临床应用的医疗技术实行备案制，医疗机构对本机构医疗技术的临床应用和管理承担主体责任。但无论是禁止临床应用还是限制临床应用的医疗技术，均不包括基因治疗和细胞治疗。通知第八条要求“法律法规已经设立行政许可的医疗技术，依照有关规定执行。开展医疗新技术临床研究，按照临床研究管理的相关规定执行”。值得注意的是，通知中规定，对于涉及使用药品、医疗器械或具有相似属性的相关产品、制剂等的医疗技术，在药品、医疗器械或具有相似属性的相关产品、制剂等未经食品药品监管管理部门批准上市前，医疗机构不得开展临床应用。2016 年“魏则西”事件爆发，国家卫计委重申细胞治疗按照临床研究管理，依照有关规定执行，这也终结了细胞治疗收费的时代。

2018 年 12 月，国家卫健委官网印发了《关于政协十三届全国委员会第一次会议第 4443 号（医疗体育类 434 号）提案答复的函》，答复函中提到，截至 2018 年 12 月 13 日，已有 102 家医疗机构和 19 个临床研究项目完成备案；为支持细胞治疗产品申报药物注册，将委托中国食品药品检定研究院承担定向课题“创新生物技术药物评价及标准化关键技术研究”，尽快建立相关创新生物技术药的科学评价体系；在重大专项中技术支持多家医药企业和科研机构开展多个 CAR-T 技术品种研究；下一步将借鉴干细胞临床研究管理模式，组织开展细胞治疗技术临床研究机构申报、遴选和备案。

2019 年 2 月，国家卫生健康委起草了《生物医学新技术临床应用管理条例（征求意见稿）》，首次明确了生物医学新技术的定义，建立了生物医学新技术临床研究和转化应用的行政审批制度，其中临床研究按照风险等级进行管理，高风险研究由国务院卫生主管部门审批（生物医学新技术风险等级目录由国务院卫生主管部门制定）；研究成果的转化应用均由国务院卫生主管部门负责。明确开展（包括牵头或参与）临床研究的医疗机构承担主体责任；对于临床研究的预期成果成为药品或医疗器械的，按照《药品管理法》《医疗器械监督管理条例》等法律、行政法规的规定执行。

2019 年 3 月 29 日国家卫健委发布了关于《体细胞治疗临床研究和转化应用管理办

法（试行）（征求意见稿）》，拟对由医疗机构研发、制备并在本医疗机构内开展的体细胞临床研究及其临床应用进行备案管理。

2023 年 5 月 9 日，为促进医疗机构研究者发起的体细胞临床研究健康发展，加强对医疗机构开展体细胞临床研究工作的指导，参照干细胞临床研究的管理程序和技术要求，结合体细胞临床研究特点，国家卫健委科教司起草了《体细胞临床研究工作指引（征求意见稿）》，并面向社会公开征求意见。

2023 年 8 月 18 日，根据《医疗机构开展研究者发起的临床研究管理办法（试行）》和相关要求，体细胞临床研究参照《干细胞临床研究管理办法（试行）》管理的要求，国家卫生健康委科教司组织起草了《体细胞临床研究工作指引（试行）》，并委托中国医药生物技术协会（CMBA）发布了《体细胞临床研究工作指引（试行）》，中国医药生物技术协会将承担体细胞临床研究审核和日常管理工作。

二、卫生行政部门对细胞基因治疗临床研究 / 应用的监管

目前，在中国存在两种类型的临床研究：临床试验和临床研究。临床试验，即以药品上市注册为目的，为确定药物安全性与有效性在人体开展的药物研究，按照《药品管理法》，由国务院药品监管机构批准和监管，应遵循 GCP 规范。临床研究，即非注册临床试验，是指在医疗卫生机构内开展的医学研究及新技术的临床应用观察。按照国卫医发〔2014〕80 号文件《医疗卫生机构开展临床研究项目管理办法》，由医疗机构的临床研究管理委员会和伦理委员会审核、批准，并向核发其医疗机构执业许可证的卫生行政部门备案。

（一）干细胞的临床研究监管

按照 2015 年发布的《干细胞临床研究管理办法（试行）》规定，开展干细胞临床研究的医疗机构（仅限于三级甲等医院）是干细胞制剂和临床研究质量管理的责任主体，负责立项审查、登记备案和过程监督。机构不得向受试者收取干细胞临床研究的相关费用。开展干细胞临床研究项目前，机构应向国家卫生计生委与国家食品药品监督管理总局备案，干细胞临床研究应符合《药物临床试验质量管理规范》的要求，干细胞制剂应符合《干细胞制剂质量控制及临床前研究指导原则（试行）》的要求，制备过程应符合《药物生产质量管理规范》（GMP）的基本原则和相关要求。按照本办法完成的干细胞临床研究，不得直接进入临床应用。依据本办法开展干细胞临床研究后，如申请药品注册临床试验，可将已获得的临床研究结果作为技术性申报资料提交并用于药品评价。根据该办法的规定，国家卫计委和 CFDA 组建了国家细胞临床研究专家委员会，该委员会由 33 位干细胞基础研究、临床研究和质量控制方面的专家组成，专家委员会的职责是对干细胞临床研究中伦理问题进行研究，提出政策法规和制度建设的意见；根据监管工作需要对已备案的干细胞临床研究项目进行审评和检查，对机构伦理委员会审查工作进行检查，提出改进意见；接受省级伦理专家委员会和机构伦理委员会的咨询并进行工作指导；组织伦理培训等。2015 年 12 月，国家卫计委启动了国

家干细胞临床研究机构和干细胞研究项目备案工作，截至2020年3月，已有123家（包括军队系统的12家）机构、66项十细胞研究项目完成了备案工作。

（二）体细胞的临床研究和临床应用监管

按照《体细胞治疗临床研究和转化应用管理办法（试行）》征求意见稿，拟对由医疗机构研发、制备并在医疗机构内开展的体细胞治疗（包括CAR-T细胞、CAR-NK细胞、TCR-T细胞等）的临床研究和应用转化进行备案管理，拟组建体细胞治疗专家委员会，为体细胞治疗临床研究和转化应用规范管理提供技术支撑和理指导。医疗机构是体细胞治疗临床研究和转化应用的责任主体，开展体细胞治疗临床研究和转化应用的医疗机构及其临床研究项目和转化应用项目均应当具备相应条件，并在国家卫生健康委备案，在备案项目范围内开展体细胞治疗临床研究和转化应用。拟开展体细胞临床研究项目在通过本机构内的学术委员会和伦理委员会的审查之后，可将资料上传到备案信息系统，国家卫健委将组织体细胞治疗专家委员会进行评估，并公示备案的医疗机构和临床研究项目清单。在取得安全性、有效性证据的基础上，可以继续进行转化应用备案，在医疗机构内将体细胞研究项目转入转化应用，国家卫健委对这些医疗机构内使用的细胞治疗转化应用项目进行目录管理。体细胞临床研究不得向受试者收取任何研究相关费用，体细胞治疗转化应用项目转入临床应用后，可向当地省级价格主管部门提出收费申请。医疗机构应当严格按照《体细胞治疗临床研究和转化应用技术规范》开展体细胞治疗临床研究和转化应用。管理办法明确规定，由企业主导研发的体细胞治疗产品应当按照药品管理有关规定向国家药品监管部门申报注册上市。

《体细胞临床研究工作指引（试行）》旨在促进医疗机构研究者发起的体细胞临床研究健康发展，加强对医疗机构开展体细胞临床研究工作的指导。本指引适用于由医疗机构的研究者发起的、非药品注册为目的的体细胞临床研究。医疗机构开展研究者发起的体细胞临床研究应当按要求在国家医学研究登记备案信息系统（以下简称信息系统）提交并上传信息，具体参照《干细胞临床研究管理办法（试行）》执行。对于以上市为目的的，有同类产品（针对同一适应证、同一个靶点的同一类型细胞制剂）已获得药物临床试验许可拟开展药物临床试验或者正在开展药物临床试验的体细胞制剂，已按药品申报和纳入药品管理的体细胞制剂的临床试验，以及已进入临床应用的体细胞制剂则不适用本指引。本指引提出了体细胞临床研究和过程管理的要求，明确了开展体细胞临床研究需要在信息系统上传的材料，同时重视体细胞临床研究的利益冲突管理，建立利益冲突审查机制，合理管理利益冲突。体细胞临床研究机构应当建立临床研究的利益冲突审查机制，对体细胞临床研究主要研究人员、细胞和资金提供方等利益相关方开展利益冲突审查。研究机构应当加强临床研究利益冲突的审查，采取必要措施如回避和信息披露等，最大限度减少利益冲突对临床研究决策和实施的客观公正性产生不当影响。

三、药品监管部门对细胞和基因治疗产品的监管

（一）临床试验、上市注册和上市后监管

按照《药品注册管理办法》（2020 年版），细胞治疗和基因治疗产品归为治疗用生物制品，需要按照新药的要求进行临床试验和上市申报注册，由国务院药品监管机构（国家药品监督管理局）负责审批和监督管理。作为国家药品监督管理局的附属机构，药品审评中心、食品药品审核查验中心（CFDI）、中国食品药品检定研究院（国家药品监督管理局医疗器械标准管理中心）和药品评价中心（国家药品不良反应监测中心）负责细胞基因治疗产品的受理、审评、检查、检验和上市后药物警戒。对于药械组合产品，按照《关于调整药械组合产品属性界定有关项的通告》（2019 年第 28 号）的规定，由国家药品监督管理局医疗器械标准管理中心负责组织开展药械组合产品属性界定工作，其审评审批的流程按照 2009 年 11 月发布的《关于药械组合产品注册有关事宜的通告》规定联合审评机制进行——以药品作用为主的药械组合产品按药品受理，由 CDE 牵头审评，最终审批取得药品注册证书；以医疗器械作用为主的药械组合产品按医疗器械受理，由医疗器械技术审评中心（CMDE）牵头审评，最终审批取得医疗器械注册证书。

对于按照治疗用生物制品申报临床试验及上市注册的细胞和基因治疗产品，申请人在完成支持药物临床试验或上市的药学、药理毒理学、临床试验等研究后，应按照《M4：人用药物注册申请通用技术文档（CTD）》撰写申报资料，向 CDE 提出药物临床试验或上市注册申请，其中药物非临床安全性评价研究应当在经过药物非临床研究质量管理规范（GLP）认证的机构开展，并遵守 GLP 规范。药物临床试验应当经批准，药物临床试验应当在符合相关规定的药物临床试验机构开展，并遵循 GCP 规范。经形式审查，申报资料符合要求的，予以受理。在受理后，CDE 将组织由医学、统计学、临床药理学、药理毒理和药学等专业审评员组成的药物审评团队对提交的生物制品的质量可控性、安全性和有效性进行评价。根据工作需要，在审评过程中也可能会向专家咨询委员会咨询，就重大问题听取专家意见。

对于临床试验申请，CDE 自受理之日起 60 天内决定是否同意开展，并通过 CDE 网站通知申请人审批结果。逾期未通知的，视为同意，申请人可以按照提交的方案开展药物临床试验。临床试验应当在批准后 3 年内实施，3 年内未有受试者签署知情同意书的，该药物临床试验许可自行失效。申办者应当定期在 CDE 网站提交研发期间安全性更新报告，若药物临床试验期间出现了可疑且非预期严重不良反应和其他潜在的严重安全性风险信息，申办者应当按照相关要求及时向监管机构报告。

对于上市注册申请，审评时限为 200 天，审评过程中 CDE 会基于风险启动药品注册核查、检验。批准上市后，持有人应当按照国家药品监督管理局核准的生产工艺和质量标准生产药品，并按照药品生产质量管理规范要求进行细化和实施。

加强上市后产品的全生命周期管理，药品批准上市后，持有人应当持续开展药品安全性和有效性研究，根据有关数据及时备案或者提出修订说明书的补充申请，不断

更新完善说明书和标签。药品监督管理部门依职责可以根据药品不良反应监测和药品上市后评价结果等，要求持有人对说明书和标签进行修订。对于上市后变更，持有人应当按照相关规定，参照相关技术指导原则，全面评估、验证变更事项对药品安全性、有效性和质量可控性的影响，进行相应的研究工作，并报监管机构审批或备案。

（二）加快上市注册程序

为鼓励研究和创制具有明显临床优势的药物，加快具有突出临床价值的临床急需药品上市，《药品注册管理办法》（2020 年版）中制定了药品加快注册上市的几种途径，包括突破性治疗药物程序、附条件批准程序和优先审评审批程序，并于 2020 年 7 月在国家药品监督管理局网站发布了《突破性治疗药物审评工作程序（试行）》《药品附条件批准上市申请审评审批工作程序（试行）》《药品上市许可优先审评审批工作程序（试行）》的公告。

1. *突破性治疗药物程序*　突破性治疗药物适用于防治严重危及生命或者严重影响生存质量的疾病且尚无有效防治手段或者与现有治疗手段相比有足够证据表明具有明显临床优势的创新药或者改良型新药等。申请人可以在Ⅰ期、Ⅱ期临床试验阶段，通常不晚于Ⅲ期临床试验开展前，向 CDE 申请适用突破性治疗药物程序。

对纳入突破性治疗药物程序的药物临床试验，给予以下政策支持：①申请人可以在药物临床试验的关键阶段向药品审评中心提出沟通交流申请，药品审评中心安排审评人员进行沟通交流。②申请人可以将阶段性研究资料提交药品审评中心，药品审评中心基于已有研究资料，对下一步研究方案提出意见或者建议，并反馈给申请人。

2. *附条件批准上市程序*　附条件批准上市是指用于严重危及生命且尚无有效治疗手段的疾病、公共卫生方面急需的药品，现有临床研究资料尚未满足常规上市注册的全部要求，但已有临床试验数据显示疗效并能预测其临床价值，在规定申请人必须履行特定条件的情况下基于替代终点、中间临床终点或早期临床试验数据而批准上市。通常，附条件批准上市药品的药学、药理毒理学要求与常规批准上市药品相同；附条件批准上市不包括因临床试验设计或执行过程中存在缺陷而不能达到上市许可要求的情况。药物临床试验期间，符合以下情形的药品，可以申请附条件批准：①治疗严重危及生命且尚无有效治疗手段的疾病以及公共卫生方面急需的药品，药物临床试验已有数据显示疗效并能预测其临床价值的；②应对重大突发公共卫生事件急需的疫苗或者国家卫健委认定急需的其他疫苗，经评估获益大于风险的。

申请附条件批准的，申请人应当就附条件批准上市的条件和上市后继续完成的研究工作等与 CDE 沟通交流，包括已获得的临床试验数据、药学和药理毒理学数据、申请附条件批准上市的意向以及上市后临床试验的设计和实施计划、上市后风险管理计划等。经沟通交流确认后提出药品上市许可申请。符合附条件批准要求的，在药品注册证书中载明附条件批准药品注册证书的有效期、上市后需要继续完成的研究工作及完成时限等相关事项。审评过程中，发现纳入附条件批准程序的药品注册申请不能满足附条件批准条件的，药品审评中心应当终止该品种附条件批准程序，并告知申请人按照正常程序研究申报。对附条件批准的药品，持有人应当在药品上市后采取相应的风险管理措施，并在规定期限内按照要求完成药物确证性临床试验等相关研究，以补充申请方式申报。附条件批准上市后开展新的或继续进行的临床试验，仍需符合 ICH E6 以及《药物临床试验质量管理规范》的相关要求，并需定期提交药物研发期间安全性更新报告（DSUR），直至药品常规上市。对附条件批准的药品，持有人逾期未按照要求完成研究或者不能证明其获益大于风险的，国家药品监督管理局应当依法处理，直至注销药品注册证书。有关附条件批准上市的更多信息，可以参考 2020 年 11 月 19 日 CDE 发布的《药品附条件批准上市技术指导原则（试行）》。2023 年 8 月 25 日，为进一步完善药品附条件批准上市申请审评审批制度，国家药品监督管理局组织起草了《药品附条件批准上市申请审评审批工作程序（试行）（修订稿征求意见稿）》及有关政策解读，并向社会公开征求意见。

3. 优先审评审批程序　药品上市许可申请时，以下具有明显临床价值的药品，可以申请适用优先审评审批程序：①临床急需的短缺药品、防治重大传染病和罕见病等疾病的创新药和改良型新药；②符合儿童生理特征的儿童用药品新品种、剂型和规格；③疾病预防、控制急需的疫苗和创新疫苗；④纳入突破性治疗药物程序的药品；⑤符合附条件批准的药品；⑥国家药品监督管理局规定其他优先审评审批的情形。

纳入优先审评审批程序的药品上市许可申请，给予以下政策支持：①药品上市许可申请的审评时限为 130 天；②临床急需的境外已上市境内未上市的罕见病药品，审评时限为 70 天；③需要核查、检验和核准药品通用名称的，予以优先安排；④经沟通交流确认后，可以补充提交技术资料。

（三）沟通交流

在产品的药物研发和注册申请过程中，申请人通常会就技术和监管问题与 CDE 审评人员进行沟通。为规范两者之间的沟通交流，国家食品药品监督管理局于 2016 年 6 月 2 日发布了《药物研发与技术审评沟通交流管理办法（试行）》（2016 年第 94 号通告），并于 2018 年 9 月 30 日发布终稿。按照该办法，沟通交流会议分为Ⅰ类、Ⅱ类和Ⅲ类会议。Ⅰ类会议是指为解决药物临床试验过程中遇到的重大安全性问题和突破性治疗药物研发过程中的重大技术问题而召开的会议；Ⅱ类会议是指为药物在研发关键阶段而召开的会议，包括新药临床试验申请前会议、Ⅱ期临床试验结束或Ⅲ期临床试验启动前会议、新药上市申请前会议和风险评估和控制会议；Ⅲ类会议是指除Ⅰ类和Ⅱ类会议之外的其他会议。确定召开沟通交流会议的，Ⅰ类会议一般安排在提出沟通交流后 30 天内召开，Ⅱ类会议一般安排在提出沟通交流后 60 天内召开，Ⅲ类会议一般安排在提出沟通交流后 75 天内召开。申请人和审评团队双方可在沟通交流过程中可就讨论问题充分阐述各自观点，最终形成的共识可作为研发和评价的重要依据。

2020 年 12 月，根据《国家药监局关于实施〈药品注册管理办法〉有关事宜的公告》（2020 年第 46 号），为推进相关配套规范性文件、技术指导原则起草制定工作，在国家药品监督管理局的部署下，CDE 从药物研制规律和注册要求出发，本着有利于药品注册申请人的原则，组织修订了《药物研发与技术审评沟通交流管理办法》。主要修订内容包括对沟通交流程序进行调整和优化、对沟通交流要求进行统一和细化、对沟通交流情形进行优化和细化，并且对沟通交流过程中补充资料的问题和缩短沟通交流时限的问题进行相关说明。

四、中国 CGT 监管中存在的问题及建议

在中国，CGT 之所以形成目前既可以按照“技术”又可以按照“药品”的所谓“双规制”监管，根本原因还是在于细胞治疗兼具药品和医疗技术的特征。相比传统的药品，CGT 有其自身独特特性，它们一般来源于人体组织，在体外操作后再输回人体发挥作用，属于“活”的药物，其个性化程度高，来源、体外操作方式和体内作用多样，生产过程和质量控制难以标准化和规模化，在临床使用中，医生有更多的决策权。因此，细胞治疗产品的监管权一直在卫生和药品监管部门之间摇摆不定。按照医疗技术进行监管，可使患者能够及早应用这些新的治疗方法，但由于 CGT 产品的技术含量较高，所需的设施设备也比较先进，而医疗机构的研发和生产能力有限，不借助企业的力量，很难确保生产样品的质量可控；此外，临床研究和应用的监管门槛相对较低，这也很容易导致缺乏安全性和有效性证据的细胞治疗在临床滥用。而如果作为药品监管，虽然可以确保产品的安全性、有效性和质量可控性，但长期的临床开发过程又可能会阻碍产品的可及性，使开发者和患者错过这一新兴技术。

在经历了 10 多年的技术和药品之争后，国家卫健委和国家药品监督管理局各自出台了一系列的监管要求，这些监管要求初衷都是为了规范加快细胞治疗的科学发展，满足临床需求，维护患者的权益。但“双轨制”的监管制度也引起了学术界和产业界对细胞和基因治疗监管制度的广泛讨论和争议，争论和担忧的焦点问题包括：①不同的监管路径下，对产品的质量控制和非临床研究的技术要求是否执行相同的标准？对产品的临床风险获益评估是否基于相同的考量？若不一致，可能会导致行业标准混乱。②备案制下的临床研究如何监督？临床研究和临床应用中出现的安全性问题应如何报告？③临床应用的细胞治疗如何进行全生命周期的管理？④在医疗机构内部使用的医疗技术和作为药品上市的细胞治疗产品应如何定价？

借鉴美国、欧盟和日本等发达国家和地区对 CGT 的监管经验，并结合我国 CGT 行业发展现状及具体国情，对我国的监管制度的发展思考建议如下：

1. 加快 CGT 的立法　目前我国尚缺乏 CGT 的相关法律，目前的监管框架主要由各部委发布的规章制度和指导原则组成，缺乏更高层面的顶层设计。建议加快 CGT 的立法，建立基于风险的、以患者为中心、以全生命周期质量体系为基础的科学监管法律法规框架。明确细胞治疗和基因治疗的定义和范围，基于产品或技术的特点及风险大小，确定各自的监管归属，明确不同监管路径下的审评审批或备案流程，建议将医疗机构备案的医疗技术按照临床研究进行监管，其临床应用应获得监管部门的批准。若有可能，最好建立专门的监管机构，统一负责对 CGT 进行监管。同时强化法律问责，对于未经

监管机构批准而在临床非法使用的产品，监管部门应追究其法律责任。

2. 建立统一、规范的质量和风险管理体系　按照产品或技术的类型，建立统一的全生命周期质量控制体系、临床研究管理体系和药物警戒系统，确保受试者或患者的权益和安全。

3. 建立技术指导体系　建立健全质量控制、非临床研究、临床研究等方面的技术指导原则体系，为产品或技术的研究开发提供技术参考。

4. 建立加快和促进临床转化的优先程序　对于用于严重和危及生命疾病、有临床价值和优势的产品或技术，在确保质量和风险可控的前提下，可有条件、有期限地批准其在临床应用，并建立配套的临床收费和保险配套政策。

良好的监管制度既需要借鉴先进国家和地区的理论和经验，也要考虑各自的国情和现实，不能照搬国外。随着CGT行业的迅猛发展，中国政府已经意识到CGT的重要性，不断在法规层面和技术层面进行研究和征求意见，相信符合我国国情的CGT的监管政策将日趋完善，我国患者也会更快享受医学科学发展的红利。

参考文献

[1] BAILEY A M, ARCIDIACONO J, BENTON K A, et al.（2015）United States Food and Drug Administration Regulation of Gene and Cell Therapies. In: Galli M., Serabian M.（eds）Regulatory Aspects of Gene Therapy and Cell Therapy Products. Advances in Experimental Medicine and Biology, vol 871. Springer, Cham[EB/OL]. https://doi. org/10. 1007/978-3-319-18618-4_1.

[2] FDA: Guidance for Industry and Food and Drug Administration Staff: Regulatory Considerations for Human Cells, Tissues, and Cellular and Tissue-Based Products: Minimal Manipulation a-nd Homologous Use[EB/OL]. https://www. fda. gov/regulatory-information/search-fda-guidance-documents/regulatory-considerations-human-cells-tissues-and-cellular-and-tissue-based-products-minimal.

[3] FDA: Cellular &Gene Therapy Guidances[EB/OL]. https://www. fda. gov/vaccines-blood-biologics/biologics-guidances/cellular-gene-therapy-guidances.

[4] FDA: What is Gene Therapy?[EB/OL]. https://www. fda. gov/vaccines-blood-biologics/ cellular-gene-therapy-products/what-gene-therapy.

[5] FDA: Application of Current Statuatory Authorities to Human Somatic Cell Therapy Products and Gene Therapy Products[EB/OL]. https://www. fda. gov/media/76647/download.

[6] FDA: Cellular, Tissue, and Gene Therapies Advisory Committee[EB/OL]. https:// www. fda. gov/advisory-committees/blood-vaccines-and-other-biologics/cellular-tissue-and-gene-therapies-advisory-committee.

[7] FDA: References for the Regulatory Process for the Office of Tissues and Advanced Therapies[EB/OL]. https://www. fda. gov/vaccines-blood-biologics/other-recommendations-biologics-manufacturers/references-regulatory-process-office-tissues-and-advanced-therapies.

[8] FDA: Guidance for Industry: How to Write a Request for Designation (RFD)[EB/OL]. https://www. fda. gov/regulatory-information/search-fda-guidance-documents/how-write-request-designation-rfd.

[9] FDA: Guidance for Industry: How to Prepare a Pre-Request for Designation (Pre-RFD)[EB/OL]. https://www. fda. gov/regulatory-information/search-fda-guidance-documents/how-prepare-pre-request-designation-pre-rfd.

[10] FDA: Guidance for Industry: Formal Meetings Between the FDA and Sponsors or Applicants (2009)[EB/OL]. https://www. fda. gov/media/72253/download.

[11] FDA: Regenerative Medicine Advanced Therapy Designation[EB/OL]. https://www. fda. gov/vaccines-blood-biologics/cellular-gene-therapy-products/regenerative-medicine-advanced-therapy-designation.

[12] FDA: Framework for the Regulation of Regenerative Medicine Products[EB/OL]. https:// www. fda. gov/vaccines-blood-biologics/cellular-gene-therapy-products/framework-regulation-regenerative-medicine-products.

[13] FDA: Guidance for Industry and Food and Drug Administration Staff: Regulatory Considerations for Human Cell, Tissues, and Cellular and Tissue-Based Products: Minimal Manipulation and Homologous Use[EB/OL]. https://www. fda. gov/regulatory-information/search-fda-guidance-documents/regulatory-considerations-human-cells-tissues-and-cellular-and-tissue-based-products-minimal.

[14] FDA: Same Surgical Procedure Exception: Questions and Answers Regarding the Scope of the Exception[EB/OL]. https://www. fda. gov/regulatory-information/search-fda-guidance-documents/same-surgical-procedure-exception-under-21-cfr-127115b-questions-and-answers-regarding-scope.

[15] FDA: Expedited Programs for Regenerative Medicine Therapies for Serious Conditions[EB/OL]. https://www. fda. gov/regulatory-information/search-fda-guidance-documents/ expedited-programs-regenerative-medicine-therapies-serious-conditions.

[16] FDA: Guidance for Industry: Evaluation of Devices Used with Regenerative Medicine Advanced Therapies[EB/OL]. https://www. fda. gov/regulatory-information/search-fda-guidance-documents/evaluation-devices-used-regenerative-medicine-advanced-therapies.

[17] FDA: Guidance for Industry: Human Gene Therapy for Retinal Disorders[EB/OL]. https://www. fda. gov/regulatory-information/search-fda-guidance-documents/human-gene-therapy-retinal-disorders.

[18] FDA: Guidance for Industry: Human Gene Therapy for Rare Diseases[EB/OL]. https://www. fda. gov/regulatory-information/search-fda-guidance-documents/human-gene-therapy-rare-diseases.

[19] FDA: Guidance for Industry: Human Gene Therapy for Hemophilia[EB/OL]. https://www. fda. gov/regulatory-information/search-fda-guidance-documents/human-gene-therapy-hemophilia.

[20] FDA: Guidance for Industry: Testing of Retroviral Vector-Based Human Gene Therapy Products for Replication Competent Retrovirus During Product Manufacture and Patient Follow-up[EB/OL]. https://www. fda. gov/regulatory-information/search-fda-guidance-documents/testing-retroviral-vector-based-human-gene-therapy-products-replication-competent-retrovirus-during.

[21] FDA: Guidance for Industry: Long Term Follow-up After Administration of Human Gene Therapy Products[EB/OL]. https://www. fda. gov/regulatory-information/search-fda-guidance-documents/long-term-follow-after-administration-human-gene-therapy-products.

[22] FDA: Guidance for Industry: Chemistry, Manufacturing, and Control (CMC) Information for Human Gene Therapy Investigational New Drug Applications (INDs)[EB/OL]. https://www. fda. gov/regulatory-information/search-fda-guidance-documents/chemistry-manufacturing-and-control-cmc-

information-human-gene-therapy-investigational-new-drug.

[23] FDA: Guidance for Industry: Human Gene Therapy Products Incorporating Human Genome Editing[EB/OL]. https://www. fda. gov/regulatory-information/search-fda-guidance-documents/human-gene-therapy-products-incorporating-human-genome-editing.

[24] FDA: Draft Guidance for Industry: Considerations for the Development of Chimeric Antigen Receptor (CAR) T Cell Products[EB/OL]. https://www. fda. gov/regulatory-information/search-fda-guidance-documents/considerations-development-chimeric-antigen-receptor-car-t-cell-products.

[25] FDA: Draft Guidance for Industry: Considerations for the Development of Chimeric Antigen Receptor (CAR) T Cell Products[EB/OL]. https://www. fda. gov/regulatory-information/search-fda-guidance-documents/considerations-development-chimeric-antigen-receptor-car-t-cell-products.

[26] FDA: Guidance for Industry: Human Gene Therapy for Neurodegenerative Diseases[EB/OL]. https://www. fda. gov/regulatory-information/search-fda-guidance-documents/human-gene-therapy-neurodegenerative-diseases.

[27] FDA: Guidance for Industry: Studying Multiple Versions of a Cellular or Gene Therapy Product in an Early-Phase Clinical Trial[EB/OL]. https://www. fda. gov/regulatory-information/search-fda-guidance-documents/studying-multiple-versions-cellular-or-gene-therapy-product-early-phase-clinical-trial.

[28] FDA: Draft Guidance for Industry: Manufacturing Changes and Comparability for Human Cellular and Gene Therapy Products[EB/OL]. https://www. fda. gov/regulatory-information/search-fda-guidance-documents/manufacturing-changes-and-comparability-human-cellular-and-gene-therapy-products.

[29] SALMIKANGAS P. (2015) Marketing Regulatory Oversight of Advanced Therapy Medicinal Products (ATMPs) in Europe: The EMA/CAT Perspective. In: Galli M, Serabian M. (eds) Regulatory Aspects of Gene Therapy and Cell Therapy Products. Advances in Experimental Medicine and Biology, vol 871. Springer, Cham[EB/OL]. https://doi. org/10. 1007/978-3-319-18618-4_6.

[30] EMA: Procedural advice on the provision of scientific recommendation on classification of ATMPs in accordance with Article 17 of Regulation (EC) No 1394/2007(2013)[EB/OL]. https:// www. ema. europa. eu/en/documents/regulatory-procedural-guideline/procedural-advice-provision-scientific-recommendation-classification-advanced-therapy-medicinal/2007_en. pdf.

[31] EMA: Procedural advice on the provision of scientific recommendation on classification of ATMPs in accordance with Article 17 of Regulation (EC) No 1394/2007(2013)[EB/OL]. https:// www. ema. europa. eu/en/documents/regulatory-procedural-guideline/procedural-advice-provision-scientific-recommendation-classification-advanced-therapy-medicinal/2007_en. pdf.

[32] European Medicines Agency Guidance for Applicants seeking scientific advice and protocol assistance (2020)[EB/OL]. https://www. ema. europa. eu/en/documents/regulatory-procedural-guideline/european-medicines-agency-guidance-applicants-seeking-scientific-advice-protocol-assistance_en. pdf.

[33] EMA: Rare diseases, orphan medicines: Getting the facts straight (2018)[EB/OL]. https:// www. ema. europa. eu/en/documents/other/rare-diseases-orphan-medicines-getting-facts-straight_ en. pdf.

[34] EMA: Procedural advice on the certification of quality and non-clinical data for SMEs developing ATMPs (2010)[EB/OL]. https://www. ema. europa. eu/en/documents/regulatory-procedural-guideline/procedural-advice-certification-quality-non-clinical-data-small-medium-sized-enterprises-developing_

en. pdf.

[35] EMA: Guideline on the minimum quality and non-clinical data for certification of ATMPs (2010)[EB/OL]. https://www. ema. europa. eu/en/documents/scientific-guideline/guideline-minimum-quality-non-clinical-data-certification-advanced-therapy-medicinal-products_en. pdf.

[36] EMA: Procedural advice on the evaluation of advanced therapy medicinal product in accordance with Article 8 of Regulation (EC) No 1394/2007(2017)[EB/OL]. https://www. ema. europa. eu/en/documents/regulatory-procedural-guideline/procedural-advice-evaluation-advanced-therapy-medicinal-product-accordance-article-8-regulation-ec/2007_en. pdf.

[37] EMA: Guideline on risk-based approach according to annex I, partIVof Directive 2001/ 83/EC applied to advanced-therapy medicinal products (2013)[EB/OL]. https://www. ema. europa. eu/en/documents/scientific-guideline/guideline-risk-based-approach-according-annex-i-part-iv-directive-2001/83/ec-applied-advanced-therapy-medicinal-products_en. pdf.

[38] EMA: Development of non-substantially manipulated cell-based advanced therapy medicinal products: flexibility introduced via the application of the risk-based approach (2017)[EB/ OL]. https://www. ema. europa. eu/en/documents/regulatory-procedural-guideline/development-non-substantially-manipulated-cell-based-advanced-therapy-medicinal-products-flexibility_en. pdf.

[39] EMA: Procedural advice on the evaluation of combined advanced therapy medicinal products and the consultation of notified bodies in accordance with Article 9 of Regulation (EC) No. 1394/2007(2011)[EB/OL]. https://www. ema. europa. eu/en/documents/regulatory-procedural-guideline/procedural-advice-evaluation-combined-advanced-therapy-medicinal-products-consultation-notified/2007_en. pdf.

[40] EMA: Draft guideline on safety and efficacy follow-up risk management of ATMPs (2018)[EB/OL]. https://www. ema. europa. eu/en/documents/scientific-guideline/draft-guideline-safety-efficacy-fbllow-risk-management-advanced-therapy-medicinal-products-revision_en. pdf.

[41] EMA：Procedural advice on the evaluation of advanced therapy medicinal product in accordance with Article 8 of Regulation (EC) No 1394/2007 (2018)[EB/OL]. https://www. ema. europa. eu/en/documents/regulatory-procedural-guideline/Procedural-advice-evaluation-advanced-therapy-medicinal-product-accordance-article-8-regulation-ec/2007_en. pdf.

[42] EMA：Guideline on safety and efficacy follow-up and risk management of Advanced Therapy Medicinal Products (2018)[EB/OL]. https://www. ema. europa. eu/en/documents/scientific-guideline/draft-guideline-safety-efficacy-follow-risk-management-advanced-therapy-medicinal-products-revision_en. pdf.

[43] EU：Guidelines on Good Clinical Practice specific to Advanced Therapy Medicinal Products (2019)[EB/OL]. https://health. ec. europa. eu/system/files/2019-10/atmp_guidelines_en_0. pdf.

[44] EMA：Questions and answers on comparability considerations for advanced therapy medicinal products (ATMP) (2019)[EB/OL]. https://www. ema. europa. eu/en/documents/other/questions-answers-comparability-considerations-advanced-therapy-medicinal-products-atmp_en. pdf.

[45] EMA：ICH guideline S12 on nonclinical biodistribution considerations for gene therapy products (2023)[EB/OL]. https://www. ema. europa. eu/en/documents/regulatory-procedural-guideline/ich-guideline-s12-nonclinical-biodistribution-considerations-gene-therapy-products-step-5_en. pdf.

[46] FUJITA Y, KAWAMOTO A. Regenerative medicine legislation in Japan for fast provision of cell

therapy products[J]. Clin Pharmacol Ther, 2016, 99(1): 26-29.
[47] NAGAI S. Flexible and Expedited Regulatory Review Processes for Innovative Medicines and Regenerative Medical Products in the US, the EU, and Japan[J]. Int J Mol Sci, 2019, 20(15).
[48] MAEDA D, YAMAGUCHI T, ISHIZUKA T, et al. (2015) Regulatory Frameworks for Gene and Cell Therapies in Japan. In: Galli M., Serabian M. (eds) Regulatory Aspects of Gene Therapy and Cell Therapy Products. Advances in Experimental Medicine and Biology, vol 871. Springer, Cham[EB/OL]. https://doi. org/10. 1007/978-3-319-18618-4_8.
[49] MATSUSHITA S, TACHIBANA K, NAKAI K, et al. A Review of the Regulatory Framework for Initiation and Acceleration of Patient Access to Innovative Medical Products in Japan[J]. Clin Pharmacol Ther, 2019, 106(3): 508-511.
[50] HOUKIN K, SHICHINOHE H, ABE K, et al. Accelerating cell therapy for stroke in Japan: regulatory framework and guidelines on development of cell-based products[J]. Stroke (1970), 2018, 49(4): 145-152.
[51] SIPP D. Conditional approval: Japan lowers the bar for regenerative medicine products[J]. Cell Stem Cell, 2015, 16(4): 353-356.
[52] KAJIWARA E, SHIKANO M. Considerations and regulatory challenges for innovative medicines in expedited approval programs: breakthrough therapy and sakigake designation[J]. Ther Innov Regul Sci, 2020, 54(4): 814-820.
[53] OKADA K, SATO Y, SUGIYAMA D, et al. Establishment of the National Consortium for Regenerative Medicine and National Regenerative Medicine Database in Japan[J]. Clin Ther, 2018, 40(7): 1076-1083.
[54] KONISHI A, SAKUSHIMA K, ISOBE S, et al. First Approval of Regenerative Medical Products under the PMD Act in Japan[J]. Cell Stem Cell, 2016, 18(4): 434-435.
[55] SLEEBOOM-FAULKNER M. Regulatory brokerage: Competitive advantage and regulation in the field of regenerative medicine[J]. Soc Stud Sci, 2019, 49(3): 355-380.
[56] 国家药品监督管理局 . 新生物制品审批办法（局令第 3 号）（1999）[EB/OL]. https://www. nmpa. gov. cn/xxgk/fgwj/bmgzh/19990422094901576. html.
[57] 国家药品监督管理局 . 药品注册管理办法（试行）（局令第 35 号）（2002）[EB/OL]. https:// www. nmpa. gov. cn/xxgk/fgwj/bmgzh/20021031010101123. html.
[58] 国家药品监督管理局 . 药品注册管理办法（局令第 17 号）（2005）[EB/OL]. https://www. nmpa. gov. cn/xxgk/fgwj/bmgzh/20050228010101137. html.
[59] 国家食品药品监督管理局 . 药品注册管理办法（局令第 28 号）（2007）[EB/OL]. http: //www. gov. cn/ziliao/flfg/2007-07/11/content_680384. htm.
[60] 国家市场监督管理总局 . 药品注册管理办法（局令第 27 号）（2020）[EB/OL]. http: //gkml. samr. gov. cn/nsjg/fgs/202003/t20200330_313670. html.
[61] 国家食品药品监管局 . 人体细胞治疗和制剂质量控制技术的指导原则（2003）.
[62] 国家食品药品监管局 . 人基因治疗研究和制剂质量控制技术指导原则（2003）.
[63] 国家食品药品监督管理总局 . 细胞治疗产品研究与评价技术指导原则（试行）（2007）[EB/OL]. https://www. nmpa. gov. cn/ylqx/ylqxggtg/ylqxzhdyz/20171222145101557. html.
[64] 国家药品监督管理局药品审评中心 . 基因治疗产品药学研究与评价技术指导原则（征求意见稿）（2020）[EB/OL]. http: //www. cde. org. cn/news. do?method=viewInfoCommon&id=b167edc6058f

c23e.

[65] 国家药品监督管理局药品审评中心 . 基因转导与修饰系统药学研究与评价技术指导原则（征求意见稿）（2020）[EB/OL]. [2020-09-30]. https://www.cde.org.cn/main/news/viewInfoCommon/fb6eec0d50516fb00f2c0657c2e23a59.

[66] 国家药品监督管理局药品审评中心 . 免疫细胞治疗产品临床试验技术指导原则（征求意见稿）（2020）[EB/OL]. [2020-07-06]. https://www.cde.org.cn/main/news/viewInfoCommon/c408104ea864c5ecb4d0354f69c6d0e6.

[67] 国家药品监督管理局药品审评中心 . 人源性干细胞及其衍生细胞治疗产品临床试验技术指导原则（征求意见稿）（2020）[EB/OL]. [2020-08-24]. https://www.cde.org.cn/main/news/viewInfoCommon/1be1194797accf6c77ec01f32cc79509.

[68] 国家药品监督管理局药品审评中心 . 免疫细胞治疗产品药学研究与评价技术指导原则（征求意见稿）（2020）[EB/OL]. [2020-09-30]. https://www.cde.org.cn/main/news/viewInfoCommon/cfb6d326e2ce9a7752c7b5df231715d9.

[69] 国家药品监督管理局食品药品审核查验中心 .GMP 附录 – 细胞治疗产品（征求意见稿）（2020）[EB/OL]. [2019-11-28]. https://www.cfdi.org.cn/resource/news/11931.html.

[70] 国家发展计划委员会、卫生部、国家中医药管理局 . 全国医疗服务价格项目规范（试行）（计价格〔2000〕1751 号）[EB/OL]. [2001-01-03]. http://www.nhc.gov.cn/caiwusi/s10741/200804/9ce2adfbc2e248c7b89986e2716700cb.shtml.

[71] 中华人民共和国科学技术部、卫生部 . 人胚胎干细胞研究伦理指导原则（国科发生字〔2003〕460 号）[EB/OL]. [2014-07-15]. http://www.cncbd.org.cn/News/Detail/3376.

[72] 卫生部 . 关于印发《医疗技术临床应用管理办法》的通知（卫医政发〔2009〕18 号）[EB/OL]. [2009-03-02]. https://www.gov.cn/gongbao/content/2009/content_1388686.htm.

[73] 国家卫生健康委 , 首批允许临床应用的第三类医疗技术目录 [EB/OL]. [2009-05-01]. http://www.gov.cn/gzdt/2009-06/11/content_1337464.html.

[74] 卫生部 , 国家食品药品监督管理局 , 关于开展干细胞临床研究和应用自查自纠工作的通知 [EB/OL]. [2011-12-16]. https://www.nmpa.gov.cn/xxgk/fgwj/gzwj/gzwjyp/20111216120001381.html.

[75] 国家卫生计生委 , 食品药品监管总局 , 干细胞制剂质量控制及临床前研究指导原则（试行）[EB/OL]. [2015-07-31]. https://www.nmpa.gov.cn/xxgk/fgwj/gzwj/gzwjyp/2015073 1120001226.html.

[76] 国家卫生计生委 , 食品药品监管总局 , 关于印发干细胞临床研究管理办法（试行）的通知 [EB/OL]. [2015-07-20]. https://www.nmpa.gov.cn/yaopin/ypfgwj/ypfgbmgzh/20150720120001607.html.

[77] 国家卫生计生委 , 关于取消第三类医疗技术临床应用准入审批有关工作的通知 [EB/OL]. [2015-07-02]. http://www.nhc.gov.cn/yzygj/s3585/201507/c529dd6bb8084e09883ae417256b3c49.shtml

[78] 国家卫生健康委 , 体细胞治疗临床研究和转化应用管理办法（试行）（征求意见稿）[EB/OL]. [2019-03-29]. http://www.nhc.gov.cn/wjw/yjzj/201903/01134dee9c5a4661a0b5351bd8a04822.shtml

[79] 国家卫生健康委 , 国家食品药品监督管理总局 , 国家中医药管理局 . 关于印发医疗卫生机构开展临床研究项目管理办法的通知 [EB/OL]. [2014-10-28]. http://www.nhc.gov.cn/yzygj/s3593g/201410/9bd03858c3aa41ed8aed17467645fb68.shtml.

[80] 国家药品监督管理局 , 突破性治疗药物审评工作程序（试行）, 药品附条件批准上市申请审评审批工作程序（试行）, 药品上市许可优先审评审批工作程序（试行）[EB/OL]. [2020-07-07].

https://www.nmpa.gov.cn/yaopin/ypggtg/ypqtgg/20200708151701834.html.

[81] 国家药品监督管理局药品评审中心，关于发布《药品附条件批准上市技术指导原则（试行）》的通告（2020 年 第 41 号）[EB/OL]. [2020-11-19]. https://www.cde.org.cn/main/news/viewInfoCommon/d1716db06f90c3adf134de337373b22c.

[82] 国家药品监督管理局，关于发布药物研发与技术审评沟通交流管理办法的公告（2018 年第 74 号）[EB/OL]. [2020-11-19]. https://www.nmpa.gov.cn/zhuanti/ypqxgg/ggzhcfg/20181008172601715.html.

[83] 宋佳阳，武志昂，胡明．美国人体细胞、组织以及基于细胞和组织的产品的捐赠者资格监管研究 [J]. 中国药师，2020, 23(11): 2238-2242.

[84] 聂永星，陈艳萍，赵凯，等．日本干细胞双轨制监管对中国的经验借鉴 [J]. 云南大学学报 (自然科学版), 2020, 42(S2): 92-96.

[85] 卢加琪．关于人多能干细胞来源细胞治疗产品药学评价的思考 [J]. 药学学报，2020, 55(10): 2478-2485.

[86] 卢加琪，韦薇，白玉，等．细胞治疗产品的基因转导系统及审评要点 [J]. 中国新药杂志，2020, 29(01): 27-32.

[87] 高建超．关于我国细胞治疗产业发展现况和监管思路的浅见 (上)[J]. 中国医药生物技术，2019, 14(03): 193-198.

[88] 厚生労働省医薬食品局審査管理課 医療機器審査管理室長，薬食機発 0118 第 1 号 [平成 22 年 1 月 18 日]. https://www.pmda.go.jp/files/000161497.pdf.

[89] 厚生労働省医薬食品局審査管理課 医療機器審査管理室長，薬食機発 0528 第 1 号 [平成 22 年 5 月 28 日]. https://www.pmda.go.jp/files/000161703.pdf.

[90] 厚生労働省医薬食品局審査管理課 医療機器審査管理室長，薬食機発 1207 第 1 号 [平成 23 年 12 月 7 日]. https://www.pmda.go.jp/files/000161584.pdf.

[91] 厚生労働省医薬食品局審査管理課 医療機器審査管理室長，薬食機発 1215 第 1 号 [平成 22 年 12 月 15 日]. https://www.pmda.go.jp/files/000161687.pdf.

[92] 厚生労働省医薬食品局審査管理課 医療機器審査管理室長，薬食機発 0529 第 1 号 [平成 25 年 5 月 29 日]. https://www.pmda.go.jp/files/000161654.pdf.

[93] 厚生労働省大臣官房参事官，薬食機発 0912 第 2 号 [平成 26 年 9 月 12 日]. https://www.pmda.go.jp/files/000161722.pdf.

[94] 厚生労働省大臣官房参事官，薬食機参発 0925 第 1 号 [平成 27 年 9 月 25 日]. https://www.pmda.go.jp/files/000207951.pdf.

[95] 厚生労働省医薬・生活衛生局医 療機器審査管理課長 薬生機審発 0630 第 1 号 https://www.pmda.go.jp/files/000212994.pdf.

[96] 厚生労働省医薬・生活衛生局医 療機器審査管理課長 薬生機審発 0320 第 1 号 [平成 30 年 3 月 20 日]. https://www.pref.miyagi.jp/documents/27950/669141.pdf.

[97] 厚生労働省医薬・生活衛生局医療機器審査管理課長 薬生機審発 0725 第 1 号 [平成 30 年 7 月 25 日]. https://www.pmda.go.jp/files/000226128.pdf.

[98] 厚生労働省医薬・生活衛生局医療機器審査管理課長 薬生機審発 0226 第 1 号 [令和 3 年 2 月 26 日]. https://www.pmda.go.jp/files/000239626.pdf.

[99] 厚生労働省医薬・生活衛生局医療機器審査管理課長 薬生機審発 0217 第 1 号 [令和 4 年 2 月 17 日]. https://www.pmda.go.jp/files/000245122.pdf.

[100] 厚生労働省医薬・生活衛生局医療機器審査管理課長 薬生機審発 0331 第 15 号 [令和 5 年 3 月 31 日]. https://www.pmda.go.jp/files/000252237.pdf.
[101] 厚生労働省医薬・生活衛生局医療機器審査管理課長 薬生機審発 0709 第 2 号 [令和元年 7 月 9 日]. https://www.pmda.go.jp/files/000230508.pdf.
[102] 厚生労働省医薬・生活衛生局医療機器審査管理課事務連絡 再生医療等製品（ヒト細胞加工製品）の品質、非臨床試験及び臨床試験の実施に関する技術的ガイダンスについて [平成 28 年 6 月 27 日]. https://www.pmda.go.jp/files/000212850.pdf.
[103] 生物由来原料基準（平成 15 年 5 月 20 日制定 厚生労働省告示第 210 号）最新の一部改正は厚生労働省告示第 37 号 [平成 30 年 2 月 28 日]. https://www.pmda.go.jp/files/000223393.pdf.
[104] 独立行政法人 医薬品医療機器総合機構 RS 総合相談・RS 戦略相談 - 革新的医薬品・医療機器・再生医療等製品の実用化を日本から [2023 年 4 月第 3 版]. https://www.pmda.go.jp/files/000239798.pdf.
[105] 国家药品监督管理局药品审评中心 . 人源性干细胞及其衍生细胞治疗产品临床试验技术指导原则（征求意见稿）（2020）[EB/OL]. [2020-10-18]. https://www.cde.org.cn/main/news/viewInfoCommon/1be1194797accf6c77ec01f32cc79509.
[106] 国家药品监督管理局药品审评中心 . 基因治疗产品药学研究与评价技术指导原则（征求意见稿）（2020）[EB/OL]. [2020-11-16]. https://www.cde.org.cn/main/news/viewInfoCommon/24267df125c0401dd6f9da51c9b39b44.
[107] 国家药品监督管理局药品审评中心 . 免疫细胞治疗产品临床试验技术指导原则（试行）（2021）[EB/OL]. [2021-03-11]. https://www.cde.org.cn/main/news/viewInfoCommon/1936d1c9006ccce2251702221f063b1c.
[108] 国家药品监督管理局药品审评中心 . 基因治疗产品非临床研究与评价技术指导原则（试行）（2021）[EB/OL]. [2021-12-08]. https://www.cde.org.cn/main/news/viewInfoCommon/41bc557bec23a6ebfb0e148cc989f041.
[109] 国家药品监督管理局药品审评中心 . 嵌合抗原受体 T 细胞（CAR-T）治疗产品申报上市临床风险管理计划技术指导原则（2022）[EB/OL]. [2022-02-23]. https://www.cde.org.cn/main/news/viewInfoCommon/574e71202540d2b38cf34dfeb5673a86.
[110] 国家药品监督管理局药品审评中心 . 免疫细胞治疗产品药学研究与评价技术指导原则（试行）（2022）[EB/OL]. [2022-05-31]. https://www.cde.org.cn/main/news/viewInfoCommon/0584963a84e01bb4d83022f559d22144.
[111] 国家药品监督管理局药品审评中心 . 体外基因修饰系统药学研究与评价技术指导原则（试行）（2022）[EB/OL]. [2022-06-03]. https://www.cde.org.cn/main/news/viewInfoCommon/6f14372f020446361601bb074a09410d.
[112] 国家药品监督管理局药品审评中心 . 体内基因治疗产品药学研究与评价技术指导原则（试行）（2022）[EB/OL]. [2022-05-31]. https://www.cde.org.cn/main/news/viewInfoCommon/c0ec5e347ba84df67bf75e15f6ad3f3f.
[113] 国家药品监督管理局药品审评中心 . 慢性淋巴细胞白血病新药临床研发技术指导原则（2023）[EB/OL]. [2023-01-19]. https://www.cde.org.cn/main/news/viewInfoCommon/8c0155b13a1b704f130960af38c64c9d.
[114] 国家药品监督管理局药品审评中心 . 人源干细胞产品药学研究与评价技术指导原则（试行）（2023）[EB/OL]. [2023-04-27]. https://www.cde.org.cn/main/news/viewInfoCommon/1dfacaa780

4aca84d648edb83b10c40b.
[115] 国家药品监督管理局药品审评中心．人源性干细胞及其衍生细胞治疗产品临床试验技术指导原则（试行）（2023）[EB/OL]. [2023-06-21]. https://www.cde.org.cn/main/news/viewInfoCommon/f82a0fee1e625a1a3834a93cee3836c7.
[116] 国家药品监督管理局药品审评中心．人源干细胞产品非临床研究技术指导原则（征求意见稿）（2023）[EB/OL]. [2023-10-07]. https://www.cde.org.cn/main/news/viewInfoCommon/8fb7996b2e8c7e642eba461997f02ed4.
[117] 国家卫健委科教司．体细胞临床研究工作指引（征求意见稿）（2023）[EB/OL]. [2023-05-09]. http://www.nhc.gov.cn/qjjys/s7938/202305/7da5d0968ee94085b034eab2bb1cfa58.shtml.
[118] 国家卫健委科教司．体细胞临床研究工作指引（试行）（2023）[EB/OL]. [2023-08-18]. http://www.cmba.org.cn/admin/index.php?m=content&c=index&a=show&catid=116&id=5756.
[119] 国家药监局综合司．药品附条件批准上市申请审评审批工作程序（试行）（修订稿征求意见稿）（2023）[EB/OL]. [2023-08-25]. https://www.nmpa.gov.cn/xxgk/zhqyj/zhqyjyp/20230825104212129.html.
[120] 国家药品监督管理局药品审评中心．药物研发与技术审评沟通交流管理办法（2020）[EB/OL]. [2020-12-11]. https://www.cde.org.cn/main/news/viewInfoCommon/b823ed10d547b1427a6906c6739fdf89.

第四章　细胞和基因治疗产品的质量控制

CGT 是通过修饰或操纵人体基因的表达来达到治疗疾病的目的，尤其对遗传疾病的治疗提供了新的治疗或治愈的手段。CGT 可以通过几种机制起作用：①用正常的基因取代致病基因；②抑制或敲除致病基因；③添加不存在的或修饰已有的基因以治疗疾病。目前已经获批或正在研究的 CGT 产品包括用于治疗癌症、神经退行性疾病、心血管疾病、免疫缺陷性疾病、代谢疾病、传染病等在内的多种类型的疾病。

已经上市的或正在开发的细胞基因治疗产品有多种类型。①以病毒为载体的体内基因治疗：利用改造修饰后的病毒作为载体，将治疗性基因直接导入人体组织中；②以非病毒为载体的体内基因治疗：利用非病毒类的载体如脂质体，外泌体等非病毒载体将治疗性基因直接导入人体组织中，其中包括核酸类药物，如基因工程改造后的质粒 DNA、mRNA、RNAi、tRNA 等治疗性核酸药物带入人体细胞；③基因编辑技术：破坏致病基因或修复缺陷的基因，往往也需要病毒或非病毒载体携带编辑工具；④患者来源的或异体来源的细胞治疗产品：从人体内取出细胞，使用病毒载体或其他方式进行基因修饰，然后回输到患者体内，如 CAR-T、HSC 等。

2012 年以来，欧洲药品管理局和美国食品药品监督管理局批准了 14 种 CGT 产品（表 4-1），大大推进细胞和基因治疗的发展。

2023 年 1 月，美国再生医学联盟（Alliance for Regenerative Medicine，ARM）发布的“2023 细胞和基因产业形势简报”（2023 Cell & Gene State of the Industry）。根据 ARM 的统计，进入 2023 年，有 2220 个临床试验正在进行中，其中 43% 在北美，38% 在亚太地区，18% 在欧洲。其中在临床 3 期的有 202 个。2023 年预期在欧美获批的细胞和基因治疗产品高达 18 个，其中基因治疗包括基因编辑 12 个，细胞治疗包括 CAR-T 6 个。2022 年，该领域募资 126 亿美元，与超纪录的 2021 年（227 亿美元）和 2020 年（199 亿美元）同期相比，降幅分别达 44% 和 36%，高于 2019 年（98 亿美元），但接近上一次 CGT 融资额最高的 2018 年（135 亿美元）的记录，回归正常。在 CGT 产品开发如火如荼的同时，CGT 产品的质量控制也遇到越来越多的挑战。

本章分细胞治疗和基因治疗（集中在病毒载体）两部分讨论产品的质量控制。

表 4-1　已获批上市的基因和细胞治疗产品

产品名称	适应证	获批年份（年）	公司	售价（美元）	治疗类型	递送载体
Glybera™	脂蛋白酯酶缺乏遗传病	2012（已退市）	UniQure	1 390 000	体内基因替代	AAV
Imlygic™	黑色素瘤	2015	Amgen	65 000	溶瘤	HSV
Strimvelis™	腺苷脱氨酶缺乏型重度联合免疫缺陷病	2016	GSK	665 000	体内基因替代	反转录病毒
Luxturna™	遗传性黑蒙	2017	Spark (Roche)	850 000	体内基因替代	AAV
Yescarta™	复发性大B细胞淋巴瘤	2017	Kite (Dilea)	373 000	体外CAR-T细胞疗法	反转录病毒
Kymriah™	小儿急性淋巴细胞白血病和弥漫性大B细胞淋巴瘤	2017	Novartis	475 000	体外HSC细胞疗法	慢病毒
Zolgesma™	脊髓性肌萎缩	2019	Avexis (Novartis)	2 100 000	体外HSC细胞疗法	AAV
Zynteglo™	地中海贫血	2019	Bluebird	1 750 000	体外CAR-T细胞疗法	慢病毒
Tecartus™	复发性套细胞淋巴瘤	2020	Kite	373 000	体外CAR-T细胞疗法	慢病毒
Abecma	黑色素瘤	2021	Celgene	481 499	体外CAR-T细胞疗法	慢病毒
BREYANZI	复发性大B细胞淋巴瘤	2022	Juno Therapeutics	470 940	体外CAR-T细胞疗法	慢病毒
CARVYKTI	黑色素瘤	2022	Janssen Biotech	504 344	体外CAR-T细胞疗法	慢病毒
HEMGENIX	B型血友病	2022	CSL Behring	3 500 000	体内基因替代	AAV
SKYSONA	早期活动性脑肾上腺脑白质营养不良	2022	bluebird bio	3 000 000	体外造血干细胞疗法	慢病毒

第一节　细胞治疗产品的质量控制

细胞治疗目前主要有干细胞疗法和经过基因改造的细胞疗法，CAR-T 免疫治疗是新颖的癌症治疗方法，包括离体扩增的 T 细胞重定向至肿瘤细胞表面抗体样表达的 B 细胞表位融合蛋白。表达 CAR 的转基因通过慢病毒等被整合到患者或供体来源的 T 细胞的基因组中。药效学作用不受人类白细胞抗原（HLA）的限制，不需要抗原呈递或内源性或疫苗接种所需的 T 细胞引发抗肿瘤 T 细胞反应。CAR 技术提供了一种机制，可通过免疫疗法破坏肿瘤而达到治疗的目的。干细胞是一类具有不同分化潜能，并在非分化状态下自我更新的细胞。干细胞治疗是指应用人自体或异体来源的干细胞经体外扩增或者分化后输入（或植入）人体，用于疾病治疗的过程。这种体外操作包括干细胞的分离、纯化、扩增、修饰、干细胞（系）的建立、诱导分化、冻存和冻存后的复苏等过程。CAR-T 免疫疗法和干细胞疗法的细胞制备过程有一定的相似性，所以有关细胞疗法的质量控制的讨论下面主要以干细胞疗法为例。

用于细胞治疗的干细胞主要包括成体干细胞、胚胎干细胞及诱导的多能性干细胞。成体干细胞包括自体或异体、胎儿或成人不同分化组织以及发育相伴随的组织（如脐带、羊膜、胎盘等）来源的造血干细胞、间充质干细胞、各种类型的祖细胞或前体细胞等。目前国内外已开展了多项干细胞（指非造血干细胞）临床应用研究，涉及多种干细胞类型及多种疾病类型。其中许多干细胞类型是从骨髓、脂肪组织、脐带血、脐带或胎盘组织来源的间充质干细胞，它们具有一定的多向分化潜能及抗炎和免疫调控能力等。用于干细胞治疗的细胞制备技术和治疗方案，具有多样性、复杂性和特殊性。但作为一种新型的生物治疗产品，所有干细胞制剂都可遵循一个共同的研发过程，即从干细胞制剂的制备、体外试验、体内动物试验，到植入人体的临床研究及临床治疗的过程。整个过程的每一阶段，必须对所使用的干细胞制剂在细胞质量、安全性和生物学效应方面进行相关的研究和质量控制。

一、干细胞治疗产品国际标准

对于干细胞药物，除了各国制定的法规外，国际上一些专业组织也有自己的细胞治疗标准，这些标准引入了质量管理体系的指导思想，目前已被许多监管和认证机构所采用。

（一）AABB 细胞治疗标准

美国血库协会（American Association of Blood Banks，AABB）创立于 1947 年，是由从事输血及细胞治疗行业人士和机构组成的非营利国际认证组织，是国际血液和细胞治疗行业规范的制定者和行业认证的权威机构。2005 年，第一版新合并的《细胞治疗产品标准》生效，其认证范围涵盖细胞采集、处理、储存、发放及应用等方面，认证内容保持着每两年一次的更新频度（最新版为第 10 版），充分保证了标准的先进性与适用性，认证过程极其严格，审核内容细化到了每一个工作环节和操作流程，被业界公认最为严苛、完备、专业的国际标准。其认证目标是使有关过程和实践的质量达到目前的最高水平。AABB 目前已在全世界范围内认证了超过 80 个国家及地区的血库、医学中心约 1800 个机构，以美国、加拿大、欧洲、日本、中国台湾和中国香港等国家和地区为主。我国目前共有 4 家单位获得 AABB 认证。

（二）FACT 细胞治疗标准

国际细胞治疗认证基金会（Foundation for the Accreditation of Cellular Therapy，FACT）成立于 1995 年，为从事细胞治疗的两个专业机构组织 ISCT 和 ASBMT 负责认证工作。2001 年，除造血细胞外，增加了间充质干细胞、免疫细胞、基因修饰细胞等细胞治疗产品的治疗标准。FACT 联合 JACIE 制定了细胞治疗产品采集、加工和移植的国际标准。

二、国内对细胞药物的监管

我国对细胞药物的管理也经历了不断改进的过程。1993 年 5 月卫生部出台了《人的体细胞治疗及基因治疗临床研究质控要点》，将体细胞治疗划归为生物制品管理，临床试验应获得批准后方可进入。国家食品药品监督管理局成立后，于2003年出台了《人体细胞治疗研究和制剂质量控制技术指导原则》，这一指导原则阐述了关于体细胞治疗的临床前研究的要求，包括体细胞的来源、采集、鉴定及其安全性评价的相关要求。这也是目前国内细胞药物申报注册时参考的主要依据。国家对干细胞治疗产品的监管曾分为两个层面：①向药品方向发展，由国家食品药品监督管理局监管，要求细胞在生产过程中必须遵守《药品生产质量管理规范》及其实施指南；②作为一种临床新技术应用于临床，2009 年，卫生部印发了《医疗技术临床应用管理办法》，将干细胞治疗列为第三类医疗技术，受卫生部监管。同年，卫生部发布《允许临床应用的第三类医疗技术目录的通知》，明确“自体免疫细胞（T 细胞、NK 细胞）治疗技术”“细胞移植治疗技术（干细胞除外）”“脐带血造血干细胞治疗技术”“造血干细胞（脐带血干细胞除外）治疗技术”“组织工程化组织移植治疗技术”等属于首批允许临床应用的第三类医疗技术，其中前两者由卫生部负责审核，后三者由省卫生厅负责审核。2012 年 1 月 6 日，卫生部发布了《关于开展干细胞临床研究和应用自查自纠工作的通知》（卫办科教函〔2011〕1177 号），叫停正在开展的未经批准的干细胞临床研究和应用项目。从此，干细胞治疗产品监管倾向于由三类医疗技术向药物方面发展。干细胞制剂的研发需经过制备、质量控制、临床前研究（体外及体内试验）到临床试验的全过程。然而，我国之前因缺乏干细胞制剂质量控制和临床前研究的相关技术指南，难以正确引导和规范干细胞制剂的相关研发工作，许多机构的干细胞制品和制备场地也难以满足 GMP 的要求，有些研究目的也不明确，临床研究与临床应用混淆。为进一步规范干细胞临床试验，加强干细胞临床试验研究管理，2013 年 3 月，卫生部与国家食品药品监督管理局联合发布《干细胞临床试验研究管理办法》《干细胞临床试验研究基地管理办法》和《干细胞制剂质量控制和临床前研究指导原则》征求意见稿，正式将干细胞制剂引入质控标准，对干细胞产学研全流程进行全面规范。干细胞制剂的质量控制方面由四个部分组成。第一部分是对细胞供者的要求，总体原则是从源头上确保干细胞无病原微生物污染和明显的遗传性致病因素；第二部分是对干细胞培养基、滋养层细胞的质量控制和对制备工艺管理及验证的要求；第三部分是制剂检验的基本原则、质量检验和放行检验的主要内容，以及质量复核要求；第四部分是不断地扩展对干细胞的安全性、有效性及稳定性研究，不断提高对干细胞制剂质量控制的技术能力。

2015 年，卫生部和国家食品药品管理局发布的《干细胞制剂质量控制及临床前研究指导原则（试行）》指出，干细胞制剂的质量控制方面由四部分组成。第一部分是“干细胞的采集、分离及干细胞（系）的建立”，提出了对细胞供者的要求，总体原则是从源头上确保干细胞无病原微生物污染和明显的遗传性致病因素；也提出了在制剂制备阶段质量控制的基本要求。第二部分是“细胞制剂的制备”，提出了对干细胞培养基、滋养层细胞的质量控制和对制备工艺管理及验证的要求。第三部分是“干细胞制剂的检验”，提出了制剂检验的基本原则、质量检验和放行检验的主要内容，以及质量复核要求。第四部分是干细胞制剂的质量研究，其主要考虑是，根据干细胞学科的不断发展，干细胞制剂的研发人员和细胞质量控制研究的专业人员，应不断扩展对干细胞的安全性、有效性及稳定性研究，不断提高对干细胞制剂质量控制的技术能力。对干细胞质量检验和质量研究的不同考虑：干细胞制剂质量检验中所列出的内容，主要是基于目前国际上公认的对干细胞制剂质量的基本要求和目前我国细胞质量专业检验机构能够开展的内容提出的，同时兼顾了科学性和可操作性，因此一般应作为必须完成的检验工作；而干细胞制剂质量研究中所列内容，主要是鼓励研发人员和专业质量检验机构针对目前有关干细胞质量存在认知上的疑难或是深层次的科学问题进行研究，以建立新的针对干细胞的安全性、有效性及稳定性的检验技术，现阶段暂不考虑将其作为常规质量检验内容。

2017 年，为进一步规范和指导干细胞产品的药学研发和申报，促进干细胞产业发展，国家食品药品监督管理总局发布《细胞治疗产品研究与评价技术指导原则（试行）》，对按照药品管理相关法律法规进行研发的细胞治疗产品的技术要求进行了总体阐述。随着干细胞技术的发展、认知的深入和经验的积累，相关产品的技术要求亦随之逐步修订和完善。

2023 年 4 月，国家药品监督管理局药品审评中心发布《人源干细胞产品药学研究与评价技术指导原则（试行）》。基于现有认识，为按照药品管理相关法规进行研发和注册申报的人源干细胞产品的上市申请阶段的药学研究提供技术指导。

这些指导原则大大促进了细胞药物的研究和发展。

三、细胞治疗产品的质量控制

（一）国内外细胞治疗产品的质量控制

由于细胞治疗的最终制品不是某单种物质而是一类具有生物学效应的细胞，其生产工艺及质量控制都具有特点。一般来说，细胞治疗类产品制备后保存期较短，其制备工艺多为人工操作，难以进行大规模生产。正是由于细胞治疗产品的特殊性，其质量控制存在一定的难度，而有些检测项目所要求的时限较长，就使产品签发前难以获得检测结果，产品的安全性受到一定影响。

（二）美国对体细胞治疗产品的质量控制

美国 FDA 的 CBER 于 1998 年发布了针对于生产企业的《人体细胞治疗及基因治疗指导原则》，2008 年又发布了针对技术审核人员和 IND 发起方的《人体细胞治疗研发新药申请中有关化学、生产及质量控制资料审核的指导原则》。这两个指导原则中有关体细胞治疗产品的质量控制要求，主要包括以下内容。①对产品生产的要求：生产过程中使用的各种组分的要求，对细胞的要求，对生产工艺的要求。②对产品检定的要求：微生物学检测，鉴别及均一性检测，纯度检测，生物学效力检测，其他细胞存活率、细胞数或剂量。③终产品签发标准检测：最终产品发放标准测试的结果应在对受试者给药前获得。如果最终产品测试的结果无法在给药前获得，建议在 IND 中清楚地指明。建议以表格格式提供所有放行检测方法的建议的合规标准（specification），包括安全性、纯度、效价和身份等测试、测试的方法、接受标准、测试的灵敏度和特异性（如果适用）。④产品的稳定性：必须在临床试验的早期阶段进行稳定性测试，以确保产品在研究要求的时间内足够稳定。

2020 年，美国 FDA 发布的《人类基因治疗研发新药申请中有关化学、生产及质量控制信息的指导要求》中对于基于离体基因改造的细胞的基因疗法，需要详细描述产品中预期的主要和次要细胞群，转入细胞的转基因载体。对于使用基因组编辑改造的细胞，需要描述改造后的基因以及如何进行改造的（例如所采用的基因编辑技术）。用于离体改造的载体的详细构造也需要提供。如果基因治疗产品含有基因改造后的细胞，则应包含以下各个步骤可能获得的详细细节：原始材料（如自体或同种异体细胞、捐赠人资格）；细胞原材料的收集（如白细胞分离术、活检）；在收集点的存放；从收集点到制造工厂的运输，在制造工厂的样品处理；细胞选择，分离或浓缩步骤（包括方法、装置、试剂）；细胞扩增的条件、时间和转移步骤；细胞收获和纯化以及使用的材料。提供以下所有用于基因修饰适用步骤的完整描述（载体的转染，感染或电穿孔，或基因组编辑组件）和任何其他培养物，细胞选择或基因改造后的处理。对于离体转基因细胞产品的相关的杂质包括非靶细胞和未改造的靶细胞，非靶细胞可能会在选择后或者富集后出现；未改造的靶细胞可能在体外修饰步骤之后产生。建议评估非靶细胞的性质和数量，测量已被基因改造的细胞百分比。对当前处于临床开发中产品的细胞表型有更深入了解后，建议考虑按序添加针对特定细胞群体的杂质测试以建立更好的质量控制。对于在生产制备后立即使用的离体转基因细胞产品，建议要求生产过程中的无菌测试为阴性结果（对最终样品前 48 ～ 72 h 采集的样品）以释放产品。对于此类产品，除了生产过程中的无菌测试外，建议对制剂化后的终产品进行快速微生物检测，例如革兰氏菌染色测试，以及符合规定的无菌测试。离体转基因细胞可接受的存活率至少为 70%。如果无法达到此水平，建议提交支持较低的存活率规范的数据证明如死细胞和细胞碎片等不会影响产品的安全给药和（或）治疗效果。

（三）欧盟对体细胞药物的质量控制

欧盟 1998 年提出的《人体细胞治疗医疗产品的生产和质量控制考虑要点》中对体细胞治疗产品的质量控制要求生产单位应建立完善的质量保证体系，对仪器及操作程序应进行充分的验证并建立相应的操作规程，对生产用原材料、细胞供体及终产品应建立相应的质量标准包括生产过程中使用的其他原材料的要求、对体细胞来源的要求、细胞培养过程的要求、建立终产品及批签发检测程序。2007 年，欧盟成立先进疗法委员会，Regulation（EC）No 1394/2007（也称“ATMPs 法规”）规定 CAT 负责对 ATMPs 的质量、有效性和安全性进行科学评估，以证明其效益大于风险。ATMPs 上市许可申请提交至 EMA 后，由先进疗法委员会进行评估，欧盟委员会做出最终上市许可决定，该上市许可对所有欧盟成员国有效。

2017 年 11 月 22 日，欧盟委员会发布首个 ATMPs GMP 指南，该指南在 2018 年 5 月 22 日前生效。先进疗法产品指大多数基于细胞和基因方法治疗疾病的创新药物，由于其含有能够发挥代谢、免疫、遗传或其他非药物作用机制的活性细胞等物质，ATMPs 区别于传统的小分子药物和生物制品。EMA 将 ATMPs 主要分为 4 类：基因治疗产品（gene therapy medical product，GTMP）、体细胞治疗产品（somatic-cell therapy medical product，SCTMP）、组织工程产品（tissue engineering product，TEP）及组合 ATMPs 产品（即上述几种技术相结合研发的产品）。2017 年 11 月 22 日发布的先进疗法药品 GMP 指南为独立文件，作为现行欧盟药品 GMP 指南（Eudralex 第 4 卷）的第 N 部分发布。新指南在原有的 GMP 框架下，充分考虑了 ATMPs 生产的特殊性，如分散化生产、自动化生产、药品使用前重配等，对 ATMPs 生产过程的诸多方面进行规定，具体包括人员、生产设施、生产和检验设备、起始原料的界定和检验、生产菌种和细胞库要求、质量放行人职责、质量控制和批放行、环境控制和文件记录。其中阐述了这类药品涉及的新的、复杂的生产情况。指南中主张对这类产品采取基于风险的方法进行生产和检验，允许生产商根据风险级别，在工艺和控制系统方面保留一定的灵活性。指南中还规定，ATMPs 生产商对溯源性数据应保留 30 年。

（四）我国细胞药物的质量控制

我国 2003 年颁布了《人体细胞治疗研究和制剂质量控制技术指导原则》，要求体细胞治疗产品的质量控制要点从安全性和有效性出发，质量控制内容包括：体细胞的采集、分离和鉴定的要求，体细胞的体外操作和生产过程的要求，体细胞制剂的检定和质量控制（得率和存活率、纯度和均一性、表面标志物、生物学效应、外源因子的检测，其他添加成分残余量的检测）。对于免疫细胞药物的质量控制我国原卫生部发布的《自体免疫细胞（T 细胞、NK 细胞）治疗技术管理规范》中对免疫细胞制剂制备和质量控制提出要求，具体如下：

（1）提供自体免疫细胞（T 细胞、NK 细胞）制剂制备的实验室应具备省级以上药品监督管理部门和疾病预防控制中心认证的 GMP 制备室，有细胞采集、加工、检定、保存和临床应用全过程标准操作程序和完整的质量管理记录。制定并遵循 cGMP 实验室维护标准操作程序。

（2）具有体外操作过程的细胞培养成分和添加物（培养液、细胞因子、血清等）以及制备过程所用耗材的来源和质量认证，应符合临床使用的质量要求，原则上鼓励采用无血清培养基、自体血清或者自体血浆。不允许使用异种血清或者血浆。

（3）自体免疫细胞治疗产品的质控标准：每批体细胞的检定包括以下内容。①细胞数量和存活率：细胞数量应满足临床最低需求，存活率应不低于 80%。②每批细胞来源的确认：应注明来源并加以标记或确定批号。③无菌试验：每批培养的体细胞在患者输注前均应进行无菌试验。建议在培养开始后 3 ~ 4 天起每间隔一定时间取培养液样品，包括患者回输前 48 h 取样，按现行版《中国药典》生物制品无菌试验规程进行。在患者使用前，取培养液和(或)沉淀物用吖啶橙染色或革兰氏染色，追加一次污染检测。进行长期培养的体细胞，应进行支原体检查。对每一批体细胞终制剂应留样检测。如果留样发现阳性结果或发现几次阳性结果后，应及时对生产过程进行检查。如果在细胞制备的早期发现有污染的情况，应终止该批细胞制品的继续制备。④细胞的纯度与均一性：在回输前，应证明其纯度和均一性已达到临床应用水平。⑤生物学效应：如有可能，应尽量检测每批细胞的生物学效应。细胞制品外源因子的检测包括细菌、真菌、支原体和内毒素。参照现行版《中国药典》生物制品相关规程进行。

（4）从事细胞制剂机构应具有自体免疫细胞制备及检定过程的原始记录和检定报告，永久保留。

2013 年发布的《干细胞制剂质量控制及临床前研究指导原则》征求意见稿，初步建立了可靠、切实可行、操作性强、能够保证产品安全性和有效性的检定方法。指导原则中对以下干细胞制剂质量控制有明确的指导意见，包括：①干细胞的采集、分离及干细胞（系）的建立；②干细胞制剂的制备；③干细胞制剂的检验；④干细胞制剂的质量研究。其中针对干细胞采集、分离及干细胞（系）建立阶段的质量控制基本要求强调，应当制定干细胞采集、分离和干细胞（系）建立的标准操作及管理程序，并在符合 GMP 要求的基础上严格执行。在干细胞的采集、分离及干细胞（系）建立阶段，应当对自体来源的、未经体外复杂操作的干细胞，进行细胞鉴别、成活率及生长活性、外源致病微生物，以及基本的干细胞特性检测。而对异体来源的干细胞，或经过复杂的体外培养和操作后的自体来源的干细胞，以及直接用于临床前及临床研究的细胞库（如工作库）中的细胞，除进行上述检测外，还应当进行全面的内外源致病微生物、详细的干细胞特性检测，以及细胞纯度分析。干细胞特性包括特定细胞表面标志物群、表达产物和分化潜能等。针对干细胞制剂的制备工艺该稿指出，从整个制剂的制备过程到输入（或植入）受试者体内全过程，需要追踪观察并详细记录。应当对制剂制备的全过程，包括细胞收获、传代、操作、分装等，进行全面的工艺研究和验证，制定合适的工艺参数和质量标准，确保对每一过程的有效控制。

2015 年 8 月 21 日，国家卫生计生委发布的《关于印发干细胞制剂质量控制及临床前研究指导原则（试行）的通知》，为确保干细胞治疗的安全性和有效性，要求每批干细胞制剂均须符合现有干细胞知识和技术条件下全面的质量要求。其中细胞质检内容包括：细胞鉴别、存活率及生长活性、纯度和均一性、无菌试验和支原体检测、细胞内外源致病因子的检测、内毒素检测、异常免疫学反应、致瘤性、生物学效力试验和培养基及其他添加成分残余量的检测。为确保干细胞药物质量，还要进行放行检验和质量复核。放行检验即项目申请者根据上述质量检验各项目中所明确的检验内容及标准，针对每一类型干细胞制剂的特性，制定放行检验项目及标准。放行检验项目应能在相对短的时间内，反映细胞制剂的质量及安全信息。干细胞制剂的质量复核是由专业细胞检验机构或实验室进行干细胞制剂的质量复核检验，并出具检验报告。

2017 年国家食品药品监督管理局发布《细胞治疗产品研究与评价技术指导原则（试行）》，提出细胞治疗产品在药学研究、非临床研究和临床研究方面应遵循的一般原则和基本要求。涵盖对使用血清的来源，体外基因修饰或改造使用物质材料的质量要求，生产过程控制中关注重点，质量放行检测项目的设定，产品放行检测用方法可替代性，非临床研究评价的总体策略、遵循 GLP 规范以及动物种属选择，致瘤性或致癌性研究主要考虑，已有人体试验数据利用原则，非注册临床试验数据接受程度，临床研究分期设计，受试者选择的特殊考虑，以及临床药效学评价的必要性和评价指标、药代动力学研究设计、剂量探索研究设计和安全性研究问题等 19 个方面的内容。

2023 年 4 月，国家药品监督管理局药品审评中心发布《人源干细胞产品药学研究与评价技术指导原则（试行）》。为按照药品管理相关法规进行研发和注册申报的人源干细胞产品的上市申请阶段的药学研究提供技术指导。本指导原则中的人源干细胞产品是指起源于人的成体（干）细胞（adult stem cells，ASCs or adult cells）、人胚干细胞（embryonic stem cells，ESC）和诱导多能干细胞（induced pluripotent stem cells，iPSC），经过一系列涉及干细胞的体外操作，一般包括扩增、基因修饰、诱导分化、转（分）化等，获得的干细胞及其衍生细胞，加入制剂辅料，分装至特定容器，并符合特定药品放行标准，可直接应用，也可与组织工程材料组合应用于临床的治疗产品。本指导原则对相关的人源干细胞产品的质量研究和质量标准有较详细的建议和要求。

（五）质量研究

质量研究方面，由于干细胞产品具有多样性、异质性、复杂性、特殊性、进展性等特性，因此对干细胞产品的质量研究应全面且持续，建议选择代表性的生产批次（如非临床研究批次、临床试验批次、商业化生产批次）和合适的生产阶段样品（例如原代细胞或细胞种子、细胞库、工艺中间品、原液和制剂成品等）进行研究。质量研究内容可结合细胞特性进行选择，尽量覆盖细胞特性分析、理化特性分析、纯度和杂质分析、安全性分析和生物学活性分析等方面，尽可能采用一系列先进、正交的分析技术，且分析方法应经过研究确认，确保方法适用可靠。

1. 细胞特性分析

（1）细胞形态：形态学分析可能对细胞的生长分化状态具有一定的指示作用，可结合各种成像技术进行细胞形态观察，帮助确定细胞的状态。

（2）细胞鉴别：建议从细胞的表型或遗传型等多种维度，采用种属鉴别和细胞谱系等多种方法对细胞进行鉴别，鼓励开发能鉴别潜在污染细胞的方法，控制生产过程中细胞交叉污染的风险。

（3）细胞活性：干细胞产品通常是活的细胞治疗产品，可通过细胞活率、活细胞数、群体倍增时间（PDT）、细胞周期等对细胞活性进行综合评价。

（4）生物标志物：多种表面标志物可对细胞类型、多能性、谱系、终末分化和（或）功能进行表征，常采用相关分析检测方法如蛋白免疫印迹（western blot，WB）、流式细胞术、免疫荧光等，进行细胞特性分析。mRNA 标志物与蛋白质标志物表达的有效相关性如果经验证，可使用基于 mRNA 的标志物辅助进行细胞表征。

2. 理化特性分析　一般理化特性分析需结合产品类型和制剂特征开展研究，常包括外观、颜色、pH、明显可见异物、渗透压摩尔浓度、装量等项目。

3. 纯度和杂质分析　干细胞产品在生产过程中，可能会引入或产生非细胞杂质（如理化杂质）、细胞碎片或非目的细胞，影响产品纯度，并可能带来安全性风险，因此需要根据产品类型和工艺特点，进行全面规范的纯度和杂质研究。

通常纯度分析的研究项目可能包括：活细胞比例、细胞群或亚群比例、目的细胞比例和非目的细胞比例等。经研究，当非目的细胞对产品安全性和有效性无不良影响时，需研究其组成和比例，尽量控制批间一致性。

杂质分析的研究项目包括工艺相关杂质和产品相关杂质。工艺相关杂质是指生产过程中引入的杂质，如残留的外源蛋白、抗生素、诱导试剂、微载体、病毒载体、DNA 等。产品相关杂质如非目的细胞、细胞非预期表达的产物、死细胞残留、细胞碎片和其他可能的降解产物等。对于这些影响产品安全性的杂质成分，应在工艺中予以去除，在质量研究中予以检测，并进行定性 / 定量控制。需要特别关注的是，产品中可能存在高风险杂质成分的情况下（如 ESC 或 iPSC 残留），应当建立和明确杂质去除方法及杂质残留的定量检测方法。如果杂质成分不能有效去除，则应当在动物模型或其他系统中进行安全性和毒性评估，并根据人体暴露最大剂量或体内安全性研究结果，设定安全合理的残留限度。

4. 安全性分析

（1）生物学安全性：包括由干细胞产品自身生物学特性所决定的和诱发受者体内其他细胞生物学特性发生改变相关的安全性问题。在对干细胞生物学安全性进行评估时，应考虑相关细胞的临床适应证、给药途径、剂量等与临床治疗直接相关的因素，并利用合适的体内、体外试验模型对相关的生物学安全性进行有效评估。干细胞生物学安全性包括成瘤性和致瘤性、非预期分化、脱靶编辑等。

成瘤性（tumorigenicity）和致瘤性（oncogenicity）：药学方面应考虑干细胞产品的成瘤和致瘤风险，特别是高代次的，或经过体外复杂处理和基因修饰的干细胞产品。基于多能干细胞所具有的三胚层分化潜能及其潜在的致畸胎瘤特性，对于ESC和iPSC来源的干细胞衍生产品，应特别关注终产品成瘤性和致瘤性检测。软琼脂克隆形成试验、端粒酶活性检测可一定程度上体外表征产品的成瘤性。

非预期分化：干细胞在体外操作过程中可能分化为非目的细胞。建议开发特定的检测技术（比如高通量测序），研究、评估和监控干细胞产品非预期分化的可能性和影响，可结合目的细胞分化效率进行具体分析。

脱靶编辑：应用基因组编辑技术可能会带来不同程度的非目的基因组编辑风险，出现染色体不稳定和脱靶编辑（如DNA插入或删除）等情况。对干细胞进行基因组编辑的产品，应分析和研究基因修饰细胞中的脱靶编辑情况，建议使用包括无偏全基因组分析在内的多重正交方法（如计算机、生化、细胞分析方法）识别潜在的脱靶位点。

（2）微生物学安全性：由于干细胞产品缺少灭菌工艺和去病毒步骤，应在原材料和生产工艺环节中对微生物安全性风险进行控制，具体可参考药典要求和其他有关药品的控制策略。微生物学安全性具体是指干细胞产品应当不存在各种微生物（细菌、真菌、支原体和病毒等）、微生物代谢产物/衍生物（如细菌内毒素）等的污染。病毒污染包括种属特异性病毒（如人源/动物源病毒）、内外源反转录病毒以及其他非特定病毒，应根据产品特性于工艺的适当阶段进行相关检测，综合生产全过程评估产品的病毒污染风险。对于反转录病毒和非特定病毒因子检测，可参考《中国药典》三部通则“生物制品生产检定用动物细胞基质制备及质量控制”的相关要求进行。对于使用复制缺陷型等病毒载体获得的干细胞产品，应在产品设计和质量研究时充分考虑控制病毒载体回复突变的风险，复制型病毒（replication competent virus，RCV）的检测要求参考相关指导原则。

5. 生物学活性分析　干细胞产品是活细胞药物，其生物学作用可能是多靶点、多通路的，且不同类型的干细胞产品具有不同的生物学功能。因此，需要基于产品与临床相关的治疗活性或预期的生物学效应，开发能够代表产品作用机制的定量生物学活性/功能测定方法，多活性组分产品应当分别进行鉴定和活性测定。

有时还需开发干细胞生物学活性的替代指标，如在活体系统之外进行的理化分析测定法（physicochemical analytical assay），通过评估产品的免疫化学、生物化学和（或）分子属性来提供广泛的产品表征数据。采用的分析测定法应开展替代方法与活性相关性研究，还应证明该测定法可以区分活性产品与非活性或降解形式的产品，并进行充分的对照研究和方法学验证。有些干细胞产品具有复杂的和（或）不完全清晰的作用机制或具有多种生物学活性，细胞生物学功能表征须结合体外生物学效应和体内动物模型综合评价。

（六）质量标准

质量标准的建立主要包括以下过程：确定质量研究的内容、进行方法学研究、确定质量标准的项目及限度、制定及修订质量标准。干细胞产品的质量标准应采用经验证的分析方法，评估产品的鉴别、纯度、无菌性和活性，应体现干细胞产品的质量特点。质量标准的项目及限度结合质量研究和产品特点确定，限度的设定应能确保产品的安全性、有效性和批间一致性。干细胞产品的质量标准项目一般包括细胞鉴别、细胞活性（细胞活率、活细胞数、功能细胞数、群体倍增时间）、纯度（如目的细胞比例）、生物学活性（如分化效率、定量 / 半定量功能测定、标志物）、产品和工艺相关杂质、成瘤性 / 致瘤性（如适用）、非预期分化、微生物安全性（无菌、内毒素、支原体、内外源病毒）、一般检测（外观、pH、明显可见异物、渗透压摩尔浓度、装量）等。如细胞产品曾接受基因修饰，应对每批终产品基因修饰目的细胞的百分比、单个细胞的平均载体或质粒拷贝数、目的基因及其表达产物的功能、脱靶编辑、转导 / 转染用载体的残留量等进行控制。对于使用复制缺陷型病毒转导的细胞，应证明不存在复制型载体。对于运输到医院后需要进行给药前再操作（比如容器的转换、物理状态的转变、与其他结构材料的联合、过滤与清洗等）的干细胞产品，需模拟实际操作开展临床使用相关研究，根据研究结果明确给药前的操作步骤和注意事项，并向医院提供完善的产品信息和操作培训资料，包括针对操作步骤的复核和标签核对等。使用前检查必须至少包含外观、颜色、鉴别和包装完整性等检测。

分析检测方法中可能使用参比品 / 对照品，鼓励开发建立细胞参比品用于干细胞产品的质量控制。用于分析的参比品 / 对照品需具备代表性和可溯源性，应采用经验证的分析检测方法对其进行充分的特性分析，并鉴定合格。需完成参比品 / 对照品标定（含量标定和活性标定），并对产品开发各个阶段使用的参考品开展稳定性研究，确定复验期和有效期。

（七）稳定性研究

在开展干细胞产品的稳定性研究时，可参考生物制品的稳定性研究的技术要求，如 ICH Q5C 和生物制品稳定性研究技术指导原则。

稳定性研究的目的是为干细胞产品的储存、运输和使用提供支持。研究内容一般包括影响因素试验（温度、光照、机械力等）、加速试验、长期试验、运输试验和临床使用中稳定性试验。试验样品一般包括代表性原液（如有）、成品和需要临时或阶段性冻存的工艺中间品，研究用样品的生产、使用和质量（如总细胞密度和体积范围等）应可代表实际情况。试验条件应充分考虑新鲜细胞和冻存细胞的区别，考虑干细胞产品保存、包装、运输、临床配伍和实际给药的特殊要求，考虑各个环节样品累积的储存时间对最终产品稳定性的影响等。试验项目应能充分反映考察条件对质量的影响，如细胞活率和活细胞数等细胞特性、生物学活性、细胞纯度、理化特性、微生物安全性指标以及关键辅料含量等。申报临床阶段的稳定性数据应能够支持临床试验开展，即稳定性研究的期限应至少能够涵盖所开展的临床试验的要求，证明产品从放行至患者给药的有效期是合理的。申报上市时需提供多个代表性批次的稳定性数据以支持和确定贮藏条件、使用条件和有效期，同时应明确产品的敏感条件、细胞状态或质量随时间的变化情况等。

这些指导原则大大促进了细胞药物的研究和发展。

第二节　基因治疗产品的质量控制

一、基因治疗产品的质量控制依据和指南

由于基因治疗产品不同，其生产工艺及质量分析与控制都具有独特的特点。

美国 FDA 的 CBER 于 1998 年发布了针对于生产企业的指导原则 *Guidance for Industry: Guidance for Human Somatic Cell Therapy and Gene Therapy*，2008 年发布了针对技术审核人员和申办方的指导原则 *Guidance for FDA Reviewers and Sponsors: Content and Review of Chemistry，Manufacturing，and Control（CMC）Information for Human Somatic Cell Therapy Investigational New Drug Applications（INDs）*。这两个指导原则中有关基治疗产品的质量控制要求作为早期的参考。①对产品生产和物料的要求：生产过程中使用的各种组分的要求，对起始物料如细胞的要求，对生产工艺的要求等。②对产品检定的要求：安全性检测，鉴别，纯度检测，生物学效力检测，其他细胞存活率、细胞数或剂量，杂质的检测等。③终产品放行。在之后的 2015—2020 年，陆续发布了多项指南。在众多指南中，最新的 2020 年 1 月发布的指南 *Chemistry, Manufacturing and Control（CMC）Information for Human Gene Therapy Investigational New Drug Applications（INDs）*；*Guidance for Industry*，对整个领域的现状与发展具现实的指导意义。其他补充指南和特殊疾病领域的指南见本章后面的参考文献。

欧洲药品管理局在 2001 年推出了第一版针对基因治疗的指南 *Note for guidance on the quality，preclinical and clinical aspects of gene transfer medicinal products*，为基因治疗产品的开发和评估提供了科学指导意见，尤其注重于对基因治疗产品的质量控制和其安全性和有效性的评估。此后 EMA 在 2010 年、2015 年、2018 年多次更新了该指南。FDA 和 EMA 这两个机构采用类似的以数据为依据的方法来评估药物安全性和有效性，双方通常在此过程中积极合作。在欧盟和美国加强药品合作的框架下，双方建立了一个细胞和基因治疗的联盟，旨在加强和改善在此领域新药品的监管。

二、基因治疗产品的质量控制

基因治疗产品的设计和药学应综合考虑产品的在体内作用的生物学和生产方面。基因治疗产品的商业化生产总体应符合《中华人民共和国药品管理法》《中华人民共和国药品管理法实施条例》《药品注册管理办法》《药品生产监督管理办法》《药品生产质量管理规范》《中华人民共和国药典》（以下简称《中国药典》）、“人用基

因治疗制品总论”，ICH 相关指导原则的要求。临床研究用样品的生产应按照“《药品生产质量管理规范（2010 年修订）》临床试验用药品附录（试行）”（国家药监局 2022 年第 43 号公告）的相关要求进行。产品的研发、生产、使用和废弃处理应符合生物安全相关法规的要求。

产品的药学和质量控制应考虑各类基因治疗产品的特殊性，鼓励基于“质量源于设计”（QbD）的理念，进行持续的工艺开发和质量研究，包括但不限于生产用材料和生产工艺对产品质量的影响，分析产品质量与临床的安全性、有效性的相关性，建立阶段性适用的基于风险评估的质控系统和全生命周期的质量管理体系。

因不同产品在设计和临床应用方面可能存在的差异，具体品种的研究要求应采用具体品种具体分析的原则，但应能满足药学技术评价的需求，并符合临床研究样品质量的可控性。生产基因治疗产品所选用的细胞系、载体类型、有无辅助病毒、生产工艺不同、作用机制也不同，产品风险存在差异，应该采用阶段适用的根据产品风险等级来制订相应的风险控制方案。考虑各种因素对产品风险的影响，如载体的类型和设计、原材料的选用、生产工艺的稳定性、产品质量、杂质的种类和残留风险、产品的稳定性等制定质量控制策略。下面就这些风险点来分别讨论质量控制的要点。相关技术应随着行业水平的提高，分析技术的进步，以及产品认知的积累逐步完善。

（一）质量管理体系

应根据产品的研发阶段建立并逐步完善质量管理体系，充分理解“药品全生命周期”的质量管理理念，对药品工艺开发到临床前研究，临床样品生产，工艺放大到商业化生产的各阶段，基于风险建立匹配的质量管理体系。

数据可靠性的要求贯穿药品全生命周期，《药品记录与数据管理要求（试行）》（国家药监局 2020 年第 74 号公告）适用于药品研制、生产、经营、使用活动的记录和数据管理，必须确保有关信息真实、准确、完整和可追溯。在药品的任何阶段，质量管理体系均需要包含数据可靠性的要求。

在临床前的研发阶段，质量管理的要点是保证数据可靠性，可无需建立符合《药品生产质量管理规范（2010 年修订）》的质量管理体系。在临床Ⅰ、Ⅱ期，应按照 GMP 临床试验用药品附录（试行）建立质量管理体系，临床试验用药品的制备和质量控制应当遵循 GMP 的相关基本原则以及数据可靠性要求。随着产品相关的工艺知识和经验不断积累和提升，进展至临床Ⅲ期时，应符合上市产品的要求，该阶段的质量管理体系应完全符合 GMP 要求。

基于药品各阶段的特点及监管要求，质量管理体系还需明确不同阶段生产管理及质量控制的要求。临床Ⅰ期之前的开发注重安全性，临床Ⅱ期及上市过程要同时注重安全性和有效性，关键质量属性（CQA）以及关键工艺参数（CPP）需要在临床Ⅱ期后期确定下来。对于产品质量的要求和控制策略还要考虑影响临床试验结果的任何因素。例如：监管机构提出用于临床试验药物的设施设备需要在临床Ⅰ期进行确认，以确保无菌操作的可控性；对于生物制品原液和成品的检测，在临床Ⅰ期阶段对已知与安全性相关的分析方法做确认，避免方法不可靠导致检测结果不可靠，从而导致临床药品的安全性问题。由于在每个临床试验阶段的药品生产和制备经验有限，在整个产品开发过程中需要不断提炼和完善对物料和产品的关键质量属性的定义和理解。在临床Ⅰ期阶段可以用相似产品的知识和经验来设定在研发产品的工艺参数、质量标准及接受标准等，然后自临床Ⅱ期起的开发中依据对新产品的具体数据和经验来完善。随着不断获得的产品知识，检测方法也可以获得提高，所以与产品有效性直接有关的方法一般要在临床Ⅲ期前完成开发和验证。一般来讲，当产品处于临床Ⅲ期制备时，工艺和操作参数的范围已被确认趋近于商业化生产工艺，产品质量应由工艺确认得到相应的保证。在此基础上的上市申报，包括上市工艺的确认，也有了扎实的基础。

（二）生产用物料

生产用物料是指生产基因治疗产品过程中所使用的物质或材料，包括生产用原材料（如培养基及其添加成分、纯化物料等所有生产过程中使用的物料）和辅料、起始物料（如生产用细胞、质粒、菌种、辅助病毒种等）以及生产用耗材（如细胞培养袋、滤膜、储液袋、传输管路、暂存容器等）等生产用材料直接关系到产品的质量。

1. *起始原材料*　不同病毒包装系统在基因组稳定性、突变情况、包装效率、外源因子的引入风险等方面可能存在一定差异，应结合产品特点和风险选择更优的包装系统用于生产。细胞、细菌、病毒库的传代稳定性研究结果应能支持临床研究样品的生产。

（1）细胞库：建库用的起始原材料应来源清晰，具有完整的溯源信息，并按照药典要求进行建库管理。生产细胞的选择，除考虑细胞生物属性（如生长特性、包装效率等）外，应全面评估细胞对最终产品质量和安全性的潜在影响，如细胞是否含有致癌基因、细胞成瘤性和致瘤性、内源性病毒的污染、病毒载体在细胞内的重组风险等。若存在基因改造，应具体说明改造依据、改造方法和改造结果的确认研究等。生产细胞库应符合《中国药典》通则“生物制品生产检定用动物细胞基质制备及检定规程”的相关要求，一般包括鉴别、纯度、细胞数量、活率、基因型和表型、理化特性、外源因子等，关注细胞种属相关病毒和培养过程可能引入的潜在外源因子的污染风险。

（2）质粒 DNA：用于包装病毒的质粒作为起始原材料（NMPA 将质粒定义为起始原材料，EMA 将质粒定义为起始物料，FDA 将质粒定义为中间体），质粒构建的具体信息，结构和序列应明确，包括原始质粒的来源、质粒结构图、重要基因或元件的序列来源信息，详述质粒构建过程并对最终质粒序列进行确认。应评估同源序列引起重组的安全风险。质粒序列中应避免选用 P- 内酰胺类抗性基因作为质粒筛选标记。质粒的质控应符合《中国药典》的相关要求，常包括鉴别、含量、质粒完整性、重要基因序列的确认、纯度、宿主细胞 DNA 残留、宿主细胞蛋白质残留、卡那霉素残留、无菌、内毒素等。

（3）细菌库：细菌作为起始原材料可用来生产生质粒 DNA，细菌本身也可用于生产用于基因治疗的微生物载体等。质粒 DNA 作为起始原材料生产基因治疗产品（如 AAV，或 LV），细菌库的制备和检定应符合《中国药典》通则“生物制品生产检定用菌种毒种管理及质量控制”的要求，细菌库测试通常包括：细菌宿主菌株的 ID；限制性酶消化或 DNA 测序证实；细菌细胞计数；细菌宿主菌株纯度（无不适当的生物体，噬菌体阴性）；转基因表达和（或）活性（如适用），质粒载体建议进行全质粒序列测定。细菌载体的种子应进行表型和基因型鉴定，经基因修饰的微生物，应对基因组重要区域（如引入的治疗基因或调控元件，以及目的基因侧翼至少 0.5 kb 内的区域）进行测序确认，对改造基因的插入位点、基因拷贝数等进行分析。

（4）病毒库：病毒库可以用来直接生产基因治疗病毒载体，也可生产辅助病毒用于生产复制缺陷型的病毒载体（如 AAV）。病毒库建库过程应尽量避免人源或动物源性原材料（如血清）的使用，如必须使用，应提供合理性依据，并对引入潜在外源因子的安全性风险进行分析和控制。病毒库的质控项目应根据病毒种子本身的特征，基于风险分析进行评估。检测放行应符合《中国药典》“人用基因治疗制品总论”的要求，一般包括鉴别（基因组和免疫特性）、病毒滴度、表型特征、基因序列一致性、治疗序列的转录 / 表达（如适用）、治疗序列或表达产物的生物活性（如适用）、无菌检查（细菌和真菌）、支原体检查、外源病毒因子、复制型病毒（制品本身为复制缺陷型或条件复制型）等。应对病毒基因组序列的完整性和正确性进行分析，或至少应对重要区域（如目的基因和调控元件，以及被人为修改的任何区域及其侧翼至少 0.5 kb 内的区域）的序列进行确认。

2. 其他生产用原材料　除起始原材料外，需提供其他所有生产使用的原材料和辅料的来源、组分、质量控制、使用阶段等信息，并提供相关的证明文件。原材料和辅料的质量控制应参照《中国药典》通则“生物制品生产用原材料及辅料质量控制”的相关要求，质量控制应与其风险相符。如有可能，应尽量避免使用动物源或人源性原材料。如需使用，应提供相关的必要性和合理性证明，并制定相应的风险控制措施。不得使用 β- 内酰胺类抗生素、链霉素，以及其他如溴化乙锭等有毒试剂。

生产过程中与产品接触的耗材应符合生物安全性药用级别的惰性材料，前期研发及临床中收集数据支持使用，在临床后期商业化之前应评估耗材相容性。

制剂辅料的选择、用量和质量标准应基于充分的制剂处方开发研究，证明其安全性和合理性。辅料应符合《中国药典》通则“生物制品生产用原材料及辅料质量控制”的相关要求，选用符合药用标准的辅料，质量应满足其预期功能作用。

对于新型递送系统或复杂转导系统，如纳米粒子、脂质体等，若含有在人体首次使用或在给药途径中首次使用的新型辅料，应提供全面的辅料药学信息评价辅料的质量控制和安全性，并提供药理毒理安全性评估数据。

（三）生产工艺

病毒载体类的基因治疗产品类型不同，生产工艺存在较大差异，一般是指从细胞培养或细菌微生物发酵到终产品灌装的过程。非病毒载体类产品的生产可采用无细胞的体外合成或转录体系，由于产品种类多，工艺复杂，不在本章讨论的范畴。

通过前期的工艺开发和临床研究样品的制备，应能建立并初步证明生产工艺的合理性和可重复性，拟定工艺应能稳定生产出符合预期质量的临床研究用样品。基因治疗产品的上游生产通过优化工艺，通常可以提高载体的包装效率、减少产品相关杂质（如空载体、无活性载体、游离核酸、聚集体等）和去除工艺相关杂质。纯化工艺应根据产品类型、上游工艺和引入的工艺相关杂质合理设定，在保证产品收率、降低产品相关和工艺相关杂质的同时，保持产品的生物学活性。生产工艺应设立必要的过程控制项目。除外源因子相关控制外，可在关键工艺步骤设立与产品质量、杂质清除、回收率等相关的监测项目。细胞培养阶段如使用了辅助病毒，或采用了有内源病毒的细胞系，应根据产品特性，在纯化过程中增加必要的病毒去除或灭活工艺，控制残留可能带来的安全性风险。应对病毒收获液进行无菌 / 生物负荷、内毒素、支原体和外源病毒因子等检定，如有可能，应参考药典要求对生产终末细胞进行检定（如 EOPC，UPB）。如因辅助病毒、包装病毒或产品病毒载体无法被充分中和，影响收获液外源病毒因子检测结果时，可考虑设置对照细胞进行外源因子检查，或在下游病毒去除 / 灭活工艺单元后选择适当的样品进行外源病毒检测。

制剂处方、处方工艺和剂型应根据产品类型、产品稳定性和临床用药需求研发，确定。制剂处方应能有效维持产品的稳定性和功能活性，满足临床用药需求；制剂剂型的选择应综合考虑产品的稳定性、保存和运输需求、临床用药的便利性和安全性等多方面因素。

根据工艺步骤对产品质量的影响，与产品开发阶段相适应，明确关键工艺步骤和关键工艺参数，合理设定生产过程中控制，对关键中间体进行检定，确定标准限度，尤其是生产过程中的微生物、病毒内外源因子的污染控制和产品中间体的质量。

（四）质量研究

随着对病毒类基因治疗产品认识的深入和检测技术的发展，产品的质量研究应不断补充和完善，并贯穿于整个生命周期。质量研究应采用与时俱进的分析方法，从早期研发到商业化生产阶段渐进地、阶段适应地更加深入了解产品属性、评估质量属性与产品安全性、有效性的相关性。

生产过程中用于评估生产过程和产品质量的分析方法应该有足够的细节，包括系统适用性控制、充分的方法开发。生物学活性的研究和方法学建立应依据产品适应证、给药途径和作用机制进行开发，尽可能建立与作用机制相同或相似的体内或体外分析方法用于活性研究和质量控制，重组 AAV 类产品的质量研究应根据产品的设计、作用机制和生产工艺确定，一般包括（但不限于）：鉴别、结构分析、生物学活性、纯度、杂质、含量、一般理化特性、安全性检测等。研究样品应具有代表性，如工艺接近的非临床研究用样品、临床样品等。提供完整的质量研究报告，报告应包括方法原理介绍、研究样品、试验条件和基本步骤、数据处理和结果分析等，分析方法应能满足预期用途。

病毒载体的结构和理化特性研究一般包括全基因组的序列分析，衣壳蛋白的分子量、氨基酸序列和翻译后修饰研究，病毒颗粒的衣壳蛋白比例、血清型、热稳定性和粒径分析等。由于生产过程中重组 AAV 载体可能出现空包、部分基因组序列的丢失建议对以上情况进行研究。重组AAV载体的含量、纯度和活性分析包括如病毒载体的滴度（病毒颗粒数、基因组滴度、感染滴度等）、衣壳蛋白的纯度、病毒颗粒纯度、比活等。由于重组AAV类产品的包装产物类型复杂，需全面分析各类产品相关杂质，如空壳病毒、不完整包装病毒、游离衣壳蛋白、游离核酸、DNA错误包装情况、病毒聚集体、可复制型AAV等。除病毒载体活性外，基于产品作用机制的设计，需对外源目的基因的表达产物进行确认并建立相关的生物学活性分析方法，如目的基因的表达活性、表达产物的生物学活性等。另外，还需对病毒载体的整合特性进行初步研究。

结合工艺分析，对由工艺引入的各类工艺相关杂质的残留水平进行分析或检测并评估其安全性，如亲和配基、宿主细胞蛋白、宿主细胞DNA、包装质粒、核酸酶、E1A基因、转染试剂、CsCl、非目标病毒残留（如包装病毒、辅助病毒及其相关杂质等）、残留DNA片段大小等。对生产中可能引入的污染物如细菌、真菌、支原体、外源病毒、细菌内毒素等进行检测或提供足够的证据进行风险分析。其他一般特性分析可能还包括外观、澄清度、装量、pH、渗透压、可见异物、重要辅料含量、不溶性微粒等。

（五）CMC分析方法研究开发

在早期研发到开展临床研究之前，应该注重产品质量的分析，分析方法选用取决于基因治疗产品的类型和临床发展阶段。以病毒载体的分析方法开发举例，应确认临床使用剂量的分析（如通过qPCR或ddPCR测定病毒的目的基因滴度、转染的目的基因、感染滴度和病毒的靶向细胞选用等）。在开发过程中，应逐步建立与样品相关的标准品、阳性/阴性对照品和参比品等。虽然一些分析方法仍在开发过程中，积累的数据也有限，此阶段应注重产品的物理、化学或生物特性，以确保产品满足有效性、活性、质量和纯度的研究及达到可以接受的范围。

安全检测应包括确保不受外来物质、外来因素、微生物污染和可复制病毒的影响。这些检测包括评估产品特性的分析，如特性、纯度（包括无菌、微生物限度、内毒素和污染物的检测如残留宿主细胞DNA、残留宿主细胞蛋白、包装质粒、牛血清白蛋白、核酸酶、亲和配基、裂解剂等）。为了最大限度地提高安全检测的灵敏度，应该在最有可能检测到污染的生产阶段进行取样检测。例如在生产工艺处理之前的阶段，包括裂解、澄清、过滤、纯化和灭活，应对细胞培养末期的收获液（包括细胞和上清液）进行支原体或内外源病毒的检测。确保安全性的关键是能够将临床前评估所使用的剂量与用于临床研究的剂量进行比较，因此，使用相同有效的检测方法来量化临床前和临床批次就至关重要。另外需要保留足够数量的临床前样本，以便使用相同有效的方法与临床材料进行对比测试。此外，在开临床研究之前，应对产品基因滴度相关的检测方法进行全面的方法学验证，确保临床使用剂量的准确性。

（六）纯度、杂质和污染物分析

杂质主要包括产品相关杂质和工艺相关杂质。产品相关杂质包括所有非目标或非功能形式的病毒产物。病毒类载体的工艺相关杂质一般包括非完整包装的病毒、空壳病毒、可复制型重组病毒或野生型病毒、无活性病毒颗粒及病毒聚集体等。应测量这些相关杂质，并将其作为病毒纯度的数据。核酸类载体一般应分析错误序列、不完整序列、降解片段、差异结构、错误修饰或复杂递送系统错误组装组分等的残留水平；细菌载体一般应对菌株的单克隆性、质粒或改造基因丢失率等情况进行检定。

病毒载体工艺相关杂质主要由生产工艺相关原材料引入，一般包括起始原材料（如宿主细胞蛋白、宿主细胞 DNA、包装质粒等）、生产原材料（如培养基、纯化用填料等），以及设备耗材来源杂质（如生产管线、包装、容器浸出、层析填料脱落物等）。研发阶段应对工艺相关杂质的残留水平进行适当的检测或分析，并评估其安全性。生产过程中如使用了包装病毒、辅助病毒等原材料，应对病毒的残留水平，感染、复制、表达活性进行分析，并评估其安全性。一般建议根据产品特性，将宿主细胞的 DNA 残留量控制在合理范围以内，以保证安全性。生产若使用了肿瘤细胞，或携带致瘤表型、病毒基因序列的细胞，可能需要采用更严格的核酸残留限度，并对完整宿主细胞的残留进行控制。对产品中已知具有安全性风险的特定转化序列的残留，如 E1A、SV40 大 T 抗原等应分别进行控制。另外，新型或复杂递送系统，如脂质纳米颗粒的制备工艺中存在一定的杂质，且脂质存在降解可能，如有必要，相关杂质也应纳入考虑范围。如有可能，应关注生产设施、设备中潜在渗出物质的残留水平。

另外，产品污染物一般包括细菌、真菌、支原体、外源病毒或部分细胞内源性病毒、内毒素等，应严格控制污染物的引入和残留水平。

（七）其他特性分析

一般理化特性分析包括如外观、澄清度、可见异物、不溶性微粒、渗透压、pH 值、装量等。此外，还可能要对病毒载体的复制能力、插入位点、质粒载体的转导效率等进行分析。

对于使用 CRISPR-Cas9 等编辑工具相关的基因治疗的产品，由于当前的认知和检测手段有限，研究应对此类产品进行更全面的安全性评估信息，包括编辑系统的选择，序列设计等上游构建的安全考虑，潜在脱靶位点的评估和检测数据的确认，编辑技术对细胞促瘤 / 成瘤的筛选风险、编辑系统组分的免疫原性等，应对潜在的风险建立相应的安全控制策略和检测方法。

（八）方法验证

国际的通用惯例是在 IND 提交阶段除与剂量相关的基因组滴度检测以外的检测方法通常不需要进行验证，而是应该证明测试方法得到了适当的确认。一般而言，应采用科学合理的分析（专属性、灵敏度和可重复性，并包括适当的控制或标准）。建议在适当的时候使用药典方法，并在临床试验开始前对安全性相关的试验进行鉴定。对于所有分析方法，应该在整个产品开发过程中评估分析性能，在开始后期临床研究之前制订验证计划，并在提交商业化许可之前完成方法的验证。

（九）质量控制

质量标准的制定以控制最终产品的质量和确保批间一致性为目的，具体应根据工艺和控制需要对不同阶段的样品制定质量标准，一般包括原液（如有）、半成品（如有）

和制剂的质量标准。质量标准的确定应基于质量研究，根据产品质量属性与安全性、有效性的相关性确定质量标准的具体内容，一般包括检验项目、分析方法和可接受标准。标准限度一般应基于目标产品质量的设定、代表性工艺批次分析数据的统计、稳定性研究结果、方法学变异度，以及人体或动物安全性研究数据等多个方面设定。

原液的质量标准一般包括外观、鉴别、理化特性、纯度、含量、活性、外源因子、内毒素、杂质（产品相关和工艺相关杂质）以及其他药典规定检测项目。对于非复制型或条件复制型病毒载体，应对可复制型病毒进行检测和控制。

除上述原液检测项目外，制剂质量标准，还应关注受制剂处方、制剂生产工艺和包装容器影响的其他质量属性，检测项目应根据相关制品的特性和剂型而定，一般包括（但不限于）：制剂外观、装量、水分残留（如适用）、制剂理化特性（如pH、渗透压、不溶性微粒、可见异物等）、纯度、病毒颗粒数、基因组滴度、活性细菌内毒素、无菌以及将来商业化阶段药典要求的制剂检项等。制剂若采用特殊容器或药械组合装置，还需要根据装置的功能增加特定的放行检测。对于部分未纳入质量标准的检测项目，应说明其合理性，并提供充分的依据。

可选用多种互补的分析方法用于检测项目的质量控制。放行检验用方法应经过研究与验证，特别是新建立的方法应在上市前完成全面的验证，对于药典中收录的方法应进行适用性的验证，方法验证建议在确证性临床Ⅲ期开始前完成。对于有效期短或样本量小的产品，可采用快速、微量的新型检测方法，若采用非药典的替代方法，应确认其应用效果优于或等同于药典方法（应进行充分验证）。根据检测需要，应建立相应的标准品或参比品，标准品/参比品的建立和制备应符合《中国药典》“生物制品国家标准物质制备和标定”的相关要求，应对参比品进行全面鉴定和标定。

（十）稳定性研究

基因治疗产品稳定性研究可参照《生物制品稳定性研究技术指导原则（试行）》《体内基因治疗产品药学研究与评价技术指导原则（试行）》和ICH Q5C的一般原则和相关要求进行，同时根据产品自身特点、临床用药情况等设计合理的研究方案。

采用阶段适用的原则，在产品研发过程中开展相关的稳定性研究。正在进行的或计划中的稳定性研究应证明制剂的各项检测指标在可接受的范围内。稳定性研究应含包装容器、配方、储存条件、测试频率、测试方法和验收标准。如果生产中由原液直接灌装为制剂产品，则不需要进行长时间的原液稳定性研究。稳定性分析验收标准可以包括如外观、可见异物、不溶性微粒、纯度、聚集体、滴度（病毒颗粒数、基因组滴度、感染滴度）、生物学活性、无菌等。稳定性研究项目一般包括长期稳定性、加速稳定性、影响因素研究、运输稳定性、使用稳定性等，根据临床研究用样品生产和使用可能涉及的原液/制剂运输、临床使用情况，开展必要的运输和使用稳定性研究。应选用具有代表性的工艺样品，包装于已确定的包装容器或相同材质的器材中进行研究。稳定性研究监测项目应全面，尤其是对产品安全性、有效性、稳定性有重要指导意义的检测项目。

参考文献

[1] 国家药品监督管理局药品审评中心 . 人体细胞治疗研究和制剂质量控制技术指导原则 [EB/OL]. https://www.cde.org.cn/zdyz/domesticinfopage?zdyzIdCODE=62d75837caaf77d39405890f6ade9204.

[2] 中华人民共和国国家卫生健康委员会 . 医疗技术临床应用管理办法 [EB/OL]. https://www.gov.cn/gongbao/content/2018/content_5346680.htm.

[3] 中华人民共和国国家卫生健康委员会 . 允许临床应用的第三类医疗技术目录的通知 [EB/OL]. http://www.nhc.gov.cn/yzygj/s3585/201412/792a6543a0784d37af0f0e53252a10a5.shtml.

[4] 国家食品药品监督管理局 . 干细胞临床试验研究管理办法 [EB/OL]. https://www.nmpa.gov.cn/xxgk/zhqyj/zhqyjyp/20130301120001681.html.

[5] 国家食品药品监督管理局 . 干细胞临床试验研究基地管理办法 [EB/OL]. https://www.nmpa.gov.cn/xxgk/zhqyj/zhqyjyp/20130301120001681.html.

[6] 国家食品药品监督管理局 . 干细胞制剂质量控制及临床前研究指导原则 (征求意见稿)[EB/OL]. (2013-03-01). https://www.nmpa.gov.cn/xxgk/zhqyj/zhqyjyp/20130301120001681.html.

[7] 国家食品药品监督管理局 . 干细胞制剂质量控制及临床前研究指导原则（试行）[EB/OL]. https://www.nmpa.gov.cn/xxgk/fgwj/gzwj/gzwjyp/20150731120001226.html.

[8] 国家食品药品监督管理局 . 细胞治疗产品研究与评价技术指导原则 (试行)[EB/OL]. (2017-12). https://www.nmpa.gov.cn/xxgk/ggtg/ypggtg/ypqtggtg/20171222145101557.html.

[9] 国家食品药品监督管理局 . 关于开展干细胞临床研究和应用自查自纠工作的通知 [EB/OL]. https://www.nmpa.gov.cn/xxgk/fgwj/gzwj/gzwjyp/20111216120001381.html.

[10] 国家药品监督管理局药品审评中心 . 人源干细胞产品药学研究与评价技术指导原则（试行）[EB/OL]. (2023-04). https://www.cde.org.cn/main/news/viewInfoCommon/1dfacaa7804aca84d648edb83b10c40b.

[11] 中华人民共和国国务院 . 中华人民共和国药品管理法（2019 年修订）及中华人民共和国药品管理法实施条例 .

[12] 中华人民共和国卫生部 . 药品生产质量管理规范（2010 年修订）及其附录 .

[13] 国家市场监督管理总局 . 药品注册管理办法 [EB/OL]. https://www.gov.cn/gongbao/content/2020/content_5512563.htm.

[14] 国家市场监督管理总局 . 药品生产监督管理办法 [EB/OL]. https://www.gov.cn/gongbao/content/2020/content_5515280.htm.

[15] 国家药典委员会 .《中国药典》（2020 年版）.

[16] 国家食品药品监督管理局 .《药品记录与数据管理要求（试行）》(国家药监局 2020 年第 74 号公告) [EB/OL]. https://www.nmpa.gov.cn/xxgk/fgwj/xzhgfxwj/20200701110301645.html.

[17] 国家食品药品监督管理局 .《生物制品稳定性研究技术指导原则（试行）》[EB/OL]. https://www.nmpa.gov.cn/xxgk/ggtg/ypggtg/ypqtggtg/20150415120001189.html.

[18] 国家药品监督管理局药品审评中心 .《体内基因治疗产品药学研究与评价技术指导原则（试行）》[EB/OL]. https://www.cde.org.cn/main/news/viewInfoCommon/c0ec5e347ba84df67bf75e15f6ad3f3f.

[19] Food and Drug Administration, Center for Biologics Evaluation and Research. Chemistry, Manufacturing, and Control (CMC) Information for Human Gene Therapy Investigational New Drug Applications (INDs)，Guidance for Industry[EB/OL]. (2021-01). https://www.fda.gov/vaccines-

blood-biologics/guidance-compliance-regulatory-information-biologics/biologics-guidances.

[20] U.S. Food and Drug Administration, Human Gene Therapy for Hemophilia; Guidance for Industry [EB/OL]. (2020-01). https://www.fda.gov/regulatory-information/search-fda-guidance- documents/human-gene-therapy-hemophilia.

[21] U.S. Food and Drug Administration, Human Gene Therapy for Rare Diseases; Guidance for Industry [EB/OL]. (2020-01). https://www.fda.gov/regulatory-information/search-fda-guidance- documents/human-gene-therapy-rare-diseases.

[22] U.S. Food and Drug Administration, Human Gene Therapy for Retinal Disorders; Guidance for Industry[EB/OL]. (2020-01). https://www.fda.gov/media/124641/download.

[23] U.S. Food and Drug Administration, Expedited Programs for Regenerative Medicine Therapies for Serious Conditions; Guidance for Industry[EB/OL]. (2019-02). https://www.fda.gov/media/120267/download.

[24] U.S. Food and Drug Administration, Determining the Need for and Content of Environmental Assessments for Gene Therapies, Vectored Vaccines, and Related Recombinant Viral or Microbial Products; Guidance for Industry, 3/201[EB/OL]. https://www.fda.gov/media/91425/download.

[25] European Medicines Agency, Questions and answers on comparability considerations for advanced therapy medicinal products (ATMP) (EMA/CAT/499821/2019)[EB/OL]. https://www.ema.europa.eu/en/questions- answers-comparability-considerations-advanced-therapy-medicinal-products-atmp.

[26] European Medicines Agency, Questions and answers on gene therapy(EMA/CAT/80183/2014)[EB/OL]. https://www.ema.europa.eu/en/questions-answers-gene-therapy.

[27] European Medicines Agency, Guideline on scientific requirements for the environmental risk assessment of gene therapy medicinal products (CHMP/GTWP/125491/06)[EB/OL]. https://www.ema.europa.eu/en/scientific-requirements-environmental-risk-assessment-gene-therapy-medicinal-products.

[28] European Medicines Agency, Reflection paper on quality, non-clinical and clinical issues relating specifically to recombinant adeno-associated viral vectors (CHMP/GTWP/587488/07)[EB/OL]. https://www.ema.europa.eu/en/quality-non-clinical-clinical-issues-relating-specifically-recombinant-adeno-associated-viral.

[29] European Medicines Agency, Guideline on quality，non-clinical and clinical aspects of medicinal products containing genetically modified cells (CAT/CHMP/GTWP/671639/2008)[EB/OL]. https://www.ema.europa.eu/ en/quality-non-clinical-clinical-aspects-medicinal-products-containing-genetically-modified-cells.

[30] European Medicines Agency, Guideline on the non-clinical studies required before first clinical use of gene therapy medicinal products (EMEA/CHMP/GTWP/125459/2006)[EB/OL]. https://www.ema.europa.eu/en/non-clinical-studies-required-first-clinical-use-gene-therapy-medicinal-products.

[31] European Medicines Agency, Guideline on non-clinical testing for inadvertent germline transmission of the gene transfer vectors (EMEA/273974/2005)[EB/OL]. https://www.ema.europa.eu/en/non-clinical-testing- inadvertent-germline-transmission-gene-transfer-vectors.

[32] European Medicines Agency, Guideline on environmental risk assessments for medicinal products consisting of，or containing，genetically modified organisms (GMOs) (EMEA/CHMP/BWP/473191/2006)[EB/OL]. https://www.ema.europa.eu/en/environmental-risk-assessments-

medicinal-products-containing- consisting-genetically-modified.

[33] European Medicines Agency, Note for guidance on minimising the risk of transmitting animal spongiform encephalopathy agents via human and veterinary medicinal products (EMEA/410/01)[EB/OL]. https://www.ema.europa.eu/en/minimising-risk-transmitting-animal-spongiform-encephalopathy-agents-human-veterinary-medicinal.

[34] European Medicines Agency, Guideline on development and manufacture of lentiviral vectors (CHMP/BWP/2458/03) [EB/OL]. https://www.ema.europa.eu/en/development-manufacture-lentiviral-vectors.

[35] The International Council for Harmonisation of Technical Requirements for Pharmaceuticals for Human Use, ICH Q5B Analysis of the expression construct in cell lines used for production of r-DNA derived protein products (CPMP/ICH/139/95)[EB/OL]. https://www.ich.org/page/quality-guidelines.

[36] The International Council for Harmonisation of Technical Requirements for Pharmaceuticals for Human Use, ICH Q5D Derivation and characterisation of cell substrates used for production of biotechnological/biological products (CPMP/ICH/294/95)[EB/OL]. https://www.ich.org/page/quality-guidelines.

[37] The International Council for Harmonisation of Technical Requirements for Pharmaceuticals for Human Use, ICH Q5A Viral safety evaluation of biotechnology products derived from cell lines of human or animal origin (CPMP/ICH/295/95)[EB/OL]. https://www.ich.org/page/quality-guidelines.

[38] The International Council for Harmonisation of Technical Requirements for Pharmaceuticals for Human Use, ICH Topic Q5E Comparability of biotechnological/biological products (CPMP/ICH/5721/03)[EB/OL]. https://www.ich.org/page/quality-guidelines.

[39] The International Council for Harmonisation of Technical Requirements for Pharmaceuticals for Human Use, ICH Q5C Stability testing of biotechnological/biological products (CPMP/ICH/138/95)[EB/OL]. https://www.ich.org/page/quality-guidelines.

[40] The International Council for Harmonisation of Technical Requirements for Pharmaceuticals for Human Use, ICH Q6B Specifications: Test procedures and acceptance criteria for biotechnological/biological products (CPMP/ICH/365/96)[EB/OL]. https://www.ich.org/page/quality-guidelines.

[41] The International Council for Harmonisation of Technical Requirements for Pharmaceuticals for Human Use, ICH Q7 Good manufacturing practice for active pharmaceutical ingredients (CPMP/ICH/4106/00)[EB/OL]. https://www.ich.org/page/quality-guidelines.

[42] The International Council for Harmonisation of Technical Requirements for Pharmaceuticals for Human Use, ICH Q8 (R2) Pharmaceutical development (CHMP/ICH/167068/04)[EB/OL]. https://www.ich.org/page/quality-guidelines.

[43] The International Council for Harmonisation of Technical Requirements for Pharmaceuticals for Human Use, ICH Q9 Quality risk management (EMA/CHMP/ICH/24235/2006)[EB/OL]. https://www.ich.org/page/quality-guidelines.

[44] The International Council for Harmonisation of Technical Requirements for Pharmaceuticals for Human Use, ICH Q10 Pharmaceutical quality system (EMA/CHMP/ICH/214732/2007)[EB/OL]. https://www.ich.org/page/quality-guidelines.

[45] The International Council for Harmonisation of Technical Requirements for Pharmaceuticals for Human Use, ICH El The extent of population exposure to assess clinical safety (CPMP/ICH/375/95)[EB/OL]. https://www.ich.org/page/efficacy-guidelines.

[46] The International Council for Harmonisation of Technical Requirements for Pharmaceuticals for Human Use, ICH E3 Structure and content of clinical study reports (CPMP/ICH/137/95)[EB/OL]. https://www.ich.org/page/efficacy-guidelines.

[47] The International Council for Harmonisation of Technical Requirements for Pharmaceuticals for Human Use, ICH E4 Dose response information to support drug registration (CPMP/ICH/378/95)[EB/OL]. https://www.ich.org/page/efficacy-guidelines.

[48] The International Council for Harmonisation of Technical Requirements for Pharmaceuticals for Human Use, ICH E6 (R1) Good clinical practice (CPMP/ICH/135/95)[EB/OL]. https://www.ich.org/page/efficacy-guidelines.

[49] The International Council for Harmonisation of Technical Requirements for Pharmaceuticals for Human Use, ICH E7 Geriatrics (CPMP/ICH/379/95)[EB/OL]. https://www.ich.org/page/efficacy-guidelines.

[50] The International Council for Harmonisation of Technical Requirements for Pharmaceuticals for Human Use, ICH E8 General considerations for clinical trials (CPMP/ICH/291/95)[EB/OL]. https://www.ich.org/page/efficacy-guidelines.

[51] The International Council for Harmonisation of Technical Requirements for Pharmaceuticals for Human Use, ICH E11 Clinical investigation of medicinal products in the pediatric population (CPMP/ICH/2711/99)[EB/OL]. https://www.ich.org/page/efficacy-guidelines.

[52] European Medicines Agency, Guideline on quality，non-clinical and clinical aspects of live recombinant viral vectored vaccines (EMA/CHMP/VWP/141697/2009)[EB/OL]. https://www.ema.europa.eu/en/quality-non- clinical-clinical-aspects-live-recombinant-viral-vectored-vaccines.

[53] European Medicines Agency, Guideline on xenogeneic cell-based medicinal products (EMEA/CHMP/CPWP/83508/ 2009) [EB/OL]. https://www.ema.europa.eu/en/xenogeneic-cell-based-medicinal-products.

[54] European Medicines Agency, Reflection paper on clinical aspects related to tissue engineered products (EMA/ CAT/573420/2009)[EB/OL]. https://www.ema.europa.eu/en/clinical-aspects-related-tissue-engineered-products.

[55] European Medicines Agency, Guideline on safety and efficacy follow-up and risk management of advanced therapy medicinal products (EMEA/149995/2008)[EB/OL]. https://www.ema.europa.eu/en/guideline-safety- efficacy-follow-risk-management-advanced-therapy-medicinal-products.

[56] U.S. Food and Drug Administration, Guidance for Industry: Guidance for Human Somatic Cell Therapy and Gene Therapy[EB/OL]. https://www.fda.gov/regulatory-information/search-fda-guidance-documents/guidance-human-somatic-cell-therapy-and-gene-therapy.

[57] U.S. Food and Drug Administration, Guidance for FDA Reviewers and Sponsors: Content and Review of Chemistry, Manufacturing, and Control （CMC） Information for Human Somatic Cell Therapy Investigational New Drug Applications (INDs) [EB/OL]. https://www.fda.gov/regulatory-information/search-fda-guidance-documents/content-and-review-chemistry-manufacturing-and-control-cmc-information-human-somatic-cell-therapy.

[58] U.S. Food and Drug Administration, Chemistry, Manufacturing, and Control（CMC） Information for Human Gene Therapy Investigational New Drug Applications (INDs）[EB/OL]. https://www.fda.gov/regulatory-information/search-fda-guidance-documents/chemistry-manufacturing-and-control-

cmc-information-human-gene-therapy-investigational-new-drug.

[59] European Medicines Agency, Note for guidance on the quality, preclinical and clinical aspects of gene transfer medicinal products[EB/OL]. https://www.ema.europa.eu/en/documents/scientific-guideline/note-guidance-quality-preclinical-clinical-aspects-gene-transfer-medicinal-products_en.pd.

第五章　细胞和基因治疗产品非临床毒理学研究

非临床研究是药物研发中一个重要的但常常又不被强调重视的方面。非临床研究旨在为产品潜在的临床治疗受益提供佐证，为潜在的毒性提供信息，为确定安全有效的临床剂量提供依据。首次人体临床试验前的非临床安全性研究，在确保有条不紊、及时有效、合适划算地推进产品临床研究方面具有极为重要的意义。CGT 产品复杂多样，研发模式新颖独到，研发者往往并不熟悉其非临床研究相关的建议、要求和监管法规。与传统的小分子化学药物与生物技术药物相比，CGT 产品的非临床研究具有如下特点：①适用于一般药物的传统非临床研究模式并非总是恰如其分；②需采用灵活、科学、个案处理的方式应对潜在的安全性问题；③需重点考虑产品的生物学特性和临床适应证；④纳入毒理学研究的基本原理。为此，虽然 CGT 产品非临床研究存在巨大的挑战，但是研发者应依据自身产品的潜在风险开展各种试验研究以了解产品的安全性、生物分布和药效。非临床研究计划应包含一系列体内、体外研究，得到实验数据以支持 CGT 产品的临床试验；应以独特的、行之有效的非临床研究资料为开展临床试验的必要性、可行性提供依据，并寻求监管机构的建议和指导。

第一节　非临床毒理研究的目的

CGT 产品的非临床研究，其主要目的在于探讨产品在拟定适应证方面的生物学合理性，确定生物学活性的剂量，鉴别临床试验的起始剂量。非临床研究还需探讨拟定给药途径的可行性和安全性，识别可用于患者选择标准和临床监测的生理学参数。此外，对医疗护理提供者和卫生保健人员的潜在风险也需要在非临床研究中予以确定。

应适当考虑拟定非临床研究的生物学合理性与可行性，并在非临床研究之前顾及现行管理法规对 CGT 产品创新所带来的不合理限制。如 FDA 的细胞治疗产品试验指南中规定："正式的临床前研究中，应尽可能采用临床产品"。这里需特别说明所谓的"尽可能"，因为指南中的配方一致性方面的要求并不总是科学合理的；故此，指南中也承认在某些情况下非临床研究中可采用经鉴定的类似物作为临床级别产品的合适替代物。例如，静注异种型细胞治疗产品因受试动物中的免疫应答而增加发生不良反应的可能性，且这种反应并无人类相关性；故此，在人类细胞治疗产品的安全性评价中，常常以受试动物的细胞治疗类似物为非临床研究的受试物。类似物概念还可能适用于制剂或溶媒中的生物学成分。例如，若某一细胞治疗制品中含有人白蛋白，并在非临床研究中以原型制品为受试物，无论研究中采用何种动物。但是，在研究决策中应用人白蛋白在非临床研究动物中具有较高的免疫原性，即使是对动物进行化学免疫抑制处理。在猪羊的心血管系统中都曾经观察到对异种基因型白蛋白制剂的强烈淋巴滤泡型反应。如果在 CGT 产品各个开发阶段所有动物试验中均采用统一的制剂，预期就会在动物中产生强烈的免疫应答，并考虑其对非临床数据的潜在影响。当细胞治疗产品制剂中使用异种基因型蛋白质，需另设对照组以区分细胞治疗产品对疾病和(或)安全性的效应与制剂特异性效应。基于细胞治疗制剂中异种基因型组分所带来的挑战，目前在细胞治疗研发中大多采用无异种基因型的成分或无血清制剂。故此，在非临床研究设计中适当考虑和应对 CGT 产品制剂、活性和安全性方面的各种问题就显得尤为重要。

第二节　受试物的要求

非临床研究评价试验应尽可能使用拟用于临床试验的 CGT 产品；用于进行非临床试验的受试物，其生产工艺及质量控制应与拟用于临床试验的受试物一致。与此同时，非临床研究中的批放行检测要求，也应尽可能地与临床产品相同。如果无法使用临床产品或使用替代产品，非临床研究报告中应说明其理由，并描述其与临床产品之间的异同性。

在确定了非临床研究中所使用的 CGT 产品之后，应开展系统的产品鉴定分析。CGT 产品的生物学活性和安全性特征谱，受到其一系列因素的影响，包括供体、组织来源、基因操作、载体系统和体内投递时的分化状态。GCT 产品需在拟定患者群体中具有同一的生物学特性、安全性和有效性，并且在体外研究、非临床研究和临床试验这一研发全程具有一定的可比性。细胞培养系统方面的异质性，可能会导致营养、氧合作用、生长因子状态方面的变异性，进而带来不同的微环境、细胞群体、生物分布和生物学活性。CGT 产品的鉴定，主要关注以下 4 种质量属性：身份、纯度、安全性、效力。身份旨在确定或核实 CGT 产品制备质控中的生物活性细胞成分和参数。纯度在于确保不存在污染物和其他非预期的细胞性和化学性的成分。安全性旨在表明受试物中不存在其他的生物性污染物，如细菌、真菌、原生动物、病毒；效力则是指 CGT 产品具有与拟定适应证治疗相关的生物学性质。例如，多能干细胞易发遗传不稳定，故体外鉴定时应界定与拟定临床用途相关的遗传不稳定水平。分化倾向、表面标志物与转录因子表达、体外增殖潜力，均是了解与监测细胞治疗产品的重要性状。同时，预期在非临床研究中也应全面细致地探讨细胞身份、扩增、动力学、生长曲线、活力、储存条件和增殖平台期等方面的产品鉴定问题。当使用特殊的给药装置给药时，非临床试验采用的给药装置系统应与临床一致。

第三节 实验模型的选择

动物种属的选择在非临床研究中最为关键，也是临床前毒理学、药效学和生物分布研究计划以及相应监管策略的基础。若无法提供动物选择的依据，就需要追加实验，进而造成研发计划的推延和项目支出的增加。在非临床研究的早期就需要决定：是否米用动物疾病模型？是单用还是与健康动物合用？是否采用一种以上的动物？此外，还要认识到并没有完美无缺的非临床研究的动物，每种模型都有其优缺点。

①非临床研究所选用的动物需显示出与人类相似的生物学反应。对于基因治疗，转基因所转录蛋白活性与靶标结合的亲合力应与人类相近，并可引发类似的药理学反应。②在选择动物时需要考虑的因素包括：相对于人而言的比较解剖学和生理学、对产品制剂的免疫耐受性、病毒复制能力、制剂投送程序的可行性与兼容性。还应当参照体外研究和概念验证研究的结果确定非临床研究中最适当的动物。动物模型体内给药时，应允许对所采用的病毒血清型进行转导。对细胞治疗产品而言，动物体内存在药理学靶标最为关键，但也应考虑微环境对细胞产物的影响以及异种间移植免疫应答的障碍。③ CGT 产品的相关动物种属常常仅有一种，且一种动物就足以支持临床试验。尚未见 CGT 产品的非临床研究指导原则中规定需要使用两种动物。在选用毒理学研究的动物时，还应当考虑到与给药途径和方法相关的限制因素。对诸多 CGT 产品而言，常需要局部给药至拟定的靶器官或靶部位，但在大鼠、小鼠等小动物中则无法测试给药途径相关的安全性。在这种情况下，若采用啮齿类动物模型考察 CGT 产品的毒性，则需要用第二种大动物研究给药途径的安全性。④由于 CGT 产品具有较高的种属特异性以及异种移植带来的免疫应答（即移植物抗宿主反应），还需要采用其他非传统的动物模型鉴定产品的药效和安全性。非传统的动物模型的优势和缺陷讨论如下。

一、基因工程动物

使用基因工程动物（基因敲除、基因敲入和转基因）开展 CGT 产品非临床研究，是一种实用、可靠的评估其安全有效性的方法。绝大多数情况下，研究者可采用免疫缺陷小鼠（无胸腺裸鼠和严重联合免疫缺陷品系 SCID）克服外源性移植带来的免疫应答。当药理靶标仅仅表达于人体、疾病或受损状态时，就需要采用人源化敲入动物或转基因动物。在标准的毒理学模型缺乏相关性的条件下，使用基因修饰动物有助于 CGT 产品的风险评估，但此类模型同样具有其局限性。一般情况下，基因工程动物模型的历史对照数据常常贫乏，进而需要对模型进行全面的鉴定。鉴定时则需要在正式的CGT产品试验前开展模拟试验以了解与模型本身、给药途径、动物年龄等相关的参数。此外，正式试验中还需追加对照组动物确定模型的特性。最后，购买、饲养大量的基因工程动物也具有一定的挑战性。

二、动物疾病模型

由于CGT产品的固有属性，动物疾病模型可能是非临床研究中最适当的动物。例如，产品靶标可能仅表达或非表达于疾病状态下，某些安全性关注点也仅起因于CGT产品与疾病环境的相互作用。动物疾病模型中的非临床研究可提供临床剂量选择和治疗指数方面的信息，因为据此可考察剂量、活性和毒性之间的相互关系。此外，将基础研究中的动物疾病模型应用于非临床研究中，也有助于评价CGT产品的作用机制，并可能发现可适用于临床试验监测的生物标志物。在采用动物疾病模型开展非临床研究时，既要关注动物模型与人类疾病之间的异同点，也要考虑到动物疾病对产品的药理学、毒理学和药效的潜在影响。

动物疾病模型的局限性在于：①模型的固有变异性；②模型的历史对照数据或背景数据较为有限；③预期寿命较短，难以生产和获取；④因生理和解剖方面的保定限制带来的技术操作局限性；⑤动物饲养问题，研究中可用的动物数较少；⑥模拟人类疾病的病理生理方面的真实性不足。

采用动物疾病模型所带来的挑战性则包括：疾病本身所引发的混杂效应，鉴别疾病状态所导致的非临床发现与CGT产品所导致的非临床发现。另外，动物疾病模型很可能极为复杂，炎症等其他多因素过程在人类疾病与动物模型可能存在实质性的差异。在尚未充分了解某一疾病的变异性和背景损伤的情况下，可能难以解释CGT供试品相关的损伤，进而导致需补充试验去阐明相关的特异性发现。以间质干细胞治疗肌萎缩性侧索硬化症（ALS）为例，通常应用的动物疾病模型为SOD-1敲除小鼠，但人的ALS中仅有遗传性与SOD突变有关，且仅占所有ALS病例的5% ~ 10%。故该种动物疾病模型对90%的临床ALS病例并不适用，对临床试验也缺少预测价值。

三、动物替代品

某些情况下，采用动物源性的CGT产品类似物（动物替代品）也是一种最为适当的非临床研究策略。标准化的动物毒理学模型（如啮齿类动物、犬、食蟹猴、小型猪）拥有更多稳健的历史对照数据，也不存在动物寿命和资源供应方面的局限性；采用动物替代品就可在本身并无药理学活性的动物中获取安全性方面的数据资料。替代品明显不同于人临床拟用的产品制剂；故必须对替代品和临床产品进行鉴定以了解产品杂质和功能可比性。要充分了解替代品与人临床拟用产品在生物活性、分子机制和微环境的功能作用等方面的潜在差异，以及此种差异对非临床研究结果的可能影响。对于细胞治疗产品的动物替代品与临床产品，两者之间的可比性可考虑如下几点：①组织或样本获取的程序；②细胞识别、分离、扩增以及体外培养程序；③细胞生长动力学参数（如细胞倍增时间、细胞生长曲线、细胞增殖高峰时间）；④表型和功能特性（比如生长因子和细胞因子的分泌，细胞群体特异性表型或基因型标志）；⑤临床产品配方 / 细胞支架种植方式（如果有）；⑥临床产品的储存条件及细胞活力；⑦动物替代细胞作用方式与临床产品细胞作用方式的异同。

另外，替代品并不适合于开展 CGT 产品的致瘤试验，此类试验所使用的供试品只能是人临床拟用产品。

四、体外模型和（或）方法

（一）人工智能在 CGT 产品发现和非临床开发中的应用

过去的数十年来，以深度学习（DL）和机器学习（ML）为代表的人工智能（AI）在小分子化药和生物技术药物的研发中大行其道，但是，AI 的巨大潜力和优势在 CGT 产品研发中的应用探索则刚刚起步。在 CGT 价值链中扩大 AI 应用的深度和广度方面，整个 CGT 行业存在大量的、尚未被认识和开发的机遇。目前，赋能 ML 并专注于新模式药物的生物技术公司仍寥寥无几。其中实力和技术领先的则是 Moderna 公司，它以数字和分析为核心，推动 mRNA 平台的蓬勃发展，并在新冠疫苗研发中独领风骚。

AI 在 CGT 研发领域应用，主要有以下三个方面的挑战：①可用的实验数据有限性与数据生成的昂贵性。CGT 新颖和多样，相应的实验数据（包括公共和商业数据）较为有限。与此同时，在 CGT 研发领域从头开始生成实验数据通常非常昂贵和耗时。虽然训练大型 AI 系统存在较大的挑战，但 ML 方法有助于探索利用 CGT 的巨大设计空间，节省时间并避免开展不必要的、昂贵的实验。这种方式还突显了建立 CGT 平台技术的优势，强化对各个候选产品的学习。②功能的复杂性。CGT 模式极为复杂，具有潜在的、巨大的解决方案空间。因此，在 DNA、RNA 或氨基酸的序列，结构特性和所观察的功能行为之间建立准确的相互关系，并最终将设计与预期治疗行为联系起来就极具挑战性。一旦建成众多的机制层连接，利用 AI 和 ML 技术就有机会解决单纯的、专家驱动的智能之局限性，进而了解实验性能的驱动者或创造新的设计方案。然而，还确实需考虑不同层次潜在混杂效应带来的误差。③实验室和生物信息学研究之间的分离脱节。与 CGT 实验所需的深厚专业知识相比，基于生物信息学的药物发现需要不同的技能组合。各团队常以孤岛形式各行其是，而非协同工作；各自有自身的科学目标、时间表、激励措施、次优的数据和见解共享。为实现 AI 对 CGT 的收益最大化，需组织闭环研究系统，使实验室和生物信息学研究错综复杂地相互交织，相互促进。

以下以 mRNA 疗法与疫苗、病毒疗法（如 AAV 基因疗法）和 CAR-T 细胞等离体疗法为例，说明 AI 在 GCT 研发价值链非临床研究阶段的应用发展，包括靶标评估、有效载荷设计优化和递送工具设计。

（1）靶标评估：病毒疗法旨在编辑基因组，预测 CRISPR 靶标位点的算法有助于识别具有遗传序列或表观遗传特征的基因组位点，以便提高编辑效率并导致脱靶活性最小化。旧算法为硬编码，基于已知的结合规则来预测位点。以真实世界实验数据构建并训练基于 ML 与 DL 新模型，其性能往往优于旧模型。mRNA 疫苗或 CAR-T 细胞疗法等疗法，旨在利用免疫系统靶向特定癌细胞或病原体，可采用 AI 与 ML 预测可被治疗分子结合的肿瘤表位。在 CAR-T 细胞疗法中，可采用 AI 与 ML 来促进识别适当的抗原和结合点，从而使得所设计的CAR具有更好的靶向活性和低限性细胞毒性。Alpha Fold蛋白结构数据库与系统之类的蛋白结构预测算法，可用于建模患者特定突变的蛋白结构效应和CAR结合效应。ProteinBERT等新功能基础模型已超出结构预测，可直接估计所感兴趣的功能特性。一旦确定系列候选产品，可采用AI与ML来促进对大批量CAR构建体的大规模生物信息学筛选，以便找到具有高肿瘤特异性结合亲和力且同时激活免疫系统能力的候选产品。类似技术也适用于构建mRNA或DNA的个性化癌症疫苗。确定个体肿瘤抗原之后，就可激发所需的免疫系统应答（如通过表位预测）。以单细胞分辨率可视化不同肿瘤部位的基因表达的空间转录组学研究，可促进不同细胞亚型之间相互作用的理解，从而为癌症治疗找到新靶标。

（2）有效载荷设计优化：在确定先导CGT产品的适当靶标之后，下一阶段就涉及有效载荷设计优化。其中的挑战在于：在调控治疗分子的功能活性和组织特异性的同时，如何尽可能地减少免疫系统激活之类的非预期效应。可采用AI与ML模型快速筛选大量候选CGT产品，并选择可满足所需标准的设计。为达到最佳效益，应采用AI赋能型闭环研究系统为模型，其首次的初筛结果将自动输入ML管线。然后，ML管线再基于计算特征开始学习试验法如何对有效载荷做出应答。最后，推荐下批次已优化候选有效载荷，再开展实验。实验数据结果则自动反馈并继续学习训练，形成研究系统闭环。

（3）递送载体设计：运载工具的设计同样可成为AI赋能之闭环研究系统的一部分。例如，可采用AI与ML设计载体，以提高AAV衣壳的组织特异性、负载能力和稳定性。同样的概念也适用于脂质纳米颗粒；尽管其骨架基于化学，但探索相关设计空间的难度呈指数增加。

（二）类器官、器官芯片等微生理系统（MPS）

微生理系统平台含有组织架构为隔室化之单通道或多通道的活细胞。MPS模型的主要目标为：复制最低限的功能单元，以便在生理相关模型中重现组织和器官水平的功能。MPS技术的基本方面包括：①选择适当类型的细胞，且能自组织成为与器官或组织相适应的复杂建构；②设计适当的细胞外基质成分，并通过复杂的形态发生步骤使细胞极化和发育，再汇聚成精确的解剖学结构。现有的MPS包括2D单种细胞培养、3D细胞共培养、3D微组织（球形体和类器官）、3D生物打印与组织工程、器官芯片和组织样品，是一大类新型体外研究平台模型。近年来，MPS已被逐步应用于CGT产品的非临床发现与开发之中，并取得令人瞩目的研究进展。

1. AAV体内基因疗法　迄今为止，人的类器官AAV研究最多的是视网膜类器官，其中的考虑因素有以下两个方面。①眼睛为免疫豁免器官，临床前和临床研究中可有效地将基因转移到该器官内，并对若干种缺陷进行部分表型矫正，且免疫反应极低甚至缺乏。②目前已具有利用人类器官向视网膜输送AAV基因的体外模型，其中大多由眼部主要细胞类型组成，可建立功能性突触连接并再现光敏性。还有少量AAV载体研究以人脑类器官为模型，以确定人脑中高效转导和转基因表达所需要最适当的衣壳，开发新方法对抗中枢神经系统胶质细胞的HIV隐匿感染，并测试AAV疗法在中枢神经系统受损型遗传性疾病场景下矫正表型的能力。有研究者利用肺和胃肠道的类器官，成功鉴定出相应组织中达到最佳转导的AAV血清型，创建和测试出嵌合型AAV/博卡病毒属载体，测试AAV/RNAi型SARS-CoV-2治疗法的疗效，测试AAV载体纠正囊性纤维化表型的能力，并对人的类器官与CF小鼠中的试验结果相比较。还有人采用人肾的类器官模型，测试新型合成性AAV载体高效地将基因转移至肺间质细胞的能力。使用人肝的类器官，可确定肝脏靶向AAV基因递送系统的基本生物学、治疗效果和潜在毒性。

总而言之，上述研究采用人的类器官来回答AAV生物学和人体内行为等各方面的问题，同时提供各种AAV受体表达和不同AAV血清型/工程变体之转导效率方面的宝贵信息。例如，确定AAV在异质性细胞群组成的类器官中的转导模式（载体趋向性）及转基因产品的表达特征谱和定位（从而测试各种细胞特异性启动子的真正选择性）；探索AAV载体在人体组织中不同类型细胞上的附着机制。还有研究者利用类器官来验证人体场景下的动物研究结果的可靠性，并测试针对HIV和COVID-19等传染性病原体的基因递送/编辑的新方法。采用患者源性或CRISPR-Cas9基因编辑性的iPSC制备类器官模型，研究者已为类器官模型模拟特定疾病提供关键的概念验证基础，如视网膜色素变性、CRX-Leber型先天性黑蒙和溶酶体β-半乳糖苷酶缺乏症，并测试AAV介导的基因校正在特定患者即个性化医疗场景下的疗效。小分子化药研究中，正从静态的类器官迅速过渡到器官芯片和机体芯片平台；但在AAV基因递送类器官研究仅限于静态条件下的单个3D类器官。最近，研究者将3D化的人iPSC衍生型视网膜类器官纳入微流体装置的动态环境中，进而创建出由7种基本视网膜细胞所制成的视网膜芯片。该微流体装置不仅整合动态环境，而且采用由类器官与脉管系统构成的双室设置；两个隔室由膜屏障隔开，以保护类器官免受剪切力的冲击。实验系统的隔室化和脉管样灌流，使得生理性视网膜下的注射AAV粒子，并通过类似脉络膜的血管进行营养供应。对7种AAV的变体开展细胞趋向性和转导效率的表征，以及该新型平台的光学可及性可为活细胞原位成像提供便利。故此，采用人iPSC衍生型器官芯片与高度转化性给药途径首次测试AAV基因治疗的转导效率。其中所展示的数据，业已证明人器官芯片模型作为未来基因治疗研究之下一代筛选平台的巨大潜力。类器官和组织芯片平台在AAV生物学和AAV介导性基因转移的其他关键领域，则是识别现有AAV血清型或设计新型AAV外壳变体，使得AAV得以穿过血－脑脊液屏障（BBB）、肺上皮屏障（PEB）之类的生物障碍。将AAV载体有效递送至大脑或肺部，可用于治疗多种疾病；故此，鉴别出那些可有效穿过BBB或PEB的AAV血清型/变体，将产生重大的临床影响。目前，业界已开发可精确模拟BBB功能的人脑类器官，并将其广泛应用于治疗药物进入中枢神经系统能力方面的研究，从而可更好地了解在各种疾病场景中和感染发生期间的BBB变化和因BBB破损所多种的神经炎症，研究肿瘤转移，考察受体介导性抗体转胞吞作用，开发并测试新型纳米粒子的BBB透过力。同样，肺的类器官可用于正常内平衡状态下上皮屏障功能研究，对感染、纳米材料、环境毒物和小颗粒物的暴露应答研究和新药筛选研究。

2. *寡核苷酸疗法*（oligonucleotide therapeutics，ONT）　寡核苷酸疗法包括选择性靶向、并可能缓解那些尚无法治疗且往往罕见疾病的一类药物。现有的几类 ONT 均独特多样，能通过 Watson-Crick 碱基配对直接调节基因表达或通过结构模拟或干扰蛋白质受体之间相互作用来调节细胞信号。因缺乏合适的、可再现或预测 ONT 体内效应的体外模型；ONT 的发现和优化，在很大程度上依赖动物研究来预测人体疗效和安全性。因 ONT 常常缺乏跨物种的活性，一般需采用遗传上人源化的动物模型和（或）种属特异性的替代性 ONT。MPS 具有对 ONT 安全评估至关重要的特殊优势。①能对 MPS 进行长期的细胞培养，这对研究潜在的药效学或较长时间暴露所产生的毒理学效应均至关重要。② MPS 再现组织系统的微生理学，模仿体内的转录物表达谱，从而评估药效学和杂交依赖的毒性及其后果。③ MPS 能再现炎症等复杂的多细胞毒理学效应，以评估非临床发现的机制并将其与人类风险联系起来。将 MPS 应用于 ONT 的研发进程，有望减少动物使用量，评估药物作用机制，优化细胞组织的靶向配体或递送载体，鉴定候选 ONT 的药代动力学、药效学和安全性。MPS 可回答的非临床研究问题或关注点包括：受试物在组织中的代谢稳定性、代谢能力和代谢物特征谱，药理活性或毒性代谢物，ADME、药理学、毒性等方面的物种差异，药效学与疾病修饰之间的关系，疾病状态对 ADME 或毒性易感性的影响等。

在早期药理和 PK 评估中使用 MPS 有助于后期的先导产品优化，并减少探索性研究中的动物使用量。在开始体内 PK 研究之前，可采用 MPS 鉴定 ONT 的代谢物，了解和优化主动摄取，并确定其组织半衰期。通过选择有利 PK 特性的化合物有助于确定先导化合物，且无需依赖体内研究。ONT 的毒理学类别效应已众所周知、明确可靠，可采用 MPS 取代动物以早期评估潜在的毒理学靶器官。通过选择更稳妥有效的化合物，可大幅减少支持关键性毒性研究所需的剂量范围探索研究。在启动人临床试验之前，需在非临床动物模型中开展符合 GLP 要求的关键性研究，MPS 不太可能取代这些研究。然而，MPS 可用于评估 GLP 研究中的毒性机制，并有助于确定关键性研究中的毒理学结果是否具有人类相关性。

3. *溶瘤病毒和肿瘤免疫细胞疗法的药效学研究*　有研究者通过人肺癌细胞 A549、人肺成纤维细胞 MRC-5、人脐静脉内皮细胞和细胞外基质制备 3D 多细胞的类肿瘤。其后通过微流体系统，将初级感染微器械系统与次级非感染微器械系统相连接以便形成芯片区块的联动，并最终制成整合 3D 多细胞型类肿瘤的体外微生理系统，能够实时观察溶瘤病毒的感染、传播和旁观者感染。

与血液系统恶性肿瘤相比，实体瘤免疫细胞疗法的主要限制在于：淋巴细胞需浸润肿瘤组织，并在肿瘤免疫微环境（TIME）所提供的免疫抑制信号下保持活性。妨碍有效淋巴细胞归巢是由肿瘤结构强加的，包括血管外渗的障碍、引导迁移的细胞因子梯度和细胞外基质施加的机械障碍。一旦淋巴细胞到达肿瘤组织，往往会遇到由肿瘤和基质产生的高度免疫抑制环境，如代谢状况、旁分泌信号和检查点抑制。这种复杂的 TIME 导致细胞疗法被排斥或衰竭，且无法明确哪些特征是主要的限制因素。目前很少有模型能复制 TIME 中连续的细胞间相互作用和趋化因子信号，同时评估新型和个性化癌症治疗药物的临床前疗效。在候选药物的临床前试验中，需要有效预测临床结果，以降低药物开发中的高损耗率。在这种情况下，使用微生理技术的工程化生命系统则是测试细胞疗法（CAR-T、CAR-NK）、创新药物和纳米载体等体外实验和转化研究之未来平台的典型代表，并可改善各类病理模型的可靠性。3D 多细胞培养平台等 MPS 的设计，可达到更接近活体组织的复杂结构；可将多类细胞组合于培养系统内，用于高分辨率成像、流体采样和其他监测细胞间相互作用的量化技术。此外，此类模型还可纳入可影响细胞表型、免疫细胞迁移和细胞毒性效率的细胞外基质。最后，此类模型还可利用各类动物的细胞，从而有可能生产出全人细胞型 3D 体外系统，严格模拟人体组织结构，以克服小动物模型在免疫肿瘤学研究中的缺陷。患者源性的 MPS，有助于个性化细胞疗法应答的识别和分层。

（三）其他的体外方法

随着 CGT 产业的发展，对 CGT 产品的临床安全性、毒性特征和发生机制的深入理解，越来越多的体外试验法被开发并应用于 CGT 产品（尤其是反义寡核苷酸）的发现与非临床研究中，以实现对先导 CGT 产品的优化筛选中，增强该类产品的研发成功率。这些体外评价试验法包括如下几种。①反义寡核苷酸诱发的免疫刺激效应：人外周血单核细胞或全血释放细胞因子 / 趋化因子的 ELISA 定量法及 BJAB 细胞中细胞因子和 CCL22mRNA 水平的 qRT-PCR 定量法；②反义寡核苷酸诱发的肝肾高暴露器官毒性：转染小鼠 3T3 成纤维细胞或人 HepG2 细胞的半胱氨酸蛋白酶细胞毒性试验法，原代肝细胞 LDH 和 ATP 定量法，人肾小管上皮细胞 EGF 定量法，人肾近曲小管上皮细胞中 β_2 微球蛋白、KIM-1 等生物标志物 ELISA 定量法；③反义寡核苷酸诱发的血小板减少症：流式细胞术评价富血小板型人或 NHP 血浆或全血中的血小板活化（活化 CD62P 和 PAC-1）；④反义寡核苷酸诱发的补体激活：人、NHP、小鼠血清 APC（C3a、Bb 和 C5a）裂解产物定量法；⑤反义寡核苷酸诱发的凝血抑制：人、NHP、小鼠含枸橼酸血浆中凝血酶原时间和活化部分凝血酶原时间定量法；⑥细胞治疗产品的成瘤性：软琼脂集落形成试验法和低附着生长试验法；⑦ CAR-T 细胞诱发的细胞因子释放综合征：预培养之外周血单核细胞的细胞因子释放试验法。

第四节　非临床评价——基于风险的方法

非临床研究的基本目的在于确定产品的有效性和安全性，然而，就 CGT 产品而言，其关键性的挑战在于如何开展非临床研究。CGT 产品种类众多，庞杂繁复，现有的临床经验和科学知识也各不相同。例如，现有的间质干细胞类产品的临床应用经验极为丰富，而多能性细胞治疗产品的临床经验和相关信息均较为有限。细胞或基因载体的制备、质控的过程可直接影响 CGT 产品的生物学特性及其生物安全性特征谱，故非临床研究中需要与 CMC 研发人员密切协商、沟通和合作，共同推进产品的研发。基于绝大多数 CGT 产品都具有产品特异性的属性，设计非临床研究试验策略时应采取个案处理的、基于风险的原则与方法（表 5-1）。

表 5-1　CGT 产品的风险、可能涉及的风险因素及风险消减策略

风险	可能涉及的风险因素	风险消减策略
动物模型的相关性	动物疾病模型的病理生理学存在差异，并未全面反映人类疾病，如 急性与慢性之间的差异 模型对CGT产品的灵敏度改变 模型并未准确预测患者中免疫原性 现有动物研究中的年龄、给药、免疫能力和持续时间并不能预测肿瘤形成的风险 模型中无法采用计划的临床投送方式和操作 给药所能达到的剂量水平，尤其是小鼠模型 与临床情景的相关性	采用现行的金标准模型 采用分级法选择模型，包括开展预研究证实受试动物种属的相关性 采用多种动物模型，以便适当地在研CGT产品的功能特性和潜在毒性 只要依据充分，基因修饰的啮齿类或大动物模型均为具有相关性的非标准模型 在大动物模型中评估CGT产品的给药途径/投递程序 非临床体外试验评估CGT产品的生物学活性（如免疫反应特征谱），以提供概念验证性信息 对于所选定的剂量水平，应提供剂量水平的依据及其支持性数据
CGT产品的异质性或未充分鉴定	未分化的和（或）非预期的细胞，包括多能细胞 存在特性不适当的细胞 针对活化的自体细胞产生免疫反应的可能性	非临床研究中所使用的CGT产品批次，均应当参照适当的标准予以鉴定，并与产品开发阶段一致 在法规性申报资料中，应明确说明和讨论拟定非临床研究中所使用的产品批次与拟定临床研究中所使用的产品批次之间的相似性和差异 报道每项非临床研究的细胞分离效率和活性 证实无特定细胞，如多能细胞的污染 以活化的自体细胞开展非临床预研究，以便了解免疫原性的风险
对病毒载体的基因修饰或操纵	病毒的复制能力、基因组整合活性 潜伏再激活 持续感染 基因编辑的活性 基因重排或重组	识别/量化和表征脱靶双链断裂（DSB） 优化核酸酶的设计、剂量和递送，以尽量减少脱靶DSB 限制同一产品的编辑次数，或时间错开编辑，以防编辑位点间的易位或脱靶DSB 通过分子/体外检测法和核型分析监测易位、缺失和遗传毒性 整合位点分析和长期随访
非期望的免疫原性	临床产品为异种基因型 可能的HLA不匹配 疾病模型的促炎性特征 细胞分布可能增加免疫排斥风险 给药部位的免疫特许程度，临床场景下为反复给药	通过系列体外研究评估免疫原性风险 文献综述以支持受试细胞的免疫学状态 文献综述以支持给药部位的免疫豁免 细胞治疗产品的胶囊封装 使用动物特异性自体细胞以评估免疫学特征（包括研究方法的依据）

续表

风险	可能涉及的风险因素	风险消减策略
形成肿瘤	因培养条件导致的细胞转化风险 因长期培养带来的遗传稳定性风险 污染未分化多能细胞后的致瘤性 给药部位所带来的致瘤潜能	最终临床产品的细胞遗传和遗传学鉴定 产品为低代龄 细胞鉴定试验 软琼脂试验或替代性体外试验 前瞻性研究设计、充足的研究时长、免疫受损型小鼠：致瘤性评价
生物分布与存续性	不同器官的形成肿瘤的风险 非期望的组织形成的风险，包括结构性和功能性的组织整合 非免疫特许部位免疫原性风险的潜在增加	开展致瘤性和生物分布联合试验 活体检测细胞或载体的生物分布，并伴随尸检时全面的组织取样，用于qPCR和（或）IHC分析；基于经验的科学合理性，包括产品特性方面的信息，以支持数据的可比性和相关性
毒性	动物种属对CGT产品的生物反应性 CGT产品的作用模式，如通过分泌生物活性物质带来的毒性风险 细胞过度生长的风险 细胞生物分布引起的异位组织形成风险 动物疾病模型的病理生理学	类似产品的非临床和临床安全性信息，凸显已知的毒性或不良反应 拟定的临床递送器械或递送程序方面的、已有的非临床和临床经验 毒理学评估中，采用CGT产品具有生物学活性的动物种属 支持性数据应提供种属选择依据

基于风险的非临床研究方法，以一系列相关的科学问题为依据，可适用于所有的CGT 产品。相应的风险因素则与 CGT 产品的质量、生物学活性和临床应用密切相关。一旦确定了某一 CGT 产品的相应风险，就可确定非临床研究的范围和幅度。任何风险的相关因素均具有产品特异性，并且在很多情况下均为多因素的；在整体风险评估中则应对所有的风险因素逐项考虑。一旦鉴别出 CGT 产品的所有风险，即可确定获取数据资料以评估相应风险的过程与步骤；此种风险评估过程既可能包括体内或体外研究，也可能涉及文献综述和相关经验的积累与总结，并通过科学的分析与讨论以处理特定的风险关注点。CGT 产品的风险鉴定和评估是动态文件，并随着产品研发的深入推进而改变其风险特征谱。无论是变更制备工艺带来的 CGT 产品特性改变，还是业界相关产品的相应信息和知识，都可能改变某一 CGT 产品的风险特征谱。通过产品研发早期就启动风险评估过程并将其持续推动到产品研发成熟阶段，就可随时发现并处理风险评估中的薄弱环节和认知差距，尽可能地减少产品研发的延误。必须在潜在的风险，风险评估的能力，对产品特性、概念验证性动物实验和临床适应证把握等方面的分析评估结果之间，达到协调均衡统一。CGT 产品明显有别于小分子化药和生物技术药物，其生物学特性很可能在投送进入体内后发生改变。如将细胞投送到严重炎症的体内环境下可改变细胞表面分子的表达，受试患者服用的多种药物可能影响细胞的功能，患者体内可能产生针对细胞治疗产品的免疫应答；所有这些风险因素均可能改变产品的风险特征谱，故必须作为风险评估的一部分而予以考虑。参考过去的和在研的产品监管实例，同样具有重要意义。例如，对于 MSC 类以免疫调节为适应证的细胞治疗，现

已具有大量的产品监管经验和认识，对致瘤性风险之类的特定领域已了如指掌，非临床研究的要求已明确无误，故可基于这些认识制订非临床研究计划和要求。最后，在综合考虑以上各要点的前提下，为拟订的非临床研究计划提供科学依据和理论基础。此外，委托方还需尽早地与监管机构定期沟通商讨，确定 CGT 产品的非临床研究计划的可接受性。

第五节 非临床研究的设计

开展 CGT 产品的非临床评价，有助于在进入临床试验前界定产品的风险受益比在可接受的范围内。非临床安全性评价中，应当识别、鉴定和定量产品潜在毒性并探讨毒性发现的可逆性与剂量反应关系。每种 CGT 产品的非临床研究策略都独一无二；设计非临床研究计划时，研究者应当充分考虑拟订的临床适应证和治疗计划、已发表的非临床和临床安全性数据资料、产品的药理学和固有性质。以基于病毒载体的在体基因治疗产品为例，就需要考虑该类产品的如下特点：①常常单次给药；②以概念验证研究结果确定其他非临床研究中的剂量；③在一系列时间点测定实验终点；④以生物分布评价载体的持久性和脱靶分布；⑤常以基因敲除小鼠、化学诱导免疫抑制的动物、外科手术动物以及正常动物为实验模型，载体为腺相关病毒、腺病毒时需筛选预存抗体 2 ~ 3 次；⑥从就近进入基因治疗靶器官等方面出发，给药途径往往比较特殊，并需要有相应的给药装置和外科操作程序。

一、概念验证性研究

概念验证性研究（proof of concept，PoC）即药效学研究，旨在探索与 CGT 产品相关临床收益的细节，并得出有助于选择最适当的动物模型的、其他病理生理学数据。PoC 研究中应探讨处理诸多实际问题，如药理学有效剂量范围（最低有效剂量至最佳剂量）、提议的给药途径的可行性、确证 CGT 产品达到目标的解剖部位或组织、探索或确定相对于疾病发作而言的 CGT 产品最佳给药时间和探索最适当的给药方案。PoC 研究所得出的数据，有助于探讨 CGT 产品的作用机制。PoC 研究还有助于处理一系列临床结局问题，如存活率、器官功能的恢复、行为的改善等。体外 PoC 研究中可探索生长因子或神经递质的分泌，而体内动物疾病模型中的 PoC 研究则有助于鉴定形态学、功能性、行为学等方面的改变。PoC 研究中，还可在同一种人类疾病的两种动物模型中开展对比分析，以鉴别相应的比较病理生理学细微差异，进而设计相关的临床研究计划。

英国药理学会对欧洲药品管理局申报的 86 种先进疗法药品（细胞治疗产品）非临床数据的分析表明，体内研究主要目的就是概念验证（75/86），其次是应对安全性（64/86）、生物分布（49/86）和致瘤性（46/86）。近 1/3 产品的体内分布和（或）致瘤性研究为非必需项目，体内致瘤性研究的价值较为有限。

二、生物分布研究

生物分布研究应阐明细胞或基因载体的体内处置过程以及伴随的生物学行为，应根据 CGT 产品类型和特点选择合适的动物模型，一般考虑雌雄各半。应建立合适的生物分析方法并对方法进行必要的验证。对于细胞治疗产品而言，生物分布学研究旨在关注受试细胞在体内的增殖、生物分子的表达和（或）分泌，以及与宿主组织的相互作用；相互作用还包括细胞治疗产品的非细胞成分（辅料成分）及分泌的生物活性分子引起的相关组织反应。生物分布研究内容包括但不仅限于以下方面：①细胞的分布、迁移、归巢；②细胞分化；③对于经基因修饰 / 改造操作的人源细胞的特殊考虑，包括目的基因的存在、表达以及表达产物的生物学作用进行必要的研究，以体现基因修饰 / 改造的体内生物学效应。

三、安全性评价研究

（一）GLP 要求

标准的药物毒理学研究计划涵盖一系列 GLP 和非 GLP 研究项目，实验周期也越来越长，以便确定最大耐受剂量。研发者大多在更为严格的 GLP 条件下鉴定受试物的毒性特征。为此，CGT 产品的安全性评价研究，应遵从《药物非临床研究质量管理规范》。然而，GLP 研究实验室中，某些检测项目可能并不能实施 GLP，包括使用替代性动物模型（遗传修饰动物、动物疾病模型）、配制和给药 CGT 产品、评价载体分布或细胞命运等特殊的实验终点。在此种情况下，就应当以非 GLP 方式开展毒理学研究或药效学研究中的毒理学终点的检测。对于此类在非 GLP 状况下开展的研究或检测，应采用科学合理的实验方案并报告所有的方案修订和偏离，数据的采集与报告均应具备充分的质量和完整性以支持临床试验。应予说明并评估非 GLP 对试验结果可靠性、完整性及对 CGT 产品总体安全性评价的影响。

（二）安全性评价研究的实验项目

1. *安全药理学试验*　细胞在体内分泌的活性物质可能会对中枢神经系统、心血管系统、呼吸系统的功能等产生影响；细胞本身分布或植入重要器官，CGT 产品的处方成分等也可能影响器官功能。因此，对于 CGT 产品应考虑进行安全药理试验。

2. *单次给药毒性试验*　单次给药毒性试验可获得剂量与全身和（或）局部毒性之间的剂量反应关系，有助于了解其毒性靶器官，也可为重复给药毒性试验的剂量设计提供一定的参考。由于 CGT 产品能够长时间地发挥功能或诱导长期效应，因此单次给药的观察时间应考虑细胞或者细胞效应的存续时间，一般应长于单次给药毒性试验常规的观察时间。

3. *重复给药毒性试验*　重复给药毒性试验的试验设计应包含常规毒理学试验研究的基本要素，并结合 CGT 产品的特殊性来设计，以期获得尽可能多的安全性信息。

4. *免疫原性和免疫毒性试验*　CGT 产品或细胞分泌产物需要研究其潜在的免疫原

性，免疫原性研究可参考相关的技术研究指导原则，此外，还需关注细胞治疗产品诱导产生的免疫毒性。

5. 致瘤性 / 致癌性试验　CGT 产品的致瘤性 / 致癌性风险取决于产品中不同细胞的分化状态、生产过程中采用的细胞培养方式引起的生长动力学改变、基因修饰 / 改造细胞的转基因表达（如多种生长因子）、诱导或增强宿主体内形成肿瘤的可能性以及目标患者人群等，需要根据以上特点进行综合考虑。

6. 生殖毒性试验　CGT 产品的生殖和发育毒性评价主要是取决于产品的特性、临床适应证以及临床拟用人群，应根据具体情况具体分析。

7. 遗传毒性试验　对于人源的 CGT 产品，如果该产品与 DNA 或其他遗传物质存在直接的相互作用，需进行遗传毒性试验。

8. 特殊安全性试验　根据 CGT 产品的特点与临床应用情况，应考虑对局部耐受性、组织兼容性及对所分泌物质的耐受性进行评估。

9. 幼龄动物 / 儿科安全性研究　是否开展幼龄动物毒性研究应基于证据权重，以确定此项研究能否增加风险评估收益。一般而言，若从成人群体开始临床试验，再过渡到年轻患者，就无需开展幼龄动物毒性研究，除非现有数据无法解决特殊的关注点。然而，如果最初的临床人群涉及婴幼儿，则应考虑在最初的毒理学研究中使用幼龄动物，尤其是在载体分布存在年龄相关性差异的情况下。

10. 其他毒性试验　对于采用基因修饰 / 改造的 CGT 产品，需关注有复制能力的病毒的产生和插入突变，特别是致癌基因的活化等特性带来的安全性风险。

（三）安全性评价研究的实验设计要点

在设计体内毒理学研究时，应注意供试品、剂量、给药途径、给药频率和时限的选择，以支持拟定的临床试验设计。供试品常常是 CGT 产品本身，但某些情况下也可能是在实验动物中具有相同活性和效力且为动物特异性的替代品。试验中采用的供试品，应经过充分的鉴定。赋形剂，尤其是未纳入药典的赋形剂，可能也具有毒性，也应予以充分的界定。剂量、给药途径、给药频率和时限，则应当反映拟定的临床用药方案。给药方法（如采用给药器械），应当或尽可能地与临床拟定的给药方法相同，并应考虑给药途径与方法带来的安全性问题，如快速静脉注射细胞产品可导致肺部并发症，使用某类注射针头或导管可能导致细胞的剪切和活力的丧失。

对于基于病毒载体的在体基因治疗产品，其给药途径有以下特殊考虑：①静压血管输注时，大动物需要荧光镜下指导操作，并可能损伤肌肉和载体的全身分布。②胸膜内和脑实质内给药时，可选用大动物或啮齿类，需施行外科手术，存在全身分布。③关节内给药（膝胶囊）时，需 X 线下导引给药，并验证给药量的准确性。④吸入、经口或经鼻给药时，需考虑载体的稳定性、线损，可靶向呼吸道指定的区域。⑤贲门上部涂抹时，需施行外科手术并进行术后临床监测。⑥眼内给药时，可直接靶向眼，极少全身分布。⑦颅内和腱鞘内给药时，需 X 线下导引至脑、脊索，存在全身分布。⑧静注和肌注给药时，存在广泛的载体分布，通过特殊的启动子控制靶部位的投药量；

后眶内注射可用于小鼠中的大体积给药。

一般毒性试验中，应设置多个剂量组以了解剂量与毒性之间的相互关系。每个剂量组应纳入适当数目的雌雄动物，再随机分配至每个处理组和相应的对照组（制剂溶媒对照组、假手术组）。CGT 产品的剂量水平应包括拟定的临床剂量范围，即预期的有效剂量、有效剂量的暴露量的倍数或最大可行剂量。试验目的则在于全面了解供试品的急性与暂时性效应以及慢性效应。

检测终点则包括常规的安全性参数和全面系统的组织病理学检查。除常规观察指标外，需结合产品特点，选择合适的观察指标，尽可能包括形态学与功能学的评价指标，如行为学检测、神经功能测试、心功能评价、眼科检查、异常 / 异位增生性病变（如增生、肿瘤）、生物标志物、生物活性分子的分泌、免疫反应以及与宿主组织的相互作用等。此外，特殊的免疫毒性终点、移植物植入、载体分布和 CGT 产品命运等产品或靶标特异性的关注点，也应按照个案处理原则纳入检测终点清单内。

若 CGT 产品临床应用中需要两次或多次投送，则需要开展反复给药毒性试验。研究中还需要设置多时间点处死动物以及毒性效应的恢复潜能，以确定急性毒性和慢性毒性。生物分布研究的结果，则有助于选择研究的时限和处死时间点的间隔期。

（四）非临床安全性评价研究结果的分析解释与应用

1. 研究结果的分析解释　非临床安全性评价研究结果，与研究中所使用的实验模型、给药方式、检测的参数、毒性发生机制等均密切相关，进而具有不同的临床关联性。例如，对于以反义寡核苷酸药物为代表的 RNA 疗法，其非临床毒性发生机制可分为以下几类：①杂交和序列相关的靶向毒性与脱靶毒性；②非杂交依赖性但具有序列相关性的毒性（如免疫刺激效应、血小板减少症、肝肾等高暴露量器官毒性）；③杂交和序列非依赖性毒性（骨架效应：抑制凝血、补体激活）。这些非临床毒性表现均或多或少在临床应用中呈现，提示非临床研究结果具有较好临床相关性。对于 AAV 载体型体内基因疗法产品，其非临床安全性研究结果的临床相关性和预测价值则各不相同。猴和小型猪接受相对较高剂量的 AAV 载体 5 天后，可见肝坏死；相应地，在该产品的临床试验中可观察到急性肝衰竭。相反，猴与小鼠接受 AAV 基因疗法后出现的背根神经节、脊髓和外周神经轴突变性和肿胀，其临床相关性则并不明确。至于 CAR-T 细胞产品，其临床不良反应包括发热、低血压、心动过速、缺氧和寒战等细胞因子释放综合征，脑病、震颤、头晕等神经系统毒性（即免疫效应细胞相关的神经毒性综合征，ICANS）和超敏反应、感染、长期的细胞减少症、低免疫球蛋白血症等；在非临床安全性研究中大多均未出现（仅出现 B 细胞减少 / 发育不全），说明非临床研究结果的临床相关性较低。

故此，对于 GCT 的非临床安全性评价研究结果，需结合动物模型的药理学相关性、毒性发生机制、同类产品的毒理学研究结果等方面的信息，确定其毒理学意义、临床相关性和临床可监测与干预性，以便最大限度地实现非临床安全性评价研究的目标和价值。

2. *剂量转换：人用剂量选择的非临床基础*　在基因疗法的人首次（FIH）临床研究中，人用剂量选择应考虑与其他药物类似的非临床原则，但需注意基因疗法在动物与人之间的转化尚未完全明了。这种不确定性来自靶细胞转导和转基因表达效率相关的物种差异。出于伦理考虑，基因疗法的 FIH 研究应当在患者而非健康志愿者中开展。病毒载体通常单次给药，因出现免疫应答可中和后续载体给药的有效性。因此，无法开展个例的剂量爬坡试验，所选择的临床起始剂量则应提供临床收益。非病毒载体通常不能诱发中和性免疫应答，可多次给药，进而可在同一患者中开展剂量爬坡试验。非临床研究还需确定预期的最大有效剂量。选择剂量时，应考虑与递送载体和（或）转基因产品相关的潜在毒性，并确保基因疗法可在预期的治疗剂量范围内安全用药。因于非临床剂量反应转化为患者的不确定性，非临床安全研究应提供足够的安全窗，使得高于非临床药理学模型预测的剂量成为有效剂量范围。

此外，还可能存在阈值效应，即相对较小的剂量变化导致转基因表达呈非比例地增加。与临床适应证与潜在不良反应相对应的安全窗，应包括潜在的非线性剂量反应。对于医疗需求远未满足、导致身体严重衰弱和（或）致命风险的临床适应证，可接受极小的安全窗或无安全窗。基因疗法的非临床研究旨在确定安全窗，鉴定潜在的不良效应，以便为临床试验制定适当的监测策略。非复制载体型基因疗法，通常按照每千克体重、每个器官或每隔室容积的载体基因组或者以绝对剂量来给药。对于静脉注射型基因疗法，通常采用载体基因组 / 千克体重。若给药仅限于某一解剖隔室时，通常使用隔室体积（如脑脊液）。若经由脑实质输注法递送至脑中特定靶部位时，可按照特定区域暴露量（如包括剂量、剂量体积和靶向部位的转基因表达量）或脑半球计算剂量水平。对于眼视网膜下间隙，采用固定的绝对剂量较为合适。对于复制型病毒载体，可按噬斑形成单位 / 千克体重来给药。

一旦确定相关的剂量参数，就需确定在适当疾病模型中纠正疾病表型所需的剂量。该剂量可直接估算人用剂量。若剂量相关性生物分布的种间比较表明，疾病模型中的转导效率明显有别于人类；就应考虑在预测人用剂量时纳入种间差异。如果疾病模型为啮齿动物，且另一种动物更接近于人体中的载体转导效率；就应考虑开展相应的研究，以确定在啮齿动物中转基因表达量相似的剂量，以便纠正疾病的表型。一旦确定治疗剂量范围，通常就在有效剂量范围内选择毒性研究所用的剂量；其中的高剂量要么是最大可行剂量，要么是预期的最大有效剂量的适当倍数。也可采用其他的剂量选择策略；但是，所选择的低剂量通常与预期的临床起始剂量相匹配，中剂量则是临床试验中预期使用的最大剂量。毒性研究中，也可接受评估两个剂量水平。在高度确信起始剂量对人安全的情况下，就可仅设定两个剂量。所选用剂量通常是预期的最大有效剂量和评估可接受的安全窗之更高剂量。领会治疗剂量范围、不良反应类型、安全窗及对非临床数据转化之不确定性之后，就可制定临床起始剂量、剂量爬坡和安全监测策略。

第六节 非临床研究的特殊考虑

CGT 产品的整体非临床安全性评估应当系统、全面，足以鉴别、鉴定和定量其安全性风险，包括局部毒性、全身毒性和毒性的可逆性。传统的毒理学研究计划大多意义较小，很多情况下，CGT 产品的试验方法学均具有产品的针对性。在设计 CGT 产品的非临床研究中，需要考虑如下特殊的风险因素和问题。

一、生物分布、存续性和脱落

生物分布风险是影响 CGT 产品药效和安全性的重要关注点：CGT 产品在进入体内后其究竟分布在何处？为此，就有必要了解病毒载体或细胞在靶组织和非靶向组织穿行、归巢和存续性的潜能。细胞在体内分布至非靶向组织的潜在影响，则包括脱靶毒性和风险的细胞植入异常组织位置（异位植入）的风险；尽管异位植入风险及其效应仍不可预测。CGT 产品的分布潜能，则受到给药途径、支架和基质的使用和 CGT 产品是否通过营养机制发挥生物学功能等诸多因素的影响。无论是异位鉴别出少量细胞，还是细胞存续性长于预期，都并不意味着要停止产品开发，但的确表明这是急需进一步研究探讨的问题。此外，了解 CGT 产品的分布和存续性也是一个较大的技术挑战。

基因治疗的生物分布研究，旨在评估病毒的 DNA 和（或）基因治疗转基因产物的表达定位、持久性以及随时延发生的从组织与生物液体的脱落途径。对于采用复制能病毒的产品，另行的脱落研究可评估二次暴露（如医护人员、接触者）和环境暴露的风险。虽然标准的生物分布研究可采用敏感的分子法检测病毒 DNA/RNA，但是采用该法并不能了解完整病毒的感染力。例如，对于复制能病毒载体或携带危险转基因时，可考虑在脱落研究采用某些可确定感染潜力的方法。否则的话，单纯检测是否存在载体序列就已足够。对于 HSV-1 之类的病毒，确实存在妊娠晚期或分娩时母体野生型感染转移至子代的风险，可能需要在妊娠模型中开展额外的生物分布评估。与化药或生物药的药代动力学数据相似，基因治疗的生物分布研究数据通常被纳入药理学和毒性研究中。对于选择最适当物种、设计关键性非临床药理学和安全性研究及制定临床安全监测策略，生物分布数据均很重要。初步的生物分布研究可确定递送载体的剂量相关性分布，并可能纳入报告基因（如 GFP）而非治疗性的转基因，对指导种属选择尤为重要。已发表的文献和历史数据，可将初步的或全面的生物分布研究需求降至最低。某些基因疗法使用细胞特异性启动子，生物分布研究中的表达数据对确认启动子特异活性就较为重要。关键性生物分布研究中，通常纳入 ICH S12 指南中列出的组织和生物体液清单，可依实验或历史数据加以扩充，并可纳入特别感兴趣的组织（如 AAV 的背根神经节）或用于药理学评估。如果申办方已拥有同种载体（病毒载体血清型，或相同成分的非病毒载体）的数据，且通过质量类似的制备工艺材料生产和同样的剂量与途径给药，就可减少清单中的组织种类。如果需要患者以器械递送载体，非临床研究在可行时就需纳入类似器械。用于评估组织和生物体液中载体的方法，主要是评估载体 DNA 和转基因表达的 mRNA 和（或）蛋白质。通常采用标准的 PCR 定量法评估载体相关的核酸。按监管指南的要求，PCR 的检测限应达到每微克基因组 DNA 检出 50 份拷贝载体 DNA。载体蛋白表达评估法，包括活性测定、抗体检测法或质谱测定法。此类检测法的设计要求，通常需区分内源性的基因或其产物与源自载体的生物材料。虽然生物分布检测法需经适当的验证与文件证明，但监管部门并未要求在 GLP 条件下开展此类检测。

基因治疗生物分布研究通常至少包括两个时间点，所选的早期时间点约为预期的转基因初期最大表达时间，另一时间点可用于评估载体 DNA 和转基因表达的持久性。对于某些病毒，选择较晚时间点可知会潜伏性病毒感染的再激活风险，但其分析方法需要能检测感染性颗粒（因 PCR 法可能仅评估病毒片段）。生物分布研究的动物数应足够，以便对载体分布的组织、载体 DNA 的相对丰度和组织间的转基因表达等得出可靠的科学结论。若生物分布数据被用于解释毒理学结果或设计患者安全监测的策略，那么通常就应评估毒理学研究中的最高受试剂量。至于低剂量水平的评估，旨在了解与治疗指数和毒性相关的载体 DNA 与转基因的组织浓度。根据载体和疾病指征，可能需要评价载体 DNA 与宿主细胞 DNA 的整合，以评估潜在的种系传播或评估遗传毒性和致癌风险。若此类终点并非特异性的研究终点，应考虑收集和保留组织样本，以便在产品开发后期阶段开展监管当局所要求的整合评估。

就 RNA 疗法而言，定量整体自显影是目前大多数生物分布研究的首选方法。该技术可提供有价值的药物全身分布概况信息，同时保留组织层面的分辨率。然而，所使用的放射性物质需要有专业设施和训练有素的人员。其最大局限性在于无法区分母体化合物及其代谢物 / 降解产物，尤其是对 RNA 等不稳定分子。大多数 RNA 标志物远不能进入胞质内，故此在解释毒理学结果时不一定相关。因此，建议采用多模式成像法和定量技术充分评估 RNA 疗法的生物分布。例如，采用荧光素酶或荧光蛋白的 mRNA 编码序列考察胞质 mRNA 的分布和转译。采用杂交技术可确定同一动物组织切片内的 RNA 亚细胞定位，采用 RT-qPCR 可检测单细胞的微量 mRNA。上述数据也可与免疫组化的结果相结合。另外，直接标记（如荧光胞嘧啶）法能可视化 RNA 分子，Ai14 报告基因转基因小鼠可评估胞质 mRNA 的递送。质谱分析技术能力强大，可用于量化完整的和降解的 siRNA；与原位电离技术（如 MALDI-FT-ICR-MS）相结合可获得完整的分布数据。故此，新型、快速发展 RNA 疗法需采用多层次方法来充分了解其生物分布和体内特征。

对于细胞治疗产品（尤其是非基因修饰性细胞治疗），一般认为在经静脉给药后细胞均广泛分布至全身，但是，某些细胞治疗产品在特定的临床条件下可能并非如此。例如，在动物疾病模型中，某些 MSC 产品经由全身性或外源性递送后特异性归巢至炎症组织、受损组织和疾病组织。在动物模型中，MSC 经给药后有较大比例的细胞以栓塞的形式快速蓄积于肺部，归巢到疾病组织的细胞数则很低（低于 10%）。培养的

MSC的直径可达20 μm，远大于小鼠肺微细管网的直径，故MSC毫无意外地会被其阻滞。肺部的 MSC 数在 24 h 后快速减少，很可能归因于细胞无法存活，但也可能存在再分布至肝脾等其他组织。临床情况下，尽管给药后细胞也可能穿过肺部，但存留于肺脏的细胞数目则明显不同，目前也尚未广泛报道与肺栓塞相关的临床安全性问题。为此，就存在小鼠中的生物分布研究发现是否适当反映临床观察所见的问题，在小动物模型的静脉注射后生物分布研究中尤其需要考虑这种可能性。

在动物体内研究中，应确保所使用的细胞治疗供试品（包括可能包含的器械或者基质）得以经由临床拟用途径达到预期的临床部位。如果细胞治疗产品属于某一整合器械的组分，其存续性特征就可能产生明显的差异。例如，有一项心脏移植研究就表明：植入心脏中的 MSC 就均来自供体，即使是在移植后的许多年后；进而提示在某些情况下植入的 MSC 可以存活很长时间，但经由静注输入的同种异体 MSC 则存活期较短。故将细胞治疗产品直接植入组织内或作为治疗器械的一部分，可通过提供一种支持细胞存活的微环境而改变细胞的存活特性。

目前，尚缺乏一种可令人满意的追踪细胞在进入体内后其最终命运的方法。生物分布试验法的局限性来自试验法灵敏度、检测限以及可能使用的动物模型。生物分布研究的首要挑战是确保适当的条件使细胞得以存活。人类细胞在动物宿主中为异种基因型，有可能诱导免疫应答并导致随后的细胞丢失。在临床应用情景下，细胞可能长期存在；但动物体内的生物分布分析并不能真实地予以反映，故其价值存在疑问。生物分布研究通常都在免疫受损的或免疫抑制的动物模型中实施，但如果现有数据表明受试物并不诱发异种基因型免疫应答，就可选用正常的（免疫活性的）动物模型。现有的免疫完全受损性动物模型绝大多数为小鼠，但细胞治疗产品的分布模式可能并不能真实反映临床实情，因为相对而言较大的人细胞可能被阻滞于微脉管系统内。大动物模型的免疫抑制可能并不完全，在数据分析时就应当考虑其对细胞存活的影响。若采用自体种属特异性的对应产品，产品的生产本身就不是小事，两种细胞间也可能存在差异，故若采用动物类似物开展生物分布研究，其与临床产品的相关性就不明晰。

最好应当在相关的动物疾病模型中开展细胞的生物分布研究，因为疾病状态可能改变其分布和存续性的风险。但是，当细胞治疗产品为整合产品的某一组分时，如果不是做不到的话，至少也有一定的技术挑战性，尤其是动物疾病模型为啮齿类的情况下。某些情况下，可采用微型化的器械，只要与原器械具有一定的可比性，此种解决途径也具有其科学合理性。在另一些情况下，使用大动物模型就更具有相关性，尽管可能会带来免疫抑制、生物分布试验法灵敏度、潜在的组织处理问题等方面的挑战。

有多种方法可探讨细胞治疗产品在体内不同时间段的命运问题。所采用的方法包括单光子发射计算机断层扫描、磁共振成像、生物发光成像和定量 PCR。某些成像模式可以有效地对活体动物进行细胞检测，从而可以使用动物作为自身对照，而其他技术则要求在多个时间点处死动物，之后再采集和处理组织。但是，每项研究所选用的方法学都必须具有针对性，一般都涉及活体动物成像和处死后评估的联合应用。选用某一特定的成像模式，则取决于系统的灵敏度和检测限。

脱落是指通过如下一种或所有方式从患者中释放病毒载体基因治疗或溶瘤病毒的过程：排泄物（粪便），分泌物（尿、唾液、鼻喉分泌液等），皮肤（脓疱、疮口、伤口）。脱落增加了从被治疗者向未经治疗者传染病毒载体基因和溶瘤病毒的可能性（如密切接触和卫生保健从业者）。故应基于病毒载体基因治疗产品和溶瘤病毒产品的生物学特性、衍生化过程和遗传组成，决定是否开展临床前脱落研究。基于溶瘤病毒或载体病毒的复制能力确定是否需要开展临床前脱落研究的依据为：①人类先前是否暴露于该产品，如非人体的细菌或病毒的株系；②产品曾用于人类，但经过修饰以实现不同于亲本株系的体内趋向性；③产品曾用于人类，但建议改变用药途径；④人类未曾暴露于该产品，用药途径不同于天然的暴露或感染途径。

在安全性和生物分布试验采集相关数据过程中，可将脱落数据的采集作为临床前研究的一项终点。但使用何种动物或动物模型，则是影响动物中所得出的脱落特征谱是否具有生物学相关性的重要因素。相应的考虑要素包括：动物对来自病毒载体或在研溶瘤病毒产品的容忍性或易感性，影响传染力或产品清除率的预存免疫。在动物研究中纳入病毒载体或溶瘤病毒产品的脱落特征谱评价，还依赖于各种产品特异性的因素。动物中的脱落研究，有助于估计人体中脱落可能性和潜在的脱落特征谱，尤其是在担心病毒传染至未经治疗的个体的情况下。

二、病毒载体的插入突变和整合位点评估

基因组整合型病毒载体（如慢病毒和其他反转录病毒）可提供转基因的长期表达；但是，该载体可随机整合至现有基因组中（即插入性诱变），进而导致相关的致瘤反应。相反，非整合型病毒载体（如 AAV、AdV）通常以染色体外附加体形式表达转基因，因此插入突变风险较低。从毒理学角度看，病毒整合可能通过基因断裂 / 融合构成基因组风险，导致细胞失调乃至细胞转化。细胞转化可直接归因于破坏控制细胞增殖的基因，或间接归因于携带内部启动子载体的整合改变邻近基因的表达。转化的潜在风险由启动子、转基因和载体设计等方面及细胞内的载体拷贝数所决定。就具有基因组整合潜能的复制能载体（例如溶瘤病毒）而言，插入突变风险将随病毒负荷的增加而增加。以 Moloney 小鼠白血病病毒载体（1 种 γ 反转录病毒）离体转导 $CD34^+$ 干细胞以表达 IL-2 受体 c 链基因，可观察到插入性致癌作用；为此需要改善载体设计和转导策略，以尽可能减少致癌性转化。有一种策略是利用诱发严重联合免疫缺陷的、修饰性自灭活 γ 反转录病毒载体，但并未导致插入突变风险的较大改变。这种自灭活病毒载体的长末端重复序列增强子和启动子区存在突变；也未改变基因组插入突变的优先位点，但可减少插入性致癌和细胞永生化的风险。最近，在治疗脑肾上腺白质营养不良症的慢病毒临床试验中发现，载体设计中所选用的启动子 / 增强子也可影响转化风险。

患Ⅶ型糖胺聚糖症的新生小鼠在静注 *AAV2* 基因治疗载体后，出现 AAV 插入突变相关的肝细胞癌（HCC）。最初的研究表明：HCC 增加仅限于新生小鼠或幼龄小鼠，

但随后研究表明，AAV 整合也与成年小鼠中诱发 HCC 相关，而非年龄依赖性风险。经插入位点分析，其共同 AAV 整合位点定位作图于小鼠 12 号染色体上的 Mirg 和 Rian 位点（与诸多调控 RNA 序列有关）。随后的研究中，复制了 AAV 积累整合 Rian 位点与小鼠模型中 HCC 发生率增加相关，且 HCC 风险增加与肝脏炎症、肝细胞周转率、载体设计和剂量相关联。在犬Ⅷ因子表达型 AAV8 或 AAV9 载体治疗的犬中所观察到的克隆扩增，也可归因于基因组整合；但是，AAV-F Ⅷ犬 10 年研究则表明：肝脏中的 AAV 载体整合率低于人的自发突变率。在人或非啮齿类动物模型中，尚未证实暴露于 AAV 基因治疗载体与插入致瘤作用之间的关联性。另外，尽管 AAV 血清流行率相对较高（AAV2 为 30% ~ 50%），但是人的 HCC 发病率仅为 1/10 000，且与丙肝病毒等其他因素相关联；提示 AAV 相关性 HCC 的因果关系外显率较低。在对 γ 反转录病毒 CAR-T 细胞的安全性和功能的 10 年审查中，既未发现载体诱导细胞永生化和克隆扩增的证据，也未见生长控制或转化基因附近的整合位点富集。相反，对于靶向 MKL2 或 BACH2 转录调节子的 HIV 天然整合、慢病毒转导工程化 T 细胞相关的 TET2 和 CBL 近端整合，均出现过 T 细胞克隆扩增；但是，这些都来自 T 细胞克隆的选择性生长优势，而非细胞转化。

有必要仔细评估插入突变，以建立评估基因组损伤的策略。改进测序法（包括用于优先插入位点作图的已验证商业法），以便评估病毒转导系统引发的基因组和转录组改变。通常，此类方法依赖于 PCR 法检测独特性病毒或转基因序列，并鉴定邻近基因组序列，以计数全基因组插入事件的深度和范围。应用生物信息学方法，就可表征邻近整合位点的核苷酸特异性偏差及染色质状态、甲基化状态、转录起始 / 结束位点的近端、CpG 丰富区及癌基因 / 肿瘤抑制基因近端之类的特定基因插入频率等方面的特征。目前尚未见与某种整合特征谱相关联的致癌风险。对潜在致癌风险的评估，应按生物药的方式遵循个案处理原则。病毒趋向性、载体设计、启动子的使用和其他因素等方面的物种间差异，常导致无法采用标准啮齿动物模型的致癌性试验，且监管机构目前也不要求在临床评估前开展此类试验。对小鼠全身给予高剂量 AAV 载体可诱发 HCC，也已被过去 20 年的研究所证实；对其他大多数 AAV 候选产品来说，应无需重复试验。但是，如果所表达的转基因具有加速生长之类的潜能，可能就需要评估增生和克隆性；病毒的生物分布和转导等信息，则可用于靶器官的病理学评估。如果观察到组织增生，可采用特定的整合位点作图来评估插入突变。体外试验系统有助于了解那些非期望增殖的相对风险。此类方法可弥补传统方法，以评估转化风险；其中包括致瘤作用体内长期研究评估法或体外转化潜力评估法。然而，对于如何最好地鉴定插入突变 / 转化风险，业界或监管层尚未达成共识；在设计 / 验证体外法（如 CAR-T 细胞的 IL-2 非依赖性生长）或体内法方面，仍存在巨大的挑战。鉴于问题的广泛性和特定病毒、转基因、启动子和靶细胞 / 组织的独特倾向性，需对产品的应用场景开展强有力的证据权重分析，以告知和鉴定风险。这样就可与监管层形成互动，以确定可靠的措施向患者告知风险和安全性。

三、致瘤性

CGT 产品的另一项重要的安全性关注点就是形成肿瘤的风险。虽然致瘤风险主要针对多能性细胞治疗产品，但所有的细胞（包括体细胞）治疗产品理论上都有可能形成肿瘤。影响致瘤潜能的因素有多种，包括 CGT 产品的类型、细胞的分化状态和增殖能力、细胞是否经过遗传修饰、细胞的表型可塑性，预期的临床使用部位和产品的长期存活潜能。

遗传性畸变与癌症密切相关联，故拟定临床应用的细胞治疗产品应当不会导致癌症相关性的基因组改变，并要求最终的临床产品具有明确的培养条件、细胞遗传学和遗传学鉴定。细胞治疗产品经连续培养后，可引起遗传学改变的选择压力。就多能性细胞以及非整倍体细胞而言，已鉴定出多种亚染色体性改变。多能性细胞培养物中所见到的多种染色体性改变，很可能具有适应性并赋予细胞以增殖优势。然而，iPSC 细胞系中所发现的某些畸变疑为源自亲本体细胞；早期传代的 iPSC 中可见非整倍性，进而提示：无论采用何种再编程方式，在再编程过程中均可能出现一定的选择压力。在 MSC 细胞系中曾报道过遗传稳定性问题；在某些细胞亚群培养传代的后期，也出现过丢失或获得 DNA、DNA 甲基化不稳定性和端粒缺失等方面的证据。

就多能细胞源性细胞治疗产品而言，其致瘤风险则来自终产品中存在少量的、未分化的细胞。目前尚未知人类免疫系统将多能性细胞鉴别为免疫靶标的能力。现有的证据表明，健康供体中存在针对 Oct4 等多能性标志物的 T 细胞反应性，提示在免疫系统健全的患者中，可减轻由极少量污染型多能性细胞所引起的致瘤风险。但是，并不能由此假定所有的患者都是如此；反之则需要应对其致瘤风险，尤其是形成畸胎瘤。

就多能细胞源性细胞治疗产品而言，应建立适当的方法清除未分化的细胞：包括使用多能细胞特异性的致细胞凋亡试剂、针对特定分化阶段的遗传毒物、活性细胞分选和使用抗未分化干细胞表面标志物的单克隆抗体。这些方法均未被批准或验证，同时也无法排除临床产品的异质性。向接受者体内植入未分化的或错误分化的细胞仍存在一定的致瘤风险，故仍需进行致瘤性评估。致瘤性风险可采用体外和（或）体内试验法予以评估；而相关产品文献资料也可提供额外的支持性信息，尽管需要确定产品的相关度。有多种参数可界定细胞的致瘤潜能，其中有些参数可采用体外试验法测定。产品开发过程中，应监测生长速率、分化倾向和群体倍增时间，相关参数的改变均应进一步研究，尤其是集落形成率的监测。产品开发过程中，还应监测端粒长度和染色体异常，尤其是那些经多次传代维持培养的细胞。应采用 qPCR 等分子生物学方法筛选细胞中与癌症相关通路相关的、特殊性体细胞改变，尤其是那些与终末分化产品关联性肿瘤有关的改变。此类改变包括肿瘤抑制基因突变、上皮向间质过渡过程中上调表达基因的突变以及恶性细胞浸润与转移相关的突变。转化的细胞也具有其独特性，即不依附固体支持物的增殖能力。这一独特性构成软琼脂试验法的基础，可应用确定细胞的锚定非依赖性生长潜能。所有的致瘤性评估中均应当使用合适的对照组，并了解每项试验法的检测限。

对于某些细胞治疗产品，基于文献报道的科学依据和（或）体外研究就可提供产品致瘤风险评估的充分信息。而其他类型的产品，则需要开展体内评估。对于细胞治疗产品的非临床致瘤性风险体内评价研究，实验设计中需考虑罕见事件的评估。

此类致瘤性研究存在很多挑战，包括最适动物模型的选择、组别大小可行性与统计学效率之间的平衡、研究期限、剂量和给药途径。此外，免疫缺陷型动物需要特殊的饲养和护理要求以尽可能减少因机会性感染导致的动物损耗，尤其是研究期长达1年的研究项目。另外，还需要考虑如何或者是否在GLP条件下开展体内致瘤性研究。

致瘤性研究的受试物必须是拟定临床使用的产品。因种属特异的差异可改变致瘤潜能，以动物类似品为受试物很难被监管部门认可。应采用拟订临床的制备方案生产细胞治疗产品，因为不同条件下制备的细胞可能具有不同的分子特征和生长特性并进而改变其致瘤风险。因为细胞治疗产品通常为人源性，研究中需使用免疫缺陷型或者免疫受损型小鼠。现有的研究表明，与仅一种或两种免疫细胞呈缺陷型的小鼠相比较，T淋巴细胞、B淋巴细胞和NK细胞功能均呈缺陷型的小鼠的肿瘤发生更为一致和快速。每项研究的免疫缺陷型小鼠选用均具有其特殊性，部分取决于小鼠品系的特性（包括寿命、不同鼠龄下的自发肿瘤负荷和对人体细胞的耐受度）。虽然可采用化学诱导免疫抑制法开展长期体内肿瘤形成研究，但是其免疫缺陷状态并不一致，实验中的动物也会同时受到药物处理的影响。此外，还需考虑免疫抑制药物对细胞治疗产品功能的影响，尤其是在细胞治疗产品具有免疫调节作用的情况下。

小规模的预实验可提供宝贵的信息，并有助于最终的正式致瘤试验的设计。预实验中的多能细胞源性产品处理组，旨在评估不同动物模型对特定的多能细胞型原初细胞的灵敏度。正式的致瘤性研究，则旨在发现终产品中污染原初细胞的风险；系列稀释预实验研究，则旨在发现足以诱发肿瘤的、污染细胞的最低数目。这些研究还可用于探索实验方法以优化研究设计。研究表明，向照射过的人成纤维细胞饲养细胞中注入少量未分化的多能性细胞可增加体内畸胎瘤试验法的灵敏度。据报道，在此种条件下仅两个细胞就可诱发形成畸胎瘤，而在无饲养细胞的条件下则需要1×10^4个细胞。此种差异很可能是确实的，并可能是成纤维细胞在降低注射细胞过程中细胞死亡率的具体反映。预实验还有助于发现实验中的技术难度，并可证实细胞已植入注射部位。

应尽可能地将细胞治疗产品经由预期的临床给药途径投送至预期的给药部位。给药部位的局部环境可显著影响致瘤潜能：从形成的肿瘤数到肿瘤生长的迅速度。由于此类研究通常在免疫缺陷型小鼠中实施，无法评价受试物对免疫应答的影响。现有的数据资料提示：免疫系统，尤其是自然杀伤细胞和补体系统，可能会排斥少量的多能性细胞，进而降低致瘤风险。

给药部位可能影响到所能给予的细胞剂量，尤其是在小鼠中。理想的情况下，应当经由预期的临床给药途径评估临床剂量并尽可能设置几个剂量水平，但实际上可能做不到。备选的方法包括给予最大可行剂量，并在申报资料中提供其与临床相关性的依据。另一种选项则是补加皮下或肌注等其他给药途径的处理组，从而涵盖整个临床给药剂量。当然，这些补加的给药途径可能更敏感和更具重复性，但无法评估对相应的局部环境的潜在影响。若考虑开展生物分布 / 致瘤性联合研究，就应特别注意这一点，因为给药途径可改变产品的生物分布特征谱。

研究设计中要注意对照组的选择。应设置溶媒对照组，以便提供受试动物中肿瘤的背景发生率方面的信息。还需设置阳性对照组。对于多能性细胞治疗产品，应当以原初的、未分化的亲代干细胞系为阳性对照品。但是，对于其他类型的细胞治疗产品，阳性对照的选择则并不简单：原则上应是适当的肿瘤细胞系。应避免选用浸润性肿瘤细胞系，因为无法适当地评估动物模型对致瘤性较低的细胞系的易感性。对于某些细胞治疗产品，可以部分分化的细胞作为相应的对照品。

每个处理组的动物数应当适当，以确保生物学观察结果的统计显著性。现有的研究报道中，每组动物数为 5 ~ 20 只。但是，需要在研究的实际样本含量与研究肿瘤这一罕见事件的必要性之间达到均衡。一方面，完全转化的细胞系在极少数动物中就可得出明确的阳性结果；另一方面，临床级产品的可及性也会影响到实际的可达到的样本含量。应当在申报资料的研究报告讨论部分说明样本量的选择依据。

致瘤性试验的研究期限，应当足以发现潜在的罕见事件即肿瘤。现有的研究报道中，研究期限短至 3 个月，但小鼠中通常为 6 ~ 12 个月，大鼠模型中则长达 20 个月。研究期限取决于动物模型的预期寿命。许多品系的免疫缺陷型啮齿类动物存活期短于 1 年，还有多种模型在 6 月龄之后即发生自发肿瘤，进而混淆对研究数据的解释。多能细胞源性产品的研究期限通常为至少 6 个月。由于已证实成人细胞治疗产品缺乏存续性，故只要提供科学依据，3 个月的研究就已足够，但是，当产品可能进入其他细胞时，其研究期限应至少为 6 个月。

在致瘤性研究的活体试验期，应当观察某些特殊的动物试验终点，包括临床观察、体重和可能的肿块触诊。需明确界定安乐死的人道终点，尤其是给药部位为眼球之类的容量限制性器官。若可能需要早期处死，应考虑处死相应数目的未处理的对照组动物，以确保足够的鼠龄匹配的对照动物用于组织学评估。应开展组织病理学方面的完全尸检，并进行某些组织的特殊分析。组织学研究不应局限于给药部位，但应包括代表性的组织清单，以评估致瘤潜能和可能的毒性。可通过先前的生物分布研究设定组织清单；任何含有细胞产品的组织均应纳入最终的组织学检查的清单中。

免疫缺陷型动物中常见自发性的增生性病变，并可能混淆研究的解释，从而说明设置阴性对照组和（或）溶媒对照组的重要性。此外，文献报道的某一品系动物肿瘤的背景发生率也可资应用。这些信息共同构成致瘤性研究的背景。NOD/SCID 品系小鼠中有一种常见的病理学发现，即肿瘤进展分布至全身的自发性胸腺淋巴瘤。此种病变首见于胎盘源性间质细胞的安全性评估研究中，病变见之于供试品处理组和阴性对照组，进而可确信该病变为自发性病变。若某一动物的某一种组织出现病变，均强烈建议检查所有动物的病变组织，即使该病变仅见之于对照组。同时建议，鉴定所有的肿瘤和增生性病变的细胞起源（人或宿主），鉴定方法包括采用人类特异性标志物（如AluDNA序列或人线粒体序列）的IHC分析法或采用经过验证的PCR分析试验法（人类特异性的基因，如人的GAPDH；可从各类组织中检测人类细胞）。

致瘤性研究也可能与毒理学和（或）生物分布研究相结合。此种设计需补加试验组，因为毒理学和（或）生物分布研究一般均需要多时间点处死动物。不过在某些情况下，样本量可能较小。需精心设计最终的试验方案，以确保达到全部的研究目的。

由于科学认知和临床经验的易变性，可采用基于风险的致瘤性评估法。多能细胞源性细胞治疗产品因其固有风险特征谱和处于早期临床转化阶段，通常都对其开展了体内致瘤性研究。然而，FDA近期发表的研究数据表明，在所有的细胞治疗产品中，仅有43%的申报资料中包括受试产品的体外/体内致瘤试验；其余的57%申报资料中，基于“产品属性、文献和（或）先前的临床经验等方面的考虑”而假定其具有致瘤潜能。

四、免疫原性

CGT毒理学研究中通常纳入免疫原性评估，旨在了解对CGT产品潜在的免疫应答，以期更好鉴定转基因产物或RNA分子暴露特征谱，并开展安全性评估。大多数情况下，在动物体内开展候选CGT产品的非临床安全评估，且主要用于研究与生物分布相关的一般毒理学和药理学；故此可诱发动物对外源性人蛋白或RNA的物种特异性免疫应答，其对人类风险评估的相关性也较为有限。因此，CGT产品对患者的免疫原性风险，最好在临床研究中进行评估。

CGT产品可同时激活先天性和获得性免疫系统。先天性免疫应答由3个受体家族所介导：Toll样受体（TLR）家族、核苷酸结合寡聚化结构域（NOD）样受体（NLR）家族和视黄酸诱导基因Ⅰ（*RIG-I*）样受体（RLR）家族。载体衣壳通过TLR和病原体相关分子模式激活宿主先天免疫系统。先天性免疫中的补体系统可通过与预存的抗衣壳抗体形成免疫复合物而被激活。CGT产品中的遗传物质也能激活TLR。针对蛋白、病毒外壳和转基因引发的体液免疫应答，则可中和（或）加速GCT的清除作用。除体液免疫应答之外，针对基因治疗载体、转基因蛋白和细胞产品的细胞免疫应答，可通过MHCⅠ型通路产生$CD8^+$细胞毒性T细胞。此外，CGT还可诱发自然杀伤细胞的激活作用。

（一）rAAV基因疗法

非临床和临床研究中，全身性和髓鞘内等局部给予rAAV基因疗法后，均可见罕见严重不良效应的病例报告。这些不良效应包括在临床研究中所见的血栓性微血管病和肝毒性以及在猴、猪仔和小鼠中所见的背根神经节丧失。在大多数情况下，这些不良效应均见之于极高剂量下（$\geqslant 3\times10^{14}$ vg/kg静注或$>4\times10^{14}$ vg总鞘内注射），且可能与先天性（包括补体）和（或）获得性免疫系统的激活有关。强效增强子/促进子组合下的转基因过度表达，也可能导致不良效应进而对正常的细胞功能和细胞应激造成有害影响。提高rAAV载体转导效率，可减少用药剂量可能有可能规避高剂量不良效应及相关的免疫反应。有趣的是，在 rAAV 载体非临床生物分布研究中，也已证明常用报告蛋白绿荧光蛋白可引起剂量依赖性的靶组织毒性。

影响 rAAV 基因疗法免疫原性的风险因素包括：①衣壳特异性因素：衣壳、预存的抗衣壳抗体的血清流行率、衣壳蛋白序列的免疫原性潜能、衣壳趋向性（如肝、肌肉、眼睛、中枢神经系统）；②病毒基因组因素：载体 DNA、（未甲基化）CpG 含量、自互补对单链载体 DNA、病毒 dsRNA、3′ITR 启动子和（或）增强子、转基因蛋白产物；③治疗相关因素：剂量、给药途径；④制备相关风险因素：产品相关杂质、工艺相关杂质；⑤患者相关因素：基础疾病、遗传背景、免疫状态、地理位置 / 民族、年龄。

AAV 衣壳可以与细胞表面 TLR2 结合，并被 C3b 等补体因子所识别，进而强化宿主的获得性免疫应答。C3b 的结合也可导致调理化。未甲基化 CpG 基序可引发 TLR9 介导的先天性免疫应答的激活。减少或去除 AAV 载体中的此类基序，可相应地减少随后的宿主获得性免疫应答，并延长动物模型中转基因表达的持久性。为了优化载体设计，提高临床疗效和安全性，可采用硅上算法估计 AAV 载体构建体的 TLR9 激活潜力。由于模式识别受体的高度同源性，在选择构建体时也可采用体外动物或人体细胞和小鼠模型，尤其是对工程化的衣壳。

动物研究 / 模型对临床不良效应的可转化性较为有限，主要是种属间的免疫系统存在根本差异。因免疫细胞的功能差异，NHP 等动物模型可能无法准确预测人免疫原性的发生率。在 NHP 中，从天然感染中获得的、针对 AAV8 衣壳的记忆 $CD8^+$ T 细胞，并不能消除 rAAV8 转导的肝细胞；与临床试验中显示 NHP 和人类之间存在细胞免疫应答差异的观察结果相反。免疫特征谱分析表明，与人细胞相比较，NHP 中 $CD4^+$ 和 $CD8^+$ 型衣壳反应性 T 细胞在功能和表型上均存在差异。然而，在动物模型中鉴定获得性免疫应答可提供丰富信息，尤其是在解释非临床研究中有效性和安全性方面的研究结果时。虽然临床前研究大多采用免疫失能性或免疫抑制性动物，但应重视在免疫活性动物中建立 CTL 模型，使之更能反映临床场景。虽然动物和人之间可能存在细胞免疫应答差异，但是动物中免疫应答与所测得的转基因表达持久性之间的可能相关性，对这种免疫应答在人类中的潜在后果具有参考价值。

一般认为，因生理学和解剖学可比性 NHP 属于 rAAV 基因疗法毒理学研究的最接近于人的动物模型；经眼内手术将编码 CNGA3 的临床级 rAAV8 注射到食蟹猴体内，同时施加全身和局部的类固醇治疗，以模仿临床应用。尽管人们普遍认为眼是免疫豁免器官，但高剂量组动物在 rAAV 给药 1 个月后观察到眼内免疫应答激活。临床观察眼 rAAV 基因疗法的炎症反应，结果表明这种非临床表现可转化至人类。额外的非临床研究，可能有助于进一步阐明潜在免疫应答的机制及其对眼部基因疗法的安全性和有效性的影响。在动物研究中，了解对 rAAV 基因疗法预存免疫原性的风险和影响，有助于临床研究的设计和研究结果的解释。在药物发现阶段评估剂量 – 有效性或剂量 – 安全性关系，需使用动物疾病模型，并筛选出那些未曾给予 AAV 但可能经受天然 AAV 感染的幼稚动物。在后期的非临床研究中，可纳入幼稚动物与对野生型 AAV 预存免疫的动物，以评估预存免疫对转导效率的影响，并在临床研究前确定免疫毒性潜能。

基因疗法通常以病毒为载体，因此建立非临床生物分析法时常常聚焦于预存抗体、药物诱发型体液抗药抗体、抗 AAV 衣壳和转基因表达蛋白的细胞免疫应答方面的评估，需采用传统的配体结合试验法、液相色谱耦合质谱（LC-MS）平台，以及酶联免疫斑点法（ELISpot）和流式细胞仪等分析技术。

（二）RNA 疗法

反义寡核苷酸等 RNA 疗法通常包括结构修饰，以提高稳定性和药代动力学特性。结构修饰主要针对分子的高度工程化 / 非天然部分，包括硫代磷酸酯糖（PS）骨架修饰、5- 甲基胞嘧啶核苷等碱基修饰、2′-O- 甲氧基乙基等 2′ 核糖取代、锁式核酸或约束乙基等核糖修饰与桥接核酸、肽核酸等替代化学，并赋予 ASO 以抗核酸酶活性高、募集 RNase H 能力强、增强蛋白质结合力、促进细胞吸收和周围组织中累积等重要特征。从安全性角度看，RNA 疗法的免疫原性很低，预计其免疫原性效应也属良性；相应的免疫原性影响因素包括序列、给药途径、剂量、目标人群、联合用药等。目前已批准寡核苷酸疗法 ADA 数据表明，临床用药带来的免疫原性风险极低，对 PK、PD 和安全性尚未见到重大影响。寡核苷酸疗法可激活 TLR3、TLR7、TLR8 和 TLR9 等先天免疫受体，在适当动物中开展临床前研究，可提供预期性和非预期效应方面的重要信息。ASO 和 siRNA 的一般毒性研究，常在啮齿动物和非啮齿动物中实施。此类 GLP 研究的持续时限，从启动研发项目时的 1 ～ 3 个月，到分别持续 6 个月和 9 个月的啮齿类和非啮齿类慢性研究。至于双链 siRNA 和 miRNA，啮齿动物常选用大鼠，而小鼠则是大多数单链 PS 骨架 ASO 首选啮齿动物。大鼠全身给药 PS 骨架 ASO 后，可导致肾浓度升高，并加重慢性进行性肾病（CPN）等特殊病变。此种 CPN 无人类相关性，但在长期毒性研究中将带来某些问题。

至于诱发 ADA，则应根据化合物和研究计划的具体情况，并利用既定考虑要点评估开展非临床免疫原性试验的必要性或价值。动物免疫原性的预测性，则由是否存在可能涉及 ADA 应答的研究结果来决定。单纯盐水溶解 2′-O- 甲氧基乙基修饰型 ASO 的研究经验表明，小鼠的 ADA 应答并不能代表人的免疫应答。灵长类动物则可提供 ADA 应答的起始、发生率和特征等方面的有用数据。猴是一种有用的模型，可更全面彻底了解免疫原性对 PK 参数的影响（即增加分布后血浆浓度，但对 C_{max} 或 AUC 的影响很小），并确定是否影响疗效或安全性。该类药物中的几个不同序列研究证明，其免疫原性的发生率和特征均较为类似。对动物数据的解释，支持血浆低谷水平的增加和免疫原性相关这一结论。因此，虽然动物免疫原性评估并非必需，但是，动物模型在某些情况下可能有助于解释 ADA 对人的安全性和有效性的影响。

（三）细胞疗法

根据来源可大致将细胞疗法分为 3 类：自体细胞、同种异体细胞和异种细胞。自体细胞疗法包括骨髓源性造血干细胞、外周血分离的免疫效应细胞和诱导型多能干细胞。自体细胞可躲避免疫应答，实现长期移植进而提高疗效，并可能再次给药。然而自体细胞疗法仍可能通过编码异种抗原或先天性缺失性转基因而带来免疫应答风险。例如，除西达基奥仑赛外，目前批准使用的 6 种 CAR-T 疗法都利用鼠类 scFv 构建嵌合抗原受体。而西达基奥仑赛是一种针对 BCMA 双表位结合型 CAR-T 细胞疗法，由骆驼衍生型单域重链抗体组成。同种异体细胞产品细胞来源丰富，且可能达到一定的生产规模。虽然某些同种异体细胞疗法所激发的免疫原性反应极小，如自然杀伤细胞并不诱发移植物抗宿主病，间充质干细胞（MSC）在大多数情况下享有免疫规避状态。MSC 可通过多种机制显示出显著的免疫调节活性，包括表面标志物表达下降、经由直接的细胞间相互作用和通过可溶性因子。MSC 在体外可沉默细胞排斥反应过程的各个方面。但是，绝大多数同种异体细胞疗法因免疫错配而易与宿主发生负面的相互作用。从而对治疗反应的持久性构成关键挑战，需采用免疫抑制方案或新型工程方法。

影响免疫原性的因素有多种，除细胞的分类和来源之外，包括产品和患者之间的等位基因差异、给药部位的相对免疫豁免、细胞的分化成熟状态、反复给药的必要性、疾病的免疫基础和衰老的免疫系统等。

目前，正采用基因组和表观基因组编辑、合成生物学和生物材料等下一代工程技术方法，全力研究植入同种异体细胞后免疫排斥反应的发生机制。所采取的免疫应答消减策略包括如下四个方面：①全身免疫抑制，这是唯一经临床批准的方法，但可导致免疫力受损和恶性肿瘤风险。其中的免疫抑制方案和组合法包括：雷帕霉素和（或）糖皮质激素、环孢素和（或）环磷酰胺的处理，细胞因子阻断和（或）JAK-STAT 抑制剂，抗体耗尽 B 细胞等，可用于细胞和器官移植。②使用生物相容性聚合物封装细胞，并提供物理性屏障（免疫隔离），从而限制 T 细胞和自然杀伤细胞激活和功能裂解所需的细胞与细胞接触。③通过移植细胞抑制性通路中的直接性配体过表达，进而诱导免疫耐受。④通过 CRISPR 介导的 MHC 分子的缺失和 CD47 的过表达产生低免疫原性细胞（即通用干细胞），进而限制 T 细胞和 NK 细胞介导的细胞杀伤作用，并限制巨噬细胞介导的吞噬作用。

细胞疗法的免疫原性，可采用体外试验、体内动物模型予以评价。整套的体外免疫原性测试组合，可考察细胞疗法产品作为先天性和获得性免疫效应细胞的靶标可能性。这些研究考察细胞表面标志物、趋化因子和细胞因子的表达以及对细胞介导的和血清的细胞毒性的易感性。此外，体外评估还可证实细胞保持本类细胞固有的免疫原性特性。体外评价虽不能全面预测植入后的免疫后果，但为潜在的临床风险提供了一种替代指标。

目前尚不能在非临床动物（啮齿类、兔、猪或非人灵长类）中全面评估临床细胞疗法产品的同种异体型应答风险。因为这些模型并不能复制人体对人细胞疗法的免疫应答，故此其在临床转化中的最终效用受到一定限制。诱导异种基因性免疫应答可能表明细胞疗法产品具有潜在的免疫原性，然而，异种基因下的免疫应答可能强于随后的人体内同种异体反应，进而无法证实此种免疫应答将在临床试验中发生，也仅仅是凸显了相应的风险。如果免疫活性的动物中缺乏异种基因排斥反应，就有一定的理由相信细胞在临床中的免疫原性较低。

目前，已发展出多种行之有效的策略来建模人免疫隔室的体内功能，以评估细胞疗法的免疫原性。从本质上说，这些模型涉及以人免疫细胞重建严重免疫缺陷型啮齿动物。用于小鼠重建的人免疫细胞，既可能是过继转移的成熟淋巴细胞，也可以是转移的新生 $CD34^+$ 造血细胞。成熟淋巴细胞通常采自捐赠者外周血，也可使用已故移植器官捐赠者的脾脏。此类“人源化”或人免疫系统（HIS）工程化小鼠的常见品系，大多是缺乏成熟 B 细胞、T 细胞和 NK 细胞的 NOD 品系 SCID γ（NSG）小鼠。值得注意的是，HIS 小鼠模型中产生的免疫隔室仍属次优，需采用各种策略来增强和改善动物的免疫应答。这些策略包括共移植胎儿胸腺或其他组织，使用表达人细胞因子、HLA 或其他重要信号分子的基因修饰型小鼠。

五、毒性

对于所有的 CGT 产品，都应当开展毒性评价。毒理学研究的整体设计应包含所有毒理学研究均遵循的原则，包括临床给药途径、给药方案和必要时的多次给药。研究中还应当包括每组适当数目的动物、动物种属、疾病模型和所使用的递药系统。应考虑采用两种性别的动物，因不同性别的毒性易感性也不同。若给药操作较复杂或疾病模型动物在疾病状态下需限时给药，导致无法在同一天内完成整项研究动物的给药，就应精心设计给药程序和方案以尽可能减少研究偏差。对照组动物的使用也应恰如其分。对照组可能包括未处理的动物或仅接受制剂溶媒或单独的支架的动物；研究记录文件中，应提供对照组的选择依据。

设置对照组，有助于合理解释研究中的发现，尤其是在动物疾病模型的历史对照数据较为有限的情况下。对于关键性的安全性评估研究，应尽可能地使用预期临床应用的递药器械投递细胞治疗产品。当使用新递药程序时，若无法在小动物模型中开展关键性的安全性研究，应追加大动物模型的非临床研究，以评估递药器械和程序的安全性。

研究中应纳入传统的安全性终点，如临床体征、体检、食物消耗量、体重、临床病理学和血液学、器官重量、大体病理学和组织病理学，以鉴定潜在的毒性靶标。若在小鼠模型中开展毒性试验，需设置临床病理学和血液学评估卫星组。对于胶囊封装材料和新器械之类的新递药系统，需开展局部耐受性和生物相容性评价。此外，还需确定新递药途径的安全性。

可以在适当模型上考察 CAR-T 细胞的神经毒性和 AAV 载体病毒的神经节毒性。常规的安全药理学功能观察试验组合（functional observation battery，FOB）研究设计（给药次数、给药周期、检测频率等）不一定适合 CAR-T 细胞的作用特点，根据采用动物种属或模型的不同，可以设计多次给药或者延长观察期以考察神经毒性。此外，应尽可能与其他毒性研究相结合，重点观察神经毒性。CAR-T 细胞治疗产生的神经毒性可能与 CRS 具有相关性，认为是 CRS 损伤血 – 脑脊液屏障，血管内皮受损，细胞因子进入脑内导致的。因此，可以考虑在临床研究中出现 CRS 的时间点进行一次 FOB 的观察。另外，对于在不能很好模拟 CRS 的动物模型中进行的神经毒性考察的意义有待审慎考虑。

应按照个案处理原则设计安全性药理学评估研究，并取决于细胞治疗产品的特殊性质。检测项目包括心脏治疗中的心功能参数评估或脑靶向细胞治疗产品的行为与神经毒性评估。生殖与发育毒理学评估，则取决于产品、临床适应证和预期的临床群体。但是，一般毒性评估和适当的生物分布研究中所发现的生殖系统效应，应在研发早期进行更为详尽的、针对性的研究。如需开展生殖和发育毒性研究且需要在动物疾病模型中实施，应与监管部门协商讨论后改变研究设计。

参考文献

[1] ANKRUM J, KARP J M. Mesenchymal stem cell therapy: two steps forward, one step back[J]. Trends Mol Med, 2010, 16(5): 203-209.

[2] FU Y, KRAITCHMAN D L. Stem cell labeling for noninvasive delivery and tracking in cardiovascular regenerative therapy[J]. Expert Rev Cardiovasc Ther, 2010, 8(8): 1149-1160.

[3] WEIGERT R, PORAT-SHLIOM N, AMORNPHIMOLTP. Imaging cell biology in live animals: ready for prime time[J]. J Cell Biol, 2013, 201(7): 969-979.

[4] SENSEBE L, FLEURY-CAPPELLESSO S. Biodistribution of mesenchymal stem/stromal cells in a preclinical setting[J]. Stem Cells Int, 2013: 678063.

[5] PHILLIPS M I, TANG Y L. Genetic modification of stem cells for transplantation[J]. Adv Drug Deliv Rev, 2008, 60(2): 160-172.

[6] BEAR A S, MORGAN R A, CORNETTA K, et al. Replication-competent retroviruses in gene-modified T cells used in clinical trials: is it time to revise the testing requirements?[J]. Mol Ther, 2012, 20(2): 246-249.

[7] NOWROUZI A, GLIMM H, VON KALLE C, et al. Retroviral vectors: post entry events and genomic alterations[J]. Viruses, 2011, 3(5): 429-455.

[8] YANG S H, CHENG P H, SULLIVAN R T, et al. Lentiviral integration preferences in transgenic mice[J]. Genesis, 2008, 46(12): 711-718.

[9] ZHANG L, THRASHER A J, GASPAR H B. Current progress on gene therapy for primary immunodeficiencies[J]. Gene Ther, 2013, 20(10): 963-969.

[10] PERSONS D A, BAUM C. Solving the problem of gamma-retroviral vectors containing long terminal repeats[J]. Mol Ther, 2011, 19(2): 229-231.

[11] CORRIGAN-CURAY J, COHEN-HAGUENAUER O, O'REILLY M, et al. Challengesin vector and trial design using retroviral vectors for long-term gene correction in hematopoietic stem cell gene therapy[J]. Mol Ther, 2012, 20(6): 1084-1094.

[12] MAYSHAR Y, BEN-DAVID U, LAVON N, et al. Identification and classification of chromosomal aberrations in human induced pluripotent stem cells[J]. Cell Stem Cell, 2010, 7(4): 521-531.

[13] DHODAPKAR K M, FELDMAN D, MATTHEWS P, et al. Natural immunity to pluripotency antigen OCT4 in humans[J]. Proc Natl Acad Sci USA, 2010, 107(19): 8718-8723.

[14] ZHAO T, ZHANG Z N, RONG Z, et al. Immunogenicity of induced pluripotent stem cells[J]. Nature, 2011, 474(7350): 212-215.

[15] BAILEY A M, MENDICINO M, AU P. An FDA perspective on preclinical development of cell-based regenerative medicine products[J]. Nat Biotechnol, 2014, 32(8): 721-723.

[16] LALU M M, MCINTYRE L, PUGLIESE C, et al. Safety of cell therapy with mesenchymal stromal cells (safe cell): A systematic review and meta-analysis of clinical trials[J]. PLoS One, 2012, 7(10): 47559.

[17] KAWAMATA S, KANEMURA H, SAKAI N, et al. Design of a tumorigenicity test for induced pluripotent stem cell (IPSC) derived cell products[J]. J Clin Med, 2015, 4(1): 159-171.

[18] BOLT M, WHITELEY L, LYNCH J, et al. Nonclinical studies that support viral vector delivered gene therapies: an EFPIA gene therapy working group perspective[J/OL]. Mol Ther Methods Clin Dev, 19, 2020. https://doi. org/10. 1016Zj. omtm. 2020. 08. 017.

[19] RUELLA M, CARL H, JUNE C H. Predicting dangerous rides in CAR-T cells: Bridging the gap between mice and humans[J]. Mol Ther, 2018, 26(6): 1-3.

[20] BIJEN H M, VAN DER STEEN D M, HAGEDOORN R S, et al. Preclinical strategies to identify off-target toxicity of high-affinity TCRs[J]. Mol Ther, 2018, 26(5): 1206-1214.

[21] ASSAF B, WHITELEY L. Considerations for preclinical safety assessment of adeno-associated virus gene therapy products[J]. Toxicol Pathol, 2018, 46(8): 1020-1027.

[22] LONG B, SANDZA K, HOLCOMB J, et al. The impact of pre-existing immunity on the non-clinical pharmacodynamics of AAV5-based gene therapy[J]. Mol Ther Methods Clin Dev, 2019, 13: 440-452.

[23] BUSHMAN F D. Retroviral insertional mutagenesis in humans: Evidence for four genetic mechanisms promoting expansion of cell clones[J]. Mol Ther, 2020, 28(2): 352-356.

[24] MARKUSIC D, MARTINO A, PORADA C, et al. Immunology of gene and cell therapy[J]. Mol Ther, 2020, 28(3): 391-392.

[25] SHIRLEY J, DE JONG Y, TERHORST C, et al. Immune responses to viral gene therapy vectors[J]. Mol Ther, 2020, 28(3): 709-722.

[26] LI Y H, HUO Y, YU L, et al. Quality control and nonclinical research on CAR-T cell products: General principles and key issues[J]. Engineering, 2019, 5: 122-131.

[27] YIU G, CHUNG S H, IRIS N, et al. Suprachoroidal and subretinal injections of aav using transscleral microneedles for retinal gene delivery in nonhuman primates[J]. Mol Ther Methods Clin Dev, 2020, 16(3): 179-191.

[28] BIASCO L, ROTHE M, BUNING H, et al. Analyzing the genotoxicity of retroviral vectors in hematopoietic cell gene therapy[J]. Mol Ther Methods Clin Dev, 2018, 8: 21-30.

[29] LIMA B S, VIDEIRA M A. Toxicology and Biodistribution: The clinical value of animal biodistribution studies[J]. Mol Ther Methods Clin Dev, 2018, 8: 183-197.

[30] VAN DEN HOORN T, NAKCHEDI T, DE WOLF C. et al. Mining scientific advice reports on cell-based products: Insight into the nonclinical development program[J]. Br J Clin Pharmacol, 2020, 1-10.

[31] REYES B, COCA M I, CODINACH M, et al. Assessment of biodistribution using mesenchymal stromal cells: algorithm for study design and challenges in detection methodologies[J]. Cytotherapy, 2017, 19(9): 1060-1069.

[32] RAMSDEN D, BELAIR D G, AGARWAL S, et al. Leveraging microphysiological systems to address

challenges encountered during development of oligonucleotide therapeutics[J]. ALTEX, 2022, 39(2): 273-296.

[33] CAMPISI M, SHELTON S E, CHEN M, et al. Engineered microphysiological systems for testing effectiveness of cell-based cancer immunotherapies[J]. Cancers (Basel), 2022, 14(15): 3561.

[34] VERVAEKE P, BORGOS S E, SANDER N N, COMBES F. Regulatory guidelines and preclinical tools to study the biodistribution of RNA therapeutics[J]. Adv Drug Deliv Rev, 2022, 184: 114236.

[35] GOYENVALLE A, JIMENEZ-MALLEBRERA C, VAN ROON W, et al. Considerations in the preclinical assessment of the safety of antisense oligonucleotides[J]. Nucleic Acid Ther, 2023, 33(1): 1-16.

[36] MOFFIT J S, BLANSET D L, LYNCH J L, et al. Regulatory consideration for the nonclinical safety assessment of gene therapies[J]. Hum Gene Ther, 2022, 33(21-22): 1126-1141.

[37] LEMMENS M, FISCHER B, ZOGG M, et al. Evaluation of two in vitro assays for tumorigenicity assessment of CRISPR-Cas9 genome-edited cells[J]. Mol Ther Methods Clin Dev, 2021, 23: 241-253.

[38] YANG T, BRAUN M, LEMBKE W, et al. Immunogenicity assessment of AAV-based gene therapies: An IQ consortium industry white paper[J]. Mol Ther Methods Clin Dev, 2022, 26: 471-494.

[39] HUTT J A, ASSAF B T, BOLON B, et al. Scientific and regulatory policy committee points to consider: nonclinical research and development of in vivo gene therapy products, emphasizing adeno-associated virus vectors[J]. Toxicol Pathol, 2022, 50(1): 118-146.

[40] HENRY S P, ARFVIDSSON C, ARRINGTON J, et al. Assessment of the immunogenicity potential for oligonucleotide-based drugs[J]. Nucleic Acid Ther, 2022, 32(5): 369-377.

[41] BASHOR C J, HILTON I B, BANDUKWALA H, et al. Engineering the next generation of cell-based therapeutics[J]. Nat Rev Drug Discov, 2022, 21: 655-675.

[42] PETRUS-REURER S, ROMANO M, HOWLETT S, et al. Immunological considerations and challenges for regenerative cellular therapies[J]. Commun Biol, 2021, 4(1): 798.

第六章　细胞和基因治疗产品评价的体内动物模型研究进展

第一节　体内动物模型简介

在过去的 30 年中，细胞和基因治疗（CGT）作为许多疾病的替代策略取得了相当大的进展。自 2009 年起，有多项研究报道了针对各种疾病的成功治疗方案。2012 年欧洲批准 Glybera，成为全球首个针对基因疾病的基因治疗产品。在随后的几年里，一些基因治疗产品陆续涌入市场，Strimvelis 于 2016 年在欧洲获得批准，CAR-T 疗法（Kymriah 和 Yescarta）和 Luxturna 分别于 2017 年获得美国 FDA 的批准。在 CGT 产品进入临床试验之前，模拟人类疾病条件的动物模型非常重要。例如，在基因治疗中，动物模型可用于治疗方案的有效性和安全性评估，也可用于评估病毒载体的各项指标（安全性、有效性、剂量和转基因定位等）。选择合适的疾病特异性模型对于成功的临床转化至关重要。本节主要介绍在 CGT 产品临床前研究中常用的动物模型及其进展。

因细胞和基因治疗涉及测试人类特定的细胞或修饰基因的功能，因此需要将人源化的基因序列或特定功能的细胞导入动物以构建体内模型，或者敲除同源等位基因进行疾病建模以评估基因治疗的有效性和安全性。近交系小鼠由于其具有遗传背景一致、繁殖周期短并且基因修饰操作手段成熟等优势，成为被广泛使用的动物模型。然而，啮齿动物与人类之间存在巨大的种属差异，人鼠同源基因之间存在序列与功能的显著差异，同时免疫健全的小鼠对于来源于人的异种细胞和组织具有很强的排斥作用，这些因素都限制了应用小鼠模型对于人类疾病发生发展的模拟，以及对于潜在药物的评价。因此具有人体特定基因型或免疫系统、可模拟人体免疫机制和病理表现的小鼠模型对于新药研发至关重要。

人源化动物模型应运而生，它是指将人类基因、细胞或组织转移至非人类动物体内，使其具备某些人类特征或疾病病理特征的一类实验动物模型。其中应用最为广泛的是基于免疫缺陷小鼠的人源化模型。20 世纪 60 年代，裸鼠作为第一代免疫缺陷品系在英国被发现。其 Foxn1 基因缺陷，缺乏功能性胸腺和 T 淋巴细胞，导致适应性免疫应答缺陷，这使得它们成为早期人肿瘤异种移植物的受体。不过因为裸鼠仍具有 B 细胞和 NK 细胞，留存的先天免疫导致裸鼠随着年龄增长会出现 T 细胞的渗漏。后面又经历 20 世纪 90 年代免疫缺陷程度更高的 NOD/SCID 小鼠被开发，直到 21 世纪初带有 *Il2rγ* 突变的免疫缺陷小鼠问世，研究人员开始使用人类造血干细胞移植小鼠受体，使其发育成功能性人类免疫系统。这些小鼠也可以移植人类组织，如肝脏、大多数实体和血液肿瘤等。

人源化小鼠因可模拟人类组织器官功能系统，繁殖速度快等优势在 CGT 临床前模型构建中广为使用，但除小鼠外，其他种类动物特别是大动物因在某些方面更接近人类生理病理状态，且具有更好地支持复杂的手术造模等优势，也在药物研发中具有重要价值。本节分别介绍基因人源化小鼠模型、免疫缺陷和肝脏人源化小鼠模型和非小鼠类动物模型。

第二节　基因编辑或者转基因构建基因人源化小鼠模型

传统的转基因技术是指将外源基因整合进细胞基因组并表达的技术。如原核显微注射法、慢病毒介导法等。传统转基因技术产生的整合事件是随机的且效率较低，同时转基因动物因基因插入的不确定性会表现出遗传性状的不确定性。

基因编辑技术是对基因组中的特定 DNA 序列进行靶向性修改的技术，该技术包括 20 世纪 80 年代建立的基因打靶技术和之后发展建立的多种新型高效的 DNA 靶向内切酶技术，如锌指核酸酶（zinc finger nucleases，ZFN）技术、类转录激活样效应因子核酸酶（transcription activator-like effector nucleases，TALEN）技术、规律成簇间隔短回文重复序列（clustered regularly interspaced short palindromic repeats，CRISPR-Cas9）系统技术以及基于 CRISPR 衍生的单碱基编辑、先导编辑等技术。这些技术通过改变基因组的序列，包括基因插入、删除、突变、倒位和易位等形式控制基因的功能或表达调控模式，进而改变或建立相应的生物学表型，成为研究基因功能和制备疾病动物模型的重要手段。通过基因修饰可以建立相应的疾病模型，将基因型和表型直接关联，进而可以验证基因治疗的安全性和有效性。

经典的创建基因组人源化小鼠的基因打靶技术是在小鼠胚胎干（ES）细胞中使用质粒载体进行基于同源重组（HR）的 DNA 片段定点整合，可以实现对于特定基因组位点的基因敲除或数千碱基对的基因片段的敲入。该技术存在效率低、周期长、费用高技术难度大等缺点。之后细菌人工染色体、酵母人工染色体、人类人工染色体和哺乳动物人工染色体技术的发展以及重组酶介导的盒式交换策略，使得可以将更大片段引入到小鼠基因组中，该技术最有价值的应用之一就是将表达人源免疫球蛋白可变区的数十万碱基对的基因组片段置换小鼠相应基因，从而制备产生全人抗体的小鼠。

基于 DNA 靶向内切酶的基因编辑工具如 ZFN、TALEN 和 CRISPR-Cas9 技术等的发展，可以实现在特定基因组位点的高效精确靶向编辑，通过引入定点 DNA 双链断裂极大提高了外源 DNA 片段定点整合的靶向性和成功率。由于基因编辑工具可以直接通过受精卵注射对基因组进行编辑，不依赖于 ES 细胞培养和囊胚注射产生嵌合鼠的过程，极大减少了基因改造动物模型传统构建所需的时间和资源，降低了模型构建难度，因此迅速提高了研究人员对小鼠进行基因组人源化的能力，也使得构建疾病模型的周期大大缩短。CRISPR-Cas9 因简便高效也被用于构建多基因敲除小鼠，以及涉及多基因的复杂遗传性疾病的建模。应用相同的原理，基因编辑技术也被广泛应用于众多物种包括大动物，用于构建各种不同的基因改造动物模型。

在人类遗传病中，某个特定氨基酸或蛋白质位点的突变就足以导致发育异常，比如某些罕见遗传病。为了验证基因编辑的有效性或者基因治疗载体的安全性，需要把包含疾病相同突变的人源化特定氨基酸或者特定位点导入小鼠原位体内，然后查看是否模型体现了人类疾病的关键特征，基于可模拟人类疾病特征的成功小鼠模型再进行基因治疗方案的有效性或安全性验证。

例如，先天性肾上腺增生症（CAH）是一组罕见的遗传性疾病，最常见的形式是 21- 羟化酶缺乏症，是由于 *Cyp21a2* 基因突变导致肾上腺产生低水平的皮质醇和过量的雄激素如睾酮。这导致患者青春期提前，女孩有男孩类似生理特征。目前主要使用类固醇激素替代疗法治疗，但副作用明显。在最新的研究中，来自德国的研究人员使用携带人类 *Cyp21a2* 突变基因替换了小鼠的 *Cyp21a1* 基因，成为首个治疗罕见遗传性疾病的人源化小鼠模型。该小鼠在 20 周时，表达了人类基因同时伴随肾上腺增大，此外突变导致雄性和雌性小鼠的皮质酮水平降低，准确模拟了人类患者的症状。该模型可作为很好的模型来测试先天性肾上腺增生患者的新药和治疗方案，如干细胞疗法。

另外一个例子是在基因编辑治疗先天性黑矇的临床前研究中，研究者将携带人类患者突变的 *CEP290* 基因特定外显子与小鼠同源基因的对应外显子进行了原位替换，从而有力地支持了由 AAV 载体递送的 CRISPR-Cas9 系统的体内基因编辑效率的评价工作。在治疗高胆固醇血症的动物实验中，研究者在小鼠基因组中定点整合了过表达人类 PCSK9 的基因表达框，很好地模拟了人类患者的高血脂表型，并在经过 AAV 递送的基因编辑工具治疗后显著改善了疾病表型。

另外需要注意的是，大约 1% 的人类基因在小鼠中没有同源序列，在同源基因中一些蛋白的编码基因与人的拷贝数也有不同。因此在研究这些基因的功能时，需要通过转基因的方式构建相应的疾病模型。例如，近端脊髓性肌萎缩（SMA）是一种由生存运动神经元（SMN）蛋白水平低下引起的神经退行性疾病。在人类中，*SMN1* 和 SMN2 编码 SMN 蛋白。在 SMA 患者中，*SMN1* 基因丢失，剩余的 *SMN2* 基因只能部分补偿。在 *SMN2* 的 C ＞ T 核苷酸转换的作用下，剪接机制对第 7 外显子的识别效率低下，导致 SMN 水平低下。由于 *SMN2* 基因能够表达 SMN 蛋白，纠正 *SMN2* 剪接是一个有吸引力的治疗选择。小鼠中只有一个 *SMN* 基因编码蛋白，因此结合 *SMN* 等位基因敲除和 *SMN2* 敲入可构建 SMA 小鼠模型，该模型充分模拟了疾病表征，可基于此模型进行后续基因治疗方案的验证。

对于某些复杂性疾病建模，如 21 号染色体三体引起的唐氏综合征，需要在小鼠基因组中添加整条人类染色体进行基因组人源化。通过微细胞介导的染色体转移，再与小鼠ES细胞融合，通过囊胚中形成嵌合体就可获得“转染色体”小鼠，这种人类21三体唐氏综合征的疾病模型，在行为、突出可塑性、小脑神经元数量、心脏发育和下颌骨大小方面表现出与人类唐氏综合征相关的表型改变。转染色体小鼠成为研究人类非整倍染色体疾病的重要遗传学工具。

总之，高效的基因编辑技术的发展使得研究者可以根据疾病的基因型特征进行单/多基因的定点敲除/敲入，以及大片段（甚至染色体水平）的敲除/敲入来构建相应的疾病模型，并在此基础上进行基因治疗有效性和安全性的评价。在基因人源化构建的小鼠模型基础上，进一步促进了细胞和组织水平人源化动物模型的构建。但其具体应用也有许多值得考虑的地方。比如人源化基因在小鼠体内能否正确表达，在小鼠体内的功能及与其他基因的相互作用能多大程度上模拟人体内作用环境，基因水平人源化动物模型基础数据较少，尚不清楚是否能充分阐述药理和毒理特性，且其生存期短、辐射敏感、价格昂贵等。

第三节　免疫缺陷和肝脏人源化小鼠

小鼠固有的免疫系统排斥是异种移植人细胞/组织进行疾病建模和后续细胞治疗研究的主要障碍。基因编辑技术的一个重要应用即是构建免疫缺陷小鼠。通过敲除或突变小鼠异种移植抑制相关基因或者敲入特定基因以表达人源化基因，小鼠具备了类似于人类的免疫反应和免疫系统。这些人源化免疫缺陷小鼠模型在研究人类疾病、免疫学、感染病理学和药物研发方面具有重要应用价值。基于这些免疫缺陷小鼠模型，通过定植人细胞/组织即可构建细胞/组织人源化小鼠模型。

在基因编辑技术广泛推广以前，早期的免疫缺陷小鼠模型（如无胸腺小鼠、NOD小鼠等）是通过自发突变和品系回交产生的。早期模型能够支持人类造血干细胞或外周血单个核细胞的移植，但由于小鼠免疫细胞残余活性的影响，重建窗口狭窄且嵌合水平较低。伴随基因编辑技术的发展和对小鼠免疫系统的深入了解产生了以下重要的免疫缺陷和基因人源化小鼠模型。

一、基因编辑技术构建免疫缺陷鼠

Il2rγ^{null} 小鼠：1983年，美国Fox Chase癌症研究所在CB17近交系小鼠中发现位于16号染色体的*Prkdc*基因存在隐性突变，首次描述了缺乏功能性T和B淋巴细胞的严重联合免疫缺陷（severe combined immunodeficient mice，SCID）小鼠。与裸鼠相比，SCID小鼠的人类肿瘤移植率更高，但其仍残存有NK细胞、补体及髓系细胞的正常免疫，导致人类细胞的归巢障碍。1992年，缺失重组激活基因（*Rag*$^{-/-}$）的免疫缺陷小鼠问世。Rag突变破坏了T和B细胞受体生成所必需的VDJ重排，但其仍保留高水平的NK细胞。后来为了进一步减少小鼠的先天免疫系统，1995年Shultz通过杂交NOD和SCID小鼠建立了NOD/SCID小鼠，一度成为造血细胞研究中应用最广、最重要的移植模型。其

与原始CB17 SCID小鼠相比，在免疫系统重建方面至少有5倍的功能提升，经研究发现是由NK细胞功能缺陷导致的。基于此，通过靶向敲除*Il2rγ*基因导致NK发育被完全阻断的*Il2rγ*$^{-/-}$小鼠在2002年至2005年被陆续繁育。*IL2Rγ*缺陷使小鼠接受人造血干细胞（hematopoietic stem cell, HSC）和外周血的移植效率远远高于之前的免疫缺陷小鼠。其中最为广泛的小鼠品系为NOG/NSG小鼠（NOD-SCID *Il2rγ*$^{-/-}$）、NRG小鼠（NOD-Rag1$^{1/1}$*Il2rγ*$^{-/-}$）、BRG小鼠（BALB/cA-Rag2$^{-/-}$*Il2rγ*$^{-/-}$）。NOG和NSG小鼠是由日本和美国的实验室分别获得的，均是通过NOD-scid小鼠与*IL2rγ*$^{-/-}$小鼠交配繁育产生，表现为T、B细胞和NK细胞功能性缺失，是目前人源化组织最理想的受体小鼠。不同品系的免疫缺陷小鼠对于人造血干细胞移植的植入效率不同，其中NSG和NRG小鼠高于BRG小鼠，其原因在于NOD背景的小鼠SIPRα（signal regulatory protein alpha）表现出胞外结构域的多态性，可结合人源CD47，抑制了巨噬细胞对人源细胞的吞噬作用。

c-Kit突变小鼠：Kit基因表达干细胞因子的受体，为正常造血所必需，c-Kit无义突变小鼠的表型类似于再生障碍性贫血，使HSC可以在低剂量或非照射的情况下获得植入。2014年，Cosgun等通过将突变的Kit等位基因导入BALB/c或NOD背景的免疫缺陷小鼠品系，构建了BRG Kit$^{Wv/Wv}$、NSG Kit$^{Wv/Wv}$、NSG Kit$^{Wv/+}$及NSG Kit$^{W41/W41}$小鼠。其中NSG Kit$^{Wv/Wv}$小鼠寿命较短暂，限制了其应用，其余3种经过人源HSC移植实验显示可获得高植入水平的多系造血重建。由于NOD背景的小鼠较BRG有更高的人源细胞嵌合率，其中NSG Kit$^{W41/W41}$小鼠无须基因型鉴定，因此使用更为广泛。通过在上述免疫缺陷小鼠体内表达人源基因，以此促进人源细胞组织的植入，或以此研究人源基因的功能。比较重要的小鼠模型有以下：SIRP-α^{human}小鼠，人细胞移植效率的一个关键因素是小鼠巨噬细胞对人细胞的耐受性，这一过程通过CD47-SIRP-α轴进行调控。在大多数小鼠品系中，小鼠巨噬细胞表达的SIRP-α无法与人CD47相互作用，导致人异种移植物被排斥。2011年研究者通过利用细菌人工染色体，在BRG小鼠的巨噬细胞中表达人源SIRP-α，产生了BRGS小鼠，相比于BRG小鼠，BRGS小鼠能够增强人细胞的植入效率。在BRG小鼠中，将小鼠SIRP-α的两个等位基因替换为人源SIRP-（BRGSh/h），进一步减少了对人源HSC的吞噬作用，同时由于人源SIRP-α与小鼠CD47适度结合，使小鼠能够维持正常水平的血红蛋白和血小板。

基因编辑技术的发展使得小鼠的固有免疫系统功能相关抑制基因的敲除或突变，以及人源化免疫系统有关基因的敲入越发精准高效，伴随着技术本身的进步和对小鼠免疫机制的深入，研究者仍在不断优化技术路径，以期进一步丧失小鼠天然免疫，重建更完整的人固有免疫系统。

二、免疫系统人源化小鼠模型

免疫缺陷小鼠模型的发展使得异种移植的排斥降低，研究者基于这些模型在小鼠中进行了各种免疫组织器官人源化模型的构建，以下是主要的人源化小鼠免疫系统模型。

1. Hu-PBMC 小鼠模型（humanized-peripheral blood mononuclear cells） Hu-PBMC 模型，又称为 Hu-PBL（peripheral blood lymphocyte，PBL）模型，是一种相对简单且经济的人源化小鼠免疫系统模型。该模型的构建方法是将成熟的淋巴细胞（来 PBMC）经腹腔注射或静脉注射到免疫缺陷的宿主小鼠体内。这种模型常用于研究人类效应 T 细胞的激活以及评估免疫抑制药物的效果。Hu-PBMC 模型具有较短的准备期。在移植 PBMC 后，人 $CD3^+$ T 细胞可以在最快一周内被检测到；大约 2 周，免疫细胞会快速重建；大约 4 周，小鼠的外周血中约有 50% 的人 $CD45^+$ 细胞，其中约 90% 为 $CD3^+$ T 细胞，$CD4^+$ 与 $CD8^+$ T 细胞比例约为 1∶1。然而，Hu-PBMC 模型可能会导致致命的移植物抗宿主病（GVHD），其严重程度与人 T 细胞的植入量直接相关，可以通过小鼠体重减轻程度来评估。一般来说，移植后 2 ~ 3 周就会出现 GVHD 的症状，因此实验的观察窗口相对较短。

2. Hu-HSC 小鼠模型（humanized-hematopoietic stem cells） HSC 是一类存在于人体造血组织中的细胞，具有自我更新和分化为各类血细胞的能力。CD34 抗原是被广泛认可的 HSC 的表面标志，它是一种高度糖基化的跨膜蛋白，具有调节细胞黏附性的功能，可以促进细胞与骨髓基质的黏附。通过将人的 $CD34^+$ HSC 注射到免疫缺陷的宿主小鼠中（这种方法需要首先对宿主小鼠进行亚致死剂量的辐照），以消除小鼠自身的 HSC，并促进人类 HSC 的移植。这种模型通常被称为 hu-$CD34^+$ 模型，或者称为 hu-SRC（scid-repopulating cell）模型。该模型已被广泛应用于研究人类造血发育、细胞介导的免疫反应以及 HIV 和 EBV 等病毒感染性疾病。

3. Hu-BLT 小鼠模型（humanized-bone marrow, liver, thymus） 该模型通过亚致死剂量辐照处理免疫缺陷小鼠，然后将人的胎肝和胸腺组织移植到成年免疫缺陷受体小鼠的肾包膜下，并同时通过静脉注射将来自同一供体的胎肝或骨髓来源的 $CD34^+$ HSC 注入受体小鼠体内。移植的人胎肝和胸腺提供了人类胸腺微环境，支持人类 T 细胞的发育和分化，包括多种不同的 HLA 限制 T 细胞，从而建立有效的适应性免疫反应。因此，BLT 模型常用于研究适应性免疫反应，如 HIV 感染。然而，BLT 模型的 GVHD 发生率高于其他 $CD34^+$ HSC 移植模型，这也限制了该模型的研究时间窗口。此外，由于很难在操作上实现肿瘤细胞和免疫系统来自同一供体的匹配，以及 Hu-BLT 模型建立过程中需要复杂精细的手术操作，因此在肿瘤免疫药物研发中应用 Hu-BLT 模型也存在一定的限制。

三、异种移植瘤免疫缺陷小鼠模型

基于人基于临床肿瘤标本建立的 PDX（来自患者的异种移植）模型可以较好地保持原发瘤的特征，但由于缺乏人体免疫系统，无法进行针对特定患者肿瘤细胞或组织的免疫治疗研究。而在免疫系统人源化小鼠体内移植特定患者的肿瘤组织，建立的模型称为 Hu-PDX（人源化患者来源的异种移植）模型。该模型能够模拟人体中肿瘤细胞与免疫系统之间的相互作用，因此在抗肿瘤免疫治疗研究方面具有重要的应用前景。

Hu-PDX 模型的构建与肿瘤移植的时间和人源化方法密切相关。例如，Hu-PBL 小鼠模型的免疫重建维持时间较短，因此构建 Hu-PBL-PDX 模型通常是先移植患者的肿瘤组织，待肿瘤体积达到 120 ~ 180 mm^3 时，对小鼠进行亚致死性辐照处理，然后经尾静脉注射人类外周血单个核细胞（PBMC）。而 Hu-HSC 小鼠模型由于 GVHD 反应较弱，免疫重建维持时间为 10 ~ 12 周，因此 Hu-HSC-PDX 模型通常是先将人类 $CD34^+$ HSC 移植到经亚致死性辐照处理的免疫缺陷小鼠体内，当小鼠体内人类 $CD3^+CD45^+$ 细胞比例超过 15%（通常为移植后 12 周）时，再移植患者的肿瘤组织。该模型构建成功的标志是在肿瘤组织中能够检测到人类免疫细胞和细胞因子等。

Hu-PDX 模型为肿瘤细胞提供了更接近人体的生长微环境，能够真实准确地反映临床肿瘤患者在组织病理学、基因表达、基因突变、炎症和治疗反应等方面的特征。它在揭示肿瘤的发生、发展和转移机制等方面具有重要的应用价值，尤其在细胞治疗研究方面，被认为是理想的肿瘤模型。其在 CGT 的应用主要有以下方面。

1. *评估基于细胞的免疫疗法*　CAR-T 细胞免疫疗法基本原理是嵌合抗原受体修饰后的 T 细胞，可以特异性地识别肿瘤相关抗原，提高效应 T 细胞的靶向性和杀伤活性，从而发挥抗癌作用。目前 CAR-T 疗法临床上主要应用于 B 细胞淋巴瘤、白血病等血液系统恶性肿瘤的治疗，而在实体肿瘤的治疗中应用较少。人源化小鼠模型目前已应用于各种 CAR 设计的抗肿瘤疗效评估。Abate-Daga 等利用胰腺癌 Hu-PBMC-PDX 模型，开发了一种针对前列腺干细胞抗原（PSCA）的 CAR，为将 PSCA 作为基于 CAR 的胰腺癌免疫治疗的靶抗原提供了证据；另有研究报道证明在卵巢癌 Hu-PBMC-PDX 模型上，CD27 能够共刺激 CAR-T 细胞以获得更高的持久性和抗肿瘤活性。显然，Hu-PDX 模型为评估 CAR-T 疗法在实体肿瘤中的有效性提供了重要的平台。

2. *评估免疫检查点抑制剂的治疗效果*　肿瘤细胞有多种途径可以逃避免疫系统的识别及杀伤。通过激活肿瘤微环境中特定的抑制性信号（即免疫检查点）有关的通路是其逃避免疫监视的途径之一。目前发现的免疫检查点包括：细胞毒性 T 淋巴细胞抗原 4（cytoxic T lymphocyte-associated antigen-4，CTLA-4）、程序性死亡受体 -1/ 程序性死亡受体 – 配体 1（programmed cell death-1/programmed cell death-ligand 1，PD-1/PD-L1）、T 细胞免疫球蛋白 -3（T cell immunoglobulin-3，TIM-3）等。其中 CTLA-4 与 PD-1/PD-L1 信号通路的研究获得了 2018 年诺贝尔生理学或医学奖。许多研究已经证实人源化小鼠模型在免疫检查抑制点抑制剂研究中的独特优势。

四、肝脏人源化小鼠模型

除了免疫系统人源化小鼠外，肝人源化小鼠（human hepatocyte-reconstituted mice）也取得了较多进展。肝脏是机体进行药物解毒和代谢的最主要器官，肝脏人源化小鼠的肝细胞可表达人的特异性代谢酶，为肝脏疾病的病理研究和基因治疗提供可靠的研究工具。建立人鼠肝脏嵌合体模型第一步需要引入小鼠肝损伤以利于人肝细胞重新修复受损肝脏。主要有非诱导模型比如 uPA（urokinase-type plasminogen activator）小鼠和 Fah（fumarylacetoacetate hydrolase）小鼠，诱导性模型比如 HSV1 tk（thymidine kinase）小鼠和 AFC8 小鼠。在小鼠肝损伤基础上，通过定植人肝细胞即可获得肝脏人源化小鼠模型。以下是常见的肝脏人源化小鼠模型。

1. uPA 小鼠　uPA Rag2$^{-/-}$ 小鼠和 uPA-C.B-17/scid 小鼠是最早的两类人鼠嵌合肝脏模型。在这些模型中，以小鼠白蛋白启动子驱动的转基因 uPA 表达导致小鼠肝细胞中 uPA 的持续表达。通过 uPA 催化的纤溶酶原的细胞内激活，uPA 转基因携带的肝细胞发生蛋白酶解，从而使移植的人类肝细胞重新充实小鼠的肝脏。uPA 小鼠通过与 NOG 小鼠（uPA-NOG）进行交叉配种又进一步得到了改良。当仅表达两个拷贝的 uPA 转基因时，uPA-NOG 小鼠没有出现围生期出血或死亡的报道。在移植了人类肝细胞后，可观察到 10% ~ 15% 的人 – 鼠肝嵌合体。然而，由纤溶酶原激活引起的持续性肝实质损伤促进了自发基因型恢复，并导致 uPA-RAG2 和 uPA-Scid 小鼠的发病率和死亡率增加，从而限制了其应用。

2. Fah 敲除鼠　具有 Fah 基因缺失的小鼠会出现遗传性酪氨酸血症 1 型疾病，表现为肝功能障碍。然而，这些小鼠可以通过 2-（2- 硝基 -4- 三氟甲基苯甲酰基）-1,3- 环己二酮（NTBC）得到挽救，该药物可阻断 FAH 上游的酪氨酸代谢。Azuma 等将 Fah$^{-/-}$ 小鼠与 Rag2$^{-/-}$rγ$^{-/-}$ 小鼠进行交叉配种，生成了 Fah$^{-/-}$Rag2$^{-/-}$rγ$^{-/-}$（FRG）小鼠。通过给 FRG 小鼠预处理 uPA 表达腺病毒并停用 NTBC，可以建立 30% ~ 90% 的肝嵌合体。在 FRG 小鼠中移植的人类肝细胞扩增还允许进行连续的肝细胞移植。通过给予 FRG 小鼠人类致癌肌凝素 -M 的补充，可以进一步增强肝嵌合体，该因子促进人类肝幼细胞的增殖。通过将人类胎儿肝细胞移植到 FRG 小鼠中，可以产生同时具有肝和造血嵌合体的 FRG 小鼠，从而可以研究肝病毒性病原体的免疫反应。通过 FRG 和 BALB/c SCID 小鼠杂交，可以构建 Fah$^{-/-}$Rag2$^{-/-}$rγ$^{-/-}$Prkdc^{scid}（FRGS）小鼠。当移植人类骨髓干细胞源肝细胞时，这些小鼠可获得更稳定的肝和免疫细胞嵌合体。

3. TK-NOG 小鼠　尽管 FRG 小鼠相比于 uPA 小鼠有所改进，但 FRG 小鼠仍然需要持续的 NTBC 治疗以防止肝细胞损伤，并容易发展为肝癌。为了克服这些缺点，TK-NOG 小鼠被开发出来。在 NOG 小鼠的肝细胞中转基因表达 *HSV1 TK*，使得通过甘昔洛韦治疗可以选择性地消除小鼠肝细胞，同时使移植的人类肝细胞能够重建小鼠的肝脏。

4. AFC8 小鼠　另一种用于诱导小鼠肝损伤以移植人类肝细胞的策略是在 Rag2$^{-/-}$rγ$^{-/-}$ 小鼠中，由小鼠 Alb 启动子驱动的膜锚定的 caspase 8-FKBP 融合蛋白的转基因表达（AFC8 小鼠）。在存在 FKBP 二聚化药物（如 AP20187）的情况下，caspase 8 被激活并引起肝细胞凋亡。AFC8 小鼠移植人类胎儿肝细胞后，肝嵌合程度约为 15%，免疫细胞嵌合程度为 16%。

5. HIL-NSG 小鼠　通过将来自人类胎儿肝脏的 CD34^{+} 细胞移植到新生的 NSG（HIL-NSG）小鼠中，生成同时携带人类免疫细胞和人类肝细胞的双人源化小鼠。除了支持人类肝病毒感染外，HIL-NSG 小鼠还可用于研究人类特异性抗病毒免疫反应和免疫治疗的临床前测试。尽管具有这些优势，与嵌合小鼠相比，HIL-NSG 小鼠中的人类肝嵌合水平通常较低。为了进一步提高Hep-NSG小鼠的肝嵌合水平，研究者使用抗Fas抗体处理NSG小鼠，诱导小鼠肝细胞凋亡，从而实现了约24%的嵌合水平。

由于小鼠和人类之间交叉反应不充分，异种基因环境下人HSC的发育、存活、活化和迁移分子不充分导致人源化小鼠模型有一定的局限性。包括GVHD的可能性及其随之而来的并发症、有限的生存期、人类免疫功能不完整，肠道相关淋巴组织的人细胞重组水平低，淋巴器官发育不全，淋巴结构不发达等。同时，不同人细胞或组织来源的移植物对于在小鼠体内免疫系统重建的效果及对后续实验的影响也有差异。

第四节　非小鼠类动物模型

尽管包括小鼠在内的啮齿类动物模型更易获取、价格便宜，但其在诸如免疫应答、血液再生等关键生物过程与人相差较大，在很多情况下难以产生与人类疾病密切相关的临床相关数据。大动物模型，包括犬类、非人灵长类、猪等可缩小噬齿类动物模型与临床研究的差距。相比小型噬齿类动物，大动物模型一般寿命更长，可较好地评估CGT产品的长期有效性和安全性，比如评估基因编辑脱靶效应的长期影响等。另外，大动物因与人大小更接近，给药剂量和大规模生产的临床可行性可以更直接地进行评估。移植生物学领域更是在犬类模型中开创的，这些模型更好地模拟了人类恶性肿瘤、心血管疾病和神经肌肉疾病等（系统的比较见表6-1）。早期的基因治疗研究多是在犬类和非人灵长类中进行。因为小鼠模型不能揭示临床实施成功转化的关键屏障。因此大动物模型对CGT产品的临床转化研究意义重大。常见的非小鼠动物模型有以下几种。

表6-1　大动物模型的优势

	小动物模型（噬齿动物、斑马鱼等）	大动物模型（非人灵长类、猪、犬等）
取样	血液体积较少，器官较小难分离	较大容量的血液；器官较大
细胞亚群	人源化不彻底（比如人源化小鼠重建成人骨髓和红细胞）	与人相比高度保守
解剖学特征	与人相差较大（比如啮齿动物的视网膜缺乏黄斑）	与人更接近（非人灵长类有接近人的免疫系统；猪近似人的血液系统）
生命周期	较短，不适合长期跟踪研究	生命周期较长；可长期记录
成本	较低	较高
给药途径	与人相差较大（例如小鼠的腹腔或尾静脉注射）	与人接近，静脉注射或肌内注射
传染性疾病模型	少数人类病原体可感染噬齿动物和低等动物	对人类病原体和菌株更易感（比如HIV和SIV）

一、犬类模型

犬类是最广泛应用于自然发生遗传病的治疗性基因转移研究的实验大型动物。迄今为止，已在犬类中描述了超过350种遗传病，其中许多与人类遗传病相类似。犬类在疾病发病机制和各种治疗方面的研究中具有重要价值。犬类的遗传病中，超过58%是由引起的人类疾病的同源基因突变导致的。此外，除了与小孩的寿命和体型相似之外，犬类的许多免疫系统，相较于小鼠，更类似于人类免疫系统。在利用病毒载体进行基因治疗治疗人类疾病之前，首先需要借助可靠的实验模型确定这些载体的安全性和有效性。对于视网膜基因治疗而言，可能需要连续局部给予rAAV载体，以实现治疗基因在人体中的长期表达。一般而言，为了提高治疗基因的水平并持续表达，需要在全身传递时与基因修复细胞输注或治疗基因编码病毒载体的给予结合使用免疫抑制，这时常用到犬类动物模型。此外，在以下疾病模型中也有应用。

1. 眼睛疾病　人类和犬类的X连锁视网膜色素变性是由视网膜色素变性GTP酶调节因子缺陷引起的，并导致视力丧失。它是人类最常见的遗传性视网膜变性形式之一。2012年，研究者将携带人类*PRGR*基因的AAV2/5载体［受人类光感受器间视网膜结合蛋白或G蛋白耦联受体激酶1（GRK1）启动子的控制］注射到犬类的视网膜下，证明了该缺陷可以得到纠正。人类和犬类在眼睛解剖学、视力评估、疾病特征的相似性，为在不久的将来进行转化提供了希望。

2. 糖尿病　糖尿病是由于长期的血糖控制障碍导致的。一项基因治疗研究涉及葡萄糖激酶和胰岛素，它们同步工作，通过促进目标细胞对血糖的吸收，检测到了较高的血糖水平。这种方法在犬类糖尿病模型中的长期疗效也得到了证明。2013年，研究者证明编码GCK和Ins的AAV1的一次性肌内注射可用来治疗胰岛素缺失的糖尿病犬，这项研究首次为治疗人类糖尿病提供了在大动物模型中的概念验证。

二、非人灵长类模型

非人灵长类动物，是指除人以外的所有灵长类动物，如非洲绿猴、狒狒、黑猩猩、短尾猴、恒河猴和夜猴等，因为它们在进化和遗传上与人类比其他哺乳动物更为密切相关被认为是研究高等认知以及脑疾病的最理想的模式动物。目前非人灵长类的实验动物主要包括隶属于旧大陆猴分支猕猴属的食蟹猴（*Macaca fascicularis*）和恒河猴（*Macaca mulatta*）及新大陆猴分支的绒猴（*Marmosets*）。随着转基因和基因编辑技术的发展，科学家们可以成功地对其进行基因组修饰，获得外源基因过表达的转基因猴和目的基因定点切割/插入的基因编辑猴。

慢病毒载体感染和靶向核酸酶是非人灵长类基因修饰模型构建中最常用的两种技术方法。2001年，Chan等利用高滴度的慢病毒转染早期恒河猴卵母细胞后再进行单精子注射和胚胎移植，成功获得了转入GFP的恒河猴ANDi。与此同时，Wolfgang等利用慢病毒载体转染恒河猴囊胚期胚胎后移植，获得了在胎盘组织中整合了外源eGFP的转基因恒河猴。这两项开创性的工作证明了转基因非人灵长类技术的可行性。2008年，Yang等利用该技术将亨廷顿舞蹈病的致病基因导入恒河猴体内，获得了具有亨廷顿舞蹈病的动物模型。结果显示该转基因后不仅表达了外源基因，而且出现了该病症的典型表型如神经纤维网聚集、核内含物、肌无力等。该模型的成功构建不仅有助于更好地了解亨廷顿舞蹈病的发病和致病机制，也证明了利用转基因技术可以构建其他更多疾病模型。

我国在该领域起步较晚，但后续经过近 10 年的发展取得了系列成果，处于世界领先地位。2008 年华东师范大学报道了国内首例试管食蟹猴；2010 年中国科学院昆明动物所报道了国内首例转基因猴；2011 年中国科学院神经科学研究所成功将 *MeCP2* 基因转入食蟹猴个体，并利用精巢移植技术提早得到了 F1 代转基因猴，这些 *MeCP2* 转基因食蟹猴有类似人类孤独症的表型。

经过慢病毒载体介导得到的非人灵长类转基因技术只能完成外源基因的过表达操作，致其应用范围有限。近年来，随着靶向核酸酶技术的发展，可以通过早期猴胚胎注射用于靶向特定基因的 ZFN、TALEN 或 Cas9/sgRNA 对靶基因进行编辑获得精准基因修饰的非人灵长类动物模型。2014 年，昆明理工大学和中科院神经所为主的两个团队分别通过受精卵注射靶向食蟹猴 Mecp2 基因的 TALEN 质粒和 mRNA，获得了 Mecp2 基因突变食蟹猴。同年，首次应用 CRISPR-Cas9 技术的基因编辑猴由南京大学、南京医科大学和昆明理工大学联合报道，该工作通过将靶向 *Ppar-γ*、*Rag1* 和 *Nr0b1* 三个基因的 5 条 sgRNA 和 Cas9 mRNA 混合注入食蟹猴受精卵的卵胞质并将注射后的胚胎移植到代孕受体，最后得到了两只 *Ppar-γ* 和 *Rag1j* 基因编辑的个体。2015 年，中国科学院遗传与发育生物学研究所和昆明理工大学联合报道了 DMD 基因编辑恒河猴，同年，中国科学院动物研究所的团队报道了利用 CRISPR-Cas9 技术获得了 *p53* 基因双等位基因突变的食蟹猴。2016 年，日本科学家利用 ZFN 和 TALEN 成功获得了 *IL2RG* 基因编辑狨猴。2018 年，中国科学家利用 CRISPR-Cas9 编辑技术获得了世界首例长寿基因 SIRT6 全身敲除的食蟹猴。

非人灵长类动物模型因能更好地模拟人类疾病，在各领域如基因疗法安全性评估，疾病模拟和疗效验证，基因递送技术的优化（如病毒载体的选择、递送方式和剂量等）有较多应用。但仍有一些因素限制了非人灵长类转基因猴或基因编辑猴的推广，比如首建猴的嵌合体现象，使得即使是存活的嵌合体首建猴，也很难精确地将转基因或目的基因突变和潜在表型对应起来。使用靶向核酸酶来进行基因编辑猴存在的另外一个问题就是脱靶现象，研究者在通过 CRISPR-Cas9 技术获得的多批基因编辑首建猴中都检测到了脱靶突变，成为潜在的影响治疗安全性不可回避的因素之一。此外，性成熟时间长也是影响研究使用的一个障碍，常用的恒河猴和食蟹猴其性成熟需 4 ~ 5 年的时间。针对这一障碍，中科院神经所的科学家 2016 年开发了食蟹猴的精巢异种移植技术来加速其精子生成。通过将青少年食蟹猴精巢组织块移植到去势成年雄性裸鼠的背部，成功将食蟹猴的精子发生时间缩短到了 24 个月，并利用获得的精子进行胚胎构建和移植得到了健康的食蟹猴后代。这将推动非人灵长类基因修饰模型在 CGT 研究中的应用。

三、猪模型

非人灵长类动物与人类遗传亲缘最为接近，其生理解剖特征与代谢反应等特征也与人类相似度最高。基于灵长类动物开展的实验能客观地反映人体内的各种响应机制。然而，非人灵长类动物资源匮乏，成本昂贵，其构建需要的胚胎操作等也较难实施，而且对非人灵长类动物开展试验也受到伦理限制。以资源丰富的猪作为实验动物，具有成本较低、遗传修饰与胚胎操作技术成熟、伦理争议较小等优势。

基于 ES 和同源重组的传统基因打靶技术在猪等缺乏体外稳定培养的 ES 细胞系的大动物上的应用效率极低，大大限制了基因打靶大动物的制备。靶向核酸酶技术因高效准确，提高了制备效率。猪模型在以下领域开展了相应疾病模型的构建。

1. 心血管系统疾病模型　小型噬齿类动物与人类的心血管系统差异明显，如小鼠心跳频率可达 500 次 /min。而猪的心血管系统在解剖结构和功能方面与人相似度高。*Ppar-γ* 与人类心血管疾病、机体免疫及胰岛素敏感的关系密切。为探究该基因的作用，2011 年 Yang 等应用 ZFN 技术靶向敲除了猪成纤维细胞中的 *Ppar-γ* 基因。成功制备出单等位 *Ppar-γ* 基因敲除猪。该模型为心血管发病机制、*Ppar-γ* 调控机制以及 *Ppar-γ* 靶标药物和治疗方法开发等提供了理想模型。家族性肥厚性心脏病是主要的遗传性心脏病，其病理机制尚未明确，病因包括编码 β- 心肌球蛋白重链的 *MYH7* 基因突变。噬齿类动物的蛋白亚型与人类不同，无法模拟。2018 年，Montag 等利用 TALEN 技术对猪 MYH7E 位点进行 R723G 碱基突变并获得单碱基突变的克隆猪，该模型表现出了人类由 R723G 型 MYH7 突变导致的心肌排列紊乱、核畸形等早期症状。该模型有助于研究 HCM 患者早期心脏衰竭的遗传机制。

2. 神经退行性疾病模型　神经退行性基本模型猪可模拟病患脑组织致病蛋白沉淀聚集、神经元死亡等特征病变。2015 年，Zhou 等应用 CRISPR-Cas9 技术获得了 *PARK2y* 与 *PINK1* 基因突变猪的猪细胞系，进行核移植克隆后得到基因编辑猪，后检测上述 2 个蛋白无法正常表达，7 月龄未表现出明显的帕金森病，这些症状与人类神经退行性疾病的病程特征相符。该研究首次实现了一个世代内大动物双基因的等位敲除。亨廷顿舞蹈病是由亨廷顿基因上 CAG 密码子重复突变，导致毒性蛋白聚集神经元引起神经元死亡，最终出现亨廷顿舞蹈病。2018 年，Yan 等应用 CRISPR-Cas9 技术将 150CAG 重复的人源亨廷顿突变基因插入到猪 HTT 内源基因位点，经体细胞核移植技术建立了表达人源突变型 HTT 的基因编辑猪，这是国际上首次建立模拟神经退行患者基因突变的大动物模型。该模型表现出了 HTT 患者的典型病理特征。亨廷顿基因敲入猪的建立对神经退行性疾病的 CGT 的临床前评价意义重大。

3. 癌症模型　2010 年有研究报道了 BRCA1 敲除猪，成为世界首例癌症相关的基因打靶猪。随着 CRIPSR-Cas9 等新型基因组编辑技术的出现，加速了构建可模拟人类癌症的克隆猪进程。2014 年，中国科学院动物研究所的团队首次利用 CRISPR-Cas9 技术获得了 *vWF* 基因敲除猪，建立了血管性血友病的小型猪模型，这是首次利用 CRISPR-Cas9 技术构建的具有特定疾病表型的哺乳动物疾病模型，胚胎注射结合胚胎移植的发育方式，为基因修饰大动物模型的快速建立提供了一种可行方法，对人类 vWF 等遗传性疾病的发病机制与治疗方法的研究也起到了推动作用。2017 年，Wang

等利用 TALEN 技术，通过在猪基因组插入 *Cas9* 基因，获得了可在 Cre 诱导下表达 *Cas9* 的基因编辑猪。研究人员通过把包含重组酶与靶向肿瘤相关基因的 sgRNA 慢病毒感染猪的肺脏，成功诱导了猪肺癌相关抑癌 / 原癌基因的突变，率先建立了原发肺癌大动物模型，该模型仅需使用重组酶即可启动 sgRNA 引导的体内基因组编辑，该模型的建立，将推动人类癌症治疗策略以及药物评估等。

基因编辑猪已经在上述疾病模型构建中取得了一些成果，但由于有些位点编辑效率低等因素，目前制备的疾病模型猪种类仍然偏少，需要大量工作建立更多精准模拟人类疾病特征的疾病模型猪。

四、兔模型

兔是生物医学研究的经典动物模型，在 19 世纪就被路易斯·巴斯德用来开发狂犬病疫苗。自 20 世纪初以来，兔一直是生产多克隆抗体的首选物种。在 20 世纪 70 年代末，兔模型提供了对动脉粥样硬化的分子和细胞机制的简洁，促进了他汀类药物的发展，后成为最有效的降脂药物。然而，20 世纪 80 年代以来，种系传递胚胎干细胞的发展使得可在小鼠基因组中有针对性地进行遗传操作，包括基因敲除、精确突变等，而一直未能开发出具有生殖能力的胚胎干细胞，加之兔细胞核移植效率较低，利用基因打靶的转基因兔的生产一直极具挑战。但 ZFN、TALEN、CRISPR-Cas9 为主的基因编辑工具的出现，其较高的编辑效率使得可以绕过生殖系胚胎干细胞，经过胚胎注射和胚胎移植产生基因敲除和敲入的基因编辑兔。

在过去的 10 年中，已经有超过 50 个基因敲除或敲入兔模型的报道。与小鼠相比，基因编辑兔模型有相对较大的尺寸，使其更容易进行外科手术、采集系列血样以及进行组织和器官活检。例如，成年兔子的腹主动脉和胸主动脉约为 3 mm，与成人相当，而小鼠的主动脉直径小于 1 mm。其相对较长的寿命也很重要，例如，为了测试基于病毒的疗法（例如腺相关病毒 AAV 介导的基因编辑疗法）的治疗效果和安全性，需要在临床前模型系统中进行持续几年的安全性监测，兔成为比较好的模型动物选择。接下来对几种重要的疾病模型展开讨论。

1. *心血管疾病模型*　在目前所有种类的动物模型中，兔是最早用于研究脂蛋白代谢和动脉粥样硬化的动物模型。1908 年，俄罗斯医生用添加动物蛋白的饲料喂养兔，首次发现兔出现明显的动脉粥样硬化，自此展开了利用兔作为动物模型研究心血管疾病的历史。2013 年，Yang 等利用 TALEN 生产出载脂蛋白 C3（apolipoprotein C3, *ApoCIII*）基因敲除的兔。最近的研究揭示 *ApoCIII* 基因缺失会提高肝脏分解富含三酰甘油的脂蛋白的能力。2018 年，Lu 等利用 CRISPR-Cas9，培育出低密度脂蛋白受体敲除兔，发现纯合子 LDL 受体敲除兔与人类高胆固醇血症相似的症状。目前已经发展出几十种表达与脂质代谢和动脉粥样硬化有关的基因修饰兔。

2. *艾滋病病毒（HIV）*　小鼠和大鼠是最常用于建立艾滋病模型的动物，但由于人和小鼠细胞上的 $CD4^+$ 分子序列差异导致 HIV-1 病毒不能在小鼠细胞中复制存活。非人灵长类是最适合模拟该疾病的物种，但其价格昂贵，数量稀缺，使兔成为替代物种。2018 年研究者对大鼠、小鼠、兔这 3 个物种的分子屏障进行了研究，相对其他物种，兔的分子屏障更少。目前已有 hCD4/hCCR5 双转基因兔，在兔细胞中实现了 HIV-1 的包膜特异性。

基因编辑技术的进步极大推进了兔疾病模型的发展，目前基于 CRISPR-Cas9 开发出的兔疾病模型已经在多种疾病领域开展应用。如何使疾病模型兔更好地模拟人类疾病发病机制仍是一个重要的研究方向。

五、其他模型

1. 猫模型　猫对于神经系统疾病非常有意义，因为猫的大脑比小鼠的大脑大 50 多倍，而且相比小鼠、大鼠，其解剖结构与人类更相似。桑德霍夫病（SD）是一种神经退行性溶酶体贮积病，由 β-N- 乙酰己糖胺酸酰酶（Hexβ）的催化缺陷引起，该酶负责逐步降解 GM2 神经节苷脂，通过去除其末端 N- 乙酰半乳糖胺残基，Hexβ 缺陷导致桑德霍夫病，而 Hex 的 α 亚基缺陷导致 Tay-Sachs 病。由于 Hex α 和 β 的最佳产生需要两个亚基的共表达，因此猫的 Hex α 和 β 的 cDNA 被克隆到 rhAAV8 载体中。单次颅内注射这些载体将猫的寿命从 5 个月增加到 8 个月。与正常情况相比，这增加了酶活性约 75 倍。猫模型被认为是小鼠和人类神经系统疾病研究之间的中间模型。

2. 牛模型　将牛用于基因治疗的情况比较少见，这也许与其体型大，需要大量的重组蛋白或病毒载体产生的高昂成本有关。使用与人类孩童体重相似的小牛（30kg 左右）可能是一种替代方案。牛模型目前是瓜氨酸血症的唯一可用模型。

大动物模型和其他非小鼠动物模型弥补了小鼠模型的一些固有缺陷。但其所需的设备费用和饲养条件导致成本较高，且个体差异相比小鼠较大，还有可能面临的伦理问题和复杂的技术操作等也限制了其广泛应用。

总之，没有完美的动物模型可完全模拟某种人类疾病，因此在考虑体内动物模型相关物种时应根据目的仔细考量，具体考虑的一些因素包括：①其生理和解剖学与人类的可比性；②对用于基因治疗的病毒载体或微生物载体的感染和复制的易感性 / 灵敏度；③对 CGT 产品所用到的细胞或表达的转基因的免疫耐受性；④计划临床使用的递送系统的可行性等。

第七章　细胞和基因治疗产品评价的体外类器官和器官芯片模型研究进展

第一节　类器官和器官芯片技术简介

目前，在大多数治疗领域，新药审批的总体成功率仍然很低。依据 12 家大型制药公司提供的数据，一种新药获得上市批准的 3 年移动平均成本从 2010 年的 12.22 亿美元增长到 2017 年的 17.3 亿美元。

在导致新药研发失败的几个原因中，缺乏与人相关的模型被认为是药物研发第一阶段临床试验阶段失败的主要原因。尽管细胞模型在作为组织和器官替代物的方面取得了相当大的进展，但培养的细胞往往无法维持原有的特异性分化和表达。而动物模型往往无法可靠预测人类的测试结果。当下，创新性的人源复杂体外模型在个性化建模、生产量和预测能力等方面被认为有超越动物模型的优势。制药行业期望通过实施更多与人类相关的体外药理学活动，以确保临床前期实验能顺利转化到临床，减少临床 2 期的失败率。最后，随着以减少（reduction）、优化（refinement）和替代（replacement）为核心的“3R”原则在全球广泛实施，主要依赖于动物实验的药物筛选方法越来越受到挑战和限制。因此，迫切需要发展更具预测性的高仿真生物医学模型来研究人类的药物反应，从而推动产业的变革性发展。

新的复杂体外模型（CIVM）提供了一种可以改变游戏规则的、颠覆性的解决方案。在过去 10 年中，一些重要的技术空白已被填补。复杂结构中的多细胞混养、给细胞施加生化和机械刺激、应用微流控组件使静态培养转换为可控的动态培养，以及使用集成分析设备来检测生化过程，这些都是为提高与人体的相似性而取得的一些进步。然而，即使是最新的 3D 复杂体外模型也与科学界的雄心壮志之间存在差距，这些差距亦将成为技术开发人员未来面临的挑战。

在 2010 年，作为 CIVM 标志性技术的器官芯片技术诞生，它通过干细胞、组织工程和微纳制造等技术的融合，在芯片上重构人的微生理系统，实现器官功能模拟，为药物研发、疾病模型构建等提供动物替代模型和实验数据。由于具有实验周期短、费用低、易于实现高通量以及能连续动态地获取微组织 / 器官与环境的互作信息等优点，器官芯片自诞生起就受到了国际上的广泛重视。2011 年，美国总统奥巴马宣布器官芯片重大专项研究立项，集结了全美大学和研究机构的研发团队，已经开展了长达 10 余年的持续研究。2015 年 *Nature* 杂志发表评论称器官芯片是未来替代动物实验的变革性技术，2016 年器官芯片被达沃斯论坛评为“十大新兴技术”。目前，美国和欧盟都已成立联盟，美国 NIH、FDA、DARPA 牵头，哈佛大学、MIT、哥伦比亚大学等大学和研究机构，以及罗氏、强生、辉瑞、赛诺菲等企业形成了产学研联动机制推动器官芯片的核心技术攻关和产业化。2019 年的美国环保署提出 2035 年将使用计算机模型和器官芯片模型来完全替代哺乳类动物实验模型。我国药物审评中心在 2021 年底即提出可使用类器官和微流体模型作为药物审评的补充材料。2022 年 FDA 现代化 2.0 法案被批准成为法律，改变了 80 余年的药物检测标准，提出可以不再强制使用动物模型，而采用新型生物技术，如器官芯片技术以实现对动物药物评价实验的替代。

第二节　基于类器官和器官芯片技术的复杂体外模型构建

一、复杂模型简介

从临床前到临床之间存在的鸿沟，一直是生物学家和工程师们研发新型复杂体外模型的动力，然而，即使是最新的 3D 复杂体外模型也与科学界的雄心壮志之间存在差距。这些差距带来的挑战还包括：

缺乏整体性：当前的复杂体外模型不能模拟所有的组织和器官的特异性生理功能。

缺乏综合生理学：通过小管简单连接构建的复杂体外模型，无法反映每个器官独特的血压和流速；其次，目前的多器官原型仍然无法再现器官内部和不同器官之间复杂的细胞通信。

缺乏代谢能力：代谢对毒理学研究的影响特别大，同时，代谢产生的活性分子具有触发次级药理学活动的作用。

缺乏细胞防御机制：免疫系统在治疗多种疾病中起着关键的作用。

复杂体外模型囊括更大的体外模型范围，包括多种细胞共培养的 3D 微球、3D 打印组织模型、器官芯片和微生理系统等，具有较高的生理复杂度、生理相关性及疾病表型特征。在 FDA 对 CIVM 的定义里，一个符合要求的 CIVM 须同时具备以下 3 个要求：①两种或两种以上人来源的细胞（如实质细胞、间质细胞、血管细胞和免疫细胞）共培养构成的模型；②存在与真实生理情况相符合的 3D 结构；③具备真实器官的基本功能，如基本的生物力学特征（如肺组织的拉伸力或血管组织的血流动力学剪切力等）、免疫微环境等。

二、复杂模型的构建

（一）复杂的体外肿瘤模型

在抗肿瘤治疗的研究领域，缺乏有效的临床前模型是阻碍新疗法发展的重要原因。一方面，依靠动物实验获得临床前数据来预测药效存在种属间差异和预测偏差的问题。

另一方面，传统2D单层培养体系无法真实模拟肿瘤的局部结构和肿瘤微环境，因此，对药物研究的效果较差。近年来，使用患者来源的3D类器官和器官芯片的培养体系为个性化早期药物筛选提供了机会。

肿瘤类器官与免疫细胞共培养模型是将肿瘤组织经过物理或酶解分离后，获得的肿瘤细胞重悬于基质胶中构建肿瘤类器官。将患者自体的血液、胸膜腔积液或肿瘤组织通过差速离心等方法分离免疫细胞，培养扩增后，以一定的效靶比加入肿瘤类器官的培养体系中，达到免疫共培养的目的，随后可在培养体系中加入免疫疗法的药物，以评估免疫疗法的有效性。气液界面微环境类器官模型是将含有免疫细胞的肿瘤组织物理切割成组织碎片，在包被胶原蛋白凝胶的Transwell中培养。这种利用气液交互法培养的微环境类器官可重现肿瘤免疫微环境，成功保留原肿瘤组织中固有的纤维基质和多样的免疫细胞组成。

器官芯片的涌现为体外肿瘤微环境构建提供了一种全新的技术平台，通过将微流控技术与3D培养系统相结合，研究人员可以控制基质结构和硬度、细胞组成和比率，可实时调控细胞所处的液体环境，也可模拟体内依靠血液自然流动的药物递送方式。将肿瘤细胞、间质细胞、ECM和细胞因子等集成于一块芯片，可构建肿瘤原发病灶模型。血管系统在肿瘤生物学中起着重要作用。对于癌症的生长和扩散，它需要一个不断增长的内皮网络提供营养支持，而内皮网络也可以调节肿瘤微环境（tumor microenvironment，TME）。传统的Transwell实验在复制肿瘤血管生成和肿瘤－内皮细胞相互作用方面是不充分的。微流体系统创建了微血管网络，允许肿瘤血管系统、癌细胞和TME之间的复杂相互作用。微流控设备可以进行多组学研究和实时成像分析，这将有助于研究肿瘤－免疫相互作用和抗药性机制，以及识别和评估新型癌症治疗方法。

（二）复杂体外心脏模型

心血管疾病已成为全球第一大致死性疾病，全球每年超过1800万人死于心血管疾病。心肌再生能力有限是心脏高发病率的主要原因，针对心脏功能性再生的细胞学及生物工程学研究引起越来越多的关注。

复杂心脏模型基于细胞组成、微环境刺激实现心肌细胞成熟和功能仿生，构建可长期体外培养的仿生人工心脏并实现体外无创心脏参数检测。现有复杂心脏模型主要是通过不同的支撑结构并使心脏组织附着于支撑结构上实现心肌组织的3D培养，可分为心肌微球、微悬臂和薄膜结构。当心脏组织跳动时，支撑结构即可发生位移，可以通过数学建模或经验关系转化为收缩力和跳动频率。

心肌微球构成的复杂模型是通过将不同类型按人体比例的心肌细胞重新聚集所形成的心肌球状体，3D培养可以加速心肌细胞成熟，以及从心房到心室细胞的表型转换，通过结合阻抗和电生理监测，可以证明心肌微球的功能性和稳定性与2D培养相比都显著提高；微悬臂构成的复杂心脏模型中，不同类型按人体比例的心肌细胞通过生物材料与PDMS微悬臂相连，组织跳动时可以带动微悬臂位移，通过微悬臂材料的挠度和形变尺寸即可计算收缩力等心脏参数，同时对心脏药物毒性及功能性进行评价；薄膜构成的心肌片层复杂模型中将不同类型按人体比例的心肌细胞培养在可形变的弹性薄膜上，并形成具有极性排列的结构使收缩力与膜的形变曲率相联系，可通过膜形变量和形变尺寸计算收缩力等心脏参数。

未来可通过器官芯片技术构建具有长期体外培养稳定性和高成熟度的体外3D心脏模型，通过对细胞组成、流体环境和电刺激微环境的模拟，刺激人多潜能干细胞诱导的心肌细胞，改善其结构和生理学功能的成熟度、心跳本质特性和电－机械耦合功能，并通过3D微阵列电极检测、图像识别算法和组织透明化技术的结合，实现非侵入、无损伤、高灵敏的原位实时监测体外3D心脏模型的收缩特性和电生理特性。

（三）复杂体外肝脏模型

肝脏毒性在药物开发过程中至关重要，因为它在代谢外源性药物的过程中起着核心作用，药物性肝损伤（DILI）是临床上药物失败的主要原因，也占急性肝衰竭病例的50%以上。由于药物代谢在物种中的差异，仅仅通过动物试验预测药物临床安全性结果的能力十分有限。相关研究显示，动物评价肝脏毒性的预测值仅为33%（老鼠）、27%（犬）和50%（猴子）。复杂肝脏模型可分为肝细胞来源的球状体、3D生物打印肝脏、肝芯片模型。

肝细胞球状体是一类自聚集3D模型，由具有或不具有支持非实质组织（如内皮细胞、枯否细胞和星状细胞）的原代肝细胞组成；3D生物打印肝脏是通过3D打印肝细胞和非实质细胞形成的，这些细胞通常嵌入灌注打印相容聚合物中并以特定的空间方向沉积。

肝脏芯片通常由两个平行的微通道组成，微通道由一层多孔膜隔开，完成芯片灭菌后，进行细胞接种，上层使用人原代肝细胞，下层通道接种人肝血窦细胞、星状细胞和肝枯否细胞，以30 μL/h的培养基流速保持动态培养，以实现模拟人体环境及保持肝脏稳定的功能，代谢活性，并能够更深入地了解复杂的非实质细胞相互作用导致的复杂毒性机制。利用此类肝脏芯片测试27种已知肝毒性的药物，灵敏度为87%、特异度为100%。此外，还可采用多通道芯片，在底部通道加入基质胶包裹的肝细胞，顶部通道加入内皮细胞和枯否细胞进行灌注培养，该肝脏芯片能稳定产生白蛋白和尿素。

目前体外肝脏模型的研究包括药物作用的体外浓度及其与体内（即临床）情况的潜在相关性；构建免疫细胞的多细胞型肝脏模型获得高质量的供体匹配组织和免疫细胞；以及芯片的操作简易性，功能完整性和高通量性的完善。同时，受益于复杂肝脏模型，可评估化学物质代谢和运输的相互作用，可以更好地为药企建立特定模型。最终，未来先进的培养模型可能使在体外对肝脏毒性进行全方位评估成为可能。

（四）复杂体外肾脏模型

人肾脏器官芯片，兼具实验可操作性强和较好模拟肾的3D结构和生理环境等优点，在构建肾脏疾病体外模型中可以对经典模型进行较好的补充。在肾脏领域，研究重点集中在以肾脏芯片模拟肾单位的结构与功能，并在此基础上构建肾脏疾病的体外模型，研究其发病机制；或制备肾毒性模型，为新药开发提供新工具。

肾小管芯片由血液极块、尿液极块及两者间的基质组成，基质两侧分别种有血管内皮细胞和肾小管上皮细胞，血液极块中的液体流经血管内皮细胞，尿液极块的液体流经肾小管上皮细胞，两条通路中的成分通过基质进行交换，能有效模拟肾小管的功能。从人原代肾皮质组织中收集成体器官干细胞培养肾类器官，诱导的类肾小管保留了原代肾上皮细胞的功能特征，代表不同的肾单元，最明显的是近端小管，将肾类器官培养种植于芯片上，也可构建肾小管芯片。

肾小球芯片的构建与肾小管芯片类似，芯片多孔膜上涂有基质，两侧为原代肾微血管内皮细胞与足细胞，形成肾小球滤过屏障，当液体通过时可模拟体内血液滤过的过程。体外培养足细胞难度较大，限制了肾小球芯片的发展，但由多能干细胞衍生的足细胞的出现有望克服这一难题。

肾单位芯片包含肾小球与肾小管装置，肾小球与管周血管、包囊与小管腔分别以微通道相连，形成完整的流动系统，从而实现了功能性肾小球和肾小管的共培养。

微流控肾芯片的发展仍处于早期，现有的肾芯片大多只用了一到两种能发挥关键作用的细胞，只模拟部分肾单位节段的结构与功能，在血液极和尿液极的流体成分与流动特征没有显著差异，不能相对全面地模拟物质在结合态与游离态之间的转换、肾小球滤过、肾小管分泌、肾小管重吸收等四个物质经肾消除的重要环节。

（五）复杂体外皮肤模型

皮肤作为身体的外部器官，具有可及性，加上3R原则以及动物试验在化妆品行业的监管限制（如欧盟化妆品指令），促成了从20世纪70年代开始的体外皮肤建模的快速发展。

静态3D皮肤模型包括表皮模型，全层皮肤模型，各自加上黑色素细胞、内皮细胞、朗格汉斯细胞、毛囊等。近年来，通过干细胞分化成皮肤类器官也实现了长足发展，如具有毛囊的全层皮肤类器官。

皮肤芯片（skin-on-a-chip）是在微流体系中培养皮肤组织，通过控制大量物理、生物化学参数如培养基流动、机械力、生物化学物质的浓度梯度等模拟真实人体皮肤的3D培养微环境，从而制造具有皮肤层级结构和附属结构的功能化的3D皮肤组织。研究表明，机械力和剪切力对组织形成有重要作用，动态培养有助于增强皮肤模型的功能性。

根据模型的复杂程度不同，皮肤芯片也可以分为表皮细胞分化的功能性表皮芯片；具有真皮层和表皮层的全层皮肤芯片；带有附属结构的皮肤芯片，如带有黑色素细胞的表皮芯片，用于化妆品原料或成品的美白功效性检测；血管化全层皮肤芯片，在真皮层中间构建血管结构，通过内皮细胞形成的血管为皮肤模型输送营养；以及带有免疫系统的皮肤芯片，如在血管化全层皮肤芯片的循环流路系统中加入HL-60细胞，模拟皮肤受到外部刺激后中性粒细胞的迁移情况。

许多自下而上的方法选择在表皮内用多种细胞建立额外的复杂性，或将关键的基质元素（即成纤维细胞、血管和神经）合并到真皮层中，3D打印技术的发展为构建复杂皮肤模型提供了可能性，而干细胞分化技术可以帮助解决研究者合理获得体细胞祖细胞的问题。此外，多器官级联的皮肤芯片、带免疫环境的皮肤芯片也是发展方向。

（六）复杂体外肺器官模型

由于缺乏人类病原体特异性受体或免疫检查点等原因，动物模型很难模拟人类呼吸系统疾病如哮喘、囊性纤维化等。器官芯片可以重建整个器官的关键功能和微环境特征，建立人细胞排列的连续灌注的微通道，重建组织 - 组织界面、机械力、流体流动和生化梯度等复杂的动态环境，这对肺部健康和疾病的研究至关重要。

肺芯片主要是模拟肺泡和支气管结构，常见的如带血管内皮结构的肺泡芯片可应用于纳米颗粒吸入的影响和带血管内皮结构的肺小气道模型，分化获得纤毛结构并分泌黏液，通过细胞因子诱导可构建哮喘模型或慢性阻塞性肺病并用于药物检测，该芯片还可用于研究吸烟带来的病理变化，或研究病毒共感染如流感病毒作用与药物测试。将人肺泡上皮、微血管内皮和循环免疫细胞共培养的肺泡芯片，可以研究人类对病毒感染如新冠病毒 SARS-CoV-2 的反应；人肺支气管上皮、肺微血管内皮细胞共培养的肺支气管芯片也可与免疫细胞共培养，研究对细菌的反应。同时包含肺泡和支气管级联结构的肺芯片可模拟病毒作用后的炎症风暴；还有模拟肺泡和支气管结构建立纤维化疾病模型，该病理生理学相关的模型包含肺泡组织的硬化和收缩、肺泡组织牵引力下降诱导的支气管扩张。

传统构建方法都不能完全囊括动态肺环境的复杂性，对细胞施加机械刺激的工程系统的发展仍然是一个不断发展的研究领域；另一个重要问题是在培养过程中监测细胞参数，需要开发高效和非侵入性的监测系统如 TEER（跨膜电阻）检测；体外肺模型的未来方向不仅取决于工程领域新技术，还取决于使用它们的不断变化的动机，比如COVID-19大流行突出了对可靠和可预测的体外模型对系统研究呼吸系统疾病的重要性。

（七）复杂体外肠道模型

动态流体流动的存在是促进小肠芯片中绒毛形成，以及结直肠芯片中大量杯状细胞的产生和结肠中厚黏液的累积所必需的；十二指肠或结肠类器官衍生的上皮细胞，在具有机械活性微流控芯片中比在静态微生理系统中培养的类器官，转录组学和组织学特征更接近人类小肠和大肠。

复杂肠道模型有以 Caco-2 细胞为基础的 3D 培养模型，原代肠道细胞分化多种细胞和绒毛、黏液等微组织，以及类器官分化衍生的模型。最常见的肠道芯片设计由多孔膜组成，该多孔膜支持肠上皮细胞生长，并将两个腔室隔开，分别模拟肠腔和血液循环，如可模拟肠道蠕动的芯片培养 Caco-2 细胞；该芯片在肠上皮细胞的基础上加入肠微血管内皮细胞并集成氧电极，研究宿主与有氧、厌氧人类肠道微生物群的相互作用；另外，采用多通道的芯片也可构建复杂肠道模型，如肠细胞 Caco-2 与产生黏液的杯状细胞 HT29-MTX-E12 共培养得到管状结构，并将免疫细胞（THP-1 和 MUTZ-3）添加到系统中，采用炎性细胞因子 TNF-α 和 IL-1β 诱导产生肠道炎症。肠道类器官的发展促进了肠道模型的开发和应用，但是类器官的封闭腔空间对给药途径提出了挑战，也阻碍了对干细胞和壁龛细胞（niche cell）之间相互作用的研究，目前开发了使 3D 类器官重新形成融合单层培养的技术，此类结直肠芯片可产生两层黏液双层，厚度与天然黏膜相当。

传统的肠道共培养方法忽略了与蠕动相关的腔内剪切应力，而腔内剪切应力促进了分化、极化细胞结构和肠道特异性酶的分泌，微流控芯片装置满足了创造恒定流体流动和容纳不同细胞类型所需的技术先决条件。肠道类器官组织工程与基于器官芯片的技术成功融合，代表了未来作为人类肠道生理体外模型应用的可能性，多器官片共培养系统可能是一个合适的平台，用于探索体外急性肠道损伤及其通过可溶性介质对远端器官的有害影响。

（八）复杂体外血 – 脑脊液屏障模型

血 – 脑脊液屏障（blood-brain barrier，BBB）是由脑微血管内皮细胞（brain microvessel endothelial cells，BMEC）和血管周围细胞形成的物理和功能屏障。BBB 对分子从血液到脑组织的运输具有高度的选择性，对于维持大脑的正常功能稳态至关重要，但也为药物进入脑组织产生治疗作用带来了困难。

理想的体外 BBB 模型应模拟体内 BBB 的关键特征：①内皮细胞三维血管结构；②细胞间相互作用；③流体对内皮细胞的剪切应力；④具有一定通透性和适宜厚度的基底膜。微流控 BBB 模型通常利用微柱或微通道阵列分隔两个平行排列的微通道，这些微结构之间的间隙很小，足以阻隔两侧的细胞，从而允许构成血管和脑组织的细胞分别在每一侧培养。通常情况下，在一侧通道培养 BMEC 模拟血管，在另一侧通道同时培养神经元细胞、星形胶质细胞和周细胞模拟脑组织。测量跨膜电阻值、分析渗透性和对已知标志物进行免疫荧光染色，评价 BBB 模型屏障融合的均匀性和紧密性。例如，研究人员将从患有神经系统疾病的个体收集的血细胞进行基因改造为诱导多能干细胞，并用诱导多能干细胞来源的大脑微血管内皮样细胞、星形胶质细胞和神经元构建了完整的人源性 BBB 芯片。该 BBB 芯片表现出生理相关的跨内皮电阻，可准确预测药物的血脑通透性，阻断某些药物的进入。当向血管腔灌注全血后，毛细管壁可以保护神经细胞免受血浆诱导的毒性。

微流控 BBB 芯片为建立模拟病理、生理情况的体外大脑模型提供了新的思路，与传统模型相比，该模型可以更好地模拟大脑复杂的微结构以及生化机械因素。

（九）多器官芯片模型

多器官芯片（multi-organs-on-a-chip，MOOC）将不同器官和组织的细胞在芯片上培养，以微通道相连，实现多器官集成化，以考察其相互作用或建立一个系统。芯片中可集成数个经过特殊设计的微培养室、灌注通道并同时培养多种细胞，利用微流控技术可以产生精确可控的流体剪切力、周期性变化的机械力和溶质浓度梯度变化的灌注液。利用这些平台优势来模拟器官 – 器官间相互作用、生理关系、代谢途径、重要的生物屏障和全身药物反应。肠道模型负责药物的吸收和代谢，肝脏模型负责药物的代谢，肾脏模型负责药物的清除 / 排泄，从而能够更恰当地评估药物的全身有效性、准确性和安全性。

多器官芯片主要分为静态、半静态、级联和直联四大类。静态 MOOC 是多个器官 /

组织容纳在同一个微流体装置中。器官间通过一条特定流体连接起来，使用通用培养基，培养大于 14 天。由于既定的程序及较低的灵活性，对不同组织的适应性较差。静态 MOOC 通常基于 PK/PD 建模，生物分析可以通过集成到平台中的传感器进行，但由于组织不能解耦联，因此验证系统存在一定困难。

半静态 MOOC 是组织 / 器官通过流体网络相互连接。单个组织在整合前可根据其具体需要进行预培养，可培养大于 14 天。它具有很高的灵活性，可以选择不同的组织类型进行组合。该系统可以实现生理建模和 PK/PD 建模。通过传感器进行生物分析可以集成到平台中。组织在合并前可以进行鉴定，但一旦连接多个组织，挑战性增高。

级联的 MOOC 为单个的单器官芯片，通过微连接器或管道连接在一起。它们提供了一个更精确的人体模型，并将疾病器官模型纳入其中。它具有很高的灵活性和高度的适应性，主要的缺点是没有标准化的平台。

直联 MOOC 类似于级联的 MOOC。在级联 MOOC 中，单个 MPS 是单独培养的。不同于级联 MOOC 的连接，在直联 MOOC 中，器官相互作用是通过类似于体内一个 MOOC 到下一个 MOOC 的连续培养实现的，这增加了灵活性、适应性，可以分别对每个 MPS 进行验证。

与单器官芯片相比，MOOC 可以更好地理解器官间对给药的反应，并能更好地评估治疗指标或 PK/PD 药物关系。例如，研究人员开发了一种连接肝脏、肠道、皮肤和肾脏的半静态四器官芯片系统，该装置展示了一个微流体系统中所有 4 个器官的功能活动。在另一项研究中，美国哥伦比亚大学的研究团队利用工程化的人类心脏、骨骼、肝脏和皮肤组织开发出一种即插即用的多器官芯片，并重构了阿霉素在人体中的药代动力学和药效学特征，结果显示，通过多器官芯片模型获得的测试数据与临床研究数据十分接近。

相比于单器官芯片，MOOC 更能反映机体器官的复杂性、功能变化和完整性，但这些模型需要进一步的实验，以确定它们在预测药物安全性 / 毒性、PK/PD 方面的准确性。将来，MOOC 也可用于测试药物对特定患者群体的反应，以协助临床实验设计中患者入组。MOOC 系统面临芯片设计上器官的缩放、高通量分析、芯片上的检测分析、疾病模型和细胞来源等问题，在实验中涉及的长期的动态营养平衡、组织间的稳态、毒性检测的完整性、检测方法的特异度和灵敏度、芯片的材料等依旧是 MOOC 系统亟待解决和完善的。随着微加工和微流控技术的进一步发展，以及单器官芯片和 MPS 的概念不断完善，MOOC 系统将有助于了解药物暴露后组织之间的相互作用，从而更好地进行体外预测药物对人体的作用。

第三节　类器官和器官芯片复杂体外模型的检测技术和评价方法

类器官和器官芯片中重要参数和生物分子的分析检测，对于验证细胞组织的生物相关性具有十分重要的意义。各种检测方法，包括显微成像光学检测技术，跨上皮电阻检测和微电极阵列检测电学检测技术，生物传感器检测技术，基因测序检测技术，液质联用检测技术等已经被用于类器官和器官芯片，从而监测类器官和器官芯片中微环境（pH、溶解氧和温度）、细胞代谢和功能（代谢参数、分泌的生物标志物、器官活动和屏障完整性）以及对外部刺激的响应（电、机械和药物）。

显微成像是原位监测和评估各种类器官和器官芯片的必要和最常用的方法，通过明场显微镜、荧光显微镜、共聚焦显微镜、光片显微镜、电子显微镜等显微成像技术，检测细胞和微器官的大小、数量、形态、细胞状态、细胞分布、生物标志物、精细细胞结构等。

电学测量技术，包括上皮电阻检测和微电极阵列检测技术，可用于评估和记录上皮/内皮跨膜电阻（TEER）和细胞电生理活动，已被广泛采用并集成到器官中。TEER有助于对组织屏障的完整性和渗透性进行无中断、连续和实时监测。通过比较体外获得的TEER与体内获得的典型TEER，可以评估类器官和器官芯片的生理相似性。微电极阵列检测技术可以在高时空分辨率下来获取细胞的电生理活动行为，包括心肌细胞收缩行为和神经元的电信号传导等。

生物传感器是一种利用生物受体将生物事件翻译为可量化信号的装置，根据检测机制的不同，生物传感器有电化学、光学多种形式。生物传感器能够以连续、实时、非侵入性和非破坏性的方式监测细胞微环境、生物标志物、生物分子和细胞生物功能等，有效地克服了传统技术依赖于侵入性和破坏性的终点和单点检测的局限性，提供了高灵敏度、高选择性和高通量的可靠结果。因此，生物传感器已越来越多地被集成到类器官和器官芯片中，并用于在线目标检测，如监测氧气和pH值等物理参数，实现和维持一个可控和可复制的细胞培养微环境。监测生化分析物，如葡萄糖、乳酸、活性氧和细胞分泌组等，评估和控制细胞和微器官的成熟、活力、分化和生理功能。

基因测序是指对生物的DNA或RNA进行测序，以获得关于生物基因组结构、功能和组织的信息。对类器官和器官芯片中细胞的DNA和RNA进行测序，获取其基因组特征，可量化类器官或器官芯片中细胞与原代组织对应物的相似性和异质性，以及识别细胞对环境变量和疾病条件的特异性反应。

液质联用技术：质谱是一种高度通用的分析方法，目前被广泛用于类器官和器官芯片的研究。在临床和制药环境中，质谱通常用于靶向分析，即测量预先选择的化合物，如小分子药物及其代谢物，药物代谢和组学方法的研究有望提供对患者治疗方案具有预测能力的数据集。在质谱前分离化合物可以提高灵敏度和选择性，从类器官和器官芯片中分离的生物分子通常使用液相色谱进行分离，其中化合物根据与固定相的不同亲和力被分离。

表7-1给出了类器官和器官芯片中常用的检测方法和应用案例。

表 7-1　复杂体外模型的检测技术和评价方法

检测方法		方法简述	模型	检测对象
显微镜	明场显微镜	可见光通过聚焦镜汇聚到样品上，形成一个锥形的明亮光束并通过样品，在成像过程中靠透射光直接成像。用于观察细胞/组织的形貌、尺寸、轮廓等参数，评估细胞和组织的生长状态	结直肠癌类器官	类器官形态 类器官大小 类器官光密度
	荧光显微镜	通过一定波长的光激发样品中的荧光分子，收集样品的发射光用来形成图像	心脏芯片	心搏频率 收缩幅度 钙流变化
	共聚焦显微镜	在此成像系统中，采用点光源照明样品，而携带样品信息的光被点探测器收集，最后利用横向和轴向扫描技术获得整个样品的三维信息	BBB芯片	内皮细胞 周细胞 星形胶质细胞 模型重构
	光片显微镜	光片显微镜结合了两条相互正交的光路，其中一条用于快速宽视场检测，另一条光路的一片薄光片用于照明。一般来说，光片处在检测路径的焦平面上，光片的束腰处在视野的中心。多用于高速、高分辨率、三维成像的应用领域	脑类器官	脑类器官发育过程细胞核轨迹追踪
	电子显微镜	通过使用电子束而不是光束来产生试样的图像。电子的波长比可见光短得多，这使得电子显微镜可以产生比标准光学显微镜更高的分辨率图像。电子显微镜不仅可以用来检查整个细胞，还可以检查细胞内的亚细胞结构	心脏芯片	心肌细胞闰盘结构 肌原纤维 横小管 肌质网 线粒体等
跨上皮电阻检测		以欧姆定律中电压和电流之间的关系为基础，通过电极测量细胞层两侧的电阻差值，检测细胞层屏障的完整性和通透性。电阻值大小和屏障的完整性呈正相关性	皮肤芯片 肺芯片 肠道芯片 BBB芯片	表皮模型跨膜电阻 肺模型跨膜电阻 肠模型跨膜电阻 BBB膜模型跨膜电阻
微电极阵列检测		微电极阵列技术是将多个电极以阵列的形式集成于一个芯片上，可实时检测多通道电生理信号。通过检测微电极表面的细胞/组织引起微电极界面阻抗的改变，检测细胞/组织的电活动行为，获得分析对象生理功能相关的生物信息	心脏芯片 脑模型	心搏频率 场电位 神经电生理

续表

检测方法		方法简述	模型	检测对象
电化学生物传感	安培法	保持施加在工作电极上的电位不变，通过检测电极表面由化学反应产生的电流变化来检测目标分析物，电流的大小与分析物的浓度成正比	肝脏芯片	葡萄糖 乳酸
			肝脏芯片	实时氧浓度
	伏安法	改变施加在工作电极上的电位，通过测量工作电极电流随施加电位的变化来检测目标分析物，峰值电流大小与分析物的浓度成正比	肌肉芯片	肿瘤坏死因子α 白细胞介素6
	电化学阻抗法	给电化学系统施加一个频率不同的小振幅的交流正弦电势波，通过测量电极表面的阻抗值检测目标分析物，分析物在电极表面的结合改变阻抗值大小	肝脏类器官	白蛋白 谷胱甘肽S-转移酶
			心脏类器官	肌酸激酶
	电位法	通过监测工作电极和参比电极之间的电位差变化来检测目标分析物，工作电极的电位随分析物离子浓度的改变而改变	心脏芯片	pH
光学生物传感	荧光生物传感器	通过不同的荧光染料、荧光探针和纳米颗粒等检测目标分析物。以荧光信号作为主要的检测对象，根据荧光增强、猝灭、波长移动等的规律，对目标物进行定性或定量分析	肝脏芯片	实时氧浓度
	表面等离子共振生物传感器	通过目标分析物在传感器表面形成复合物过程中，引起传感器表面最小反射强度角度的变化来检测目标分析物。角度的变化与结合目标物的质量成比例关系	胰岛芯片	胰岛素
基因测序		对目标物进行碱基的序列测定，并进行各种相关分析	肠类器官	肠类器官的细胞组成
			卵巢癌类器官	类器官与其原始肿瘤的细胞表型一致性检测
液质联用		以液相色谱作为分离系统，质谱为检测系统。样品在质谱部分和流动相分离，被离子化后，经质谱的质量分析器将离子碎片按质量数分开，经检测器得到质谱图	肠道芯片	维拉帕米和麦角胺渗透和吸收 格拉司琼代谢
			胎盘芯片	通过胎盘屏障转运的咖啡因
MTT检测		活细胞线粒体中的琥珀酸脱氢酶使外源性MTT还原为水不溶性的蓝紫色结晶甲臜并沉积在细胞中，而死细胞无此功能。二甲基亚砜能溶解细胞中的甲臜，用酶联免疫检测仪在490nm波长处测定其光吸收值，可间接反映活细胞数量。在一定细胞数范围内，MTT结晶形成的量与细胞数成正比	皮肤芯片	皮肤细胞活性

第四节　类器官和器官芯片技术的应用案例

本节中，我们通过两个 FDA 认可的案例，用于介绍类器官和器官芯片为代表的复杂体外模型在最新的药物审评中起到的作用。

FDA 是美国器官芯片联盟的发起单位之一，从 2011 年起即深入参与到人体器官芯片的研发和评价工作中，已对该体外模型系统形成了较为丰富的第一手的数据及相关理解。FDA 针对没有现有疾病模型的 CIDP 和 MMN，采信了器官芯片的有效性结果数据，批准了 Sutimlimab 在以上两种临床适应证中的应用；以及针对新冠病毒重症患者的治疗，采信了 Azeliragon 在肺器官芯片上的结果。同期，我国药品审评中心指南亦建议在没有现有动物模型的细胞和基因治疗产品的临床前评价中，可使用类器官和微流体模型进行评价。以上反映了中、美两国药物审评部门对于先进体外模型的开放态度，同时也反映了新型体外模型的重要性日益提高。目前全球存在 7000 多种罕见疾病，但由于缺乏动物模型，目前正在积极研究的只有约 400 种。类器官及器官芯片等新型的出现有望取代临床前动物模型，以及能够对已拥有临床安全数据的“老药”进行评估，为支持新适应证提供疗效证据。

详细信息请扫描前言中的二维码。

第五节　类器官和器官芯片市场分析和公司介绍

根据 Frost & Sullivan 数据，2022 年临床前 CRO 全球市场规模约为 120 亿美元（中国对应数字为约 200 亿元人民币）；其中体外药物筛选相关的市场约为 50 亿美元（中国对应数字为约 30 亿元人民币），动物试验尤其是毒理相关的业务占据整个临床前 CRO 服务的 50% 左右，约为 60 亿美元（中国对应数字为约 100 亿元人民币）。而根据 Insight Partners 数据，2019 年全球类器官和器官芯片的市场总量已达 7 亿美元，预计 2020—2027 年将以 22% 的复合年增长率增长；目前主要市场仍然为 3D 细胞培养上游的试剂和设备公司、下游的器官芯片及其相关生物模型的公司。

随着 2022 年底 FDA 现代化 2.0 法案的出台，越来越多的基于类器官和器官芯片的体外模型公司出现。我们将目前主要的一些基于类器官和器官芯片的公司列于表 7-2，以上公司的主要业务和市场面向药企 /CRO 药物筛选、药敏个性化治疗、科研服务、化妆品公司。

类器官和器官芯片模型的应用目前集中在：①开发类器官模型、芯片，布局药敏筛查领域。②和药企合作，布局新药研发，毒理研究或适应证拓展。③与再生医学领域技术融通。④结合其他前沿技术挖掘类器官应用潜力，例如跟药代动力学模拟软件结合，或者跟基于细胞形态学的计算机视觉技术结合 AI 进行药筛。⑤建立 Biobank，通过高质量、大容量样本库服务药物研发或临床需求。

表 7-2　类器官和器官芯片的公司主要市场及合作案例

序号	公司	年份	国家	学校	主要产品	合作案例
1	HμREL	2006	美国	康奈尔大学	肝芯片	艾森生物：原代人肝细胞用于毒性预测
2	Hepregen与BioIVT合并	2007	美国	麻省理工学院	肝、胰岛、肿瘤模型，辅助设备	SCIEX公司：肝代谢物分析系统
3	CN-Bio Innovations	2009	英国	麻省理工学院	肝、肠、皮肤、心、肺、肾、脑芯片	FDA：肺芯片用于吸入药物评价
4	TissUse	2010	德国	柏林工业大学	多器官芯片、辅助设备	拜尔：肝脏-内分泌组织多器官模型 罗氏：多器官芯片平台用于药物研发
5	Emulate	2013	美国	哈佛大学	肝、肾、肺、肠芯片，辅助设备	FDA：建立器官芯片毒理测试平台 强生：使用肺、血栓和肝芯片模型进行药物测试
6	Mimetas	2013	荷兰	莱顿大学	肾、肠、肿瘤、肝、肺、肠血管、神经模型，辅助设备	葛兰素史克、赛诺菲等：神经毒性筛选的3D培养系统
7	AxoSim	2014	美国	杜兰大学	神经芯片	化疗药物的神经毒性预测
8	SynVIVO	2014	美国	—	管微流控芯片、3D BBB模型	
9	Tara Biosystems	2014	美国	哥伦比亚大学	心脏模型BiovireTM Ⅱ 平台	万泰、Insilico、Scipher Medicine®：心脏疾病药物发现
10	Alveolix	2015	瑞士	瑞士伯尔尼大学	肺芯片	瑞士生物信息学研究所：肺真菌感染
11	ANANDA Devices	2015	加拿大	—	神经装置	
12	Hesperos	2015	美国	康奈尔大学 佛罗里达中央大学	心、肝、肺、脑、皮肤、肾芯片，多器官芯片	NIH：阿尔茨海默病模型
13	AltisBioSystems	2016	美国	北卡罗莱纳大学教堂山分校	肠道干细胞平台RepliGut	Top 20药企：研究服务
14	MesoBiotech	2016	法国	--	肺芯片	
15	BI/OND	2017	荷兰	代尔夫特理工大学	肾、肿瘤	莱顿大学医学中心、伊拉斯姆斯大学医学中心等：肿瘤患者用药指导
16	Jiksak Bioengineering	2017	日本	—	神经类器官	
17	DAXIAN（大橡科技）	2018	中国	北京大学	肝等肿瘤芯片、其他毒性检测芯片	武汉国家级人类遗传资源库：类器官样本库
18	Aracari Bio	2019	美国	加利福尼亚大学欧文分校	血管芯片	
19	REVIVO Biosystems	2019	新加坡	科研机构	皮肤芯片	盈创赢创亚洲研究中心
20	Avatarget Biotech（艾玮得生物）	2021	中国	东南大学	肿瘤、血管、心肌、皮肤等十余种芯片，自动化设备	恒瑞、齐鲁、先声、CDC等：药物筛选、心肌毒性评价等 江苏省人民医院等：肿瘤患者药物筛选

注：—代表无合作学校。

类器官领域，国际上主要以科研型公司为主，例如基于 Hans Clevers 技术成立的公司 HUB，以及上游的试剂公司例如 Cellesce 等，主要面对的客户是药企，提供 CRO 服务；国内公司主要靶向医院端的药敏服务和建库服务。

器官芯片领域，器官芯片作为类器官更高级、复杂、标准化、高通量的形式，可以实现更精准的体外复杂系统的构建，为药企提供服务。国际上的领先者包括先驱 Emulate，芯片商业化做得比较好的 Mimetas 等。器官芯片技术涉及广泛的专业知识，并且需要从多个研究领域的专家协作，包括于细胞生物学、微制造、微电子、微流体及计算机建模和液体物理学，因此门槛更高；国内可以制作器官芯片的企业有艾玮得生物、大橡科技等不多的几家，也构建了和国际模型可以相对应和比拟的体外模型。目前国际已成立微生理系统联盟（iMPSS），联合全球的研究者和相关企业，致力于国际器官芯片标准的确定，而我国亦有代表科学家（东南大学顾忠泽教授）和企业参与了国际微生理系统联盟的成立和推广。可以预计未来的几年内器官芯片相关企业标准，国标和 ISO 标准会很快出台，更好地推动该新兴科技领域的标准化和规范化。

第六节　结语

以类器官和器官芯片为代表的复杂体外模型的出现，为新药筛选提供了颠覆性的新工具。在美国 FDA 和我国药物审评中心均收到多项基于该模型结果进行新药 IND 申报的案例，并已对其数据予以采纳。对于 CGT 产品，由于其人源性靶向和动物关联性低，且常常缺乏有效的动物模型，因此在临床前的有效性和靶向性研究中，可针对目标产品的特性，依据目标产品的作用机制和拟定适应证等，采用对应的类器官和器官芯片等复杂体外模型，针对性地进行功效性测试，以及对其他非靶器官的毒性等研究。这些结果将为 CGT 产品以及临床研究提供更多参考信息。

参考文献

[1] WALSH N C. Humanized Mouse Models of Clinical Disease[J]. Annu Rev Pathol, 2017, 12: 187-215.

[2] URNOV F D. Genome editing with engineered zinc finger nucleases[J]. Nat Rev Genet, 2010, 11: 636-646.

[3] BOGDANOVE A J. TAL effectors: customizable proteins for DNA targeting[J]. Science, 2011, 333:1843-1846.

[4] ANZALONE A V. Genome editing with CRISPR-Cas nucleases, base editors, transposases and prime editors[J]. Nat Biotechnol, 2020, 38: 824-844.

[5] CAPECCHI M R. Gene targeting in mice: functional analysis of the mammalian genome for the twenty-first century[J]. Nat Rev Genet, 2005, 6: 507-512.

[6] LAFFLEUR B. Production of human or humanized antibodies in mice[J]. Methods Mol Biol, 2012, 901: 149-159.

[7] WANG H X. CRISPR/Cas9-Based Genome Editing for Disease Modeling and Therapy: Challenges and Opportunities for Nonviral Delivery[J]. Chem Rev, 2017, 117: 9874-9906.
[8] MAYNARD L H. Genome editing in large animal models[J]. Mol Ther, 2021, 29: 3140-3152.
[9] SCHUBERT T. CYP21A2 Gene Expression in a Humanized 21-Hydroxylase Mouse Model Does Not Affect Adrenocortical Morphology and Function[J]. J Endocr Soc, 2022, 6: bvac062.
[10] MAEDER M L. Development of a gene-editing approach to restore vision loss in Leber congenital amaurosis type 10[J]. Nat Med, 2019, 25: 229-233.
[11] CARRERAS A. In vivo genome and base editing of a human PCSK9 knock-in hypercholesterolemic mouse model[J]. BMC Biol, 2019, 17: 4.
[12] MONANI U R. The human centromeric survival motor neuron gene (SMN2) rescues embryonic lethality in Smn(-/-) mice and results in a mouse with spinal muscular atrophy[J]. Hum Mol Genet, 2000, 9: 333-339.
[13] KAZUKI Y. A non-mosaic transchromosomic mouse model of down syndrome carrying the long arm of human chromosome 21[J]. Elife, 2020, 9: 56223.
[14] BOSMA G C. A severe combined immunodeficiency mutation in the mouse[J]. Nature, 1983, 301: 527-530.
[15] MOMBAERTS P. RAG-1-deficient mice have no mature B and T lymphocytes[J]. Cell, 1992, 68: 869-877.
[16] SHULTZ L D. Multiple defects in innate and adaptive immunologic function in NOD/LtSz-scid mice[J]. J Immunol, 1995, 154: 180-191.
[17] SHULTZ L D. Humanized mice in translational biomedical research[J]. Nat Rev Immunol, 2007, 7: 118-130.
[18] ITO M. NOD/SCID/gamma(c)(null) mouse: an excellent recipient mouse model for engraftment of human cells[J]. Blood, 2002, 100: 3175-3182.
[19] SHULTZ L D. Human lymphoid and myeloid cell development in NOD/LtSz-scid IL2R gamma null mice engrafted with mobilized human hemopoietic stem cells[J]. J Immunol, 2005, 174: 6477-6489.
[20] TRAGGIAI E. Development of a human adaptive immune system in cord blood cell-transplanted mice[J]. Science, 2004, 304: 104-107.
[21] COSGUN K N. Kit regulates HSC engraftment across the human-mouse species barrier[J]. Cell Stem Cell, 2014, 15: 227-238.
[22] STROWIG T. Transgenic expression of human signal regulatory protein alpha in Rag2-/-gamma(c)-/- mice improves engraftment of human hematopoietic cells in humanized mice[J]. Proc Natl Acad Sci U S A, 2011, 108: 13218-13223.
[23] GUIL-LUNA S. Humanized mouse models to evaluate cancer immunotherapeutics[J]. Annual Review of Cancer Biology, 2021, 5: 119-136.
[24] LIU Y. Patient-derived xenograft models in cancer therapy: technologies and applications[J]. Signal Transduct Target Ther, 2023, 8: 160.
[25] SARGAN D R. IDID: inherited diseases in dogs: web-based information for canine inherited disease genetics[J]. Mamm Genome, 2004, 15: 503-506.
[26] OSTRANDER E A. Semper fidelis: what man's best friend can teach us about human biology and disease[J]. Am J Hum Genet, 1997, 61: 475-480.

[27] GOPINATH C. Contemporary Animal Models For Human Gene Therapy Applications[J]. Curr Gene Ther, 2015, 15: 531-540.

[28] CALLEJAS D. Treatment of diabetes and long-term survival after insulin and glucokinase gene therapy[J]. Diabetes, 2013, 62: 1718-1729.

[29] CHAN A W. Transgenic monkeys produced by retroviral gene transfer into mature oocytes[J]. Science, 2001, 291: 309-312.

[30] WOLFGANG M J. Rhesus monkey placental transgene expression after lentiviral gene transfer into preimplantation embryos[J]. Proc Natl Acad Sci U S A, 2001, 98: 10728-10732.

[31] YANG S H. Towards a transgenic model of Huntington's disease in a non-human primate[J]. Nature, 2008, 453: 921-924.

[32] SUN Q. Efficient reproduction of cynomolgus monkey using pronuclear embryo transfer technique[J]. Proc Natl Acad Sci U S A, 2008, 105: 12956-12960.

[33] NIU Y. Transgenic rhesus monkeys produced by gene transfer into early-cleavage-stage embryos using a simian immunodeficiency virus-based vector[J]. Proc Natl Acad Sci U S A, 2010, 107: 17663-17667.

[34] LIU Z. Autism-like behaviours and germline transmission in transgenic monkeys overexpressing MeCP2[J]. Nature, 2016, 530: 98-102.

[35] LIU H. TALEN-mediated gene mutagenesis in rhesus and cynomolgus monkeys[J]. Cell Stem Cell, 2014, 14: 323-328.

[36] LIU Z. Generation of a monkey with MECP2 mutations by TALEN-based gene targeting[J]. Neurosci Bull, 2014, 30: 381-386.

[37] NIU Y. Generation of gene-modified cynomolgus monkey via Cas9/RNA-mediated gene targeting in one-cell embryos[J]. Cell, 2014, 156: 836-843.

[38] CHEN Y. Functional disruption of the dystrophin gene in rhesus monkey using CRISPR/Cas9[J]. Hum Mol Genet, 2015, 24: 3764-3774.

[39] WAN H. One-step generation of p53 gene biallelic mutant Cynomolgus monkey via the CRISPR/Cas system[J]. Cell Res, 2015, 25: 258-261.

[40] SATO K. Generation of a Nonhuman Primate Model of Severe Combined Immunodeficiency Using Highly Efficient Genome Editing[J]. Cell Stem Cell, 2016, 19: 127-138.

[41] ZHANG W. SIRT6 deficiency results in developmental retardation in cynomolgus monkeys[J]. Nature, 2018, 560: 661-665.

[42] LIU Z. Generation of macaques with sperm derived from juvenile monkey testicular xenografts[J]. Cell Res, 2016, 26: 139-142.

[43] YANG D. Generation of PPARgamma mono-allelic knockout pigs via zinc-finger nucleases and nuclear transfer cloning[J]. Cell Res, 2011, 21: 979-982.

[44] MONTAG J. Successful knock-in of Hypertrophic Cardiomyopathy-mutation R723G into the MYH7 gene mimics HCM pathology in pigs[J]. Sci Rep, 2018, 8: 4786.

[45] ZHOU X. Generation of CRISPR/Cas9-mediated gene-targeted pigs via somatic cell nuclear transfer[J]. Cell Mol Life Sci, 2015, 72: 1175-1184.

[46] YAN S. A Huntingtin Knockin Pig Model Recapitulates Features of Selective Neurodegeneration in Huntington's Disease[J]. Cell, 2018, 173: 989-1002, 1013.

[47] LUO Y. High efficiency of BRCA1 knockout using rAAV-mediated gene targeting: developing a pig

model for breast cancer[J]. Transgenic Res, 2011, 20: 975-988.
[48] HAI T. One-step generation of knockout pigs by zygote injection of CRISPR/Cas system[J]. Cell Res, 2014, 24: 372-375.
[49] WANG K. Cre-dependent Cas9-expressing pigs enable efficient in vivo genome editing[J]. Genome Res, 2017, 27: 2061-2071.
[50] ESTEVES P J. The wide utility of rabbits as models of human diseases[J]. Exp Mol Med, 2018, 50: 1-10.
[51] YANG D. Production of apolipoprotein C-III knockout rabbits using zinc finger nucleases[J]. J Vis Exp, 2013, 81: 50957.
[52] ZHA Y. CRISPR/Cas9-mediated knockout of APOC3 stabilizes plasma lipids and inhibits atherosclerosis in rabbits[J]. Lipids Health Dis, 2021, 20: 180.
[53] ZHANG J. Deficiency of Cholesteryl Ester Transfer Protein Protects Against Atherosclerosis in Rabbits[J]. Arterioscler Thromb Vasc Biol, 2017, 37: 1068-1075.
[54] PAUL S M. How to improve R&D productivity: the pharmaceutical industry's grand Challenge[J]. Nat Rev Drug Discov, 2010, 9(3):203-214.
[55] JEONG C G. Application of complex in vitro models (CIVMs) in drug discovery for safety testing and disease modeling. [M]. 2th ed. Elsevier, 2018: 121-158.
[56] WILLYARD C. Channeling chip power: tissue chips are being put to the test by industry[J]. Nat Med, 2017, 23(2): 138-140.
[57] MONIZ T. Human skin models: From healthy to disease-mimetic systems; characteristics and applications[J]. Br J Pharmacol, 2020, 177: 4314-4329.
[58] HAMPSHIRE V A. Refinement, Reduction, and Replacement (3R) Strategies in Preclinical Testing of Medical Devices[J]. ToxicolPathol, 2019, 47(3): 329-338.
[59] NEAL J T. Organoid Modeling of the Tumor Immune Microenvironment[J]. Cell, 2018, 175(7): 1972-1988, 16.
[60] XIE H Y. Going with the Flow: Modeling the Tumor Microenvironment Using Microfluidic Technology[J]. Cancers (Basel), 2021, 13(23): 6052.
[61] CHAPRON A. An Improved Vascularized, Dual-Channel Microphysiological System Facilitates Modeling of Proximal Tubular Solute Secretion[J]. ACS PharmacolTransl Sci, 2020, 3(3): 496-508.
[62] SCHUTGENS F. Tubuloids derived from human adult kidney and urine for personalized disease modeling[J]. Nat Biotechnol, 2019, 37(3): 303-313.
[63] MUSAH S. Mature induced-pluripotent-stem-cell-derived human podocytes reconstitute kidney glomerular-capillary-wall function on a chip[J]. Nat Biomed Eng, 2017, 1: 69.
[64] QU YY. A nephron model for study of drug-induced acute kidney injury and assessment of drug-induced nephrotoxicity[J]. Biomaterials, 2018, 155: 41-53.
[65] VATINE G D. HumaniPSC-Derived Blood-Brain Barrier Chips Enable Disease Modeling and Personalized Medicine Applications[J]. Cell Stem Cell, 2019, 24(6): 995-1005, 6.
[66] ROGAL J. Integration concepts for multi-organ chips: how to maintain flexibility?![J]. Future Sci OA, 2017, 3(2): 180.
[67] HASENBERG T. A four-organ-chip for interconnected long-term co-culture of human intestine, liver, skin and kidney equivalents[J]. Lab Chip, 2015, 15(12): 2688-2699.
[68] RONALDSON-BOUCHARD K. A multi-organ chip with matured tissue niches linked by vascular

flow[J]. Nat Biomed Eng, 2022, 6(4): 351-371.

[69] MATHES S H. The use of skin models in drug development[J]. Advanced drug delivery reviews, 2014, 69-70: 81-102.

[70] ZHANG Q S L. Current advances in skin-on-a-chip models for drug testing[J]. Microphysiological Systems, 2018, 1: 1.

[71] HASAN E A. Pumpless microfluidic platform for drug testing on human skin equivalents[J]. Lab on a chip, 2015, 15: 882-890.

[72] ZHANG J. Construction of a high fidelity epidermis-on-a chip for scalable in vitro irritation evaluation[J]. Lab on a chip, 2021, 21: 3804.

[73] SRIRAM G. Full-thickness human skin-on-chip with enhanced epidermal morphogenesis and barrier function[J]. Materials Today, 2018, 21: 326-340.

[74] MORI N. Skin integrated with perfusable vascular channels on a chip[J]. Biomaterials, 2017, 116: 48-56.

[75] KWAK B S. Microfluidic skin chip with vasculature for recapitulating the immune response of the skin tissue[J]. Biotechnology and bioengineering, 2020, 117: 1853-1863.

[76] LEE J S. Hybrid skin chips for toxicological evaluation of chemical drugs and cosmetic compounds[J]. Lab on a chip, 2022, 22: 343-353.

[77] ZHANG M. A 3D human lung-on-a-chip model for nanotoxicitytesting[J]. Toxicol Res, 2018, 7: 1048.

[78] HUH D. A Human Disease Model of Drug Toxicity-Induced Pulmonary Edema in a Lung-on-a-Chip Microdevice[J]. SciTransl Med, 2012, 4: 147.

[79] BENAM K H. Small airway-on-a-chip enables analysis of human lung inflammation and drug responses in vitro[J]. Nature methods, 2016, 13: 151-157.

[80] KAMBEZ H. Matched-Comparative Modeling of Normal and Diseased Human Airway Responses Using a Microengineered Breathing Lung Chip[J]. Cell Systems, 2016, 3: 1-11.

[81] SI L L. Discovery of influenza drug resistance mutations and host therapeutic targets using a human airway chip[J/OL]. bioRxiv, 2019. https://www.biorxiv.org/content/10.1101/685552v1.article-metrics.

[82] ZHANG M. Biomimetic Human Disease Model of SARS-CoV-2-Induced Lung Injury and Immune Responses on Organ Chip System[J]. Advanced Science, 2021, 8: 2002928.

[83] PLEBANIL R. Modeling pulmonary cystic fibrosis in a human lung airway-on-a-chip[J]. Journal of Cystic Fibrosis, 2022, 21: 606-615.

[84] CHEN Z Z. A storm in a teacup - A biomimetic lung microphysiologicalsystem[J]. Biosensors and Bioelectronics, 2023, 219: 114772.

[85] ASMANI M. Fibrotic microtissue array to predict anti-fibrosis drug efficacy[J]. Nature communications, 2018, 9: 2066.

[86] KIM H J. Human gut-on-a-chip inhabited by microbial flora that experiences intestinal peristalsis-like motions and flow[J]. Lab on a chip, 2012, 12: 2165-2174.

[87] JALILI-FIROOZINEZHAD S. A complex human gut microbiome cultured in an anaerobic intestine-on-a-chip[J]. Nat Biomed Eng, 2019, 3: 520-531.

[88] GIJZEN L. An Intestine-on-a-Chip Model of Plug-and Play Modularity to Study Inflammatory Processes[J]. SLAS Technology, 2020, 25: 585-597

[89] LIU Y. Monolayer culture of intestinal epithelium sustains $Lgr5^+$ intestinal stem cells[J]. Cell

Discovery, 2018, 4: 32.

[90] ALEXANDREA S P. Human Colon-on-a-Chip Enables Continuous In Vitro Analysis of Colon Mucus Layer Accumulation and Physiology[J]. Cellular and Molecular Gastroenterology and Hepatology, 2020, 9: 507-526.

[91] PEMATHILAKA R L. Placenta-on-a-Chip: In Vitro Study of Caffeine Transport across Placental Barrier Using Liquid Chromatography Mass Spectrometry[J]. Glob Chall, 2019, 3(3): 1800112.

[92] BORTEN M A. Automated brightfeldmorphometry of 3D organoid populations by OrganoSeg[J]. Sci. Rep, 2018, 8(1): 5319.

[93] ZHAO Y. Platform for Generation of Chamber-Specific Cardiac Tissues and Disease Modeling[J]. Cell, 2019, 176(4): 913-927, 18.

[94] HERLAND A. Distinct Contributions of Astrocytes and Pericytes to Neuroinflammation Identified in a 3D Human Blood-Brain Barrier on a Chip[J]. PLoS One, 2016, 11(3): 150360.

[95] HE Z S. Lineage recording in human cerebral organoids[J]. Nat Methods, 2022, 19(1): 90-99.

[96] RONALDSON-BOUCHAR K. Advanced maturation of human cardiac tissue grown from pluripotent stem cells[J]. Nature, 2018, 556(7700): 239-243.

[97] ZHANG J. Construction of a high fidelity epidermis-on-a-chip for scalable in vitro irritation evaluation[J]. Lab Chip, 2021, 21: 3804-3818.

[98] CHEN Z Z. A storm in a teacup-A biomimetic lung microphysiological system in conjunction with a deep-learning algorithm to monitor lung pathological and inflammatory reactions[J]. Biosens Bioelectron, 2023, 219: 114772.

[99] AZIZGOLSHANI H. High-throughput organ-on-chip platform with integrated programmable fluid flow and real-time sensing for complex tissue models in drug development workflows[J]. Lab Chip, 2021, 21: 1454-1474.

[100] BOOTH R. Characterization of a microfluidic in vitro model of the blood-brain barrier (μBBB)[J]. Lab Chip, 2012, 12:1784-1792.

[101] MAOZ B M. Organs-on-Chips with combined multi-electrode array and transepithelial electrical resistance measurement capabilities[J]. Lab Chip, 2017, 17: 2294-2302.

[102] SOSCIA D A. A flexible 3-dimensional microelectrode array for in vitro brain models[J]. Lab Chip, 2020, 20(5): 901-911.

[103] BAVLI D. Real-time monitoring of metabolic function in liver-on-chip microdevices tracks the dynamics of mitochondrial dysfunction[J]. Proc. Natl. Acad. Sci. U. S. A. , 2016, 113(16): 2231-2240.

[104] MOYA A. Online oxygen monitoring using integrated inkjet-printed sensors in a liver-on-a-chip system[J]. Lab Chip, 2018, 18(14): 2023-2035.

[105] ORTEGA M A. Muscle-on-a-chip with an on-site multiplexed biosensing system for in situ monitoring of secreted IL-6 and TNF-α[J]. Lab Chip, 2019, 19: 2568-2580.

[106] ZHANG Y S. Multisensor-integrated organs-on-chips platform for automated and continual in situ monitoring of organoid behaviors[J]. Proc. Natl. Acad. Sci. U. S. A., 2017, 114: 2293-2302.

[107] TANUMIHARDJA E. Measuring Both pH and O2 with a Single On-Chip Sensor in Cultures of Human Pluripotent Stem Cell-Derived Cardiomyocytes to Track Induced Changes in Cellular Metabolism[J]. ACS Sens, 2021, 6(1): 267-274.

[108] GEHRE C. Real time monitoring of oxygen uptake of hepatocytes in a microreactor using optical microsensors[J]. Sci. Rep., 2020, 10: 13700.

[109] ORTEGA M A. In Situ LSPR Sensing of Secreted Insulin in Organ-on-Chip[J]. Biosensors, 2021, 11(5): 138.

[110] QU M. Establishment of intestinal organoid cultures modeling injury-associated epithelial regeneration[J]. Cell Res., 2021, 31(3): 259-271.

[111] KOPPER O. An organoid platform for ovarian cancer captures intra- and interpatientheterogeneity[J]. Nat Med, 2019, 25(5): 838-849.

[112] SANTBERGEN M J C. Dynamic in vitro intestinal barrier model coupled to chip-based liquid chromatography mass spectrometry for oral bioavailability studies[J]. Anal Bioanal Chem, 2020, 412(5): 1111-1122.

[113] U.S. Food and Drug Administration. Advancing Alternative Methods at FDA[EB/OL]. [2023-11-14]. https://www.fda.gov/science-research/about-science-research-fda/advancing-alternative-methods-fda.

[114] Wadman M. FDA no longer needs to require animal tests before human drug trials[EB/OL]. [2023-1-10]. https://www.science.org/content/article/fda-no-longer-needs-require-animal-tests-human-drug-trials.

第八章　细胞和基因治疗产品递送系统评价研究

第一节　细胞和基因治疗产品递送技术的发展历程

CGT 利用基因治疗载体将外源的治疗性基因导入细胞内，通过外源基因的转录和翻译，改变细胞原有基因的表达，或者通过采用特定类型的细胞对患者进行治疗从而达到治疗疾病的目的。载体技术的突破能帮助研究者开发出强大的药物平台，并从根本上解决未满足的临床需求。目前常见的基因载体分为病毒载体和非病毒载体。

一、基于病毒载体的基因治疗递送系统

病毒能够携带基因进入受体细胞，很早就被视为 CGT 的理想载体。由于病毒的多样性及宿主机体的高度复杂性，病毒基因组通常需经过改造至无致病性且保留其感染特性后，方可用于基因治疗的载体。通过改造后的病毒载体一般具有更好的安全性和更快的分子克隆速度，同时感染能力也得到了定向进化，从而具备了更快捷、更广谱的转导特性，以及更安全、更特异的感染特性。病毒载体可通过受体配体识别、细胞内吞等多种途径进入细胞，并完成目的基因递送。目前仅腺病毒、腺相关病毒、反转录病毒、慢病毒和溶瘤病毒被广泛用于 CGT 载体。

（一）基于 Adv 的基因治疗递送系统

Adv 是自然界普遍存在的一种线性、非分段的双链 DNA 无包膜病毒，因最早从腺体组织中分离而得名。其直径为 70 ~ 90 nm，基因组大小为 25 ~ 45 kb，包裹在一个无包膜的二十面体病毒颗粒中，基因组有稳定的遗传性，可作为游离体 DNA 保留在细胞核中，不会整合到宿主基因组中。天然情况下，Adv 可感染分裂和非分裂细胞，具有嗜上皮细胞性，可通过自身纤毛的头节区与细胞表面的特异性受体结合被内吞进入细胞，然后从内吞体转移到细胞质和细胞核内，借助细胞的转录和翻译机器启动病毒的复制组装。自从 1953 年首次从人腺样组织培养物中分离得到 Adv 以来，总共已有 111 种血清型的腺病毒被发现，其中已鉴定过的人腺病毒血清型有 80 余种，分为 A ~ G 七个亚群。C 亚群的 Ad2 和 Ad5 研究最为广泛，Ad5 的改良型复制缺陷型（replication-defective，RD）和复制相关型（replication-competent，RC）已被广泛应用于基因治疗。腺病毒的基因组主要包括早期表达的与腺病毒复制相关的 *E1* ~ *E4* 基因和晚期表达的与腺病毒颗粒组装相关的 *L1* ~ *L5* 基因。第一代腺病毒载体将 *E1A*、*E1B* 和 *E3* 基因删

除后，构建成复制缺陷病毒，可以搭载约 4.5 kb 的外源基因，生产时依赖于稳定表达 E1A 和 E1B 基因的细胞系（如人胚肾 293 细胞）。这种载体基因转移和表达的效率很高，但进入宿主体内后，容易引起强烈的免疫应答。第二代腺病毒载体则进一步通过删除其他早期基因，如 *E2A*、*E2B* 和 *E4*，从而扩展了转基因空间至 10.5 kb。但是，*E2* 和（或）*E4* 的缺失，导致病毒生产滴度降低。腺病毒载体到目前已改进到第三代，仅保留了复制和包装所需的顺式作用原件（如 ITR 和包装信号），需要辅助病毒提供包装所需的基因和蛋白，因此又被称为空壳载体（gutless/gutted adenovirus vector）或辅助病毒依赖性腺病毒载体（helper-dependent adenovirus vector，HD-AD）。这类载体可容量外援基因达 36 kb，因此被称为"高容量"腺病毒载体。大部分必需病毒基因的删除，有效地减少了机体的免疫反应，延长了基因表达的持续时间。目前最常用的腺病毒包装体系有 AdEasy 和 AdMAX 两种。该类型腺病毒载体为复制缺陷型，以 C 亚群血清型 5 型（Ad5）为代表，多被开发并应用于基因疫苗。相对其他疫苗来说，Adv 疫苗研发生产过程简单，在新冠疫情中，阿斯利康、强生和康希诺生物等企业都选择了 Adv 载体技术路线的新冠疫苗。但 Adv 疫苗的安全性问题仍然是一个重要考量，在使用过程中，强生和阿斯利康的疫苗都暴露出了其安全性隐患。

（二）基于 AAV 的基因治疗递送系统

AAV 是目前应用最广泛的体内基因治疗病毒载体。它是一种非致病性的细小病毒，DNA 基因组长 4.8 kb，包裹在一个无包膜的二十面体衣壳内。纯化后的 AAV 病毒载体可以用于侵染细胞。侵染细胞时，AAV 与细胞表面特异性受体结合，激活胞内信号通路，进而触发受体介导的内吞作用进入细胞，在核内体、高尔基体等细胞器的协助下进入细胞核，随后病毒裂解，其单链 DNA 需复制成为双链 DNA 后表达目的基因。AAV 载体的主要特点包括：①可以转导分裂细胞和非分裂细胞，并且不将 DNA 整合到宿主基因组中；②能够长期稳定地表达基因；③具有低的免疫原性。由于这些独特的特性，AAV 是最适合体内基因治疗的病毒载体，特别是在需要长期基因修饰的情况下。其主要临床应用涵盖了广泛的单基因疾病的治疗，包括眼科疾病、代谢性疾病、血液疾病、神经疾病和肌肉骨骼疾病。不同的血清型的 AAV 对不同的组织具有趋向性。AAV 的主要血清型见表 8-1。例如，AAV9 对中枢神经系统器官具有趋向性，而 AAV8 在胰腺中有较高的转导效率。同时，AAV 载体的弊端也比较明显，由于 AAV 的包装容量过小，对基因大小限制较多。再者感染到表达的时间比较长，而且使用 AAV 作为载体的基因治疗需要消耗大量的病毒，并可能需要多次注射，如何降低生产成本也成为目前各方关注的焦点。

（三）基于 RV 的基因治疗递送系统

RV 基因组大小为 7 ~ 11 kb，直径为 80 ~ 120 nm，在宿主细胞内直接被当作 mRNA 合成早期蛋白，同时依赖 RNA 聚合酶互补合成 DNA，插入宿主细胞基因组中，再转录成后来的致病 mRNA。由于 RV 能随机插入宿主细胞基因组并稳定整合，它被广泛用于基因治疗中，并取得很大的成功；但插入性随机突变是一大隐患。例如，医务人员在 20 世纪末尝试用一种 RV 携带基因治疗 X 染色体上的 *IL2RG* 基因突变缺陷导致的 X 连锁重症联合免疫缺陷症（SCID-X1）；由于其插入导致 LIM domain only 2（*LMO2*）基因的异常激活，从而引发了数例白血病。

表 8-1 AAV 的主要血清型

血清型	来源	聚糖受体	共受体	组织趋向性	中和抗体率（%）
AAV1	非人灵长类	N-糖链唾液酸	AAVR	骨骼肌，肺脏，中枢神经系统，视网膜，胰腺	27 ~ 50.5
AAV2	人	HSPG	FGFR1、HGFR、LamR、CD9 tetraspanin、AAVR	平滑肌，骨骼肌，中枢神经系统，肝脏，肾脏	47 ~ 74
AAV3	非人灵长类	HSPG	FGFR1, HGFR, LamR、AAVR	肝癌细胞，骨骼肌，内耳	35
AAV4	非人灵长类	O-糖链唾液酸	N/A	中枢神经系统，视网膜	N/A
AAV5	人	N-糖链唾液酸	PDGFR、AAVR	骨骼肌，中枢神经系统，肺，视网膜，肝脏	20 ~ 59
AAV6	人	N-糖链唾液酸，HSPG	EGFR、AAVR	骨骼肌，心脏，肺脏，骨髓	37
AAV7	非人灵长类	N/A	N/A	骨骼肌、视网膜、中枢神经系统	N/A
AAV8	非人灵长类	N/A	LamR、AAVR	肝脏，骨骼肌，中枢神经系统，视网膜，胰腺，心脏	32 ~ 63
AAV9	非人灵长类	N-半乳糖	LamR、AAVR	肝脏，心脏，大脑，骨骼肌，肺，胰腺，肾脏	33.5
AAV10	非人灵长类	N/A	N/A	肝脏	21

与 Adv 一样，在载体构建过程中，RV 的大部分必需基因和包装信号都被删除。这样产生的重组病毒通常已无复制能力，也没法包装成为成熟的病毒颗粒，需要辅助包装体系的帮助，因此，它们仅具备单次感染性，避免了其在细胞间的扩散，降低了致病性。RV 是否能顺利感染靶细胞，取决于病毒颗粒膜糖蛋白 Env 和靶细胞膜的相互作用。通过改变 Env 蛋白可以增强载体的靶向性，也可以在 Env 蛋白上接上一段具有特异靶向的多肽以提高 RV 感染靶细胞的特异性。目前应用较多的是接上单链可变区抗体，如 Martin 等设计的特异靶向黑色素瘤细胞的反转录病毒。

可以稳定转染并长期存在于宿主基因组中是 RV 作为载体区别于其他病毒载体的最主要优势，因此，RV 是当前产业应用最成熟的体外基因编辑病毒载体类型之一，代表性病毒见表 8-2。

（四）基于 LV 的基因治疗递送系统

LV 在分类上属于反转录病毒科，为二倍体 RNA 病毒，其主要临床特点是潜伏期长，发病缓慢，因此被称为慢病毒。LV 载体是目前体外细胞基因修饰和临床基因治疗中最有应用前景的 RV 载体系统之一。大多数 LV 载体是由人类免疫缺陷病毒 1 型（human immunodeficiency virus，HIV-1）去除毒性基因（如 *env*、*vif*、*vpr*、*vpu* 和 *nef* 等）改装而来。野生型的 HIV 大小约 9.8 kb，故插入片段通常为 4 ～ 5 kb，可满足大部分试验要求。复制缺陷型 HIV 载体通常采用水泡口炎病毒（vesicular stomatitis virus）G 糖蛋白（VSV-G）来代替 HIV-1 的包膜进行包装，增加安全性的同时，宿主范围更广，还可以增加病毒的滴度。

表 8-2 常见的反转录病毒

分类	属	代表病毒	代表基因治疗产品
简单反转录病毒	α反转录病毒	劳氏肉瘤病毒	–
	β反转录病毒	小鼠乳腺瘤病毒	–
	γ反转录病毒	鼠白血病病毒 猫白血病病毒 长臂猿白血病病毒	Yescarta (axicabtageneciloleucel) Tecartus® (bre-cel)
复杂反转录病毒	δ反转录病毒	人类嗜T淋巴细胞病毒1型和2型	–
	ε反转录病毒	大眼梭鲈皮肤肉瘤病毒	–
	慢病毒	人类免疫缺陷病毒1型	Kymriah® (tisa-cel) Breyanzi® (liso-cel) Abecma® (ide-cel) Carteyva® (relma-cel) Carvykti® (cilta-cel) Strimvelis
	泡沫病毒	猴泡沫病毒	–

除了 HIV-1 之外，其他 LV 也可被作为基因转移载体来开发，但是它们大多数还没有达到临床研究的水平，例如 HIV-2、猿免疫缺陷病毒、非灵长类慢病毒包括猫免疫缺陷病毒、牛免疫缺陷病毒、山羊关节炎脑炎病毒。只有基于马传染性贫血病毒的载体被开发到临床应用。

大量研究表明，相对其他病毒载体，LV 感染效率高，更容易感染一些较难感染的组织和细胞，包括非分裂期细胞。因此，在一些终末分化细胞（如神经细胞、血细胞和肌纤维细胞等）的基因编辑中具有明显优势。LV 载体是改造造血细胞以纠正原发性免疫缺陷、血红蛋白病和白血病的首选载体，同时也被广泛用于修改 T 细胞以通过免疫疗法治疗癌症（如嵌合抗原受体 T 细胞疗法）。

（五）OV

OV 是一类新兴的癌症治疗药物，近年来一直处于癌症生物治疗的前沿。这是一种会感染和溶解癌细胞但不感染正常细胞的病毒。OV 可以在肿瘤细胞中选择性复制，能够传递多个真核转基因有效载荷，诱导免疫原性细胞死亡，促进抗肿瘤免疫，与其他癌症治疗药物不产生交叉耐药，具有可耐受安全性。

在癌症治疗中，患者的安全性是最重要的，而使用 OV 似乎是这方面最有前途的。但由于癌症组织的异质性和癌细胞的复杂性，单一类型的 OV 不足以摧毁所有的癌细胞。

一些癌细胞和未转化的支持细胞可能对某些OV具有耐药性，这表明单一类型的病毒治疗药物可能不是对所有类型的癌症都有效。因此，筛选确定最适合患者系统并激活免疫系统对抗肿瘤细胞的病毒和递送方法，是OV治疗中最具挑战性的部分。由于消除肿瘤细胞的机制与其他抗癌疗法明显不同，所以OV是与大多数其他治疗方式相结合的合理选择。

二、基于非病毒载体的基因治疗递送系统

非病毒药物递送系统已成为一种极具潜力的CGT产品递送载体。相比病毒载体，非病毒载体具有低成本、易规模化生产、免疫原性和致突变性较低的特点，且材料来源广泛，易于大量制备。但递送效率和转基因瞬时表达低，细胞毒性，靶向性，以及在颗粒均一性及稳定性的不足等问题亟待解决。目前研究应用较多的非病毒载体主要包括裸质粒、N-乙酰半乳糖胺（N-acetyl-D-galactosamine，GalNAc），基于脂质的纳米载体如脂质纳米粒（lipid nanoparticle，LNP）和脂质聚合物纳米粒（lipopolyplex，LPP）、类病毒颗粒（virus-like particle，VLP）和仿生载体（biomimetic vector）等。

（一）基于裸质粒DNA的基因治疗递送系统

裸质粒DNA是经基因工程改造过的环状DNA分子。其结构简单，具有自主复制能力，可以携带治疗基因导入人体细胞，已被广泛用于基因治疗的研究中。截至2022年4月，全球范围内使用裸质粒作为载体的基因治疗临床试验共有482个。

与病毒载体相比，裸质粒在安全性上更有优势，比如其免疫原性、毒性更低，同时不存在基因整合的风险。另外，裸质粒的生产、运输和储存的成本也较低，更有利于商业化生产开发。但是由于质粒本身的顺转体系问题，其稳定性远不如病毒载体体系，从而制约了质粒作为载体的有效性。

（二）基于GalNAc的基因治疗递送系统

GalNAc-核酸是糖类化合物与核酸形成的单缀合物，将N-乙酰半乳糖胺以三价态的方式共价缀合到不同序列的RNA的正义链3′末端，形成多糖-RNA单缀合物。GalNAc-核酸可分三触GalNAc靶头、连接臂和小核酸分子为3个部分。

与复杂的LNP配方不同，GalNAc是一种更简单、更小且成分明确的肝脏靶向递送方法。脱唾液酸糖蛋白（ASGPR）是一种数量众多的异源低聚物的内吞型受体，只存在于肝脏实质细胞，能特异性地识别并结合GalNAc。

GalNAc修饰的药物主要有GalNAc-ASO和GalNAc-siRNA。一些模型动物（大鼠和猴）皮下注射GalNAc-siRNA后可观察到肝脏病理现象，包括肝细胞空泡化和肝细胞单细胞坏死；此外，GalNAc-siRNA可在许多组织中蓄积，表现为大鼠近端肾小管细胞和猴肝巨噬细胞中的嗜碱性颗粒，或淋巴结巨噬细胞和注射部位单核细胞的空泡化。目前尚未观察到GalNAc-siRNA存在免疫原性，但在GalNAc-ASO中已观察到。

目前主要的GalNAc递送平台有Alnylam公司的SEC-GalNAc递送系统、圣诺医药的PDoV-GalNAc多肽GalNAc平台、Dicerna的GalXC™递送平台和探索型的非肝脏

靶向 GalXC-Plus 技术、Arrowhead 的 TRiM™ 等。2019 年 11 月 FDA 批准 Alnylam 开发的 Givosiran 上市。该药就是通过增强化学过程稳定与 GalNAc 结合技术，实现皮下给药，具有更高的效力、耐久性以及较好的治疗效果。

（三）基于脂质的基因治疗递送系统

核酸类药物的成功将脂质递送系统的重要性充分显示出来。温哥华不列颠哥伦比亚大学的生物化学家 Pieter Cullis 发明了 LNP 药物递送系统。这是一种具有均匀脂质核心的脂质囊泡，已被广泛用于小分子和核酸药物（siRNA 和 mRNA）的递送。它包含可离子化脂质、胆固醇、中性磷脂和聚乙二醇（PEG）化磷脂。目前所有 FDA 批准的 LNP 配方均含有这 4 种脂质。

可离子化脂质分子是 LNP 递送系统中的核心组分。鉴于脂质结构会影响递送，并且脂质可以很容易地使用化学方法合成，科学家们已经创建了数千种不同化学性质的脂质库以筛选合适的可离子化脂质。这些分子在正常生理 pH 条件下呈电中性，在内涵体等细胞器的酸性（低 pH 值）条件下被质子化，转变为带有正电荷的状态，从而更易与内涵体膜发生融合，促使被递送的核酸药物得以从内涵体中逃脱，快速进入细胞质中发挥疗效。采用可电离脂质构建的 LNP 具有较长的体内循环周期。可离子化脂质分子根据结构特点可分为主要的 5 种类型：不饱和型、多尾型、聚合物型、可降解型和支化型，详见图 8-1。

MacLachlan 团队提出阳离子脂质饱和度或影响包封核酸的细胞内递送，证明了烷基侧链含多个不饱和位点的阳离子脂质可以引起更有效的转染。基于此，他们设计合成了 DODMA 的烯醇衍生物 DLin-DMA（图 8-2）。随后为了增加递送效率，Semple 等将 DLin-DMA 连接子中的醚替换为缩酮，从而获得了 DLin-KC2-DMA（简称 KC2）。此种化学变化降低了 KC2 的转变温度，当它与内体膜中天然存在的阴离子磷脂相互作用时，可促进其形成六边形结构的能力，该过程被认为可促进内体释放。KC2 的活性是 DLin-DMA 的 10 倍。此后，Jayaraman 等通过进一步优化 DLin-KC2-DMA 的氨基头部和连接子，采用酯键替换了醚键，合成了 DLin-MC3-DMA（简称 MC3），实现了 MC3 在体内降解，被认为是可电离脂质分子开发史上的里程碑事件。首个 FDA 批准的 Alnylam 公司生产的 LNP-siRNA 药物 Onpattro® 则采用的 MC3 作为阳离子脂质。

临床上使用的可电离脂质（DLin-MC3-DMA，SM-102，ALC-0315）包含叔胺头部、可发生 pH 依赖性的离子化（图 8-3）。ALC-0315 和 SM-102 的头部基团还含有一个末端羟基，可以减少头部基团的水化作用，提高与核酸的氢键相互作用，从而可能提高转染能力。

为了进一步提升 LNP 递送平台的效率，Alnylam 公司的科学家将生物降解特征引入阳离子脂质以提高其生物相容性和（或）促进消除。Alnylam 在 DLin-MC3-DMA 的脂质尾部引入酯键得到了可生物降解脂质 L319，与 DLin-MC3-DMA 相比，该脂质在体内表现出更好的递送效率和更快地从肝脏和血浆中清除。同样，Acuitas 和 Moderna 借鉴了 Alnylam 的可生物降解构思，他们设计的 SM-102 和 ALC-0315 具有比 DLin-

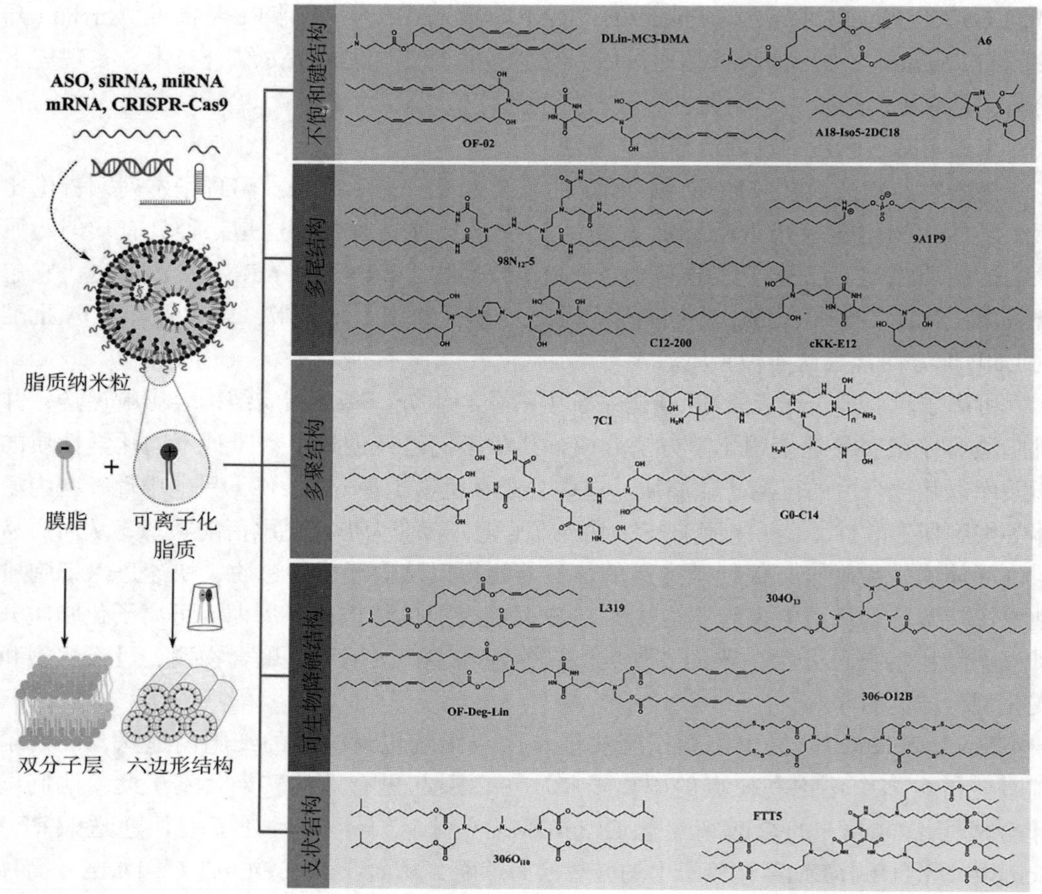

图 8-1　可离子化脂质分子的主要结构类破坏核内体的机制

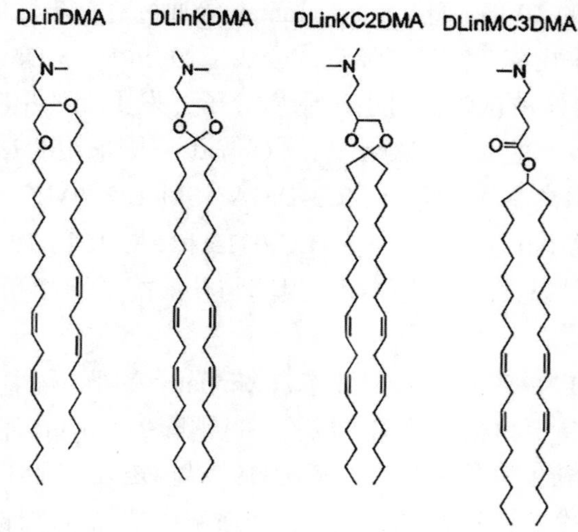

图 8-2　不同连接子的 DMA

MC3-DMA 更好的体内递送功效和药代动力学。

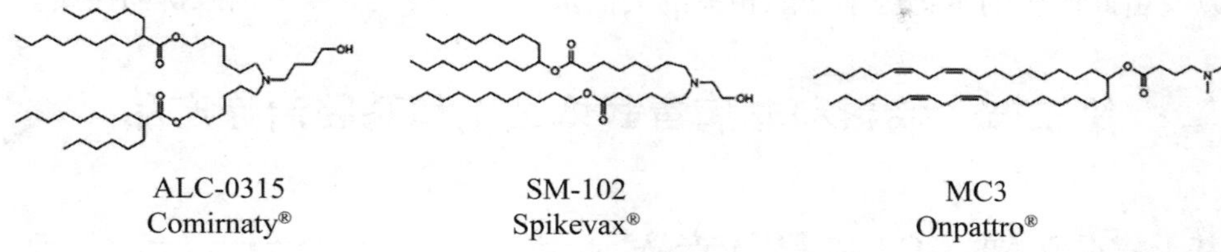

图 8-3　临床上使用的几种可电离脂质

目前 LNP 的组织靶向主要局限于肝脏，在静脉注射后，80% ~ 90% 的 LNP 会进入肝脏，最终被肝细胞代谢。因此不少企业也竞相开发非肝脏组织靶向的新型 LNP 递送系统，如 ReCode 公司开创的选择性器官靶向的 LNP 递送系统 SORT-LNP 和星锐医药的差异化 STAR-LNP 递送技术平台，有助于支持在中枢神经系统、肝脏、肿瘤领域的 mRNA 疗法的开发工作，涵盖了传染病疫苗、肿瘤免疫、代谢疾病等领域。

2020 年 12 月 11 日，FDA 授权了首个运用 mRNA 技术研制的新冠疫苗的紧急使用许可，这是 mRNA 技术路线用于药物 / 疫苗研发的里程碑。2023 年 3 月 2 日，Intellia Therapeutics 宣布，FDA 批准了其治疗遗传性血管性水肿的体内 CRISPR 疗法 NTLA-2002 的研究型新药（investigational new drug，IND）申请。NTLA-2002 是一种体内 CRISPR 基因编辑候选疗法，通过 LNP 以 mRNA 形式递送 CRISPR-Cas9 基因编辑系统，靶向敲除 *KLKB1* 基因，以永久性降低血浆中激肽释放酶活性，从而防止血管性水肿的发作。

LPP 是一种以聚合物包载 mRNA 为内核、磷脂包裹为外壳的双层核壳结构。它具有更优异的体内外表达效果和细胞靶向性，可实现精准递送，安全性更高。该技术已在全球多个国家和地区获得专利申请和保护。2022 年 2 月 12 日，斯微生物研发的基于 LPP 技术的 mRNA 个性化肿瘤疫苗（personalized cancer vaccine，PCV）在澳大利亚进入注册临床 I 期试验，在晚期恶性实体瘤患者中进一步探索 PCV 的安全性和有效性。这类用 mRNA 编码肿瘤细胞特异性新生抗原的 PCV 临床试验在中国乃至亚洲均为首次。2022 年 12 月 8 日，斯微生物研发的 LPP 新冠 mRNA 疫苗（SW-BIC-213）在老挝获得紧急使用许可。到目前为止，LPP 是唯一一个在大量人群中验证过的安全而有效的非 LNP 递送技术。

（四）仿生载体

仿生载体种类繁多，依其来源分为细胞外囊泡和不同细胞来源的生物膜。细胞外囊泡包括外泌体红细胞来源的细胞外囊泡，细胞生物膜来自干细胞、人胚胎肾（HEK）-293 细胞、红细胞、血小板、内皮细胞、T 细胞和癌细胞等。仿生载体通常可实现免疫逃避，在体内长时间循环，更易穿过生理屏障，具有炎症趋化效应和肿瘤靶向性，免疫原性通常较低，应用潜力巨大。

但由于这类载体本身也含有核酸分子，因此在递送核酸药物之前，对仿生载体自身运载核酸分子的解析显得尤为重要。此外，细胞膜结构的完整性与这些仿生载体的质量以及由此产生的生物医学功能相关的关键指标，在很大程度上仍未得到探索。

第二节　病毒和非病毒载体细胞和基因治疗产品

一、基于病毒载体的CGT临床研究产品

大部分在研基因治疗药物递送系统使用病毒载体。病毒载体的特点是借助病毒远超于人类的进化史形成的高效穿透细胞膜的能力，具有高转导效率、靶向特定细胞、长期表达转基因，并具备被大规模生产的能力。

据不完全统计，全球目前有300余项OV在研项目。从病毒类型来看，以Adv和HSV最为常用，应用率分别为30%和23%。而开发进度来看，多数仍处于较早期阶段，约有70%项目还处于临床前开发的阶段，只有不到30%已经进入临床。另外有数据表明，70%的OV临床项目是联合治疗项目；联合用药已成为OV领域的主攻方向。截至2023年5月，全球范围内处在Ⅲ期临床及以上的OV疗法共有9种（表8-3）。

表8-3　基于病毒载体的Ⅲ期临床及以上的CGT产品（截至2023年5月）

技术类型	药品名	研发状态	公司	适应证
溶瘤病毒	TBI-1401	申请上市	犹他大学	黑色素瘤，胰腺癌
	ADV-TK	Ⅲ期	天达康生物	肝癌
	CAN-2409	Ⅲ期	Candel	胶质瘤，前列腺癌，非小细胞肺癌等
	BDB-201	Ⅲ期	Seven AND Eight	黑色素瘤
	GC0070	Ⅲ期	Novartis	非肌层浸润性膀胱肿瘤，膀胱癌等
	GL-ONC1	Ⅲ期	Genelux	子宫内膜样癌，输卵管癌，卵巢癌等
	AN-1004	Ⅲ期	Oncolytis	乳腺癌，头颈部肿瘤等
	JX-594	Ⅲ期	Sillajen	肝细胞癌，肝癌，胰腺癌
	BS001	Ⅲ期	滨会生物	转移性黑色素瘤
AAV疗法	SRP-9001	申请上市	Sarepta Therapeutics	杜氏肌营养不良症
	LUMEVOQ	申请上市	Institut de la Vision	Leber遗传性视神经病变
	AAV1-FS344	Ⅲ期	Milo Biotechnology	杜氏和贝克肌营养不良症
	DTX-301	Ⅲ期	Dimension Therapeutics	鸟氨酸转氨酰酶缺乏症
	AAV-RPGR	Ⅲ期	杨森/MeiraGTx Holdings	色素性视网膜炎
	Fidanacogene elaparvovec	Ⅲ期	Childrens Hospital of Phiadelphia	因子Ⅸ缺乏症
	PF-06939926	Ⅲ期	AsklepiosBioPharmaceutical	杜氏肌营养不良症
	SB-525	Ⅲ期	Sangamo Therapeutics	因子Ⅷ缺乏症
	AGTC-501	Ⅲ期	AGTC	色素性视网膜炎

续表

技术类型	药品名	研发状态	公司	适应证
	LYS-SAF-302	Ⅲ期	Lysogene SA	桑非利波综合征
	NR082	Ⅲ期	纽福斯	莱伯斯遗传性视神经萎缩症
	DTX-401	Ⅲ期	Dimension Therapeutics	糖原贮积病1a
	RGX-314	Ⅲ期	REGENXBIO Inc	严重Ⅰ型糖胺聚糖病
	UX-701	Ⅲ期	Dimension Therapeutics	威尔逊病

AAV 基因疗法则是近年来最为主流的基因治疗手段之一，其载体开发与生产工艺相对成熟，相应的 CDMO 企业也发展较快，目前国内有 10 余款 AAV 产品在注册临床阶段，其中纽福斯的眼科核心候选产品 NR082 进展最快，有望填补国内企业的空白。截至 2023 年 5 月，全球范围内处在Ⅲ期临床及以上的 AAV 疗法共有 14 种。有两款 AAV 疗法产品申请上市，包括 Sarepta Therapeutics 研发用于治疗杜氏肌营养不良症的 SRP-9001 和 Institut de la Vision 研发的用于治疗 Leber 遗传性视神经病变的 LUMEVOQ。Dimension Therapeutics 有 3 款 AAV 疗法产品处在Ⅲ期临床阶段，包括用于鸟氨酸转氨酰酶缺乏症治疗的 DTX-301、用于糖原贮积病 1a 治疗的 DTX-401 和用于威尔逊病治疗的 UX-701。此外，还有多种 AAV 疗法处在Ⅲ期临床阶段，包括 AAV1-FS344、AAV-RPGR、Fidanacogeneelaparvovec、PF-06939926、SB-525、AGTC-501、LYS-SAF-302、NR082 和 RGX-314。

二、基于非病毒载体的 CGT 临床研究产品

由于非病毒载体递送效率偏低，从而导致瞬时表达低，因此非病毒载体的应用长期以来没有得到重视。近年来，在效率、特异性、基因表达持续时间和安全性方面的进步导致非病毒载体的研究正呈现出逐渐上升的趋势。目前，多种基于非病毒载体的 CGT 产品处在Ⅲ期临床或申请上市阶段（表 8-4）。Dicerna 利用专用 GalXC™ RNAi 技术平台开发的 Nedosiran，用于治疗原发性高草酸尿症 1/2/3 型，目前正处在申请上市阶段。Alnylam 和 Sanofi 联合开发的靶向抗凝血酶的皮下注射 siRNA 预防性疗法，用于 A 型和 B 型血友病的治疗，已到达Ⅲ期临床终点。Moderna 有多款基于 LNP 递送 mRNA 的 CGT 产品处在Ⅲ期临床阶段，包括 mRNA-1345、mRNA-1283、mRNA-1010 和 mRNA-1647。2022 年 4 月 30 日，Arcturus 开发的 ARCT-154 Ⅲ期临床试验成功，这也是首个Ⅲ期临床试验成功的自扩增型的 mRNA 疫苗。2021 年 7 月 22 日，沃森生物在中国临床试验网登记一项 mRNA 疫苗 ARCoVaX 的Ⅲ期临床试验，是首个在国内开展Ⅲ期临床试验的 mRNA 疫苗。2022 年 10 月 16 日，斯微生物开发的 SW-BIC-213 的Ⅲ期临床试验在老挝正式启动。

三、CGT 已批准上市的产品

截至 2023 年 5 月，全球共有 46 款基因型治疗产品上市，其中包含最早进入市场

的溶瘤病毒4款、基于AAV的基因疗法6款、小核酸药物16款（其中10款ASO，5款siRNA）、裸质粒药物2款。

表 8-4　基于非病毒载体的Ⅲ期临床及以上的CGT产品（截至2023年5月）

	药品名	研发状态	技术类型	公司	适应证
小核酸	Nedosiran	申请上市	GalNAc-siRNA	Dicerna	原发性高草酸尿症1/2/3型
	Fitusiran	Ⅲ期	GalNAc-siRNA	Alnylam/Sanofi	血友病A/B
mRNA	mRNA-1345	Ⅲ期	LNP	Moderna	呼吸道合胞病毒
	ARCT-154	Ⅲ期	LNP	Arcturus	COVID-19
	mRNA-1283	Ⅲ期	LNP	Moderna	COVID-19
	mRNA-1010	Ⅲ期	LNP	Moderna	季节性流感
	mRNA-1647	Ⅲ期	LNP	Moderna	巨细胞病毒视网膜炎
	ARCoVaX	Ⅲ期	LNP	艾博生物；沃森生物	COVID-19
	SW-BIC-213	Ⅲ期	LPP	斯微生物	COVID-19

（一）基于病毒载体的已上市CGT产品

截至2023年5月，基于病毒载体的已上市CGT产品如表8-5所示。目前已上市的溶瘤病毒疗法分别为Rigvir、安柯瑞、Imlygic和Delytact。Latima研发的Rigvir是一种遗传修饰的ECHO-7肠道病毒，于2004年在拉脱维亚获批，用于治疗黑色素瘤。目前该药已在波兰和亚美尼亚等多个国家获批。三维生物研发的安柯瑞于2005年在中国获批，用于多种实体瘤的治疗。安柯瑞采用了腺病毒Ad5为载体，删除了病毒基因组55 kDa大小的E1B区域，这种功能缺陷的Ad5，只能在癌症细胞复制杀伤细胞，有很好的特异性，但杀伤效果比较有限。Imlygic于2015年获得FDA批准，也是FDA批准的首款溶瘤病毒疗法，是由安进公司（Amgen）研发的一款溶瘤病毒疗法，主要用于治疗不能经手术完全切除的黑色素瘤病灶，通过直接注射入黑色素瘤病灶，然后溶瘤病毒在癌细胞内复制，进而导致癌细胞破裂死亡，该药物已在中国、美国和EMA获得批准。日本第一三共研发的Delytact于2021年6月正式在日本上市，用于治疗恶性胶质瘤，这是全球第一款获批用于原发性脑胶质瘤治疗的溶瘤病毒产品。

目前已上市的AAV基因疗法分别为Glybera、Luxturna、Zolgensma、Upstaza和Roctavian。2012年11月，uniQure研发的Glybera在EMA获批上市，用于脂蛋白脂酶缺乏症的治疗，这是首款获批的AAV基因疗法。罗氏研发的Luxturna于2017年底获得FDA批准，并于2018年获得EMA批准，用于治疗RPE65突变相关的视网膜营养性萎缩，成为首款矫正基因缺陷的基因疗法。2019年5月，诺华研发的Zolgensma在FDA获批上市，用于2岁以下脊髓性肌萎缩的治疗。2022年7月，PTC Therapeutics研发的Upstaza在EMA获批上市，用于芳香族L-氨基酸脱羧酶缺乏症的治疗。2022年8月，BioMarin Pharmaceutical研发的Roctavian在EMA获批，用于血友病A的治疗。

Epeius生物技术公司研发的Rexin-G通过RV载体向靶细胞引入细胞周期蛋白G_1突变基因，特异地杀死实体瘤，用于治疗对化疗产生抵抗的晚期癌症，于2005年获菲

表 8-5　基于病毒载体的已上市 CGT 产品（截至 2023 年 5 月）

	药品名	上市时间	获批地区	公司	技术类型	适应证
溶瘤病毒	Rigvir	2004	拉脱维亚	Latima	ECHO-7肠道病毒	黑色素瘤
	Oncorinel/安柯瑞	2005	中国	上海三维生物	Ad5	多种实体瘤
	lmlygic	2015	美国、欧洲	Amgen	HSV-1	黑色素瘤
	Delytact	2021.6	日本	第一三共	HSV-1	恶性胶质瘤
AAV疗法	Glybera	2012.11 2017.10退市	欧洲	uniQure	AAV1	脂蛋白脂酶缺乏症
	Luxturna	2017;2018	美国、欧洲	罗氏(Spark)	AAV2	先天性黑蒙2型
	Zolgensma	2019.5	美国	诺华(AveXis)	scAAV9	2岁以下脊髓性肌萎缩
	Upstaza	2022.7	欧洲	PTC Therapeutics	AAV2	芳香族L-氨基酸脱羧酶缺乏症
	Roctavian	2022.8	欧洲	BioMarin Pharmaceutical	AAV5	血友病A
	Hemgenix	2022	美国	uniQur/CSL Behring	AAV5	血友病 B
RV疗法	Rexin-G	2007	菲律宾	Epeius	RV	晚期实体瘤
	Zalmoxis	2016	欧洲	MolMed	RV-异体T细胞自杀基因	造血干细胞移植后的GVHD
	Strimvelis	2016.5	欧洲	Orchard/GSK	RV-自体造血干细胞	重度联合免疫缺陷病
	Yescarta	2017.10	美国	Gilead	RV-CD19 CAR-T	复发或难治性大B细胞淋巴瘤
	Tecartus	2020.7	美国	Gilead	RV-CD19 CAR-T	复发或难治性大B细胞淋巴瘤
	奕凯达	2021.6	中国	复星凯特	RV-CD19 CAR-T	复发或难治性大B细胞淋巴瘤
LV疗法	Libmeldy	2020.12	欧洲	Orchard Therapeutics	LV-自体$CD34^+$细胞	脑白质营养不良
	Zynteglo	2019.6 2022.8.18	欧洲 美国	Buebird	LV-自体造血干细胞	β地中海贫血
	Kymriah	2017.8	美国	Novartis	LV-CD19 CAR-T	复发性B细胞急性淋巴细胞白血病
	Breyanzi	2021.2	美国	BMS/Juno	LV-CD19 CAR-T	复发或难治性弥漫性大B细胞淋巴瘤
	Abecma	2021.3	美国	BMS/Bluebird	LV-BCMA CAR-T	多发性骨髓瘤
	Skysona	2021.7	欧洲	Bluebird	LV-自体造血干细胞	脑白质营养不良
	倍诺达	2021.9	中国	药明巨诺	LV-CD19 CAR-T	复发或难治性B细胞淋巴瘤
	Carvykti	2022.2	美国	传奇生物	LV-BCMA CAR-T	复发或难治性多发性骨髓瘤

律宾食品与药品管理局（BFAD）批准上市。首个体外基因治疗产品 Strimvelis 于 2016 年获得 EMA 批准。Strimvelis 利用 RV 技术将正常拷贝的 ADA 基因导入自体造血干细胞，用于治疗重度联合免疫缺陷病。2016 年，MolMed 研发的 Zalmoxis 在 EMA 获批上市，用于治疗造血干细胞移植后的急性和慢性移植物抗宿主病。2017 年，FDA 批准了 CAR-T 细胞产品 Yescarta，目的基因的导入利用了 RV 技术。2021 年 6 月，中国国家药监局公示 Yescarta 正式获批上市，成为首个在中国获批上市的细胞治疗类产品。此外，还有 2 款基于 RV 技术的 CAR-T 产品上市，包括 Tecartus 和奕凯达，用于治疗复发或难治性大 B 细胞淋巴瘤，分别在 2020 年 7 月在美国和 2021 年 6 月在中国获批上市。

截至 2022 年 8 月，已上市的基于 LV 技术的 CGT 产品包括 Libmeldy、Zynteglo、Kymriah、Breyanzi、Abecma、Skysona、倍诺达和 Carvykti。2017 年 7 月，TissueGene 研发的用于治疗退行性膝关节炎的 Invossa-K 在韩国获批上市，后被调查使用的不是软骨细胞，而是被列为肿瘤诱发细胞的“肾脏细胞”，于 2019 年被取消产品许可。2020 年 12 月，Orchard Therapeutics 研发的 Libmeldy 在 EMA 获批上市。Libmeldy 采用 LV 技术和自体 $CD34^+$ 细胞，用于脑白质营养不良的治疗。2017 年，CAR-T 产品 Kymriah 获 FDA 批准上市，Kymria 目的基因的导入利用了 LV 技术。2021 年至 2022 年，多款基于 LV 技术的 CAR-T 产品相继获批上市，包括 Breyanzi、Abecma、倍诺达和 Carvykti。2019 年，Buebird 研发的利用 LV 技术的自体造血干细胞的细胞治疗产品 Zynteglo 在 EMA 获批上市，并于 2022 年 8 月 18 日在 FDA 获批上市，用于 β 地中海贫血的治疗。2021 年 7 月由 Buebird 研发的另一款利用 LV 技术的自体造血干细胞的细胞治疗产品 Skysona 在 EMA 获批上市，用于脑白质营养不良的治疗。2022 年 11 月 22 日，uniQure 与 CSL Behring 合作研发的 AAV 基因疗法 Hemgenix 在 FDA 获批上市，这是 FDA 批准的首款治疗血友病 B 成人患者的基因疗法，同时也是迄今为止第六款上市的 AAV 基因疗法。

（二）基于非病毒载体的已上市 CGT 产品

截至 2023 年 5 月，基于非病毒载体的已上市的 CGT 产品如表 8-6 所示。在基于非病毒载体的已上市 CGT 产品中，小核酸药这一领域的技术主要掌握在三大企业中：Ionis Pharmaceuticals、Sarepta Therapeutics 和 Alnylam Pharmaceuticals。已上市的 10 款 ASO 产品中有 5 款由 Ionis 研发，包括 Vitravene、Kynamro、Spinraza、Tegsedi 和 Waylivra。Sarepta 则专注于为杜氏肌营养不良症（DMD）开发创新疗法，已上市的 3 款 ASO 产品均针对 DMD 不同的突变位点，包括 Exondys 51、Vyondys 53 和 Amondys 45。接下该公司计划提交上市申请的产品 SRP-9001 依旧针对 DMD，是一款由 rAAVrh74 载体递送截短的 DMD 基因（迷你蛋白基因）的体内基因疗法。日本新药株式会社研发的 Viltepso 于 2020 年 8 月在 FDA 获批上市，用于杜氏肌营养不良症的治疗。2023 年 4 月，由 Biogen 和 Ionis Pharmaceuticals 共同开发的 ASO 药物 Qalsody 获 FDA 批准上市，用于治疗超氧化物歧化酶 1（SOD1）突变所致的肌萎缩侧索硬化。

Qalsody 可以与编码 SOD1 的 mRNA 结合，造成其被核糖核酸酶 RNase-H 降解，从而减少突变 SOD1 蛋白的生成。

表 8-6　基于非病毒载体的已上市的 CGT 产品（截至 2023 年 5 月）

	药品名	上市时间	获批地区	公司	技术类型	适应证
小核酸	Neovasculgen	2011.12	俄罗斯	Human Stem Cell Institute	裸质粒	严重肢体缺血
	Collategene	2019.3	日本	AnGes MG	裸质粒	严重肢体缺血
	Viltepso	2020.8	美国	日本新药株式会社(NS Pharma)	ASO	杜氏肌营养不良症
	Vitravene	1998;2006退市 1999;2002退市	美国 欧洲	Ionis/Novartis	ASO	巨细胞病毒性视网膜炎
	Kynamro	2013.1	美国	Genzyme (Ionis研发)	ASO	家族性高胆固醇血症
	Spinraza	2016.12 2019.4	美国 中国	Biogen (Ionis研发)	ASO	脊髓性肌萎缩症
	Tegsedi	2018.7 2018.10	欧洲 加拿大、美国	Ionis	ASO	转甲状腺素蛋白淀粉样变性
	Waylivra	2019.5	欧洲	Ionis/Akcea	ASO	家族性乳糜微粒血症综合征
	Exondys 51	2016.9	美国	Sarepta	ASO	杜氏肌营养不良症
	Vyondys 53	2019.12	美国	Sarepta	ASO	杜氏肌营养不良症
	Amondys 45	2021.2	美国	Sarepta	ASO	杜氏肌营养不良症
	Qalsody	2023.4	美国	Biogen/Ionis Pharmaceuticals	ASO	SOD1突变所致的肌萎缩侧索硬化
	Onpattro	2018.10	美国、欧洲	Alnylam/Sanofi	LNP-siRNA	淀粉样变性的多发性神经病
	Givlaari	2019.11	美国	Alnylam	GalNAc-siRNA	成人急性肝卟啉症
	Oxlumo	2020.11	欧洲	Alnylam	GalNAc-siRNA	原发性高草酸尿症1型
	Amvuttra	2022.6	美国	Alnylam	GalNAc-siRNA	淀粉样变性的多发性神经病
	Leqvio	2020.12	欧洲	Novartis	GalNAc-siRNA	原发性高胆固醇血症
mRNA	mRNA-1273	2021	美国、欧洲	Moderna	LNP	COVID-19
	mRNA1273.214/222	2022	美国、加拿大	Moderna	LNP	COVID-19
	BNT162b2	2021	美国、欧洲	Pfizer	LNP	COVID-19
	SYS6006	2023.3.23	中国	石药集团	LNP	COVID-19

已上市的 5 款 siRNA 产品中有 4 款出自 Alnylam，包括 Patisiran、Givlaari、

Oxlumo 和 Amvuttra。2018 年 10 月，全球第一款 siRNA 药物 Patisiran 在 FDA 获批上市，用于遗传学甲状腺素介导的淀粉样变性的多发性神经病的治疗。2019 年 11 月，Givlaari 在 FDA 获批上市，用于急性肝卟啉症的治疗。2020 年 11 月，Oxlumo 在获批上市，用于所有年龄段的原发性高草酸尿症 1 型（PH1）患者的治疗，这是首个被批准用于治疗 PH1 的药物。2022 年 6 月，Amvuttra 在 FDA 获批上市，用于成人遗传性转甲状腺素蛋白淀粉样变性伴多发性神经病的治疗。另一款已上市的 siRNA 产品是 Novartis 研发的 Leqvio，于 2020 年 12 月在 EMA 获批，用于原发性高胆固醇血症的治疗。此外，已上市的裸质粒基因治疗药物包括 Human Stem Cells Institute 公司研发的 Neovasculgen 和 AnGes 公司研发的 Collategene。

相比传统疫苗的技术路径，mRNA 疫苗可指导体内细胞合成蛋白质或蛋白质片段，从而触发机体的免疫应答。mRNA 疫苗作为外源的核酸物质，表现出与病毒 mRNA 相似的特性，可在注射部位被抗原呈递细胞（APC）识别，激活 Toll 样受体（TLR）3、TLR7 和 TLR8 等模式识别受体，促进 APC 的成熟以及炎性细胞因子和Ⅰ型干扰素的产生，然而由主要组织相容性复合体（MHCⅠ类或 MHCⅡ类）分子呈递给 $CD8^+$ T 细胞或 $CD4^+$ T 细胞，从而激活细胞和体液免疫应答。

mRNA 疫苗技术在新冠疫情应对中市场前景得到较大提升。2020 年是 mRNA 技术平台的突破元年，新冠 mRNA 疫苗的推出和广泛使用极大提升了 mRNA 疫苗的融资和市场活力。目前开发中的 mRNA 制剂有 3 个主要应用：预防性疫苗、治疗性疫苗和治疗药物。预防性疫苗中包括新冠疫苗和其他感染性疾病疫苗；治疗性疫苗包括肿瘤疫苗，单一癌种疫苗，个性化肿瘤疫苗；治疗药物中包括癌症治疗疫苗，罕见病疫苗，呼吸系统疾病疫苗。mRNA 新冠疫苗基础免疫数据良好，Pfizer 研发的 BNT162b2 和 Moderna 研发的 mRNA-1273 相继获得 FDA 全面批准。新冠疫情中，相比传统技术路径制备的新冠疫苗，mRNA 新冠疫苗在基础免疫上的良好表现也体现了 mRNA 技术平台高效和灵活的优势。2023 年 3 月 22 日，石药集团公告其自主研发的新型冠状病毒 mRNA 疫苗（SYS6006）在中国纳入紧急使用，用于预防新型冠状病毒感染引起的疾病，成为国内首款获得紧急授权使用的 mRNA 疫苗产品。

当前，CGT 已成为最具发展潜力的全球性前沿医药领域之一，在治疗遗传病和恶性肿瘤方面独具优势。尽管存在挑战，但新的策略和潜在的解决方案正在继续演变，并可能为更有效和更安全的治疗提供一条道路。随着细胞基因治疗产品陆续获批上市，“一次性给药，长久性缓解”治疗癌症、血液系统疾病、神经系统疾病和遗传疾病的美好愿景也有望在将来实现。

第三节　递送系统非临床安全性评价的监管要求和国内外相关指导原则

细胞和基因治疗是生物医药产业未来发展的主要战略方向之一，有望成为包括遗传疾病、自身免疫疾病、心脏病、癌症和艾滋病等多领域难治性疾病的有效治疗手段，已成为生物医药科技竞争的重点领域。美国、中国、日本和欧盟等国家和地区为加快细胞和基因治疗等生物医药前沿科技的良性发展，均根据国情陆续制定或调整了对细胞和基因治疗产品等的监管要求，以期提高研究效率、加快相关产业的发展。

一、美国监管框架

近年来，FDA 见证了细胞和基因治疗相关产品临床试验申请的井喷式增长。美国FDA 局长 Scott Gottlieb 和生物制品评估研究中心主任 Peter Marks 于 2019 年 1 月 15 日在 FDA 官网上发布《关于安全有效发展推进细胞和基因治疗开发的政策声明》，文中明确了包括创新性药品和先进的再生医学疗法（regenerative medicine advanced therapy，RMAT）在内的加速审批政策，以及推出联合小型研发公司和学术机构共同申请的新兴生物制剂许可证（new biologics license application，BLA）的制度，旨在从各个角度促进细胞和基因治疗的有序发展并促进目前尚“无药可治”疾病的新药研发和快速上市（表 8-7）。

加速审批政策包括：

1. 快速通道（fast track）认定　该途径为申办方提供了与 FDA 更频繁的沟通机会，以及生物制剂许可证申请的滚动审查。快速通道产品也有资格获得优先审查和加速批准。

2. 突破性疗法（breakthrough therapy）认定　提供了与快速通道相同的益处，以及大量的产品开发指导。

3. 优先审查(priority review)　是在 6 个月内进行的监管审查，而不是标准的 10 个月。

4. 加速批准（accelerated approval）　允许基于替代终点或中间临床终点进行批准。

5. RMAT 认定　如果初步临床证据足以证明该产品可解决待满足医疗需求的潜力，则产品可能适用 RMAT 认定。如果基因治疗产品研发项目同时获得 RMAT 指定和加速批准的资格，那么申办方可以与 FDA 合作制定策略，从而有效获取初步批准后所需的必要验证性数据。

自声明发布之后，FDA 陆续发布了 14 份与细胞和基因治疗治疗产品相关的指导文件，以配合和支持研究进展（表 8-7）。

表 8-7　FDA 发布详细指导原则清单

生效时间	指导原则
1998.3	*Guidance for Industry: Guidance for Human Somatic Cell Therapy and Gene Therapy*
1999.9	*ICH Q5A（R1）Step 4. Viral Safety Evaluation of Biotechnology Products Derived from Cell Lines of Human or Animal Origin*
2022.10	*ICH Q5A（R2）（Draft）. Viral Safety Evaluation of Biotechnology Products Derived from Cell Lines of Human or Animal Origin*
2023.3	*ICH S12. Guideline on nonclinical biodistribution considerations for gene therapy products*

续表

生效时间	指导原则
2007.8	*Eligibility Determination for Donors of Human Cells, Tissues, and Cellular and Tissue-Based Products; Guidance for Industry*
2008.4	*Guidance for FDA Reviewers and Sponsors: Content and Review of Chemistry, Manufacturing, and Control（CMC）Information for Human Somatic Cell Therapy Investigational New Drug Applications（INDs）*
2009.9	*Guidance for Industry: Considerations for Allogeneic Pancreatic Islet Cell Products*
2010.10	*Guidance for Industry: Cellular Therapy for Cardiac Disease*
2011.1	*Guidance for Industry: Potency Tests for Cellular and Gene Therapy Products*
2011.10	*Guidance for Industry: Clinical Considerations for Therapeutic Cancer Vaccines*
2011.12	*Guidance for Industry: Preparation of IDEs and INDs for Products Intended to Repair or Replace Knee Cartilage*
2013.11	*Guidance for Industry: Preclinical Assessment of Investigational Cellular and Gene Therapy Products*
2014.3	*IND Applications for Minimally Manipulated, Unrelated Allogeneic Placental/Umbilical Cord Blood Intended for Hematopoietic and Immunologic Reconstitution in Patients with Disorders Affecting the Hematopoietic System-Guidance for Industry and FDA Staff*
2014.3	*Guidance for Industry: BLA for Minimally Manipulated, Unrelated Allogeneic Placental/Umbilical Cord Blood Intended for Hematopoietic and Immunologic Reconstitution in Patients with Disorders Affecting the Hematopoietic System*
2015.3	*Determining the Need for and Content of Environmental Assessments for Gene Therapies, Vectored Vaccines, and Related Recombinant Viral or Microbial Products; Guidance for Industry*
2015.6	*Considerations for the Design of Early-Phase Clinical Trials of Cellular and Gene Therapy Products; Guidance for Industry*
2015.8	*Design and Analysis of Shedding Studies for Virus or Bacteria-Based Gene Therapy and Oncolytic Products; Guidance for Industry*
2016.9	*Recommendations for Microbial Vectors Used for Gene Therapy; Guidance for Industry*
2017.11	*Same Surgical Procedure Exception under 21 CFR 1271.15（b）: Questions and Answers Regarding the Scope of the Exception; Guidance for Industry*
2017.12	*Regulatory Considerations for Human Cells, Tissues, and Cellular and Tissue-Based Products: Minimal Manipulation and Homologous Use; Guidance for Industry and Food and Drug Administration Staff*
2017.9	*Deviation Reporting for Human Cells, Tissues, and Cellular and Tissue-Based Products Regulated Solely Under Section 361 of the Public Health Service Act and 21 CFR Part 1271; Guidance for Industry*
2019.2	*Expedited Programs for Regenerative Medicine Therapies for Serious Conditions; Guidance for Industry*
2019.2	*Evaluation of Devices Used with Regenerative Medicine Advanced Therapies; Guidance for Industry*
2020.1	*Testing of Retroviral Vector-Based Human Gene Therapy Products for Replication Competent Retrovirus During Product Manufacture and Patient Follow-up; Guidance for Industry*
2020.1	*Long Term Follow-up After Administration of Human Gene Therapy Products; Guidance for Industry*
2020.1	*Human Gene Therapy for Retinal Disorders; Guidance for Industry*
2020.1	*Human Gene Therapy for Rare Diseases; Guidance for Industry*

续表

生效时间	指导原则
2020.1	*Human Gene Therapy for Hemophilia; Guidance for Industry*
2020.1	*Chemistry, Manufacturing, and Control（CMC）Information for Human Gene Therapy Investigational New Drug Applications（INDs）; Guidance for Industry*
2021.1	*Manufacturing Considerations for Licensed and Investigational Cellular and Gene Therapy Products During COVID-19 Public Health Emergency; Guidance for Industry*
2021.9	*Interpreting Sameness of Gene Therapy Products Under the Orphan Drug Regulations; Guidance for Industry*
2022.10	*Human Gene Therapy for Neurodegenerative Diseases; Guidance for Industry*
2022.11	*Studying Multiple Versions of a Cellular or Gene Therapy Product in an Early-Phase Clinical Trial; Guidance for Industry*
2022.3	*Human Gene Therapy Products Incorporating Human Genome Editing; Draft Guidance for Industry*
2022.3	*Considerations for the Development of Chimeric Antigen Receptor（CAR）T Cell Products; Draft Guidance for Industry*

此外，美国国立卫生研究院于 2019 年更新发布的 NIH 指南中对涉及重组或合成的核酸分子进行风险评估。根据对健康成年人的相对致病性微生物因子分为 4 个危险组（risk group，RG）。RG1 代表微生物因子与健康成年人的疾病无关；RG2 代表微生物因子与人类疾病相关，但很少引起疾病，并且通常可以用于预防或治疗；RG3 代表微生物因子与严重或致命的人类疾病相关，可以进行预防性或治疗性干预。RG4 代表微生物因子可能会导致严重或致命的人类疾病，通常无法进行预防性或治疗性干预。其中，被列为 RG1 的有 AAV 相关血清型；被列为 RG2 的有腺病毒所有亚型、除猴疱疹病毒（*Herpesvirus simiae*，*Monkey B virus*）外的所有疱疹病毒亚型和除猴痘病毒外的所有痘病毒亚型；被列为 RG3 的为反转录病毒。

2021 年 10 月，美国 FDA、美国 NIH 联合多家制药公司和非营利组织联合成立基因治疗联盟（Bespoke Gene Therapy Consortium，BGTC），致力于加速基因疗法的开发，简化基因疗法开发的过程，提升开发效率，同时降低成本。作为 AMP®（Accelerated Medicines Partnership®）计划的一部分，BGTC 由美国国立卫生研究院基金会（FNIH）管理。

2022 年，为跟上 RMAT 认定计划的发展，美国 FDA CBER 的组织和先进疗法办公室（OTAT）增加了一个处级办公室来处理基因疗法（基因疗法Ⅱ处），并新增一个组织工程处。作为改组的一部分，OTAT 还增加了第三个全科医学处。

监管机构加强监管体系建设的同时，申请人在研发进程中加强与监管机构的沟通可以给新型基因疗法产品的开发带来利好。在美国，这种沟通已经整合到现行的加速机制中，作为突破性疗法认定和 RMAT 认定的一部分，如 CBER（生物制品评价和研究中心）与企业召开早期的 INTERACT 会议。

二、欧盟监管框架

在欧洲药品管理局（EMA）体系里，细胞和基因治疗相关产品均归为“先进疗法药物产品”（advanced therapy medicinal products，ATMP）管理。ATMP 之下，涵盖了基因治疗药物（gene therapy medicinal product，GTMP）、体细胞治疗药物（somatic cell therapy medicinal product，SCTMP）、组织工程疗法（tissue-engineered therapies，TET）和联合先进疗法（combined advanced therapies）。最重要的基因治疗指南是 EMA 关于基因治疗医用产品质量、非临床和临床方面的指南。然而，每个成员国都有自己的指令，可能需要相关卫生机构、伦理委员会（EC）或转基因生物（GMO）机构进行额外审查。

为了简化监管程序，EMA 成立了先进疗法委员会（Committee for Advanced Therapeutics，CAT），该委员会在开发过程中就所有 ATMP 的分类提供科学建议，为 ATMP 计划提供科学建议并审查 ATMP 档案。在提交 ATMP 申请的过程中，申请人流程与其他疗法产品基本相同：提交和接收临床试验申请（clinical trial applications，CTA）的批准、进行临床试验、准备和提交上市许可申请（marketing authorization application，MAA）以供批准、请求科学建议，以及回答监管机构问题。

欧盟加快批准的主要途径是优先药物（PRIME）资格认定。其他加速审批途径包括加速评审（accelerated assessment）和附条件批准（conditional approval）。

主要指导原则清单如下：

- *ICH S12 Guideline on nonclinical biodistribution considerations for gene therapy products-Step 5（EMA/CHMP/ICH/318372/2021）*
- *ICH Considerations-Oncolytic Viruses（EMEA/CHMP/ICH/607698/2008）*
- *Questions and answers on comparability considerations for advanced therapy medicinal products（ATMP）（EMA/CAT/499821/2019）*
- *The overarching guideline for human gene therapy medicinal products is the Guideline on the quality, non-clinical and clinical aspects of gene therapy medicinal products（EMA/CAT/80183/2014）*
- *Questions and answers on gene therapy（EMA/CAT/80183/2014）*
- *Guideline on scientific requirements for the environmental risk assessment of gene therapy medicinal products（CHMP/GTWP/125491/06）*
- *Reflection paper on design modifications of gene therapy medicinal products during development（EMA/CAT/GTWP/44236/2009）*
- *Reflection paper on quality, non-clinical and clinical issues relating specifically to recombinant adeno-associated viral vectors（CHMP/GTWP/587488/07）*
- *Guideline on quality, non-clinical and clinical aspects of medicinal products containing genetically modified cells（CAT/CHMP/GTWP/671639/2008）*

◆ *Guideline on the non-clinical studies required before first clinical use of gene therapy medicinal products*（*EMEA/CHMP/GTWP/125459/2006*）

◆ *Guideline on non-clinical testing for inadvertent germline transmission of the gene transfer vectors*（*EMEA/273974/2005*）

◆ *Reflection paper on management of clinical risks deriving from insertional mutagenesis*（*CAT/190186/2012*）

◆ *Guideline on follow-up of patients administered with gene therapy medicinal products*（*EMEA/CHMP/GTWP/60436/2007*）

◆ *Guideline on safety and efficacy follow-up and risk management of advanced therapy medicinal products*（*EMEA/149995/2008*）

◆ *Guideline on quality, non-clinical and clinical aspects of live recombinant viral vectored vaccines*（*EMA/CHMP/VWP/141697/2009*）

三、中国监管框架

中国基因治疗行业起步晚于美国，监管体系的建立相对滞后，但行业监管历史与美国相似，均历经了一段时间的探索期。随着行业成熟度的提高，行业监管逐步向体系化、规范化发展。

2009 年，原卫生部（现卫健委）颁布《允许临床应用的第三类医疗技术目录》，其中包括自体免疫细胞（T 细胞、NK 细胞）治疗技术。然而，随着部分医疗事故的发生引发了对基因治疗安全性的重大讨论，为了进一步规范研究市场，国务院于 2015 年取消第三类医疗技术临床应用准入的非行政许可审批，原卫计委（现卫健委）于 2016 年暂停了所有未经批准的第三类医疗技术的临床应用。基因治疗行业发展的迅猛态势随之短暂性放缓。

然而，国家对于基因治疗这一新兴治疗技术的发展依然非常鼓励，于 2016 年国务院发布的《“十三五”国家科技创新规划》、国家发改委发布的《“十三五”生物产业发展规划》中均对基因治疗领域的产业发展制定了激励政策。针对与基因治疗产品研发密切相关的载体系统，国家发改委在 2019 年颁布的《产业结构调整指导目录（2019 年本）》中明确将病毒载体生产所在的 CGT 研发和生产外包服务行业列入鼓励类产业。

截至目前，虽然对病毒载体生产所处的 CGT 研发与生产外包服务行业暂无明确监管规定，但国家药品监督管理局（NMPA）关于 CGT 和整体医药行业的监管对于本行业有重要影响。在《中华人民共和国药品管理法》框架下，NMPA 以引导行业以安全为前提，大幅提高产业门槛和监管力度，于 2017 年 12 月正式推出《细胞治疗产品研究与评价技术指导原则（试行）》，按照药品研发以及管理规范对 CAR-T 等细胞治疗产品进行监管，明确 CAR-T 等细胞治疗产品的申报原则。此后更是陆续出台多项监管政策，涉及免疫细胞治疗、溶瘤病毒、基因治疗等多个领域，促使行业发展进一步规范化（表 8-8）。

表 8-8　主要的指导原则和行业法规

生效时间	指导原则
2003.3	人体细胞治疗研究和制剂质量控制技术指导原则
2003.3	人基因治疗研究和制剂质量控制技术指导原则
2003.3	预防用以病毒为载体的活疫苗制剂的技术指导原则
2017.12	细胞治疗产品研究与评价技术指导原则（试行）
2021.2	免疫细胞治疗产品临床试验技术指导原则（试行）
2021.2	溶瘤病毒类药物临床试验设计指导原则（试行）
2021.12	基因治疗产品长期随访临床研究技术指导原则（试行）
2021.12	基因治疗产品非临床研究与评价技术指导原则（试行）
2021.12	基因修饰细胞治疗产品非临床研究技术指导原则（试行）
2022.1	嵌合抗原受体T细胞（CAR-T）治疗产品申报上市临床风险管理计划技术指导原则
2022.5	体外基因修饰系统药学研究与评价技术指导原则（试行）
2022.5	体内基因治疗产品药学研究与评价技术指导原则（试行）
2022.5	免疫细胞治疗产品药学研究与评价技术指导原则（试行）
2023.2	溶瘤病毒产品药学研究与评价技术指导原则（试行）
2023.4	基因治疗血友病临床试验设计技术指导原则
2023.4	人源干细胞产品药学研究与评价技术指导原则（试行）

第四节　递送系统非临床评价内容和主要关注的问题

一、药学研究

我国和美国 FDA 发布的 CMC 指南均有对载体提供一些载体生产和检测的建议。通常在开始临床研究之前，载体应具有良好的表征。载体的生产需在 GMP 条件下生产，分析检测方法必须经过验证。需要提供载体的结构、主细胞库和工作细胞库的特征和检测、参考材料的特征、载体的生产和检测以及载体的稳定性。载体批次放行测试应包括安全性、特性、纯度和效力的测量等关键信息。当载体结构发生重大变更时，需要评估开展桥接研究或新的非临床研究的必要性。需基于不同载体类型制定风险控制策略，并在不同研发阶段不断优化风险控制策略；鼓励运用先进的分析方法，多角度、多层面地开展质量研究。

非病毒类载体需关注工艺相关的杂质，处方中若含有在人体内首次使用或在拟定给药途径中首次使用的新型辅料，应根据辅料生产相关的风险因素系统评价辅料的安全性并制定相应的质量标准。在缺乏人体安全研究数据支持的情况下，建议参照《新药用辅料非临床安全性评价指导原则》进行研究。

病毒类载体设计需以有效递送和表达目的基因，降低载体的致病性，降低载体的重组和突变风险等为目的。重点关注整合特征、复制特征、靶向特性、载体纯度和杂质检测、载体鉴别和结构研究。

通常，纯化后的病毒载体质量控制通常会参照以病毒载体为终产品的基因治疗产品的要求。针对一个特定的病毒载体，需根据病毒载体及其生产工艺的特点建立特定的质量控制检测项目及要求。

对于病毒载体类基因修饰系统，稳定性研究中建议重点考察病毒载体的滴度、纯度、杂质、微生物安全性指标、生物学活性等关键质量属性。对于非病毒载体类基因修饰系统，建议重点关注理化特性、结构完整性、杂质等关键质量属性。例如，DNA 超螺旋结构的比例可能影响 DNA 的转染率，mRNA 加帽率可能影响 mRNA 的结构稳定性和翻译效率，建议在稳定性研究中重点考察。

二、药代动力学

充分研究基因治疗产品体内给药后的生物分布特点是非临床研发重要的基本要素。生物分布研究结果有助于支持非临床药理、毒理学试验设计和结果解释，支持目标人群早期临床试验。

各国监管机构在不同类型基因治疗产品相关指导原则中均对基因治疗产品的生物分布研究提出了相关要求，同时 ICH 还就基因治疗产品的生物分布研究专项发布指导原则 ICH S12《基因治疗产品的非临床生物分布的考虑》，并于 2023 年生效。相关指导原则中，就基因治疗产品的载体研究主要要点也提出了意见和建议。

主要关注点摘要如下：

（1）基因治疗产品生物分布研究须在临床试验开展前完成。

（2）通常需选择临床拟用载体进行生物分布研究。当产品的载体关键参数发生变化时，如载体结构或血清型的显著变化，或者进行了可能导致组织特异性改变的修饰方式，或者添加可能改变载体组织特异性的辅料等，可能需开展额外的生物分布研究。在某些情况下，来自临床拟用载体但包含不同治疗性导入基因或表达标签基因的基因治疗产品（例如，相同血清型和启动子的带荧光标签蛋白表达盒的腺相关病毒载体）的非临床生物分布数据，对支持受试物生物分布特征有帮助。已评价过的基因治疗产品（具有相同的载体结构和其他决定其组织 / 细胞特异性的特征，但转录 / 翻译的产物不同）的生物分布数据，也可能支持免除进一步的非临床生物分布研究。

（3）生物分布研究中不仅包括导入基因的检测，还可能包括导入基因表达产物、载体的检测。

（4）需采用定量检测方法学进行生物分布研究，用于定量检测的方法需建立并验证方法学的灵敏度限度和重现性。

（5）采样时间点的安排应能体现基因治疗产品体内过程的特点，至少包括在靶组织和非靶组织的峰值和稳态阶段。具有体内复制特征的基因治疗产品，采样点至少包括第一、第二两个峰值和清除阶段。

（6）动物种属选择时，如为复制型载体，需确保载体在动物种属或模型中可复制；在某些情况下，不存在可提供临床人群生物分布特征信息的生物学相关动物种属。例如，当载体与人类细胞上的靶标分子结合但动物细胞上不存在该靶点时。在这种情况下，应对该问题进行全面讨论和科学论证，以支持采用替代方法进行非临床生物分布评价。

（7）关注的组织 / 脏器需并根据载体的类型 / 组织特异性进行选择和确认。

（8）需根据基因治疗产品的特点（例如复制型基因治疗产品）评估开展脱落分析的必要性。

（9）除相关的核酸检测外，脱落分析还应根据具体产品的特点考虑排出体外成分的感染能力。根据基因治疗产品脱落的特点和感染风险，在临床试验中采取相应的风险控制措施。

（10）宿主对载体的预存免疫可能影响生物分布特征评价，在纳入非临床研究之前，应考虑进行动物针对载体的预存免疫筛查。尽量选择阴性动物入组或确保预存免疫状态的组间均匀。不建议仅为评估生物分布特征而对动物进行免疫抑制。但如产品或种属特定的情况下需要免疫抑制，应提供科学依据。在某些情况下，也可考虑采用种属特异的导入基因替代物规避免疫反应的影响。

载体的生物分布研究可以采用实时定量聚合酶链反应（qPCR）进行，也可以选择其他技术，包括但不限于：酶联免疫吸附试验（ELISA）、免疫组织化学、蛋白质印迹、原位杂交、数字PCR、流式细胞术、各种体内离体成像技术以及其他不断发展的技术等。重要的是提供方法学的全面描述和所用技术的科学理由，包括方法的性能参数。

三、毒理学

（一）潜在毒性特征

不同载体可能具有的不同的特性特点：

1. *非病毒载体* DNA或外来细菌序列所引起的免疫反应。

2. *复制缺陷病毒载体*

（1）腺病毒：产生明显的免疫反应和炎症反应的可能性，以及复制型腺病毒（RCA）污染的可能性。

（2）腺相关病毒：①存在随机整合到宿主DNA的可能性，导致插入突变和后续的随机不良生物效应；②对衣壳蛋白的潜在免疫反应。

（3）反转录病毒和慢病毒：①在制造过程中产生具有复制能力的反转录病毒 / 慢病毒；②插入突变的可能性，导致致癌基因激活；③生殖系整合的可能性；④宿主基因表达改变的可能性。

（4）痘苗病毒：①在多种人类组织和细胞中感染和复制的能力；②在免疫受损人群（如癌症患者）中的潜在毒性；③肾 / 心脏问题。

（二）载体的免疫毒性和免疫原性研究

基因治疗产品可能导致的免疫反应包括先天性免疫和适应性免疫反应。多种因素可显著影响基因治疗产品的先天性和适应性免疫反应，如宿主因素［前期接触过相关病毒血清型和（或）导入基因产物，免疫系统状态］、基因递送方式（递送系统种类、给药途径和靶组织）、载体（载体种类、血清型、剂量和导入基因的调控元件类型等）、导入基因的产物、异位表达基因产物［特别是针对免疫豁免器官和（或）部位特异性表达的基因产物］。基因治疗产品的免疫原性可能来源于产品中的非人源化组分、导入基因的表达产物、载体、基因编辑产生的非预期的肽/蛋白质等。病毒载体类基因治疗产品相对更容易产生免疫原性。Tong-yuan Yang 等就 AAV 的免疫原性相关的风险因素进行了充分分析。

在基因治疗发展史中，有一个事件曾导致整个基因治疗领域沉寂长达 20 年之久，后续回顾性分析考虑主要与病毒载体引起的严重免疫毒性相关。1999 年，一名 18 岁的少年 Jesse Gelsinger，在接受了鸟氨酸氨甲酰基转移酶缺乏症（OTC）的腺病毒基因治疗后，陆续出现黄疸、凝血功能障碍、肾衰竭、肺衰竭和脑死亡，成为世界上第一个因基因治疗而死的人。后续研究发现，腺病毒具有较强的免疫原性，且在人群中存在较高的感染率，引起 Jesse Gelsinger 死亡的主要原因可能与大剂量给予腺病毒载体后引起的细胞因子风暴和多脏器衰竭有关。此后 FDA 开始严格审核基因治疗临床试验，基因治疗领域的明星载体腺病毒也因此逐渐没落，风暴中心的詹姆斯·威尔逊（James Wilson）教授所在基因治疗中心也被解散，并被禁止再进行任何临床试验。

免疫原性不可避免，人们可以做一些消除免疫原性影响的工作。常见策略包括应用免疫抑制剂，如皮质类固醇激素、CD40、CD40L、抗 CD80/B7.1 和 CD86/B7.2 的单抗，以及共表达免疫调控基因，如 CTLA4Ig 和 CD40Ig 等，可以降低腺病毒抗体的产生，延长基因治疗的表达时间。通过采用聚合物，如聚乙二醇、多价亲水性聚合物等方式进行腺病毒表面修饰，可以遮盖抗原表位，降低机体的免疫应答，延长表达时间。人群中普遍存在的腺病毒特异性中和抗体可削弱载体的基因转导能力，会减缓、降低对载体携带基因的快速免疫应答，影响免疫应答的持久性，尝试开发人稀有血清型，如 hAd26 和非人腺病毒如黑猩猩腺病毒（ChAd）载体，有助于解决这一问题。临床前研究中需关注免疫原性，考虑实验动物预存免疫对试验的影响，同时就载体可能引发的先天性免疫和适应性免疫指标进行监测，可参考 ICH S8 和 NMPAY 于 2021 年生效的药物免疫原性研究技术指导原则相关要求。

这一事件促成腺相关病毒（AAV）载体的发现和推广的同时，也让研究者发现可以利用腺病毒较强的免疫原性特点，开发并应用于基因疫苗（通常为复制缺陷型）和抗肿瘤治疗（通常为选择复制型）之中的可能，如用于头颈部肿瘤治疗的重组 Ad-p53、治疗晚期鼻咽癌的重组溶瘤 Ad（H101，oncorine）、埃博拉病毒（EBO）和 COVID-19 疫苗等。截至目前，通过不断设计和改良，腺病毒载体可针对多种不同类型的肿瘤进行调整和定制，甚至可以实现个性化肿瘤治疗。已有众多的临床试验都证实了腺病毒载体在上述治疗试验中的安全性和有效性。

表 8-9　与 AAV 的免疫原性相关的风险因素分析

相关因素	产品相关因素分析	风险	影响
衣壳相关因素	衣壳	TLR2结合或补体结合	TLR2和补体结合后，引起适应性免疫反应和抗衣壳抗体产生，影响患者再次给药；补体结合后加快衣壳清除，影响有效性
	预存抗衣壳抗体的流行率	预存的抗体（衣壳特异性或存在交叉的抗体）可能导致： ①补体激活：抗衣壳抗体可能触发补体活化通路（通过C1复合物）AAV ②TI：抗衣壳中和抗体可能减少衣壳向靶组织的转导	补体活化：补体介导的毒性可能增加安全风险，降低有效性 AAV TI：降低有效性，预存抗AAV抗体可能导致患者无法给药
	衣壳蛋白序列的免疫原性潜力	衣壳蛋白序列可以通过抗原处理和呈递途径（即MHC Ⅰ类和Ⅱ类）触发适应性细胞和体液免疫反应	适应性免疫系统的激活可能与转导的细胞/组织的损伤有关；免疫毒性（细胞反应）和（或）疗效丧失（细胞和体液反应） 体液免疫反应：治疗中出现的抗衣壳抗体影响患者再次给药
	衣壳的组织嗜性	不同组织可能具有不同的免疫原性风险，这取决于组织特异性免疫环境。风险因素包括组织对淋巴细胞运输的可及性、组织血管化、组织驻留免疫细胞群	对安全性和（或）疗效的潜在影响可能取决于组织
病毒基因组因素	载体DNA （未甲基化）CpG含量 自身互补与单链载体DNA 病毒dsRNA	CpG、scDNA和病毒dsRNA转录物增加了触发天然免疫反应（通过TLR9）的风险，导致产生促炎细胞因子并随后激活适应性免疫反应；单链DNA基因组激活TLR9途径的风险可能较低	适应性免疫反应的激活可能与免疫毒性（细胞反应）和疗效降低（细胞和体液反应）有关
	3′ITR启动子和（或）增强子	潜在的免疫原性风险与所使用的启动子增强子类型有关 普遍存在的组织特异性启动子 组成型活性启动子与诱导型启动子	潜在对有效性和安全性存在影响
	转基因表达产物	非内源性转基因蛋白：可能具有更高的风险 天然（如内源性）与非天然（如工程化）转基因蛋白：工程化转基因蛋白的风险高于转基因蛋白，后者在序列上与内源性蛋白对应物相同	适应性免疫反应的激活可能与免疫毒性（细胞反应）和疗效降低（细胞和体液反应）有关

续表

相关因素	产品相关因素分析	风险	影响
给药相关因素	给药	较高的剂量水平可能与较高的免疫原性风险有关，导致先天性免疫和适应性免疫反应的激活	适应性免疫反应的激活可能与免疫毒性（细胞反应）和疗效降低（细胞和体液反应）有关
	给药方式	系统给药（如静脉给药）和局部给药途径（如玻璃体内、视网膜下、鞘内、肌内）具有不同的免疫原性风险	适应性免疫反应的激活可能与免疫毒性（细胞反应）和疗效降低（细胞和体液反应）有关
		局部给药可能会降低Treg细胞的系统暴露或活化，从而减少系统免疫反应	
		局部给予免疫特权部位，如眼睛或中枢神经系统，诱导免疫反应的风险较低	
生产相关风险因素	产品相关杂质	可能增加免疫原性风险的工艺相关杂质	增加安全风险和降低疗效的可能性
	工艺相关杂质	免疫原性肽和额外的CpG基序的表达可以通过引起潜在免疫毒性的各种机制触发和（或）增强免疫反应	增加安全风险和降低疗效的可能性
患者相关因素	基础疾病	疾病相关因素（如肝损伤、炎症）影响免疫原性风险	有可能增加（免疫）毒性严重程度和（或）降低疗效
	遗传背景	内源性蛋白对应物的突变	适应性免疫反应的激活可能与免疫毒性和疗效降低有关
		HLA类型	
		潜在参与AAV免疫原性的基因多态性（如IL-6）	
	免疫状态	预存免疫	预先存在的免疫或炎症可能与转导效率和（或）免疫毒性的严重程度增加
		炎症条件下增加免疫原性风险	
		免疫抑制（如器官移植后的预防性治疗）或免疫缺陷（如HIV感染）可降低免疫原性风险	

四、病毒载体的整合特性研究

（一）概述

根据载体携带的核酸是否整合至靶细胞基因组，病毒载体通常可分为整合型和非整合型。我国《中国药典》第3部人用基因治疗制品总论中明确要求“应检测重组载体基因组或质粒的完整性和均一性，载体和治疗序列的遗传稳定性”“对于病毒载体，适当情况下应测定插入位点，并充分评估插入突变的可能性和相关风险”。2021年连续出台的相关基因治疗产品指导原则中都指出评估插入突变（插入位点、插入拷贝数等）引起的遗传毒性风险，鉴定/表征基因组整合位点（integration site，IS）至关重要，明确将“插入突变风险（insertional mutagenesis）评估”作为非临床安全性研究的内容，并详细规定关键风险因素的评估要点，且明确要求检测方法对灵敏度、特异度和可重复性应完成验证。美国FDA则要求在产品开发的早期阶段进行整合病毒载体的致癌性/致瘤性潜力评估工作，并在临床阶段进行长期随访（long term follow-up studies，LTFU），与欧盟监管机构要求一致。尤其对于整合型载体，应尽可能采用当下已知的技术方法对载体进行安全性筛选和（或）设计改造以降低插入风险，并在此基础上分析载体在基因组中的整合方式和整合位点的分布趋势，评估其插入导致细胞发生基因突变、基因失活/激活或细胞癌变的风险。

非整合型病毒载体理论上其导致细胞基因组发生插入突变的风险相对较小，但仍需开展充分的研究，评估和（或）确认载体的非整合特点。例如，对于腺相关病毒等一般认为具有非整合特征的载体，但仍有在特定情况下载体整合至基因组的报道，rAAV的随机整合如果发生在基因编码区，就可能发生癌基因激活或者抑癌基因失活，增加癌症发生的风险，因此需要研究确认以控制风险。

相比非整合型病毒载体，整合型病毒载体，以反转录病毒载体和转座子元件为代表，可将外源基因插入整合到宿主细胞基因组中，可使其具有更长效的体内基因表达活性。但整合过程可能会对人体细胞的基因组完整性或表达特性产生影响，导致关键基因突变或激活原癌基因，从而导致恶性肿瘤风险增加。有文献综合分析了1995—2020年接受了造血干细胞和祖细胞相关的体外基因治疗产品（HSPCs-GT）治疗的406名患者数据，其中68.7%的患者接受的HSPCs-GT采用LV载体作为生产载体，而γ反转录病毒（γRV）载体次之，占比29.1%，此外有少量产品构建采用的新型的自我失活型γRV（SIN-γRV）载体，占比2.2%。截至目前，已上市CAR-T产品中，诺华的Kymriah®（tisa-cel）、施贵宝的Breyanzi®（liso-cel）和Abecma®（ide-cel）、药明巨诺的Carteyva®（relma-cel）以及传奇生物的Carvykti®（cilta-cel）均采用LV作为载体，而Kite Pharma的Yescarta（axicabtageneciloleucel）和吉利德的Tecartus®（bre-cel）则采用一种γRV载体——长臂猿白血病病毒（gibbon ape leukaemia virus，GALV）。LV属于反转录病毒科，同样为整合型载体。有文献表明，LV载体整合容易发生在活跃表达的基因中，存在致病的潜在风险。随着研究的深入，科学家发现慢病毒等反转录病毒的整合可能并不是完全随机的。Yang 等对来自 43 只转基因首建鼠的 112 个独立慢病毒整合位点进行了深度基因测序分析，结果表明慢病毒偏好整合于基因间区（intergenic region），特别是在内含子（introns）区，但对启动子区域没有明显的偏好。提示慢病毒整合引起插入突变致癌风险相对较低。Tucci 等对接受 HSPCs-GT 治疗的患者的遗传毒性事件进一步分析，结果显示 84% 的插入性癌发生（insertional oncogenesis）事件主要发生在接受治疗后 5 年以内，5 年遗传毒性事件累计发生率约 9.6%（95% *CI* = 5.9 ~ 15.5）。进一步就遗传毒性事件按载体类型分层评估，发现 γRV 的遗传事件累积发生率远高于 LV 和 SIN-γRV 组，发生率占比约 17.3%（95% *CI*=11.0 ~ 27.3），而 LV 和 SIN-γRV 组中未观察到任何事件，提示 LV 和 SIN-γRV 较 γRV 具有更好的安全性。然而，在 2002 年 10 月发生的"法国气泡儿童事件"中，携带治疗基因 IL2RG/γc 基因的反转录病毒载体整合到宿主 T 细胞基因组上原癌基因 *LMO2* 的启动子附近，反转录病毒的增强子活性激活了 *LMO2* 基因的异常转录和表达，导致 2 例儿童在接受基因治疗近 3 年后相继出现 T 细胞白血病的症状。

（二）整合特性研究方法

由于基因整合引起的基因突变，即整合突变过程，能够直接或间接的产生新的表型，因此，可以通过对基因的整合位点分析（integration site analysis，ISA）进行鉴定，充分分析哪些整合事件是形成相关表型的关键因素，是否有插入突变的可能性和相关风险。目前满足 FDA 对插入突变监测的工具是一个必要的建议。

影响插入突变的关键风险因素包括：①载体的整合特征，如插入位点的偏好性；②载体的设计，如增强子、启动子等构建元件的活性，影响邻近基因的潜力，产生剪接突变体的潜在剪接位点或多聚腺苷酸信号等；③细胞载体拷贝数；④转基因表达产物的功能活性（如与细胞生长调控相关）和表达水平；⑤靶细胞群的转化可能性，这可能与细胞的分化状态、增殖潜力、体外培养条件和体内植入环境等有关。基于已有科学经验和既往非临床 / 临床研究结果，如果认为基因修饰细胞所采用的载体系统可将外源基因整合到细胞基因组中并可在体内长期存续，需综合分析以上风险因素，评估潜在的插入突变、致瘤 / 致癌性风险。非临床研究，应采用具有代表性的基因转导细胞进行基因整合位点分析，分析细胞的克隆组成以及在关注基因（如肿瘤相关调控基因）附近有无优先整合迹象，含有关注整合位点的细胞有无优先异常增殖，以评估其潜在的遗传毒性风险。

ISA 过程通常主要包括 3 个主要内容：整合位点的富集建库，此后取整合位点进行测序，并结合数据库数据完成整合位点整合倾向性分析。在过去的 20 年里，ISA 检测方案不断更新，通过结合新的技术和策略，以提高其可靠性和效率。

1. 整合位点的富集（enrichment）建库　单细胞中的 DNA 含量非常小（通常＜ 10 pg/ 细胞），达不到测序仪的检测要求，因此在测序前，必须要先进行扩增富集，才能进行下一步的实验。所谓富集，是通过特定的方法使得混合细胞或核酸样本中待测核酸的比例增加，例如可以将不想检测的核酸成分选择性去除、对待测核酸成分进行选择性探针捕获或 PCR 扩增。常规的 IS 技术都是基于含载体基因组连接的片段的体外富集而展开的，通过不同方式（使用限制性内切酶或超声处理）将基因组 DNA 片段化，此后，再使用特异性引物对前病毒序列进行选择性扩增。

2. 整合位点的测序　使用 PCR 技术的扩增产物常采用双脱氧末端测序（Sanger 法）或第二代测序（next generation sequencing，NGS）进行 DNA 序列分析。

第一代测序技术以双脱氧末端测序为代表，人类基因组测序计划基本双脱氧末端测序完成。进行个性化医疗时代，测序通量需求大大提高，第二代测序应运而生，成为当前最稳定，应用最广的基因测序技术。

第二代测序，又称大规模平行测序（massively parallel sequencing，MPS）、高通量测序（high-throughput sequencing）或深度测序（deep sequencing）等，指采用“边合成边测序”的原理（光学法和半导体芯片法）对于几十万到几百万核酸分子同时进行的测序反应，再通过生物信息学分析法得到的待测样本的核酸序列等信息的测序技术。目前商业上常用的第二代测序平台根据测序原理可分为光学技术（Illumina 公司、华大基因公司为代表）和半导体技术（Thermo 公司为代表）。2013 年 11 月，Illumina 公司宣布，MiSeqDx 台式新一代测序仪及配套试剂盒通过美国 FDA 审批，成为全球首个获得 FDA 临床认证的 NGS 平台（表 8-10）。

表 8-10　AAV 整合位点分析方法汇总

	LM-PCR	LAM-PCR	靶向富集测序（TES）
样品准备	超声剪切 接头连接	线性PCR 磁珠捕获 合成双链DNA 限制（性内切酶）酶切消化 ds连接子连接	机械剪切 接头连接 预捕获 PCR诱饵杂交 磁性捕获
DNA扩增	ITR（或其他载体序列）和接头序列结合的引物	单个或多个跨载体cassette和连接子的引物	post-capture PCR
测序	Illumina Miseq	Illumina	Illumina
分析	AAVenger software pipeline	customized bioinformatic analysis	customized bioinformatic analysis
参考文献	Nguyen, Everett, et al. Nat Biotech 2021 Sherman et al. Mol Ther Meth Cl Dev 2017 Berry et al. Mol Ther Meth Cl Dev 2017 Berry et al. Bioinformatics 2012	Gil-Farina et al. Mol Therapy, 2016 Schmidt et al. Nature Methods, 2007	GeneWerk

2018 年 4 月，FDA 则发布了《基于 NGS 的遗传性疾病体外诊断指南》和《使用公共人类遗传差异数据库来支持基于 NGS 的体外诊断的临床有效性》两份指南文件，这是 FDA 首次正式发布的 NGS 指南，标志着美国对 NGS 的监管进入成熟阶段。近年来，我国对 NGS 诊断检测的监管不断完善。2016 年中检院发布了《第二代测序技术检测试

剂质量评价通用技术指导原则》，提高了NGS的准入门槛，指导基因检测及NGS的规范、合理应用。同时，我国首部《二代测序（NGS）技术应用于临床肿瘤精准医学诊断的共识》也于同年发布，为二代测序技术应用于临床肿瘤驱动基因分析提供相关指导性建议，并规范临床实践。

3. 结合生物信息学，完成整合位点倾向性分析　企业应对生物信息学分析流程有完整的记录，建立完善的生物信息学分析软件的版本控制方案。企业应建立生物信息学分析流程标准操作流程及质量控制方案，保证测序数据的分析、解读及报告的准确性与严谨性。生物信息学分析应报告具有明确临床指导意义的结果。

（三）临床监管

FDA在2020年发布的长期随访指导原则中明确申请人在临床前数据提交用于IND时，需充分评估载体在体内的持续性，并采取相应措施。

1. 对于非整合载体，延迟不良事件的预测风险较低，通常不需要长期随访；整合型载体则需在临床前阶段充分评估载体的整合特性，以及载体的潜伏期和恢复活性的潜力。

2. 如果研究显示没有证据表明由于遗传物质的整合或潜伏期的发展而持续存在，那么延迟性不良事件的预测风险将会很低。可能不需要进行LTFU的观察。

3. 如果研究没有显示遗传物质整合的证据，但对潜伏期和再激活的研究是不确定的，不能进行，或显示潜伏期和（或）再激活的证据，则延迟不良事件的预测风险是不确定的。LTFU观察可被推荐用于保护人体受试者。

4. 如果载体整合的临床前研究不可行，如果治疗基因/遗传物质整合，如果载体持续处于潜伏期，可能会重新激活，延迟不良事件的风险很高或未知，LTFU观察可被推荐用于保护人体受试者。

5. 如果没有进行载体整合研究，FDA建议提供其他证据来支持产品不构成延迟不良事件的高风险的评估，包括以下内容：①讨论为什么没有进行载体整合研究；②支持您评估产品造成的延迟不良事件风险的证据。

我国2021年发布的基因治疗产品长期随访临床研究技术指导原则（试行）也就整合性载体的特殊关注点进行明确要求。当受试者接受整合性载体基因治疗产品，例如转座子元件、γ反转录病毒、慢病毒及其他反转录病毒载体，或利用整合性载体或基于转座子的载体在体外修饰的细胞，长期随访中需格外关注基因治疗产品的基因组整合风险，建议申办方分析基因治疗载体在靶细胞或相关替代细胞的基因组中整合的影响（例如是否存在克隆性生长、是否存在优势克隆、克隆性生长是否导致恶性肿瘤等），并详细规定了患者长期随访原则。

五、病毒载体的复制特性

（一）概述

根据载体的复制特性，可分为非复制型、复制缺陷型（或条件复制型）和复制型病毒载体。病毒载体复制特性的变化可能会引起病毒的非特异性感染和扩散。根据《中国药典》第3部要求，通常，对于非复制型和复制缺陷型（或条件复制型）病毒载体需关注产生复制性病毒风险，而复制性病毒载体，如溶瘤病毒，则需重点关注野生型病毒产生的风险，对于生产过程中需要使用辅助病毒（helper viruses）的，还需额外评估和验证生产工艺对辅助病毒的清除能力。

以复制缺陷型病毒载体－反转录病毒载体为例。反转录病毒是一种RNA病毒，其典型特征为其RNA基因组能反转录为cDNA副本，cDNA副本又能稳定整合至宿主细胞基因组中（这就是常说的稳转）。一般来说，反转录病毒颗粒由外膜蛋白包裹着二十面体的核衣壳构成。核衣壳中的基因组是两条相同的单链正义RNA，长度在8～11 kb之间，其5′端有m7G5ppp5GM“帽子”结构，3′端有polyA尾；紧靠5′和3′端内侧的是一段长末端重复序列，其中含有启动子、增强子及病毒转录作需要的起始和终止信号；其内部序列主要包括：编码病毒的核心蛋白如核衣壳蛋白、内膜蛋白和衣壳蛋白的*gap*基因，编码和病毒复制相关的反转录酶、整合酶和其他酶的*pol*基因，以及编码包膜糖蛋白和跨膜蛋白的*env*基因。目前广泛应用于基因治疗领域的γ反转录病毒属和慢病毒属均属于反转录病毒科。通常在载体构建过程中，为了阻止病毒在宿主细胞复制，大多数应用于基因治疗的反转录病毒的*gag-pol*和*env*基因会被剔除，替换为治疗基因。这样产生的重组病毒通常无法表达病毒结构蛋白，因此，该类载体通常已无复制能力，也没法包装成为成熟的病毒颗粒，为目前广泛使用的复制缺陷型病毒载体之一。通常，构建的已插入治疗基因的反转录病毒需要在包装细胞（packaging cell）中复制并包装以获得足量的重组病毒以后再用于基因治疗。

早期的反转录病毒载体容易发生载体与辅助序列之间的同源重组，从而导致RCR的形成。一种被RCR污染的莫洛尼小鼠白血病病毒衍生载体在非人类灵长类动物中引起快速进展的T细胞淋巴瘤。这一发现与γ反转录病毒的生物学结果一致，后者在其自然小鼠宿主中引起淋巴瘤。此后，人们就开始努力减少这些同源遗传区域，以限制导致RCR产生的重组事件。

大多数慢病毒载体，包括用于制造染色细胞的载体，来源于HIV-1基因组，用VSV-G包膜蛋白代替HIV包膜蛋白进行拟型。用于制造组织载体的载体是典型的现代慢病毒载体，因为它的设计具有许多安全特性。①非必要的HIV-1序列在转移载体和包装结构中根本不存在（如删除编码包膜蛋白、辅助蛋白、Tat和U3序列的序列），这使得它不太可能产生完全野生型的HIV-1病毒。②在载体制造过程中，所有必要的HIV-1辅助序列和VSV-G包膜序列分布在多个序列同源性很少或没有同源性的质粒中，这意味着只有在存在多个低概率重组事件时才能形成复制型反转录病毒。

随着载体设计和制造的改进，已经鲜有报道RCR的情况。然而，不能完全排除RCR产生的可能性，且RCR具有潜在的致病性风险，是γ反转录病毒载体与慢病毒载体的一个安全性质量控制项目。因病毒载体设计的不同，产生复制型病毒的风险也会有不同。目前，中国、美国及欧洲的药品监管相关机构对于复制型病毒的检测都出台了明确的指导原则用于慢病毒生产及应用的不同阶段监测是否存在RCV。不仅需要在以反转录病毒为载体的基因治疗产品生产期间进行RCR检测，同时还需要在后期研究中长期监测RCR，以排除基于反转录病毒载体的人类基因治疗产品中存在RCR的风险。而临床阶段，患者需至少随访15年内定期进行RCR检测或样品采集。FDA建议监测频率：治疗前、治疗后3个月、6个月和12个月进行监测，此后每年1次，至少连续监测15年。

（二）检测样品的选择

非复制型和复制缺陷型病毒载体理论上在体内引起病毒扩散或感染失控的风险相对较小，但仍需要选择最适宜的样品，采用合理、可靠的检测方法对病毒载体的非复制性特征进行确认，并根据可复制型病毒的种类、残留风险、工艺可控性、临床给药剂量等设定合理的残留标准限度。

一般来说，反转录病毒载体是通过从培养细胞中短暂或稳定地生产后收集上清液来制造的。RCR可以在生产过程中的任何步骤中产生，从最初的转染或转导步骤到反转录病毒载体上清液的生产。此外，如果反转录病毒载体用于细胞的体外基因修饰，离体基因改造细胞在培养物中的扩增提供了RCR污染物扩增的可能性。因此，美国FDA建议就主细胞库（MCB）、病毒生产过程中收获的病毒上清和生产终末细胞（EPOC），以及经病毒转导后的细胞产品包括对来自产品生产的多个阶段的材料进行RCR检测（表8-11）。考虑到与反转录病毒载体设计和检测相关的安全性已积累的科学证据，美国FDA于2020年生效的指导原则中取消了对反转录病毒生产细胞（VPC）的工作细胞库（WCB）进行RCR检测的要求。

表8-11　美国FDA关于生产过程中不同阶段RCR检测的建议

待测物	检测频率	预期的RCR检测——细胞和上清液[A]	单嗜性RCR检测——细胞和上清液
主细胞库	一次	需要	需要
由单嗜性病毒载体转导而得		需要	不适用
由反转录病毒质粒转导所得			
载体收获材料	放行检	需要	不适用
EOPC		需要	
载体上清液			
离体基因改造细胞	放行检	是，仅细胞或留样[B]	不适用

A：RCR检测需要基于所用的载体的env种类。

B：如果有充足的生产和临床应用经验说明使用该病毒制备的细胞持续RCR阴性，申请人可提供相应数据，申请减免RCR检测。

（三）RCR/RCL检测用量

FDA于2020年发布的指导原则中就RCR检测用量进行了详细介绍，并要求申请人在IND阶段（eCTD：分析程序3.2.P.5.2）提供关于RCR检测步骤的详细描述，说明检测用量选择的依据。

当针对上清液样品检测时，指导原则要求细胞上清液的取样应相当于培养上清液的 5%。假设患者的临床单份治疗剂量中仅含 1 个 RCR 时，对应的病毒上清的检测样本量至少需确保此 RCR 有 95% 的概率被检出。

通常固定体积（V_t）中 RCR 的数量服从泊松分布，假定 RCR 存在于某特定浓度（c）的样品中，样品体积为 V_t，而能在该样品中识别出 1 个 RCR 的检测方法的概率为 p，那么 $p = 1-\exp(-cV_t)$。求解 V_t，得到如下方程：

$V_t=-(1/c)\ln(1-p)$，其中 ln 代表自然对数

p：建议 p 设置为 0.95，即假定样品中含有 1 个 RCR，则对应的样品量应至少确保 95% 的检出率。

c：建议 c 不高于 1 RCR/ 剂量当量。即，当受检批次的样品中 RCR 浓度≥ 1 RCR/ 剂量当量，检出概率至少为 0.95。当受检批次的样品中 RCR 浓度< 1 RCR/ 剂量当量，RCR 未检出，可用于给药。剂量当量建议设置为临床拟单次给予的最大载体量。对于离体基因改造细胞，剂量当量为每批次生产中，拟转导目标细胞的最大拟用载体量。

V_t 值：根据上文推荐的 p 值和 c 值，待测病毒上清液的总体积与批次大小无关，计算方法如下：

$V_t=-(1/(1\ \text{RCR/剂量当量}))\ln(1-0.95)$

当样品拟直接用于给药时，假定剂量当量设 1×10^{10} 转导单位（TU），则 $V_t=-(1/(1/1\times10^{10}\ \text{TU}))\ln(1-0.95)=3\times10^{10}\ \text{TU}$。

当样品为离体基因改造细胞时，假定拟使用滴度为 1×10^{7} TU/mL 的病毒完成 1×10^{8} 个细胞的转导，感染复数（MOI）为 0.5 TU/cell。则剂量当量 =（1×10^{8} cells）×（0.5 TU/cell）/（1×10^{7} TU/mL）= 5 mL。 则 $V_t=-(1/(1/5\ \text{mL}))\ln(1-0.95)=15\ \text{mL}$。

当使用较大体积或较高滴度的病毒载体制剂时，可能会对 RCR 检测发生干扰。可能需要开发更敏感的检测方法，以克服高滴度病毒载体制剂的干扰效应。

当针对细胞进行检测时，指导原则建议选择 1% 或 1×10^{8} 的（以较少者为准）混合载体生产细胞或离体基因改造细胞与允许细胞系（permissive cell line）共培养。

（四）RCR/RCL 检测方法学

由于目前载体系统相关的复制型反转录病毒 / 复制型慢病毒（RCR/RCL）结构复杂性导致 RCR/RCL 检测分析存在挑战性。RCR/RCL 检测方法要求具有较高的灵敏度，建立及验证 RCR/RCL 检测方法时，可以考虑以 RCR 及 RCL 作为样本验证方法的最低检出水平。当进行载体上清液样品检测时，上清液需来自允许细胞系的培养上清液，当进行细胞样品检测时，同样需要将待测细胞与允许细胞系共培养，以此充分扩增潜在的 RCV。

对于 RCR 的检测包含指示细胞培养法（如 PG-4 S+L-）、ELISA 法（p24 蛋白测定）、PCR/Q-PCR 法（通过 psi-gag 或 VSV-G 聚合酶链反应）、产物增强的反转录酶活性测定法（product-enhanced reverse transcriptase assay，PERT）共 4 种检测方法。其中，指示细胞培养法和 Q-PCR 法较常用，但各国监管机构推荐并且可以接受的方法还是以

指示细胞培养法为准。由于细胞产品一般要新鲜输注或快速冻存的特殊性，而细胞培养法通常需要 28 天，而基于 VSV-G 序列的 Q-PCR 方法和基于 psi-gag 序列的 PCR 方法具有检测时间短、灵敏度高和可重复性强等优点。目前，许多 CAR-T 申报企业采用 Q-PCR/PCR 方法直接测定终产品中的 VSV-G 序列或 psi-gag 序列，作为快速放行方法，但指示细胞培养法应同时进行确认。

易感并且可大量扩增病毒的细胞系（通常用 C8166）孵育，细胞传代 5 次以上，培养至少 3 周（扩增期）。3 周后收集培养上清，接种于 naive C8166 细胞中培养 7 天后检测 RCL 标志物（指示期）。由于 RCL 的结构未知，检测时选择何种毒株作为阳性对照具有挑战性。

六、生产过程细胞（ancillary cells）

生产过程细胞又称包装细胞，是指用于制备病毒载体等，起到包装辅助作用而不回输给受者的细胞。原则上应该符合来源和历史培养情况清楚、安全性风险可控、符合生产技术的需要和建立细胞库管理的基本原则。

第五节　案例分析——LNP

详细信息请扫描前言中的二维码。

第六节　展望和结语

细胞基因治疗递送系统在细胞基因治疗中发挥重要作用，如何精确地将细胞或基因递送至人体内，是细胞基因治疗取得良好治疗效果的关键。目前，细胞基因治疗行业处在快速发展的阶段，近年来越来越多的项目投入临床研究或获批上市，在癌症和遗传病治疗领域极具前景，但细胞基因治疗递送系统的开发仍面临许多困难。病毒载体目前仍是细胞基因治疗递送系统研究的主流，但病毒载体的宿主谱窄、基因导入效率低、外源基因表达长期稳定性不足、表达缺少有效调控机制、感染的靶向性以及对机体潜在的毒性风险等，减缓了病毒载体发展的脚步。病毒载体的开发需关注以下几方面：充分认识病毒生物学特征；基因组结构及其基因表达调控规律研究；病毒的重组改造，以提高基因转移、表达的效率和靶向性。另外，病毒载体的生产工艺极其复杂，难度高，且周期较长，导致了全球范围内的病毒载体 GMP 产能接近瓶颈，成为基因治疗行业发展的主要障碍。非病毒载体因其生产成本低、材料来源广泛、易规模化生产，较低的免疫原性和致突变性的特点，具有良好的临床转化前景。但是非病毒载体也存在一定的缺陷，如何提高非病毒载体的体内转染效果、降低毒性，成为非病毒载体开发的关键。

参考文献

[1] 吴清胜，李媛媛. 腺病毒载体的研究及应用进展 [J]. 国际生物制品学杂志，2021, 44(6):8.

[2] SAKURAI F, TACHIBANA M, MIZUGUCHI H. Adenovirus vector-based vaccine for infectious diseases[J]. Drug Metab Pharmacokinet, 2022, 42:100432.

[3] MARTIN F, NEIL S, KUPSCH J, et al. Retrovirus targeting by tropism restriction to melanoma cells[J]. J Virol, 1999, 73(8):6923-6929.

[4] EBRAHIM G J. Virology: principles and applications J. Carter, V. Saunders (eds)[J]. Journal of Tropical Pediatrics, 2009, 55(1): 66.

[5] DEBACKER A J, VOUTILA J, CATLEY M, et al. Delivery of Oligonucleotides to the Liver with GalNAc: From Research to Registered Therapeutic Drug[J]. Mol Ther, 2020, 28(8):1759-1771.

[6] LIN Q, CHEN J, ZHANG Z, et al. Lipid-based nanoparticles in the systemic delivery of siRNA[J]. Nanomedicine (Lond), 2014, 9(1):105-120.

[7] KULKARNI J A, WITZIGMANN D, CHEN S, et al. van der Meel R. Lipid Nanoparticle Technology for Clinical Translation of siRNA Therapeutics[J]. Acc Chem Res, 2019, 52(9):2435-2444.

[8] KULKARNI J A, CULLIS P R, VAN DER MEEL R. Lipid Nanoparticles Enabling Gene Therapies: From Concepts to Clinical Utility[J]. Nucleic Acid Ther, 2018, 28(3):146-157..

[9] SCHOENMAKER L, WITZIGMANN D, KULKARNI J A, et al. mRNA-lipid nanoparticle COVID-19 vaccines: Structure and stability[J]. Int J Pharm, 2021, 15:601:120586.

[10] ALTINOGLU S, WANG M, XU Q. Combinatorial library strategies for synthesis of cationic lipid-like nanoparticles and their potential medical applications[J]. Nanomedicine (Lond), 2015, 10(4):643-657.

[11] ZHANG Y, SUN C, WANG C, et al. Lipids and Lipid Derivatives for RNA Delivery[J]. Chem Rev, 2021, 27;121(20):12181-12277.

[12] HAJJ K A, WHITEHEAD K A. Tools for translation: non-viral materials for therapeutic mRNA delivery[J]. Nature Reviews Materials, 2, 17056 (2017).

[13] KOWALSKI P S, RUDRA A, MIAO L, et al. Delivering the Messenger: Advances in Technologies for Therapeutic mRNA Delivery[J]. Mol Ther, 2019, 27, 710-728.

[14] LI X, QI J, WANG J, et al. Nanoparticle technology for mRNA: Delivery strategy, clinical application and developmental landscape[J]. Theranostics, 2024, 14(2):738-760.

[15] HAN X, ZHANG H, BUTOWSKA K, et al. An ionizable lipid toolbox for RNA delivery[J]. Nat Commun, 2021, 13;12(1):7233.

[16] HEYES J, PALMER L, BREMNER K, et al. Cationic lipid saturation influences intracellular delivery of encapsulated nucleic acids[J]. J Control Release, 2005, 107(2):276-287.

[17] SEMPLE S C, AKINC A, CHEN J, et al. Rational design of cationic lipids for siRNA delivery[J]. Nat Biotechnol, 2010, 28(2):172-176.

[18] JAYARAMAN M, ANSELL S M, MUI B L, et al. Maximizing the potency of siRNA lipid nanoparticles for hepatic gene silencing in vivo[J]. Angew Chem Int Ed Engl, 2012, 51(34):8529-8533.

[19] CULLIS P R, HOPE M J. Lipid Nanoparticle Systems for Enabling Gene Therapies[J]. Mol Ther,

2017, 25(7):1467-1475.

[20] AKINC A, MAIER M A, MANOHARAN M, et al. The Onpattro story and the clinical translation of nanomedicines containing nucleic acid-based drugs[J]. Nat Nanotechnol, 2019, 14(12):1084-1087.

[21] DILLIARD S A, CHENG Q, SIEGWART D J. On the mechanism of tissue-specific mRNA delivery by selective organ targeting nanoparticles[J]. Proc Natl Acad Sci U S A, 2021, 118(52):e2109256118.

[22] CHENG Q, WEI T, FARBIAK L, et al. Selective organ targeting (SORT) nanoparticles for tissue-specific mRNA delivery and CRISPR-Cas gene editing[J]. Nat Nanotechnol, 2020, 15(4):313-320.

[23] SIL S, DAGUR R S, LIAO K, et al. Strategies for the use of Extracellular Vesicles for the Delivery of Therapeutics[J]. J Neuroimmune Pharmacol, 2020, 15(3):422-442.

[24] O'BRIEN K, BREYNE K, UGHETTO S, et al. RNA delivery by extracellular vesicles in mammalian cells and its applications[J]. Nat Rev Mol Cell Biol, 2020, 21(10):585-606.

[25] TAN S, WU T, ZHANG D, et al. Cell or cell membrane-based drug delivery systems[J]. Theranostics, 2015, 5(8):863-881.

[26] YURKIN S T, WANG Z. Cell membrane-derived nanoparticles: emerging clinical opportunities for targeted drug delivery[J]. Nanomedicine (Lond), 2017, 12(16):2007-2019.

[27] MAKAROVA J, TURCHINOVICH A, SHKURNIKOV M, et al. Tonevitsky A. Extracellular miRNAs and Cell-Cell Communication: Problems and Prospects[J]. Trends Biochem Sci, 2021, 46(8):640-651.

[28] KOOIJMANS S A A, DE JONG O G, SCHIFFELERS R M. Exploring interactions between extracellular vesicles and cells for innovative drug delivery system design[J]. Adv Drug Deliv Rev, 2021, 173:252-278.

[29] ROBBINS P D, MORELLI A E. Regulation of immune responses by extracellular vesicles[J]. Nat Rev Immunol, 2014, 14(3):195-208.

[30] DESROCHERS L M, ANTONYAK M A, CERIONE R A. Extracellular Vesicles: Satellites of Information Transfer in Cancer and Stem Cell Biology[J]. Dev Cell, 2016, 37(4):301-309.

[31] CHEN H, JAYASINGHE M K, YEO E Y M, et al. CD33-targeting extracellular vesicles deliver antisense oligonucleotides against FLT3-ITD and miR-125b for specific treatment of acute myeloid leukaemia[J]. Cell Prolif, 2022, 55(9): 13255.

[32] PHAM C T, ZHANG X, LAM A, et al. Red blood cell extracellular vesicles as robust carriers of RNA-based therapeutics[J]. Cell Stress, 2018, 2(9):239-241.

[33] USMAN W M, PHAM T C, KWOK Y Y, et al. Efficient RNA drug delivery using red blood cell extracellular vesicles[J]. Nat Commun, 2018, 9(1):2359.

[34] YAO C, WU W, TANG H, et al. Self-assembly of stem cell membrane-camouflaged nanocomplex for microRNA-mediated repair of myocardial infarction injury[J]. Biomaterials, 2020, 257:120256.

[35] LOU G, SONG X, YANG F, et al. Exosomes derived from miR-122-modified adipose tissue-derived MSCs increase chemosensitivity of hepatocellular carcinoma[J]. J Hematol Oncol, 2015, 8:122.

[36] OHNO S, TAKANASHI M, SUDO K, et al. Systemically injected exosomes targeted to EGFR deliver antitumor microRNA to breast cancer cells[J]. Mol Ther, 2013, 21(1):185-191.

[37] LIU Y, ZOU Y, FENG C, et al. Charge Conversional Biomimetic Nanocomplexes as a Multifunctional Platform for Boosting Orthotopic Glioblastoma RNAi Therapy[J]. Nano Lett, 2020, 20(3):1637-1646.

[38] WANG Y, JI X, RUAN M, et al. Worm-Like Biomimetic Nanoerythrocyte Carrying siRNA for Melanoma Gene Therapy[J]. Small, 2018, 14(47):1803002.

[39] ZHUANG J, GONG H, ZHOU J, et al. Targeted gene silencing in vivo by platelet membrane-coated metal-organic framework nanoparticles[J]. Sci Adv, 2020, 6(13):6108.
[40] WANG S, DUAN Y, ZHANG Q, et al. Drug Targeting via Platelet Membrane-Coated Nanoparticles[J]. Small Struct, 2020, 1(1):2000018.
[41] BANIZS A B, HUANG T, DRYDEN K, et al. In vitro evaluation of endothelial exosomes as carriers for small interfering ribonucleic acid delivery[J]. Int J Nanomedicine, 2014, 9:4223-4230.
[42] BRYNIARSKI K, PTAK W, JAYAKUMAR A, et al. Antigen-specific, antibody-coated, exosome-like nanovesicles deliver suppressor T-cell microRNA-150 to effector T cells to inhibit contact sensitivity [J]. J Allergy Clin Immunol, 2013, 132(1):170-181.
[43] ZHANG L, DENG S, ZHANG Y, et al. Homotypic Targeting Delivery of siRNA with Artificial Cancer Cells [J]. Adv Healthc Mater, 2020, 9(9):1900772.
[44] XU C, LIU W, HU Y, et al. Bioinspired tumor-homing nanoplatform for co-delivery of paclitaxel and siRNA-E7 to HPV-related cervical malignancies for synergistic therapy [J]. Theranostics, 2020, 10(7):3325-3339.
[45] Food and Drug Administration, Safety Testing of Human Allogeneic Cells Expanded for Use in Cell-Based Medical Products[EB/OL]. (2024-04). https://www.fda.gov/media/178113/download.
[46] 国家药品监督管理局药品审评中心 .《体外基因修饰系统药学研究与评价技术指导原则（试行）》[EB/OL]. (2022-05). https://www.cde.org.cn/zdyz/domesticinfopage?zdyzIdCODE=c8d231a6cc6aee6e6ae2e49071696dc5.
[47] Food and Drug Administration, Center for Biologics Evaluation and Research. Chemistry, Manufacturing, and Control (CMC) Information for Human Gene Therapy Investigational New Drug Applications (INDs), Guidance for Industry. [EB/OL]. (2021-01). https://www.fda.gov/vaccines-blood-biologics/guidance-compliance-regulatory-information-biologics/biologics-guidances.
[48] YANG T Y, BRAUN M, LEMBKE W, et al. Immunogenicity assessment of AAV-based gene therapies: An IQ consortium industry white paper[J]. Mol Ther Methods Clin Dev, 2022, 26:471-494.
[49] TAZAWA H, KAGAWA S, FUJIWARA T. Advances in adenovirus-mediated p53 cancer gene therapy[J]. Expert Opin Biol Ther, 2013, 13(11):1569-1583.
[50] VATTEMI E, CLAUDIO P P. Adenoviral gene therapy in head and neck cancer[J]. Drug News Perspect, 2006, 19(6):329-337.
[51] DUAN Y, BAI H, LI X, et al. Oncolytic Adenovirus H101 Synergizes with Radiation in Cervical Cancer Cells[J]. Curr Cancer Drug Targets, 2021, 21(7):619-630.
[52] TAPIA M D, SOW S O, LYKE K E, et al. Use of ChAd3-EBO-Z Ebola virus vaccine in Malian and US adults, and boosting of Malian adults with MVA-BN-Filo: a phase 1, single-blind, randomised trial, a phase 1b, open-label and double-blind, dose-escalation trial, and a nested, randomised, double-blind, placebo-controlled trial[J]. Lancet Infect Dis, 2016, 16(1):31-42.
[53] De Santis O, Audran R, Pothin E, et al. Safety and immunogenicity of a chimpanzee adenovirus-vectored Ebola vaccine in healthy adults: a randomised, double-blind, placebo-controlled, dose-finding, phase 1/2a study[J]. Lancet Infect Dis. 2016 Mar;16(3):311-320.
[54] 国家药品监督管理局药品审评中心 .《基因治疗产品非临床研究与评价技术指导原则（试行）》[EB/OL]. (2021-12). https://www.cde.org.cn/zdyz/domesticinfopage?zdyzIdCODE=3c3eef7964f7950ca9a18b9ce095088c.

[55] 国家药品监督管理局药品审评中心.《免疫细胞治疗产品临床试验技术指导原则(试行)》[EB/OL]. (2021-02). https://www.cde.org.cn/zdyz/domesticinfopage?zdyzIdCODE=cd15d9b4d5305683f507d15029e36895

[56] 国家药品监督管理局药品审评中心.《嵌合抗原受体T细胞(CAR-T)治疗产品申报上市临床风险管理计划技术指导原则》[EB/OL]. (2022-01). https://www.cde.org.cn/zdyz/domesticinfopage?zdyzIdCODE=9c18eb2d5f9bb96423052d104e80665a

[57] 国家药品监督管理局药品审评中心.《基因治疗产品长期随访临床研究技术指导原则(试行)》[EB/OL]. (2021-12). https://www.cde.org.cn/zdyz/domesticinfopage?zdyzIdCODE=948d4385437338fd7fd4919fd75f5f1a

[58] 国家药品监督管理局药品审评中心.《基因修饰细胞治疗产品非临床研究技术指导原则(试行)》[EB/OL]. (2021-11). https://www.cde.org.cn/zdyz/domesticinfopage?zdyzIdCODE=b7dfbba537d5ecc30659d715f5045acb

[59] U.S. Food and Drug Administration, Preclinical Assessment of Investigational Cellular and Gene Therapy Products: Guidance for Industry[EB/OL]. (2013-11). https://www.fda.gov/media/87564/download.

[60] U.S. Food and Drug Administration, Long Term Follow-up After Administration of Human Gene Therapy Products: Guidance for Industry[EB/OL] (2020-01). https://www.fda.gov/media/113768/download.

[61] NGUYEN G N, EVERETT J K, KAFLE S, et al. A long-term study of AAV gene therapy in dogs with hemophilia A identifies clonal expansions of transduced liver cells[J]. Nat Biotechnol, 2021, 39(1):47-55.

[62] HOWE S J, MANSOUR M R, SCHWARZWAELDER K, et al. Insertional mutagenesis combined with acquired somatic mutations causes leukemogenesis following gene therapy of SCID-X1 patients[J]. J Clin Invest, 2008, 118(9):3143-3150.

[63] OTT M G, SCHMIDT M, SCHWARZWAELDER K, et al. Correction of X-linked chronic granulomatous disease by gene therapy, augmented by insertional activation of MDS1-EVI1, PRDM16 or SETBP1[J]. Nat Med, 2006, 12(4):401-409.

[64] HACEIN-BEY-ABINA S, VON KALLE C, SCHMIDT M, et al. LMO2-associated clonal T cell proliferation in two patients after gene therapy for SCID-X1[J]. Science, 2003, 302(5644):415-419.

[65] TUCCI F, GALIMBERTI S, NALDINI L, et al. Valsecchi, M. G. & Aiuti, A. A systematic review and meta-analysis of gene therapy with hematopoietic stem and progenitor cells for monogenic disorders[J]. Nat Commun, 2022, 13(1):1315.

[66] SHAH N N, QIN H, YATES B, et al. Clonal expansion of CAR T cells harboring lentivector integration in the CBL gene following anti-CD22 CAR T-cell therapy[J]. Blood Adv, 2019, 3(15):2317-2322.

[67] RUELLA M, XU J, BARRETT D M, et al. Induction of resistance to chimeric antigen receptor T cell therapy by transduction of a single leukemic B cell[J]. Nat Med, 2018, 24(10):1499-1503.

[68] YANG S H, CHENG P H, SULLIVAN R T, et al. Lentiviral integration preferences in transgenic mice[J]. Genesis, 2008, 46(12):711-718.

[69] SHERMAN E, NOBLES C, BERRY C C, et al. INSPIIRED: A Pipeline for Quantitative Analysis of Sites of New DNA Integration in Cellular Genomes[J]. Mol Ther Methods Clin Dev, 2016, 4:39-49.

[70] BERRY C C, NOBLES C, SIX E, et al. INSPIIRED: Quantification and Visualization Tools for Analyzing Integration Site Distributions[J]. Mol Ther Methods Clin Dev, 2016, 4:17-26.

[71] BERRY C C, GILLET N A, MELAMED A, et al. Estimating abundances of retroviral insertion sites from DNA fragment length data[J]. Bioinformatics, 2012, 28(6):755-762.

[72] GIL-FARINA I, FRONZA R, KAEPPEL C, et al. Recombinant AAV Integration Is Not Associated With Hepatic Genotoxicity in Nonhuman Primates and Patients[J]. Mol Ther, 2016, 24(6):1100-1105.

[73] SCHMIDT M, SCHWARZWAELDER K, BARTHOLOMAE C, et al. High-resolution insertion-site analysis by linear amplification-mediated PCR (LAM-PCR)[J]. Nat Methods, 2007, 4(12):1051-1057.

[74] 国家药典委员会 .《中国药典》（2020 年版）[M]. 北京：中国医药科技出版社 , 2020.

[75] WARNOCK J N, DAIGRE C, AL-RUBEAI M. Introduction to viral vectors[J]. Methods Mol Biol, 2011, 737:1-25.

[76] DONAHUE R E, KESSLER S W, BODINE D, et al. Helper virus induced T cell lymphoma in nonhuman primates after retroviral mediated gene transfer[J]. J Exp Med, 1992, 176(4):1125-1135.

[77] VANIN E F, KALOSS M, BROSCIUS C, et al. Characterization of replication-competent retroviruses from nonhuman primates with virus-induced T-cell lymphomas and observations regarding the mechanism of oncogenesis[J]. J Virol, 1994, 68(7):4241-4250.

[78] PURCELL D F, BROSCIUS C M, VANIN E F, et al. An array of murine leukemia virus-related elements is transmitted and expressed in a primate recipient of retroviral gene transfer[J]. J Virol, 1996, 70(2):887-897.

[79] 国家药品监督管理局药品审评中心 .《人基因治疗研究和制剂质量控制技术指导原则》[EB/OL]. (2003-03). https://www.cde.org.cn/zdyz/domesticinfopage?zdyzIdCODE=65a2d7ba914ad1e0ccd72e6a952b0dc6.

[80] U.S. Food and Drug Administration, Testing of Retroviral Vector-Based Human Gene Therapy Products for Replication Competent Retrovirus During Product Manufacture and Patient Follow-up: Guidance for Industry[EB/OL]. (2020-01). https://www.fda.gov/media/113790/download.

[81] European Medicines Agency, Guideline on quality, non-clinical and clinical requirements for investigational advanced therapy medicinal products in clinical trials(EMA/CAT/80183/2014) [EB/OL]. https://www.ema.europa.eu/en/questions-answers-gene-therapy.

[82] BASSIN R H, TUTTLE N, FISCHINGER P J. Rapid cell culture assay technic for murine leukaemia viruses[J]. Nature, 1971, 229(5286):564-566.

[83] 孟淑芳 , 霍艳 , 侯田田 , 等 . CAR-T 细胞治疗产品质量控制检测研究及非临床研究考虑要点 [J]. 中国药事 , 2018, 32(6):829-852.

[84] SASTRY L, XU Y, JOHNSON T, et al. Certification Assays for HIV-1-Based Vectors: Frequent Passage of Gag Sequences without Evidence of Replication-Competent Viruses[J]. Mol Ther, 2003, 8(5):830-839.

[85] SASTRY L, XU Y, DUFFY L, et al. Product-enhanced reverse transcriptase assay for replication-competent retrovirus and lentivirus detection[J]. Hum Gene Ther, 2005, 16(10):1227-1236.

第九章　免疫原性评价

药物的免疫原性是指药物和（或）其代谢产物能够诱发机体自身或相关蛋白的免疫应答或免疫相关事件的能力。药物的免疫原性是生物技术药物申请临床试验和注册的重要内容。

免疫原性可以对药物的药效学、药动学、安全性和有效性产生广泛而深远的影响，因此在药物研发整个过程中都需要引起高度重视。免疫原性引起的主要问题包括中和药物的生物学活性，降低生物利用度和有效性；形成抗原抗体复合物，影响药物清除、血浆半衰期和组织分布，改变药效学、药动学参数；与内源蛋白发生交叉反应、形成免疫复合物和沉积引起可能的免疫病理变化和可能的不良反应，如抑制内源性蛋白功能、注射部位反应、变态反应和细胞因子释放综合征等，严重时甚至危及生命。

在药物研发初期，免疫原性的强弱是生物技术药物开发的决定因素之一，检测药物引起的抗体可以在一定程度上反映生物技术药物的免疫原性强弱。在临床前试验中测定与产品相关的抗药抗体，有助于对研究结果做出更加合理的解释。在生物类似药研发中，免疫原性也是作为相似度对比的重要指标之一。早期开展免疫原性研究，一方面可以较快筛选出免疫原性弱的候选药物；另一方面可以在分子水平、细胞水平、动物模型以及人体试验研究中发现和监测免疫原性诱发的毒副反应。

从监管角度来讲，免疫原性也是影响药物临床研究或者上市许可决定的风险因素之一。药物和（或）其代谢物诱发对自身或相关蛋白的免疫应答或免疫相关事件均有可能出现不必要或非预期的不良反应，有可能对患者的安全和药物的有效性造成严重的影响。因此，许多国家的监管机构均要求在临床前药理学或毒理学研究中，采用经过验证并符合免疫原性研究要求的方法对抗药抗体、细胞因子释放等进行评估。例如，我国国家食品药品监督管理局药品审评中心要求治疗性蛋白质、多肽及其衍生物以及含有此类组分的药物，其他具有潜在风险的药物均要进行免疫原性研究。美国FDA要求所有生物技术药物上市前必须提供免疫原性评价数据，以确保药物的安全性和有效性。

第一节　免疫原性产生原因及检测策略

一、免疫原性产生原因

大多数生物技术药物能够诱导免疫反应（免疫原性）。对于外源性蛋白质产品（新抗原或非自身抗原），如非人源的生物技术药物，机体可诱导免疫应答，从而产生中和抗体。这是由 T 细胞介导的免疫反应，在第一次与抗原相遇后快速发生。对人类来源的内源性蛋白质（自身抗原）的免疫反应，如人类重组 DNA 产品，导致结合抗体的产生。这种反应是由 B 细胞通过免疫耐受的破坏介导的，这种反应发展缓慢，通常在停药后消失。

因此，生物技术药物免疫原性的理论基础是基于外来性、外源性（新抗原或非自身抗原）或与自身分子（自身抗原）的相似性。在这两种情况下，都是抗体分泌 B 细胞的激活导致了免疫原性的临床表现。一般情况下，有两种方式可以产生这种免疫原性。第一种是药物中的杂质，如内毒素或生物技术药物中的变性蛋白质，可能会向 T 细胞提供“危险”信号，然后向 B 细胞发送激活信号，从而破坏 B 细胞的耐受性。该过程包含两个信号通路，第一个信号是由抗原蛋白与初始 B 细胞表面受体集合，然后蛋白质被内化、加工，并作为与 MHC Ⅱ类分子结合的肽返回细胞表面。第二个信号是由辅助性 T（Th）细胞传递，通过 T 细胞受体（TCR）与肽结合，Th 细胞识别相同抗原。B-T 细胞接触导致 B 细胞共刺激分子 CD154（CD40L）在 Th 细胞上过表达，分泌细胞因子刺激 B 细胞转化为分泌抗体的浆细胞。临床研究抗体的分析表明，这种 T 细胞依赖性抗体生成产生的 ADA 是 IgG 抗体，具有高滴度水平，且持续时间长。第二种通过 T 细胞非依赖性反应打破 B 细胞的耐受性，例如某些可以形成聚集体的生物技术药物。免疫系统可能会将这些聚集体与病毒混淆，B 细胞被激活增殖并产生自身反应性结合抗体。在 T 细胞非依赖性抗体反应中，因其绕过 Th 细胞共刺激，会导致更快速的抗体反应。这种非 T 细胞依赖性抗体产生的途径通常是由微生物和病毒来源的颗粒抗原和序列引起，具有组织结构和高度重复性的形式在病原体表面表达，经由多价方式交联抗原受体激活特异性 B 细胞。这种类型通常导致的是 IgM 抗体的产生，具有短暂性、低滴度和低特异性的特征。

总而言之，免疫系统可通过 T 细胞依赖性以及 T 细胞非依赖性的两种经典免疫反应途径产生针对生物技术药物的抗体。根据触发因素，免疫反应可以从低滴度、低亲和力、瞬时 IgM 抗体反应转化到高滴度、高亲和力反应，然后是类别转换以及 IgG 反应，这种免疫反应转变的后果可能从最小危害到严重危害，甚至危及生命。

二、影响免疫原性的因素

免疫原性的产生主要与产品因素和患者免疫状态有关。此外，药物给药途径、给药剂量、用药频率、治疗周期等，也会影响药物免疫原性发生和作用程度，需要在用药过程中进行密切观察与监测。

与产品相关的因素包括结构特性，如蛋白质序列、外源或内源性表位的存在、影响蛋白质降解的糖基化程度、抗原位点暴露和溶解度。影响免疫原性的其他与产品有关的因素包括制剂和储存、下游加工和杂质水平或污染物的存在。对于 CAR-T 类细胞治疗产品来说，其免疫原性与 CAR 结构、自杀结构域或 CAR-T 的其他组成部分中的非人类或部分人类序列有关，同时也与 CAR-T 生产过程中基因编辑步骤相关的残留病毒蛋白或其他非人类来源的蛋白质有关。对于基因治疗产品来说，其免疫原性可能来源于药物中的非人源化组分，转基因产物的过表达，基因编辑可能产生非预期的肽 / 蛋白质等，其中病毒载体类基因治疗产品更容易产生免疫原性。

几种与患者有关的因素也会影响免疫原性。患者的年龄、疾病状态、遗传特征等可能会影响中和抗体的产生，如主要组织相容性复合体（major histocompatibility complex antigen，MHC）等位基因在 T 细胞介导的反应中影响对抗原的识别，如果免疫系统受损也会降低抗体的产生。患者伴随的疾病，特别是肾脏和肝脏的疾病，也可能影响免疫原性。自身免疫性疾病使患者容易产生抗治疗蛋白的抗体。患者有无预存抗体，是否存在交叉反应抗体，也会影响免疫原性。

此外，给药剂量和给药途径也是重要的决定因素。高剂量或长时间的治疗会增加暴露，从而增加产生免疫原性的风险。如果皮下或肌内注射生物技术药物，免疫原性可能更大，而采用静脉注射和局部给药，会在一定程度上降低免疫原性。

三、免疫原性研究的基本策略

免疫原性研究主要聚焦在抗药抗体（anti-drug antibodies，ADA）的检测和表征上，应获得 ADA 的发生率、滴度、相关同种型分布、存续时间和中和能力数据。免疫原性的研究一般采用分级分析策略。①采用筛选试验检测是否存在 ADA。为了最大限度地降低假阴性结果的风险，以最大限度提高患者安全性，将样本的反应与统计确定的筛选临界点进行比较，通常临界点为具有 5% 的假阳性错误率（90% 的单侧置信下限）。信号反应低于筛选临界点的样本为 ADA 阴性。若产生信号相应大于或等于筛选临界点的样本归为“潜在阳性”样本，提交第二级测试。②二级测试为验证性试验，以确定 ADA 对生物技术药物的特异性，消除假阳性。验证性试验是在不存在或存在过量受试物的情况下分析样品，评估竞争性抑制的程度。将 1% 的假阳性错误率（80% 的单侧置信下限）设定为验证临界点，竞争抑制率低于验证临界点的样本归于阴性样本（即假阳性），不再进一步检测。对于竞争抑制率大于 2 倍临界点的样本归为反应性 ADA 真阳性，并提交进行三级准定量滴度评估。③滴度试验是指对于 ADA 阳性样本，进行特征分析以确定 ADA 的滴度和类型，并使用生物分析或配体结合分析等识别中和抗体。通常需要将药代动力学、安全性和有效性的评估结果综合考虑进行评估药物 ADA 的潜在影响。例如抗体产生对药代动力学、药效动力学、补体激活或毒性反应出现等是否存在影响。此外，临床前研究中还应关注抗体产生与免疫复合物形成和沉积相关的病理学变化。

有些情况下还需要对 ADA 进一步进行表征，如同种型和 IgG 亚型或者与相关内源性蛋白的交叉反应。在免疫原性风险识别中，细胞介导的免疫反应也很重要，应在适用的情况下考虑对其进行评估。如果观察到临床相关的免疫反应，应对其潜在机制进行研究，并确定关键的影响因素。这些研究有助于制定和实施控制和缓解策略，包括修改产品处方和筛查高风险患者。

由于生物技术药物的成分可能存在种属差异，基于动物试验的免疫原性研究数据不一定能预测人类的免疫反应。但是美国FDA建议，在非临床研究中进行免疫原性评价仍然具有一定意义。免疫原性相关的反应可导致非临床研究结果复杂化并难以解释，因此免疫原性研究可以作为临床前毒理学研究的重要补充信息。

对于新型生物技术药物产品，建议考虑将新技术（如新兴的生物信息学、体外和体内新模型）用于开发过程中。随着免疫缺陷型小鼠模型构建技术的发展，将人的造血细胞、淋巴细胞或组织移植入免疫缺陷型小鼠体内，可建立具有人免疫系统的小鼠（即免疫系统人源化小鼠），利用免疫系统人源化小鼠可开展人类造血功能、先天性和适应性免疫、自身免疫、免疫原性研究、细胞因子风暴等领域的研究。但由于人类免疫细胞和小鼠微环境之间存在物种屏障，人源化小鼠只能部分重构人体免疫功能，通过遗传操作技术将人类免疫调控相关基因转到免疫缺陷小鼠体内，对其微环境进行改造，可能是未来人源化小鼠应用于药物安全性评价的方向。此外，对于细胞因子释放综合征、自身免疫反应等免疫相关不良反应，应在药物的开发早期进行风险评估。除了常规的动物体内毒性试验中进行细胞因子相关检测外，应进行体外细胞因子释放试验。

四、免疫原性的检测方法

随着生物技术的快速发展，出现了许多新型生物技术药物品种和生物类似药，评估其免疫原性变得越来越重要。根据监管要求，每种生物类似药的开发过程中都会评估免疫原性，并且上市后监管机构也会对其进行安全性检测。然而，真实世界的临床实践中ADA测定并不常见，因为考虑到产品或疾病状态，ADA的发生水平较低，或者呈短暂性，并不总是转化为负面的临床结果，血药谷浓度（trough level，TL）的测定可能有助于评估免疫原性对临床结果的影响。因此，在真实世界环境中（缺乏任何对照组），采用ADA和（或）TL的测量可以为药物不良事件（adverse events，AE）和治疗的疗效损失（loss of efficacy，LOE）提供解释的客观数据。此外，生物技术药物的实际应用中还需要考虑联合用药对免疫原性的影响，如英夫利息单抗和利妥昔单抗，通常与甲氨蝶呤同时使用，这会限制潜在的免疫原性反应。

目前ADA检测方法有很多，如传统的桥连ELISA法、间接ELISA法、放射免疫沉淀法，以及酶联免疫斑点法、免疫PCR法、细胞增殖试验、表面等离子共振法、电化学发光法、生物薄膜干涉法等新检测方法。随着试验灵敏度增加，同传统分析方法相比，这些新检测方法的免疫原性检出率更高。例如，生物薄膜干涉法通过生物传感器与药物耦联，再加样本，具有液相法、高通量、自动化的优点，不需使用酶标记抗体，能检测到不同亲和力的抗体和各亚型抗体，无种属特异性。电化学发光法可检测各种抗体亚型，无种属特异性，具有高通量、高灵敏度的特点等。目前，行业标准是使用MSD电化学发光免疫测定法（ECLIA）。监管机构倾向于将ADA值表示为滴度，即能产生阳性结果的最大稀释度的倒数，而不是绝对浓度。因为绝对浓度需要使用阳性对照的标准曲线中的数据进行插值，这些数据可能无法反映患者样本中的抗体结构、亲和力和特异性。当缺乏标准曲线时，测定取决于临界值的建立，以确定ADA的状态（如阴性或阳性）。如果测定的灵敏度不够，则检测可能会低估ADA的发生率。同样需要注意的是，在不同测定中灵敏度可能存在较大的差异。因此，监管机构不建议在没有PK/PD和安全结果的情况下，仅仅从ADA发病率得出结论，甚至也不建议比较使用不同分析方法获得的两种分析结果。

除了灵敏度外，ECLIA和其他新的方法也因其能提高药物耐受性而受到青睐。测定的药物耐受性是指患者样品中的游离药物不干扰ADA测定能力的最高浓度。这种干扰可能会导致低估ADA的存量，从而低估风险。在过去的研究中常见低药物耐受值，这导致了相当多的研究样本被标记为不确定。事实上，Wang等审查了美国FDA在2005—2011年间批准的28种生物制品中，发现超过50%的生物制品的药物耐受水平低于其稳态药物浓度。因此，这些数据可能是没有应用价值，无法准确推断ADA的意义。

除了常用的上述ADA检测方法，对于具有特殊属性的生物技术药物，还应考虑针对产品特性开发产品特异性的检测方法。尤其是现代生物治疗的多样性和结构复杂性不断增加，因此ADA分析设计也需要不断发展，以支持免疫原性评估。比如，小肽疗法、基于毒素的疗法和融合蛋白等，特别是与重复聚合物（如聚乙二醇）耦联的融合蛋白，因其单体结构单元可能形成分子内桥接，因此不太适合桥接分析设计进行血清ADA测试。有研究者优化直接结合测定系统，制备了重组蛋白A/G的SULFO-TAG标记缀合物，生产一种灵敏的电化学发光二级检测试剂，该试剂对许多物种的抗体具有广泛的反应性。并且，结合使用Chon阻断剂以降低血清基质非特异性结合，使用生物治疗涂层和无涂层井中的信号响应率作为数据转化策略来识别生物异常值。该直接结合分析设计策略灵敏、操作简单，无需多种物种特异性检测试剂，适用于测试缺乏免疫球蛋白Fc结构域的多种生物治疗药物。

目前在免疫原性分析方面存在的主要问题：生物技术药物的质量分析不如小分子检测那么灵敏和精确，因此很难分析杂质。样本采集的时间也可能影响检测结果，免疫原性通常在较长时间治疗后形成。没有单一的技术可以完全准确预测生物技术药物的免疫原性。不同实验室使用的生物检测方法不仅取决于抗体水平的测定方法，还取决于报告结果的方式。如果没有国际标准化的分析程序和数据呈现形式，比对不同研究和不同实验室之间的分析结果将面临巨大困难和挑战。

五、免疫原性的预测探索研究

近年来，为了在药物研发的早期阶段能够预测探索免疫原性和进行产品优化降低药物免疫原性，开发了许多新的研究方法和工具，如计算机虚拟预测技术、体外新模型、转基因动物模型等。通过这些研究，可以在早期进行筛选和比较不同产品的“相对”免疫原性，选择最佳候选药物；同时，采用人源化、去免疫原性等技术手段，对候选药物进行不断优化和改良。

在计算机虚拟预测中，可以基于生物信息学和人类白细胞抗原（human leukocyte antigen，HLA）数据库，筛选T细胞表位，进行早期发现和探索，但该模型也可能存在过度预测的情况。在体外模型研究中，可以采用测定合成的多肽片段库与HLA（MHC class Ⅱ）亲和力进行评分预测；也可以使用人外周血单核细胞（peripheral blood mononuclear cell，PBMC）模拟体内途径，测定人免疫细胞的应答，进行预测。在临床前动物试验研究中，也可以考虑采用HLA转基因小鼠或人源化SCID-SID-NSG小鼠等动物模型，最大限度地模拟完整或部分的人免疫系统，进行免疫原性研究，具有较高的预测价值，但该方法十分昂贵、通量有限，一般可用于后期的药物优化和选择。

对于新型技术产品和更复杂的药物设计，在早期发现阶段使用计算机预测工具是非常有价值的，而且这些模型也在不断优化和完善，例如EpiVax的软件和数据库。使用计算机虚拟预测可以更好地对一组主要分子进行排序，之后可以使用体外T细胞分析对前2 ~ 3名候选分子进行测试，以了解人免疫原性的潜力。随着人工智能技术的发展，研究者从免疫表位数据库中检索到定量Ⅰ类HLA肽结合数据和定性免疫原性数据（包括T细胞活化分析、MHC结合分析和MHC配体洗脱分析产生的数据），将加权HLA肽结合网络和免疫原性网络集成到由卷积神经网络和注意力机制组成的基于网络的深度学习算法中，开发成一种新的深度学习方法（DeepNetBim）。该联合模型作为一种泛特定表位预测工具，可以利用HLA肽结合和免疫原性信息来预测HLA肽的相互作用。

其他预测免疫原性潜力的方法还包括检测蛋白质序列的可靠性（翻译后糖基化、脱酰胺、异构化和氧化等）和体外稳定性。当评估一种生物技术药物的免疫原性风险时，应该主要集中在药物分子的工程设计上。融合分子可在融合连接处形成新表位，具有免疫原性。许多生产相关的因素也可以影响免疫原性，如聚集和分子不稳定性（如剪切）、氧化和糖基化，但目前还没有体外试验能够预测此类情况引起的人免疫原性。

在ADA的临床发生率预测方面，目前也缺少更为可靠的方法，包括各种计算机方法和体外人体T细胞反应性检测。动物的免疫原性评估并不能预测ADA的临床发生率，即使在应用人转基因模型时也是如此。针对非冗余的跨物种保守内源性蛋白质的ADA在动物体内可能会产生严重的病理学改变，并可能用于预测人类。在这种情况下，临床前免疫原性的评估可以用来预测临床上潜在的不良事件，可以考虑通过用抗体或其他抑制剂阻断内源性蛋白研究动物体内的这种潜力。

六、免疫原性研究相关指导原则

（一）欧洲药品管理局

2017年12月，欧洲药品管理局修订并颁布了新版《治疗性蛋白质免疫原性评价指导原则》。该指导原则对免疫原性测定提出了更具体的要求，以及如何对免疫原性临床意义进行综合分析。在不同产品之间，不同个体之间，免疫原性的风险都有所不同。为了更好地进行风险评估，该指导原则总结了需要考虑的各类问题，免疫原性的多学科综述，包括在上市许可申请中的风险评估。允许对基于风险的免疫原性方法进行论证，这意味可以根据具体产品免疫原性的风险及其潜在或观察到的后果的严重性合理确定免疫原性研究的范围和类型。

从监管的角度来看，由于人与动物免疫系统之间的差异以及人类蛋白质在动物中的免疫原性，目前认为动物研究对人体内生物技术药物的免疫原性评估的预测价值较低。适当的筛选和确证性分析方法的发展以测量针对治疗性蛋白质的免疫应答是评估免疫原性的基础。申请人需要证明 ADA 测定可用于确证 ADA 的临床相关性。免疫原性研究的目的是研究针对治疗性蛋白质的免疫反应及其临床影响。因此，对免疫原性的评估应基于对免疫学、药代动力学、药效学以及临床疗效和安全性数据的综合分析。免疫原性问题应在风险管理计划（risk management plan，RMP）中进一步解决。

考虑到该指南的范围很广，因此建议必须根据具体情况进行调整，以适应某些具体产品的开发计划。申请人应考虑是否有可能从 EMA 或国家主管部门寻求科学建议。

（二）美国 FDA

2019 年 1 月，美国 FDA 颁布《治疗性蛋白产品的免疫原性检测》的行业指南。该指南所提供的建议是为了指导行业进行免疫原性检测方法的开发和验证，以用于临床试验中治疗性蛋白产品的免疫原性评估。具体来说，该指南涉及抗体筛选、确证、滴度和中和活性方法的开发和验证，可用于一种或多种 ADA 的检测。该指南也可能适用于某些多肽、寡核苷酸和联用产品。对于细胞和基因治疗产品也可以参考和借鉴该指南的建议。

机体对治疗性蛋白产品的免疫应答可能会影响该产品的药代动力学、药效学、安全性及有效性。受试者免疫应答的临床反应是高度可变的，可能对受试者健康完全没有影响，也可能带来极其严重的结果。ADA 的检测及对 ADA 形成过程的分析有助于了解潜在的免疫应答。在临床试验中观察到的相关免疫应答的信息，特别是 ADA 发生率及 ADA 应答对治疗性蛋白产品药代动力学、药效学、安全性和有效性的影响，对于任何治疗性蛋白产品开发都是至关重要的。因此，一套有效、灵敏且兼具专属性和选择性的用于测量 ADA 的检测方法的开发是蛋白类产品及含蛋白产品研发的关键环节。该指南详细阐述了 ADA 的检测方法，不同产品间 ADA 发生率的局限性，检测方法的局限性，临界值、灵敏度、特异性、选择性、精密度、重现性、稳定性的确定，筛选方法、确证方法、滴度方法、中和活性方法的开发和验证，以及 eCTD 免疫原性总结报告的撰写要求等。

（三）药品注册的国际技术要求

1997 年，药品注册的国际技术要求（International Council for Harmonisation of Technical Requirements for Pharmaceuticals for Human Use，ICH）颁布了《生物技术药物的非临床安全性评价指南》，2011 年 ICH 根据 S6 发布后取得的科学进步和获得的新的经验对 S6 进行更新并发布了 S6（R1）第 4 阶段的版本。

该指南明确了生物技术药物定义范围，包括（但不限于）细胞因子、融合蛋白、酶、受体、激素、单克隆抗体等。指南指出，许多人用生物技术药物对动物都有免疫原性。因此应详细记录抗体产生情况，如抗体滴度、动物数、中和或非中和性质。此外，免疫原性研究应与任何可能的药理学和（或）毒理学资料相关联地进行分析，应该全面考虑抗体形成后对PK/PD参数、不良反应发生率以及严重程度、补体激活或新的毒性作用出现的影响。应特别评估免疫复合物形成和沉积带来的病理变化。对ADA的检测也是生物技术药物在临床前安全性评价中的重要部分。

（四）我国免疫原性研究的指导原则

2015年，国家药品监督管理局药品审评中心（Center for Drug Evaluation，CDE）颁布了《生物类似药研究与评价技术指导原则（试行）》。生物类似药物免疫原性的非临床研究评价采用的技术和方法应尽可能与参照药物所用一致，如采用其他相似方法，还应进行验证。抗体的检测包括筛选、确证、定量和定性，并研究与剂量和时间的相关性。必要时应对所产生的抗体进行交叉反应测定，对有差异的还应当分析其产生的原因。

2017年12月，CDE颁布了《细胞治疗产品研究与评价技术指导原则（试行）》。该指导原则的安全性研究评价部分中提及，细胞治疗产品或细胞分泌产物需要研究其潜在的免疫原性，免疫原性研究可参考最新版技术研究指导原则；此外，还需关注细胞治疗产品诱导产生的免疫毒性。

2020年7月，CDE颁布了《免疫细胞治疗产品临床试验技术指导原则（征求意见稿）》。该指导原则中提及免疫细胞治疗产品的特性时，指出免疫细胞治疗产品不良反应的发生率、持续时间和严重性、细胞在人体内增殖存活和免疫原性存在不确定性。因而，临床试验设计的药代动力学和药效学研究中提及，由于监测技术的快速发展，申请人应利用科学合理的药代动力学评估方法，监测细胞活力、增殖/分化、致瘤性、免疫原性、体内分布、异位灶、组织嗜性/迁移以及细胞/产品预期存活期内的功能等。此外，在临床试验结束后的研究中，申请人也需要对临床试验期间接受治疗的所有受试者进行适当的长期随访，关注产品在体内的持续存在时间、转基因表达时间（如有）、是否有致瘤性、免疫原性等。

2020年8月，CDE颁布了《人源性干细胞及其衍生细胞治疗产品临床试验技术指导原则（征求意见稿）》。该指导原则指出，由于干细胞相关产品长期存活及持久性作用的不确定性，申请人应对临床试验期间接受治疗的所有受试者进行适当的长期随访。建议申请人在完成临床试验方案设定的访视后，继续关注产品在受试者体内的持续存在时间、免疫原性等。

2020年8月，CDE颁布了《药物免疫原性研究技术指导原则（征求意见稿）》。该指导原则提及，免疫原性研究主要聚焦在ADA的检测和表征上，应获得ADA的发生率、滴度、存续时间和中和能力数据。该指导原则还介绍了ADA检测的相关内容，包括试验设计考虑、方法学开发与验证、试验内容等。

2021年3月，CDE颁布了《药物免疫原性研究技术指导原则》，与征求意见稿不同之处包含以下几点：①检测策略中补充了特殊类型抗体的检测，如黏膜途径给药时，需要考虑 IgA 抗体的检测；凝血因子Ⅷ所致的免疫反应，可能涉及 IgG_4 抗体的检测。②滴度试验中建议采用 0.1% 的假阳性率设定滴度临界值。③在判定是否产生了真正的中和活性中，需考虑的因素增加了考虑样本中是否存在药物，尤其是半衰期较长的药物。④在免疫原性多层级检测策略中在筛选试验中增加了不同类型的免疫蛋白；第三级设定为滴度试验、中和活性试验和基于风险进行合适的表征研究，并且将临床标志物检测（包括 PK、PD）以及患者临床应答的评估删除，修订为最终的基于风险评估的滴度检测。⑤阴性对照增加了具体的要求，要求至少 10 例代表性未给药个体基质的混合物。⑥确证临界值只是建议确定试验与筛选临界值确定试验在同一个分析批或分析板上进行。补充了如果确证试验采用的方法或平台不同时的情况下如何操作的要求，即确证临界值应在独立的分析批中参考上述方法进行构建。⑦精密度的要求中，补充了对批内精密度和批间精密度的要求，即批内精密度至少含有 3 套独立配制的滴度阳性对照样品进行评估，批间精密度至少 3 个分析批和至少 9 套滴度阳性对照品进行评估。⑧方法学验证的选择性评估中，补充了可能需要特殊考虑的因素，即需要考察溶血或高脂对样本检测的影响。⑨体外细胞因子释放试验的建议检测的项目删减了 IL-8，增加了 IL-10。总之，该指导原则对征求意见稿中的多个关注点进行了更明确的规定，这有助于药物研发者更好地遵循法规及指导原则执行药物的免疫原性评价。

综上所述，随着生物技术药物的快速发展，尤其是近年来不断出现的新型细胞治疗类药物和基因治疗产品，给药物的免疫原性评价带来新的挑战。在药物的开发中，一方面应尽量选择免疫原性潜在风险较小的候选药物；另一方面应探索如何减少和控制在临床研发中观察到的免疫原性的不良影响。由于现有的实验室检测方法不足以预测生物技术药物的生物学和临床特性，甚至不足以比较它们的生物等效性，因此情况更加复杂。不同研究结果的比较由于分析检测的可变性、数据呈现和缺乏标准化而变得复杂。如何优化检测技术、实现评价方法的规范化和标准化、提高动物模型的预测性是未来免疫原性评价亟待解决的问题。免疫原性与药物安全性和有效性之间的关联依赖于临床前和临床研究中对于 ADA 的客观检测和表征。因此，在细胞和基因治疗产品等生物技术药物的免疫原性评价中，应充分考虑到方法的适应性，设计有效可行的检测方法，以产生高质量的 ADA 数据，并结合药代动力学、安全性和有效性等数据进行综合判定，从而更好地了解和预测免疫原性对毒性或疗效可能产生的影响。

第二节　干细胞、CAR–T 细胞的免疫原性

一、干细胞产品的免疫原性

免疫原性可能是影响干细胞治疗性产品研发成功的主要障碍。与患者不匹配的 HLA 细胞可能被宿主的免疫系统识别为外源性细胞，从而受到免疫监视。除了在治疗

生效前被破坏以外，随后诱发的炎症反应也可能会对患者有害。T 细胞的免疫原性受到多种因素影响，包括同基因治疗（syngeneic therapies）与同种异体基因治疗（allogeneic therapies）、给药部位（可能存在免疫豁免或非免疫豁免，以及疾病期间免疫豁免的丧失）、细胞成熟状态、重复给药的需要、疾病的免疫学基础以及衰老的免疫系统。对于从自体细胞中获得的干细胞而言，免疫排斥的风险较低。然而，这些细胞也可能已经暴露在培养环境和选择性压力下。例如，自体诱导多能干细胞生产过程中发生的强制基因表达（forced gene expression），理论上可能改变其诱导宿主免疫反应的能力。因此，必须明确界定这些培养条件，并了解由此产生的影响。例如，据报道正常人血清中含抗唾液酸衍生物 Neu5Gc 的抗体，这种抗体存在于除人以外的大多数哺乳动物细胞中，可以介导在辐射小鼠胚胎成纤维细胞培养层上生长的人胚胎干细胞的裂解。其他培养基成分也与移植物诱导的免疫反应有关。在一项间充质干细胞治疗儿童成骨不全症的临床试验中，一名受试者产生了抗胎牛血清抗体。这些抗体很有可能是针对细胞培养基中的成分而产生的，并且在重复给药后导致受试者出现全身性发热的反应。该名受试者是唯一没有显示出骨骼加速生长的，因此意外的免疫反应可能使得治疗效果减弱，而培养条件的改变则可以解决这个问题。

人们普遍认为，同种异体干细胞疗法能够避免和（或）极大地抑制大多数的排斥反应。也就是说，这个概念暗示了干细胞治疗不能激活先天性免疫应答或诱导适应性免疫应答，即细胞（T 细胞）或体液（B 细胞 / 抗体）免疫反应。通常情况下，两个无关个体之间的组织器官移植几乎总是会导致移植物排斥反应，除非采用免疫疗法控制免疫反应。排斥反应是由于不同移植物抗原多态性位点的等位基因差异引起的，比如 ABO 血型抗原、HLA/MHC 和次要组织相容性复合体（minor histocompatibility complex，mHC）等。抗同种异体基因反应仍然是造血干细胞移植治疗成功的威胁。最近已经发表的体内和体外数据改变了人们对于免疫豁免的最初看法，并越来越广泛地接受宿主诱导的免疫反应可能限制干细胞的治疗效应。

（一）ESC 的免疫原性

大多数已发表的数据表明，诱发产生免疫反应的多能干细胞都是未分化的 ESC 及其早期分化衍生物。因此，这些细胞在免疫学上尚未成熟，所以不能真正反映出完全分化产物在原位可能遇到的潜在严重排斥。hESC 表达 ABO 血型抗原和 MHC Ⅰ类抗原，而缺乏 MHC Ⅱ类抗原和共刺激分子。因此，当移植到宿主体内时，hESC 表达的标记应该能够识别它们是“外源性的”。ABO 血型抗原和 MHC Ⅰ类抗原表达水平是可变的，并且这似乎取决于细胞的类型和细胞的成熟状态。由于干扰素可诱导 MHC Ⅰ类抗原的表达，因此在没有免疫抑制疗法的情况下，hESC 移植到局部或全身炎症的区域，这可能会增加免疫排斥的风险。值得注意的是，hESC 缺乏 MHC Ⅱ类抗原和共刺激分子，这可能表明 hESC 不能通过直接抗原呈递而刺激 T 细胞增殖，但这并不等同于其具有免疫豁免或免疫调节作用，它只能证明未分化细胞不是专业的抗原呈递细胞。总之，不同产品具有不同的特点。hESC 衍生的产品也可能表达 mHC。尽管试验数据有限，并且 mHC 也不如 MHC 重要，但 mHC 也可以诱发异体移植排斥反应。在细胞替代疗法的模型中，将 ESC 注射到同种异体免疫功能小鼠的心肌中，可导致强烈的炎症反应，免疫系统的初级免疫和获得性免疫都会诱导炎性细胞细胞浸润，并且当植入细胞分化时反应增强，这就支持了 ESC 是免疫排斥的靶点。因此，尽管 hESC 可以作为新出现的细胞和组织替代策略的通用细胞源，但是 hESC 衍生物的免疫排斥反应仍然是一个未解决的问题。

研究者对人类胚胎干细胞和 HLA Ⅰ类敲除（$hESC^{KD}$）的衍生细胞系的排斥反应机制进行了研究。hESC 为 HLA Ⅰ类分子表达阳性，但是对于 HLA Ⅱ类分子和共刺激分子表达均为阴性。研究者将原始人胚胎干细胞移植到具有免疫活性的 Balb/c 小鼠中，诱导了大量的 Th1 型和 Th2 型细胞因子，细胞出现迅速死亡。但是，人胚胎干细胞在免疫缺陷的 SCID Beige 小鼠中则能存活。组织学检查发现诱发的免疫反应主要是巨噬细胞和 T 细胞，只有少量的 NK 细胞。血清检测到针对 hESC Ⅰ类抗原而不是Ⅱ抗原的 hESC 特异性抗体水平增高。采用 HLA Ⅰ类分子 RNA 干扰和体内技术，$hESC^{KD}$ 细胞表面的 HLA Ⅰ类抗原表达降低了 88% ~ 99%。将 $hESC^{KD}$ 细胞移植到 Balb/c 小鼠后，T 细胞活化显著减少，抗体产生也显著降低，移植细胞周围的免疫细胞浸润减少，这使得 $hESC^{KD}$ 细胞的存活时间延长。因为 NK 细胞配体的表达水平较低，因此原始 hESC 和 $hESC^{KD}$ 细胞的 NK 易感性可以忽略。该研究证实了 T 细胞对 HLA Ⅰ类分子的识别可能是 hESC 识别后诱导免疫排斥的主要机制，T 细胞、巨噬细胞和 hESC 特异性抗体参与了 hESC 的免疫排斥反应。

（二）MSC 的免疫原性

目前，MSC 是最全面地进行了免疫原性评估的干细胞治疗产品。MSC 通过多种作用机制表现出明显的免疫调节活性，包括通过直接的细胞相互作用和可溶性因子作用降低表面标志物的表达。这种免疫调节的靶点涉及树突状细胞、Treg 细胞、NK 细胞、Th 细胞分化、B 细胞 / 浆细胞活化和抗体产生。虽然 MSC 可以通过多种机制显示出明显的免疫调节活性，但是并不能直接解释体内的情况。将同种异体 MSC 注射到具有免疫能力的动物体内时，可产生一定的免疫原性，尤其是诱导产生抗异源 MSC 抗体。MSC 在某些研究中的免疫反应较弱，但是在另一些研究中却表现出较强的免疫原性，并且对随后的重复给药敏感。尽管 MSC 具有在体内启动细胞免疫和体液免疫反应的能力，但在某些情况下，与其他同种异体细胞相比，这些反应可能会明显减弱。这很可能是由于细胞本身固有的抗炎和免疫调节特性，并且可能延迟排斥反应的时间，从而提供了治疗益处的窗口。IFN-γ 刺激 MSC 后可上调 MHC Ⅰ类和 MHC Ⅱ类分子，并且在体内环境中导致了 MSC 的排斥。因此，在局部炎症或组织损伤的情况下，免疫原性和排斥可能成为 MSC 成功治疗局部炎症或组织损伤的阻碍。然而，与之相反，MSC 暴露于某些炎症信号（包括高 IFN-γ）可增强其对 T 细胞、单核细胞 / 巨噬细胞和树突状细胞的抑制作用。这些明显矛盾的数据突出了免疫相互作用的复杂性；一个反应可能会导致有益的免疫抑制，但也可能增加细胞对免疫排斥的灵敏度。此外，一旦导入体内，MSC 分泌的细胞因子也可能与体外观察到的不同，或者细胞因子的浓度不同。因此，MSC 细胞免疫豁免的体外数据可能不会转化为体内的真实情况。

（三）iPSC 的免疫原性

研究发现四个转录因子的异位表达可以将体细胞重编程为多能状态，这个惊人的发现为人类疾病和再生医学的研究开辟了新的途径。科学家们立刻意识到，这些 iPSC 是一种潜在的自体细胞疗法的潜在来源，可以避免与同种异体来源（如人胚胎干细胞或捐赠组织）相关的免疫原性问题。尽管一些前瞻性的研究评论已经讨论自体 iPSC 衍生细胞可能也具有免疫原性，但是直到最近才真正引起科学家们广泛的注意。

为了评估和预防 iPSC 的免疫原性，最重要的就是认识其产生免疫原性的潜在原因。iPSC 具有免疫原性的主要原因有 4 个。

1. *在体外诱导的 iPSC 细胞不成熟*　一直以来，将多能干细胞定向分化成为成熟细胞类型是再生医学领域面临的重大挑战。迄今为止，许多人类细胞类型只能在体外分化为不成熟的表型，包括心肌细胞、造血干细胞、肝细胞和胰腺 P 细胞。不成熟的表型会给免疫应答反应带来两种风险。第一种就是 I 类 MHC（MHC I）表达低。尽管 iPSC 细胞的分化可致 MHC I 类抗原表达水平升高，但它们仍未能达到成年组织细胞的水平，而 NK 细胞靶向杀伤 MHC I 表达水平较低的细胞。在小鼠模型中，早期的自体 iPSC 治疗镰刀状红细胞贫血的验证研究需要反复给予 NK 细胞抗体，以增强造血祖细胞的植入。因为，这些祖细胞的低 MHC I 表达可能触发了 NK 细胞攻击，从而限制了植入。不成熟表型的另一个风险是胚胎或胎儿蛋白的表达。这些抗原可能在免疫系统发育成熟期间不存在，无法在胸腺中进行阴性选择，从而使它们容易受到 T 细胞攻击。这种可能性已经在癌症中得到了证实，即癌症会导致重新表达这些胚胎或胎儿抗原，从而诱发免疫系统靶向作用。

2. *重新编码或适应培养条件而引起的遗传和表观遗传变化*　最近的研究表明，对多能性的重编码是不完整的，iPSC 携带着对其起源组织的表观遗传记忆，从而影响基因表达并限制分化潜能。也有报道说，重编码过程在编码区中引起遗传突变。例如，与亲代成纤维细胞相比，9 个人的 iPSC 细胞系中发现了胞嘧啶磷酸鸟嘌呤岛岸的显著高甲基化或低甲基化。在另一项研究中，据报道 iPSC 除了表观遗传学修饰外，还获得了遗传修饰。使用 5 种不同方法重新编程的 22 个 iPSC 细胞系，每个系在采样区域平均包含 5 个蛋白质编码点突变（每个外显子组估计有 6 个蛋白质编码点突变）。这些突变中的大多数是非同义突变、无义突变或剪接变体，并且是具有致癌作用的基因或富含突变。这些与重新编程相关的突变中，至少有一半以低丰度预先存储于成纤维细胞祖细胞中，而其余的发生在重编程期间或之后。此外，研究表明，早期传代的 iPSC 保留了其来源体细胞的短暂表观遗传记忆，表现为第一代的差异基因表达和分化能力的改变。因此，通过成年小鼠组织的重编程获得的低传代 iPSC 具有其来源体细胞组织的残余 DNA 甲基化特征，这有利于其沿着与供体细胞相关的谱系分化，同时限制了替代细胞命运。这些数据提示培养的 iPSC 存在表观遗传学修饰，这些修饰可能使细胞对免疫识别和排斥敏感。因此，从理论上讲，表观遗传和遗传异常均可导致自体 iPSC 的免疫原性。当 iPSC 分化为其他细胞类型时，起源细胞类型的表观遗传记忆可能会导致表面抗原表达异常。同样，由于基因突变引起的细胞表面蛋白的变化也可以诱导免疫反应。此外，体外培养本身已经被证明会导致 iPSC 的遗传不稳定，最常见的是染色体扩增，包括拷贝数变异。这些基因异常不仅会导致免疫原性，而且还可能会导致致癌性。

3. 使用异种或非生理性培养试剂培养 iPSC 及其分化后代　Martin 等证明了使用异种培养试剂的危险，研究发现 hESC 从小鼠细胞饲养层和动物血清培养基中吸收了非人类唾液酸 N- 羟乙酰神经氨酸（Neu5Gc）。这是一种风险，因为人类有抗 Neu5Gc 的循环抗体。此后，数个小组已经开发出非异种培养条件以减少或消除 Neu5Gc 的表达。但是，这些方法成本高昂，并且在技术上具有挑战性。最近的文献报道，含有高水平抗坏血酸的非异种培养基可诱导 CD30 的表观遗传激活。作为一种细胞表面抗原，CD30 是恶性转化细胞的生物标志物。这表明该风险不仅限于异种培养试剂，应测试新培养基制剂对于培养细胞的生物学影响，包括异常表面抗原的表达。

4. 基因修复，以使得缺失或功能异常蛋白恢复正常表达　遗传性疾病可能适用 iPSC 衍生细胞治疗，但前提是必须纠正这些细胞的潜在突变。但是，正因为患者免疫系统从未接触过这些蛋白表达，或仅仅接触过呈截短形式的蛋白表达，所以 iPSC 可能会引发免疫反应。这种风险在溶酶体贮积性疾病以及血友病 A 和 B 的酶替代疗法的临床应用中很明显，产生的中和抗体可能会限制治疗效果。

此外，还有其他的一些可能原因，比如移植细胞死亡所导致的急性炎症反应，随后释放细胞内蛋白，从而触发适应性免疫反应。研究者还发现 iPSC 衍生的移植细胞的免疫反应也依赖于移植部位的免疫环境。在他们的研究中，同基因 iPSC 及其分化的肝细胞在肾包膜下存活，但在皮下或肌肉内移植时被免疫排斥。因而推测肾移植物耐受是由于微环境中缺乏功能性抗原呈递细胞，事实上，当成熟的树突状细胞被共同移植时，iPSC 衍生的移植物被排斥。

（四）iPSC 免疫原性的临床前评估

临床前 iPSC 的免疫原性评估可通过体外和体内试验评估其潜在的细胞和体液免疫反应。这些方法包括混合淋巴细胞反应（mixed lymphocyte reaction，MLR）、羧荧光素二乙酸酯琥珀酰亚胺酯（carboxy fluorescein diacetate succinimidyl ester，CFSE）和酶联免疫吸附斑点（enzyme-linked immunospot assay，ELISPOT）检测。在 MLR 测定中，来自移植受体的外周血单核细胞充当应答者，与供体刺激细胞（如 iPSC 衍生细胞）共同培养，并通过 ^{3}H 胸腺嘧啶核苷掺入测定 T 细胞的增殖。T 细胞增殖也可以通过 CFSE 方法进行分析。CFSE 是一种可被动扩散到细胞内，并与细胞内蛋白质结合的染料。细胞分裂后，每个子细胞均接受等量的 CFSE，从而使通过 FACS 测量的荧光强度减半。基于荧光强度的下降，可以确定细胞分裂的数目，并因此确定增殖的量度。IFN-y ELISPOT 分析是移植后监测 T 细胞反应性的重要工具，也可用于移植前免疫风险评估。其他体外免疫原性测定法可测量 iPSC 衍生细胞分泌的细胞因子和趋化因子，这些细胞因子和趋化因子可能会影响宿主在移植后产生的细胞免疫应答。Okamura 等采用未分化的 hESC 和 hESC 来源的少突胶质前体细胞培养上清液，以评估可溶性免疫调节因子。此外，基于流体的组合抗体谱分析方法（如市售的 BD 公司的 FACSTM CAP），可进一步提供 iPSC 衍生的细胞和组织的体外表征，用于评估潜在的体液免疫应答。

由于体外免疫试验不能完全再现细胞移植物的体内反应，因此还应根据临床意义进行体内试验。免疫缺陷小鼠模型以及具有免疫能力的小鼠模型已被用于评估同基因和同种异体基因宿主对 ESC 以及其衍生物的免疫反应。例如，Guha 等通过 CFSE 分析和评估了 iPSC 衍生的细胞是否对次级免疫反应敏感。从同系和同种异源 iPSC 衍生的细胞移植受者的脾脏中分离 T 细胞，并通过 CFSE 分析它们的体外增殖情况。结果显示，同系 iPSC 衍生的细胞对 T 细胞增殖的反应水平非常低，而对同种异源 iPSC 衍生细胞的反应水平却非常高。此外，体内对 iPSC 衍生细胞或组织的细胞免疫反应也可通过体外 T 细胞毒性试验进行分析。T 细胞是从移植受体的脾脏中分离出来的，它可以是同基因宿主（对于小鼠 iPSC）或人源化免疫缺陷小鼠（对于人 iPSC）。将这些 T 细胞与 iPSC 来源的细胞或组织共培养，以确定分离的 T 细胞是否能直接杀伤膜联蛋白标记的 iPSC 衍生细胞。另一种评估移植细胞的体内免疫原性的方法是生物发光成像。该方法可显示，移植到具有免疫能力的小鼠体内的异种 hESC 在初次注射后仅存活 7 ~ 10 天，而重复注射后仅存活 3 天。

总之，免疫原性和免疫毒性仍然是细胞治疗需要解决的重要问题，但在临床前很难解决。将临床产品注射到免疫能力强的动物是一种异种注射，所产生的任何反应都可能无法反映临床的真实情况。人源化小鼠模型可能是一种替代方法，但是，任何模型都存在局限性，人源化小鼠模型的局限性在于小鼠中表达人类主要和次要组织相容性的多样性有限，这影响该动物模型的实用性。许多体内研究都是在免疫受损或免疫抑制的动物疾病模型中进行的，这些动物模型因为免疫功能受损或免疫抑制，从而无法评估免疫反应。因此，在可行的情况下至少应在体外进行模拟，并根据具体情况具体分析考虑进行体内动物疾病研究。总之，尽管没有一种疾病模型能够真实地反映临床状况，免疫缺陷或免疫能力强的动物也都不能预测临床免疫反应，但是开展全面的体外检测方法的组合，并且在可能的情况下，在关键的 GLP 安全性研究中进行恰当的免疫原性评估，可以为初步临床研究中产品的风险效益评估提供足够的免疫原性信息。

二、CAR-T 治疗产品的免疫原性

目前 CAR-T 治疗产品的潜在免疫原性已经得到了广泛的认可，并被认为可能会对治疗的疗效和安全性产生影响。已经确定的几种免疫原性危险因素包括：① CAR-T 产品构建体的胞外域具有非人类或部分人类性质。与基于蛋白质的生物治疗产品类似，非人类序列的存在被证实可以显著性提高产品的免疫原性。这包括使用小鼠亲代抗靶抗体的单链抗体域（scFv）以及在人源化或完全人源化抗体蛋白的独特型中发现的非种系序列，因而并不排除对人源序列的免疫应答。② CAR 结构的融合特性，其中 scFv

通常表示为较大蛋白质的结构域，该结构域包括跨膜和一个或多个细胞内信号传导域。③在连接 CAR 构建体的各个结构域的连接域中存在非人类种系序列。④在 CAR-T 构建体上引入的其他域（包括自杀结构域）中存在非人类种系序列。⑤在细胞表面上呈现 CAR 结构域或其他工程序列，这可能导致非人类序列和人类序列的抗原性增强。⑥残留病毒蛋白的潜在存在。⑦其他残留的非人类起源蛋白质的潜在存在，如 TALEN 构建的相关蛋白。⑧基因编辑相关的缺失和错误表达。CAR-T 细胞产品主要可导致的细胞免疫应答和体液免疫应答，其被视为 CAR-T 治疗产品免疫原性的显著特征。由于抗体和细胞免疫应答反应均可影响 CAR-T 细胞在体内的存活和增殖，因此可能需要对相应免疫应答进行评估。

（一）CAR-T 治疗产品的体液免疫应答

与更广泛的蛋白类生物制品相似，尤其是基于单克隆抗体的生物技术药物，给予携带非人类来源的细胞外 CAR 结构域（如来自小鼠单克隆蛋白的 scFv）的 CAR-T 药物，可诱导机体产生体液免疫。此外，还可能诱导产生抗 scFv 独特性抗体，这类似于人源化或完全基于人单克隆抗体的生物技术药物诱导的抗独特型和中和性抗药抗体反应。据报道，经过遗传修饰的自体 T 细胞表达针对肾细胞癌细胞表面的碳酸酐酶快Ⅸ（CA Ⅸ）抗原特异的 CAR，可诱导产生抗独特型抗体和中和抗体。CAR 胞外域的非人嵌合性质（如基于鼠源性单克隆抗体 CG250）导致了人抗嵌合抗体（HACA 抗体）应答，该反应可通过 ELISA 方法进行检测。在第二次 T 细胞治疗后第 37 天就可检测到抗独特型 HACA 抗体。抗 CAR HACA 应答干扰了基于使用抗 G250 抗体试剂的流式细胞检查方案。但是仍可以通过基于 qPCR 的方法检测循环中的 CA Ⅸ -CAR-T 细胞。此外，HACA 应答可抑制 CA Ⅸ -CAR-T 细胞特定的细胞毒性活性。尽管基于较低的患者人数，但据报道 HACA 反应的发生率很高（6/7 或 85.7%），这与先前报道的单独使用 CG250 抗体反应发生率（30% 或更少）形成对比。因此，与可溶性形式的相同抗原相比，存在于细胞表面的免疫原性决定簇可以产生更强的抗体应答反应。

在一项以小鼠抗 FR 抗体为基础的改造的 T 细胞表达叶酸受体（FR）特异性 CAR 结构域的研究中（FR 特异性 CAR-T 细胞被开发用于治疗转移性卵巢癌），结果发现存在抗 -CAR-T 抗体应答反应抗体在初次输注后很快就被检测到，占循环淋巴细胞的 1%，但在大多数接受治疗的患者中，它们在 1 个月内就被清除了。输注后患者血清显示出可有效地抑制 CAR-T 细胞对表达 FR 的肿瘤细胞的杀伤活性，而在预处理样本中未检测到抑制活性。考虑到临床方案中要求患者具有完整的免疫系统，因此出现这种对 CAR-T 细胞的免疫反应并不令人感到惊讶。

针对两种已获批准的 CAR-T 细胞产品的抗体反应的相关信息已可供参考使用。在 YESCARTA®（抗 CD19 CAR-T 细胞）的临床试验中，发现该产品具有诱导抗产物抗体生成的潜力，即可通过 ELISA 检测到抗 FMC63 蛋白的抗体，而 FMC63 蛋白来源于抗 CD19 CAR 结构域。结果显示，3 名患者在基线检测时，第 1 个月、第 3 个月和第 6 个月时间点均检测出抗 FMC63 抗体阳性。但总体而言，给药前和给药后抗 CAR-T 抗体的存在对于YESCARTA®CAR-T扩增的时间进程以及给药后细胞的持久性没有明显影响。同样，也是通过检测抗小鼠CAR19抗体应答反应来评估KYMRIAH®的免疫原性。结果证实，KYMRIAH®CAR-T细胞的扩增、给药后细胞的持久性、安全性以及功效等均不受抗CAR-T抗体的影响。两种已注册的CD19 CAR-T细胞产品通常都以单剂量形式进行输注，并且在进行淋巴细胞清除化疗之前进行治疗，这可能促进了CAR-T细胞的增殖和持久性，也明显地降低了临床上的抗CAR-T免疫应答反应。例如，Turtle等报道增加氟达拉滨进行化疗，可改善CAR-T细胞的持久性、缓解期和无病生存期。在这样的临床环境中，两种产品均未显示出抗CAR-T免疫应答反应性对CD19 CAR-T细胞扩增或抗肿瘤疗效的任何不良影响。但是，抗产物抗体以及CAR结构域中存在的非人源化成分为何不会影响治疗的总体效果，其具体的原因并不清楚。这种疗法的单次输注性质和（或）免疫调节化合物的预处理都可能是原因，尤其是先前的淋巴细胞清除治疗可能起到了更大的作用。随着CAR-T细胞在体内的扩增和循环，尽管最初只进行了一次输注，但预计其将长期暴露在宿主免疫系统中，所以与之相关的免疫原性仍是关注的重点之一。

（二）CAR-T治疗产品的细胞免疫应答

除体液免疫外，还有证据表明抗CAR-T细胞的细胞免疫应答存在。CD19 CAR-T结构体表达融合潮霉素抗性和HSV-1胸苷激酶选择自杀结构域（HyTK）。CD20 CAR-T结构体表达新霉素磷酸转移酶结构域（NeoR），从而使得新霉素介导的CAR-T在离体扩增阶段的选择成为可能。通过应用qPCR方法，可以确定循环的CAR-T细胞的水平在短时间（通常在输注后1～7天）后会显著性降低。为了研究CAR-T细胞快速下降的原因，在治疗前后对患者的PBMC进行了免疫细胞反应的评估。采用^{51}Cr释放试验评估细胞毒性抗CAR-T特异性活性，结果表明治疗患者血液中存在功能性效应细胞。一个携带NeoR结构域但缺乏抗CD20特异性CAR的对照T细胞被用于证明抗CAR-T特异性细胞毒性T细胞的抗NeoR结构域特异性。此外，在缺乏抗CD19受体结构域体液免疫的情况下，检测到针对表达HyTK的CD19特异性CAR-T细胞应答的明确证据。通过流式细胞术检测，显示治疗前和治疗后的样品中抗CD19 CAR受体结构域特异性抗体均为阴性。需要指出的是，这些患者在输注表达CD20特异性CAR的治疗性$CD8^+$细胞毒性T淋巴细胞之前，对这些患者进行了免疫抑制的利妥昔单抗治疗。因此，至少在某些情况下，尽管已经存在利妥昔单抗预处理，但是由于患者自身内源性T细胞可产生免疫排斥反应，所以导致CAR-T细胞缺乏持久性。

采用PBMC制剂评估接受抗CAⅨ-CAR-T治疗患者的抗CAR-T细胞免疫应答反应。将PBMC细胞与受辐照的CAR-T细胞共刺激数个周期后，在输注后的样本中检测抗CAⅨ-CAR-T的细胞毒性细胞反应性。即使在类似的长时间共培养处理后，在给药前的样本中也未观察到抗CAR-T反应性。当评估新鲜的未刺激的PBMC细胞时，该反应也是不可检测的，这表明循环中抗CAⅨ-CAR-T特异性T细胞的百分比相对比较低。在第二次输注周期后第36天开始，观察到持续性的细胞反应。通过评估各种CAR构建体，并利用替代的非病毒性核转染方法将 CAR 构建体引入 T 细胞，从而用以评估抗 CAR-T 应答的特异性。虽然细胞反应的程度取决于患者，但从几名患者收集的 PBMC 细胞中检测到特异性抗 CAR-T 活性。在接受 CAR-T 细胞治疗之前，对患者 PBMC 细胞中的 T 细胞采用 CAR 结构衍生的 15 聚体重叠肽进行体外刺激。在 5 名受试者中，每个患者都鉴定出一种肽（表位）。在 CAR 蛋白的 VH（3 名患者）或 VK（2 名患者）框架结构域上发现了属于互补决定簇（CDR）序列的肽。某些患者出现了与 CAR 无关的细胞反应，比如表达无关控制蛋白（irrelevant control protein，human CD24）的转导 T 细胞的裂解。这归因于抗反转录病毒表位反应，并通过比较 PBMC 中检测到的抗 CAR-T 活性，对病毒转导与核转染方式产生的 CAR-T 细胞进行比较。因此，病毒源性免疫原性表位可以在反转录病毒介导的 CAR-T 细胞上表达，从而在治疗患者中产生细胞免疫应答。总之，在针对 CAR 和（或）抗反转录病毒表位所诱导的细胞免疫应答中，可以预期观察到混合反应。众所周知，CAR-T 治疗的成功高度依赖于循环中 CAR-T 细胞的持久性。已经能获得了长时间存在的 CAR-T 细胞，例如 CAR-T 经修饰后表达与 CD3z 信号传导域（CD4z）连接的 CD4。CD4z-CAR-Ts 细胞是通过反转录病毒基因转移生成的。首次输注 11 年后，患者血液中发现了功能保留的 CD4z-CR-T 细胞，该细胞的半衰期估计超过 16 年。但是，这些结果与其他报告截然相反，其他报告中的 CAR-T 细胞存活时间要短很多。通常，快速清除循环中 CAR-T 细胞与产生抗 CAR-T 特异性的体液免疫或细胞免疫的有关。据报道，在重复输注后的 18 ~ 34 天，强烈的免疫应答反应将 CAR-Ts 降低到可检测水平以下。

（三）CAR-T 治疗产品产生的细胞因子风暴

CAR-T 细胞治疗产品临床疗效显著，但其安全性仍是个亟待解决的问题。细胞因子释放综合征（cytokines release syndrome，CRS）是治疗过程中上最普遍且严重威胁生命的毒性反应，也是大批 CAR-T 细胞治疗产品临床试验失败的原因之一。CRS 是免疫治疗产品治疗过程中出现的常见的、严重威胁生命的毒性作用，是由 T 淋巴细胞、NK 细胞、单核细胞和巨噬细胞等介导的全身炎症反应。细胞分泌大量细胞因子如 IFN-γ、TNF-α、IL-2、IL-6、IL-8、IL-10。细胞因子引发炎症反应并诱发血管内皮和器官损伤，临床通常表现为发热、头痛、恶心、心动过速、低血压、血流动力学改变、毛细血管渗漏、凝血功能障碍和器官功能障碍等，严重威胁患者的生命安全。CAR-T 细胞进入人体后往往快速增殖增强机体免疫能力，在多项临床试验中发生 CRS 的患者比例普遍较高，且通常发生在治疗后的第 1 周。在 ELIANA 试验中，68 名儿童和青年 r/r 急性 B 淋巴细胞白血病患者接受 Kymriah，79% 的患者出现 CRS。在 JULIET 试验中，106 名成人 r/r 大 B 细胞淋巴瘤患者给予 Kymriah，23% 的患者出现了 3 ~ 4 级 CRS。在 YESCARTA 的临床试验中，77 例弥漫性大 B 细胞淋巴瘤患者和 24 例原发性纵隔 B 细胞淋巴瘤或转化滤泡性淋巴瘤患者给予 YESCARTA，93% 的患者发生 CRS。CRS 引起的严重不良反应逐渐引起各国的重视。

CAR-T 细胞治疗产品引起 CRS 的机制尚未完全阐明，CRS 的严重程度与肿瘤负荷、淋巴细胞耗竭程度以及 CAR-T 结构有关，不同类型的 CAR-T 引起细胞因子风暴的严重程度不同。已有研究表明 CAR-T 细胞激活后，释放 IFN-γ、TNF-α、粒细胞 – 巨噬细胞集落刺激因子（GM-CSF）等细胞因子可募集激活巨噬细胞，巨噬细胞释放 IL-1、IL-6 及 NO，进一步激活 CAR-T 细胞，促进 CAR-T 细胞分泌细胞因子，形成正反馈循环，引发细胞因子风暴。给予 IL-6 或 IL-1 受体阻断剂可通过相同机制减少巨噬细胞释放 NO，进而减轻 CRS。此外，巨噬细胞与 CAR-T 细胞可通过 CD40 与 CD40L 在肿瘤微环境中发生相互作用，这种相互作用会加重 CRS。单核细胞主要分泌产生 IL-6 和 IL-1，且 IL-1 比 IL-6 的产生时间更早。IL-1 能够诱导 IL-6 和可溶性 IL-6R 的产生。采用 IL-6 拮抗剂，可减弱或阻断 CRS，但无法减轻 CAR-T 细胞另一严重毒性作用即神经毒性，而阻断 IL-1 对神经毒性和 CRS 都有缓解作用。内皮细胞在 CRS 发生发展中也发挥重要作用。内皮细胞可产生炎症因子 IL-6。CRS 患者血清中内皮活化标志物促血管生成素因子 2（Ang-2）和血管性血友病因子（vWF）水平升高，内皮细胞活化引起的血管功能障碍是 CRS 的主要表现之一，且与 CAR-T 细胞引起的神经毒性密切相关。

肿瘤负荷、肿瘤类型、肿瘤细胞焦亡在一定程度上影响 CRS 的严重程度，且肿瘤细胞焦亡参与 CRS 的发生发展。通常认为肿瘤细胞焦亡是抗肿瘤作用的基础，细胞焦亡由促孔蛋白（GSDM）介导，GSDM 通过促炎细胞因子和免疫活性物质促进免疫细胞活化和浸润。肿瘤类型不同，细胞焦亡中参与的 GSDM 蛋白和途径不同。最新研究表明，肿瘤细胞焦亡能够诱导强烈的炎症反应，参与 CRS 的发生过程。CAR-T 细胞可能通过两种途径引起细胞焦亡，释放颗粒酶 B 激活靶细胞的半胱天冬酶 3 切割促孔蛋白 E（GSDME）或释放颗粒酶 A，直接裂解促孔蛋白 B（GSDMB）导致肿瘤细胞焦亡，肿瘤细胞焦亡后释放半胱天冬酶 1 切割巨噬细胞上的 GSDME，促使巨噬细胞释放细胞因子，引起全身炎症反应。GSDME 广泛存在于血液系统肿瘤中，GSDMB 主要在消化道上皮组织及衍生肿瘤中表达，如膀胱癌、皮肤癌等。此外，高肿瘤负荷比低肿瘤负荷更易引起 CRS，且血液系统肿瘤比实体瘤更容易出现 CR。

CRS 的严重程度除了与肿瘤负荷有关，还与 CAR-T 细胞结构有关。CAR-T 细胞的肿瘤抗原亲和力与共信号结构域决定了 CAR-T 细胞释放穿孔素、颗粒酶 B 的能力。穿孔素、颗粒酶 B 水平增加，肿瘤细胞焦亡增多，释放半胱天冬酶 1，激活巨噬细胞释放炎症细胞因子。因结构不同，CAR-T 细胞回输后引起 CRS 的发生时间及毒性也有所差异。相比共刺激域为 CD28 的 CAR-T 细胞，共刺激域为 4-1BB 的 CAR-T 细胞治疗后引起的 CRS 时间较晚，且 CRS 毒性更弱。此外，CAR-T 细胞的给药剂量也会影响 CRS 的严重程度，但缺乏明确的剂量 – 反应关系。

CRS 严重程度与细胞因子基因型也有关系。一项因 CAR-T 细胞治疗引发 CRS 的研究，通过对 PBMC 的 DNA 中 IL-6、IL-10、IFN-γ、TGF-β_1、TNF-α 五种细胞因子的基因型进行分析，IL-6 基因型为 -174G/C；IL-10 基因型为 -1082G、-819C、-592C、TGF-β_1 基因型为 10T、25G，这 3 种细胞因子的基因型与较高的细胞因子水平有关，而 IFN-γ 与 TNF-α 的基因型与较低的细胞因子水平有关。在 CAR-T 细胞输注前，患者通常通过化疗进行淋巴细胞清除，以延迟或阻止机体产生抗 CAR-T 细胞的免疫反应。淋巴细胞清除情况可能影响 CAR-T 细胞回输后的增殖能力。研究发现，患者经过化疗后血清中 IL-15 水平升高，而 IL-15 是 T 细胞生长因子，能够促进 T 细胞活化增殖，血清 IL-15 水平与 CAR-T 输注机体后的早期快速扩增紧密相关。CAR-T 细胞数量增多，可能增加 CRS 的严重程度。

目前通过改变 CAR-T 细胞结构或与单抗联合治疗等策略可使 CAR-T 细胞治疗更安全有效，例如设计安全开关诱导型半胱天冬酶 CAR-T 细胞。此外，还可提前给予细胞因子拮抗剂、部分激酶抑制剂以减少 T 细胞活化和细胞因子释放，如 Src/Ick 抑制剂、CDK7 阻断剂。为减少 CAR-T 细胞治疗产品的 CRS 毒性作用，研究者还从各个方面进行了改进，如改进 CAR 结构、设计安全开关、改进给药剂量等以减轻靶向瘤内毒性。CAR-T 细胞治疗产品在临床前必须根据 ICHS6、ICHS8、《药物免疫原性研究技术指导原则》等对药物诱发 CRS 的风险进行严格评估。目前用于评价 CAR-T 细胞的 CRS 风险主要为体内模型，包括异种移植免疫缺陷小鼠模型、同源小鼠模型、转基因小鼠、人源化小鼠模型和非人灵长类动物模型。但由于种属差异性，动物模型不能完全模拟人体内 CRS 反应过程，且不同动物模型的选择也存在挑战，开发新的体外预测 CRS 评价体系可能是未来发展的方向。

（四）抗 CAR-T 抗体的检测方法

目前，检测生物技术药物的 ADA 测定法已经建立起来。ADA 分析通常被视为半定量。基于处理与非处理样本的统计学分析，确定测定的临界值（cut-point value）来报告效价。最常见的方法是配体结合测定，其他的平台测定也是可以选择的，包括放射免疫分析、表面等离子体共振等。此外，也可以考虑检测抗 CAR 蛋白或抗 CAR-T 构建体其他成分的抗体分析。Till 等已经描述了一种基于桥接的 ELISA 检测方法，用于检测治疗患者对工程化 T 细胞 CD20 靶向结构域的抗 scFv 成分的免疫应答。scFv 结构域来源于鼠源性抗体（Leu-16），因此采用亲本鼠抗人 CD20Leu-16 抗体作为捕获和检测试剂构建了检测方法。此外，放射免疫分析的方法也可用于检测抗 TGA-72 特异性 CAR-T 治疗患者的抗 CAR 活性。

CAR 表达的细胞性质为其他方法的应用提供了机会。流式细胞术可用于评估治疗后样本中抗 CD20 靶向结构域特异性抗体的存在。在试验中，将患者样本与表达抗 CD20 特异性 cTCR 的 Jurkat 细胞一起孵育，并使用荧光素标记的山羊抗人 $F(ab')_2$ 的二抗检测结合的抗 cTCR 抗体。通常的做法是在 ADA 表征步骤中评估 ADA 中和药物比活性的能力。应用细胞或竞争性结合（非细胞）进行分析。关于测定类型和平台的选择主要取决于生物制品的作用机制。同样，可以通过构建评估免疫球蛋白在细胞环境中或重组蛋白中和 CAR-T 与其分子靶标结合能力的评估方法，评估中和抗 CAR 抗体的活性。由于与模式作用方式最为相关，可以设计一种抗 CAR-T 中和抗体的方法来评估 ADA 的影响，即对作用靶向肿瘤细胞的 CAR-T 细胞毒性活性的影响。

（五）抗 CAR-T 细胞免疫的检测方法

检测 CTL 活性时，常将 ^{51}Cr 释放试验作为金标准。^{51}Cr 分析是基于放射性物质的利用，因此对安全性和易用性提出了重大挑战。最近已报道了基于其他非放射性读出方法的替代方案。例如，基于检测目标肿瘤细胞作为报告基因表达的荧光素酶活性的方案、细胞溶解过程中释放的乳酸脱氢酶活性、预标记靶细胞释放的荧光染料和检测靶细胞中绿色荧光蛋白（green fluorescent protein，GFP）报告基因活性的方案。通过测量干扰素 β 的产生，在患者 PBMC 中检测到了抗 CA Ⅸ -CAR-T 特异性细胞活性。治疗后观察到特异性抗 CA Ⅸ -CAR-T 活性，并加速了 CAR-T 的清除。开发荧光抗原转染靶细胞的细胞毒性 T 淋巴细胞方案是为了检测和量化体外抗原特异性细胞毒性的存在。将表达 GFP 的靶细胞与效应细胞（PBMC）共培养，然后用流式细胞仪分析，以确定表达 GFP 细胞的存活率。与标准 ^{51}Cr 释放试验相比，该方法灵敏度明显改善，已成功用于评估流感和抗 HIV 特异性 CTL 的存在。2D 微流控 xCELLigence 系统已被应用于实时检测细胞增殖和对各种刺激的反应，因此可用于检测样本中的细胞毒活性。

总而言之，CAR-T 细胞免疫治疗是一种快速发展的生物治疗方法，在各种肿瘤治疗中具有巨大的应用前景。但是，CAR-T 诱导的抗体和细胞免疫反应仍然是其研发和应用中不可忽视的问题，它可能造成体内 CAR-T 细胞数量的迅速减少以及疗效的丧失。免疫反应的程度及意义与 CAR 的性质、CAR 结构域和自杀域中是否存在非人蛋白序列，以及是否存在残余病毒蛋白质等密切相关。CAR-T 结构体的多域性质及其细胞表面表达呈现被认为是 CAR-T 细胞产品免疫原性增强的主要风险因素。随着 CAR-T 细胞治疗的快速发展，临床前及临床实践将会获得更多的信息，从而有望对免疫原性危险因素进行更为详细的分析。

第三节　基因治疗产品的免疫原性

一、基因治疗产品的概况

基因治疗是指通过特定的技术手段将核酸序列导入靶细胞，以纠正或者补偿基因缺陷，或者在体内表达产物，实现治疗疾病的目的。导入人体的基因片段可以是 DNA 序列，也可以是 RNA 序列。理想的基因片段载体需要可携带大量基因组，高效地转染目的细胞，并且在体内稳定和长效表达。因此，选择和使用适宜的载体技术是基因治疗成功的关键。当前，根据所使用递药系统不同，可以将基因治疗产品分成三类：病毒载体类、物理治疗类和化学治疗类。其中，基于改构病毒载体开发的基因治疗产品是最常见类型。这类药物依靠病毒包膜蛋白天然的感染人体途径，将靶核酸序列成功地转染人体细胞并在体内表达其产物。常用病毒载体包括腺病毒、腺相关病毒、反转录病毒、疱疹病毒和牛痘病毒等。常用的物理转导技术有显微注射、电穿孔、声穿孔、光穿孔、磁转染、微流体技术等。常用的化学转导技术包括磷脂纳米颗粒技术等。新兴的基因编辑元件，例如 ZNFs、TALENs、CRISPR-Cas 酶系统较多采用物理或者化学技术方法被开发成为基因治疗产品。基因治疗产品的免疫原性，主要源于载体和表达产物，因此在上述三种类型中，病毒载体类基因治疗产品免疫原性最强。下面将从病毒载体和表达产物两方面对基因治疗产品的免疫原性进行详述。

二、病毒载体的免疫原性

免疫系统是由多种细胞组成的复杂网络结构。当病毒攻击人体时，机体为了预防进一步感染，会充分调动免疫系统产生效应分子特异性地清除病原体。免疫系统分成固有免疫和适应性免疫。固有免疫应答发生于早期，无抗原特异性和无免疫记忆。适应性免疫应答由固有免疫分泌的炎症因子调控，通过活化和克隆扩增抗原特异性 B 和 T 淋巴细胞分化，产生免疫记忆。病毒载体与其野生型病毒比较仍有许多共性，仅在复制能力、致病性和非预期靶点结合方面存在差异。因此，病毒载体感染人体符合经典的免疫感染途径。载体表面包膜蛋白，与人体暴露野生型病毒后产生的抗原具有一致性或者相似性。所以，对于常见病毒载体，多数人体内有预存免疫效应，在人体注射载体后可以发生中和反应。固有免疫细胞通过识别病毒结构元件（例如衣壳或者核酸），产生组织炎症，进而刺激 IFNα/β 分泌（Ⅰ型干扰素），后者诱导组织器官处于抗病毒状态，分泌各种激活刺激因子诱导适应性免疫应答反应。树突状细胞介导的活化和亚抗原呈递过程是将固有免疫和适应性免疫反应连接的关键步骤，诱导 T 细胞的活化、分化和扩增。MCH Ⅰ型 $CD8^+$ T 细胞（又称 CTL）可以溶解病毒感染细胞，MCH Ⅱ型 $CD4^+$ T 细胞可以辅助 $CD8^+$ T 细胞和 B 细胞活化，促进抗体产生。辅助性 T 细胞也是产生免疫记忆的关键因素。当病毒入侵人肿瘤细胞时能够进一步活化和最终诱导特异性 $CD8^+$ T 细胞反应，反向继续攻击肿瘤细胞，该免疫机制也是溶瘤病毒基因治疗的核心机制。基于该理论基础，目前已经开发出多项溶瘤病毒产品，逐渐成为基因治疗产品品种的一个重要分支。本节将举例介绍腺病毒和腺相关病毒，两种被广泛使用的病毒载体的体内免疫反应，以及降低载体免疫原性的方法和策略。

（一）腺病毒载体

腺病毒是第一个被用作基因治疗产品载体的病毒，进入人体可以引发较强的炎症反应。野生型病毒是长度约 36 kb 的双链 DNA，删除其中多个致病基因元件可以使其成为复制缺陷型病毒，不同血清亚型可以有效转染多种多样的细胞类型（对肝细胞有专属的高结合表位）。腺病毒可以激活人体多种固有免疫应答通路，因此是进行固有免疫反应研究的理想工具。

1. 系统暴露引发的早期固有免疫反应　静脉给予腺病毒载体后，会引发肝基因转染。固有免疫反应会在几分钟后发生并持续数小时，表现为血压变化、血小板降低、炎症反应和发热。多组织器官发生凝结紊乱导致弥散性血管内凝血（DIC）。被活化的血管内皮细胞诱导超大分子血管性假血友病因子（vWF）释放，它是保证血小板粘连的一种关键血液蛋白。腺病毒还可以活化血小板，促进粘连分子 P 选择素暴露和血小板 –

白细胞形成，最终导致血小板减少合并增加出血风险。腺病毒暴露导致机体发生重要的细胞间相互作用，包括血管内皮细胞、肝内皮细胞、血小板、库普弗细胞、肝细胞、巨噬细胞和树突状细胞。

当腺病毒随血流分散至全身时，包膜蛋白的六邻体结构可与凝血因子X结合，活化巨噬细胞表面TLR4，触发NF-κB依赖型IL-1β活化，促使多形核白细胞向脾脏边缘区汇集。这些机制反应出机体免疫系统和凝集系统协同作用以对抗病原体，通过脾脏将病毒快速清除。若病毒进入血细胞，则血细胞和免疫器官之间的分子及细胞相互作用，显示了病毒作用对循环系统影响。腺病毒颗粒的Gla结构域除可与凝集蛋白结合外，还可与C3补体和IgM抗体结合，导致中性粒细胞活化。抗体–病毒复合物通过与巨噬细胞TRIM21受体结合，激发炎性细胞因子和趋化因子反应。

2. *抗原呈递细胞的固有免疫信号调节*　受体主要与病毒包膜的纤维凸起结合，其五邻体结构中RGD环可与整合素类的二级受体结合。与整合素b3结合会导致IL-1α释放，通过IL-1受体进行细胞转导，产生趋化因子，招募其他固有免疫细胞杀死病毒感染MFs。肝脏（库普弗细胞）残留MFs在较高病毒剂量时，执行坏死细胞死亡程序，其机制尚未完全清楚，但依赖于IRF3。腺病毒载体还可以活化NALP3炎性分子，一种需要细胞内DNA参与反应的过程（不依赖于TLR9，但是有可能呈递细胞液信号），导致IL-1β表达，同样诱导执行坏死细胞死亡通路。腺病毒DNA的细胞液信号通过cGAS传导产生Ⅰ型干扰素，促进机体组织提升抗病毒能力。除此之外，腺病毒还可以通过核内受体TLR9进行信号传递，结果导致诸如肝细胞基因转染过程中IL-6产生和pDCs过程中Ⅰ型干扰素释放。因此，腺病毒DNA的核酸信号机制可以调控其免疫力。

3. *适应性免疫反应*　人类机体对多种腺病毒亚型都有预存免疫力。正如我们对病毒载体的了解，腺病毒会引发中和抗体反应以预防再次感染。腺病毒可以活化浆细胞类DCs，并且体内可以转染这些细胞。DCs细胞内的基因表达，被认为产生针对转基因产物和病毒基因的适应性免疫应答具有关键作用。腺病毒载体可以诱导特异性$CD8^+$ T细胞反应，从而诱发Th1免疫反应。删除病毒基因组中全部致病基因，采用组织特异性启动子或者使用较弱的APC启动子，可以有效降低T细胞反应。阻断B细胞和T细胞活化的协同刺激路径，已在临床前研究中获得成功。但是腺病毒潜在的固有免疫反应会从本质上改变上述途径，因此，已经越来越少采用腺病毒载体体内转基因治疗遗传性疾病。

（二）腺相关病毒载体

AAV是一类小型非折叠细小病毒，长度约为5 kb的单链基因组，天然无病原性和天然复制缺陷。与其他病毒相比，腺相关病毒无致病基因编码序列，因此进入体内会引发较弱的炎性反应和Ⅰ型干扰素反应，并且病毒体内存蓄特征只与表位结构有关。这些均说明腺相关病毒是一类相对安全的载体，但是系统给予较高剂量时仍会诱发免疫毒性。腺相关病毒体内可以转染多种多样的组织器官和细胞类型，包括中枢神经系统、肝、骨骼肌、心肌、眼和肺，目前腺相关病毒是用于基因递送的最广泛的载体之一，已被广泛应用于基因治疗领域。但是，由于腺相关病毒的起源来自病毒，其衣壳可以诱导细胞和体液免疫反应，从而触发载体与抗 AAV 抗体的中和，阻止患者体内的转导。中和抗体的产生可能会在给予第一剂时就导致疗效损失，因此认识 AAV 免疫原性的发生机制，开发评估和减轻这种反应的技术有助于促进基因治疗产品的推广应用。

1. *预存免疫力和中和抗体形成* 人类在孩童时期，就已经对不同血清型病毒形成中和抗体。血清阳性差异因地域分布而不同，有些人体内中和抗体水平可以拮抗多种血清亚型，说明存在交叉反应特性。最常见的中和抗体是拮抗 AAV2 亚型，该血清亚型与存在人群中各种病毒载体均较相似。AAV5 亚病毒变异性较强，人群中最少见其中和抗体亚型。在进行临床试验前，受试者个体需要根据药物载体包膜结构先进行预存中和抗体滴度筛选，只有滴度低于阈值受试者才可以进行试验。这又引出另一个问题，即预存中和抗体水平多少会影响到基因转导，这取决于血清亚型、给药剂量和给药途径。但是，预存结合抗体不会阻止基因转导，但会改变病毒分布。

2. *病毒包膜的特异性 $CD8^+$ T 细胞反应* 根据 AAV 载体结构，本身不表达包膜抗原，理论上人体不能检测到针对病毒包膜的 $CD8^+$ T 细胞反应。事实证明，转染 AAV 病毒的干细胞会通过 MHC Ⅰ 呈递包膜抗原，会被包膜特异性 $CD8^+$ T 细胞捕获。人体中检出多个表位，并且其中一些位点在不同血清亚型间是保守的。研究表明，AAV 病毒通过蛋白酶体降解和细胞核内渗出，导致 MHC Ⅰ 可以呈递包膜衍生蛋白。临床试验研究中使用肝代谢酶水平作为生物标志物，反映 T 细胞反应水平，使用甾体类药物作为免疫抑制剂拮抗反应，观察到了病毒依赖性剂量关系。这些免疫抑制应用于患者体内取得了成功。但是，并不是在所有试验中均观察到 T 细胞反应。例如，某些试验中观察到肝毒性，这可能与因子Ⅷ表达有关而与 T 细胞反应无关，也可能与某些转基因过表达有关。

小鼠试验研究（和一些人源细胞试验）显示，Ⅰ型干扰素产生以及 $CD8^+$ T 细胞升高均与 TLR9 有关（一种细胞核内 DNA 受体，可以被非甲基化 CpG 序列特异性激活，该序列为病毒或者细菌 DNA）。因此，CpG 表达盒删除缺失是一种去 AAV 载体免疫力的方法。临床试验数据显示，CpG 结构可以负向调控对血友病中给予肝脏基因治疗的疗效。另一种减低免疫力的方法是使包膜酪氨酸残基磷酸化，进而进行泛素化和蛋白酶体降解。试验结果表明经修饰的 AAV 包膜被 MHC Ⅰ 呈递下降。需要注意的是，在小鼠和非人灵长类动物中，$CD8^+$ T 细胞对病毒包膜的反应时相与人体内反应不同，小鼠出现在感染后 1 ~ 2 周，人出现在感染后 1 个月至数月。动物中未观察到转染细胞破坏，这在人体内可以观察到。

3. *固有免疫以及与适应免疫的连接* 腺相关病毒传染组织引发的固有免疫反应，对比其他类型病毒要弱一些。感染人体后会引发快速（1 ~ 2 h）但有限和瞬时的巨噬细胞、NK 细胞和中性粒细胞的免疫滤过，以及 NF-κB 依赖型前炎性细胞因子和Ⅰ型干扰素表达。在小鼠肝脏中，上述反应依赖于细胞核内 DNA 受体 TLR9 以及部分依赖于库普弗细胞。体外培养人肝细胞试验中，还可以观察到库普弗细胞中 TLR2 依赖型细胞因子表达。因此，AAV病毒基因组及包膜蛋白可以被固有免疫系统识别。

AAV载体可以激活人Ⅰ型干扰素表达和小鼠浆细胞树突细胞（pDCs）。pDCs细胞通过TLR9-MyD88信号致使Ⅰ型干扰素产生，并且促进$CD8^+$ T细胞活化。因此，对于缺失TLR9、MyD88或者Ⅰ型干扰素受体的小鼠进行试验，会发现$CD8^+$ T细胞抗转基因产物或者病毒能力会显著下降。对AAV包膜蛋白特异性$CD8^+$ T细胞进行交叉反应试验，显示pDCs细胞和cDCs可以协同促进$CD8^+$ T细胞活化。pDCs细胞通过TLR9传递特异性AAV基因信号，在cDCs细胞中这一过程由MHC Ⅰ抗原呈递细胞完成。此过程中需要Ⅰ型干扰素参与，与cDCs细胞表面受体结合，直接导致细胞因子产生。NK细胞确是间接介导pDCs对cDCs的效应，不需要Ⅰ型干扰素参与。CD40-CD40L共刺激分子，也是刺激$CD8^+$ T细胞对抗AAV包膜的必需分组，由$CD4^+$ T辅助细胞运输。

TLR9-MyD88信号分子和Ⅰ型干扰素还可以调控抗病毒或者抗转基因产物的抗体形成，不像活化$CD8^+$ T细胞活化时为必须分子（但是MyD88在B细胞向Th1依赖型抗体分化中发挥重要作用）。与$CD4^+$ T细胞不同，需要涉及协调刺激通路，这些在抗体形成中为必须因素，是预防T细胞和抗体反应的潜在靶点。最近，一项健康人群抗AAV抗体形成的研究显示，循环单核细胞衍生DCs分泌的IL-1β和IL-6，可以帮助AAV颗粒和AAV包膜衍生蛋白活化B细胞。阻断其中任何一种细胞因子，都可以在体外和体内（小鼠）试验中抑制抗AAV抗体形成。过往研究中，人中和抗体与AAV活化型Ⅰ型干扰素产生$CD8^+$ T细胞未见相关联系，新近研究中发现两者有较好的联系。不仅于此，来源于受试者的阴性血清分离出NK细胞当进行体外刺激后，对AAV包膜和包膜蛋白也可以产生反应。小鼠研究中发现，TLR9激动剂可以激活对抗转基因产物的抗体反应，在肌肉组织的转基因治疗中，通过诱导moDC反应来增强T卵泡辅助型T细胞活化。因此，moDC活化是促进抗体形成的T细胞反应的激动剂。补体系统参与到中和抗体形成过程。例如，AAV2包膜可以与iC3b补体蛋白结合和补充调控蛋白因子H，C3缺失小鼠在对抗病毒包膜抗体形成时存在损伤。

4. *适应免疫对转基因产物的风险*　诸如进行基因替代治疗时易发生突变，AAV血清型，载体剂量/给药途径/靶组织以及宿主存在特异性疾病，例如组织炎症等多种因素，均会增加适应性免疫反应的风险。相比腺病毒载体，腺相关病毒更为常用，是因为其活化CTLs效率低，但会增加转基因产物长期表达的风险，部分患者中发现$CD8^+$ T细胞反应抗肌养蛋白和少量的抗α_1-抗胰蛋白酶转基因产物。一些杜氏肌营养不良症患者存在预存T细胞免疫反应，是因为偶发的内源性肌养蛋白表达于回复突变纤维中。由于肌营养相关蛋白过表达可以部分补充肌养蛋白匮乏，AAV载体在表达这类型宿主自身基因时可能会逃逸这些复杂的免疫反应。其中α_1-抗胰蛋白酶缺失，就是由于错译突变导致。

（三）痘病毒

痘病毒是病毒粒最大的一类DNA病毒，大小（300 ~ 450）nm×（170 ~ 260）nm，由核心、侧体和包膜组成，核心含有与蛋白结合的双链线型DNA，组成结构比较复杂。

痘病毒易入侵感染人体和动物机体，引起局部或全身化脓性皮肤损伤。常见痘病毒有正痘病毒如天花病毒、痘苗病毒、副痘病毒，还有诸如禽痘病毒属、山羊痘病毒属、猪痘病毒属等。正痘病毒感染会使人体患上严重疾病，目前接种疫苗是最有效的防治策略。深入了解痘病毒是如何参与适应性免疫系统应答和调控机制，能为防治疾病带来极大的好处。

1. *$CD4^+$ T 细胞是协调适应性免疫反应的核心*　$CD4^+$ T 细胞参与了适应性免疫反应的多个方面，包括产生保护性中和抗体，产生促炎细胞因子，和在某些情况下直接杀伤感染细胞。但是，对产生效应性 $CD4^+$ T 细胞反应的必需因素，了解还是非常有限的。同源 T 细胞受体识别表位 MHC Ⅱ复合物是 $CD4^+$ T 细胞活化的关键起始步骤，但在复合物形成之前，即将病毒蛋白加工成为 MHC Ⅱ型结合表位，越来越被认识为在细胞网络调控中发挥重要作用。所以，需要对病毒表位和特异性 $CD4^+$ T 细胞反应之间的关系进行深入研究。

2. *$CD4^+$ T 细胞对抗痘病毒免疫效应的研究*　$CD4^+$ T 细胞活化基础即肽 /MHC Ⅱ复合物识别，$CD4^+$ T 细胞对病毒感染的反应需要整个病毒粒子内化，然后通过经典的体内途径进行抗原处理和 MHC Ⅱ呈递。采用灭活痘病毒进行 $CD4^+$ T 细胞反应研究。结果显示，灭活病毒是比较差的 MHC Ⅱ抗原处理底物，成熟病毒中没有发现晚期结构蛋白表位反应，表明体内蛋白酶在消化病毒时功效有限。从培养液上清分离鼠源痘病毒颗粒，这是一种处于复制阶段的已完成病毒蛋白合成但未组装病毒颗粒的间期病毒粒子。试验结果显示，蛋白片段比病毒颗粒能够更强地诱发 $CD4^+$ T 细胞和 B 细胞的协调作用，这为病毒亚单位疫苗研究提供了基础。在对牛痘病毒的研究也得到了相同的结论。

3. *采用“初免 – 加强”方案增强痘病毒载体免疫原性*　痘病毒可以作为启动成分与蛋白质和佐剂联用，增强 B 细胞反应并触发对外来抗原的有效抗体反应。①使用共刺激分子：通过在细胞内同时递送细胞因子 / 趋化因子和表达外来抗原以提高痘病毒载体的免疫原性和功效。在病毒启动子的控制下编码免疫刺激分子的基因组，或者对生物体外源接种可溶性分子来实现，例如 IL-12、INF-γ、IL-15、OX40/OX40L、B7-1，CD80、CD86 和 CD83 分子三联体，CD40L 或 GM-CSF 等，可以显著增强痘病毒载体的免疫原性和功效。②删除病毒基因组中免疫调节基因：从筛选最佳疫苗载体考虑，应当评估所有痘病毒免疫调节基因的作用，增强抗原特异性免疫反应的 VACV 基因缺失的新型优化痘病毒载体已经成为潜在的候选疫苗，未来将在非人灵长类动物中进行临床前试验。③增强病毒启动子强度：优化病毒启动子强度可以提高重组痘病毒载体表达的外源抗原的水平，在感染早期表达异源抗原。研究结果表明，痘病毒载体表达重组抗原水平会随着小鼠免疫反应的强度而改变；表达时间影响免疫反应的类型（$CD4^+$ 或 $CD8^+$ T 细胞）、数量和质量。时间 VACV 系统中异源抗原的表达会影响诱导抗原特异性 T 细胞免疫反应的能力，抗原在感染细胞表面处理和呈递的效率会影响其识别。④优化外源异质序列的表达：除上述载体骨架的修饰之外，另一种提高痘病毒载体免疫原性的方法是通过优化表达的抗原，可以通过密码子优化和蛋白分子设计来实现。

研究显示，转基因中插入N末端信号肽可以增强重组VACV的抗体免疫原性。表达HIV-1嵌合Env、Gag和Pol的痘病毒载体疫苗与腺病毒载体结合，可显著降低SHIV-SF162P3攻击后感染风险，并且不易获得与感染有关的结合、中和和功能性非中和抗体。数据显示，多种抗体功能的协调活动可能有助于抵御难被中和的病毒。⑤与佐剂联合使用：一些佐剂与不同的痘病毒载体联合使用，可以增强抗原特异性免疫反应。例如，多聚体可溶性CD40配体（sCD40L）在DNA初免和加强期间，可以有效增强HIV特异性细胞免疫反应。重组MVA与CD40L基因佐剂可以增强$CD8^+$ T细胞介导的免疫反应，编码CD40L的溶瘤痘苗病毒介导了多种抗肿瘤作用，包括溶瘤作用、细胞凋亡和诱导Th1细胞反应。

（四）单纯疱疹病毒

疱疹病毒是一类有包膜、基因组为双链DNA的病毒。病毒粒由162个有孔的子粒排列成多面体的衣壳，外有20多个多肽的脂质包膜。病毒基因组长约140 000 bp。经过多年发展，疱疹病毒载体已经被广泛应用于基因治疗产品的研究开发。常见的疱疹病毒类型包括：单纯疱疹病毒1型（多年发展，疱疹病毒载体已经2型（多年发展，疱疹病毒载体已经被广泛应用于基因治疗产品的研究开发。常见的疱疹病毒类型包括：单纯卡波西肉瘤相关疱疹病毒（KSHV）等。其中，HSV-1型病毒可以有效地转染多种组织器官细胞，并且具有神经元趋向性，易于携带外源基因进入体内，已经成为一种常用的基因转移平台。

单纯疱疹病毒Ⅰ型载体的免疫原性。HSV-1感染后，通过Toll样受体（TLR）依赖性和非TLR依赖性途径触发Ⅰ型干扰素反应。野生型HSV-1能够通过立即早期蛋白ICP0和ICP27的作用抑制IFN抗病毒反应。这些病毒蛋白抑制下游信号传导过程，导致IFN刺激基因的激活和促炎细胞因子产生。此外，野生型HSV-1可以携带更多病毒产物，使其难以识别MHC Ⅰ类细胞毒性T淋巴细胞（CTL），排除补体级联激活。这通过Ig I、Ig E和Ig B糖蛋白、病毒粒子宿主关闭和病毒ICP47蛋白实现。包膜常驻糖蛋白具有掩避病毒功能，使宿主免受抗病毒免疫球蛋白（IgG）影响，近90%成人中存在预存抗HSV-1抗体。

宿主先天免疫反应会影响HSV-1扩增子向靶细胞传递转基因的效率，对转基因表达产生负面影响。已有研究表明，宿主细胞可以诱导转基因扩增子基因组沉默，大脑及其他器官细胞介导短暂的转基因表达。Suzuki等提出了一种转基因沉默的发生机制，证明表达荧光素酶转基因的常规HSV-1扩增子中包含的细菌序列触发了原核生物体内高水平染色质非活性形式的结合，转导非分裂人成纤维细胞（MRC9），染色质浓缩导致感染后6天荧光素酶转基因的快速转录抑制。相反，没有细菌序列的转导小环（MC）形式的扩增子基因组，显示出相对低水平的非活性染色质形式。

减毒单纯疱疹病毒1型，发生*ICP0*基因（0ΔNLS）突变和核定位信号蛋白缺失。ICP0蛋白是一种效率调节剂，可以控制病毒反式激活和逃避宿主内在抗病毒防御。Ⅰ型干扰素是一种由病毒感染引发的强效细胞因子，可促进抗病毒状态并发挥免疫调节潜力来调节抗病毒 Th1 适应性免疫反应。由于缺乏Ⅰ型干扰素信号调控导致激活自噬和体液免疫。自噬是一种能够降解病毒成分的细胞内在机制，在 HSV 感染神经元中起重要的保护作用。体液免疫的保护作用需要 $CD4^+$ T 细胞积极参与，使循环抗体能够绕过感觉神经节的血神经屏障。突变型病毒载体仍建立了潜伏感染，在缺乏Ⅰ型干扰素受体的小鼠中，不具有神经毒性趋势。

保护性疱疹糖蛋白 D（herpes glycoprotein D，gD）驱动树突状细胞表型成熟。研究显示，从小鼠疱疹糖蛋白 D 分离鉴定 5 种 $CD4^+$ T 细胞表位肽，包括 gD1-29、gD49-82、gD146-179、gD228-257 和 gD332-358。未成熟的树突状细胞（DC）在体外与 gD49-82、gD146-179 和 gD332-358 脂肽混合物或者单一组分混合孵育，监测细胞表面 MHC Ⅱ类、CD80 和 CD86 共刺激分子的表达以及 DC 细胞成熟标志物 IL-12 和 TNF-α 的产生。试验结果表明会引起 MHC Ⅱ类、CD80 和 CD86 共刺激分子表达上调，IL-12、TNF-α 因子剂量依赖性增加。gD 脂肽而非亲本肽引起 DC 成熟，并且与脂质部分的共价连接是 DC 成熟必需的。gD 脂肽混合物诱导 T 细胞保护性免疫能力是通过刺激 DC 成熟能力而反映出来。脂肽位点的疫苗潜力从未被关注和进行评估。gD 脂肽疫苗具有低成本、安全稳定的优点，同时将宿主反应集中于保护免疫目标，另一个优点是可以通过简单的脂肽物理混合物生产多价疫苗，脂肽具有来自一种或多种病原体衍生抗原的免疫显性表位，而不是一个分子的 T 细胞表位。

三、表达产物的免疫原性

对基因治疗产品的表达产物进行研究，也是非常重要的内容，检测产物的表达水平可以揭示药物的活性和安全性等信息。可以采用风险评估的方法，综合考虑基因治疗产品在靶组织 / 生理液中暴露和存续性、拟用人群、载体和（或）表达产物的潜在安全风险，对表达产物进行可量化的研究。

如前文所述，产物持续性过表达可以产生适应性免疫应答。采用基因编辑技术进行基因治疗，基因编辑元件（如核酸酶、核糖核蛋白等），相对于人体内环境属于外源成分，具有免疫原性。基因治疗产品在研发过程中进行基因改构、序列删除以及插入筛选基因，进入体内会产生非预期蛋白以及与非预期位点结合而引发免疫反应，这些在药物研究中均需要高度关注。基因治疗产品中插入序列为人基因，体内表达为人源化产物，在临床前阶段使用动物模型进行研究时，由于存在种属间差异必然引起产物的免疫原性而干扰对产品的评价。为了避免这类影响，可以合成插入动物基因序列的替代分子，供临床前研究使用。

综上所述，基因治疗产品的免疫原性与药效学、药动学、安全性和有效性密切相关，建议在研发各阶段开展检测研究。人体内（抗载体）预存抗体会中和药物活性而降低药效，在临床试验中，需要对受试患者进行中和抗体测定，筛选出血清阴性个体入组临床试验。在临床前研究阶段，若生物分布测定结果显示基因治疗产品在动物体内一些免疫器官，例如脾脏、胸腺、局部淋巴结、骨髓等存在分布，结合同时开展的免疫原性试验结果，可以辅助分析药物代谢和免疫器官毒性。动物给药后出现的注射局部反应、细胞因子改变、组织器官免疫病理变化等，均反映了与免疫原性相关的安全性风险。因此，在基因治疗产品的研发过程中，应重视其免疫原性，并开展充分的科学研究和合理评估。

参考文献

[1] 国家药品监督管理局药品审评中心. 药物免疫原性研究技术指导原则（征求意见稿）[EB/OL]. (2020-08-24)[2020-10-24]. http: //www. cde. org. cn/zdyz. do?method=largePage&id=7cebf866ec997239.

[2] SHANKAR G, ARKIN S, COCEA L, et al. Assessment and reporting of the clinical immunogenicity of therapeutic proteins and peptides-harmonized terminology and tactical recommendations[J]. AAPS J, 2014, 16(4): 658-673.

[3] PINEDA C, CASTANEDA H G, JACOBS I A, et al. Assessing the immunogenicity of biopharmaceuticals[J]. BioDrugs, 2016, 30(3): 195-206.

[4] SHANKAR G. Current challenges in assessing immunogenicity[J]. Bioanalysis, 2019, 11(17): 1543-1546.

[5] GARCES S, DEMENGEOT J. The Immunogenicity of Biologic Therapies[J]. CurrProbl Dermatol, 2018, 53: 37-48.

[6] EMA: Guidance for industry S6(R1) Preclinical Safety Evaluation of Biotechnology-Derived Pharmaceuticals[EB/OL]. (2011)[2020-10-24]. https://www. ema. europa. eu/en/documents/ scientific-guideline/ich-s6r1-preclinical-safety-evaluation-biotechnology-derived-pharmaceuticals-step-5_en. pdf.

[7] EMA: Guideline on immunogenicity assessment of biotechnology-derived therapeutic proteins[EB/OL]. (2017)[2020-10-24]. https://www. ema. europa. eu/en/documents/scientific-guideline/guideline-immunogenicity-assessment-therapeutic-proteins-revision-1_en. pdf.

[8] ZHAO T, ZHANG Z N, RONG Z, et al. Immunogenicity of induced pluripotent stem cells[J]. Nature, 2011, 474: 212-216.

[9] TANGVORANUNTAKUL P, GAGNEUX P, DIAZ S, et al. Human uptake andincorporation of an immunogenic nonhuman dietary sialicacid[J]. Proc Natl Acad Sci, 2003, 100: 12045-12050.

[10] MARTIN M J, MUOTRI A, GAGE F, et al. Human embryonic stem cells express an immunogenic nonhuman sialic acid[J]. Nat Med, 2005, 11: 228-232.

[11] HORWITZE M, GORDON P L, KO O, et al. Isolated allogeneic bone marrow-derived mesenchymal cells engraft and stimulate growth in children with osteogenesis imperfect: implications for cell therapy of bone[J]. Proc Natl Acad Sci, 2002, 99: 8932-8937.

[12] BUJA L M, VELA D. Immunologic and inflammatory reactions to exogenous stem cells: implications for experimental studies and clinical trials for myocardial repair[J]. J Am Coll Cardiol, 2010, 56: 1693-1700.

[13] DRUKKER M, KATZ G, URBACH A, et al. Characterisation of the expression of MHC proteins in human embryonic stem cells[J]. Proc Natl Acad Sci, 2006, 99: 9864-9869.

[14] MOLNE J, BJORQUIST P, ANDERSSON K, et al. Blood group ABO antigen expression in human embryonic stem cells and in differentiated hepatocyte-and cardiomyocyte-like cells[J]. Transplantation,

2008, 86 (10): 1407-1413.

[15] GRINNEMO K H, KUMAGAI-BRAESCH M, MANSSON-BROBERG A, et al. Human embryonic stem cells are immunogenic in allogeneic and xenogeneic settings[J]. Reprod Biomed Online, 2006, 13: 712-724.

[16] LI L, BAROJAM L, MAJUMDARA, et al. Human embryonic stem cells possess immune-privileged properties[J]. Stem Cells, 2004, 22: 448-456.

[17] XU H, HUANG Y, HUSSAINL R, et al. Sensitization to minor antigens is a significant barrier in bone marrow transplantation and is prevented by CD154: CD40 blockade[J]. Am J Transplant, 2010, 10: 1569-1579.

[18] SWIJNENBURG R J, TANAKAM, VOGEL H, et al. Embryonic stem cell immunogenicity increases upon differentiation after transplantation into ischemic myocardium[J]. Circulation, 2005, 112: 1166-1172.

[19] ZHANG W, GE W, LI C, et al. Effects of mesenchymal stem cells on differentiation, maturation and function of human monocyte derived dendritic cells[J]. Stem Cells Dev, 2004, 13: 263-271.

[20] PITTENGERMF, MACKAYAM, BECKSC, et al. Multilineage potential of adult human mesenchymal stem cells[J]. Science, 1999, 284: 143-147.

[21] PREVOSTOC, ZANCOLLI M, CANEVALIP, et al. Generation of $CD4^+$ or $CD8^+$ regulatory T cells upon mesenchymal stem cell-lymphocyte interaction[J]. Hematologica, 2007, 92: 881-888.

[22] Aggarwals, Pittengermf. Human mesenchymal stem cells modulate allogeneic immune cell responses[J]. Blood, 2005, 105: 1815-1822.

[23] LE B K, TAMMIK C, ROSENDAHL K, et al. HLA expression and immunologic properties of differentiated and undifferentiated mesenchymal stem cells[J]. Exp Hematol, 2003, 31: 890-896.

[24] LE B K, TAMMIK L, SUNDBERG B, et al. Mesenchymal stem cells inhibit and stimulate mixed lymphocyte cultures and mitogenic responses independently of the major histocompatability complex[J]. Scand J Immunol, 2003, 57: 11-20.

[25] RAFEI M, BIRMAN E, FORNER K, et al. Allogeneicmesenchymal stem cells for the treatment of experimental autoimmune encephalomyelitis[J]. Mol Ther, 2009, 17: 1799-1803.

[26] RYAN J M, BARRY F, MURPHY J M, et al. Interferon gamma does not break, but promotes the immunosuppressive capacity if adult human mesenchymal stem cells[J]. Clin Exp Immunol, 2007, 149: 353-363.

[27] TANG C, DRUKKER M. Potential barriers to therapeutics utilizing pluripotent cell derivatives: intrinsic immunogenicity of in vitro main maintained and matured populations[J]. Semin Immunopathol, 2011, 33: 563-572.

[28] LISTER R, PELIZZOLAM, KIDAYS, et al. Hotspots of aberrant epigenomic reprogramming in human induced pluripotent stem cells[J]. Nature, 2011, 471: 68-73.

[29] CHIN M H, MASON M J, XIE W, et al. Induced pluripotent stem cells and embryonic stem cells are distinguished by gene expression signatures[J]. Cell Stem Cell, 2009, 5: 111-123.

[30] MARTIN M J, MUOTRI A, GAGE F. Human embryonic stem cells express an immunogenic nonhuman sialic acid[J]. Nat Med, 2005, 11: 228-232.

[31] WANG J, LOZIER J, JOHNSON G, et al. Neutralizing antibodies to therapeutic enzymes: considerations for testing, prevention and treatment[J]. Nat Biotechnol, 2008, 26: 901-908.

[32] SCHEINER Z S, TALIB S, FEIGAL E G. The potential for immunogenicity of autologous induced

pluripotent stem cell-derived therapies[J]. J Biol Chem, 2014, 21, 289(8): 4571-4577.
[33] GOROVITS B, KOREN E. Immunogenicity of chimeric antigen receptor t cell therapeutics[J]. Bio Drugs, 2019, 33(3): 275-284.
[34] LAMERS C H, WILLEMSEN R, VAN ELZAKKER P, et al. Immune responses to transgene and retroviral vector in patients treated with ex vivo-engineered T cells[J]. Blood, 2011, 117(1): 72-82.
[35] BLEUMER I, KNUTH A, OOSTERWIJK E, et al. A phase II trial of chimeric monoclonal antibody G250 for advanced renal cell carcinoma patients[J]. Br J Cancer, 2004, 90(5): 985-990.
[36] SIEBELS M, ROHRMANN K, OBERNEDER R, et al. A clinical phase I / I trial with the monoclonal antibody cG250[RENCAREX(R)] and interferon-alpha-2a in metastatic renal cell carcinoma patients[J]. World J Urol, 2011, 29(1): 121-126.
[37] BROUWERS A H, MULDERS P F, DE MULDER P H, et al. Lack of efficacy of two consecutive treatments of radioimmunotherapy with 131I-cG250 in patients with metastasized clear cell renal cell carcinoma[J]. J Clin Oncol, 2005, 23(27): 6540-6548.
[38] KERSHAW M H, WESTWOOD J A, PARKER L L, et al. A phase I study on adoptive immunotherapy using gene-modified T cells for ovarian cancer[J]. Clin Cancer Res, 2006, 12(20 Pt 1): 6106-6115.
[39] JENSEN M C, POPPLEWELL L, COOPER L J, et al. Antitransgene rejection responses contribute to attenuated persistence of adoptively transferred CD20/CD19 specific chimeric antigen receptor redirected T cells in humans[J]. Biol Blood Marrow Transpl, 2010, 16(9): 1245-1256.
[40] LAMERS C H, SLEIJFER S, VAN S S, et al. Treatment of metastatic renal cell carcinoma with CAIX CAR-engineered T cells: clinical evaluation and management of on-target toxicity[J]. Mol Ther, 2013, 21(4): 904-912.
[41] FU X, TAO L, RIVERA A, et al. A simple and sensitive method for measuring tumorspecific T cell cytotoxicity[J]. PLoS One, 2010, 5(7): 11867.
[42] ANDRE N D, BARBOSA D S, MUNHOZ E, et al. Measurement of cytotoxic activity in experimental cancer[J]. J Clin Lab Anal, 2004, 18(1): 27-30.
[43] HOPPNER M, LUHM J, SCHLENKE P, et al. A flowcytometry based cytotoxicity assay using stained effector cells in combination with native target cells[J]. J Immunol Methods, 2002, 267(2): 157-163.
[44] VAN B C A, KWA D, VERSCHUREN E J, et al. Fluorescent antigen-transfected target cell cytotoxic T lymphocyte assay for ex vivo detection of antigen-specific cell-mediated cytotoxicity[J]. J Infect Dis, 2005, 192(7): 1183-1190.
[45] CHEN K, CHEN L, ZHAO P, et al. FL-CTL assay: fluorolysometric determination of cell-mediated cytotoxicity using green fluorescent protein and red fluorescent protein expressing target cells[J]. J Immunol Methods, 2005, 300(1-2): 100-114.
[46] CHIU C H, LEI K F, YEH W L, et al. Comparison between xCELLigence biosensor technology and conventional cell culture system for real-time monitoring human tenocytes proliferation and drugs cytotoxicity screening[J]. J Orthop Surg Res, 2017, 12(1): 149.
[47] FDA. Guidance for Industry: Preclinical Assessment of Investigational Cellular and Gene Therapy Products[EB/OL]. (2013-11). https://www. fda. gov/regulatory-information/search-fda-guidance-documents/preclinical-assessment-investigational-cellular-and-gene-therap.
[48] FDA. Guidance for Industry: Immunogenicity Testing of Therapeutic Protein Products-Developing and Validating Assays for Anti-Drug Antibody Detection[EB/OL]. (2019-01). https:// www. fda. gov/

regulatory-information/search-fda-guidance-documents/immunogenicity-testing-therapeutic-protein-products-developing-and-validating-assays-anti-drug.

[49] ZHU J, HUANG X, YANG Y. Innate immune response to adenoviral vectors is mediated by both Toll-like receptor-dependent and-independent pathways[J]. J Virol, 2007, 81: 3170-3180.

[50] PHILLIPS M B, STUART J D, RODRIGUEZ STEWART R M, et al. Current understanding of reovirus oncolysis mechanisms[J]. Oncolytic Virother, 2018, 7: 53-63.

[51] YOUNT J S, MORAN T M, LOPEZ C B. Cytokine independent upregulation of MDA5 in viral infection[J]. J Virol, 2007, 81: 7316-7319.

[52] MARELLI G, HOWELLS A, LEMOINE N R, et al. Oncolytic viral therapy and the immune system: a double-edged sword against cancer[J]. Front Immunol, 2018, 9: 866.

[53] NESHAT S Y, TZENG S Y, GREEN J J. Gene delivery for immunengineering. Curr Opin Biotechnol, 2020, 66: 1-10.

[54] SHIRLEY J L, DE JONG Y P, TERHORST C, et al. Immune responses to viral gene therapy vectors[J]. Mol Ther, 2020, 28(3): 709-722.

[55] HARRINGTON K, FREEMAN D J, KELLY B, et al. Optimizing oncolytic virotherapy in cancer treatment[J]. Nat Rev Drug Discov, 2019, 18(9): 689-706.

[56] MASHEL T V, TARAKANCHIKOVA Y V, MUSLIMOV A R, et al. Overcoming the delivery problem for therapeutic genome editing: Current status and perspective of non-viral methods[J]. Biomaterials, 2020, 258: 120282.

[57] VAN HAASTEREN J, LI J, SCHEIDELER O J, et al. The delivery challenge: fulfilling the promise of therapeutic genome editing[J]. Nat Biotechnol, 2020, 38(7): 845-855.

[58] BARBIER L, EBBERS HC, DECLERCK P, et al. The Efficacy, Safety, andImmunogenicityof Switching Between ReferenceBiopharmaceuticalsand Biosimilars: A Systematic Review[J]. Clin Pharmacol Ther, 2020, 108(4): 734-755.

[59] YANG X Y, ZHAO L Y, WEI F, et al. Immunobiology of naïve and genetically modified HLA-class-I-knockdown human embryonic stem cells[J]. J Cell Sci, 2011, 124(17): 3029-3037.

[60] LEE D W, GARDNER R, PORTER D L, et al. Current concepts in the diagnosis and management of cytokine release syndrome[J]. Blood, 2014, 124(2): 188-195.

[61] HAY K A. Cytokine release syndrome and neurotoxicity after CD19 chimeric antigen receptor-modified (CAR-) T cell therapy[J]. Br J Haematol, 2018, 183(3): 364-374.

[62] GIAVRIDIS T, VAN DER STEGEN S J C, EYQUEM J, et al. CAR T cell-induced cytokine release syndrome is mediated by macrophages and abated by IL-1 blockade[J]. Nat Med, 2018, 24(6): 731-738.

[63] SACHDEVA M, DUCHATEAU P, DEPIL S, et al. Granulocyte-macrophage colony-stimulating factor inactivation in CAR T-cells prevents monocyte-dependent release of key cytokine release syndrome mediators[J]. J Biol Chem, 2019, 294(14): 5430-5437.

[64] LIU Y, FANG Y, CHEN X, et al. Gasdermin E-mediated target cell pyroptosis by CAR T cells triggers cytokine release syndrome[J]. Sci Immunol, 2020, 5(43).

[65] DENG T, TANG C, ZHANG G, et al. DAMPs released by pyroptotic cells as major contributors and therapeutic targets for CAR-T-related toxicities[J]. Cell Death Dis, 2021, 12(1): 129.

[66] WANG Z, HAN W. Biomarkers of cytokine release syndrome and neurotoxicity related to CAR-T cell therapy[J]. Biomark Res, 2018, 6: 4.

[67] LECLERCQ G, HAEGEL H, SCHNEIDER A, et al. Src/lck inhibitor dasatinib reversibly switches off cytokine release and T cell cytotoxicity following stimulation with T cell bispecific antibodies[J]. J Immunother Cancer, 2021, 9(7).

[68] WEI Y, LI C, BIAN H, et al. Targeting CDK7 suppresses super enhancer-linked inflammatory genes and alleviates CAR T cell-induced cytokine release syndrome[J]. Mol Cancer, 2021, 20(1): 5.

[69] TODOROVA D, KIM J, HAMZEINEJAD S, et al. Brief report: immune microenvironment determines the immunogenicity of induced pluripotent stem cell derivatives[J]. Stem Cells, 2016, 34(2): 510-515.

[70] YANG X Y, ZHAO L Y, WEI F, et al. DeepNetBim: deep learning model forpredicting HLAepitope interactions based onnetwork analysis byharnessing binding andimmunogenicity information[J]. BMC Bioinformatics, 2021, 22(1): 231.

[71] VANDIVORT T C, HORTON D B, JOHNSON S B. Regulatory and strategic considerations for addressing immunogenicity and related responses in biopharmaceutical development programs[J]. J Clin Transl Sci, 2020, 15(4): 547-555.

[72] JOHNSON D, SIMMONS E, ABDEEN S, et al. Sensitive assay design for detection of antidrug antibodies to biotherapeutics that lack an immunoglobulin Fc domain[J]. Sci Rep, 2021, 11(1): 15467.

[73] 国家药品监督管理局药品审评中心 . 药物免疫原性研究技术指导原则 [EB/OL]. [2021-03-29]. http: //www. cde. org. cn/main/news/viewInfoCommon/a0908879d6c54c7318f0881611b51122.

[74] ICH. S12: Nonclinical biodistribution considerations for gene therapy products[EB/OL]. [2023-5-28]. https://database. ich. org/sites/default/files/ICH_S12_Step4_Guideline_2023_0314. pdf.

[75] 国家食品药物监督管理总局药品评审中心 . ICH 协调指导原则基因治疗产品非临床生物分布的考虑 S12[EB/OL]. https://www. cde. org. cn/main/news/viewInfoCommon/4e18c367f36f1c9d3257cb447cecebea.

[76] ROYER D J, CARR M M, CHUCAIR-ELLIOTT, et al. Impact of type Ⅰ interferon on the safety and immunogenicity of an experimental live-attenuated herpes simplex virus 1 vaccine in mice[J]. J Virol, 2017, 91(7).

[77] SANCHEZ-SAMPEDRO L, PERDIGUERO B, MEJIAS-PEREZ E, et al. The evolution of poxvirus vaccines[J]. Viruses, 2015, 7(4): 1726-1803.

[78] HODGE J W, GREINER J W, TSANG K Y, et al. Costimulatory Molecules as Adjuvants for Immunotherapy[J]. Front Biosci, 2006, 11: 788-803.

[79] GARCIA-ARRIAZA J, ESTEBAN M. Enhancing poxvirus vectors vaccine immunogenicity[J]. Hum Vacc Immunother, 2014, 10(8): 2235-2244.

[80] DE SILVA S, BOWERS W J. Herpes Virus Amplicon Vectors[J]. Viruses, 2009, 1(3): 594-629.

[81] BETTAHI I, ZHANG X, AFIFI RE, et al. Protective Immunity to Genital Herpes Simplex Virus Type 1 and Type 2 Provided by Self-Adjuvanting Lipopeptides That Drive Dendritic Cell Maturation and Elicit a Polarized Th1 Immune Response[J]. Viral Immunol, 2006, 19(2): 220-236.

[82] WANG S, LIANG B, WANG W, et al. Viral vectored vaccines: design, development, preventive and therapeutic applications in human diseases[J]. Signal Transduct Tar, 2023, 8(1): 149.

[83] FORSYTH KS, DEHAVEN B, MENDONCA M, et al. Poor antigen processing of poxvirus particles limits $CD4^+$ T cell recognition and impacts immunogenicity of the inactivated vaccine[J]. J Immunol, 2019, 202(5): 1340-1349.

第十章　药代动力学研究与评价

药代动力学（pharmacokinetic，PK）信息是理解药物体内行为、合理使用药物达到最佳疗效，同时保证安全性的重要基础。基于 CGT 产品的特性，其 PK 研究可能需根据相应特点进行有别于传统研究的特殊设计。然而目前此类产品正处于快速发展阶段，对相关产品的了解可能有限，因此 CGT 产品的药代动力学研究及相应结果的评价分析亟待给出若干建议。

CGT 治疗产品临床前药代动力学的研究目的是阐明产品的体内过程以及伴随的生物学行为。在药代动力学研究中，重点关注目标产品在体内的增殖、生物分子的表达和（或）分泌及其与宿主组织的相互作用；相互作用还包括 CGT 产品的非细胞成分（辅料成分）及分泌的生物活性分子引起的相关组织反应，比如 CAR-T 细胞的药代动力学研究，重点是阐明其在体内的存活、分布、归巢、分化和组织整合等，相应研究结果是支持其生物学效应合理评价的基础证据。

CGT 治疗产品包括干细胞治疗产品、免疫细胞治疗产品以及基因编辑产品等，类型较多、各种产品差异性较大，故因此在开展药代动力学研究前，应充分理解候选产品的作用机制以及目标适应证等，对动物种属、剂量范围、检测指标等合理设计，相应生物分析方法应合理并进行必要的验证。

本章主要参考我国及 FDA 目前涉及的法规和指导原则，从 CGT 产品的临床前药代动力学研究的主要内容、模型选择、检测和药代动力学研究结果的分析等进行阐述，最后结合典型研究案例进行实际分析和理解。

第一节　药代动力学研究内容

一般情况下，临床前药代动力学主要的研究内容为机体对外源化学物的吸收（absorption，A）、分布（distribution，D）、代谢（metabolism，M）及排泄（excretion，E）过程，简称 ADME。CGT 产品与一般的药物有所不同，其所需要开展的药代动力学研究，也基本包含吸收、分布、代谢和排泄过程研究内容，只是因为受试物为活的细胞等物质，受 CGT 产品属性和给药途径的影响，产品可能会分布到靶组织以外区域，细胞的分布、持续存活时间与其有效性和安全性密切相关，因此应进行动态观察［类似于药物 pharmacokinetic（PK）/pharmacodynamic（PD）研究］，直至产品在机体内消失或功能消失。故其临床前药代动力学主要关注产品在体内的分布、迁移、定植（归巢）

和分化，同时还应评估细胞在体内的增殖、表型和分化水平。

CGT 产品的临床前药代动力学研究主要描述产品在机体体内分布情况以及分布情况随时间的变化规律，以阐明产品在机体体内的全生命周期过程，同时监测产品的全身暴露情况。生物分布研究可以通过组织分布、成像技术等实现。生物分布研究可以作为单独的研究进行，也可以作为药理学或毒理学研究的伴随组成部分进行。通过分布研究，获得产品体内过程和体内暴露量等信息，同时建议开展相关生物标志物等研究。这些研究对于评价 CGT 产品在机体体内的活性分布和安全性具有重要意义。

临床前药代动力学研究建议尽可能使用能够代表毒理试验和符合 GMP 要求的临床试验拟用样品，且应当采用与临床试验拟用途径一致或相关的给药途径。体内评估结果和解释受到许多因素的影响，如产品的制剂、浓度、给药部位和（或）给药体积均可能影响吸收模式，因此应当对获得结果进行深入和合理的分析和评价。在某些情况下，由于物种特异性，例如对于一些人源性细胞治疗产品，用于动物体内给药可能没有响应，那么临床前药代动力学研究中的受试产品可寻找合适的替代方案，针对拟选用的动物模型采用特殊设计的产品。

一、细胞治疗产品药代动力学研究

在临床前研究的早期开展细胞治疗产品给药后动物体内的药代动力学研究，阐明产品的体内过程，对于表征产品活性和安全性非常重要和必要，可确定预期药理反应的可行性并揭示作用机制，证实所选择动物物种 / 模型的合理性，帮助确定研究的持续时间以及潜在的毒性靶器官。

细胞治疗产品包括细胞免疫疗法、癌症疫苗和其他类型用于某些治疗适应证的自体和同种异体细胞（包括造血干细胞、成人和胚胎干细胞）。由于细胞本身具备体内生存、自主增殖和（或）分化的能力，所以细胞治疗产品的药代动力学研究内容包括但不限于以下方面。

（一）细胞的分布、迁移、归巢

采用一种或多种合适的细胞追踪方法评价细胞产品的分布、迁移、归巢及其存续和消亡特性，并阐述方法的科学性。CT 产品的分布及存续时间是影响细胞治疗产品有效性和安全性的最重要因素，应进行动态观察，必要时观察直至这些细胞消失或功能丧失。可选择的技术方法有影像技术、PCR 技术、免疫组化技术等，试验设计需要考虑技术方法的适用性和优缺点。

（二）细胞分化

细胞在分布、迁移和归巢后进一步分化为功能细胞发挥其治疗作用或功能衰退，对于细胞产品分化的程度及其后果（功能化或去功能化、安全参数），可应用体外方法和动物体内方法进行定量或定性评价研究。

（三）对于经基因修饰 / 改造操作的人源细胞的特殊考虑

对于基因修饰 / 改造的细胞，除上述要求外，还需对目的基因的存在、表达以及表达产物的生物学作用进行必要的研究，以体现基因修饰 / 改造的体内生物学效应。

二、基因治疗产品药代动力学研究

基因治疗是一种通过改变人的基因来治疗或治愈疾病的技术，旨在改变或操纵一个基因的表达或改变活细胞的生物学特性，以供治疗之用，如基因治疗产品正在被研究用来治疗包括癌症、遗传病和传染病在内的疾病。基因治疗产品的作用途径主要是体内和体外两种途径（图 10-1），基因治疗可以通过几种机制发挥作用：

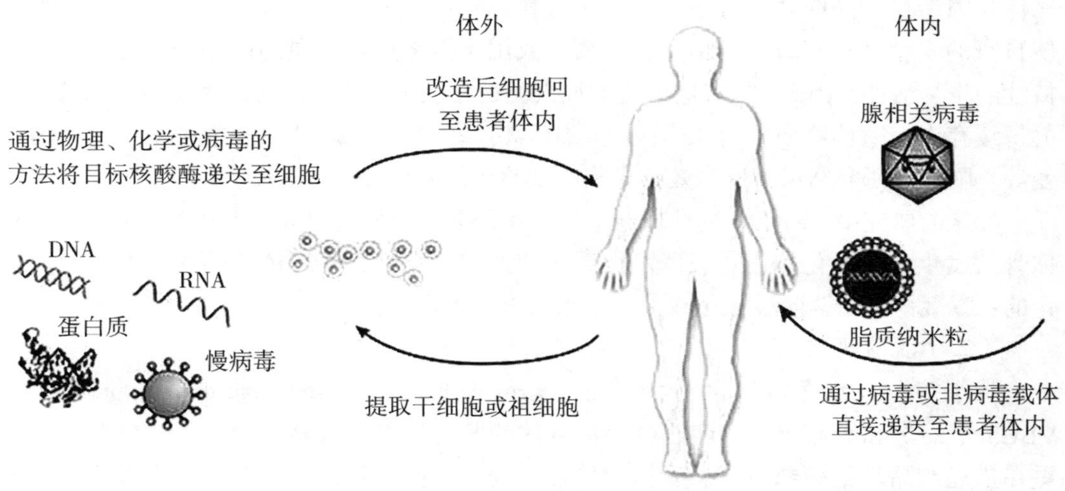

图 10-1　基因治疗产品的作用途径（FDA）

（1）用健康的基因拷贝替换致病基因。

（2）使功能不正常的致病基因失活。

（3）将一种新的或经过修饰的基因引入人体以帮助治疗疾病。

基因治疗产品种类繁多，包括：

（1）质粒 DNA：可以通过基因工程将环状 DNA 分子携带到人类细胞中。

（2）病毒载体：病毒具有将遗传物质输送到细胞中的天然能力，因此一些基因治疗产品来自病毒。一旦病毒被修饰以消除其引起传染病的能力，这些被修饰的病毒就可以作为载体将治疗基因携带到人类细胞中。

（3）细菌载体：可以对细菌进行修饰，以防止其引起传染病，然后作为载体将治疗基因携带到人体组织中。

（4）人类基因编辑技术：基因编辑的目的是破坏有害基因或修复突变基因。

（5）患者源性细胞基因治疗产品：从患者体内取出细胞，进行基因改造（通常使用病毒载体），然后返用于患者。

根据以上作用机制和产品分类，基因治疗产品的临床前药代动力学应根据产品自身的特点，研究重点为尽可能多地阐明产品的体内全过程，并根据相关结果深入评价产品的活性和安全性。

（一）生物分布和持续性

FDA于2006年11月发布的《人类罕见病基因治疗产业指南》等指导原则中建议，应在早期临床试验开始之前进行生物分布研究，以评估载体从给药部位到靶组织和非靶组织以及适用的生物组织液（如血液、淋巴结液、脑脊液）中的分布、持续性和清除率。这些研究结果可以帮助确定组织转导和基因表达的程度，并评估表达短暂还是持续，进而指导临床前毒理学研究和早期临床试验的设计。

基因治疗产品的载体有多种，如病毒和非病毒载体，相关研究中应关注每一种载体自身的安全性和有效性。由于遗传物质或用于携带遗传物质的产品的其他成分具有持续的生物活性，因此GT产品可能增加人类迟发性不良事件风险的因素包括病毒载体的持续存在，遗传物质整合入宿主基因组，转基因的延长表达以及宿主基因表达的改变等。临床前研究结果可以有效指导临床试验决策和设计。

临床前研究中，对于下列情况通常应考虑开展生物分布研究：①新类别载体；②载体骨架发生重大变化的；③载体发生重大的处方变化的；④载体给药途径发生较大变化的；⑤载体在给药阶段和（或）剂量水平上有重大变化。

（二）脱落研究

基于病毒或细菌的基因治疗产品（virus or bacteria-based gene therapy products，VBGT产品）和溶瘤产品，应充分评估载体的脱落风险。脱落不同于生物分布，后者重在描述产品从给药部位在患者体内传播过程，而前者重在描述载体从患者体内排出或释放过程。脱落可增加VBGT或溶瘤产品从接受治疗的个体（如密切接触者和保健专业人员）传播的可能性。

临床前研究中脱落研究的开展主要基于溶瘤产品的生物学特性、来源和基因组成。在动物研究中是否开展脱落研究取决于该VBGT或溶瘤产品的自身特性。对于下列情况，建议开展VBGT产品或溶瘤产品的临床前脱落研究：

（1）尚无人体暴露经验的非人源的细菌或病毒株。

（2）该产品已获批应用于人类，但经修饰改变了体内亲和性。

（3）该产品曾有人体暴露经验，但给药途径发生改变。

（4）该产品尚无人体暴露经验，且其给药途径不同于自然接触/感染。

动物模型的选择可以直接影响脱落特性的生物学相关性，是研究中的关键要素，须考虑所选择动物对该VBGT或溶瘤产品感染的可能性和易感性，以及可能影响产品感染或清除率的动物自身免疫。

第二节　药代动力学研究动物模型的选择

根据细胞和基因治疗产品的不同类型和特点，相关药代动力学研究的动物模型可根据产品自身特点进行选择和合理设计，重点应考虑动物种属相关性和疾病模型等。

在药代动力学研究中，针对所选动物模型，一般考虑纳入雌雄性别各半，以对性别间的药代动力学特征进行比较和分析。

一、动物种属的选择

应选择已证明对受试 CGT 产品的生物反应与人类预期的生物反应相似的物种，包括：生理学和解剖学与人类具有相似性；基因治疗病毒载体或微生物载体的感染和复制的可行 / 易感性；对 CGT 产品的暴露具有免疫耐受性；给予拟定临床给药系统 / 操作的可行性。

应考虑具体产品特性和临床拟定适应证。如有充足理由，可考虑“非标准”试验物种，如转基因啮齿动物（即转基因或敲除）或大型动物（如绵羊、猪、山羊和马）。尽管研究 CGT 产品在体外和体内的安全性和有效性可能在一个动物物种中进行评估，但考虑可能的影响因素（如 CGT 产品的来源，给药途径等），建议考虑在一个以上的物种中开展药代动力学研究。建议预先开展体外研究（如功能分析、免疫表型分析、形态学评估）和体内预试验，以确定特定动物物种与目标产品的生物学相关性。

建议基于相关研究结果对每种动物物种的相关性进行详细评估，并在 IND 申报时将相关资料作为支持性证据一并提交。

二、疾病 / 损伤动物模型的选择

在疾病 / 损伤动物模型中进行的临床前研究可提供剂量与活性和毒性相关性信息。在 CGT 产品的基础研究阶段中采用疾病 / 损伤动物模型开展的研究结果，可支持其临床开发。由于 CGT 产品的特性（如预期产品疗效的潜在长时间持续性，以及产品在体内的持续性，涉及 CGT 产品与体内环境之间相互作用的复杂作用机制，侵入性给药途径），疾病 / 损伤动物模型可能比健康动物模型可以更好地评估产品的活性和安全性。因此，鼓励在疾病 / 损伤动物模型中开展临床前研究，提供 CGT 产品相关的获益风险比。另外，疾病 / 损伤模型的研究结果有助于为临床研究提供关于识别风险的信息如生物标志物等。

应评估所选择动物模型的局限性和优势，局限性如：

（1）模型的固有可变性。

（2）模型的历史 / 基准数据有限。

（3）模型生理和解剖学的技术限制。

（4）动物保健问题。

（5）疾病 / 损伤模型与人类病理生理的一致性。

支持动物模型选择的信息如：

（1）疾病 / 损伤动物模型的病理生理学与人类疾病 / 损伤病理生理学的异同。

（2）动物的疾病 / 损伤状态对试验 CGT 产品的药理学 / 毒理学的影响（如动物模型对目标产品的灵敏度的影响）。

（3）给予产品对模型现有疾病/损伤状态的不良影响（如现有疾病/损伤状况恶化或诱发新的疾病/毒性）。

CGT 产品的活性和安全性可能受给药时间（相对于疾病状态）的影响，因此，应记录并在 IND 申报资料中阐明产品给药开始时的疾病状态。

可以逐步递进地进行开展上述研究，并评估所选择动物物种/模型在最终临床前研究中的适用性。此外，每个模型都有其固有的优点和缺点；单一的模型可能不能够完全准确地预测研究 CGT 产品在患者人群中的疗效和安全性。建议在多个动物模型中开展研究，以充分确定产品的功能方面和潜在毒性。在这些情况下，临床前研究建议使用大型和小型动物模型，多个小动物模型，或仅使用大型动物模型。

研究的数量和类型取决于相应 CGT 产品的生物学特性。

三、细胞治疗产品的动物模型选择

由于细胞本身具备体内生存、自主增殖和（或）分化的能力，细胞治疗产品的动物模型的选择应特别考虑：

（1）产品给药后能够抵达靶点组织的能力。

（2）将特定量的细胞递送至靶点部位的能力。

（3）免疫缺陷动物的可获得性，这将为人用细胞治疗产品的长期随访安全性研究提供支持信息。

在健康的免疫力完整的动物体内给与人源细胞产品，将导致对人体细胞的免疫排斥反应，进而妨碍对人类细胞产品的活性和安全性的充分评估。在进行临床前研究以评估人类细胞产品的活性和安全性时，跨物种的免疫原性可能需要改变动物模型，以便为给予的人类细胞建立体内免疫耐受力。可考虑的模型包括：

（1）具有免疫能力的动物中的免疫抑制剂。

（2）基因免疫缺陷动物。

（3）人源化动物。

（4）免疫隔离部位。

（5）上述方案的组合。

临床前研究中，如理由充分，可考虑使用动物源替代品进行非临床研究评价。但动物源替代品可能会由于潜在的生物学活性、分子调控机制和杂质/污染物等给相关研究结果引入不确定性。因此，如果采用该策略，应充分表征动物源细胞产品与人源细胞产品的相似程度，包括但不限于如下方面：

（1）组织或样本获取的程序。

（2）细胞识别、分离、扩增以及体外培养程序。

（3）细胞生长动力学参数（如细胞倍增时间、细胞生长曲线、细胞增殖达峰时间）。

（4）表型和功能特性（如生长因子和细胞因子的分泌，细胞群体特异性表型/基因型标志）。

（5）终产品配方或细胞支架种植方式（如有）。

（6）终产品的储存条件及细胞活力。

（7）动物替代细胞作用方式与终产品细胞作用方式的异同。

动物源细胞治疗产品与人类细胞治疗产品的相似度应尽可能接近，以最大限度地保证动物研究结果的适用性。

对于干细胞产品，国家药监局药品审评中心发布的《干细胞制剂质量控制及临床前研究指导原则（试行）》中指出，“对于干细胞制剂，在临床前研究方案中，应设计和提出与适应证相关的疾病动物模型，用于预测干细胞在人体内可能的治疗效果、作用机制、不良反应、适宜的输入或植入途径和剂量等临床研究所需的信息”。同时，可以选择不同动物模型，“在合适的动物模型基础上，研究和建立干细胞有效标记技术和动物体内干细胞示踪技术，以便于研究上述内容，特别是干细胞的体内存活、分布、归巢、分化和组织整合等功能的研究。在综合动物模型研究基础上，应对干细胞制剂的安全性和生物学效应进行合理评价”。

对于CAR-T细胞类产品，因人源细胞在动物体内会导致免疫排斥反应，人源CAR-T细胞最好使用免疫缺陷动物进行研究。一般而言，在肿瘤细胞存在的情况下CAR-T细胞会大量增殖并发挥生物学作用，因此目前CAR-T细胞最常用的药代研究模型为移植瘤模型。在条件允许的情况下也可增加非荷瘤模型的分布研究，以便对两者间组织分布差异性进行比较。对于CAR-T产品的临床前药代动力学，选择疾病动物模型可能有助于确定毒性终点、选择临床适应证和确定合适的制剂、给药途径和治疗方案。但评价试验结果时应注意这些疾病模型往往缺乏历史数据作为参考。因此，应收集同期对照数据和基线数据以优化试验设计以及评价试验结果。

四、基因治疗产品的动物模型选择

基因治疗产品的药代研究中，关于动物研究设计应注意：

（1）使用两种性别的动物，如使用单一性别应评价和证明其合理性。

（2）啮齿类动物在每个采样时间点每性别至少使用5只动物，非啮齿类动物在每个采样时间点每组至少使用3只动物。

（3）考虑研究设计中可能影响基因治疗产品分布和（或）持续性的因素，如动物的年龄和生理状况。

（4）评估基因治疗产品在对照组和接受最高临床剂量水平的动物组中的生物分布及载体信息。充分的剂量水平下的研究结果有助于提供产品剂量依赖性的评价依据。

（5）生物分布研究中纳入适当的安全终点可能有助于评估产品存在/持续性和不良反应之间的潜在相关性。这些终点可以包括临床观察、体重、临床病理学、大体器官病理学和组织病理学。

（6）区间描述基因治疗产品分布和持续性的动力学特征。建议在基因治疗产品检测峰值的预期时间和随后的几个时间点取样，以评估产品从组织中的清除情况。

第三节　药代动力学研究样品分析

由于 CGT 产品的生物学特性，其临床前研究可能涉及受试物的定位追踪、同时合并开展药效研究等，涉及生物样本分析手段较为多样，且常规药物分析技术往往并不适用，因此，标准 ADME 研究和药代动力学分析的技术和指导原则考察项目可能不能完全涵盖。本节将就 CGT 产品药代动力学研究中可能涉及的样品分析相关要点进行小结阐述。

一、样品采集

对于 CGT 产品生物分布研究的组织收集应根据预试验或者前期研究结果合理设计，注意：

（1）取样部位：至少对血液、注射部位、性腺、大脑、肝脏、肾脏、肺、心脏和脾脏等部位合理取样。同时应根据产品、载体类型和产品亲和性以及给药途径（例如，引流淋巴结和对侧皮下 / 肌内注射部位、骨髓、眼睛等），考虑对其他组织进行取样和评估。

（2）取样方法：应对所有取样部位选择同一种组织收集方法，按最低到最高的预期存在载体的顺序进行采样，避免不同组织样本之间的交叉污染。

二、分析技术

由于 CGT 产品从药物组成到作用机制等均有别于传统的小分子等药物，且具有活的可传播等特点，对于生物分布等药代研究中的样品分析需要采用的技术，传统的液相串联质谱法以及酶联免疫吸附试验法往往受到局限，而可能需要采用较前沿的技术如聚合酶链反应（polymerase chain reaction，PCR）、影像学技术、流式细胞术（flow cytometry，FCM）、免疫组织化学技术等。

应当根据药物特点以及研究目的及检测指标，选择使用敏感的定量分析手段，建立合适的生物分析方法并对方法进行必要的验证。但目前涉及的分析技术其方法学验证往往缺乏可参考的指导原则，建议针对各项技术特性，着重对定量方法的特异度、定量方法的准确性、可靠性以及影响定量结果的所有相关因素，合理设计验证方案，开展验证。

Q-PCR 方法在许多 CGT 产品的检测方法发挥了重要作用，该方法能够特异识别动物和人体组织中的载体序列，可用来分析样本中的载体序列等。目前对于 Q-PCR 方法建议包括以下内容：

（1）该检测应具有经验证的小于 50 拷贝 /μg 基因组 DNA 的定量限，以便分析能够以 95% 的置信度检测到该限值。

（2）每个组织的 DNA 样本应平行测定 3 份样品。为了帮助解释 Q-PCR 分析结果，应包括一份组织样本的 DNA 对照样本，包括组织的已知的载体序列。加标控制将确定 Q-PCR 的分析灵敏度。

（3）在最终研究报告中，应提供动物个体数据。对低于分析定量限的值进行分类和处理的方法，并应规定中位数或平均值的计算。

影像学方法可以直观地检测产品的体内分布，活体成像的细胞标记可通过多种方法实现，如对细胞进行放射性核素标记、遗传修饰（如表达绿色荧光蛋白或荧光素酶）标记，纳米粒子（如铁－葡聚糖纳米粒子）标记等。体内成像技术的优势在于可以获得同一个体随时间的变化，减少变异性并减少所用动物的数量。如果采用成像技术，应当证明该方法的可行性。当使用放射性标记时，应保证放射标记的待测物与未标记的待测物具有尽可能一致的活性和生物学性质，对其检测结果进行对比分析，评价是否存在差异以及差异的程度，同时评估对细胞属性可能的影响。否则若因体内代谢迅速或者放射性标记连接不稳定，可能难以解释所获得的组织放射活度和（或）放射自显影数据。

流式细胞术是 CGT 产品样品分析中经常用到的技术，该方法对悬液中的单细胞或其他生物粒子，通过检测标记的荧光信号，实现高速细胞定量分析乃至分选。

免疫组织化学技术（immunohistochemistry），是应用免疫学抗原抗体特异性结合原理，通过化学反应使标记抗体的显色剂（荧光素、酶、金属离子、核素）显色来确定组织细胞内抗原（多肽和蛋白质），对其进行定位、定性及相对定量的方法。如电化学发光免疫检测（electrochemiluminescence immunoassay，ECLI）是继放射免疫、酶免疫、荧光免疫、化学发光免疫测定以后的新一代标记免疫测定技术，是电化学发光（ECL）和免疫测定相结合的产物，在电极表面由电化学引发特异性化学发光反应，ECL 不仅可以应用于免疫测定，而且可用于 DNA 和 RNA 探针检测，目前已在部分研究的非临床和临床研究中获得应用。

不同的检测样本和检测目的适用不同的方法，可采用一种或多种方法结合进行合理分析，并基于结果综合评价。

三、实时荧光定量 PCR 应用简介

基因治疗性药物和细胞治疗性药物不同于传统药物，它给生物分析带来了极大的挑战。目前，可选择的检测技术包括成像技术、流式细胞术、免疫组化技术、定量 PCR 技术等，不同的方法适用于不同的检测样本和检测目的。从生物分析的灵敏度、特异度、选择性及分析结果可靠性上考虑最容易被研发者接受的就是实时荧光定量 PCR 法，本节就实时荧光定量 PCR 在 CGT 产品研究中的应用进行简介。

（一）方法简介

实时荧光定量 PCR（real-time Q-PCR）是一种在 DNA 扩增反应中加入带有荧光基团的化学物质，通过荧光信号的变化实时检测 PCR 扩增反应中每一个循环扩增产物量的变化，最后通过对荧光阈值（C_t 值）和标准曲线的分析对起始模板进行定量分析的

方法。在该技术的发展过程中，两个重要的发现起着关键的作用：①在20世纪90年代早期，*Taq* DNA多聚酶的5′核酸外切酶活性被发现，它能降解特异性荧光标记探针，因此使得间接检测PCR产物成为可能。②此后荧光双标记探针的运用使在一个密闭的反应管中能实时地监测反应全过程。这两个发现的结合以及相应的仪器和试剂的商品化发展促成了实时荧光定量PCR方法在研究工作中的广泛应用。

PCR本质为对原始待测模板核酸的扩增过程，其反应过程中产生的DNA拷贝数呈指数方式增加，任何干扰PCR指数扩增的因素都会影响扩增产物的量，干扰PCR扩增终产物的数量与原始模板数量之间的比例关系，所以起初通过检测扩增终产物难以对原始模板进行准确定量。近年来，经过大量实践与改进，探索得到了相对准确的定量PCR方法，即通过荧光阈值的分析对起始模板进行定量分析。

实时荧光定量PCR的技术自产生以来，不断发展完善，标记方法由最初单一的染料法，发展到了特异性更高的探针法，目前实时荧光定量PCR所使用的荧光化学方法主要有五种：DNA结合染色（染料法）、水解探针（探针法）、分子信标、荧光标记引物、杂交探针。其中DNA结合染色、水解探针应用最为广泛。

染料法是在PCR反应体系中，加入过量荧光染料，该染料只与双链DNA小沟结合，并不与单链DNA链结合，而且在游离状态不发出荧光，只有掺入DNA双链中才可以发光。因此，在PCR体系中，随着特异性PCR产物的指数扩增，每个循环的延伸阶段，染料掺入双链DNA中，其荧光信号强度与PCR产物的数量呈正相关。荧光染料包括饱和荧光染料和非饱和荧光染料，EvaGreen、SolisGreen属于饱和荧光染料，非饱和荧光染料最常用的是SYBR Green Ⅰ。

探针法是在PCR扩增时，加入一对引物的同时再加入一个特异性的荧光探针。

该探针为一直线型的寡核苷酸，两端分别标记一个荧光报告基团和一个荧光淬灭基团，探针完整时，报告基团发射的荧光信号被淬灭基团吸收，PCR仪检测不到荧光信号；PCR扩增时（在延伸阶段），*Taq*酶的5′→3′外切酶活性将探针酶切降解，使报告荧光基团和淬灭荧光基团分离，从而荧光监测系统可接收到荧光信号，即每扩增一条DNA链，就有一个荧光分子形成，实现了荧光信号的累积与PCR产物形成完全同步，从而实现对产物实时定量。常见的探针类型主要包括*Taq* Man探针、双杂交探针、分子信标探针、蝎形探针，而*Taq* Man探针最为常用。

（二）实时荧光定量PCR的方法开发与应用

在CGT产品临床前及临床评价中，生物分布研究旨在获得药物进入体内以后在靶组织及非靶组织的迁移、归巢及其存续和消亡信息，上述研究目的的实现需要建立在不同组织中受试物浓度测定的基础上。CGT产品以及PCR分析的方法学验证截至目前仍在不断发展，现有相关指导原则未完全适用，所以目前对于该类生物分析方法的验证均是从科学性的角度出发并基于研究目的而开展，下面以荧光定量PCR为例简要介绍方法开发的思路与验证内容。

1. 研发阶段

（1）引物的设计：针对特定靶标设计相应的引物，验证引物特异性，包括引物产物特异性和种属特异性。如需使用探针法，则需要验证探针可用性。通常引物设计有 3 条基本原则：引物与模板的序列要紧密互补，引物与引物之间避免形成稳定的二聚体或发夹结构，引物不能在模板的非目的位点引发 DNA 聚合反应（即错配）。

具体实现这 3 条基本原则需要考虑到诸多因素，如引物长度（primer length）、产物长度（product length）、序列 T_m 值（melting temperature）、引物与模板形成双链的内部稳定性（internal stability，用 *XG* 值反映）、形成引物二聚体（primer dimer）及发夹结构（hairpin structure）的能值、在错配位点（false priming site）的引发效率、引物及产物的 GC 含量（GC composition）等。必要时还需对引物进行修饰，如增加限制性内切酶位点，引进突变等。引物设计中应注意：①引物的长度一般为 15 ~ 30 bp，常用 18 ~ 27 bp，不建议大于 38 bp，引物过长会导致其延伸温度大于 74℃，不适于 *Taq* DNA 聚合酶反应。②引物应避免存在与模板内相似性较高的序列，尤其是 3′端，否则易导致错配。③引物 3′端的末位碱基对 *Taq* 酶的 DNA 合成效率有较大的影响。不同的末位碱基在错配位置导致不同的扩增效率，末位碱基为 A 的错配效率明显高于其他 3 个碱基，因此应当避免在引物的 3′端使用碱基 A。另外，引物二聚体或发夹结构也可能导致PCR反应失败。5'端序列对PCR影响不太大，因此常用来引进修饰位点或标志物。④引物序列的 GC 含量一般为 40% ~ 60%，过高或过低都不利于引发反应。上下游引物的 GC 含量不能相差太大。⑤引物所对应模板位置序列的 Tm 值在 72℃左右可使复性条件最佳。⑥ AG 值是指 DNA 双链形成所需的自由能，该值反映了双链结构内部碱基对的相对稳定性。应当选用 3′端 AG 值较低（绝对值不超过 9），而 5′端和中间 AG 值相对较高的引物。引物的 3′端的 AG 值过高，容易在错配位点形成双链结构并引发 DNA 聚合反应。

（2）提取试剂盒的选择：模板的数量和质量都直接影响 PCR 的扩增结果。因此，从生物样本中提取 DNA 应尽可能选择快速有效的能使 DNA 游离出现的方法，应用比较多的有磁珠提取法和柱式提取法等，可以根据研究的目的合理选择。

（3）扩增体系确认：PCR 的扩增体系中通常需包括 PCR 预混液（2× 缓冲液），正向引物、反向引物、探针、无核酸酶水、扩增模板，扩增体系总体积通常 20 ~ 50 μL。通过制备质控样本确定引物探针加入量及扩增体系的体积是否合适，根据需要调整引物探针的加入量和调整扩增体系优化反应条件。通过标准样本确定线性范围。

（4）扩增程序：一个 PCR 循环通常包括变性、退火和延伸三步反应，以上 3 个步反应通过设定不同的温度实现，每个反应设定的时间同样影响定量结果。通常首先设置一个首次变性温度，并适当延长变性时间使模板充分解链，随后进行变性、退火和延伸数个循环的设定。荧光的收集时间通常设定在延伸阶段。

2. 验证阶段 开展药代动力学相关的生物分析方法必须在方法建立完成后应进行必要的方法学验证，而后用于生物样本的定量分析。当前各监管机构的现行的生物分析方法学验证指导原则中多基于色谱分析及配体结合原理的分析方法。对于实时荧光定量 PCR 分析方法，这些指导原则多不适用或者不完全适用。研究者应结合实时荧光定量 PCR 的工作原理，进行基于目的的方法学验证（fit-for-purpose）。验证项目可考虑包括：方法特异度、选择性、灵敏度、线性范围、精密度、准确度、方法适用性、方法耐用性、组织样本及基因组稳定性等。下面以质粒为标准品开展几个常验证项目的常规做法进行介绍。

（1）特异度和选择性考察：①考察方法。通过分析不少于 6 个不同个体来源的空白实验动物的某一种组织提取的基因组样本（TC）来评价特异性；同时用对应个体来源的空白组织基因组分别制备 LLOQ 浓度水平样本来确定本方法的选择性。②接受标准。TC 样本无扩增或至少大于 STD1 样本的 1 个 *Ct* 值，且 LLOQ 浓度水平样本实测平均值准确度（准确度 = 实测值的平均值 / 理论值 × 100%）需在 50% ~ 150%。

（2）标准曲线考察：①考察方法。用空白实验动物的某一种组织提取的基因组溶液为稀释液，将标准品配制成至少 6 个浓度点标准曲线模板样本，进行荧光定量 PCR，以 Ct 值为纵坐标，浓度的对数为横坐标拟合线性回归方程，建立标准曲线。②接受标准。线性回归相关系数不小于 0.98，扩增效率在 80% ~ 120%；回算准确度（实测值 / 理论值 × 100%）需在 50% ~ 150%。

（3）精密度和准确度考察：①考察方法。用空白实验动物的某一种组织提取的基因组溶液为稀释液将标准品配制成高、中、低质控样本及定量下限样本（HQC、MQC、LQC、LLOQ），每浓度水平各 5 个平行样本，以配制的质控样本和定量下限样本为模板进行定量 PCR，并每批随行标准曲线。至少分析 6 个批次，且至少 2 个人在不同天完成。②接受标准。要求质控样本及定量下限样本批内及批间变异系数不大于 50%。对于批内和批间准确度，平均浓度应在理论值的 50% ~ 150%。

（4）方法适用性考察：①考察方法。考察试验所用检测体系适用于受试物的浓度分析。将受试物（基因治疗产品或细胞治疗产品）制备受试物重悬液，然后使用空白动物组织匀浆液作为稀释液进行 5 倍或 10 倍梯度稀释，稀释 6 个点，提取 DNA，以提取的 DNA 为模板进行扩增，以 *Ct* 值为纵坐标，浓度的对数为横坐标，绘制标准曲线。②接受标准。线性回归相关系数不小于 0.98，扩增效率在 80% ~ 120%。

（5）通用性考察：①考察方法。使用空白实验动物的某一种组织提取的基因组溶液为稀释液稀释标准品建立标准曲线，其他组织或基质提取的基因组溶液为稀释液配制高、中、低浓度质控样本，进行荧光定量 PCR。②接受标准。高、中及低浓度质控样本的变异系数不大于 50%，准确度要求在 50% ~ 150%。若个别组织方法适用性不通过，需单独开展验证。

（6）方法耐用性考察：①考察方法。使用空白实验动物的某一种组织提取的基因组溶液为稀释液稀释标准品建立标准曲线，使用不同浓度空白试验动物的基因组分别配制高、中、低浓度质控样本，并以此为模板，进行定量 PCR 反应。②接受标准。各浓度空白实验动物的基因组配制高、中、低浓度质控样本的变异系数不大于 50%，准确度要求在 50% ~ 150%。

（7）稳定性考察：稳定性考察通常包括受试物的组织样本、含有受试物提取的基因组样本及质粒储备液、工作液等多种稳定性的考察，其中受试物的组织样本、含有受试物提取的基因组样本稳定性考察多采用与制备后即刻相比回收率满足在 50% ~ 150%，而质粒通常开展凝胶电泳考察是否会发生降解。

3. 生物样本分析方法的应用　应在生物样品分析方法验证完成之后开始测试未知样本，每个未知样品一般测定一次，必要时可进行复测。每个分析批应建立标准曲线，随行高、中、低浓度的质控样品，每个浓度水平的质控样品至少做 2 个平行样本，每个样品 3 个复孔。空白样品，标准样品、质控样品、待测样品或未知样品需放在同一个扩增板上处理分析。每个浓度水平（低、中、高）至少有 50% 的质控样品的准确度在 50% ~ 150%。如质控样品测定结果不符合上述要求，则拒绝该分析批，分析批中的样本重新提取分析。

（三）实时荧光定量 PCR 研究细胞和基因治疗产品生物分布注意事项

基因治疗产品及细胞治疗产品的生物分布试验通常伴随安全性评价试验进行，检测方法的验证需符合 GLP 的要求。在生物分布研究过程中步骤繁多，对试验结果的影响因素众多，多与操作相关。在做荧光定量试验中建议注意如下几个事项：

（1）在操作中，交叉污染是影响试验结果最大的因素，应注意试验细节，如一次性手套应及时替换、一次性移液器吸头按 SOP 操作；试剂准备和标本处理时应使用超净工作台或防污染罩，并防止对环境的污染；操作台、移液器、离心机、PCR 扩增仪等仪器设备应经常用 10% 次氯酸或 75% 乙醇擦拭消毒。每次试验前后用 10% 次氯酸和 75% 乙醇擦拭移液器、操作台。

（2）荧光探针应避光保存，基于稳定性考虑，引物探针应尽量避免反复冻融，加入反应液中后，应尽快配制好反应体系进行扩增。

（3）配制反应体系时，应注意移液器的使用方法，所有液体都要缓慢加至管底，不要加至管壁，所有液体的混匀要用振荡器进行，不能用移液器吹打，反应体系配制完毕后低速离心数秒，避免产生气泡。

（4）根据试验要求和目的，选定合适的时间窗进行取材，且组织取材部位需具有代表性，采集好的样本，最好根据每次试验用量，用冻存管分成几小份，在 −80℃ 条件下保存，尽量避免反复冻融。生物样本通常分成 3 类：组织、分泌物、血清或全血。如果是血清，不可存在溶血现象，否则会影响 PCR 的扩增；如果是全血，最好不用 EDTA 作为抗凝剂，而选用枸橼酸作为抗凝剂，否则会影响 PCR 的扩增；如果是组织，最好用蛋白酶消化。如果是提 RNA 的标本，更应该防止反复冻融和保持标本的新鲜。

四、细胞和基因治疗产品的检测案例

在非临床研究中，推荐采用一种或多种适宜的细胞追踪方法评价细胞产品的分布、迁移、归巢及其存续和消亡特性，并阐述方法的科学性。如对于 CAR-T 细胞产品，其

CAR-T 细胞的药代研究主要关注目标细胞在体内增殖水平、分布情况和存续时间，可选择的检测技术包括成像技术、流式细胞术、免疫组化技术、定量 PCR 技术等。成像法可以直观地检测 CAR-T 细胞的体内分布，活体成像的细胞标记可通过多种方法实现；流式细胞术可以检测动物血液、骨髓和脾脏中的 CAR-T 细胞；免疫组化的方法可以检测脾脏或其他脏器中 $CD3^+$ 细胞或 CAR^+ 细胞的表达，以提示人 T 细胞在动物脏器中的分布和累积；定量 PCR 方法可检测所有类型样本中代表人源 CAR-T 细胞的 DNA 或者 RNA 水平，PCR 方法推荐以 CAR 而不是 T 细胞作为特异性检测目标。目前，一些新的技术方法，如原位杂交等，也被开发用于检测 CAR-T 细胞的组织分布。使用上述方法对 CAR-T 细胞进行标记后，是否对细胞的质量属性和生物学特性产生影响，以及是否对细胞的分布情况及其研究结果产生影响也值得关注。标记细胞的生产工艺、质量控制、生物学活性鉴定过程应与非标记细胞一致，并应对其检验结果进行对比，证明是否存在差异以及差异的程度，同时评价对细胞属性可能的影响。

第四节　寡核苷酸药物的药代动力学研究

一、药代动力学研究内容和一般要求

寡核苷酸药物（oligonucleotide drug），又称为小核酸药物，主要包括反义寡核苷酸（antisense oligonucleotides，ASO）、小干扰 RNA（small interference RNA，siRNA）、核酸适配体（aptamer）、诱饵寡核苷酸（decoy ODN）、微小 RNA（miRNA）、小激活 RNA（saRNA）等。其中 ASO 和 siRNA 是最常用的基因调控工具，获得广泛应用，并已被成功开发为基因治疗药物。迄今，全球已获批上市的 15 款的寡核苷酸药物主要为 siRNA 或 ASO 类，且绝大多数适应证为遗传病，其余仅部分种类中有个别药物上市。

目前，寡核苷酸药物多为化学合成，分子量范围在 6 ~ 13 kDa，从分子大小来看其介于传统的小分子与单抗之间，故各监管机构基本均按新化学实体（new chemical entity，NcE）来进行监管。从已上市药品的相关研究来看，此类药物的药代特征主要和其理化性质、化学修饰种类、递送系统和耦联物等密切相关、核酸序列影响不大，同时结合给药途径及靶向性等角度进行设计、确定。故寡核苷酸药物的药代动力学特征与小分子类药物较为接近。

从吸收特征上看，寡核苷酸药物一般的给药途径为皮下或静脉注射给药，在血液中的半衰期短，组织中较长、可以达数周甚至数月。

非临床药代动力学评价研究，主要从吸收、分布、代谢、排泄和药物相互作用等方面进行考察，具体研究内容包括：

（1）体外试验部分：血浆蛋白结合率研究；稳定性研究（一般进行全血或血浆、肝 S9）和代谢产物鉴定；细胞色素 P450 酶的表型；细胞色素 P450 酶的抑制、诱导；药物转运体的抑制。

（2）体内试验部分：大、小动物种属的药代动力学试验（单次、多次，非静脉和静脉给药）；小动物的单次给药的组织分布研究；小动物单次给药的排泄研究；大、小动物的体内代谢产物研究。

二、寡核苷酸类药物相关生物分析方法及要求

在药代 / 毒代研究中，获得研究对象在各基质生物样品的浓度以及存在形式（代谢产物）的确定是至关重要的步骤。因此，建立一个合适、可靠、特异和灵敏的生物样品分析方法是药代 / 毒代研究的前提和关键。结合寡核苷酸类药物的结构特点（分子比较大、极性大、带电荷，且体内存在结构相似的 DNA 或 RNA）和药代特点，使得其生物分析比普通的小分子药物更为复杂、分析方法需多样化。在实际研究中，根据寡核苷酸的开发类型、分子大小、检测灵敏度和特异度需求、分析所需通量等方面进行考虑，选择合适的检测手段。

目前，用于寡核苷酸类药物生物分析的方法主要有以下几类：

（一）液相 – 质谱联用法（LC-MS/MS）

由于核苷酸药物的骨架上的磷酸酯结构，易形成多电荷的负离子，在 ESI 源负离子模式下响应较好，故 LC-MS/MS 法成功地实现了对血浆和组织中的寡核苷酸浓度进行检测，是目前最主流的方法。经过前处理的样本通过液相将待测物和干扰物质分离，然后进入质谱按照质荷比再次筛选。因此其高特异性，使得 LC-MS/MS 在寡核苷酸药物的定量分析上较其他方法拥有很大的优势。同时，因质谱的响应范围宽、线性范围的跨度可以达到 1000 倍范围。LC-MS/MS 法还兼具良好的灵敏度、准确性和回收率等优点，灵敏度一般可以达到 ng/mL 级。

除了以外，质谱检测器可以实现多通道检测，即，可以同时检测反义链，正义链和代谢产物，这点对于双链的寡核苷酸药物的定量检测，如 siRNA，尤其重要，故也是 LC-MS/MS 方法的重要优势之一。

另外，在方法前期准备上，LC-MS/MS 法也是唯一一个不需要提前进行专属试剂的设计和合成，故相对而言，方法开发的周期较短、节约成本，可加快寡核苷酸药物的研发速度。

同时，高分辨质谱（LC-HRMS）的推出，能准确地推断核酸的碱基组成、序列结构等信息，被成功用于对寡核苷酸药物的体内外的代谢产物的鉴定、修饰结构的确证。LC-HRMS 可以提供高分辨率、高灵敏度、更快的扫描速度，比三重四极杆（QQQ）更广的动态范围，可以实现在同一台仪器上同时定量分析和序列鉴定、代谢产物鉴定。

因此，在药物研发的早期筛选阶段和非临床药代 / 毒代研究中，LC-MS/MS 可以代替 ELISA 方法进行寡核苷酸的生物样品分析，提供更加有效、灵敏、快速和精确的实验数据。

（二）液相 – 荧光法（LC-FLD）

基于杂交的液相 – 荧光检测法（hybridization based LC–fluorescence detection，LC-

FLD）具有较高的灵敏度和特异度，其灵敏度可以高于基于杂交的ELISA和LC-MS/MS方法、可以达1 ng/mL，甚至更低。借助于液相的高分离能力，LC-FLD可实现同时检测寡核苷酸药物的原型及其部分被核酸酶水解后的产物（如*n*–1、*n*–2等），具有很好的选择性。同时，考虑到寡核苷酸药物一般会存在修饰（如GalNAc等）或递送系统等，这些将影响qPCR等方法的准确检测，而基于杂交原理的LC-FLD法包容性相对强，这些因素的存在不会影响其检测灵敏度、特异度。故目前，LC-FLD已成功用于寡核苷酸的生物样品分析，尤其适用于申报IND的临床前药代/毒代研究，以及临床药代动力学研究中。

但因LC-FLD方法开发需先设计、合成专属的带荧光标记的探针，并经历探针逐步筛选和优化的过程，使得其方法开发所需的时间长、成本高，因此，限制了其在寡核苷酸药物研发阶段，尤其是早期药物筛选的应用。

（三）杂交酶联免疫法（Hybrid-ELISA）

基于杂交的酶联免疫吸附测定法（hybridization based enzyme-linked immunosor-bent assay，Hybrid-ELISA），是基于互补杂交的ELISA方法，将酶标记的核酸探针与预先吸附到固相载体上的待测对象（寡核苷酸）进行结合而进行定量的，具有较高的灵敏度，定量下限可以实现低于1 ng/mL。MSD公司基于相同原理开发的集成的、自动化的MSD电化学发光法（MSD electrochemil uminescence，MSDECL），灵敏度可以再低一个数量级，而且定量的动态范围可以更宽，达4 ~ 5个数量级，故可以同时兼顾寡核苷酸的低、高浓度，使得检测准确度有保证。相对于Hybrid-ELISA法，MSDECL法的检测样本用量更少，可实现多重检测，对样本特别珍贵、取样体积受限的研究特别友好。

而且，两者对寡核苷酸药物的化学修饰或递送系统有很好的包容性，其检测不受影响。此外，这两种方法几乎不需要样品处理，大大缩短了检测试剂，易于自动化，实现样品检测的高通量，故目前被广泛地用于寡核苷酸药物临床前和临床药代动力学研究相关的生物样品分析。

但由于杂交探针的特异性限制，常常无法区分全长的寡核苷酸和核酸酶解后变短的片段产物，因此容易产生交叉杂交的现象，这样就会导致测得的寡核苷酸药物原型的浓度高于体内的实际浓度。

（四）定量聚合酶链反应（qPCR）

定量聚合酶链反应（quantitative polymerase chain reaction，qPCR）是在PCR反应中加入荧光标记的探针或染料，以便能实时分析每个反应的荧光信号，由于该荧光信号的强度与PCR反应后生产的产物量成正比，故可以被广泛用于包括寡核苷酸在内的所有核酸的定量，已作为公认的对已知序列的核酸分子进行定量的标准方法之一。

三、国内外相关指导原则

目前，国内外还没有专门针对寡核苷酸药物的药代动力学研究的专项的指导原则颁布。在实际管理中，各国按新化学实体进行监管，故预先分布的药代动力学研究相关指导原则适用于寡核苷酸药物。在一些寡核苷酸药物的非临床研究、安全性评价等原则中也有相关内容同样适用。

四、研究案例

详细信息请扫描前言中的二维码。

第五节　mRNA 药物代谢分析研究

一、mRNA 药物代谢分析的一般要求

本节主要介绍 mRNA 药物代谢分析的一般要求。mRNA 分子最大的特点是带负电荷极性化合物、稳定性低和对核酶敏感。寡核苷酸药物在体内主要通过核酸内切酶（组织中）和核酸外切酶（血液中）作用而降解为更小的核酸片段。其中核酸外切酶从核酸 3′和 5′端起始切割，逐渐将核酸代谢为 n–1 的寡核酸片段；核酸内切酶切割核酸链间的磷酸二酯键，再由外切酶进一步代谢成更小的核酸片段。mRNA 药物则主要通过核酸序列脱腺苷酸化和 miRNA 结合后降解这两种途径进行代谢。核酸药物的代谢分析是指对其在体内代谢之后的产物进行定量研究与分析。因此，稳定地获取生物来源核酸代谢物是进行代谢分析的前提，而后再进行相应的检测分析。

（一）样品的采集与处理环境

样品处理的基本原则是维持生物样品的客观真实性、尽量少地引入杂质和避免代谢物在体外的进一步降解。血液样品采血管的选择对代谢物的分析会产生严重的影响。采血管包括无抗凝剂采血管和有抗凝剂采血管，其中常用的抗凝剂包括肝素钠、枸橼酸钠和 EDTA。因为肝素具有和寡核苷酸相似的物理性质，比如高负电荷和相似的水溶性，所以会对代谢物的分析产生严重的干扰。ETDA 抗凝剂采血管已经在临床试验和上市药物的药代动力学研究中有较多成功使用案例，因此推荐使用低分子量的 ETDA 抗凝剂采血管。核酸样品因为带负电荷，在处理过程中容易与带正电荷的直接接触类耗材产生非特异性吸附，比如塑料制品的移液器吸头、离心管和玻璃制品的样品容器等，因此推荐选用经过表面低吸附处理的相关耗材。此外，在样品处理过程中充分利用高浓度的外源性标准品也可以降低代谢物的非特异性吸附。核酸对核酶的灵敏度极高，是核酸代谢物分析中最主要的干扰因素。核酶来源广泛，耗材、环境和实验员自身都会是核酶的源头，因此推荐使用经过灭菌和无核酶处理的实验耗材，对试剂和耗材进行高压蒸汽灭菌是更好的选择；推荐实验员操作过程中正确穿戴实验防护衣具，特别是口罩和手套，并且防止直接接触样品；推荐使用漂白剂或者核酶清除剂处理实验操作台，最大可能降低核酶对代谢分析的影响。此外，建议对样品前处理进行充分的设计，以减少样品转移次数和样品处理时间，如此也可降低样品的降解。

（二）样品的核酸提取

将核酸样品从成分复杂的生物样品中提取出来是核酸药物代谢分析的第一步，其最主要的目的是充分去除生物样品中细胞、蛋白、脂质和其他有机物等杂质对后续分析的干扰。核酸在体内与蛋白质具有较高的结合能力，特别是经过修饰的核酸结合能力更强，因此将核酸与结合蛋白充分解离是核酸提取的前提条件。推荐优先选择处理流程简单、样品回收率高和对代谢物（主要是代谢产生的短片段核酸）具有较好保留能力的提取方法。但是也要考虑代谢物的丰度、样品的类型以及后续选用的核酸分析方法。不同的核酸提取的方法间可以联合使用，从而实现更佳的处理效果。针对不同的分析需求，常用的提取方法包括：

1. *磁珠（magnetic beads）提取*　磁珠提取是利用特殊基质包被的磁性微球对核酸进行吸附，然后使用有机试剂（常用乙醇）进行洗涤，最后使用保存液进行洗脱的一种方法。该方法最大的优点是样品操作流程简洁，耗时短，样品转移次数少等，因此可以最大限度地降低核酸的降解。常规的磁珠提取存在选择性吸附作用的缺点，即磁珠优先吸附大片段核酸，导致小片段核酸的丢失。在此基础上发展了新的可以特异性吸附目的核酸片段的磁珠，该方法将与目的分子特异性碱基互补配对的寡核苷酸包被在磁珠微球表面以实现特异性富集，因此推荐使用该类特异性磁珠提取靶标分子。

2. *液液萃取（liquid-liquid extraction，LLE）*　LLE 是最经典的核酸提取方法。该方法使用苯酚、硫氰酸胍、氯仿和异丙醇等有机溶剂处理样品后实现液相分层，不同成分的物质通过相似相容原理分布在不同的液相层中，然后吸出目的分子对应分层（RNA 通常分布在最上层的水相中）进行醇沉淀、洗涤去除杂志，从而达到核酸提取的目的。推荐使用 Trizol 试剂进行液液萃取提取核酸，该方法已被广泛应用于核酸代谢分析中，并且对小片段核酸（10 ～ 30 bp）可达到 70% 的回收率。

3. *固相萃取（solid-phase extraction，SPE）*　SPE 是生物基质中提取寡核苷酸药物最广泛使用的方法。其利用酸性缓冲液充分活化 SPE 填充柱，将样品与酸性缓冲液混合上样，装载至填充柱上，酸化处理可以显著延长核酸样品在填充柱上的保留时间，用乙腈和四氢呋喃混合有机溶剂洗涤去除杂质，最后再将核酸组分从 SPE 中洗脱下来，便可用于 LC-MS 分析。该提取方法可以达到 60% ～ 80% 的核酸回收率。此外，SPE 可以实现自动化制备，2 ～ 3 h 内可以处理 6 份样品，且手动操作时间仅需 15 min。

4. *蛋白酶 K 降解*　蛋白酶 K 是一种通用型蛋白水解酶，具有极高的水解酶活性和广泛的底物特异性，其通过剪切疏水氨基酸或含芳香氨基酸碳端的肽键来实现蛋白质的降解。蛋白酶 K 处理通过降解与核酸结合的蛋白来将核酸释放出来。该方法最大的优点是蛋白酶 K 具有广谱的活性条件，可以在含有 SDS、Triton X-100 等蛋白变性剂和核酶抑制剂 EDTA 的条件下使用，并且可以达到 90% 的核酸回收效率。

（三）样品的检测分析

完成对核酸样品的提取纯化处理之后，必须借助仪器设备对其进行定性或定量，以分析特定条件下核酸代谢物的特征。药物在体内的代谢物和在生物组织中的分布可以帮助对药物药代动力学和脱靶效应的评估。随着科学技术的创新发展，涌现了许多的仪器分析设备与分析方法，可以有更多的选择来对代谢物进行分析，以支持药物研究的发展和临床的诊断。当前对核酸药物代谢分析包括 LC-MS/MS、离子对反向液相色谱、LC-HRMS、液相 – 荧光检测（LC-FL）、液相 – 紫外检测（LC-UV）、RT-qPCR、杂交 ELISA 等。需要注意，检测分析方法的选用必须充分考虑分析的目的、样品的丰度、样品前处理的方法、经济成本以及监管机构的指导意见等因素。

1. *离子对反向液相色谱（IP-RP-LC）*　IP-RP-LC 是寡核苷酸鉴定中最为广泛使用的液相色谱类方法。该方法利用核酸分子具有很强的极性和电荷性的特性，在流动相中加入离子配对试剂，使核酸分子在离子对试剂中的反离子形成不带电的中和离子，将样品装载在疏水性的 C^{18} 固定相色谱柱上，可以促进核酸分子在色谱柱上的保留，从而达到分离的目的。通过选择离子对试剂、离子对试剂与有机溶剂的配比优化可以提升分离分析能力。IP-RP-LC 可以与 UV 或者质谱联用，以满足不同的使用性能需求。该方法可以对包括单核苷等多种核酸代谢物实现检测分析。但是选用的离子对试剂会对质谱分析的灵敏度产生干扰。

2. *疏水互作液相色谱（HILIC）*　HILIC 主要用于分析代谢物的极性。AEX-LC 的固定相是由亲水性的极性固定相组成，待分析的代谢物按极性增加的顺序依次从色谱柱上被洗脱下来。分析物在色谱柱中的保留时间主要是由于其在固定相表面的有机物流动相和水相之间的分配系数所决定，此外也有静电和氢键相互作用的影响。HILIC 使用的流动相往往是挥发性的溶剂，如乙酸铵、三乙基铵醋酸盐等，由于流动相中挥发性有机溶剂的含量较高，HILIC 可以提供比 RPLC 更高的质谱强度，其与质谱的联用可以提供卓越的检测分析性能。

3. *液相色谱质谱联用*　在使用液相色谱对代谢物进行分离分析之后，与质谱联用可以实现对代谢物结构与成分组成的分析。质谱首先利用电子电离和化学电离等离子化方法将分析物进行离子化，然后对电离的离子进行分析。目前常见的质谱包括飞行时间质谱、四级杆串联飞行时间质谱和线性离子阱串联静电场轨道阱质谱等。理论上质谱可以与所有类型色谱联用。LC-MS 以其最佳的灵敏度、选择性、准确性和精密度，成为治疗性核酸质量控制和生物分析中应用最广泛的检测方法。

4. *液相色谱荧光法*　LC-FL 是一种将核酸分子杂交技术与液相色谱技术整合并应用于核酸检测分析的方法。该方法首先需要一端带荧光基团修饰的寡核苷酸探针，探针利用碱基互补配对原则与靶分子杂交，然后杂交样品在色谱柱上根据分子量大小实现分离，并由荧光信号检测器实现对目标分子的定量分析。在使用肽核酸（PNA）探针时，从核酸分子的两端设计探针，用不同的荧光基团标记，可以同时实现对双链分子的检测，并且该方法可以实现对 n–1（大于 8 个核苷酸）代谢产物的检测，突破了以往只能检测完整寡核苷酸链的局限。该方法的最低检测下限可以达到 1 ng/mL，远高于 LC-MS 的灵敏度。

5. *核酸分子杂交 – 酶联免疫吸附测定法*　Hybrid-ELISA 与经典的抗体抗原特异性

相互作用原理的 ELISA 方法相似，不同点在于使用探针充当抗体的角色。设计一端带有碱性磷酸酶或辣根过氧化物等标记的寡核苷酸探针，然后利用碱基互补配对原则使得探针与目标分子互补配对结合，与标记酶的底物作用，最后通过比色法进行定量分析。该方法的灵敏度很高，可以达到 1 ng/mL 的定量下限。此外，在使用该方法时，样品的核酸提取是非必需的，可以直接应用于体液的检测中。但是，该方法往往只能对全序列的寡核酸进行定量分析。

二、相关指导原则

药物代谢分析是药物研发过程中的重要内容，其研究结果有助于支持药物安全性和有效性相关证据。代谢分析依赖于合适且可靠的生物样品分析方法，但由于生物样品的异质性，在进行实际样品的检测分析之前，必须对分析方法进行一系列的验证，包括方法的线性、定量下限、准确度、精密度和稳定性等多方面的性能特征。不同的国家和地区对生物样品分析发布了相关的指导原则，以保证药物开发过程中生物分析结果的质量和一致性，但目前并无 PCR 类检测方法的相关指导原则。

（一）国内相关指导原则

当前，国内对核酸代谢分析参考的指导原则是《中国药典》（2020 版）四部通则 9012 收录的《生物样品定量分析方法验证指导原则》。指导原则主要针对色谱分析方法和配体结合分析方法，对非临床和临床试验样品生物基质（如全血、血清、尿）中的药物浓度测定分析方法作出全面的指导和要求。主要内容包括：①对分析方法的完整验证要求。分别从方法的选择性、样品在仪器的残留、定量下限、标准曲线、准确度、精密度、稀释可靠性、基质效应、稳定性这 9 个方面作出要求。对残留规定高浓度样品之后在空白样品中的残留应不超过定量下限的 20%，并且不超过内标的 5%，如果不可避免残留，应采用特殊措施确保残留不影响准确度和精密度。准确度包含批内准确度和批间准确度，准确度均值一般应在质控样品标示值的 ±15% 之内，定量下限准确度应在标示值的 ±20% 范围内。②试验样品分析要求。分别从分析批、分析批的接受标准、校正范围、试验样品的重新分析和报告值选择、色谱积分和用于评价方法重现性的试验样品再分析这 6 个维度进行要求。在完成分析方法的验证之后，可以进行试验样品的检验分析。同一个分析批次中要求包括空白样品和零浓度样品，并且至少 6 个浓度水平的校正标样，至少 3 个浓度水平质控样品（低、中、高浓度双重样品），以及被分析的试验样品，要求在同一批次中同时处理上述要求样品。在分析过程中要确保试验样品的浓度落在标准曲线的浓度范围内，如果不在，则需要重新调整标准曲线的浓度范围。

（二）国外相关指导原则

国外相关的指导原则最早可以追溯到由美国 FDA 于 2001 年发布的《生物分析方法验证指南》，之后在此基础之上于 2013 年发布了修订版草案，并最终于 2018 年正式生效。该指导原则基于色谱分析和配体结合分析两大类检测技术，分别从方法验证和试验样品分析两个方面进行要求。指导原则指出在方法验证之前，应该为生物分析方法建立详细的书面描述，包括但不限于计划方案、研究计划和标准操作规程。相比《中国药典》，FDA 指南应用范围更广，也适用于生物标志物浓度检测和兽药、组织样品。欧洲药品管理局也早在 2011 年就正式颁布了《生物分析方法验证指南》，该指南与药典具有更多的相似性。此外，ICH 也于 2022 年发布了最新的指导原则 M10《生物分析方法验证及样品分析》，对化学药和生物药物生物分析方法验证及其分析应用提供了全面的指导意见，包括配体结合分析法（LBAs）和色谱分析法［例如通常与质谱检测器联用的液相色谱（LC）或气相色谱（GC）］的定量分析方法，但是指导原则不适用于生物标志物和免疫原性分析方法。指导原则 M10 增加了待测物同为内源性物质的分析方法考虑与建议，还对样品提取回收率和商品化与诊断试剂盒也作出了要求，并且对一些新技术的应用作出了指导，例如干基质方法。在开展核酸药物非临床或临床的代谢分析研究中应尽可能遵循相关指南的指导意见，才能获得真实有效的数据结果，并有助于药物开发监管者的决策。

三、相关仪器设备

随着技术的创新发展，核酸代谢分析的技术手段也取得了长足的进步，包括基于 PCR 原理方法、基于色谱分离方法和基于配体结合分析方法等。当前生物分析方法验证的相关指导原则主要针对基于色谱技术和配体结合分析两大类方法，但是未推荐相关的仪器设备。不同的检测技术方法对硬件设施的要求不同，同一方法也存在多种仪器设备的选择，因此，我们结合相关指导原则以及目前生物分析方法研究进展，推荐一些较为常用的相关仪器设备（表 10-1）。但是仪器设备的选用应当根据样品的类型、研究的目的、经济成本等进行考虑，必要时与相关监管机构进行沟通之后再选择合适的仪器设备。

四、研发案例——遗传性转甲状腺素蛋白淀粉样变性非临床研究案例分析

详细信息请扫描前言中的二维码。

第六节　药代动力学研究案例及分析

详细信息请扫描前言中的二维码。

第七节　结语

对于 CGT 产品，在临床前药代动力学研究中，应针对目标产品的特性，充分理解目标产品的作用机制和拟定适应证等，对研究内容、动物模型、检测方法等合理设计，关注目标产品在体内的全过程，并根据研究结果对产品的活性和安全性进行深入分析

表 10-1　常用核酸代谢分析仪器设备及应用案例

设备名称	品牌	设备简介	应用案例简介
MALDI SYNAPT G2-Si HDMS	美国沃特世（Waters）	该仪器由一台脉冲频率为2.5 kHz的固态激光器驱动，可实现分析过程中光谱采集速率的优化；借助高效T-Wave离子淌度技术，可以在分子大小和形状的基础上获得另一个分离维度；能够在同一个平台上对生物液体或激光切割组织切片进行高效定量和定性分析	Basiri等使用蛋白酶K降解联合磁珠富集方法提取miRNA，然后利用Acquity UPLC联合SYNAPT G2-Si HDMS进行分析，方法检测限为0.5 ng/ml
ACQUITY UPLC	美国沃特世（Waters）	该仪器可减少系统扩散，从而提高分离度，以出色的分离性能来增强研究。使用二元溶剂管理器实现精密、准确的二元溶剂混合；可使用流通针式进样器和固定定量环进样器选件	Basiri等使用蛋白酶K降解联合磁珠富集方法提取miRNA，然后利用Acquity UPLC联合SYNAPT G2-Si HDMS进行分析，方法检测限为0.5ng/mL
LCMS-8050	日本岛津（SHIMADZU）	该仪器采用0.1U的步频，使得即便在30 000 U/s的速度下也可获得稳定可靠的MS/MS扫描；高灵敏度×高速正负极切换仅需5 ms	Studzińska等使用苯酚：氯仿：异丙醇为25：24：1体积比的液液萃取方法从血清中提取miRNA，然后再使用固相萃取进一步纯化样品，最后使用LCMS-8050系统进行分析，方法检测限为49 ~ 63 nmol/L
1260 Infinity Ⅱ HPLC	德国安捷伦（Agilent）	该仪器可兼容常规和超高效液相色谱，选配的1260 Infinity Ⅱ四元泵和1260 Infinity二元泵能够在高达600 bar的压力下运行；仪器支持分析性和半制备型纯化的应用需求；单次测试最多可容纳16个微孔板和6144个样品	Kilanowska等使用苯酚：氯仿：异丙醇为25：24：1的体积比的液液萃取方法提取ASO，使用UHPLC与Agilent 6540 UHD Q-TOF联用系统进行分析
6540 UHD Q-TOF	德国安捷伦（Agilent）	该仪器是基于四极杆和飞行时间技术的精确质量MS/MS仪器，包括电喷雾电离（ESI）、化学电离（APCI）和JetStream ESI的电离源；采用Agilent喷射流技术、IBC、EMT和MassHunter工作站数据挖掘工具	Kilanowska等使用苯酚：氯仿：异丙醇为25：24：1的体积比的液液萃取方法提取ASO，使用UHPLC与Agilent 6541 UHD Q-TOF联用系统进行分析
Triple Quad™ 5500 LC-MS/MS	加拿大爱博才思（AB Sciex）	该仪器是三重四极杆串联质谱仪，其采用QJet离子导入技术、TURBO V™离子源、和稳定的Analyst®软件；TURBO V™离子源可从根本上消除交叉污染；具有很宽的线性动态范围，定量分析灵敏度特别适合复杂基质中低浓度组分的定量分析	Meng等使用固相萃取方法提取纯化血清中磷酸二酯吗啉代寡核苷酸Radavirsen，然后利用HPLC与Triple Quad™ 5000进行分析，方法检测限为5 ~ 1000 ng/mL
LightCycler® 480 System	美国罗氏（Roche）	该仪器通过PCR循环过程中实时荧光采集和软件分析进行定量和基因型的分析。复杂的光学检测系统可以进行多重PCR检测，并适用于包括染料检测、水解探针（*Taq* Man 探针）、杂交探针、简单探针等检测模式	Nair等使用Triton X-100处理血清，然后直接进行免核酸对靶标核酸分子进行反转录获取cDNA，最后使用LightCycler® 480 System进行定量检测分析，方法检测限为15ng/mL

和评价，以期为产品以及临床研究提供更多参考信息。

参考文献

[1] 国家药品监督管理局药品审评中心. 基因治疗产品非临床研究与评价技术指导原则（征求意见稿）[EB/OL]. (2021). http: //www. cde. org. cn/news. do?method=largeInfo&id=7c0c3 775d594f3cd.

[2] The Food and Drug Administration, Guidance for Industry Bioanalytical Method Validation[EB/OL]. (2018-05). https://www. fda. gov/regulatory-information/search-fda-guidance-documents/bioanalytical-method-validation-guidance-industry.

[3] ICH M10 Bioanalytical Method Validation[EB/OL]. (2018-05). https://www. fda. gov/ regulatory-information/search-fda-guidance-documents/bioanalytical-method-validation-guidance-industry.

[4] FDA. Interpreting Sameness of Gene Therapy Products Under the Orphan Drug Regulations; Draft Guidance for Industry[EB/OL]. (2020-01). https:// www. fda. gov/regulatory-information/search-fda-guidance-documents/interpreting-sameness-gene-therapy-products-under-orphan-drug-regulations.

[5] FDA. Long Term Follow-up After Administration of Human Gene Therapy Products; Guidance for Industry[EB/OL]. (2020-01). http s: //www. fda. gov/ media/113768/download.

[6] FDA. Human Gene Therapy for Hemophilia[EB/OL]. (2020-01). https://www. fda. gov/regulatory-information/search-fda-guidance-documents/human-gene-therapy-hemophilia.

[7] FDA. Human Gene Therapy for Rare Diseases[EB/OL]. (2020-01). https://www. fda. gov/regulatory-information/search-fda-guidance-documents/human-gene-therapy-rare-diseases.

[8] FDA. Human Gene Therapy for Retinal Disorders; Guidance for Industry[EB/OL]. (2020-01). https:// www. fda. gov/media/124641/download.

[9] FDA. Evaluation of Devices Used with Regenerative Medicine Advanced Therapies; Guidance for Industry[EB/OL]. (2019-02). https://www. fda. gov/ media/120266/download.

[10] FDA. Expedited Programs for Regenerative Medicine Therapies for Serious Conditions; Guidance for Industry[EB/OL]. (2019-02). https://www. fda. gov/ media/120267/download.

[11] FDA. Regulatory Considerations for Human Cells, Tissues, and Cellular and Tissue-Based Products: Minimal Manipulation and Homologous Use[EB/OL]. (2017-12). https://www. fda. gov/regulatory-information/search-fda-guidance-documents/ regulatory-considerations-human-cells-tissues-and-cellular-and-tissue-based-products-minimal.

[12] FDA. Same Surgical Procedure Exception under 21 CFR 1271. 15(b): Questions and Answers Regarding the Scope of the Exception; Guidance for Industry, November 2017[EB/OL]. https://www. fda. gov/media/89920/download.

[13] FDA. Deviation Reporting for Human Cells, Tissues, and Cellular and Tissue-Based Products Regulated Solely Under Section 361 of the Public Health Service Act and 21 CFR Part 1271; Guidance for Industry, September 2017[EB/OL]. https://www. fda. gov/media/107703/download.

[14] FDA. Recommendations for Microbial Vectors Used for Gene Therapy; Guidance for Industry, September 2016[EB/OL]. https://www. fda. gov/media/94200/download.

[15] FDA. Design and Analysis of Shedding Studies for Virus or Bacteria-Based Gene Therapy and Oncolytic Products; Guidance for Industry, August 2015[EB/ OL]. https://www. fda. gov/media/89036/

download.

[16] FDA. Considerations for the Design of Early-Phase Clinical Trials of Cellular and Gene Therapy Products; Guidance for Industry, June 2015[EB/OL]. https://www. fda. gov/regulatory-information/search-fda-guidance-documents/considerations-design-early-phase-clinical-trials-cellular-and-gene-therapy-products.

[17] FDA. Determining the Need for and Content of Environmental Assessments for Gene Therapies, Vectored Vaccines, and Related Recombinant Viral or Microbial Products; Guidance for Industry, March 2015[EB/OL]. https://www. fda. gov/ media/91425/download.

[18] FDA. Guidance for Industry: BLA for Minimally Manipulated, Unrelated Allogeneic Placental/Umbilical Cord Blood Intended for Hematopoietic and Immunologic Reconstitution in Patients with Disorders Affecting the Hematopoietic System, March 2014[EB/OL]. https://www. fda. gov/regulatory-information/search-fda-guidance-documents/ bla-minimally-manipulated-unrelated-allogeneic-placentalumbilical-cord-blood-intended-hematopoietic.

[19] FDA. IND Applications for Minimally Manipulated, Unrelated Allogeneic Placental/Umbilical Cord Blood Intended for Hematopoietic and Immunologic Reconstitution in Patients with Disorders Affecting the Hematopoietic System-Guidance for Industry and FDA Staff, March 2014[EB/OL]. https://www. fda. gov/media/89441/download.

[20] FDA. Guidance for Industry: Preclinical Assessment of Investigational Cellular and Gene Therapy Products, November 2013[EB/OL]. https://www. fda. gov/media/87564/download.

[21] FDA. Guidance for Industry: Preparation of IDEs and INDs for Products Intended to Repair or Replace Knee Cartilage, December 2011[EB/OL]. http: // www. fda. gov/BiologicsBloodVaccines/GuidanceComplianceRegulatoryInformation/Guidances/ CellularandGeneTherapy/default. htm.

[22] FDA. Guidance for Industry: Clinical Considerations for Therapeutic Cancer Vaccines, October 2011[EB/OL]. https://www. fda. gov/media/82312/download.

[23] FDA. Guidance for Industry: Potency Tests for Cellular and Gene Therapy Productsn, January 2011[EB/OL]. https://www. fda. gov/media/79856/download.

[24] FDA. Guidance for Industry: Cellular Therapy for Cardiac Disease, October 2010[EB/OL]. http: // www. fda. gov/BiologicsBloodVaccines/GuidanceCompliance RegulatoryInformation/Guidances/CellularandGeneTherapy/ucm164265. htm.

[25] FDA. Guidance for Industry: Considerations for Allogeneic Pancreatic Islet Cell Products[EB/OL]. (2009-09). http: //www. fda. gov/biologicsbloodvaccines/gui dancecomplianceregulatoryinformation/guidances/cellularandgenetherapy/ucm182440. htm.

[26] FDA. Guidance for FDA Reviewers and Sponsors: Content and Review of Chemistry, Manufacturing, and Control (CMC) Information for Human Somatic Cell Therapy Investigational New Drug Applications (INDs)[EB/OL]. (2008-04). https:// www. fda. gov/media/73624/download.

[27] FDA. Guidance for Industry: Guidance for Human Somatic Cell Therapy and Gene Therapy, March 1998[EB/OL]. https://www. fda. gov/regulatory-information/search-fda-guidance-documents/guidance-human-somatic-cell-therapy-and-gene-therapy.

[28] SHAYAKHMETOV D M. A high-capacity, capsid-modified hybrid adenovirus/adeno-associated virus vector for stable transduction of human hematopoietic cells[J]. J Virol, 2002, 76(3): 1135-1143.

[29] COUCH R B, KNIGHT V, DOUGLAS R G J R, et al. The minimal infectious dose of adenovirus type

4; the case for natural transmission by viral aerosol[J]. Trans Am Clin Climatol Assoc, 1969, 80: 205-211.

[30] WEN H, QU Z, YAN Y, et al. Preclinical safety evaluation of chimeric antigen receptor-modified T cells against CD19 in NSG mice[J]. Ann Transl Med, 2019, 7(23).

[31] 屈哲，耿兴超，李波，等. CAR-T 细胞产品毒性评价概述 [J]. 中国新药杂志，2019, 28(21): 2646-2650.

[32] 孟淑芳，王佑春，黄瑛，等. CAR-T 细胞治疗产品质量控制检测研究及非临床研 究考虑要点 [J]. 中国药事，2018, 32(6): 829-852.

[33] LI Y H, HUO Y, YU L, et al. Quality control and nonclinical research on CAR-T cell products: General principles and key issues[J]. Engineering, 2019 (5): 122-131.

[34] 张澄，霍艳，黄瑛，等. 间充质干细胞临床前安全性研究概况 [J]. 中国医药生物技术，2018, 13(6): 544-546.

[35] BRIANR L, KRYSTALSANDZA, CHRISTIAN V, et al. The impact of pre-existing immunity on the non-clinical pharmacodynamics of AAV5-based gene therapy[J]. Molecular Therapy: Methods &Clinical Development Vol. 13 June 2019.

[36] MAI B, THAYER, SARA C, et al. POE Immunoassay: plate-based oligonucleotide electro-chemiluminescent immunoassay for the quantification of nucleic acids in biological matrices[J]. Sci Rep, 2020, 10: 10425.

[37] NAULT J C, DATTA S, IMBEAUD S, et al. Recurrent AAV2-related insertional mutagenesis in human hepatocellular carcinomas[J]. Nat Genet, 2015, 47(10): 1187-1193.

[38] FOUST K D, NURRE E, MONTGOMERY C L, et al. Intravascular AAV9 preferentially targets neonatal neurons and adult astrocytes[J]. Nat Biotechnol, 2009, 27(1): 59-65.

[39] BEVAN A K, DUQUE S, FOUST K D, et al. Systemic gene delivery in large species for targeting spinal cord, brain, and peripheral tissues for pediatric disorders[J]. Mol Ther, 2011, 19(11): 1971-1980.

[40] FOUST K D, WANG X, MCGOVERN V L, et al. Rescue of the spinal muscular atrophy phenotype in a mouse model by early postnatal delivery of SMN[J]. Nat Biotechnol, 2010, 28(3): 271-274.

[41] BEVAN A K, HUTCHINSON K R, FOUST K D, et al. Early heart failure in the SMNDelta7 model of spinal muscular atrophy and correction by postnatal scAAV9-SMN delivery[J]. Hum Mol Genet, 2010, 19(20): 3895-3905.

[42] MEYER K, FERRAIUOLO L, SCHMELZER L, et al. Improving single injection CSF delivery of AAV9-mediated gene therapy for SMA: a dose-response study in mice and nonhuman primates[J]. Mol Ther, 2015, 23(3): 477-487.

[43] DUQUE S I, ARNOLD W D, ODERMATT P, et al. A large animal model of spinal muscular atrophy and correction of phenotype[J]. Ann Neurol, 2015, 77(3): 399-414.

[44] ANESTI A M, SIMPSON G R, PRICE T, et al. Expression of RNA interference triggers from an oncolytic herpes simplex virus results in specific silencing in tumour cells in vitro and tumours in vivo[J]. BMC Cancer, 2010, 10: 486.

[45] GOINS W F, HUANG S, HALL B, et al. Engineering HSV-1 Vectors for gene therapy[J]. Methods Mol Biol, 2020, 2060: 73-90.

[46] CORRIGAN P A, BEAULIEU C, PATEL R B, et al. Talimogene laherparepvec: An oncolytic virus

therapy for melanoma[J]. Ann Pharmacother, 2017, 51(8): 675-681.

[47] HOFFNER B, IODICE G M, GASAL E. Administration and handling of talimogene laherparepvec: an intralesional oncolytic immunotherapy for melanoma[J]. Oncol Nurs Forum, 2016, 43(2): 219-226.

[48] 陶雪，刘爱春 . CAR-T 治疗复发 / 难治性弥漫大 B 细胞淋巴瘤的新进展 [J]. 现代肿瘤医学，2020, 28 (20): 3620-3623.

[49] BUZHOR E, LESHANSKY L. Cell-based therapy approaches: the hope for incurable diseases[J]. Regen Med, 2014, 9(5): 649-672.

[50] ALI S, KJEKEN R, NIEDERLAENDER C. The european medicines agency review of kymriah (Tisagenlecleucel) for the treatment of acute lymphoblastic leukemia and diffuse large B-cell lymphoma[J]. Oncologist, 2020, 25: 321-327.

[51] Richard S. Geary, Daniel Norris, Rosie Yu, C. Frank Bennett, Pharmacokinetics, biodistribution and cell uptake of antisense oligonucleotides, Advanced Drug Delivery Reviews, Volume 87, 2015, 46-51.

[52] Chris MacLauchlin, A. The ADME of siRNA GalNAc conjugates 2020. 16th Oligonucleotide Ther. Soc (2020).

[53] Andersson, P. & Den Besten, C. CHAPTER 20: Preclinical and Clinical Drug-metabolism, Pharmacokinetics and Safety of Therapeutic Oligonucleotides. RSC Drug Discov. Ser. 2019-January, 474-531 (2019).

[54] Aure’lieGoyenvalle, et al. Considerations in the Preclinical Assessment of the Safety of Antisense Oligonucleotides. Mary Ann Liebert, Inc. Vol 33, Number 1, 2023.

[55] YU SS. Overview of non-clinical research evaluation of therapeutic single-stranded oligonucleotide drugs[J]. Chin J New Drug, 2018, 27: 1122-1129.

[56] 日本药品和医疗器械管理局（PMDA）. 寡核苷酸治疗产品非临床安全性评价指导原则 . 2022.

[57] SPRINGER A D, DOWDY S F. GalNAc-siRNA Conjugates: Leading the Way for Delivery of RNAi Therapeutics[J]. Nucleic Acid Ther, 2018, 28: 109-118.

[58] ZHANG X, GOEL V, ROBBIE GJ. Pharmacokinetics of Patisiran, the First Approved RNA Interference Therapy in Patients With Hereditary Transthyretin-Mediated Amyloidosis[J]. J Clin Pharmacol, 2020, 60(5): 573-585.

[59] TIAN Q, ROGNESS J, MENG M, et al. Quantitative determination of a siRNA (AD00370) in rat plasma using peptide nucleic acid probe and HPLC with fluorescence detection[J]. Bioanalysis, 2017, 9(11): 861-872.

[60] JI Y, LIU Y, XIA W, et al. Importance of probe design for bioanalysis of oligonucleotides using hybridization-based LC-fluorescence assays[J]. Bioanalysis, 2019, 11(21): 1917-1925.

[61] KOTAPATI S, DESHPANDE M, JASHNANI A, et al. The role of ligand-binding assay and LC-MS in the bioanalysis of complex protein and oligonucleotide therapeutics[J]. Bioanalysis, 2021, 13(11): 931-954.

[62] THAYER M B, LADE J M, DOHERTY D, et al. Application of Locked Nucleic Acid Oligonucleotides for siRNA Preclinical Bioanalytics[J]. Sci Rep, 2019, 9(1): 3566.

[63] LIU W L, STEVENSON M, SEYMOUR L W, et al. Quantification of siRNA using competitive qPCR[J]. Nucleic Acids Res, 2009, 37: 4.

[64] ZHANG J Y, LI Z P, WANG H, et al. Ultrasensitive quantification of mature microRNAs by real-time PCR based on ligation of a ribonucleotide-modified DNA probe[J]. Chem Commun (Camb), 2011, 47:

9465-9467.

[65] CHEN C F, RIDZON D A, BROOMER A J, et al. Guegler, Real-time quantification of microRNAs by stem-loop RT-PCR, Nucleic Acids Research, Volume 33, Issue 20, 1 November 2005, Page e179, https://doi. org/10. 1093/nar/gni178.

[66] CASTELLANOS-RIZALDOS E. RT-qPCR Methods to Support Pharmacokinetics and Drug Mechanism of Action to Advance Development of RNAi Therapeutics[J]. Nucleic Acid Ther, 2020, 30(3): 133-142.

[67] LI J. Nonclinical pharmacokinetics and absorption, distribution, metabolism, and excretion of givosiran, the first approved n-acetylgalactosamine-conjugated rna interference therapeutic[J]. Drug Metab Dispos, 2021, 49: 572-580.

[68] European Medicines Agency (EMA)/Committee for Medicinal Products for Human Use (CHMP) Assessment Report of Givlaari (givorisan)[J]. Assess Rep, 2020.

[69] SHADID M, BADAWI M, ABULROB A. Antisense oligonucleotides: absorption, distribution, metabolism, and excretion[J]. Expert Opin Drug MetabToxicol, 2021, 17(11): 1281-1292.

[70] KILANOWSKA A, STUDZIŃSKA S. In vivo and in vitro studies of antisense oligonucleotides-a review[J]. RSC Adv, 2020, 10(57): 34501-34516.

[71] EISEN T J, EICHHORN S W, SUBTELNY A O, et al. The Dynamics of Cytoplasmic mRNA Metabolism[J]. Mol Cell, 2020, 77(4): 786-799.

[72] GEARY R S. Antisense oligonucleotide pharmacokinetics and metabolism[J]. Expert Opin Drug MetabToxicol, 2009, 5(4): 381-391.

[73] Kotikalapudi R, Patel R K. Comparative study of the influence of EDTA and sodium heparin on long term storage of cattle DNA[J]. Cell J, 2015, 17(1): 181-186.

[74] VAN Dongen W D, Niessen W M. Bioanalytical LC-MS of therapeutic oligonucleotides[J]. Bioanalysis, 2011, 3(5): 541-564.

[75] SIPS L, EDIAGE E N, INGELSE B, et al. LC-MS quantification of oligonucleotides in biological matrices with SPE or hybridization extraction[J]. Bioanalysis, 2019, 11(21): 1941-1954.

[76] KIM J, BASIRI B, HASSAN C, et al. Metabolite Profiling of the Antisense Oligonucleotide Eluforsen Using Liquid Chromatography-Mass Spectrometry[J]. Mol Ther Nucleic Acids, 2019, 17: 714-725.

[77] CHEN B, BARTLETT M. A one-step solid phase extraction method for bioanalysis of a phosphorothioate oligonucleotide and its 3' n-1 metabolite from rat plasma by uHPLC-MS/MS[J]. AAPS J, 2012, 14(4): 772-780.

[78] NUCKOWSKI Ł, KACZMARKIEWICZ A, STUDZIŃSKA S. Review on sample preparation methods for oligonucleotides analysis by liquid chromatography[J]. J Chromatogr B Analyt Technol Biomed Life Sci, 2018, 1090: 90-100.

[79] TALAP J, ZHAO J, SHEN M, et al. Recent advances in therapeutic nucleic acids and their analytical methods[J]. J Pharm Biomed Anal, 2021, 206: 114368.

[80] GOYON A, YEHL P, ZHANG K. Characterization of therapeutic oligonucleotides by liquid chromatography[J]. J Pharm Biomed Anal, 2020, 182: 113105.

[81] ROUSSIS S G, PEARCE M, RENTEL C. Small alkyl amines as ion-pair reagents for the separation of positional isomers of impurities in phosphate diester oligonucleotides[J]. J Chromatogr A, 2019, 1594: 105-111.

[82] LOBUE P A, JORA M, ADDEPALLI B, et al. Oligonucleotide analysis by hydrophilic interaction liquid chromatography-mass spectrometry in the absence of ion-pair reagents[J]. J Chromatogr A, 2019, 1595: 39-48.

[83] 程忠哲，姜宏梁 . 核酸药物生物分析方法研究进展 [J]. 药学学报，2021, 56(9): 2335-2345.

[84] TREMBLAY G A, Oldfield P R. Bioanalysis of siRNA and oligonucleotide therapeutics in biological fluids and tissues[J]. Bioanalysis, 2009, 1(3): 595-609.

[85] 罗尔，M. 舒斯特，S. 塞福尔特 . 寡核背酸检测方法，CN102186993 AX[P]. 2011. 09. 14.

[86] EFLER SM, ZHANG L, NOLL BO, et al. Quantification of oligodeoxynucleotides in human plasma with a novel hybridization assay offers greatly enhanced sensitivity over capillary gel electrophoresis[J]. Oligonucleotides, 2005, 15(2): 119-131.

[87] 中华人民共和国药典 [S]. 2020. 北京：中国医药科技出版社 . 2020: 466-472.

[88] FDA. Bioanalytical Method Validation Guidance for Industry[S/OL]. USA: FDA, 2018[2021-07-07]. https://www. fda. gov/media/70858/download.

[89] EMA. Guideline on bioanalytical method validation[S/OL]. London: European Medicines Agencey, 2012[2021-07-07]. https://www. ema. europa. eu/en/documents/scientific-guideline/guideline-bioanalytical-method-alidation_en. pdf.

[90] ICH. ICH harmonised guideline. M10 Bioanalytical Method Validation and Study SampleAnalysis[EB/OL]. https://database. ich. org/sites/default/files/M10_Guideline_Step4_2022_0524. pdf.

[91] BASIRI B, SUTTON JM, HOOSHFAR S, et al. Direct identification of microribonucleic acid miR-451 from plasma using liquid chromatography mass spectrometry[J]. J Chromatogr A, 2019, 1584: 97-105.

[92] STUDZIŃSKA S, BUSZEWSKI B. Analysis of microRNA and modified oligonucleotides with the use of ultra high performance liquid chromatography coupled with mass spectrometry[J]. J Chromatogr A, 2018, 1554: 71-80.

[93] KILANOWSKA A, NUCKOWSKI Ł, STUDZIŃSKA S. Studying in vitro metabolism of the first and second generation of antisense oligonucleotides with the use of ultra-high-performance liquid chromatography coupled with quadrupole time-of-flight mass spectrometry[J]. Anal Bioanal Chem, 2020, 412(27): 7453-7467.

[94] MENG M, ZHANG J, LIU A, et al. Quantitative determination of AVI-7100 (Radavirsen), a phosphorodiamidate morpholino oligomer (PMOplus®), in human plasma using LC-MS/MS[J]. Bioanalysis, 2017, 9(10): 827-839.

[95] NAIR J K, ATTARWALA H, SEHGAL A, et al. Impact of enhanced metabolic stability on pharmacokinetics and pharmacodynamics of GalNAc-siRNA conjugates[J]. Nucleic Acids Res, 2017, 45(19): 10969-10977.

[96] CARROLL A, DYCK P J, DE CARVALHO M, et al. Novel approaches to diagnosis and management of hereditary transthyretin amyloidosis[J]. J Neurol Neurosurg Psychiatry, 2022, 93(6): 668-678.

[97] HAWKINS P N, ANDO Y, DISPENZERI A, et al. Evolving landscape in the management of transthyretin amyloidosis[J]. Ann Med, 2015, 47(8): 625-638.

[98] 朱习影，刘蕾，张如旭 . 转甲状腺素蛋白淀粉样变性多发性神经病诊断与治疗进展 [J]. 中国现代神经疾病杂志，2021, 21(6): 430-438.

[99] KAKU M, BERK J L. Neuropathy Associated with Systemic Amyloidosis[J]. Semin Neurol, 2019,

39(5): 578-588.
[100] ADAMS D, KOIKE H, SLAMA M, et al. Hereditary transthyretin amyloidosis: a model of medical progress for a fatal disease[J]. Nat Rev Neurol, 2019, 15(7): 387-404.
[101] 李艾芳 , 光红梅 , 王庆利 . 转甲状腺素蛋白淀粉样变性疾病治疗药物非临床研究评价概述 [J]. 中国新药杂志 , 2021, 30(10): 893-897.
[102] HOY S M. Patisiran: First Global Approval[J]. Drugs, 2018, 78(15): 1625-1631.
[103] HU B, ZHONG L, WENG Y, et al. Therapeutic siRNA: state of the art[J]. Signal Transduct Target Ther, 2020, 5(1): 101.
[104] FDA. Onpattro(NDA 210922) Pharmacology /Toxicology NDA Review and Evalution[R]. 2018.

第十一章 细胞和基因治疗产品的成瘤性/致瘤性评价

第一节 细胞和基因治疗产品的成瘤性/致瘤性评价概述

一、成瘤性、致瘤性、致癌性的概念

肿瘤（neoplasm）的发生是一个复杂的生物学过程，通常分为多细胞突变、突变细胞的选择性生长和恶性转化 3 个阶段。癌变（carcinogenesis）用来表示肿瘤的发生发展过程，它可因外源性物质诱导产生，也可自发形成。已知大多数的致癌物都可直接作用于细胞并导致细胞 DNA 损伤，而细胞分裂和死亡的速度也是影响恶性转化过程的重要因素。

治疗用生物制品潜在的肿瘤风险受到普遍的关注。2013 年 FDA 发布了行业指南《研究性细胞和基因治疗产品的临床前评价》提到了成瘤性（tumorigenicity）。2013 年世界卫生组织将致瘤性（oncogenicity）定义为：非细胞因素如化学物质、病毒、病毒核酸、病毒基因或亚细胞成分等引起动物正常细胞形成肿瘤的能力，并指出此定义与 ICH S1 中使用的致癌性（carcinogenicity）同义，而与成瘤性不同。《中国药典》“生物制品生产检定用动物细胞基质制备及质量控制”中的规定，细胞的检定分为致瘤性和成瘤性。我国 2017 年颁布的《细胞治疗产品研究与评价技术指导原则（试行）》中描述为致瘤性/致癌性研究。

根据 WHO 的定义，成瘤性指动物接种细胞后在注射部位和（或）转移部位由接种细胞本身形成肿瘤的能力，即接种细胞自身形成肿瘤的能力。与之不同，致瘤性指细胞裂解物中的化学物质、病毒、病毒核酸或基因以及细胞成分接种动物后，导致被接种动物的正常细胞形成肿瘤的能力，即接种物［细胞和（或）裂解物］促使正常细胞转变为肿瘤细胞的能力。换句话说，由宿主导致肿瘤发生的称为药物的致瘤作用，而由接种细胞产生肿瘤的称为细胞产品的成瘤作用。促瘤性（tumor enhancement）是指干细胞等影响体内已存在的肿瘤细胞的生长和扩增，表示对肿瘤细胞生长的促进作用，如存在抑制作用则称之为抑瘤性。致癌性、成瘤性、致瘤性和促瘤性等都表示引起肿瘤的风险，具有相近的含义，但也有细微差别。习惯上将传统采用的大小鼠开展

的 2 年在体试验称为“致癌性试验”。CGT 均会涉及成瘤性、致瘤性和促瘤性 / 抑瘤性作用和评价，涉及细胞类产品的评价时主要是成瘤性评价，对于基因产品多涉及致瘤性，本书中以成瘤性 / 致瘤性概括 CGT 产品的致肿瘤风险。

二、细胞治疗产品研究现状

当前，细胞治疗产品（CTP）开发领域正在经历前所未有的发展，越来越多的 CTP，如人胚胎干细胞治疗产品和人多能干细胞治疗产品，已被成功用于临床或即将进入临床研究阶段。

CGT 产品的开发技术可以分为基因递送载体系统、干细胞技术、体外基因编辑技术、免疫细胞治疗等，基于以上新技术上市的 CGT 产品超过 20 项。细胞类产品成瘤性风险主要与多功能细胞治疗产品有关，用于临床的细胞治疗产品主要包括三种类型：①人多能干细胞，如人胚胎干细胞、诱导的多能干细胞；②成体干细胞，组织来源的或驻留的干细胞，如间充质干细胞、造血干细胞等；③功能成熟或高分化的和结构性体细胞，如视网膜色素上皮细胞、心肌细胞等。依据分化潜能 CTP 可分为干细胞、体细胞、成体干细胞等，其致瘤风险包括细胞固有的生物学特征以及细胞的制造方法和质量控制。

hiPSC 因其内在的基因不稳定性存在致瘤性风险，在软琼脂糖克隆形成试验和成瘤性检测试验中显示有恶性转化的潜力。在癌细胞培养基和免疫缺陷小鼠能产生恶性畸胎瘤，提示具有成瘤性风险。其中，第一个 hiPSC 临床试验采用了人胚胎来源的神经前体细胞（human ESC-derived neural progenitor cell，NPC）产品 GRNOPC1 在用于治疗急性脊髓损伤的试验中发现小鼠脊柱再生组织部位出现囊肿，即使囊肿无增殖还是导致在第一个患者接受治疗之前试验暂停一年。Liang 等的研究也证实诱导的多能干细胞基因组的不稳定性和成瘤性潜力存在关联。新生小鼠接受大剂量 AAV 载体注射后，发生肝癌，插入诱变的发生风险具有剂量依赖性，在新生小鼠这一风险升高，提示 AAV 致瘤风险。离体细胞进行基因修饰是常用治疗手段，干细胞基因组由于反转录病毒插入导致突变可引起白血病等肿瘤的发生。可见，因 CGT 固有的复杂性和异质性，在这些临床研究中，了解这些产品在人类中形成肿瘤的潜力是安全性评价的重要内容之一。

三、细胞治疗产品的成瘤性风险

对于多能干细胞治疗产品和胚胎干细胞治疗产品成瘤风险需要重点考虑。首先成瘤性和多能性都是干细胞的固有属性，两者可能存在共同的调控网络，多能干细胞基因表达网络被认为是成瘤性的基础，多能干细胞治疗产品中维持和诱导多能性的基因表达网络也参与肿瘤发生的网络调控，这包括 Myc 转录因子和多个多能性调控基因如 *Nanog*、*Oct4* 和 *Sox2* 等。Narva 等发现 hESC 基因组畸变导致近一半（44%）的基因转录上调，在功能上与癌症基因表达相关。同时未分化的细胞都具有固有的致瘤 / 成瘤特性，因其固有的多能性，在免疫缺陷动物中可以形成畸胎瘤，表明PSC的成瘤性与已分化PSC恶性转化，未分化PSC残留形成的良性畸胎瘤有关，两者均可分别产生由一个或全部三个胚层组成的肿瘤。在最终的CTP中，即使残留很少未分化hPSC，也会在使用后发展成肿瘤，这是导致其成瘤性风险的一个主要原因，另外一个成瘤性风险来源于细胞的恶性转化。

hESC或hPSC等干细胞以自我更新和多能性的特征区别于其他类型细胞，具有更高的成瘤性，并且未分化的hPSC在本质上也是成瘤的。终末分化的体细胞产品在理论上成瘤性风险最低。MSC由于扩增能力有限其成瘤性风险也较低。但有注射胎儿神经干细胞形成脑瘤的报道。对于引入外源基因的CAR-T细胞产品可能存在由病毒载体插入位点突变导致的癌变风险。在申报体细胞和成体干细胞产品时，首先需要考虑细胞类型及其特征对肿瘤［良性和（或）恶性］形成的可能影响，决定是否进行成瘤性/致瘤性研究。对于成瘤性风险较低的体细胞产品可能无需开展体内致瘤评价，仅需考虑在生产过程中最终产品被成瘤细胞污染的情况，以及非同源植入对移植部位微环境的影响。可通过体外研究初步探讨其成瘤性/致瘤性风险。

干细胞产品的致瘤因素多种多样，残留未分化细胞，细胞培养过程中的遗传和表观遗传变异等均可导致较高的致瘤风险，在对高风险的干细胞产品进行开发时，应建立减少潜在肿瘤发生的策略，应根据候选CTP的质量和安全属性建立相应的成瘤性测试方法，同时考虑预期的患者人群，对其进行成瘤性/致瘤性风险评估。比如iPSC细胞在人工诱导过程也可能存在染色体异常、基因拷贝数变异、点突变、表观遗传学改变和成瘤性/致瘤性等安全风险。

在对各类CTP进行成瘤性/致瘤性风险评估时，首先应确保产品制造方法符合良好生产规范（good manufacturing practice，GMP），避免细胞产物的交叉污染，对可能的体外永生化细胞进行鉴定。通过体外和体内方法检测最终产品的质量和安全性，如流式细胞术和定量RT-PCR方法测定产品中残留未分化的hPSC，细胞增殖测定法和软琼脂集落形成法测定恶性转化细胞，鉴定这些杂质细胞是否超过相应测定法的检测限（limit of detection，LOD）或最小肿瘤产生剂量（minimal tumor producing dose，TPDmin）。体内成瘤性测试用于检查植入细胞到达移植部位微环境中是否形成肿瘤，以及引起宿主细胞和植入细胞在各组织器官发生肿瘤转化的风险。

hPSC作为最终的细胞治疗产品，要经过合适的质量控制试验（染色体组型和多能性评估），并且通过建立个性化的检测方法，且在个案的基础上进行测试，来制定产品能满足最低的临床使用标准，并且鉴定未分化细胞或转化细胞的能力。确保终产品中不含有未分化细胞，并设立检测限，确定至少多少数量的细胞能引起肿瘤发生。细胞产品的成瘤性风险还与细胞自身形成肿瘤的能力有关。理论上，hPSC来源的CTP成瘤性检测主要是对最终产物中残留的未分化细胞或转化细胞的检测（表11-1），两者都被认为是最终分化CTP产品中的污染物或杂质。降低成瘤性的基本策略就是尽量减少残留hPSC和CTP中的转化细胞，通过提高细胞纯度检测的灵敏度，实现测试方法标准化，以减少成瘤性细胞杂质。

表 11-1　构成成瘤性 / 致瘤性风险的关键影响因素

风险	危险因素
PSC残留	最终产品被残留的PSC污染
细胞转化	细胞转化和致瘤调控网络的激活，如细胞扩增、整合载体的细胞转导以及CTP的细胞制备中的分化/激活过程
基因不稳定性	潜在

四、基因治疗产品致瘤性风险

通常由含工程化基因构建的载体或递送系统组成。其活性成分可以分为 DNA、RNA、基因改造的病毒、细菌和细胞，通过将外源基因导入靶细胞或组织，替代、补偿、阻断、修正、特定基因，以达到治疗和预防疾病的目的。致瘤性风险包括多个方面，如插入突变导致基因活化（特别是癌基因的活化，抑癌基因的突变等），沉默或失调，产生复制能力的病毒以及载体带来的致瘤性。

白血病的基因治疗出现转录病毒载体导致的原癌基因插入激活是基因治疗的引发肿瘤的直接证据。在早期开发过程中，通过使用无复制能力的病毒和自灭活载体可减轻这些风险。

五、安全性评价

（一）药物致瘤性（致癌性）试验的发展历程

早在 20 世纪 60 年代，美国国家癌症研究所（National Cancer Institute，NCI）就制定了一些程序性试验（Programmed test）来确立化学物质暴露对人类癌症风险的评估过程，基本的认识前提是能导致人类癌症的化学物质，也会在动物试验中诱发癌症。致癌性试验最初被作为一种癌症筛检方法，到 1975 年，该方法正式成为行业指南中的推荐方法。随后，啮齿类动物致癌性试验被用于评价长期接触某种化学物质或长期使用某种药物的安全性评价中，用于预测其致癌性风险，并用于药物的注册申请。致癌性试验逐渐成为评估致癌性的“金标准”。

由经济合作与发展组织（OECD）（1981 年）和美国 FDA（Redbook，1982 年）颁布，制定形成了开展啮齿类动物 2 年致癌性试验的标准试验研究方案。美国国际癌症研究机构（IARC）就是采用致癌性试验来确定“有可能”（possible）或“很可能”（probably）的人类致癌物，国家毒理学计划（national toxicology program，NTP）关于致癌物的报告中也是采用开展致癌性试验的方法来预测人类致癌物。但上述方案对啮齿类动物品系的选择未做明确要求。

20 世纪 70 年代后期开始，美国国家癌症研究所 / 美国国家规划处（National Cancer Institute，NCI/United States National Planning Service）大多选用 F344 大鼠和 B6C3F1 小鼠开展致癌性试验，而制药企业则在致癌性试验中较多使用 Wistar 大鼠、

SD 大鼠和 CD-1 小鼠。转基因小鼠在 20 世纪 90 年代后期逐渐被使用，据统计，到 2011 年 FDA 药品评价与研究中心 40% 的研究方案来自 rasH2 转基因小鼠。啮齿类动物致癌性试验是最昂贵的毒理学试验，试验周期包括 2 年的动物给药和 1 ~ 2 年组织病理学分析和报告撰写。

从各监管机构公开的药品信息来看，评价致癌性的动物试验一般包括一项 2 年大鼠试验和一项 2 年小鼠试验，或一项 2 年大鼠试验和一项 6 个月的转基因小鼠试验，可根据实际情况选择合适的组合。致癌性试验由于周期长、数据繁多，除了要考虑受试物的分类、作用机制、剂量 - 暴露关系、肿瘤的发生部位、合适的统计学分析等信息外，其试验结果的分析还需要有充足的自发性肿瘤背景数据作为参考，以帮助判断肿瘤发生率的增加是否与给药相关。

一般来说，用于识别潜在的人类致癌物并估计其致癌效力，通常采用啮齿动物开展在体试验。设计开展致癌性试验的考虑要点包括以下几个方面：预计用药持续时间（即持续用药或间歇用药超过 6 个月），适应证，患者人群（包括疾病的性质及其对寿命的影响和患者整体健康状况），给药途径，系统暴露量等，以及给药操作导致的机体刺激或损伤。此外，也需要考虑重复给药毒性研究中癌前病变的证据或者因产品类别（遗传毒性、免疫抑制、激素活性等）不同而产生的值得关注的因素。

致癌性试验通常会在临床前阶段后期或在药物的临床开发阶段进行。在啮齿动物的致癌性试验中，若得到的结果为阳性，就需要毒理学家进一步开展机制研究，来全面评估致癌效应与人类的相关性。无论致癌性试验的结果如何，它都是安全性数据的重要组成部分，也是批准临床和上市申请的重要参考。

（二）CGT 产品成瘤性 / 致瘤性评价

在过去的 10 年中，基于细胞的再生医学领域出现了空前的发展，越来越多的细胞治疗产品进入临床领域，用以治疗各种严重疾病。到目前为止，还没有关于 hCTP 成瘤性 / 致瘤性评价的详细指南文件。CTP 成瘤性 / 致瘤性具有多种风险因素，建立一种通用的策略来测试肿瘤发生的风险显然是不可行的。因此，应该根据候选 CTP 的质量和安全属性进行深入的风险评估，以建立相关的安全测试方法和评估潜在风险的策略，同时还需要考虑预期的患者人群。

用于治疗用途的细胞往往具有多种功能，并可能因所处环境不同其特征会发生改变，也可能导致不可预测或非期望的效应或毒性，如免疫反应和非预期毒性反应，因此，无论在监管层面和技术层面都面临严峻的挑战。而在临床前安全性阶段进行全面而深入的评估和“量身定做”评估策略是减少其潜在风险和促进新 CTP 临床进程的必然要求。

细胞治疗产品的成瘤性 / 致瘤性评价，需要考虑到细胞治疗产品中具体细胞种类的不同、各细胞群 / 亚群分型的分化状态、生产过程对细胞的影响、基因修饰细胞中转导基因的表达（如各种生长因子）、细胞治疗产品诱导或增强宿主体内形成肿瘤的潜能、目标人群等因素，需要评价细胞治疗产品引起宿主细胞或细胞治疗产品本身发生肿瘤的风险。目前关于细胞治疗产品成瘤性评价的动物模型及其预测价值尚未达成科学共识，传统的致癌性试验也不完全适应于细胞治疗产品。

新生物制品成瘤性 / 致瘤性风险评估通常采用证据权重法，研究其引起或促进肿瘤生长的潜在风险。如何将结果外推到人还存在一些理论前提或争议。在 CTP 试验中亦是如此，采用动物在体评价的理论假设依然是人类细胞在动物模型中的行为与在人体中的行为是一致的，替代在体试验的体外试验等方法的研究一直在不断的开发中，到目前还没有更好的、能完全代替在体试验的方法，指南也仍然推荐选择合适体内致瘤检测。

鉴于 CTP 的复杂性和异质性，研发者和监管当局在其开发过程中提出了特殊的考虑和要求，包括对成瘤性 / 致瘤性的监管和风险管理提出了一些建议：①在开发过程中及早发现风险，建立有效减轻患者不良反应的框架。当将新型 CTP 的初始数据提交给监管机构审核或批准时，通常认为一定数量的临床治疗患者以及治疗后的长时间随访可能减少产品致瘤性风险形成的机会。但在新药申报时，则需要提供足够的有关致瘤风险的临床及临床前数据。②设计适当的上市后研究，以跟进这些药物的安全性和有效性。包括观察性研究、随访患者肿瘤的发生情况，以及通过基因分析鉴别患者体内肿瘤的起源等。总之，收集和共享尽可能多的数据，对开发安全有效的 CTP 至关重要。

六、评价模型和动物种属的选择

转基因小鼠（敲入和敲除）常被用作动物模型来评价新生物制品的生物活性和毒性反应。人源化小鼠在特定细胞可表达人类受体，可通过该模型更准确地评价其激动剂或拮抗剂（药物）与同源性受体结合导致的后果，即可反映药物毒性。使用转基因小鼠进行致癌性评价时，最重要的是了解不同模型的局限性，还要了解其病理学背景，才能更科学地优化结果的外推，有影响的动物模型属性特征包括：表位分布、密度、表达、功能、调节、信号转导通路 / 调控的相似性等。而不同的转基因小鼠模型可能会得到不一致甚至相反的实验结果，这依赖于其启动子调控和表达表型的差异。此外，动物种属的基因型以及基因插入位点的差异也是重要的影响因素。

在大多数情况下，基于监管先例，大鼠和（或）小鼠被认为是评估传统药物的常规致癌性风险的良好模型。已有大量商品化的免疫缺陷动物模型，包括 SCID 小鼠，其被认为是体内肿瘤发生合理的评价模型。NOD/SCID、γCnull（NOG）小鼠和 NOD/SCID/IL-2rγKO（NSG）小鼠，它们都存在 T 细胞、B 细胞和 NK 细胞功能的严重缺陷，因而能确保在这些模型上细胞移植接种时更高的成功率。在一些短期和长期毒理学研究中，会选择不完全免疫缺陷模型（如无胸腺裸小鼠），人源性细胞已经成功地在免疫缺陷大鼠中被移植。主要是因为考虑其具有更大的体型能接受更多的细胞剂量。

除了在体动物模型评价方法外，越来越多体外检测方法不断用于 CTP 成瘤性 / 致瘤性检测。表 11-2 列出了常用的体外评价方法，表 11-3 对常见体内外方法的优缺点进行了归纳。

临床前安评研究中，常在动物试验中设计细胞产品分布和持续时间的考察指标，

表 11-2　CTP 成瘤性 / 致瘤性常见体外检测方法

目的	方法	指标	优势	劣势
多能干细胞检测	流式细胞术	多形性干细胞蛋白标志物	快速（<1d） 相较于传统的软琼脂克隆形成试验更敏感 可鉴定、分离、收集单个细胞	只能检测细胞的已知蛋白标志物 “门技术”验证影响结果
	qRT-PCR，微滴数字PCR	检测多能干细胞的基因标志	简单，快速（6h） qRT-PCR和数字PCR一样敏感	仅检测细胞已知的基因标志物
	多能干细胞的高效培养	多能干细胞的克隆形成	操作简单	示踪检测数量庞大的多能干细胞
	分泌到培养基中的分子标志物检测	多能干细胞的分子标志	操作简单，非侵入性监测多能干细胞	结果易受培养基和其他细胞培养条件等因素影响
免疫细胞检测	细胞增殖检测（多次传代后）	细胞增殖率	方法简单，成本低廉 相较于使用洛书检测免疫细胞或非肿瘤形成细胞更敏感	示踪检测数量庞大的免疫细胞
不依赖接触的生长（半固体介质的克隆形成能力）	数字化软琼脂克隆形成试验	恶性转化细胞克隆形成	快速（数周到数月） 高度灵敏度，相较于传统软琼脂克隆形成试验，能在10^7 HeLa细胞中检测出1个人源间充质干细胞	不适用于悬浮细胞，除外失巢凋亡细胞高内涵照相系统是必需的硬件因与诱导的凋亡不相关，不能检测hPSC细胞
基因不稳定性检测	核型检测	数量，尺寸和染色体结构	已在技术上用于化学物质的基因毒性检测	基因异常与致瘤性的相关性不确切
	Acgh	基因拷贝数的变异	NA	不能示踪检测数量庞大hCTP杂质细胞
	FISH检测	特定DNA片段的定位定量检测	NA	NA
	NGS基因测序	基因组单个核酸变性和拷贝数变异	NGS开展的基因异常的广泛分析	NA

aCGH：CGH 的改进法，比较基因组杂交，只能检测不平衡染色体改变；FISH：荧光原位杂交技术；NGS：新一代基因测序技术；NA：不适用。

表 11-3　用于致瘤性 / 致癌性评价不同方法的优缺点比较

模型	优势	局限性
2年啮齿类动物致癌性试验	标准试验方法 背景数据丰富	花费高 时间长 动物数量大 种属差异大 弱致癌性不能检测 区分自发性肿瘤和诱发性肿瘤是挑战
Tg-Hras2小鼠致癌性试验	降低成本 试验周期缩短，动物数量减少 能检测弱到强的全部遗传毒物的致癌性 灵敏度高 已用于rhKFG产品审评	评价非遗传致癌物可能不适合 病理评价的标准化是非常必要的 依赖于特异性机制 背景数据有限
$p53^{+/-}$小鼠	降低成本 试验周期缩短 动物数量减少	评价非遗传致癌物可能不适合 病理评价的标准化是非常必要的（如严格区分增生和腺瘤） 背景数据有限
免疫缺陷动物致癌性评价	可用于评价细胞产品的成瘤性	需要对试验进行优化，包括动物数量和给药周期 哪种遗传缺陷或哪个种属的使用还缺乏足够的数据
人源化小鼠（表达人受体）	用于测试临床产品	可能带来超预期的反应性 阳性结果的外推更加慎重 供试品引起非生理性反应
SHE细胞转化试验（体外）	减低成本，减少试验周期 可用于致癌性机制检测 用于评价诱发的形态转化的潜力 可显示癌症的多阶段进程 优先适用于评价影响发育的遗传性毒物 与啮齿类动物检测结果一致性好	试验复杂 不能区分遗传毒性和非遗传毒性导致的致癌性 不适用于非遗传毒性致癌物 生物技术药物有一定限制
细胞转化试验（体外）：Balb/c 3T3，C3H10T1/2，Bhas 42 cells	降低时间和成本 用于筛查非遗传致癌物	试验难度大 不同实验室灵敏度差异大 生物技术药物有一定限制

鉴于 qPCR 方法的高灵敏度和靶向特异性，已有多个国际监管机构（如 EMA）发布指导性文件建议采用 qPCR 和（或）qRT-PCR 方法，并阐述了检测和验证的具体实践。从 qPCR 方法开发、验证到样品检测的实施过程中，qPCR 方法已有比较完善的标准化的解决方案，并符合 GLP 规范。在方法开发阶段，如针对人的特异性 Alu DNA 序列，应考虑过高含量时与动物组织的交叉反应性；方法验证阶段对灵敏度、准确度、精密度、线性等指标进行考察，应符合相应的接受标准；样本检测阶段，注意限定组织采集顺序以减少污染等。

七、成瘤性 / 致瘤性相关的国内外指导原则

CGT 产品的安全性评价研究应遵从药物非临床研究质量管理规范（good laboratory practice，GLP）原则。对于某些在非 GLP 条件下的研究，应在评估其试验结果可靠性、完整性及对细胞和基因治疗产品总体安全性评价的影响后方可以采纳。成瘤性 / 致瘤性的评价也应遵从 GLP 原则。

目前，包括 WHO、ICH、EMA、FDA、日本厚生劳动省（Japan's Ministry of Health，Labour and Welfare，MHLW）等全球监管机构已针对细胞和基因产品发布了多个指南性文件（表 11-4），以支持开发人类使用的细胞治疗产品。这些指导原则为临床试验批准和上市批准应考虑的质量、安全和有效性方面提供了工作框架。监管机构已认识到，每个 CTP 和预期的患者可能都有独特的属性和安全特性，这就需要在安全评估中采用最佳的策略。然而，这些指南中还没有提供针对肿瘤发生风险的检测方法的详细信息。对细胞和基因治疗产品安全性，尤其是成瘤性 / 致瘤性的考量，目前尚无统一标准。

（一）WHO 指导原则

WHO 技术报告系列 TRS 第 978 号准则附件 3《关于评价动物细胞培养物作为生产生物医药产品的基质和细胞库特性的建议》提出体内致瘤试验的目的是检查细胞库表型的稳定性。试验方案简单概况为：给 10 只裸鼠 10^7 个动物细胞，观察 4 个月，并与合适的阳性对照组进行比较，推荐 HeLa 细胞作为阳性对照品。将 50% 终点的肿瘤产生剂量（TPD_{50}）即肿瘤发生概率为 50% 时所需的细胞数量，作为致瘤表型的单位。病毒感染、突变和由诱变剂或应急引起的致瘤激活可改变细胞的致瘤表型。然而，其仅涵盖作为制造生物制品细胞基质的动物活细胞，而不包括直接用于患者移植治疗的细胞产品。几种体外检测方法，如流式细胞术和 qRT-PCR、软琼脂菌落形成试验和细胞增殖试验，可用于检测最终产物中残留的未分化 hPSC 和（或）转化细胞。

（二）ICH 指导原则

ICH 指南 Q5D《用于生产生物技术 / 生物产品的细胞底物的起源和特征描述》也引用了上述 WHO 指南中的致瘤性试验。该指南提出了未经修饰的人体体细胞通常被认为极少致瘤而不进行成瘤性试验。对源自人体体细胞产品需考虑：加工过程中包含致瘤细胞污染最终产物和非同源使用时移植部位微环境的影响。防止交叉污染和体外永生化细胞的检测对细胞衍生产品的质控至关重要。因此，只要人体成熟体细胞自符

合 GMP 条件下制备，无需进行非临床的体内致瘤性试验。

ICH 指南 S6（R1）《生物制品的临床前安全性评价》中尽管明确的产品范围不包括细胞和基因治疗产品，但其中仍有许多适用性。致癌性应该从临床拟用人群和治疗期限方面，确定是否需要对生物制品进行特定产品的潜在致癌性评估（参见 ICH S1A 指导原则）。如果证据权衡结果没有潜在致癌性，则无需进行啮齿类动物的生物试验。若具有诱导转化细胞增殖和克隆扩增潜力的产品可能具有致瘤性，应采用与试验患者人群可能相关的多种恶性细胞和正常的人体细胞对其受体表达进行评价，确定产品刺激表达该受体的正常或恶性细胞生长的能力。当体外数据提示存在潜在致癌性时，需要采用相关动物模型进行进一步试验。在长期重复给药毒性试验中检测一些灵敏的细胞增殖指标可能会提供有用的信息。在某些情况下，如果产品在啮齿类动物中具有生物活性且无免疫原性，而其他试验又未提供评估潜在致癌性的充分信息，则应考虑使用一种啮齿类动物进行试验。

（三）FDA 指导原则

美国将组织、细胞或基于细胞、组织的产品（HCT/Ps）均归入此类。HCT/Ps 是指含有人类细胞或组织，可通过植入、移植、静脉输注等方式转入受体内的产品。

2013 年 FDA 发布了行业指南《研究性细胞和基因治疗产品的临床前评价》，在细胞治疗中提到了成瘤性问题，指出可能影响评估的因素包括：细胞分化状态、在产品制造过程中所进行的细胞操作的程度和生长动力学特点、转基因细胞的转基因表达、潜在的诱导或增强存在亚临床宿主恶性细胞的肿瘤形成和目标患者人群。在动物中进行的评估研究应该使用预期的临床产品，而不是类似的动物细胞。目前，关于选择最相关的动物模型来评估肿瘤发生潜力或以目前的动物模型来预测临床肿瘤发生概率等尚未达成科学共识。其他研究设计考虑事项包括：①对照组（例如未分化的细胞、部分分化细胞、阳性对照、空白对照）；②足够的动物数量，满足统计学要求，包括任何背景形成肿瘤的发生率；③需包含最大可行剂量；④受试物应到达拟定的临床治疗部位；⑤足够长的试验周期。

基因治疗部分研究设计中提到基因治疗产品的体内和体外给药的整体安全性，在致瘤性评价方面应考虑转基因和载体类型、重组产物的遗传稳定性和整合能力。需考虑一些特殊的载体问题，如非病毒载体，复制缺陷型病毒载体（包括腺病毒、腺相关病毒、反转录病毒、慢病毒、痘病毒、单纯疱疹病毒等），有复制能力的溶瘤载体，微生物载体等。

（四）EMA 指导原则

EMA 将采用新兴技术的医学治疗产品归类为一种特殊药品，即先进治疗医学产品，包括细胞产品、基因产品和组织工程产品等，是指含有经过处理的被改变了生物学特性的细胞或者组织，可用于疾病的治疗、诊断或者预防。

2008 年发布了《人体细胞药物（CBMP）指南》，提出由于宿主细胞和来自 CBMP 细胞肿瘤转化的风险导致的成瘤性，应酌情进行考量。传统的致癌性试验不适用。

最好是在常规细胞培养上限或超过上限的细胞中进行致癌性试验。也应特别着重分析在生物分布研究中发现含有应用细胞或表达产物的组织。

2008 年发布的《基因治疗药物首次临床使用前的非临床研究指南》提出基因治疗药品或其产物致癌性研究一般不采用啮齿动物，应在生物信息学中评估其致癌性（如存在癌基因蛋白序列或基因治疗产品在基因组中的作用方式）。如已检测到致癌性，则应在适当的体内 / 体外模型中评估致瘤性（如分析增殖力、对外源性刺激的依赖、对细胞凋亡刺激的反应和基因组修饰）。

2018 年发布的《含有转基因细胞药品质量、非临床及临床研究的指导原则》和《基因治疗药品质量、非临床及临床研究的指导原则》，指出非临床开发中一般不需要进行啮齿动物致癌性研究，但是根据产品的种类，需在相关肿瘤信号、肿瘤基因激活或细胞增殖指数的体内 / 体外模型上研究致瘤 / 致癌性。提出应特别注意癌基因的激活和（或）肿瘤抑制基因的失活以及插入突变引起的风险。如果基因修饰的原代细胞显示有克隆整合谱和（或）在癌基因或肿瘤抑制基因中发现整合，则需要进行致瘤性研究。

是否应该研究基因治疗药品致瘤性 / 致癌性可依照 ICH S6 和 S1A 致癌性的证据权重（WoE）方法来定，并考虑到以下结果：①对目的性药物靶点和通路药理学（如生长因子转基因问题）的认识；②与致癌基因研究结果相关的靶向和通路相关机制 / 药理特性、已知次要药理学特征，以及潜在的人致癌基因预测；③潜在的基因插入突变研究结果；④重复给药毒性研究的组织病理学评估结果，例如有特殊意义的组织病理学结果，包括肥大细胞、弥漫性和（或）灶性细胞增生、持久性组织损伤和（或）慢性炎症、瘤前病变以及肿瘤；⑤激素微扰的证据；⑥免疫抑制：人体发生肿瘤的致病因素之一；⑦特殊的研究和终点：特殊染色技术、新的生物标志物、新兴技术和备选检测系统所得数据，可同其科学原理共同提交，以解释或预测动物和（或）人类致癌基因通道和机制。

（五）日本 MHLW 指导原则

在日本，根据 2014 年实施的《药品和医疗器械法》，基因（体外、体内）治疗和细胞治疗被归类为“再生医学产品”，包括可用于预防或治疗疾病的可重构、修复人体结构和功能的细胞或基因治疗方法。这个概念与 EMA 的 ATMPs 类似。

MHLW 与日本药品与食品安全局于 2012 年发布了《源自人类自体干细胞加工的药品和医疗器械质量和安全性指导原则》《源自人类异体干细胞药品和医疗器械的质量和安全性指导原则》《源自人类自体诱导多能干细胞（样）药品和医疗器械的质量和安全性指导原则》《源自人类同种异体诱导多能干细胞（样）药品和医疗器械的质量和安全性指导原则》《源自人类胚胎干细胞药品和医疗器械的质量和安全性指导原则》等一系列指导原则。全面讨论形成肿瘤的可能性，包括良性肿瘤和（或）恶性肿瘤，考虑产品的类型和特征、细胞数量、给药途径、应用模式（如细胞层或细胞悬液）、细胞移植部位、靶向疾病及试验系统的适用性等参数。这些指导原则指出，如必要可进行合适的动物模型试验。如细胞数不足、最终产物中的细胞不能使用，则需要中间产物的细胞来评估其致瘤性。动物的种类、菌株和免疫状态也可能影响其灵敏度。对于细胞来说，讨论细胞生长变化和致瘤性，包括良性肿瘤和恶性转化。当使用可以插入染色体的载体时，应考虑评估异常增殖和（或）致瘤性的必要性。

（六）中国法规和指导原则

2003 年实施了《人体细胞治疗研究和制剂质量控制技术指导原则》，规定体细胞治疗的临床前试验中对于某些长期培养的体细胞，应进行致癌性试验。体外试验包括软琼脂克隆形成试验；体内试验采用裸鼠试验，按国家药品管理当局有关细胞株检定和质量控制要求进行，应证明经体外处理后已失去生长和增殖能力。

2008 年实施了《人基因治疗研究和制剂质量控制技术指导原则》，基因治疗的总体安全性评估中提到无论是自体或异体细胞，经基因操作后，均需做致瘤试验。对于瘤苗（肿瘤细胞）类制品，必须提供该瘤细胞经过何种处理能有效地阻止继续增殖的证据。致癌试验包括软琼脂细胞生长及裸鼠内致癌试验。在分子遗传学评估方面，对体内基因导入的治疗方案，需提供动物体内重组病毒或重组 DNA 制品导入靶组织与非靶组织的分布情况、基因的表达情况。对于体外基因导入的方案，须提供导入基因的细胞进入体内后的活性和目的基因的表达情况和分布。

2015 年发布了《干细胞制剂质量控制及临床前研究指导原则（试行）》临床前研究中明确致瘤性和成瘤性的评价，对高代次或经过体外复杂处理和修饰的自体来源以及各种异体来源的干细胞制剂，应当进行临床前研究阶段动物致瘤性评估。建议选择合适的动物模型，使用合适数量的干细胞、合理的植入途径和足够长的观察期，以有效评价制剂的致瘤性。另外，由于大多数间充质干细胞制剂具有相对的弱致瘤性，建议在动物致瘤性试验中，针对不同类型的干细胞，选择必要数量的细胞和必要长的观察期。在动物致瘤性试验不能有效判断致瘤性时，建议检测与致瘤性相关的生物学性状的改变，如细胞对生长因子依赖性的改变、基因组稳定性的改变、与致瘤性密切相关的蛋白（如癌变信号通路中的关键调控蛋白）表达水平或活性的改变、对凋亡诱导灵敏度的改变等，以此来间接判断干细胞恶性转化的可能性。

2017 年颁布了《细胞治疗产品研究与评价技术指导原则（试行）》，其中引述了 FDA《研究性细胞和基因治疗产品的临床前评价》的内容，指出需评价细胞治疗产品引起宿主细胞或细胞治疗产品本身发生致瘤性 / 致癌性风险。提到由于免疫排斥反应，人源细胞治疗产品的致瘤性 / 致癌性试验可考虑使用免疫缺陷的啮齿类动物模型进行。

（七）其他关于细胞产品的指导原则

国际干细胞研究协会（International Association for Stem Cell Research，ISSCR）的《干细胞临床转化的指导原则》中对干细胞及其产品可能具有的特有毒副反应进行界定。指出，细胞经培养而生长，尤其是长时间或在一定环境压力下培养的细胞，有可能会发生非整倍体分化或 DNA 重组、基因缺失及出现其他遗传性后表观遗传的异常情况，这样的情况可能使细胞发生严重病变，如肿瘤。另外，鉴于多功能干细胞的性质及其固有的可形成畸胎瘤的功能，应特别关注 HES、hiPSC、iPSC 以及其衍生物所具有的潜在的成瘤性。对任何干细胞产品，必须评估其成瘤性的风险，尤其在该产品在培养中经过广泛处理或经过转基因处理，更是如此。细胞产品在获准进行人体临床使用前，必须在毒理的审查机构指导下，制订清晰的计划评估其成瘤性风险。细胞制剂中若出现成瘤性的发生，则可设计涉及基因修饰细胞的“自杀程序”作为应对，这样的话，就能以外源性药物（例如，纳入胸苷激酶基因进入细胞，从而使其对丙氧鸟苷敏感）来杀死细胞。

（八）基因治疗产品

FDA 于 1993 年给出的基因治疗的定义是：基于修饰活细胞遗传物质而进行的医学干预。在基因治疗方面，2017 年 12 月 22 日，前 CFDA 颁布《细胞治疗产品研究与评价技术指导原则（试行）》，开始实施。该文件对细胞治疗药品的研发、生产与注册指明了路径。

表 11-4 细胞和基因治疗产品致瘤性评价相关指导原则

监管机构	指导原则
WHO	*Recommendations for the evaluation of animal cell cultures as substrates for the manufacture of biological medicinal products and for the characterization of cell banks. Annex 3,Technical Report Series,No.978*
ICH	*Q5D:Derivation and Characterisation of Cell Substrates Used for Production of Biotechnological/Biological Products.16 July 1997*
	S6（R1）:Preclinical Safety Evaluation of Biotechnology-Derived Pharmaceuticals.12 June 2011
FDA	*Guidance for industry: Preclinical assessment of investigational cellular and gene therapy products.2013.11*
EMA	*Guideline on human cell-based medicinal products. London: European Medicines Agency;2008.（EMEA/CHMP/410869/2006）*
	Guideline on the non-clinical studies required before first clinical use of gene therapy medicinal products. London: European Medicines Agency; 2008.（EMEA/CHMP/GTWP/125459/2006）
	Guideline on quality, non-clinical and clinical aspects of medicinal products containing genetically modified cells. London: European Medicines Agency; 2018.（EMA/CAT/GTWP/671639/2008 Rev.1）
	Guideline on quality, non-clinical and clinical aspects of gene therapy medicinal products. London: European Medicines Agency;2018.（EMA/CAT/80183/2014）
MHLW	*Guideline on Ensuring the Quality and Safety of Pharmaceuticals and Medical Devices Derived from the Processing of Autologous Human Somatic Stem Cells.（Notification No.0907-2,PSFB/MHLW,7 September 2012）*
	Guideline on Ensuring the Quality and Safety of Pharmaceuticals and Medical Devices Derived from the Processing of Allogeneic Human Somatic Stem Cells.（Notification No.0907-3,PSFB/MHLW,7 September 2012）
	Guideline on Ensuring the Quality and Safety of Pharmaceuticals and Medical Devices Derived from the Processing of Autologous Human Induced Pluripotent Stem（-Like） Cells.（Notification No.0907-4,PSFB/MHLW,7 September 2012）

续表

监管机构	指导原则
	Guideline on Ensuring the Quality and Safety of Pharmaceuticals and Medical Devices Derived from the Processing of Allogeneic Human Induced Pluripotent Stem（-Like） Cells.（Notification No.0907-5,PSFB/MHLW,7 September 2012）
	Guideline on Ensuring the Quality and Safety of Pharmaceuticals and Medical Devices Derived from the Processing of Human Embryonic Stem Cells.（Notification No.0907-6,PSFB/MHLW,7 September 2012）
中国	《人体细胞治疗研究和制剂质量控制技术指导原则》，2003
	《干细胞制剂质量控制及临床前研究指导原则（试行）》，2015
	《细胞治疗产品研究与评价技术指导原则（试行）》，2017
	《人基因治疗研究和制剂质量控制技术指导原则》，2008

（九）小结

随着 hiPSC 或其他具有致瘤潜能的 CTP 越来越多地进入临床，有必要改进目前的致瘤性评估策略，并最终在不同国家之间进行协调。靠强有力科学证据来推动未来监管决策将是这一过程的关键。已经开发出新的方法，并建议将其作为测试 hPSC-CTP 安全性的补充。要将其纳入产品质量和安全保证的标准测试体系，就需要通过协作努力进行有力的验证。这当然是成功推动这类产品开发中必须面对的一个重大挑战。

到目前为止，EMA 和 FDA 公布的指南中还没有做进一步的补充，仍有一些问题尚未明确。比如，若在检测（体内或体外方法）中结果显示为阳性，即出现肿瘤发生的证据，后续应采取什么步骤，是否应该限制对细胞的操作等问题在现有的指南都没有明确在细胞浓度方面的限制，也缺少进一步纯化方面的推荐。Barkholt 等的研究表明，间充质干细胞的风险极低，进行体外核型鉴定即可。然而，这导致了进一步的问题，这个做法应该写入指南还是个别适用，hiPSC 也面临同样的问题。

第二节　细胞治疗产品的成瘤性 / 致瘤性评价

一、细胞治疗产品安全性评价中考虑的风险因素

CTP 的种类多样，具有特定的生物学特性，其制造工艺，离体操作以及长时间的细胞传代等因素可能引起产品污染（例如残留未分化的干细胞），产生恶性转化细胞 / 突变和遗传不稳定性。此外，基因修饰干细胞表达的外源基因（例如各种生长因子）以及基因修饰病毒载体（如反转录病毒和慢病毒）的插入突变可能造成的致癌基因活化等因素都增加了 CTP 的成瘤性 / 致瘤性风险。国内外监管机构对干细胞、体细胞、成体干细胞、基因治疗药物、转基因细胞药品制定了质量控制、安全性和有效性的监

管指南，但其中对 CTP 的成瘤性 / 致瘤性风险评估未做详细描述，至今国际上也尚未形成科学统一的监管体系，基本采取逐案（case by case）评估策略，且在成瘤性 / 致瘤性体内外检测技术的应用和试验数据解释方面也面临极大挑战。

对于具体的细胞产品而言，应首先了解此类产品的性质，细胞类型和分化特征、来源、质量控制、质量标准等影响因素，并对以上市产品或相似产品的致瘤性有全面的把握。在此基础上，设计致瘤性、成瘤性、促瘤型 / 抑瘤性试验对风险进行全面评估。致瘤性评价是临床前毒理学评价的重要内容之一，可以单独设计试验，也可结合一些重复给药试验增加试验终点进行综合考虑。

二、细胞治疗产品的成瘤性 / 致瘤性风险评价方法

（一）体内评价试验方法

动物研究是传统药物开发中临床前安全性评估的主要方法。但现有的动物模型用于 CTP 的成瘤性 / 致瘤性评价存在一定的局限性，例如，无法完全复制人体疾病状态或模拟人类肿瘤微环境，因此无法正确评估与 CTP 相关的成瘤性 / 致瘤性；与人类相比动物的寿命较短（尤其免疫缺陷动物），从而限制了其纵向致瘤评估；对各类动物模型的背景性数据以及免疫缺陷对植入细胞致瘤性的影响（免疫监测能力降低会增加 CTP 依赖性或非依赖性肿瘤形成的风险）尚不完全了解。然而，即便存在诸多局限性，由于尚无更好的选择，监管指南要求在某些情况下进行体内成瘤性 / 致瘤性测定。

对细胞治疗产品（细胞为最终产品而非生产用基质）进行成瘤性 / 致瘤性研究时可以参考这两种检测方法。①成瘤性研究的一般方法是将细胞注射接种于皮下或肌内，至少观察 16 周注射部位是否形成结节，如有结节形成则每周进行双向测量，以判定结节为进行性、稳定或消退。通常设定 HeLa 细胞为阳性对照，至少 9 只阳性对照组动物有进行性肿瘤生长时试验视为有效。对结节开始消退的动物进行处死，不能形成进行性结节的细胞视为无成瘤性。对注射部位及其他组织器官（心、肺、肝、脾、肾、脑及局部淋巴结）进行肉眼和组织病理学检查，以判断接种细胞是否形成肿瘤或转移瘤。②致瘤性试验方法规定将细胞裂解物、细胞 DNA 分别于肩胛骨处皮下接种新生裸鼠、新生仓鼠及新生大鼠。至少观察 4 个月接种部位是否有结节形成，如有结节形成则每周进行双向测量，以判定结节为进行性、稳定或消退。当进行性结节达到 2 cm 或观察期末处死动物，对肉眼观察和显微观察疑似肿瘤的组织以及肝、心、肺、脾及局部淋巴结进行组织病理学检查，对检查的各脏器中出现的肿瘤要分析与接种部位原发肿瘤的关系，排除自发肿瘤的情况。对于接种部分和各脏器无肿瘤生长应判断为无致瘤性；分析形成的肿瘤的基因组 DNA 是细胞基质 DNA 还是接种宿主来源的 DNA，若为宿主来源的 DNA 则判定为致瘤性；对细胞基质 DNA 引起的进行性结节，应鉴别致瘤性因子或致瘤活性，从而确定细胞的可适用性。

在将细胞作为最终治疗手段的 CTP 非临床安全性研究中，CTP 成瘤性 / 致瘤性研究的目的是评价 CTP 导致因宿主细胞和 CTP 发生肿瘤转化而引起的成瘤性 / 致瘤性风

险。从研究目的上看类似于传统的药物的致癌性。CTP 的体内致瘤性试验可与较长周期的动物毒理学研究伴随开展，以此评价细胞和（或）裂解物促进正常细胞转变为肿瘤细胞的能力。应使用拟用于临床的最终产品，不建议使用替代产品进行研究。

免疫系统正常动物对植入的人类细胞可能产生免疫排斥反应，因此免疫缺陷动物是开展 CTP 成瘤性 / 致瘤性研究的较好模型。目前常用的免疫缺陷动物模型包括裸鼠、NOG 小鼠、NSG 小鼠等 SCID 小鼠。在选择最合适，最敏感的模型进行成瘤性 / 致瘤性研究时，除了考虑 CTP 的生物学特性，体外操作条件，细胞分化持久性，给药途径以及预期临床用途，最重要的是保证植入细胞在该种属体内有足够的存活时间，以观察肿瘤形成的可能性。在非临床研究中，通常使用裸鼠进行成瘤性研究，使用免疫缺陷鼠或者疾病动物模型开展更长时间的致瘤研究。

使用动物疾病模型开展 CTP 体内长毒伴随成瘤性 / 致瘤性试验，其试验方法设计应关注以下几点。①给药途径：试验中应选择临床预期的给药途径（route of administration，ROA）或临床预期 ROA 附加皮下途径。可伴随开展移植细胞局部刺激试验。②动物数量：逐案设计所需的无致瘤性动物数量；每组足够的动物数量以确保肿瘤发生率（包括背景性的肿瘤）的分析满足统计学要求。③选择适当的对照品：包括阳性对照、溶媒对照以及可能产生的未分化细胞、部分分化细胞对照。④给药剂量：CTP 的给药剂量应与实际患者所用剂量相同或最大可行剂量 / 最大耐受剂量。如果难以将相同数量的细胞植入到小型动物模型中，则可以将细胞数量按比例缩小到最大可行剂量，或者当 CTP 直接注射到特定的靶部位（例如，大脑、脊髓、心脏或眼睛的特定区域）时，可以考虑根据器官重量或靶区域的体积来调整剂量。保持移植细胞与植入区域的比例类似于人体模式。至少设定一个剂量水平，为给予最大的绝对细胞数量。⑤试验周期：以药代研究所显示的细胞存续时间或者荷瘤动物在受试物作用后的最长存活时间，作为成瘤性研究时间点，通常进行 6 个月或 9 个月的致瘤性研究。⑥临床观察和病理学检查：观察与肿瘤发生有关的临床症状。剖检及组织病理学检查细胞在植入部位、靶部位和非靶部位分布，增殖和扩散情况。在观察到肿瘤形成的情况下，首先排除自发肿瘤，进一步鉴别诊断其来源于接种细胞还是宿主细胞。此外，应用成像技术荧光探针标记各类型细胞，可以可视化追踪各组织器官潜在的肿瘤细胞。在生物分布研究中，对于含有植入细胞或其表达产物的组织，在成瘤性 / 致瘤性研究中也应特别加以分析。在观察到肿瘤形成的情况下还可进行基因 / 遗传分析，用以调查是给药产物还是内源性肿瘤形成的结果。

（二）体外评价试验方法

CTP 成瘤性检查和评价除了采用动物体内接种试验外，还可根据具有成瘤能力的细胞具有特殊的遗传学特征、生长行为、蛋白表达谱改变等性质，采用体外试验方法，对其中一种或几种性质进行检测和评价。

一般来说，体内法检查细胞成瘤性是研究者和监管部门广为接受的标准性试验方法，其关注的是反映细胞成瘤性的一种或几种性质表现，可作为体内法的补充和参考。

虽然某些情况下体外法检测的结果与体内接种法的结果并不完全一致，但体外法检测结果为阳性的细胞与检测结果为阴性的细胞相比，具有更高的成瘤性风险。

另外，采用体外成瘤性检查还具有体内成瘤性检查不具备优点：①检测时限短；②待测细胞需要量少；③较体内法灵敏度更高；④符合动物福利3R原则。其中检测时限短和待测细胞需要量少等优点特别适用于CTP中细胞产品的成瘤性检测。

CTP体外法成瘤性检查根据原理可分为：①基于恶性转化细胞具有锚定非依赖性生长原理的检测方法，如软琼脂克隆形成试验；②基于端粒酶活性检查方法；③基于基因表达和蛋白表达的检查方法，比如流式细胞法和qRT-QPCR法检测多能干细胞残留；④基于遗传学改变的检查方法（表11-5）。

表11-5 体外评价方法比较

方法名称	优势	劣势
软琼脂克隆形成试验	定量评价细胞恶性转化程度 高灵敏识别极少数恶性转化细胞	–
数字软琼脂克隆形成试验	灵敏度高 自动化计数和评价细胞克隆形成能力	–
细胞低吸附生长试验（GILA）	操作简便 检测时间短 定性评价细胞成瘤性 定量反映细胞恶性转化程度 广泛应用于抗癌药物的开发	不适用于悬浮生长造血干细胞
端粒酶活性检测（荧光法）	灵敏度高 实时原位检测 可生物成像	–
qRT-PCR和流式细胞法	灵敏度高	–
高通量基因芯片技术	分析突变发生的位点、频率 识别突变发生的热点区域 筛查突变影响的肿瘤相关基因 评价成瘤性风险	识别小片段（通常<50kb）的SV
高通量深度测序	更广泛和精确识别SNP和CNV	–
染色体核型分析和荧光原位杂交技术（FISH）	检测长片段的染色体平衡易位、染色体倒位等SV	–
基于基因芯片比较基因组杂交技术（aCGH）	高分辨率和高覆盖率识别染色体基因CNV和SV	–
单细胞测序	灵敏度高 检测极低比例细胞中的高风险遗传变异	–

1. *基于锚定非依赖性生长原理的检查方法* 体外培养的细胞通过合成分泌胞外基质（extracellular matrix，ECM），与培养皿等材料物质黏附并锚定于培养皿底部，ECM中整合素等蛋白可发出生长信号，通过激活整合素受体和一系列信号分子转导到细胞内，促进细胞增殖和生长。当细胞失去与培养皿的锚定黏附后，ECM刺激信号不能传入细胞，细胞停止生长，某些上皮细胞或内皮细胞甚至发生失巢凋亡（anoikis）。

体外恶性转化的细胞或肿瘤细胞由于遗传突变或自发旁分泌生长因子，导致其可不依赖 ECM 的黏附及生长促进增殖作用仍可以增殖生长，例如在半固体软琼脂中以悬浮状态增殖生长，形成明显可见的克隆集落，这种现象称为锚定非依赖性生长（anchorage-indenpent growth）。研究发现，转化细胞在体外培养时的生长特性表现为失去接触抑制、低浓度血清下能增殖、出现锚定非依赖性生长等。在这些特征中，锚定非依赖性生长特性与其在体内成瘤特性具有最密切的相关性。因此利用锚定非依赖性生长检测的方法，如软琼脂克隆形成试验，常作为评价和检测细胞成瘤性的体外替代方法。《中国药典》、WHO 和美国 FDA 建议采用该方法作为细胞成瘤性评价的参考，特别适用于低代次、在动物体内无成瘤性的传代细胞系。该方法即可以定量的评价细胞恶性转化程度，也可高灵敏地识别发现细胞群体中极少数恶性转化的细胞。间充质干细胞、神经干细胞等不具有成瘤性的成体干细胞应当不具有锚定非依赖性生长的能力。

（1）软琼脂克隆形成试验（图 11-1）：软琼脂克隆形成试验（soft agar colony formation assay，SACF）是采用将琼脂糖凝胶或琼脂凝胶作为支持介质，使待检测细胞悬浮于半固体凝胶中，检测细胞非锚定性生长的试验方法。琼脂（agar）和琼脂糖（agarose）是从红藻类植物中提取出的多糖，琼脂中包含琼脂糖和琼脂果胶，凝胶能力弱于琼脂糖。琼脂糖更多用于软琼脂克隆形成试验。固体琼脂糖粉末不溶于水，加热到 85℃ 以上可溶于水形成溶液，放冷至 35℃ 以下可再度凝固形成半固体的凝胶。琼脂的熔点和凝固点温度相差 50 ~ 60℃，特别适合制备细胞和凝胶混合物进行克隆形成试验。

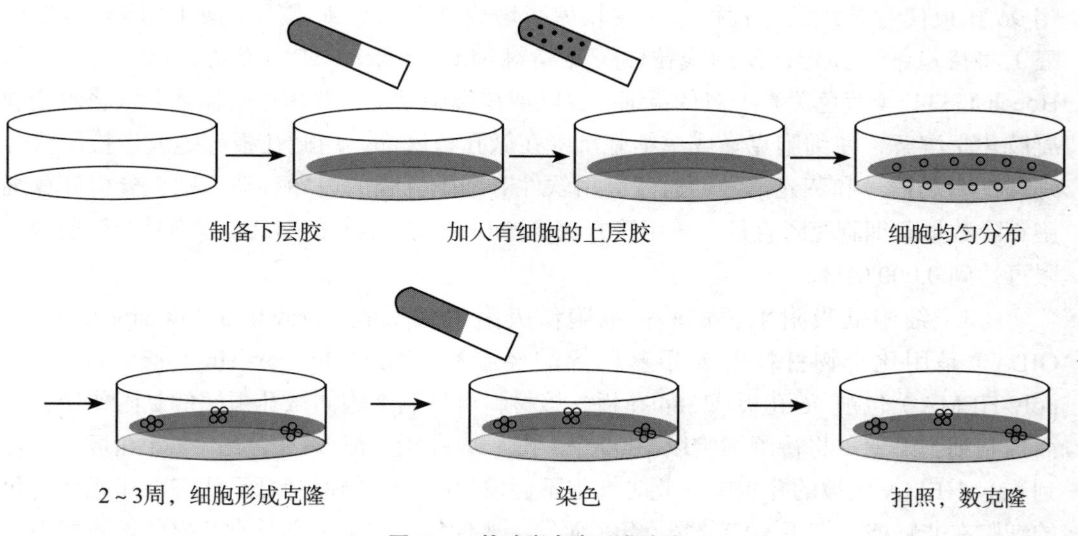

图 11-1 软琼脂克隆形成试验

试验中通常将高压灭菌融化并稍微冷却的琼脂糖溶液与细胞培养基混匀后铺到 6 孔板中，首先制备成含 0.5% 琼脂糖的底层琼脂层，待底层琼脂层凝固后，再制备成含 0.3% 琼脂糖的上层琼脂层，待检细胞以及阳性对照细胞分散成单细胞加入上层琼脂层中，细胞密度 3000 ~ 5000 个 / 孔。使细胞悬浮于上层琼脂中，底层琼脂可避免细胞因自然沉降接触到培养皿底而发生锚定性生长。待上层琼脂凝固后加入 1 ~ 2 mL 完全培养基覆盖于琼脂表面，避免琼脂层水分蒸发而干涸。置于细胞培养箱中培养 3 ~ 4 周，期间每 3 ~ 5 天更换琼脂表面的完全培养基。培养终止后可用结晶紫等染料对细胞染色，在显微镜下观察记录细胞克隆形成情况。

显微镜下计数细胞克隆，并计算细胞克隆形成率，一般认为 10 个细胞以上的细胞团为一个细胞克隆。细胞克隆中细胞数多、克隆形成率高反映了高成瘤性。阳性对照细胞可采用 HeLa、HeLa S3 等肿瘤细胞系。

试验中需要注意：①待测细胞在接种前一定要分散成单细胞，可用细胞筛网过滤后再加入琼脂溶液中，也要避免长时间放置细胞而重新结团。②细胞与琼脂混合时琼脂温度不宜超过 42℃，以免损伤细胞。③培养时间较长，避免培养过程中琼脂失水干涸。④试验中所用的培养基要选择适宜细胞生长的培养基，如含 10% FBS 的培养基，或者选用含有添加生长因子的干细胞无血清培养基。⑤对细胞克隆中的细胞进行计数时，如果细胞边界不清导致计数困难，可用 Hoechst、PI、DAPI 等荧光染料对细胞核染色，在荧光显微镜下计数细胞核。另外，可以通过测量细胞克隆的直径的方法间接评价细胞克隆形成能力。

（2）数字软琼脂克隆形成试验：数字软琼脂克隆形成试验（digital soft agar colony formation assay）是在传统的软琼脂克隆形成试验的基础上，结合荧光染色和图像捕捉和识别技术形成的自动化、高灵敏度细胞锚定非依赖性生长检测方法。该方法采用 96 孔板代替传统的 6 孔板，并在软琼脂培养结束后用细胞固定液（如 4% 多聚甲醛）将待检细胞固定，使用线粒体荧光染料 MitoTracker（红色荧光）和细胞核染料 Hoechst33342（蓝色荧光）对待检细胞克隆或单细胞染色，并用琼脂糖溶胶液将琼脂糖凝胶化学溶解，使细胞克隆或单细胞沉降在微孔板底部，用微孔板细胞成像检测仪分别捕捉明场信号和荧光信号，通过应用软件对细胞克隆的边界自动识别，分析计算细胞克隆数量和细胞克隆直径。采用该方法检测 hMSC 中混有的 HeLa 细胞时，最低定量限可达到 0.000 01%。

（3）细胞低吸附生长试验：细胞低吸附生长试验（growth in low attachment, GILA）是用化合物材料聚 2- 甲基丙烯酸羟乙酯（poly 2-hydroxyethyl methacrylate, poly-HEMA）包被 96 孔板或 384 孔板，该材料可抑制细胞同微孔板底的黏附作用，从而抑制细胞贴壁。将待测细胞以 1000 个 / 孔（96 孔板）或 50 个 / 孔（384 孔板）接种到 poly-HEMA 包被的孔板中，此时细胞不会发生贴壁，仍保持悬浮状态。非恶性转化的细胞在非贴壁状态下不能分裂增殖，而发生恶性转化的细胞则具有旺盛的增殖能力，培养 5 ~ 7 天后通过检测细胞活力的方法（如 MTS、CCK8、CellTiter-Glo 等）使用微孔板读板仪器进行定量分析。研究表明，GILA 试验与软琼脂克隆形成试验的结果具有较好的可比性和一致性，且该方法与软琼脂克隆形成试验相比操作简便、检测时间短，市场上有商品化的 poly-HEMA 包被孔板，便于方法标准化和高通量检测。GILA 法不仅能定性评价细胞的成瘤性，还可以根据细胞低吸附生长的程度定量反映细胞恶性转化的程度。此外，基于 GILA 法定量和高通量的特点，在抗癌药物开发领域也有广泛的应用。GILA 法适用于贴壁生长的体细胞、干细胞，不适用于悬浮生长的免疫细胞、造血干细胞等 CTP。

2. 基于端粒酶活性检查方法

（1）端粒酶活性检测：端粒（telomere）是存在于真核细胞染色体末端的特殊结构，由一段 DNA 重复序列和 DNA 结合蛋白构成，人类端粒重复序列为 TTAGGG，其作用是防止染色体发生融合、重排和转位，保持染色体完整性和稳定性。由于 DNA 半保留复制的局限性，体细胞的每次有丝分裂均会导致端粒长度缩短，当端粒长度缩短到临界范围时细胞即发生衰老或死亡。具备无限增殖能力的细胞如生殖干细胞、癌细胞，为了避免端粒缩短带来的危害，这类细胞中拥有可延长端粒 DNA 序列的端粒酶（telomerase）。端粒酶是一种包含 RNA 组分和蛋白质组分的核糖核蛋白，其中 RNA 组分是端粒序列合成的模板，蛋白质组分包括端粒蛋白和端粒酶反转录酶（telomerase reverse transcriptase，TERT），以 RNA 组分为模板，在染色体端粒末端催化合成端粒重复序列，达到延长端粒序列的目的。不同生物的端粒酶，其 RNA 模板不同，其合成的端粒序列也不同。

端粒酶的表达受严格调控，正常体细胞以及体外培养的成纤维细胞中不表达端粒酶，生理条件下只有生殖细胞和胚胎中的某些干细胞中能检测到端粒酶活性。值得注意的是，恶性肿瘤标本或恶性肿瘤来源的永生化细胞株中，85% 以上都可以检测到端粒酶的活性。将端粒酶基因导入有限传代的培养细胞，可诱导细胞永生化，甚至出现恶性转化。细胞具有端粒酶活性是恶性肿瘤发生和发展的关键步骤之一。因此，细胞端粒酶活性的高低是评价细胞致瘤性的重要特征，也是对治疗性细胞制剂进行质量控制的一个潜在的有效指标。

端粒酶活性检测常用方法是 1994 年 Kim 建立的端粒重复序列扩增（telomeric repeat amplification protocol，TRAP）法以及后续一系列改进型方法。其主要原理是合成一个 18 bp 的上游 TS 引物，端粒酶结合 TS 引物的 3′末端，并在其上不断合成 GGTTAG 的 6 bp 重复序列，作用一段时间后，将端粒酶灭活，加入下游引物，经过多次 PCR 过程扩增端粒酶的延伸产物。PCR 扩增产物在非变性聚丙烯酰胺凝胶电泳上经银染或荧光染色显示相隔 6 bp 的梯状条带。

另外，为了提高检测灵敏度，研究人员还开发了一些新的检测扩增产物的方法。其一是荧光法，原理是利用端粒酶活性检测 PCR 扩增产物与荧光分子探针的相互作用，引起荧光分子探针的构象改变，从而激发荧光。荧光法具有灵敏度高、实时原位检测以及可生物成像等优点。其二是电化学检测法，原理是利用 PCR 扩增产物与探针结合后导致探针 DNA 链的释放，从而引起电极电流的改变而检测端粒酶活性。此外，还有通过比色法和表面增强的拉曼光谱法等方法对 PCR 扩增产物进行精密定量的方法。

（2）端粒酶反转录酶检测：TERT 是端粒酶的催化亚基，以端粒酶内的 RNA 组分为模板，在染色体端粒末端催化合成端粒重复序列，是端粒酶的关键成分之一，被认为是许多恶性肿瘤的分子标志物。通过检测 TERT 的 mRNA 转录或蛋白表达可间接反映细胞端粒酶活性的水平。TERT 转录水平的表达可通过 qRT-PCR 法进行检测，TERT 蛋白的表达可通过免疫细胞化学、免疫印迹法或流式细胞法等蛋白质检测方法进行检测。

3. 基于基因表达和蛋白表达的检查方法　多能干细胞未分化细胞残留检测：与体细胞或终末分化的细胞相比，hESC 和 hiPSC 有更强的成瘤性，在免疫缺陷动物体内接种能形成畸胎瘤。此类细胞通常不宜作为细胞治疗药物直接输注人体，而是作为种子细胞，通过一些诱导分化方法使之成为终末分化细胞后作为细胞治疗药物使用。诱导分化后细胞需评价成瘤性，需要考虑的因素一方面是细胞体外诱导分化程度是否满足终产品安全性要求，另一方面需考虑诱导分化的完全度，即未分化的种子细胞是否存在及存在比例问题。前者可通过体内成瘤性检查或端粒酶活性检测评价分化程度。后者需要通过高效细胞纯化工艺或种子细胞去除工艺去除种子细胞残留，同时建立多能干细胞未分化细胞残留的检测方法和建立相应的质控标准对终产品进行放行。

研究表明，残留的未分化 PSC 比例在 0.025% 时即能在免疫缺陷动物体内形成畸胎瘤。由于未分化残留细胞占细胞总体的比例非常低，需要建立相当灵敏的检测方法对稀有细胞群甚至痕量细胞群体加以识别检测。同时要明确和排除大量终末分化细胞对检测的干扰。根据生物制品分析方法验证指南的要求对方法的准确度、精密度、定量限等验证指标进行充分验证可有助于解决这一问题。

PSC 未分化细胞残留检测方法通常根据多能干细胞特异表达的基因，如 *Oct3/4*、*Sox2*、*SSEA-4*、*TRA1-60*、*TRA1-81*、*TRA2-49* 等，通过 qRT-PCR 法或流式细胞法检测。一项研究表明 qRT-PCR 检测 *LIN28* 基因表达的检测限可达到 0.001%，相比较来说，通过流式细胞法检测 TRA-1-60 蛋白表达的检测限较低，为 0.1%。通过抗体、磁珠、微流控等方法捕获富集多能干细胞，再进行流式分析可大大提高检测灵敏度，采用该方法可将检测 LOQ 降至 0.0005%。

4. 基于遗传学改变的检查方法：细胞基因遗传稳定性检测　iPSC 在体细胞重编程过程中以及长期培养传代过程中易发生基因组遗传突变，这些突变包括单核苷酸多态性（single nucleotide polymorphism，SNP）、基因拷贝数变异（copy number variation，CNV）、基因组结构变异（structural variation，SV）等。如果突变造成的基因断裂、基因融合、基因剂量效应、位置效应等作用一旦影响到原癌基因、抑癌基因或 DNA 损伤应答及修复的基因，将会导致细胞成瘤性风险大大增加，因此，对 iPSC 基因遗传稳定性检测是体外评价细胞成瘤性风险的重要手段之一。此外，对于 MSC 这种低成瘤风险的细胞制品，如果采用了低氧培养特殊工艺、使用过高水平细胞生长因子刺激培养，或是在临床应用高代次细胞等易造成遗传突变情况下，也有必要对细胞基因遗传稳定性进行检测。

（1）高通量基因芯片技术：高分辨率的全基因组或外显子基因分型芯片技术可识别 SNP 和 CNV，进而分析突变发生的位点、频率，识别突变发生的热点区域，筛查突变影响的肿瘤相关基因，评价突变造成的成瘤性风险。例如一项研究通过 SNP 分型芯片研究了 22 个人 iPSC 细胞系，结果发现在早代次的 iPSC，由于重编程作用产生大量从头形成的 CNV，CNV 数量比成纤维细胞（fibroblast）或 ESC 高出约 2 倍。

（2）高通量深度测序：全基因组测序、全外显子测序等二代测序技术可更为广泛和精确地识别 SNP 和 CNV。另外，高通量芯片技术和测序技术可识别小片段（通常 < 50kb）的 SV。

（3）核型分析和荧光原位杂交：对于较长片段的染色体平衡易位、染色体倒位等 SV，受基因分型芯片技术和高通量测序技术的限制而无法识别。可通过染色体核型分析和 FISH 技术加以检测。基于基因芯片的比较基因组杂交技术（array-based comparative genomic hybirdization，aCGH）是一种高分辨率和高覆盖率识别染色体基因 CNV 和 SV 的技术手段。该方法结合了基因芯片技术和比较基因组杂交技术，在一张芯片上用标记不同荧光素的样品进行共杂交可检测样本基因组相对于对照基因组的 CNV 和 SV。

细胞遗传稳定性评价可将待检细胞基因组与 iPSC 起始细胞或供体细胞的基因组进行比较，根据 SNP、CNV 或 SV 检测发生频率和突变位点，特别是对已知原癌基因、抑癌基因或 DNA 损伤应答及修复的基因处的高风险突变进行综合分析，建立相应的评价模型和评价标准。对于一些发生在极低比例细胞中的高风险遗传变异，要采取更为灵敏的检测方法，比如进一步增加测序的深度，采用单细胞测序方式来评估风险。

第三节 基因治疗产品的成瘤性 / 致瘤性评价

一、基因治疗产品安全性评价中考虑的风险因素

基因治疗广义上定义为通过遗传物质的转移来治愈疾病或改善患者的临床状况。体细胞基因转移就是通过病毒和非病毒载体，将目标基因送入靶细胞中，使之成为宿主基因组的一部分或构成一个自主的遗传单元。基因产品在临床前评价中，除了关注其远期毒性，还需关注其致瘤性，其中主要的风险来自病毒载体。可用的具有潜在毒性的载体包括：非病毒载体，复制缺陷型病毒载体（如腺病毒、腺相关病毒、反转录病毒、慢病毒、痘病毒和单纯疱疹病毒等），有复制能力的溶瘤载体，微生物载体等。根据病毒基因组的性质，基因治疗载体可分为 RNA 病毒载体和 DNA 病毒载体。大多数 RNA 病毒载体来自简单的反转录病毒，如鼠白血病病毒。这些载体的一个主要缺点是不能转导独立的细胞。而慢病毒衍生的新型反转录病毒载体如人类免疫缺陷病毒（human immunodeficiency virus，HIV）就避免了这一缺点。最常用的 DNA 病毒载体是腺病毒和腺相关病毒。

基因治疗产品临床试验中出现受试者延迟不良反应事件，都是由遗传物质或用于携带遗传物质的其他成分产品的持久生物活性导致。这些风险因素包括：病毒载体持续性，遗传物质整合到宿主基因组中，延长转基因的表达时间和改变宿主基因的表达。

表达的转基因或翻译的蛋白质较少情况下存在致瘤性风险，转基因如生长因子、生长因子受体或免疫调节剂的长期表达，可能与不受调节的细胞生长、恶性转化、对自身抗原的免疫反应、宿主基因的表达改变或其他意外的不良反应有关。外源基因融入人类基因组 DNA 的这一转移或插入过程被认为是一个潜在的致癌性风险。相关数据表明一些通常被认为安全的基因治疗产品，在确定其长期重复给药研究过程中，却发现了动物肝细胞癌和血管肉瘤的发病率明显增加。

载体的致瘤性风险相对更高。研究证明，用 AAV 治疗的患有血友病的犬进行长达 10 年随访检测发现，在超过半数的犬基因组 DNA 和扩展细胞克隆中鉴定出 1741 个独特的 AAV 整合事件，其中 44% 的整合发生在与细胞生长有关的基因附近。AAV 载体将携带的基因片段整合到宿主 DNA 中控制细胞生长的基因附近，可能会诱导肿瘤的发生。AAV 整合分析表明，发现有克隆性扩张与人类癌症相关的基因附近插入的细胞，因此需要长期监测潜在基因毒性，潜在的基因毒性整合事件是基因治疗的一个重要的安全问题，必须通过长期的在体研究来确定。

研究设计中，需要关注离体遗传修饰细胞，在体或表达的转基因产生不利的免疫应答的可能性、在体和转基因毒性、输送程序潜在风险，以及经修饰的细胞或载体在靶部位局部产生的潜在致瘤性方面均需考虑。

二、基因治疗产品体内外评价试验方法

（一）体内评价试验方法

对载体的安全性评估取决于每种载体的类型，致瘤性风险还需考虑：①制剂的最终组分；②是否为 ROA 引起的风险；③异常定位到非靶细胞 / 组织；④载体和基因表达的水平和持久性；⑤非靶细胞 / 组织中的病毒复制水平；⑥免疫激活或抑制；⑦针对载体的免疫应答；⑧靶细胞的表型 / 活化状态；⑨插入突变或致瘤性的；⑩生殖传输能力；⑪ 具有复制能力载体的水平传播风险。

1. *动物模型的选择* 基因治疗产品发挥作用时最关键的技术是基因转移，基因转移的载体和导入基因的途径是能否应用于临床的关键，也是基因治疗产品发挥作用的关键点，建立合适的动物模型是基因治疗的安全性评价的基础。针对人类 GTP（终产品）的评价，免疫抑制或免疫缺陷的啮齿动物已被广泛用于其致瘤性试验评价中。使用“非免疫缺陷”健康动物或“非免疫缺陷”疾病模型动物进行致瘤性试验，就必须给予大量免疫抑制剂进行长期监测。然而，这种方法也不总能保证异种移植得到令人满意的移植效果。用足够数量的免疫缺陷动物进行致瘤性试验，实验细胞制备的合理选择是啮齿动物模型。免疫缺陷小鼠如裸鼠（BALB/cA，JCl-nu/nu）、oSCID 小鼠（C.B-17/Icr-scid/ SCID）、NOD-SCID 小鼠（NOD/ShiJic-scid）、NOG 小鼠（NOD/ShiJic-scid，IL-2R，IL-2R，KO）已被广泛应用于人体细胞移植研究。当然，在设计致瘤性试验之前，需要通过皮下移植不同剂量的致瘤细胞系来评估这些免疫缺陷小鼠菌株的致瘤潜力。其他动物模型也在不断开发中。

在一项旨在确定 rAAV 介导的基因治疗对Ⅶ型糖胺聚糖溶酶体贮积症（mucopolysaccharidosis Ⅶ，MPS Ⅶ）新生小鼠的长期疗效的研究过程中，发现肝细胞癌和血管肉瘤的发病率显著增加。有研究使用健康犬的肝细胞开展了 AAV 基因治疗的持久性和安全性评价，发现犬是一种适合进行长期安全性评价研究的良好动物模型。灵长类动物可以作为代表人类的致瘤性试验模型，但该模型更适用于概念证明试验，而非致瘤性试验。SCID 猪这样的大型免疫缺陷动物也同样具有优势，即 SCID 猪模型将有助于解决人类细胞的移植效率。

2. *实验动物致瘤潜力试验评价*　为了确定小鼠品系或 GUSB 表达是否具有肿瘤形成的易感性，采用未处理的同品系正常小鼠、未处理的 MPS Ⅶ小鼠和正常小鼠过度表达人 GUSB，解剖小鼠确定肿瘤的存在和肝细胞复制增加。如果肝细胞复制率增加，患肝肿瘤的风险也可能增加。HeLa 细胞作为体细胞致瘤细胞的代表性细胞系，通过皮下移植不同剂量的 HeLa 细胞来评估免疫缺陷小鼠的致瘤潜力，要遵循 WHO TRS 878 中推荐的程序。对小鼠进行了 12 个月的监测，通过修改的 Spearman-Karber 法计算 TPD50。

为了分析基因治疗产品载体是否影响肿瘤形成的易感性，动物长期试验中给不同剂量和类型的基因治疗载体，通过比较肿瘤发生率，以及确定肝细胞复制的比例，反映致瘤性风险大小。年轻成年动物（MPS Ⅶ小鼠、正常小鼠和转基因小鼠）过度扩增按 GUSB 腹腔给予 BrdU（i.p），5 ~ 6 h 处死。取肝，切片，染色，BrdU 研究试验组中 BrdU 阳性肝细胞的频率，通过 HE 染色分析正常、MPS Ⅶ和转基因动物的淋巴细胞聚集数。复制细胞数量的增加可反映 BrdU 阳性细胞在形态学上与淋巴细胞一致的罕见聚集。对基因治疗产品载体处理动物进行类似的分析，以确定这种处理是否会纠正或恶性淋巴细胞的增殖。

基因治疗是医学界最具吸引力的研究领域之一。将基因传递到组织用于临床应用的概念已经讨论了大约半个世纪，科学家通过重组 DNA 技术操纵遗传物质的能力使这一目的成为现实。随着病理生物学理解的增强和生物技术的改进，基因治疗终将成为临床实践的标准部分。同时伴随基因治疗产品的上市，以及曾经被认为非常安全的 AAV 病毒载体竟然有潜在致癌性，应加快脚步从不同角度切入建立健全基因治疗产品临床前评价系统，保证基因治疗产品有效性和安全性的统一。

（二）体外评价试验方法

基因治疗产品致癌性风险主要体现在基因治疗所用的整合型病毒载体的整合引起的宿主细胞基因突变和致癌性风险，以及 CRISPR-Cas9 等基因编辑工具引起脱靶效应。

基因治疗整合型病毒载体，例如慢病毒载体，进入宿主细胞后将一部分基因序列插入整合到宿主基因组，该整合为具有一定倾向性的半随机事件。如果整合位点恰好破坏抑癌基因或激活原癌基因会对宿主细胞造成致癌性风险。检测、分析、评价和预测整合型载体的插入位点是此类产品致癌性风险评估的重要内容。整合位点分析策略是通过体外富集病毒载体 – 基因组连接处的 DNA 片段（vDNA-gDNA）进行深度测序，以 DNA 片段中含有的基因组序列为特征解析载体的整合位点，在此基础上进行整合位点多样性分析、整合热点的识别、整合位点致瘤性风险分析等。

1. 病毒载体整合位点分析　整合位点分析方法近年来通常是通过限制性内切酶酶切或超声破碎将待测细胞基因组 DNA 片段化后作模板，用部分病毒载体序列做引物进行 PCR 扩增，对扩增产物建库后进行高通量测序，以整合位点被测序检测到的 Reads 数进行整合位点的定量。然而，这种以 Reads 数作为整合位点计数方式受 PCR 扩增不同片段时的扩增效率差异而产生的偏向性的影响，尤其是对于稀有的插入位点的检测，受 PCR 偏向性影响较大，导致实验重复性不佳。PCR 扩增效率还受到 DNA 片段化的长短影响，采取措施提高 DNA 片段化的长度均一性，如应用超声破碎替代酶切能减少 PCR 扩增效率的不利影响。另外，通过对片段化的 DNA 末端加上随机序列标签（barcode）可大大解决 PCR 扩增效率的影响。此外，利用不依赖于 PCR 扩增的载体 – 基因组片段富集方法，如生物素 – 亲和素捕获技术或 Cas9-based pull down 技术可有效、无偏地进行整合位点分析。基于这些原理，常用的整合位点分析方法有连接介导的 PCR（ligation-mediated PCR，LM-PCR）。

2. CRISPR-Cas9 脱靶效应检测　以 CRISPR-Cas9 系统为基础的一系列基因编辑技术是当前基因治疗领域中应用最为广泛的基因编辑技术。该系统通过一个 17 ~ 20 bp 的短向导 RNA（short guide RNA，sgRNA）序列与基因组中互补序列配对结合，引导 Cas9 核酸酶结合到位于前间区序列邻近基序（protospacer adjacent motif，PAM）附近的靶位点，Cas9 识别到 PAM 位点后对 sgRNA 互补的基因组序列切割。切割断裂后的 DNA 可激活细胞内 DSB 修复机制，利用细胞非同源性末端连接（non-homologous end joining，NHEJ）、同源重组（homologous recombination，HR）或单链 DNA 退火（single strand annealing，SSA）机制实现基因编辑。

CRISPR-Cas9 系统能高效快速地对人基因组编辑，已经被尝试用于艾滋病、镰状细胞贫血、假肥大型肌营养不良症以及癌症的治疗研究。该系统最大的不足是会发生严重的脱靶效应，即 Cas9 会结合到预设靶点之外的区域并切割此处的 DNA，引发不可预测的不良后果，如会导致细胞发生癌变。脱靶位点通常是基因组内与 sgRNA 高度相似的区域，Cas9 介导的非期望 DNA 区域的切割（脱靶编辑）、基因组重排（包括的染色体断裂或其他大规模染色体畸变，可导致基因组不稳定）以及基因编辑细胞的恶性转化。sgRNA 与脱靶位点发生碱基错配，或是形成 DNA 凸起（bulge）、RNA 凸起。研究发现 sgRNA 中近 PAM 的 8 ~ 14 bp 序列是决定脱靶效应的关键序列，另外，sgRNA 其他序列、PAM 序列种类、基因编辑的细胞类型以及 CRISPR-Cas9 在细胞内表达量和维持持续时间均能影响脱靶效应发生的频率。

尽管很多研究集中在如何降低 CRISPR-Cas9 系统基因编辑的脱靶效应，但目前脱靶效应造成的风险仍不能低估。对于使用 CRISPR-Cas9 的基因治疗，通过监测基因组中的编辑靶点的方法研究和评价基因编辑脱靶效应是此类产品质量控制和安全性评价的基本要求。检测脱靶效应的方法可分为体内法和体外法，体内法是在细胞内直接检测 CRISPR-Cas9 基因编辑位点，包括软件预测脱靶位点和测序法、T7 核酸内切酶 I 法、全基因组测序、GUIDE-seq、IDLV 和 BLESS 法等；体外法则通过提取细胞的基因组，CRISPR-Cas9 系统在体外切割后进行检测，方法包括 ChIP-seq、Digenome-seq、CIRCLE-seq、Site-seq、FIND-seq 等。

截至 2021 年，超过 10 个相关药物的临床试验在开展，Myriam 介绍了 2 种体外检测生长转化的体外方法用于评价致瘤性：SACF 和 GILA。

3. T7 核酸内切酶 I 法　T7 核酸内切酶 I 可识别并切割错配的 DNA 杂合双链，通过对切割产物电泳检测识别错配位点。但该方法不需要高通量测序，相对简便，但该方法需要使用脱靶位点预测工具预测可能的脱靶位点，且灵敏度相对较差。

4. 全基因组测序　全基因组测序（whole genome sequencing，WGS）能够无偏倚地检测全基因组突变，但该方法无法区分天然存在的 SNP 和基因编辑造成的脱靶效应。因此，还需要分析识别出的序列中是否包含 PAM 位点，并通过 PCR 和一代测序验证结果的准确性。另外，WGS 宜检测高频的脱靶位点，对于低频脱靶位点的灵敏度不足。

5. GUIDE-seq　该方法利用断裂 DNA 的 NHEJ 修复功能，在修复时将一个短双链寡脱氧核苷酸（double-stranded oligonucleotide，dsODN）标签引入 DSB 位点，然后对标签处 DNA 扩增并进行高通量测序，通过生物信息方法分析脱靶位点的位置和突变频率。该方法也是无偏倚的方法，并且具有较高的检测灵敏度，可检测到 0.1% 的脱靶频率。

6. 整合酶缺陷型慢病毒载体技术　由于整合酶的缺陷，整合酶缺陷型慢病毒载体（integrase-deficient lentiviral vector，IDLV）进入靶细胞后无法整合入基因组，在基因组出现双链断裂（double strand break，DSB）后，IDLV 可优先整合到断裂的基因组区域。通过进一步线性扩增介导的 PCR，可定位 IDLV 的整合位点，识别基因组出现的 DSB 区域。该方法识别脱靶位点的效率约为 1%。

7. BLESS BLESS 技术　该方法原理是在细胞核内对 Cas9 或其他核酸酶（如 Sce 核酸酶）切割产生的 DSB 用生物素原位标记，将基因组片段化后通过 PCR 扩增富集生物素标记 DNA 片段，经过测序分析 DSB 位点。该方法需要分离细胞核，操作比较复杂，且漏检率较高。

8. Digenome-seq　Digenome-seq 全称是酶消化基因组测序（digested genome sequencing），该方法利用 sgRNA 和 Cas9 核酸酶体外消化提取的待检基因组 DNA，通过对断裂末端加测序接头、高通量测序和生物信息学分析，检测分析体外消化产生的独特序列。该方法能够快速且准确地检测打靶位点和脱靶位点，最低可以检测到 0.1% 的插入缺失突变，接近深度测序的极限。此外，该方法的改进版——多重酶消化基因组测序（multiplex digenome-seq）能一次试验检测高达 11 种 CRISPR-Cas9 核酸酶的基因组切割特异性，可大大降低检测时间和成本。

9. SITE-seq　该方法使用不同浓度的 sgRNP 体外切割基因组 DNA，在产生的断裂处加接头和生物素标记，将基因组片段化成 500 bp 左右的片段，通过生物素和 PCR 富集 DNA 片段构建高度富集的 sgRNP 剪切片段测序文库，通过高通量测序分析 sgRNP

切割位点。

10. CIRCLE-seq　其原理是对基因组剪切片段进行环化，未环化的基因组片段通过外切核酸酶去除。环状DNA分子再次用Cas9切割形成线性DNA，再对此时生成的线性DNA进行PCR扩增和二代测序。该方法与Digenome-seq相比大大减少了随机测序读段（reads），进一步提高了检测灵敏度。并且该方法不依赖于已知参考基因组。

第四节　成瘤性/致瘤性风险评估

一、非临床评价的经验和一般考虑

无论何种药物开发，非临床开发过程中必须回答的问题都会涉及：是否会对预期的患者人群带来成瘤性/致瘤性风险？这一问题的回答，应该从特定产品或产品类别的信息来综合考虑风险。首先，人类在遗传疾病长期治疗中积累了较多的经验，对临床风险的性质和程度有一定认识，例如已知某些类型的先天性免疫疾病有发展为淋巴瘤的倾向。其次，应该考虑是否有适当的临床前模型和研究设计，不仅要确定风险，还要合理假设潜在危险。同时，需要清楚动物数据是否会改变人们对风险的认知。在人类致癌风险评估和风险管理的过程中，通过临床患者的监控和（或）随访进行的优化管理，限制使用，通过知情同意和产品标签进行有效的沟通，都是关键要素。

临床前阶段，采用大小鼠等啮齿类动物开展的2年致癌性试验是传统药物临床前安全性评估致癌性的经典方法，用来评价受试物对预期患者的致癌性风险。通常，长期用药（连续用药达6个月或以上，或间歇反复用药累计超过6个月）的小分子药物，上市前应完成大小鼠的2年致癌性试验。ICH的指导原则后来推荐采用6个月的基因工程小鼠短期致癌性试验来替代传统的2年致癌性试验。

对于基因治疗产品（CRISPR-Cas9编辑）而言，最严重的风险是存在脱靶毒性，引起基因序列改变；还可通过表观遗传机制导致致瘤性，如促进细胞增殖、改变免疫功能等。当生物制品在啮齿类动物模型有生物活性而无免疫原性，其他辅助试验也未表明有进行致癌性试验的必要时，需要基于假设追加试验。

在体致瘤性评价通常将修饰的人类细胞局部注射到免疫抑制的小鼠体内，并监测肿瘤形成，被认为是常规的致瘤性评估方法。然而，人类肿瘤组织在NOD-SCID（NSG）免疫缺陷小鼠中的植入率差异极大，根据肿瘤的组织类型和侵袭性的不同，在25% ~ 80%。这对免疫受损小鼠中人类肿瘤形成的可预测性提出了质疑。此外，植入后体内肿瘤形成的观察时间至少6个月，某些细胞类型的观察时间要长达12个月，这使得此类试验耗费更多的时间和资源。相比之下体外评价，也有一定的优势。

对致癌性评价而言，动物模型的意义或对临床安全性的预测能力一直饱受争议。美国CDER对60项系统性药物研究进行了为期2年的回顾性评价。对FDA/CDER数据库进行评估后，一般认为，除了已经获得的信息外，还需要更多的信息和数据才能更好地评估 2 年致癌性试验结果的意义。同时，致癌机制相关的研究发现对药物的致癌性进行早期预测是很困难的，有许多确认的致癌机制本质上与遗传毒性无关，需要更长期的给药才能成功诱导，甚至有些机制很可能与人类肿瘤风险毫无关联。但是 FDA 并不支持这样的观点，基于 2 年回顾性评价的初步审查，FDA 仍然认为早期预测性研究同样具有一定的价值。

ICH 专家工作组就短期致癌性试验的价值和如何更好地评估药物对人类潜在的致癌风险进行了讨论，对第二种啮齿动物的附加价值问题提出异议。通过对各种数据库进行评估后，建议在某些情况下使用短期替代试验可能具有同等或更高价值。其后开展了全球范围内的合作研究，对 ICH 指南中提出的几个新模型（包括 $p53^{+/-}$、$ras\ H2^{+/-}$、*Tg AC*，$Xpa^{+/-}$，$p53^{+/-}$ 转基因动物模型，新生小鼠模型，离体叙利亚仓鼠胚胎）进行重点的系统评价，但这项合作研究没有包括任何生物技术药物，将结果外推到生物技术药物的可行性目前还不清楚。

二、风险评估

现代的定量化学品风险评估方法也使用从啮齿动物致癌性试验中获得的斜率因子（slope factor）来评估癌症暴露风险。这些癌症斜率因子是用于表示在持续终身暴露条件下化学物质的致癌效力。然而，许多用于慢性适应证的药物在使用时，暴露往往不是终生持续的，而是间歇性的，持续时间也较短。因而，在估计小于全生命期（更符合实际情况）暴露的致癌性风险时，通常先假定暴露产生癌症的风险随暴露时间成正比例减少，在风险计算中应作出相应的调整。这一方法虽然使得在有限的暴露时间的情况下癌症风险估计更加准确，但其有效性还没有被证实。下面的关于特定病原体灵敏度年龄差异的例子能反映这一问题。如果一种致癌物主要在一个特定的生命阶段影响动物或人类，在这个阶段的短期接触可能非常有效地促进癌症产生，而在其他生命阶段的相同的短期接触可能是无效的。也就是说，与终生持续暴露相比，短期暴露的表观效力可能大于或小于持续暴露，这取决于短期暴露是否发生在机体对特定致癌物的敏感时期。

风险评估往往依赖于复杂的数学模型得到定量的结果，而对动物试验数据进行评估时多为定性的评估。这在一定程度上是因为数学模型通常基于对突变率的假设，而且并非所有致癌物质都是主要的致突变剂。

后来，人们对继续使用啮齿动物数据及其在预测人类风险方面的相关性有了更多的认识。在啮齿类动物致癌性试验中有一半以上的化学物质在一个或多个啮齿动物物种中检测呈阳性。一种解释认为，给药时的大剂量（最大耐受剂量）会超过人体的自然解毒机制。相反，环孢素是一种临床上用于免疫抑制剂的药物，无遗传毒性（体外哺乳动物细胞试验中证实），在啮齿动物的致癌性试验中为阴性结果，但在人类会出现 B 细胞淋巴瘤和子宫颈鳞状细胞癌的增加。研究发现，环孢素和其他免疫抑制剂，如抗淋巴细胞球蛋白（antilymphocyte globulin，ALG），可能通过抑制免疫达到治疗目的，但同时导致机体失去对病毒感染失去正常的防御，因而在人体导致肿瘤发生。此外，某些化学物质在啮齿动物体内产生癌症，但这些种属特异性机制都与人类生理过程无关，因此也不能预测对人类的危害。这样的案例包括如下几种：大鼠暴露于高剂量的糖精或三聚氰胺引起的膀胱肿瘤；D- 柠檬烯（D-limonene）导致雄性大鼠肾脏肿瘤，与产生特有的雄性老鼠肾病有关；β- 肾上腺素能阻断剂引起的大鼠乳腺肿瘤；β- 受体激动剂如舒喘灵引起的大鼠卵巢系膜平滑肌瘤。此外，大鼠的内分泌肿瘤，包括甲状腺肿瘤或胃类癌瘤，也已被证明是啮齿动物特异性的，在给予过氧化物酶体增殖物后，还可引起啮齿动物肝脏肿瘤。

Gottman 和他的同事分析了 121 种来自 NCI/NTP 的重复的啮齿动物致癌性试验，对文献 SAR 研究和风险评估的重现性，结果是重合率仅为 57%。将其他信息（物种、性别、毒株、靶器官）也考虑进去后，这个值并没有显著提高，这表明啮齿动物致癌性检测的可重复性远低于先前的预期。可见，对一般致癌物质的鉴别是不容易的，而且准确有效地鉴别多物种和多器官致癌物更加困难。对非遗传毒性致癌物的风险评估或许更加困难，因为在 2 年的啮齿动物研究中自发性肿瘤发生率很高，会严重影响对结果的判断。

ICH S1A 中也提到了采用风险评估的策略。应使用上述 WoE 因素的综合分析来确定 2 年大鼠致癌性试验是否有助于人体致癌性风险评估（图 11-2）。尽管所有因素都可能有助于综合分析，但每个因素的相对重要性将因所评估的化合物而异。

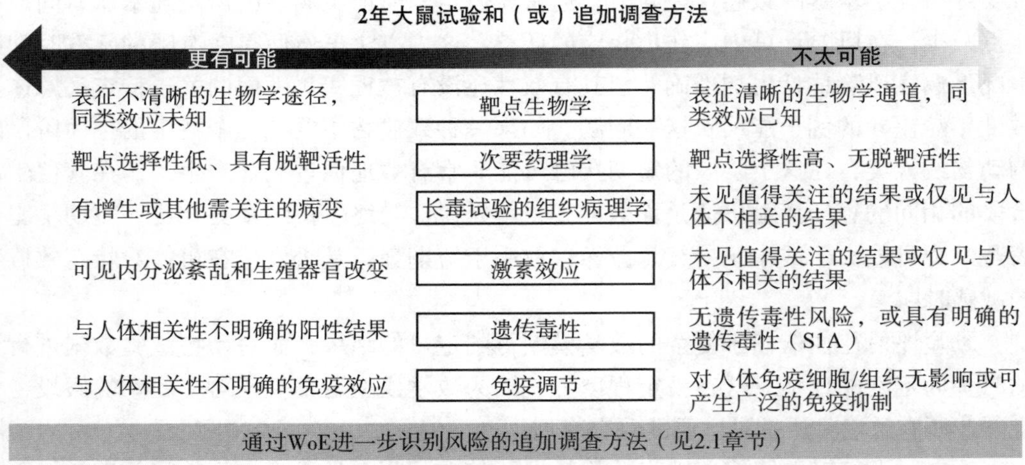

2年大鼠试验和（或）追加调查方法

更有可能 ←		→ 不太可能
表征不清晰的生物学途径，同类效应未知	靶点生物学	表征清晰的生物学通道，同类效应已知
靶点选择性低、具有脱靶活性	次要药理学	靶点选择性高、无脱靶活性
有增生或其他需关注的病变	长毒试验的组织病理学	未见值得关注的结果或仅见与人体不相关的结果
可见内分泌紊乱和生殖器官改变	激素效应	未见值得关注的结果或仅见与人体不相关的结果
与人体相关性不明确的阳性结果	遗传毒性	无遗传毒性风险，或具有明确的遗传毒性（S1A）
与人体相关性不明确的免疫效应	免疫调节	对人体免疫细胞/组织无影响或可产生广泛的免疫抑制

通过WoE进一步识别风险的追加调查方法（见2.1章节）

图 11-2　ICH S1B（R1）致癌性试验风险评估

由于药物诱发的癌症在人类中是罕见的，常规致癌性试验结果可能会误导对人类的致癌性风险的提示价值。因此，在对致癌性试验结果进行解释时需要格外谨慎。在风险评估时需要考虑如下信息：该受试物是否为直接作用于 DNA 的诱变剂，是否诱导肝代谢酶，是否导致特定器官的增生或毒性，是否导致细胞增殖，是否具有细胞毒性，是否具有免疫抑制作用，是否引起激素干扰。考虑到致癌性试验的低的重现性，如果能够从其他试验研究获得足量的信息，致癌性试验将不再是必需的。越来越多的基因组、蛋白质组和代谢组癌症生物标志物的高通量筛选用于对化学物质进行长期毒性风险的检测，基于计算机技术、化学信息学和预测毒理学的重大进展，积累的啮齿动物致癌性研究成果，将在公共数据库和监管机构的改进监管和产品开发决策中提供科学依据。有人提出，随着时间的推移，随着对致癌性预测软件的经验和信心的增加，终将会对那些具有高度代表性的分子结构的化合物减少进行致癌性试验的要求。

参考文献

[1] PITOT H C, DRAGAN Y P. Facts and theories concerning the mechanisms of carcinogenesis[J]. FASEB J, 1991, 5: 2280-2286.

[2] World Health Organization. World Health Organization Technical Report Series No. 987 Annex 3. 2013. In: Recommendations for the evaluation of animal cell cultures as substrates for the manufacture of biological medicinal products and for the characterization of cell bank; 2013.

[3] BERKOWITZ A L, MILLER M B, MIR S A, et al. Glioproliferative lesion of the spinal cord as acomplication of stem-cell tourism[J]. N Engl J Med, 2016, 375: 196-198.

[4] Health and Environmental Sciences Institute. CT-TRACS Scientific Session (“Identifying and Optimizing Emerging Technologies to Evaluate Cell Therapy Safety, MOA and Efficacy”). In: at the International Society of Cellular Therapy 2017 Annual Meeting; 6 May 2017, London, UK; 2017.

[5] https://www. researchgate. net/publication/227166934_The_Propensity_for_ Tumorigenesis_in_Human_Induced_Pluripotent_Stem_Cells_is_Correlated_with_Genomic_Instability.

[6] strauss, geron trial resumes, but standards for stem cell trials remain elusive[J]. Nat. biotechnol, 2010, 28: 989-990.

[7] LIYANG Y, ZHANG H, FENG Q S, et al. The propensity for tumorigenesis in human induced pluripotent stem cells is related with genomic instability[J]. Chinese journal of cancer, 2013, 32(4): 205-212.

[8] NÄRVÄ E, AUTIO R, RAHKONEN N, et al. High-resolution DNA analysis of human embryonic stem cell lines reveals culture-induced copy number changes and loss of heterozygosity[J]. Nat Biotechnol, 2010, 28(4): 371-377.

[9] HENTZE H, SOONG P L, WANG S T, et al. Teratoma formation by human embryonic stemcells: evaluation of essential parameters for future safety studies[J]. Stem Cell Res, 2009, 2: 198-210.

[10] YASUDA S, KUSAKAWA S, KURODA T, et al. Tumorigenicity-associated characteristics ofhuman iPS cell lines[J]. PLoS One, 2018, 13: 205022.

[11] HACEIN-BEY-ABINA S, VON KALLE C, SCHMIDT M, et al. LMO2-associated clonal T cell proliferation in two patients after gene therapy for SCID-X1[J]. Science, 2003, 302(5644): 415-419.

[12] JACOBS A C, HATFIELD K P. History of chronic toxicity and animal carcinogenicity studies for pharmaceuticals[J]. Vet Pathol, 2013, 50(2): 324-333.

[13] ITO M, HIRAMATSU H, KOBAYASHI K, et al. NOD/SCID/gamma(c)(null) mouse: an excellentrecipient mouse model for engraftment of human cells[J]. Blood, 2002, 100: 3175-3182.

[14] ISHIKAWA F, YASUKAWA M, LYONS B, et al. Development of functional human bloodand immune systems in NOD/SCID/IL2 receptor {gamma} chain(null) mice[J]. Blood, 2005, 106: 1565-1573.

[15] European Medicines Agency. EMEA/CHMP/410869/2006 Guideline on human cell-based medicinal products 2008[accessed7 February 2019].

[16] International Conference on Harmonization. Q5D: Derivation and characterisation of cell substrates used for productionof biotechnological/biological products[accessed 7 February 2019].

[17] European Pharmacopoeia. Ph. Eur. General Text 5. 2. 3: Cell substrates for the production of vaccines for human use (01/2008: 50203). 2008[accessed 7 February 2019].

[18] European Medicines Agency. EMA/CAT/571134/2009 Reflection paper on stem cell-based medicinal products.

[19] Recommendations for the evaluation of animal cell cultures as substrates for the manufacture of biological medicinal products and for the characterization of cell banks. Replacement of TRS 878, annex 1. Annex 3 in WHO expert committee on biological standardization. Sixty-first report. Geneva: World Health Organization; 2013. WHO Technical Report Series, No. 978.

[20] ICH Q5D: Derivation and Characterisation of Cell Substrates Used for Production of Biotechnological/ Biological Products. 16 July 1997.

[21] ICH S6(R1): Preclinical Safety Evaluation of Biotechnology-Derived Pharmaceuticals. 12 June 2011.

[22] U. S. Food and Drug Administration. Guidance for industry: Preclinical assessment of investigational cellular and gene therapy products. 2013. 11.

[23] European Medicines Agency. Guideline on human cell-based medicinal products. London: European Medicines Agency; 2008 (EMEA/CHMP/410869/2006).

[24] European Medicines Agency. Guideline on the non-clinical studies required before first clinical use of gene therapy medicinal products. London: European Medicines Agency; 2008 (EMEA/CHMP/GTWP/125459/2006).

[25] European Medicines Agency. Guideline on quality, non-clinical and clinical aspects of medicinal products containing genetically modified cells. London: European Medicines Agency; 2018 (EMA/CAT/GTWP/671639/2008 Rev. 1).

[26] European Medicines Agency. Guideline on quality, non-clinical and clinical aspects of gene therapy medicinal products. London: European Medicines Agency; 2018 (EMA/CAT/80183/2014).

[27] Sumimasa Nagai, MD, PhD; Daisuke Sugiyama, MD, PhD. Current Trends in Clinical Development of Gene and Cellular Therapeutic Products for Cancer in Japan. Clilnical Therapeutics/Volume 41, Number 1, 2019.

[28] Pharmaceuticals and Food Safety Bureau, Ministry of Health, Labour and Welfare of Japan. Guideline on Ensuring the Quality and Safety of Pharmaceuticals and Medical Devices Derived from the Processing of Autologous Human Somatic Stem Cells (Notification No. 0907-2, PSFB/MHLW, 7 September 2012).

[29] Pharmaceuticals and Food Safety Bureau, Ministry of Health, Labour and Welfare of Japan. Guideline on Ensuring the Quality and Safety of Pharmaceuticals and Medical Devices Derived from the Processing of Allogeneic Human Somatic Stem Cells (Notification No. 0907-3, PSFB/MHLW, 7 September 2012).

[30] Pharmaceuticals and Food Safety Bureau, Ministry of Health, Labour and Welfare of Japan. Guideline

on Ensuring the Quality and Safety of Pharmaceuticals and Medical Devices Derived from the Processing of Autologous Human Induced Pluripotent Stem(-Like) Cells (Notification No. 0907-4, PSFB/MHLW, 7 September 2012).

[31] Pharmaceuticals and Food Safety Bureau, Ministry of Health, Labour and Welfare of Japan. Guideline on Ensuring the Quality and Safety of Pharmaceuticals and Medical Devices Derived from the Processing of Allogeneic Human Induced Pluripotent Stem(-Like) Cells (Notification No. 0907-5, PSFB/MHLW, 7 September 2012).

[32] Pharmaceuticals and Food Safety Bureau, Ministry of Health, Labour and Welfare of Japan. Guideline on Ensuring the Quality and Safety of Pharmaceuticals and Medical Devices Derived from the Processing of Human Embryonic Stem Cells. (Notification No. 0907-6, PSFB/MHLW, 7 September 2012).

[33] 国家药品监督管理局 . 人体细胞治疗研究和制剂质量控制技术指导原则 . 2003.

[34] 国家药品监督管理局 . 干细胞制剂质量控制及临床前研究指导原则（试行）. 2015.

[35] 国家药品监督管理局 . 细胞治疗产品研究与评价技术指导原则（试行）. 2017.

[36] 国家药品监督管理局 . 人基因治疗研究和制剂质量控制技术指导原则 . 2008.

[37] 朱伟，田一飞译 . 胡庆澧校 . 干细胞临床转化的指导原则 [J/CD]. 中华细胞与干细胞杂志: 电子版，2011（1）：98-115.

[38] BARKHOLT L, FLORY E, JEKERLE V, et al. Risk of tumorigenicity in mesenchymal stromal cell_based therapies—Bridging scientific observations and regulatory viewpoints[J]. Cytotherapy, 2013, 15: 753-759.

[39] PFEIFER A, VERMA M. Gene therapy: promises and problems[J]. Annu Rev Genomics Hum Genet, 2001. 2: 177-211.

[40] DONSANTE A, VOGLER C. Observed incidence of tumorigenesis in long-term rodent studies of rAAV vectors[J]. Gene Therapy, 2001, 8: 1343-1346.

[41] NGUYEN G N, EVERETT J K, et al. A long-term study of AAV gene therapy in dogs with hemophilia A identifies clonal expansions of transduced liver cells[J]. Nat Biotechnol, 2020.

[42] BAILEY A M. Balancing tissue and tumor formation in regenerative medicine[J]. Sci Transl Med, 2012. 4(147): 147fs28.

[43] SUZUKI S, MASAKI I. Il2rg gene-targeted severe combined immunodeficiency pigs[J]. Cell Stem Cell, 2012. 10(6): 753-758.

[44] World Health Organization. Requirements for the Use of Animal Cells as in Vitro Substrates for the Production of Biologicals; WHO Technical Report Series No. 878, Annex 1.

[45] KANEMURA H, GO M J. Tumorigenicity studies of induced pluripotent stem cell (iPSC)-derived retinal pigment epithelium (RPE) for the treatment of age-related macular degeneration[J]. PLoS One 2014, 9: 85336.

[46] LEIBOWITZ M L, PAPATHANASIOU S, DOERFLER P A, et al. Chromothripsis as an on-target consequence of CRISPR-Cas9 genome editing[J]. Nat. Genet, 2021, 53: 895-905.

[47] CULLOT G, BOUTIN J, TOUTAIN J, et al. CRISPR-Cas9 genome editing induces megabase-scale chromosomal truncations[J]. Nat. Commun, 2019, 10: 1136.

[48] LEMMENS M, FISCHER B, ZOGG M, et al. Evaluation of two in vitro assays for tumorigenicity assessment of CRISPR-Cas9 genome-edited cells[J]. Mol Ther Methods Clin Dev, 2021, 23: 241-253.

[49] HALMES N C, ROBERTS S M, TOLSON J K, et al. Reevaluating cancer risk estimates for short-term exposure scenarios[J]. Toxicol Sci, 2000, 58: 32-42.
[50] CRUMP K S, HOWEC R B. The multistage model with a time-dependent dose pattern: applications to carcinogenic risk assessment[J]. Risk Anal, 1984, 4: 163-176.
[51] JACOBS A. Prediction of 2-year carcinogenicity study results for pharmaceutical products: How are we doing?[J]. Toxicol Sci, 2005, 88: 18-23.
[52] COHEN S M. Alternative models for carcinogenicity testing: weight of evidence evaluation across models[J]. Toxicol Pathol, 2001, 29: 183-190.
[53] MACDONALD J S. Human carcinogenic risk evaluation. Part IV: Assessment of human risk of cancer from chemical exposure using a global weight-of-evidence approach[J]. Toxicol Sci, 2004, 82: 3-8.
[54] GOTTMANN E, KRAMER S, PFAHRINGER B, et al. Data quality in predictive toxicology: reproducibility of rodent carcinogenicity experiments[J]. Environ Health Persp, 2001, 109: 509-514.
[55] COHEN S M. Human carcinogenic risk evaluation: an alternative approach to the two-year rodent bioassay[J]. Toxicol Sci, 2004, 80: 225-229.
[56] SATO Y, BANDO H, DI PIAZZA M, et al. Tumorigenicity assessment of cell therapy products: The need for global consensus and points to consider[J]. Cytotherapy, 2019, 21(11): 1095-1111.

第十二章　细胞和基因治疗产品整合位点分析和脱靶分析研究

CGT 产品通常通过病毒或者非病毒载体将外源基因或基因编辑工具导入基因缺陷的细胞或组织的基因组中，使患者缺失的目的基因正常表达，以实现治疗效果。然而，病毒载体在宿主细胞基因组的整合可能造成基因组的破坏，并且干扰基因组的内源性基因表达，导致插入突变，从而产生诱发肿瘤的风险。因此，分析 CGT 载体整合位点的整合趋势对于了解载体的整合特性及插入突变风险评估至关重要。同时，通过对载体整合位点的精准定位及长期跟踪，可以对经基因修饰过的细胞在体内进行跟踪，从而对由插入突变引起的成瘤现象进行早期预测，对接受细胞和基因治疗的患者安全起着重要的作用。本章从 CGT 产品整合位点分析和脱靶分析的重要性、必要性、国内外相关指导原则入手，接着介绍常用的 CGT 产品整合位点分析和脱靶分析的方法学及其原理，随后进一步说明 CGT 产品整合位点分析和脱靶分析研究的技术要求和评价标准，最后结合 CGT 产品整合位点分析和脱靶分析的相关案例，为 CGT 产品的整合位点分析和脱靶分析研究的发展提供指导方向。

第一节　细胞和基因治疗产品整合位点分析和脱靶分析的重要性和必要性

采用基因修饰和基因编辑的手段治疗由基因缺陷引起的遗传疾病，或者提高免疫细胞识别癌细胞的能力来治疗癌症，是目前生物治疗领域的热门研究方向。其中，整合型病毒载体如反转录病毒载体和慢病毒载体以其优秀的包装能力及稳定表达治疗基因的能力，被科学界普遍应用到临床研究及临床试验中。这些载体永久插入细胞基因组中，一旦细胞复制，整合的序列就会传给其后代。这种基于载体的基因治疗药物已被广泛用于治疗单基因疾病、癌症和传染病。整合型载体通常使用在体外对不同细胞类型进行修饰，例如造血干细胞、淋巴细胞和上皮细胞等，它们也被应用于体内直接使用。

导致肿瘤发生的插入突变是基于载体的细胞和基因治疗药物的公认安全性问题。对于如腺相关载体、质粒或为避免整合而进行改造的反转录病毒载体等不能有效整合的载体，插入基因组的现象仍然有可能存在，因此从理论上讲插入癌变的发生处于低风险状态。当使用如γ反转录病毒、慢病毒和转座子等整合型载体时，因其能够将治疗序列稳定地插入宿主基因组中，插入突变从而诱发肿瘤的风险大大增加。

目前为止，在由γ反转录病毒载体转导的基因修饰的HSC治疗的19例原发性免疫缺陷患者中，发生了由插入突变引起的严重不良事件。这些严重不良事件包括在两项针对X连锁严重联合免疫缺陷病的试验中，有5例患者在治疗后2 ~ 5.7年发生急性淋巴细胞白血病，9例Wiskott-Aldrich综合征患者接受基因修饰的HSC治疗后由于插入突变产生了ALL，以及慢性肉芽肿性疾病（chronic granulomatous disease，CGD）中3例骨髓增生异常，随后发展为恶性肿瘤。

2021年2月16日，蓝鸟生物发布公告，由于接受该公司慢病毒载体治疗镰刀型贫血症2例患者发现骨髓增生异常和急性骨髓性白血病，导致其多项临床实验全面暂停。虽然近期蓝鸟生物已经发布公告，经过初步调查，2例患者的骨髓增生异常和急性骨髓性白血病的发生与病毒载体的插入突变（VAMP4）极有可能不相关，但是公众对整合型载体的信任程度也由于此次事件大大降低。

野生型腺相关病毒（wild-type adeno-associated virus，wtAAV）通过*Rep*基因介导的整合作用插入宿主细胞DNA，在近年的AAV研究中，发现野生型*AAV2*基因组3′末端的反向末端重复序列含有具有肝脏特定活性的启动子和增强子，从而造成某些插入位点附近基因的过表达，被认为与肝细胞癌的发生密切相关。而尽管重组型腺相关病毒删除了*Rep*基因，但其仍会通过DNA同源重组和非同源重组机制发生低频整合，也可能带来插入致癌的安全隐患。2020年11月Sabatino等在*Nature Biotechnology*杂志发表研究成果指出：部分rAAV携带的治疗性基因片段被整合到宿主DNA中，其中整合位点位于细胞生长和癌症相关的基因附近。而一项大动物试验也发现，对患有血友病的犬类给药10年后，5/6的犬类宿主细胞基因组中存在rAAV的整合，其中44%的整合位点在细胞生长相关基因附近，并观测到优势克隆的存在，可能会诱导肿瘤发生。但是在人体临床试验中尚未发现rAAV造成的插入突变诱发肿瘤的不良事件。FDA在2021年组织圆桌会议讨论rAAV整合风险的相关问题，共识认为rAAV应根据其适应证患者年龄范围、给药方式和给药剂量，结合其在各脏器内的生物分布情况，在非临床试验中对其宿主细胞整合情况进行充分评估。结合这几项研究提示：即便rAAV被公认为是安全的病毒载体，也有必要对其潜在的遗传毒性进行长期监测。

近年来，基因编辑技术取得了显著的进步和完善，正向临床实践中转化。但是在实际应用过程中依然存在潜在的脱靶风险，并造成染色体组的重组。任何非目标基因的突变可能会带来不可预测的基因组变化。麻省总医院（Massachusetts General Hospital，MGH）的Keith团队最早报道了CRISPR-Cas9系统在人类细胞中的脱靶现象，其研究结果表明，与向导RNA序列差别5个碱基以内的非目标基因仍会被切割，并因此导致突变。2020年，Carl June教授首次在癌症患者身上进行了CRISPR基因编辑手段改造的T细胞疗法，研究团队通过对T细胞进行多次精准编辑以降低脱靶率，但仍有 0.2% ~ 6.5% 的编辑位点发生脱靶。由于有两个以上的位点同时进行了编辑，染色体重组的现象也被发现。因此，检测长期存在的 CRISPR-Cas9 系统是否会导致宿主细胞特异性的“突变位点”，以及特殊突变位点的宿主细胞是否存在癌变（优势克隆）的可能将会成为该治疗手段能否进一步用于人体试验的关键因素。目前美国 FDA、欧洲 EMA 以及中国国家药品监督管理局都已将基因治疗安全性评估作为其上市应用的重要指标。

随着 CGT 领域的不断发展，目前在临床研究中已明确发现的整合型载体插入突变相关不良事件，主要涉及以下 4 个机制。①启动子和增强子整合：γ 反转录病毒的长末端重复序列具有启动子和增强子特性，整合位点在癌基因附近可异常激活癌基因诱发恶变；②剪切整合：病毒载体的某些原件和整合位点附近的基因结合形成新的转录起始点，促进癌基因的非正常激活转录；③整合失活：整合位点在抑癌基因转录区域，阻断了抑癌基因的正常表达；④表观修饰：如整合位点在 HMGA2 的第 3 个长内含子中，破坏了 miRNA let-7 的结合位点，从而导致 HMGA2 激活诱发细胞异常增殖。然而，整合型载体诱发插入突变的机制非常复杂，研究者无法仅仅通过整合位点来评价其插入突变的风险。而在过往所有整合型载体插入突变诱发恶变的不良事件中，均会发生单一整合细胞的异常克隆增殖的现象，称为优势克隆（dominant clone）。因此，研究者和监管机构非常重视被基因修饰细胞在体内的克隆增殖情况，通过监测是否发生优势克隆来评估整合型载体诱发插入突变的风险。

第二节　国内外相关指导原则

目前，包括 ICH、FDA、EMA、巴西国家卫生监督局（Agência Nacional de Vigilância Sanitária，ANVISA）、俄罗斯联邦卫生部（Minzdrav）、独立行政法人医药品医疗器械综合机构（Pharmaceuticals and Medical Devices Agency，PMDA）和韩国食品药品监督管理局（Korea Food and Drug Agency，KFDA）在内的全球监管机构已针对载体整合位点和脱靶分析发布了多个指南性文件（表 12-1），为开发可在人类安全使用的 CGT 产品提供方向。这些指导原则为 CGT 产品临床试验批准和上市批准应考虑的质量、安全性和有效性方面提供了工作框架。监管机构已认识到，对于可造成宿主细胞基因组 DNA 持续性改变的 CGT 产品，均应在非临床试验和临床试验阶段系统性评估其整合或脱靶风险。

表 12-1　CGT 产品整合位点和脱靶分析相关指导原则

发布机构	指导原则
ICH/EMA	*ICH considerations-General principles to address the risk of inadvertent germline integration of gene therapy vectors. 2006.*
EMA	*Guideline on nonclinical testing for inadvertent germline transmission of gene transfer vectors. 2007.*

续表

发布机构	指导原则
EMA	*Guideline on the nonclinical studies required before first clinical use of gene therapy medicinal products. 2008.*
EMA	*Reflection article on quality, nonclinical, and clinical issues related to the development of recombinant adeno-associated viral vectors. 2010.*
EMA	*Guideline on the quality, nonclinical, and clinical aspects of gene therapy medicinal products. 2012, Rev 2018.*
EMA	*Guideline on quality, nonclinical, and clinical requirements for investigational advanced therapy medicinal products in clinical trials. 2019.*
FDA	*Guidance for Industry: Gene Therapy Clinical Trials-Observing Subjects for Delayed Adverse Events. 2006.*
FDA	*Guidance for industry: Preclinical assessment of investigational cellular and gene therapy products. 2013.*
FDA	*Guidance for Industry: Considerations for the design of early-phase clinical trials of cellular and gene therapy products. 2015.*
FDA	*Long-term follow-up after administration of human gene therapy products.2020.*
FDA	*Guidance for industry: Human gene therapy for retinal disorders. 2020.*
FDA	*Guidance for industry: Human gene therapy for hemophilia. 2020.*
FDA	*Guidance for industry: Human gene therapy for Neurodegenerative Diseases. 2022.*
FDA	*Draft guidance for industry: Human gene therapy products incorporating human genome editing. 2022.*
ANVISA	*Interfarma, Resolution of the Board of Directors, RDC No. 338, Provides the registration of advanced therapy product and makes other arrangements. 2020.*
PMDA	*Guideline on quality and safety assurance of gene therapy products.2019.*
Minzdrav	*Order of the Ministry of Health of the Russian Federation of 08.08.2018 No. 512н "On approval of the Rules of Good Practice for working with biomedical cellular products".2018.*
KFDA	*Guideline on nonclinical study assessment of gene therapeutics.2017.*

一、ICH 指导原则

2006 年，ICH 发布了基因治疗载体整合遗传风险评价的指导原则，该指导原则认为，对于可整合进宿主细胞的基因治疗载体，应在非临床试验和临床试验阶段进行系统性的整合风险评价。应通过非临床研究确定其在生殖器官内是否持续存在，并根据研究结果制订临床随访计划。

二、EMA 指导原则

2007 年，EMA 发布了基因治疗载体遗传风险非临床评价的指导原则，强调了对于整合型载体，应在非临床研究阶段着重关注其生物分布、复制病毒能力和载体整合能力的评价，为后续临床试验长期随访方案提供数据支持。

2008 年，EMA 发布了基因治疗产品非临床研究的指导原则，该指导原则认为，如果 CGT 产品使用整合型载体改造了具有复制能力的细胞，都应该在非临床阶段进行整合位点分析。应关注整合位点的分布偏好和基因功能、是否存在与肿瘤相关基因有关的整合位点等，非临床研究中对于优势克隆的评价应通过体内试验完成，为后续临床试验的整合风险评估方案提供理论依据。

2010 年，EMA 发布了关于重组腺相关病毒产品的非临床和临床研究指导原则，该指导原则认为对于 rAAV，应在非临床阶段使用如 LAM-PCR（linear amplification-mediated PCR）的方法，评估其在不同给药剂量和给药方式下，在生物分布阳性组织细胞中的整合情况。如果发现整合位点，还需要进一步分析是否存在转录活性区域的整合事件。根据非临床研究中对其整合情况的评估，进一步制订临床研究的长期随访计划。

2012 年 EMA 发布了关于基因治疗产品的非临床和临床研究指导原则，并在 2018 年进行了修订。该指导原则认为，对于具有整合活性的载体，应在非临床阶段对载体整合特征进行研究，一般从以下 5 个方面进行探究。①应探究载体具体发生整合事件的器官和组织：根据生物分布的结果，对载体阳性的器官和组织进行整合位点分析；②应探究宿主细胞基因组中整合载体的拷贝数和基因定位，应提供关于潜在偏离目标整合事件的频率和基因定位信息；③整合到宿主细胞基因组中的载体完整性，是否发生重排或重组等事件；④载体整合后基因组的持续稳定性；⑤如采用靶向整合载体，应评价其在靶和脱靶情况，并提供预期在靶情况下脱靶整合的频率和基因位点特征。而在临床研究阶段，应根据非临床研究的结果制订长期随访计划，对其插入突变风险进行系统性评价。

三、FDA 指导原则

2006 年，FDA 针对基因治疗产品临床研究中迟发性不良事件发布了指导原则，该指导原则认为应根据载体在宿主细胞内是否存续和整合来确认其诱发迟发性不良事件的风险。对于有持续性整合能力的载体，应在临床试验中长期随访其整合细胞的变化。

2013 年，FDA 发布了 CGT 产品非临床研究的指导原则，该原则认为非临床研究阶段，应对整合型载体和 rAAV 载体的插入突变导致肿瘤的风险进行评价，并根据 2006 年的基因治疗产品临床研究中迟发性不良事件的指导原则，对临床研究方案的制订提供数据支持。

2015 年，FDA 发布了关于 CGT 产品早期临床研究设计的指导原则，该指导原则认为对于宿主细胞发生持续性改造的 CGT 产品，应在临床研究阶段对其整合细胞的克隆能力进行监测，通过长期随访评估其插入突变导致肿瘤的风险。

2020 年，FDA 发布了基因治疗产品长期随访指导原则，该指导原则认为对宿主细胞基因组 DNA 造成持续性改变的整合型载体，应对其整合细胞的克隆能力进行不少于 15 年的长期随访；对于基因编辑产品，也应根据其非临床研究得到的生物分布情况，进行不少于 15 年的脱靶分析随访；对于使用 rAAV 载体的基因治疗产品，根据其非临床研究的结果和取样的可行性，如有必要应制定不少于 5 年的整合情况随访。

2020年和2022年，FDA分别发布了关于基因治疗用于血友病、视网膜疾病和神经再生性疾病治疗的指导原则，以上指导原则均对载体整合风险提出了安全性评价要求。非临床研究阶段应对载体持续性整合能力进行探究，如该载体具有持续性整合能力，则应在临床研究阶段对其插入突变风险进行长期随访。

2022年，FDA针对基因编辑技术在基因治疗产品中的应用发布了指导原则草稿，该草稿中对非临床研究中脱靶和在靶的基因编辑提出了以下监管要求。①应提供脱靶活性数据，包括脱靶类型、脱靶频率和脱靶位点分析。②应评估基因编辑后宿主细胞基因组DNA的完整性，包括染色质重排、大片段的插入或缺失、外源性DNA的整合情况，潜在插入突变导致肿瘤的风险。对于离体编辑细胞，还应对其克隆增殖能力进行评价。③探究其在靶和脱靶编辑引起的生物学结果。④目的基因的表达情况和基因编辑工具的免疫原性。⑤基因编辑工具元件的表达情况和编辑活性。⑥编辑细胞的生存能力和任何选择性生存优势的评估。⑦基因编辑后宿主细胞的功能保存情况（如祖细胞的分化能力）。⑧基因编辑的遗传毒性。而在临床研究阶段，应按照2020年发布的基因治疗产品长期随访原则，进行不少于15年的长期随访。

四、中国法规和指导原则

2021年，CDE发布了《基因修饰细胞治疗产品非临床研究技术指导原则（试行）》，该指导原则规定，如果认为基因修饰细胞所采用的载体系统可将外源基因整合到细胞基因组中并可在体内长期存续，应在非临床研究中，采用具有代表性的基因转导细胞进行整合位点分析，分析细胞的克隆组成以及在关注基因（如肿瘤相关调控基因）附近有无优先整合迹象，分析含有关注整合位点的细胞有无优先异常增殖。

2021年，CDE发布了《基因治疗产品非临床研究与评价技术指导原则（试行）》，该指导原则认为非临床研究中应在生殖毒性、遗传毒性和致瘤性3个方面评价载体整合的影响。

2021年，CDE发布了《基因治疗产品长期随访临床研究技术指导原则（试行）》，对于整合型载体（如转座子元件、γ反转录病毒、慢病毒等）应在长期随访中格外关注其基因组整合风险，分析基因治疗载体在靶细胞或相关替代细胞基因组中的整合影响（如是否存在克隆性生长、是否存在优势克隆、克隆性生长是否导致恶性肿瘤等）。随访应不少于15年，前5年内两次检测采样间隔不超过6个月，此后每年至少检测一次；对于基因编辑产品，应额外关注脱靶风险，量化评估脱靶活性和在靶活性之间的相关性。

2022年，CDE发布了《体外基因修饰系统药学研究与评价技术指导原则（试行）》，对于整合型病毒载体，建议选用适用的方法，研究载体整合至目的细胞基因组的典型特征，包括优势插入位点、插入拷贝数、优势克隆异常生长等。关注是否存在病毒载体优先整合至目的细胞基因组癌基因附近的情况及其他潜在的致癌风险。

2022年，CDE发布了《体内基因修饰系统药学研究与评价技术指导原则（试行）》，对于整合型载体，应尽可能采用当下已知的技术方法对载体进行安全性筛选和（或）

设计改造以降低插入风险，并在此基础上分析载体在基因组中的整合方式和整合位点的分布趋势，评估其插入导致细胞发生基因突变、基因失活 / 激活或细胞癌变的风险；而对于非整合型病毒载体（如 rAAV），理论上其导致细胞基因组发生插入突变的风险相对较小，但仍需开展充分的研究，评估和（或）确认载体的非整合特点。另外，由于载体的非整合性，目的基因游离于细胞基因组外，目的基因的表达时效易受载体基因稳定性的影响，且可能因靶细胞分裂而导致目的基因的稀释和丢失。因此，需要充分考虑载体的作用机制、整合风险以及目的基因的表达时效等选择和设计病毒载体；而对于 CRISPR-Cas、TALEN、ZFN、Meganuclease 等编辑工具而设计的基因治疗产品，应采用多种方法对其脱靶风险和脱靶位点进行分析评估。

2023 年，CDE 发布了《溶瘤病毒产品药学研究与评价技术指导原则（试行）》，对于不同类型的溶瘤病毒产品，应基于质量风险特征制定相应的控制措施。溶瘤病毒产品质量相关风险包括病毒基因修饰和（或）多次传代导致病毒发生基因突变的风险，以及病毒基因插入细胞基因组致癌的风险。

五、其他监管机构指导原则

2017—2020 年，巴西、俄罗斯、日本和韩国的卫生监督部门均针对基因治疗产品制定了相关指导原则，以上指导原则均对整合型载体的整合风险提出了监管要求。应通过非临床研究和临床研究，系统性地评价其对宿主细胞基因组 DNA 的改变是否具有致瘤风险。

第三节　常用方法学介绍

一、整合位点分析评价方法

1. LAM-PCR　LAM-PCR 是整合型载体整合位点分析的金标准技术，由德国海德堡大学 Christof von Kalle 教授和 Manfred Schmidt 教授共同提出，自问世以来被用于多项基因治疗产品的整合风险分析。该系统先通过线性 PCR 将带有载体保守序列的 DNA 扩增出来，随后以限制性内切酶将待测细胞基因组 DNA 片段化，再对片段化的 DNA 进行富集纯化并加上双条码 (barcode) 标签，最后对扩增产物建库进行高通量测序。该方法是目前灵敏度最高的整合位点监测方法，但因为 PCR 扩增轮数很多，容易造成 PCR 扩增偏倚，导致其定量性较 LTA-PCR 和 TES 更差；另外，由于使用多重限制性内切酶进行基因组 DNA 片段化时，仍会有接近 5% 的基因组序列无法被切割和分析，造成整合位点分析的遗漏。因此，LAM-PCR 目前主要在对灵敏度要求较高，对定量性不做要求的整合位点分析中广泛使用，是 FDA 和 EMA 推荐的目前接受度最广的整合位点分析方法。

2. nrLAM-PCR（non-restrictive linear amplification-mediated PCR）　为了改善使

用多重限制性内切酶破碎基因组 DNA 时 5% 左右的片段无法被分析的问题，Manfred Schmidt 团队进一步开发了 nrLAM-PCR 进行整合位点分析。该系统首先使用线性 PCR 将带有载体保守序列的 DNA 扩增出来，随后直接对单链 DNA 进行文库构建，并对扩增产物进行高通量测序。然而，nrLAM-PCR 的扩增产物片段长短不一，且由于单链 DNA 的连接效率较低，其灵敏度较 LAM-PCR 更差，在实际应用中往往结合 LAM-PCR 使用，从而增加检测病毒整合位点的灵敏度，减少漏检的发生。

3. LTA-PCR（ligation target amplification PCR） 为了进一步优化整合位点的定量特性，Manfred Schmidt 团队开发了 LTA-PCR（或称为 S-EPTS/LM-PCR）用于整合位点定量性分析。该系统首先使用超声破碎对基因组 DNA 进行随机片段化，随后进行线性 PCR 扩增将带有目标序列的片段扩增出来，对扩增产物进行富集纯化、添加双 barcode 标签并建库，最后进行高通量测序，以检测到的整合位点 reads 的百分比作为细胞克隆的定量指标。LTA-PCR 的定量性进行了系统性的方法学验证，已经在多项 CGT 临床试验中得到了应用，通过了 FDA 和 EMA 的认可，是目前 CGT 产品整合位点分析中使用最广泛的整合位点分析技术。

4. 靶向捕获测序（target enrichment sequencing，TES） 捕获测序技术利用探针捕获将基因组特定区域的 DNA 进行捕捉富集，随后建库并使用高通量测序分析，得到整合位点信息。该方法具有良好的定量特性，且由于其探针可覆盖载体序列所有范围，因此对容易发生重排或重组整合的载体具有更好的检出效果（如 rAAV）。但是 TES 的灵敏度较基于 PCR 的建库测序方法差，目前主要用于非整合型载体如 rAAV 的非临床研究为主。

5. LM-PCR（ligation-mediated PCR） LM-PCR 是最传统的整合位点分析方法，该系统通过限制性内切酶或超声破碎的方法先对基因组 DNA 进行片段化，随后通过添加已知序列的适配序列（adaptor），将一端已知（载体序列）和一端未知（基因组序列）转变为双端已知序列（载体序列 + 适配序列），随后再使用双端序列引物进行扩增并构建文库，最后进行高通量测序分析。然而，适配序列的连接效率为 40% ~ 60%，导致该方法会系统性遗漏超过 50% 左右的目标片段。因此该方法的灵敏度和定量性较差，目前已较少用于 CGT 产品整合位点分析。

6. 全基因组测序 能够无偏倚地检测全基因组内的整合位点分布，但其灵敏度和定量性受测序深度影响较大，检测效率低且检测成本高，目前已较少用于 CGT 产品整合位点分析。

二、脱靶分析评价方法

1. 全基因组测序 是目前在生物医学领域广泛应用的一种核心技术，尤其在脱靶效应检测中占据重要的地位。该技术通过高通量测序技术，实现对样本全基因组的无偏序列获取，从而揭示脱靶效应的潜在风险。在 WGS 的操作流程中，首先需要对样本 DNA 进行片段化处理，将长链的 DNA 断裂成适合测序的短片段。随后在这些片段的两端添加特定的接头，以构建测序文库。最后利用高通量测序平台，对构建好的测序文库根据需求进行不同深度测序，通过生物信息学方法组装成完整的基因组序列。WGS 技术的优点在于其能够提供全基因组范围内的序列信息，从而能够准确地定位基因编辑引发的各种基因变异，包括单核苷酸变异、插入缺失变异等。然而，WGS 技术也存在一些不可忽视的限制。首先，其测序范围涵盖了整个基因组，因此会包含大量与脱靶效应无关的基因和区域，这不仅会增加测序的时间和成本，也可能会因为资源分散而影响到对脱靶效应的检测深度和灵敏度。其次，对于由脱靶效应引发的基因变异、测序平台的错误读数以及自然发生的基因变异，WGS 在缺乏相应的遗传背景信息时，难以准确地进行区分和辨认。

2. CIRCLE-seq　是一种体外脱靶分析检测方法，用于选择性地测序基因组 DNA 中由 Cas9-sgRNA 切割的脱靶位点。在 CIRCLE-seq 的操作流程中，首先将样本 DNA 进行环化处理，将目标序列形成稳定的环状 DNA 结构，而非目标的线性 DNA 分子则通过核酸外切酶进行消化处理，以减少非特异性的背景信号。在此基础上，应用 CRISPR-Cas9 系统将含有潜在脱靶位点的环状 DNA 分子线性化，随后连接特定的测序接头并构建文库上机测序，最终确定全基因组范围的脱靶情况。与传统的体外脱靶检测方法相比，CIRCLE-seq 技术基于二代测序平台，且无需依赖参考基因组序列。这一特点使得 CIRCLE-seq 能够适应不同种类和来源的样本，具有更广泛的应用潜力。更重要的是，CIRCLE-seq 能够鉴定与细胞类型特异的单核苷酸多态性相关的脱靶编辑情况，为研究者提供了一种独特的角度，以深入理解 CRISPR-Cas9 编辑系统在不同细胞和组织中的行为及其潜在风险。

3. SITE-seq　是一种与 CIRCLE-seq 同期出现的脱靶检测方法。该方法通过 Cas9/RNA 复合体（single-guide RNA ribonucleoproteins，sgRNPs）体外切割样本 DNA，并在切割位点处添加生物素化的接头序列进行测序。在 SITE-seq 的操作过程中，首先将 Cas9/RNA 复合体与样本 DNA 在体外环境下进行反应，使得 Cas9/RNA 复合体能够在特定的 DNA 序列上发挥切割作用。随后在切割产生的 DNA 末端上添加生物素化的接头序列以标记这些特定的切割位点。在完成接头连接后，将样本 DNA 进行破碎处理，然后利用生物素 -avidin 亲和系统对含有生物素标签的 DNA 片段进行富集。富集得到的 DNA 片段主要是 Cas9/RNA 复合体切割过的片段，这些片段代表了潜在的脱靶位点。最后，在这些片段的另一端添加新的接头序列，并通过 PCR 扩增和二代测序技术对其进行深度分析，以确定脱靶位点的具体位置和频率。SITE-seq 技术具有多方面的优势。首先，它不依赖于核酸酶的转运机制、细胞类型和 DNA 修复过程，这使得它具有较高的通用性和适用性。其次，通过生物素化的接头序列和富集步骤，SITE-seq 能够有效地富集和检测脱靶位点，大大提高了脱靶检测的灵敏度和准确度。然而，SITE-seq 也存在一些局限性。由于所有的操作都在体外完成，当 sgRNPs 的浓度增加时，SITE-seq 检测到的脱靶位点数量可能会远多于体内实际存在的脱靶位点，这可能会导致对细胞内脱靶情况的估计产生偏差。

4. GUIDE-seq　该技术通过利用基因编辑系统诱发DNA双链断裂的特点，采用一种独特的短双链寡核苷酸标签来标记DSB，然后对标签所在的基因区域进行扩增和高通量测序，最终通过生物信息学分析来确定脱靶突变的具体位置和频率。在GUIDE-seq的操作流程中，首先利用基因编辑系统诱发目标DNA产生双链断裂。在DSB的位置上插入一个已知序列的短双链寡核苷酸标签。接着，通过PCR技术对标签所在的基因区域进行特异性扩增，以生成适合高通量测序的DNA文库。随后利用二代测序平台对扩增得到的DNA文库进行高通量测序，收集大量的测序数据。最终应用生物信息学方法对收集到的测序数据进行深度分析，以确定脱靶突变的具体位置以及突变频率，为评估基因编辑的精准性和安全性提供重要依据。与全基因组测序技术相比，GUIDE-seq具有明显的优势。首先，由于GUIDE-seq采用特异性标签和富集策略，它在鉴定全基因组范围内的脱靶位点时具有更高的灵敏度，能够准确识别和定位基因编辑系统的脱靶效应。其次，GUIDE-seq对于低频突变的检出率也相对较高，这使得它能够更为准确和全面地评估基因编辑系统的脱靶风险。

5. DISCOVER-Seq　是一个基于检测基因编辑过程中诱发的DSB并利用该过程诱发DNA末端连接修复机制的脱靶检测系统。该技术特别利用了DNA修复蛋白MRE11能够特异性识别和结合到Cas9诱导的损伤位点这一特性。通过结合染色质免疫共沉淀测序技术（chromatin immunoprecipitation sequencing，ChIP-Seq），DISCOVER-Seq能够在体、全基因组范围内无偏倚地检测基因编辑后的脱靶情况。在DISCOVER-Seq的实施过程中，首先利用基因编辑系统诱发目标基因区域的DNA双链断裂。随后，利用DNA修复蛋白MRE11的结合特性，特异性识别和富集Cas9诱导的损伤位点。通过与染色质免疫共沉淀技术的结合，进一步富集和分离出与MRE11结合的DNA片段。最终，通过高通量测序和生物信息学分析，确定脱靶突变的具体位置和频率，从而评估CRISPR-Cas系统在全基因组范围内的脱靶风险。DISCOVER-Seq技术已经被证实可以用于检测多种指导RNA（gRNA）和多种Cas核酸酶的脱靶效应，具有很高的通用性和适用性。尽管在检测脱靶的灵敏度上存在一些限制（但最新的DISCOVER-Seq^+通过对样本进行DNA依赖性蛋白激酶的预处理，显著提高了检测的灵敏度），但DISCOVER-Seq技术以其操作的简捷性和分析的准确性受到广泛关注和认可。

第四节　细胞和基因治疗产品整合位点分析和脱靶分析技术要求

一、整合位点分析技术要求

目前全球范围内的监管机构要求，用于新药临床试验申请或生物制品许可申请申报的整合位点分析方法应根据其使用阶段进行系统性的方法学验证。方法验证方法及流程应根据《中国药典》（2020年版）9101分析方法验证指导原则，ICH相关指导原则进行。

1. 非临床研究　对于非临床研究，整合位点分析的主要目的是分析载体整合位点的分布、整合倾向性、整合热点区域和整合位点与致瘤基因相关性等，可在动物试验进行多时间点样本检测，评估整合细胞是否发生优势克隆。因此，该部分整合位点分析的方法应进行定性评价和定量评价验证。

对于定性评价验证，应根据载体类型设置合适的对照标准品（包括阳性对照标准品、阴性对照标准品和特异性对照标准品），配置适当的方法验证样品。应对检测方法的特异性、检测限、重复性和定位准确性进行验证。定位准确性是指通过一代测序验证该方法检测出的整合位点是否是真实整合位点。

对于定量评价验证，应根据载体类型设置合适的对照标准品（包括阳性对照标准品、阴性对照标准品和特异性对照标准品），配置适当的方法验证样品。应对方法学的特异性、标准曲线与定量范围、准确度、精密度、检测限和定量下限进行验证。目前，LTA-PCR（S-EPTS/LM-PCR）是唯一通过 FDA 和 EMA 认可的整合位点定量分析方法。

2. 临床研究　对于临床研究，整合位点分析的主要目的是分析整合细胞的克隆性变化，结合其整合热点区域分析结果，判断该整合型载体是否存在倾向性的插入突变。因此，该部分整合位点分析的方法应进行定量性评价验证。

二、脱靶分析技术要求

1. 非临床研究　对于非临床研究，脱靶分析的主要目的是分析基因编辑造成脱靶活性（包括脱靶类型、脱靶频率和脱靶位点分析）以及脱靶诱发的突变造成的基因组不稳定（包括基因重排、大片段缺失或插入、外源性 DNA 插入、潜在肿瘤相关基因插入等）。因此，该部分脱靶分析的方法应进行定性评价验证。

应根据载体类型设置合适的对照标准品（包括阳性对照标准品、阴性对照标准品和特异性对照标准品），配置适当的方法验证样品。应对检测方法的特异性、检测限、重复性和定位准确性进行验证。定位准确性是指通过一代测序验证该方法检测出的脱靶位点是否是真实脱靶位点。

2. 临床研究　对于临床研究，脱靶分析的主要目的是分析 CGT 产品的脱靶活性水平、脱靶造成的非预期基因表达变化情况以及上述变化造成的未知且不可预测的迟发性不良反应风险。因此，该部分脱靶位点分析的方法应进行定量性评价验证。

应根据载体类型设置合适的对照标准品（包括阳性对照标准品、阴性对照标准品和特异性对照标准品），配置适当的方法验证样品。应对方法学的特异性、标准曲线与定量范围、准确度、精密度、检测限和定量下限进行验证。

第五节　案例分析

目前全球范围内已有多个 CGT 产品获批上市，其中涉及插入突变风险相关产品主要集中在使用整合型载体的细胞治疗产品和使用腺相关病毒载体的基因治疗产品。

包括 Kymriah、Glybera、Zynteglo、Carvykti、Roctavian 等产品均在非临床试验和临床试验阶段完成了详尽的插入突变风险评估。对于整合型载体包括病毒类和非病毒类，FDA 和 EMA 在非临床试验阶段侧重于关注载体在宿主基因组中的分布特征，同时建议通过体内试验观察宿主细胞的克隆变化，为临床试验的长期随访计划提供数据支持。而在随后的临床试验阶段，则更侧重于关注长期随访过程中宿主细胞是否存在克隆异常以及其他相关指标；对于 rAAV 产品，则需要关注不同给药剂量、给药方式、各个 rAAV 分布阳性脏器中（结合生物分布进行整合位点分析），载体片段在宿主细胞基因组中的分布特征和重排情况，同时建议观察宿主细胞的克隆变化；根据非临床试验的结果和临床随访取样的可行性，确定长期随访中是否进行整合细胞的克隆性评价。对于基因编辑产品，在非临床试验阶段主要关注基因编辑造成脱靶活性（包括脱靶类型、脱靶频率和脱靶位点分析）以及脱靶诱发的突变造成的基因组不稳定（包括基因重排、大片段缺失或插入、外源性 DNA 插入、潜在肿瘤相关基因插入等）；而在临床阶段则主要关注长期随访过程中，脱靶和在靶情况的变化。

详细信息请扫描前言中的二维码。

参考文献

[1] BLAESE R M, ANDERSON W F. The ADA human gene therapy clinical protocol original covering Memo: February 23, 1990[J]. Hum Gene Ther, 1990, 1: 327-329.

[2] LU D R, ZHOU J M, ZHENG B, et al. Stage I clinical trial of gene therapy for hemophilia B[J]. Sci China B, 1993, 36: 1342-1351.

[3] RAPER S E, CHIRMULE N, LEE F S, et al. Fatal systemic inflammatory response syndrome in a ornithine transcarbamylase deficient patient following adenoviral gene transfer[J]. Mol Genet Metab, 2003, 80: 148-158.

[4] HACEIN-BEY-ABINA S, VON KALLE C, SCHMIDT M, et al. LMO2-associated clonal T cell proliferation in two patients after gene therapy for SCID-X1[J]. Science, 2003, 302: 415-419.

[5] HACEIN-BEY-ABINA S, GARRIGUE A, WANG G P, et al. Insertional oncogenesis in 4 patients after retrovirus-mediated gene therapy of SCID-X1[J]. J Clin Investig, 2008, 118: 3132-3142.

[6] CAVAZZANA-CALVO M, HACEIN-BEY S, DE SAINT BASILE G, et al. Gene therapy of human severe combined immunodeficiency (SCID)-X1 disease[J]. Science, 2000, 288: 669-672.

[7] DUNBAR C E, HIGH K A, JOUNG J K, et al. Gene therapy comes of age[J]. Science, 2018, 359: eaan4672.

[8] BUSHMAN F D. Retroviral Insertional Mutagenesis in Humans: Evidence for Four Genetic Mechanisms Promoting Expansion of Cell Clones[J]. Mol Ther, 2020, 28(2): 352-356.

[9] DONSANTE A, VOGLER C, MUZYCZKA N, et al. Observed incidence of tumorigenesis in long-term rodent studies of rAAV vectors[J]. Gene Ther, 2001, 8(17): 1343-1346.

[10] DONSANTE A, MILLER D G, LI Y, et al. AAV vector integration sites in mouse hepatocellular carcinoma[J]. Science, 2007, 317(5837): 477.

[11] BELL P, MOSCIONI A D, MCCARTER R J, et al. Analysis of tumors arising in male B6C3F1 mice with and without AAV vector delivery to liver[J]. MolTher, 2006, 14(1): 34-44.
[12] WALIA J S, ALTALEB N, BELLO A, et al. Long-term correction of Sandhoff disease following intravenous delivery of rAAV9 to mouse neonates[J]. Mol Ther, 2015, 23(3): 414-422.
[13] SCHMIDT E V, CHRISTOPH G, ZELLER R. et al. The cytomegalovirus enhancer: a pan-active control element in transgenic mice[J]. Mol Cell Biol, 1990, 10(8): 4406-4411.
[14] KAY M A, LI Q, LIU T J, et al. Hepatic gene therapy: persistent expression of human alpha 1-antitrypsin in mice after direct gene delivery in vivo[J]. Hum Gene Ther, 1992, 3(6): 641-647.
[15] NGUYEN G N, EVERETT J K, KAFLE S, et al. A long-term study of AAV gene therapy in dogs with hemophilia A identifies clonal expansions of transduced liver cells[J]. Nat Biotechnol, 2021, 39(1): 47-55.
[16] FU Y, FODEN J A, KHAYTER C, et al. High-frequency off-target mutagenesis induced by CRISPR-Cas nucleases in human cells[J]. Nat Biotechnol, 2013, 31(9): 822-826.
[17] STADTMAUER E A, FRAIETTA J A, DAVIS M M, et al. CRISPR-engineered T cells in patients with refractory cancer[J]. Science, 2020, 367(6481): 7365.
[18] ICH considerations—General principles to address the risk of inadvertent germline integration of gene therapy vectors. ICH/EMA. 2006.
[19] Guideline on nonclinical testing for inadvertent germline transmission of gene transfer vectors. EMA. 2007.
[20] Guideline on the nonclinical studies required before first clinical use of gene therapy medicinal products. EMA. 2008.
[21] Reflection article on quality, nonclinical, and clinical issues related to the development of recombinant adeno-associated viral vectors. EMA. 2010.
[22] Guideline on the quality, nonclinical, and clinical aspects of gene therapy medicinal products. EMA. 2012, Rev 2018.
[23] Guideline on quality, nonclinical, and clinical requirements for investigational advanced therapy medicinal products in clinical trials. EMA. 2019.
[24] Guidance for Industry: Gene Therapy Clinical Trials-Observing Subjects for Delayed Adverse Events. FDA. 2006.
[25] Guidance for industry: Preclinical assessment of investigational cellular and gene therapy products. FDA. 2013.
[26] Guidance for Industry: Considerations for the design of early-phase clinical trials of cellular and gene therapy products. FDA. 2015.
[27] Long-term follow-up after administration of human gene therapy products. FDA. 2020.
[28] Guidance for industry: Human gene therapy for retinal disorders. FDA. 2020.
[29] Guidance for industry: Human gene therapy for hemophilia. FDA. 2020.
[30] Guidance for industry: Human gene therapy for Neurodegenerative Diseases. FDA. 2022.
[31] Draft guidance for industry: Human gene therapy products incorporating human genome editing. FDA. 2022.
[32] Interfarma, Resolution of the Board of Directors, RDC No. 338, Provides the registration of advanced therapy product and makes other arrangements. ANVISA. 2020.
[33] Guideline on quality and safety assurance of gene therapy products. PMDA. 2019.

[34] Order of the Ministry of Health of the Russian Federation of 08. 08. 2018 No. 512н "On approval of the Rules of Good Practice for working with biomedical cellular products" . Minzdrav. 2018.

[35] Guideline on nonclinical study assessment of gene therapeutics. KFDA. 2017.

[36] SCHMIDT M, SCHWARZWAELDER K, BARTHOLOMAE C, et al. High-resolution insertion-site analysis by linear amplification-mediated PCR (LAM-PCR)[J]. Nat Methods, 2007, 4(12): 1051-1057.

[37] BAUM C, VON KALLE C, STAAL F J, et al. Chance or necessity? Insertional mutagenesis in gene therapy and its consequences[J]. Mol Ther, 2004, 9(1): 5-13.

[38] PARUZYNSKI A, ARENS A, GABRIEL R, et al. Genome-wide high-throughput integrome analyses by nrLAM-PCR and next-generation sequencing[J]. Nat Protoc, 2010, (8): 1379-1395.

[39] GABRIEL R, ECKENBERG R, PARUZYNSKI A, et al. Comprehensive genomic access to vector integration in clinical gene therapy[J]. Nat Med, 2009, 15(12): 1431-1436.

[40] BLA Clinical Review Memorandum (STN: 125772/0). Accessed October 8, 2023.

[41] Assessment of Vector Integration of AAV5-hFIX in Mice and Non-human Primates Indicates No Association with Tumorigenic Risk. ISTH Congress Abstracts. Accessed October 8, 2023.

[42] Clinical Trial Protocol (Trial ID: CT-AMT-060-01). Accessed October 8, 2023.

[43] TSAI S Q, NGUYEN N T, MALAGON-LOPEZ J, et al. CIRCLE-seq: a highly sensitive in vitro screen for genome-wide CRISPR-Cas9 nuclease off-targets[J]. Nat Methods, 2017, 14(6): 607-614.

[44] CHEN S, YAO Y, ZHANG Y, et al. CRISPR system: Discovery, development and off-target detection[J]. Cell Signal, 2020, 70: 109577.

[45] FRANGOUL H, ALTSHULER D, CAPPELLINI MD, et al. CRISPR-Cas9 Gene Editing for Sickle Cell Disease and β-Thalassemia[J]. N Engl J Med, 2021, 384(3): 252-260.

[46] MANGHWAR H, LI B, DING X, et al. CRISPR-Cas Systems in Genome Editing: Methodologies and Tools for sgRNA Design, Off-Target Evaluation, and Strategies to Mitigate Off-Target Effects[J]. Adv Sci, 2020, 7(6): 1902312.

[47] LAZZAROTTO C R, NGUYEN N T, TANG X, et al. Defining CRISPR-Cas9 genome-wide nuclease activities with CIRCLE-seq[J]. Nat Protoc, 2018, 13(11): 2615-2642.

[48] JIMÉNEZ C, CROSETTO N. Discovering CRISPR-Cas off-target breaks[J]. Nat Methods, 2023, 20(5): 641-642.

[49] LOCATELLI F, LANG P, LI A, et al. Efficacy and Safety of a Single Dose of Exagamglogene Autotemcel for Transfusion-Dependent β-Thalassemia[J]. Blood. 2022, 140(Supplement 1): 4899-4901.

[50] TSAI S Q, ZHENG Z, NGUYEN N T, et al. GUIDE-seq enables genome-wide profiling of off-target cleavage by CRISPR-Cas nucleases[J]. Nat Biotechnol, 2015, 33(2): 187-197.

[51] ZOU R S, LIU Y, GAIDO OER, et al. Improving the sensitivity of in vivo CRISPR off-target detection with DISCOVER-Seq$^+$[J]. Nat Methods, 2023, 20(5): 706-713.

[52] CAMERON P, FULLER C K, DONOHOUE P D, et al. Mapping the genomic landscape of CRISPR-Cas9 cleavage[J]. Nat Methods, 2017, 14(6): 600-606.

[53] TSAI S Q, TOPKAR V V, JOUNG J K, et al. Open-source guideseq software for analysis of GUIDE-seq data[J]. Nat Biotechnol, 2016, 34(5): 483-483.

[54] WIENERT B, WYMAN S K, RICHARDSON C D, et al. Unbiased detection of CRISPR off-targets in vivo using DISCOVER-Seq[J]. Science, 2019, 364(6437): 286-289.

第十三章　干细胞产品的非临床评价研究

干细胞治疗是一门先进的医学治疗技术，2009 年我国将干细胞技术归入“第三类医疗技术”。干细胞移植（stem cells transplantation，SCT）治疗是把健康的干细胞移植到患者体内，以达到修复受损细胞或组织，从而达到治愈疾病的目的，其治疗范围广，包括神经系统疾病，如脑瘫、脊髓损伤、运动神经元病、帕金森病、脑梗死后遗症、脑外伤后遗症等；免疫系统疾病，如糖尿病、皮肌炎、肌无力、血管病变、硬化病、白血病，以及其他的内外科疾病，如肝硬化、股骨头坏死等。近 10 年间，FDA 和 OECD 等药监部门已批准了 10 余种干细胞产品上市。

干细胞的种类繁多，临床应用适应证多种多样，但在干细胞的实际应用中尚存在各种各样的壁垒。本章内容从干细胞的基本概念，干细胞技术的发展历程，干细胞产品的研究现状，干细胞产品临床前评价标准及实例分析，以及干细胞产品的应用前景等方面进行阐述。

第一节　干细胞概述

一、基本概念

干细胞是一类具有多向分化潜能和自我更新能力的原始未分化细胞，具有再生各种组织器官和人体的潜在功能，医学界称为“万用细胞”。这类细胞须同时兼具两个基本的特性：一是具有自我复制能力，即通过对称分裂或不对称分裂，而产生至少一个与母细胞完全一样的细胞，如胚胎干细胞分裂为对称性分裂，产生与母细胞完全一致的两个子代细胞，而成体干细胞分裂常为不对称分裂，产生一个子代细胞与母细胞完全一致而另一个子细胞为某些有特点功能的细胞；二是具有多向分化能力，即可分化为多种类型的细胞。细胞分化是指母细胞通过对称或不对称分裂产生的子细胞中，至少有一种与母细胞具有不同的表型（phenotypes），而干细胞分化为不同特定表型和功能的细胞是其发挥生理作用的一种方式。

与干细胞概念相对应的还有祖细胞和体细胞。祖细胞是一类细胞彻底分化前的中间细胞，也称为前体细胞，祖细胞只能分化成为某些特定类型的细胞，且祖细胞分裂次数是有限的，不可以无限增殖。祖细胞存在于各种成体组织中，在组织损伤修复过程中发挥作用。体细胞是生物体内区别于生殖细胞的一类终末细胞，通过对称分裂产生两个与母细胞完全相同的子细胞，但是体细胞不具有多向分化的潜能。

二、干细胞技术的发展历程

（一）造血干细胞

干细胞移植的临床应用最早始于造血干细胞移植。1958年，法国肿瘤学家Mathe首先对放射性意外伤者进行了骨髓移植；1968年，Gatti等成功地为一位重症联合免疫缺陷患儿实施了人类白细胞抗原相合的同胞间骨髓移植，标志着HSCT临床应用的开始。骨髓移植治疗的白血病患者长期生存率提高50% ~ 70%，在骨髓移植领域作出重要贡献的美国医学家E. Donnall Thomas因而获得了1990年度的诺贝尔生理学或医学奖。1964年，中国骨髓移植奠基人陆道培教授成功开展了亚洲第一例自体骨髓移植，于1981年成功实施了国内第一例异基因骨髓移植，目前异基因造血干细胞移植长期存活率已达75%，处于国际先进水平。1988年法国血液学专家Gluckman首先采用HLA相合的脐带血移植治疗了一例范科尼贫血（Fanconi anemia）患者，开创了人类脐血移植的先河。1989年发现粒细胞集落刺激因子有动员造血干细胞的作用，1994年国际上报告了第一例异基因外周血造血干细胞移植。

（二）间充质干细胞

1968年，Friedenstein最早证实了间充质干细胞在骨髓中的存在，同时创建了贴壁法体外分离培养MSC。1995年，Caplan从恶性血液病患者骨髓抽取并分离培养骨髓间充质干细胞，然后回输到患者体内，标志着MSC研究正式从实验室跨入到临床的应用。1999年，Pittenger等在*Science*发表文章，首次证明MSC具有多向分化能力，可分化为脂肪细胞、成骨细胞、软骨细胞。2002年，科学家们发现了MSC有强大的免疫抑制能力，随后发现MSC本身具有低免疫原性，即使是异体移植或跨种属移植，均不易引起免疫排斥反应。因此，MSC的这些免疫特性非常有利于治疗免疫性疾病，包括移植排斥反应和自身免疫性疾病。

但是，BMMSC由于分离培养难度大、获得细胞数量限制，无法大规模进行异体移植治疗。因此，其他来源MSC如脐带和脂肪来源MSC进入广大研究者的视野中。2000年，Erices等首先报道了从脐带血中分离得到间充质样细胞，其表型与骨髓间充质干细胞十分相似。2003年，Covas等从脐静脉内皮分离出少量成纤维样细胞，可分化为成骨细胞和脂肪细胞，并具有MSC的表面标志；Romanov等从脐静脉内皮下层分离得到间充质样细胞，其形态、免疫表型和表面标志均与骨髓MSC相似；同年，Mitchell等从脐带华通氏胶中分离获得混合细胞，体外增殖能力极强，可被诱导分化为神经元和神经胶质细胞。2014年，Swamynathan等建立了临床级无血清脐带MSC的大规模分离、扩增技术，经多次改进后，大大提高了获得率，初步解决了脐带MSC的来源和标准化问题。

脂肪组织来源于中胚层，具有大量的细胞基质成分，很多从事MSC研究的学者对脂肪组织进行了大量的研究。1964年，Rodbell从脂肪组织中分离得到一种基质成分，命名为基质细胞成分（stromal vascular fraction，SVF），发现其中含有成纤维细胞、肥大细胞、巨噬细胞等。Van 和 Poznanski 研究发现 SVF 中贴壁生长的细胞可分化为充满脂滴的类似成熟的脂肪细胞，称为前脂肪细胞（preadipocytes）。1989 年，Hauner 等报道 SVF 所含的前脂肪细胞为一类前体细胞，可向脂肪系分化。2001 年，Zuk 等把吸脂减肥患者抽吸得到的脂肪组织处理得到了细胞成分，称为“处理的脂肪抽吸细胞”，体外培养时贴壁生长，可向成脂、成骨、成软骨、成肌方向分化，从而证实了 SVF 中的细胞具有向多细胞系分化能力，将之称为脂肪源性干细胞。之后大量研究显示，脂肪组织是 ASC 的重要来源。同时，脂肪组织取材量充足，其临床应用前景优于骨髓组织。

目前，全球已经有十几个被政府批准上市的干细胞药物，其中有 9 个使用的是间充质干细胞。

（三）诱导性多能干细胞

2003 年，Gurdon 将人外周血细胞注射至软骨细胞中，结果可分化为具有表面标志物 Cct4 的细胞，这种表面标志物为人 ESC 所特有，从而证明终末分化细胞在一定条件下可逆向分化。2006 年，日本学者 Yamanaka 首先将表达调控基因的转录因子 Oct3/4、Sox2、c-Myc 和 Klf4 的病毒感染终末分化的成纤维细胞，结果发现可诱导其发生转化，形态、基因和蛋白表达、表观遗传修饰状态、细胞倍增能力、类胚体（embryoid body）和畸形瘤生成能力、分化能力等方面都与 ESC 相似，称为诱导性多能干细胞。2012 年，Gurdon 和 Yamanaka 同时获得了诺贝尔生理学或医学奖。ESC 研究一直是颇具争议的领域，而 iPS 的出现使得干细胞研究有望避开一直以来面临的伦理问题，大大推动了干细胞的临床研究及应用。

（四）基因编辑干细胞

干细胞具有定向修复和无限增殖的特点，因此，有望将其作为一种克隆载体，以转导治疗基因在体内获得长期稳定表达，对多种遗传性疾病的靶向治疗有着广阔的前景。1991 年，Barr 等将进行人生长激素（human growth hormone，hGH）基因修饰的小鼠 C2C12 成肌细胞肌内注射给予小鼠，可检测到 hGH 稳定表达。2019 年，Bluebird Bio 公司的专利药物 Zynteglo（LentiGlobin）被欧盟委员会（European Commission，EC）有条件批准用于治疗 12 岁及以上的 β^0/β^0 基因型输血依赖性 β 地中海贫血（transfusion-dependent thalassemia，TDT）患者，Zynteglo 为编码 $\beta^{A\text{-}T87Q}$ 珠蛋白基因的 $CD34^+$ 自体骨髓干细胞。同年，北京大学 – 清华大学生命科学联合中心邓宏魁研究组、解放军总医院第五医学中心陈虎研究组及首都医科大学附属北京佑安医院吴昊研究组合作，在《新英格兰医学杂志》（*The New England Journal of Medicine*）发表了题为《利用 CRISPR 基因编辑的成体造血干细胞在艾滋病合并急性淋巴细胞白血病患者中的长期重建》（*CRISPR-Edited Stem Cells in a Patient with HIV and Acute Lymphocytic Leukemia*）的研究论文，标志着世界首例通过基因编辑干细胞治疗艾滋病和白血病患者的案例由我国科学家完成了。

三、干细胞技术的应用

目前干细胞不仅可以用于组织器官的修复和移植治疗，还将对促进基因治疗、新基因发觉与基因功能分析、新药开发与药效毒性评估等领域产生极其重要的影响，具有不可估量的医学价值及市场前景，已经成为各国政府、科技和企业界高度关注的战略竞争领域。目前的干细胞的治疗已经走出了实验室，慢慢形成了自己的产业链。

在 1999 年被 *Science* 列为当年十大科学成就之首。自此，干细胞技术的研究及应用逐步成为了生物医学领域的一大热点，为人类疾病的治疗提供了全新的视角、方法和手段，同时，干细胞行业的快速兴起，干细胞疗法的不断改进，一批批干细胞制品的上市销售，提示了干细胞医疗技术在临床应用的巨大价值与潜能。

第二节　干细胞的分类及应用

一、分类及特征

干细胞在形态上具有共性，通常呈圆形或椭圆形，细胞体积小，核相对较大，细胞核多为常染色质，具有较高的端粒酶活性。一般来说，根据干细胞的发育潜能分为三类：全能干细胞（totipotent stem cell，TSC）、多能干细胞（pluripotent stem cell，PSC）和单能干细胞（unipotent stem cell，USC），也称为专能干细胞（specialized stem cell，SSC）。根据干细胞所处的发育阶段可分为胚胎干细胞和成体干细胞。诱导多能干细胞的出现，更新了人类对干细胞分类的认知，成为第三大类干细胞。因此，在干细胞应用领域中，干细胞可为三类，即胚胎干细胞、成体干细胞和诱导多能干细胞。

（一）胚胎干细胞

1. 形态特征　胚胎干细胞是一种高度未分化的细胞，是早期胚胎或原始性腺中分离出来的一类细胞。ESC 形态结构与早期胚胎细胞相似，细胞核有一个或几个核仁，胞核中多为常染色体，胞质较少。体外培养时呈克隆性生长，形态多样，多数呈岛状或巢状。碱性磷酸酶染色时，ESC 呈棕红色而其周围成纤维细胞呈淡黄色。

2. 分化特征

（1）全能性：ESC 具有无限增殖、自我更新和多向分化的特性，可诱导分化为机体几乎所有的细胞类型，属于全能干细胞。ESC 带有胚胎阶段特异性表面抗原（stage-specific embryonic antigens，SSEA），同时可检测到 *Oct4* 基因的表达，两者是发育全能性的标志，人 ES 细胞还带有糖蛋白 TRA1-60、TRA-1-81 等标志，均可用于对 ESC 进行鉴定。ESC 还表现出高水平端粒酶活性，可能是其无限增殖的原因之一。此外，ESC 可表达一定水平的 Prame17 蛋白，后者在早期胚胎细胞中可以保持基因组的开放性。因此，ESC 可以在体外永久传代，并保持正常核型。全能性是 ESC 与成体多能干细胞之间的主要区别。

（2）多能性：ESC具有多能性，可通过细胞分化成为机体的任何一种功能细胞，形成多种组织（包括生殖细胞）。1981年，Evans和Kaufman首次成功分离小鼠ESC，现大量研究已证明小鼠ESC可以分化为心肌细胞、造血细胞、卵黄囊细胞、骨髓细胞、平滑肌细胞、脂肪细胞、软骨细胞、成骨细胞、内皮细胞、黑色素细胞、神经细胞、神经胶质细胞、少突胶质细胞、淋巴细胞、胰岛细胞、滋养层细胞等。ESC可发育成为外胚层、中胚层和内胚层3种细胞组织，它的多能性包括所有组织，与成体干细胞的多能性（multipotency）概念不同，后者是可分化成多种指定类型细胞的可能性。

（二）成体干细胞

1. *来源与鉴定*　成体干细胞指胎儿或出生后已分化组织中极少量的未分化细胞，是能够自我更新并定向分化的前体细胞。正常情况下，ASC维持着静止休眠状态；在特定条件下，ASC可通过不对称分裂产生新的干细胞和具有新功能的APSC多能细胞，从而使组织器官维持生长和衰退的动态平衡。ASC在病理状态下可被激活，从而表现出不同程度的再生和修复能力。已报道含有ASC的成体组织包括脑、骨髓、外周血液、血管、骨骼肌、皮肤和肝脏。目前尚未对ASC的鉴定达成统一标准，而是根据其所在组织和所定向分化的细胞类型来确定鉴定标志，经常采用的鉴定方法包括：

（1）利用分子标记确定在活体组织中细胞所产生的特定细胞类型。

（2）将细胞从活体动物上分离出来，在细胞培养过程中进行标记，之后将细胞移植入另一个动物体内，观察该细胞是否可以再生其来源组织。

（3）分离细胞进行培养，并对其分化进行控制，通常采用加入生长因子或向细胞内引入新基因的方法，进而观察细胞的分化方向。

2. *成体干细胞分类和标志*　根据ASC的组织来源可以分为以下几类。

（1）造血干细胞

1）定义和特性：HSC是一种专能干细胞，具有自我更新能力，并能分化为各种血细胞前体细胞，最终生成各种血细胞成分，包括髓系（单核细胞和巨噬细胞、中性粒细胞、嗜碱性粒细胞、嗜酸性粒细胞、红细胞、巨核细胞/血小板、树突状细胞）和淋巴系（T、B和NK细胞）的各种血细胞。HSC处于持续的不对称分裂过程中，由一个HSC分裂为两个细胞，其中一个细胞保持着干细胞的特性，维持体内干细胞数量的稳定，而另一个细胞则进一步分化为各种血细胞。HSC的这种能力，使其可以从单个细胞产生一个完整的造血系统，并在个体的一生中保持造血。HSC另一个特点是具有可塑性，即指HSC分化为多种非造血组织（如心肌细胞）的能力。此外，HSC还具有异质性，即其具有不同的生理特征，如细胞周期和自我更新能力，对不同的外部信号有不同的反应，在移植后可以输出不同的谱系细胞，而这种异质性可以稳定地传播。

2）细胞表面标志：目前尚未发现某个单独的分子标记是由造血干细胞表达。对造血干细胞进行鉴定或分离一般都是采用多个不同的细胞表面标志物的组合，利用流式细胞术将HSC分离出来。小鼠HSC常用的标志物组合为$EMCN^{+}$、CD34lo/$^{-}$、SCA-

1^+、Thy1.1$^+$/lo、CD38$^+$、C-kit$^+$；而人 HSC 的常用标志物组合为 EMCN$^+$、CD34$^+$、CD59$^+$、Thy1/CD90$^+$、CD38lo/$^-$、C-kit/CD117$^+$。主要标志物及功能如下：

CD34 在人脐带血、骨髓和外周血中表达率为 0.1% ~ 4.9%，在 0.55% 的人骨髓细胞和早期祖细胞上表达，而在成熟的骨髓细胞上不表达。因此，CD34 常结合其他表面标志一起来区分原始细胞，对 HSC 进行分类和鉴定。

CD38 又称为 ADP 核酸水解酶，是存在于许多免疫细胞（CD4$^+$、CD8$^+$、B 淋巴细胞和 NK 细胞）表面的一种糖蛋白，可用于区分 HSC 多能祖细胞（CD38$^-$）和定向祖细胞（CD38$^+$）。

CD90 是一种 GPI 连接膜糖蛋白，表达于 HSC、神经元、胸腺细胞、外周血 T 细胞，成纤维细胞和基质细胞上。CD90$^+$、CD34$^+$、CD38$^-$ 共表达可定义造血干细胞，而 CD34$^+$、CD38$^-$、CD90$^-$ 共表达定义了多能祖细胞。

此外，还有 CD117（C-kit）、CD135、CD150、CD184 和 Ly-6A/E 等标志物，均参与了多种血液及组织细胞的鉴定。

3）来源：目前 HSC 来源有 4 种，分别为骨髓来源、外周血来源、脐带血来源、胎盘来源。

（2）间充质干细胞

定义：MSC 来源于中胚层和外胚层，属于多能干细胞，在特定条件下可以诱导分化为脂肪细胞、骨细胞、软骨细胞、肌肉细胞、神经细胞、肝细胞、心肌细胞和内皮细胞等多种组织细胞。2006 年，国际细胞疗法协会（ISCT）制定了 MSC 定义的基本标准，也是 MSC 最低的鉴定标准：在标准体外培养条件下呈贴壁生长状态；≥ 95% 的细胞表达 CD105、CD73 和 CD90，且表达 CD45、CD34、CD14、CD11b、CD79a、CD19 或 HLA- Ⅱ类分子的细胞不应超过总数的 2%；在体外诱导条件下，具有分化为成骨细胞、软骨细胞及脂肪细胞的能力。

生物学特性：MSC 具有多项分化潜能，还有低免疫原性和免疫调节作用，可以分泌 IL-6、IL-7、IL-8、IL-11、干细胞生长因子、粒细胞 – 巨噬细胞集落刺激因子、TGF-β 等细胞因子。此外，MSC 具有异质性，其表面抗原也具有非专一性，可表达间质细胞、内皮细胞和表皮细胞的表面标志物。

MSC 分泌可溶性细胞因子，如 IL-10、TGF-β1、前列腺素 E_2、肝细胞生长因子、IL-2 等介导免疫调节。人骨髓间充质干细胞可能干涉抗原呈递细胞的成熟。MSC 对免疫系统的作用以负向调控为主：MSC 促使单核细胞 M2 转化，抑制中性粒细胞凋亡，减少单核细胞向树突状细胞的分化；MSC 通过释放可溶性因子、细胞间直接接触及诱导 Treg 生成的方式抑制 T 细胞功能；使 B 细胞的细胞周期滞留在 G_0/G_1 期，产生趋化因子受体 CXCR4/5/7 来改变 B 细胞的趋化能力。

细胞表面标志：目前 MSC 表面阳性的标志物有 CD73、CD90、CD105、CD29、CD44、CD54、CD166、CD349、CD106、STRO-1 和 TNAP，表面阴性的标志物为 CD14、CD34、CD45、CD19、CD79α 和 HLA-DR。

目前临床应用较多的为骨髓来源 MSC（bone marrow-MSC，BM-MSC）、脐带来源 MSC（umbilical cord-MSC，UC-MSC）、脂肪来源 MSC（adipose tissue derived-MSC，UCB-MSC）和牙髓来源 MSC（dental pulp-MSC，DPSC），不同来源 MSC 既存在一些共性，也具有一些不同的特性。UC-MSC 的大多数标志物与 BM-MSC 的表达相似；不同的是，UC-MSC 中 HLA-ABC 和 CD106 的表达低于 BM-MSC，提示 UC-MSC 比 BM-MSC 具有更低的免疫原性。UCB-MSC 和 BM-MSC 细胞表面标志物比较一致，均表达 CD29、CD44 及 CD105 等细胞黏附分子，而不表达 CD13、CD14、CD34 及 CD45，其免疫表型不随着细胞传代的增加而改变。

（三）诱导多能干细胞

1. 定义与来源　iPSC 是指通过特定技术导入转录因子（*Oct4*、*Sox2*、*c-Myc* 和 *Klf4*），将终末分化的体细胞重编程而得到的一种多能干细胞。细胞重编程是指已终末分化的细胞在特定条件下被逆转而恢复到全能性状态，或者形成胚胎干细胞系，或者进一步发育成新个体的过程。分化是基因选择性表达的结果，没有遗传物质的改变，而某种意义上重编程是分化的一种逆转。

其中，人 *Oct4* 基因位于 6 号染色体上，有 11 种亚型，是参与调控胚胎干细胞自我更新、维持其全能性、细胞增殖的最重要的转录因子之一；*Sox2* 基因是 SRY 超家族相关的转录因子 Sox 家族成员，位于 3 号染色体上，为单外显子结构，是细胞重编程的重要基因之一；*c-Myc* 基因是细胞癌基因的重要成员，参与细胞增殖、分化调节过程，调节造血干细胞的自我更新和分化；*Klf4* 基因位于 4 号染色体上，具有 5 个外显子，参与调控细胞增殖、分化，与 *Oct4*、*Sox2* 和 *c-Myc* 共同调控干细胞自我更新和维持其全能性。

iPSC 技术主要是将终末分化的成体细胞经重编程成为多能干细胞，经过十几年的技术优化，现在 iPSC 已经可以从多种体细胞（包括血液、尿液、皮肤等）中诱导产生。

2. iPSC 建立方法及进展　目前，国际上通用的 iPSC 建立过程主要如下：

（1）分离和培养宿主的体细胞。

（2）通过病毒感染、质粒电转或小分子诱导的方式将若干多能性相关的基因（如 *Oct3/4*、*Sox2*、*c-Myc* 和 *Klf4*）导入宿主细胞。

（3）将得到的细胞种植于饲养层细胞上，并于 ESC 专用培养体系中培养，同时在培养中根据需要加入相应物质以促进重编程。

（4）出现 ES 样克隆后进行 iPSC 的鉴定（细胞形态、表观遗传学、体外分化潜能等方面）。

但是，上述方法的 iPSC 获得率较低，而且时间较长，当把四种转录因子导入体细胞如皮肤细胞中时，利用上千个皮肤细胞最终只能获得几个 iPSC。有研究表明，蛋白激酶抑制剂能够有效地促进 iPSC 形成，当几种激酶抑制剂加入到皮肤细胞中时，有助于产生比标准方法还要多的 iPSC。目前，已发现最为强效的抑制剂靶向 3 种激酶：AurkA、P38 和 IP3K。

3. 生物学特性　iPSC类似于胚胎干细胞，具有强大的分化再生能力，可以分化成人体各个器官和组织所需要的各种细胞类型。如成人皮肤组织中的成纤维细胞经*Oct4*、*Sox2*、*c-Myc*、*Klf4*、*Nanog*、*Lin-28*的诱导，细胞重编程为具有多项分化能力的iPSCs，在各种诱导条件下，可分化为心肌细胞、脂肪细胞、神经元细胞（又可分化为多巴胺能神经元细胞和运动神经元细胞）、胰腺细胞和造血前体细胞，后者又可分化为包括髓系（单核细胞和巨噬细胞、中性粒细胞、嗜碱性粒细胞、嗜酸性粒细胞、红细胞、巨核细胞/血小板、树突状细胞）和淋巴系（T、B和NK细胞）的各种血细胞。

iPSC虽然在形态和增殖分化能力上，均与胚胎干细胞相似，都具有能够分化成为所有3个胚层的能力，然而两者的功能在单细胞水平上是否对等尚未证实。有研究表明，对iPSC和胚胎干细胞在单细胞水平上，采用含42个与多潜能和分化特性相关的基因表达芯片，对362对iPSC和胚胎干细胞进行了比较和分析。发现在单细胞水平，iPSC的基因表达水平有明显更多的异质性，表明iPSC是处于一种变化中的不太稳定的多潜能状态；同时，与胚胎干细胞相比较，iPSC表现为生长动力学变缓和分化功能受损的状态。这些结果提示iPSC和胚胎干细胞在增殖与分化多潜能尚未能达到等同。

此外，与经典的胚胎干细胞技术和体细胞核移植技术不同，iPSC技术不使用胚胎细胞或卵细胞，因此不涉及伦理的问题。利用iPSC技术可以用患者自身的体细胞制备专有的干细胞，从而大大降低了免疫排斥反应发生的可能性。

（四）基因编辑干细胞

目前，临床干细胞治疗大多数是基于患者自身细胞的专有的个性化使用，但是对于有遗传性疾病的患者，无论成体细胞还是干细胞，其遗传物质基础都是有缺陷的。此外，干细胞的高度分化和增殖能力，也为遗传病患者的治疗提供了一线曙光。随着基因工程技术的迅速发展，基因修饰细胞治疗产品，已成为医药领域的研究热点之一。

1. 基本概念　使用基因编辑技术，对各类干细胞进行基因操作，使其带有正确编码的基因序列或治疗性基因，并能进一步分化所需组织细胞，而发挥治疗作用的干细胞，即称为基因编辑干细胞（gene-editing stem cell，GSC）。基因编辑技术几乎可以针对所有的动植物细胞和人类细胞进行基因组DNA的操作，其中GSC可来源于胚胎干细胞、造血干细胞和多种来源的间充质干细胞等。

2. 基因编辑技术简介　基因编辑技术的发展经历了近30年时间，其在生物学和医药研究中的应用，为细胞和基因治疗药物的创新研发和临床应用，带来了巨大的划时代的变革。CRISPR-Cas9技术是继锌指核酸内切酶、类转录激活因子效应物核酸酶之后出现的第三代基因组定点编辑技术。

（1）第一代技术：出现于1996年，ZFN又称锌指结构域，是真核生物中最为普遍的DNA结合模块。

组成单元：识别特定的DNA序列的ZFN + 核酸内切酶*Fok* Ⅰ。

作用原理：①一对人工设计的，识别特异DNA序列的ZFN与目标DNA序列结合；②核酸内切酶*Fok* Ⅰ形成二聚体，从而割DNA双链，形成双链断裂，DNA损伤后修复会造成基因敲除或敲入等。通过加工改造 ZFN 的 DNA 结合域，便可靶向不同的 DNA 序列，进行特异性切割。

应用：①构建基因编辑的模式动物；②遗传育种；③基因治疗。

优点：设计比较简单，效率较高。

缺点：①劳动量大，周期长；②成功率低易脱靶；③细胞毒性大。

重大突破：Sangamo Biosciences 公司基于 ZFN 技术治疗艾滋病 CCR5 的方法已经进入临床Ⅱ期试验，这是史上第一次应用基因编辑技术来治疗人类疾病。

（2）第二代技术：出现于 2011 年，转录激活样效应因子核酸酶（Transcription Activator-like effector，TALEN）。源于黄单胞菌属植物病原菌，它通过Ⅲ型分泌系统将效应蛋白 TALEN 输入植物细胞质内，类似于模拟真核细胞转录因子对宿主细胞进行重编程。

组成单元：识别特异 DNA 序列的蛋白分子 TALE + 核酸内切酶 *Fok* Ⅰ。

TALEN 作用原理：①人工设计识别特异 DNA 序列的 TALEN 与目标 DNA 序列结合；②核酸内切酶 *Fok* Ⅰ 切割 DNA 双链，双链断裂 DNA 后，损伤后修复会造成基因敲除或敲入等。TALEN 包括中间串联重复结构域，核定位信号及酸性转录激活结构域，且高度保守。TAL 效应因子对靶点的特异性是由重复模块数目和排列顺序决定的。

应用：①构建基因编辑的模式动物；②遗传育种；③基因治疗。

优点：平台比较成熟。

缺点：①依赖上下游序列；②脱靶率较高；③具有细胞毒性。

重大突破：2012 年 *Science* 则将 TALEN 技术列入了年度十大科技突破；Cellectis 公司用 TALEN 改造的基于异源基因的 CAR-T——UCART19 成功缓解了 Layla 的不治之症——急性淋巴细胞性白血病。

（3）第三代技术：出现于 2013 年，CRISPR-Cas9。CRISPR 系统是古细菌和细菌的一种不断进化适应的免疫防御机制，早在 1987 年发现大肠埃希菌里有串联间隔重复序列，直到 2002 年被命名为 CRISPR。2012 年 CRISPR-Cas9 的详细作用机制被发现，并预测可作为基因编辑技术。

组成单元：成簇的规律性间隔的短回文重复序列 CRISPR + 核酸内切酶 Cas9。

作用原理：人工设计的 gRNA 来识别目的基因组序列，并引导 Cas9 蛋白酶进行有效切割 DNA 双链，形成双链断裂，损伤后修复会造成基因敲除或敲入等。

应用：①构建基因编辑的模式动物；②遗传育种；③基因治疗。

优点：较前两代技术更加高效、快捷、准确、低成本。

缺点：①有局限性，靶序列前无 PAM 序列不能切割；②仍存在一定的脱靶效应。

重大突破：埃马纽埃尔·卡彭蒂耶（Emmanuelle Charpentier）和詹妮弗·杜德纳（Jennifer Anne Doudna）获得了 2020 年诺贝尔化学奖，用以表彰其开发了一种基因组编辑的方法，即 CRISPR-Cas9 技术。已有多家 CRISPR 相关公司，致力于用来治疗基因遗传病，并在很多疾病取得较好的临床效果。

3. 生物学特性　GSC 保留了基因改造前的干细胞的基本生物学特性，同时采用基因编辑手段改变了干细胞的基因组 DNA 序列，从而可以看到基因改变后的表型和相关标志物等的改变。

（五）干细胞相关活性物质——干细胞外泌体

近年来，随着干细胞在生物医学领域的研究进展，科学家们对干细胞在人类疾病的改善、衰老的延缓和组织的再生等方面的作用机制不断探索研究，在诸多的干细胞研究进展的报道中，常常出现一种伴随干细胞发挥作用的活性物质，那就是干细胞外泌体。

1. 基本概念　外泌体是一类特殊的细胞外囊泡，是由细胞内出芽形成的膜结合囊泡，其直径为 30 ~ 150 nm（现特指直径为 40 ~ 100 nm 的盘状囊泡）。外泌体是磷脂双分子层结构，其内含有细胞特异性蛋白、DNA 和 RNA 等物质。1983 年，外泌体首次于绵羊网织红细胞中被发现，1987 年 Johnstone 将其命名为“exosome”。2013 年，美国和德国 3 位科学家发现“外泌体运输的调节机制”，因而荣获了 2013 年诺贝尔生理学或医学奖。

干细胞外泌体是特指由干细胞释放出来的一种含有多种生物活性分子（如蛋白质、核酸、脂质等）的小囊泡结构。外泌体产生时，首先是细胞膜内陷形成内体，再形成多囊泡体，之后多囊泡体与细胞膜融合，释放到胞外形成外泌体。

2. 生物学特性　外泌体是具有特异脂质、蛋白、RNA 和 DNA 的微小膜性囊泡结构，其大小均一，直径为 40 ~ 100 nm，密度为 1.10 ~ 1.18 g/mL。据目前研究结果，组成外泌体的脂类主要包括胆固醇 / 鞘磷脂蛋白 / 己糖神经酰胺 / 磷脂酰丝氨酸 / 饱和脂肪酸，蛋白包括 Rab GTPases/ Annexins/ ESCRT complex/ALIX/TSG101/ 热休克蛋白 / 整合素 / 四次跨膜蛋白四跨膜蛋白（CD9、CD63、D81、CD82）/MHC 蛋白 /EpCAM/ HER，RNA 包括 miRNA/ mRNA/ tRNAs/ lncRNAs/ viral RNA，DNA 包括的 DNA 片段 > 10 kb。

人体内多种细胞在正常及病理状态下均可分泌外泌体，可由血小板、树突状细胞、淋巴细胞、间充质干细胞和肿瘤细胞等多种类型细胞主动分泌释放，广泛存在于细胞培养上清以及各种体液中，包括血液、淋巴液、唾液、尿液、精液、乳汁等，能作为信号载体传递给其他细胞，改变其他细胞功能。不同细胞生成外泌体的速率有所差别，外泌体的大小和组分存在高度的异质性，其中组分与来源细胞有密切关系。

外泌体具有明显的异质性。从多泡体释放到细胞外的外泌体是一个高度异质性的群体，异质性体现在以下 4 个方面：①尺寸的异质性；②内容物的异质性；③功能的异质性；④来源的异质性。

外泌体的内容物影响外泌体的大小，而细胞所处的微环境和细胞内发生的生物学过程则会影响外泌体中包含的内容物。外泌体含有丰富的跨膜蛋白，细胞黏附分子，支架蛋白，RNA 结合蛋白，RNA，DNA，复杂聚糖等物质，但不同的外泌体中富集的物质不同。外泌体组成成分的差异尤其是细胞表面蛋白的差异会对受体细胞产生不同的影响，特异性的细胞表面标志物也为特定外泌体类群的纯化提供了可能。Escola 等发现四跨膜蛋白（CD81、CD82、CD37、CD63）在外泌体中高度富集，四跨膜蛋白在相关膜蛋白的转运，稳定，寡聚化中发挥重要作用。表面含 PD-L1 和 CD200 的外泌体会抑制细胞的抗肿瘤应答，一些脂锚定蛋白包括 Hedgehog 形态素在发育和癌症进程中发挥重要作用。外泌体不同特征的互相组合极大地增加了外泌体类群的复杂性和异质性。

3. 分离提取与鉴定

（1）外泌体的分离提取方法

超速离心法：依据沉降系数差异分离外泌体，是目前的金标准。此方法无需特殊试剂，操作简便，适合大批量样本，但回收率低，重复离心会损伤外泌体。

聚乙二醇沉降法：聚乙二醇在水溶液中会形成网状聚合物，改变外泌体溶解度，将其与外泌体共沉淀可达到分离的目的。此方法简单快速，无需大型昂贵试剂，但纯度低，对下游分析可能产生一定影响。

超滤法：利用不同截留相对分子质量的超滤膜进行选择性分离，小分子物质会被过滤到膜的另一侧，而大于膜孔径的高相对分子质量物质则截留在超滤膜上。这种方法比较简单高效，也不影响外泌体的生物活性，但缺点是外泌体可能会阻塞过滤孔，导致膜寿命减短，分离效率低。此外，截留在膜上的外泌体间也会发生黏附，导致产量降低。

排阻法：基于粒径大小差异分离外泌体。此方法的富集效率高，可保持外泌体的活性，但可能混油尺寸相近的杂质，纯度欠佳。

磁珠捕获法：利用外泌体表面蛋白与抗体标记的磁珠结合对外泌体进行特异性富集。此方法纯度高，特异性和重复性好，但磁珠成本高，保存条件苛刻。

试剂盒提取：目前市场上出现各种商业化的外泌体提取试剂盒，如 QIAGEN 的外泌体提取试剂盒，使用了膜亲和离心柱从血浆、血清及细胞培养上清中纯化外泌小体及其他细胞外囊泡，实验流程非常快速一致。

（2）外泌体的鉴定

电镜：扫描电镜（SEM），透射电镜（TEM）、低温电子显微镜（cryo-EM）、原子力显微镜（AFM）等，直接鉴定外泌体形态结构和大小。

纳米粒子跟踪分析（NTA）：一种光学粒子跟踪方法，用于确定粒子的浓度和大小分布。

流式细胞仪：细胞表面标记，荧光抗体标记外泌体表面蛋白，流失细胞仪检测其表达，从而对外泌体进行鉴定。

蛋白免疫印迹：针对表面蛋白标志物对外泌体进行定性分析，如 CD63、CD9、CD81。

4. 功能及应用优势　外泌体的内容物丰富、磷脂双分子层结构的有效保护，且广泛存在于体液中，使其具有更高的稳定性，也具有丰富的功能和应用。

清除废弃物质：研究发现外泌体可将网织红细胞成熟过程中多余的转铁蛋白受体

清除。红细胞成熟过程中会释放外泌体，外泌体中富含大量转铁蛋白受体，而转铁蛋白受体可通过与热休克同源 70 kDa 蛋白相互作用而从红细胞表面消失。

细胞间传递信息：细胞间的交流是多细胞生物中的关键过程，外泌体是细胞交流过程中传递信息的一种关键物质。

调节免疫反应：外泌体的体积微小，因此不易被机体免疫细胞识别和清除而表现出低免疫状态，因此外泌体可以刺激或调节抗原特异性免疫反应。

作为肿瘤治疗疫苗：癌症治疗需要具有低免疫原性和毒性的靶向药物递送载体，利用抗癌药物治疗肿瘤是抑制肿瘤的重要方法之一。通过靶向配体修饰的外泌体可治疗性地将药物递送至肿瘤，因此在临床应用中具有巨大的潜在价值。

二、干细胞治疗的机制

近年来，干细胞技术发展迅速，越来越多地被用于传统医学手段无法治疗的疾病，包括骨骼组织损伤、退行性疾病和器官衰竭等。干细胞在难治性疾病方面的应用主要缘于干细胞的多向分化、旁分泌、归巢性三大机制。

（一）多向分化机制

干细胞之所以被称为“万能细胞”，主要是依赖于干细胞的多向分化机制，其拥有分化成为任何一个细胞的能力。在成人体内，干细胞随时都在分化为肌肉、骨骼、器官、神经、血液……保持着对人体组织的修复，这主要是干细胞的内源性分化作用。输入的自体 MSC 在组织原位或者通过血液循环到达靶器官进行分化、发挥修复作用，如来源于肺组织原位的肺上皮基底干细胞，可以分化成上皮细胞替代衰老和损伤的细胞进行修复，一般来说，自体的经过体外操作回输治疗的成体干细胞分化也属于干细胞的内源性分化。

目前临床应用最广泛的是间充质干细胞（脐带、脂肪、骨髓、牙髓和经血等不同来源的MSC），且已有多款MSC作为药物获得了FDA、EMA和NMPA的上市申请批准。这类 MSC 细胞属于异体细胞回输治疗，外源输入的 MSC 可以迁移到靶组织，在损伤部位聚集，分化成特定的细胞。这类异体干细胞回输后的干细胞分化属于干细胞的外源性分化。

根据已有研究可知，外源 MSC 可以分化为如下类型的组织细胞：

1. *心肌细胞*　MSC可以分化为心肌细胞，促进心肌细胞内源性修复，改善心肌功能，治疗心肌缺血、心力衰竭等心脏疾病。

2. *胰岛β细胞*　MSC可以分化为胰岛β细胞，分泌人体唯一智能调控血糖的胰岛素，使糖尿病患者摆脱终身注射胰岛素的痛苦，糖尿病得以彻底治愈。

3. *血管内皮细胞*　MSC 可以分化为血管内皮细胞，促进血管新生，能够增加血管弹性和血管通透性，从而改善血管微循环，预防血管老化。这一作用与血管内皮生长因子（VEGF-A）、成纤维细胞生长因子（FGF-2）、骨形成蛋白（BMP-4）的刺激以及 Wnt 信号通路激活相关。

4. *神经细胞*　MSC可以分化为神经细胞，修复神经系统功能障碍，是治疗神经退行性疾病如帕金森病等的最佳途径。当间充质干细胞在特殊的神经分化基质培养基（NDM）中培养时，不同来源的MSC可分化出具有神经突触形态的新细胞，区别于原来的梭形细胞。

5. *肝脏细胞*　MSC可以分化为肝细胞，有助于恢复急慢性肝损伤的肝细胞活化，改善脂肪肝、肝纤维化的状态，从而预防肝硬化，甚至肝癌的发生。主要是一些因子如人活化素A（Activin-A），BMP4，FGF的参与和Wnt信号通路的激活，可以看到一些肝细胞的标签蛋白（HNF4a，AFP，AAT，ALB）含量确实显著提高。

6. *软骨细胞*　MSC可以分化为软骨细胞，修复软骨磨损等关节损伤，从而缓解关节炎症。随着分化的推进，软骨组织的细胞厚度逐渐增多，由单层变为四层，再依次增多。

7. *肺泡细胞*　MSC可以间接分化为肺芽细胞，继而在气管和肺泡中进一步分化为肺泡细胞，修复肺组织中的受损细胞，改善呼吸。

8. *肌腱细胞*　MSC可以分化为肌腱细胞，修复肌腱组织，作为新兴生物材料治疗肌腱损伤、撕裂等疾病。MSC在肌腱转录因子Scx的刺激下（hMSC-Scx），可以在体外分化为与正常肌腱祖细胞hTSPC的细胞外形、组织内细胞分布、细胞数量等都十分相似的肌腱组织。

9. *其他*　MSC还可以分化为肾小球细胞和上皮细胞等。

通常认为干细胞具有两个能力——干性和功能性，它们相互牵制，彼消此长。干性代表干细胞蓄势待发的分化能力，功能性代表干细胞朝着特定方向分化为成熟细胞的能力。中胚层来源的MSC作为一种多向分化干细胞，它仍然保有较强的分化能力，干性强于功能性，这一点和造血干细胞稍稍不同，造血干细胞是功能性强于干性。MSC是目前科学界得到最多研究的干细胞。MSC虽不能发育成完整个体，却能够多向分化产生多种类型细胞。它不仅可以分化为同胚层来源的相关细胞、组织，如脂肪、骨骼、软骨等，近来的研究还发现，间充质干细胞还具有跨胚层分化的特点。

（二）旁分泌作用

1. *基本概念*　在生物医学的概念中，最早旁分泌是指激素传递的一种方式。由于某些内分泌细胞与相邻细胞间存在着某种特殊的紧密连接，内分泌细胞分泌的激素不能直接进入血液循环，只能通过弥漫作用于邻接细胞，从而在激素的产生部位局部发挥作用，这种传递激素的分泌方式叫旁分泌。

干细胞的旁分泌效应与激素的旁分泌不同，是一个较广泛的概念，即干细胞的分泌组的作用，分泌组包含3部分：旁分泌（小于10 nm），外泌体（40 ~ 120 nm）和微囊泡（200 ~ 1000 nm）。其中，外泌体在干细胞的旁分泌效应中起到了重要的作用，但是越来越多的研究表明，微囊泡和旁分泌也起着不可或缺的作用。

2. *干细胞旁分泌物质及其作用*　干细胞进入机体后，通过旁分泌机制，使其在适宜的时机、适宜的地点，将各种不同类型的因子，以发散的模式向外运输从而发挥干细胞的功能。干细胞的旁分泌效应，能够表达、合成、分泌各类生长因子、细胞因子、调节因子、信号肽等多种生物活性分子，调节代谢、免疫、细胞分化、增殖、迁移、营养、凋亡等活性因子，从而在机体内保持一种内稳态，为干细胞免疫调节、抗凋亡等提供了适宜的环境。

（1）生长因子：干细胞可以分泌促血管生成素1/2（angiopoietin-1/2，Ang 1/2），血管内皮生长因子（vascular endothelial growth factor，VEGF），胎盘生长因子（placental growth factor，PGF），成纤维细胞生长因子（fibroblast growth factor，FGF），血小板生长因子（platelet derived growth factor，PDGF），表皮生长因子（epidermal growth factor，EGF），转化生长因子β（transforming growth factor-β，TGF-β），胰岛素样生长因子（insulin-like growth factor，IGF），生长激素（growth hormone，GH）和肝细胞生长因子（hepatocyte growth factor，HGF）等在内的多种生长因子。上述干细胞分泌的生长因子能够主要参与调节细胞繁殖、支持、存活、迁移、分化等多种细胞反应，为组织再生和器官修复提供适宜的微环境。如VEGF、FGF、Ang1/2、HGF、PGF、PDGF和TGF-β等参与血管生成，促进血管内皮和平滑肌细胞的增殖和迁移，并促进缺血性血流恢复和血管重塑。IGF、VEGF、HGF等具有抗血管内皮、心肌、肾小管和肝细胞凋亡的作用。HGF除了抗凋亡外，还能促进有丝分裂并通过抑制TGF-β表达抗纤维化。IGF还可以通过PI3K信号通路增强心肌细胞收缩性等。

（2）细胞因子：干细胞能够产生白介素家族（interleukin，IL），包括IL-1、IL-2、IL-3、IL-4、IL-6、IL-7、IL-8、IL-10、IL-11、IL-12等，肿瘤坏死因子家族（tumor necrosis factor，TNF），包括TNF-α，趋化因子，包括巨噬细胞炎症蛋白（MIP-1α）、单核细胞化学趋化蛋白（MCP-1）等多种细胞因子，以及一些细胞因子的受体（配体）。上述干细胞分泌的细胞因子能够主要参与调节代谢、炎症、细胞凋亡、防御等过程。

（3）调节肽：干细胞合成并分泌包括钠尿肽（natriuretic peptides，NP），包括C型利钠肽（CNP）、脑钠素（BNP）和心钠素（ANP）及其特异性受体等，降钙素基因相关肽（calcitonin gene-related peptide，CGPR），肾素－血管紧张素系统，内皮素（endothelin，ET）和肾上腺髓质素（adrenomedullin，ADM）等在内的多种调节肽。上述干细胞分泌的调节肽能够主要参与涉及细胞存活与保护、心血管调节等过程，也为组织再生和器官修复提供稳定的内环境，是当前生理功能调节研究中的热门。

（4）特异性活性因子：干细胞还产生一些特异性活性因子，不仅调节干细胞自身的存活、迁移、归巢和增殖等过程，还调节靶组织的功能与修复。这些因子包括干细胞因子，干细胞衍生因子（stem cell derived factor，SDF），干细胞衍生的神经干细胞支持因子（stem cell derived neural stem cell supporting factor，SDNSF）等。其中，SCF是一种可溶性的生长因子，通过活化c-kit酪氨酸激酶受体发挥抗细胞凋亡作用。SDF是G蛋白耦联受体CXCR4的配体，干细胞不仅分泌SDF，还表达CXCR4，两者配合通过SDF/CXCR4信号通路抑制干细胞凋亡，并在干细胞归巢中发挥重要作用。

干细胞分泌的生物活性物质主要参与免疫调节和抗凋亡的过程，但同时有越来越多的证据表明干细胞分泌的因子，对组织再生和器官修复及其保护作用至少部分也有重要的功能。干细胞的旁分泌效应，影响了血管细胞的增殖、迁移、黏附和细胞外基质的形成等多个血管生成的环节。干细胞的旁分泌效应，参与了肾脏保护。静脉注射干细胞的培养液，可以减轻肾小球细胞凋亡和肾脏损伤，提高存活率，提示干细胞可以通过其分泌功能减轻急性肾脏损伤。

干细胞分泌的 SDF 可以通过和 CXCR4 配合，参与心肌保护。在体外，干细胞分泌的 VEGF、IL-1、FGF、PDGF、IGF 和 TGF-β 可以抑制成年心肌细胞凋亡并改善其收缩性。静脉注射干细胞培养液能明显减轻 D- 半乳糖胺所导致的肝细胞空泡变性、坏死和凋亡，以及白细胞浸润和组织结构变形等，提高暴发性肝衰竭小鼠的存活率，提示干细胞可以通过分泌功能治疗暴发性肝衰竭，保护肝脏。干细胞的分泌功能会影响干细胞所在组织器官的结构、功能及其病理状态下的修复，是干细胞改善靶器官功能、抗凋亡、抗炎等疗效的重要机制之一。

3. *影响干细胞旁分泌的因素*　干细胞一旦进入机体内，就会处于复杂的体内环境之中，会受所处的微环境、性别、年龄，其他生长因子、激素等诸多因素调节，而这些都可能会影响旁分泌达到最佳效果。

（1）缺血缺氧：缺氧会刺激干细胞分泌 VEGF，抑制成骨功能。缺血会刺激干细胞分泌 VEGF、NGF 和 HGF。如缺氧可以增加人骨髓 MSC 表达细胞因子受体 CX3CR1 和 CXCR4。缺血脑组织提取物可以诱导人 MSC 产生 BDNF、NGF、VEGF 和 HGF。缺氧诱导骨髓 MSC 上调细胞增殖和存活相关基因如 VEGF、PGF 和基质金属蛋白酶 9（matrix metalloproteinase-9，MMP9）等表达，而缺氧诱导骨髓单核细胞上调的基因多为促炎细胞因子。进一步研究还发现，缺氧激活 MSC 释放 VEGF 是通过 STAT3 和 p38MAPK 途径介导，STAT3 基因敲除小鼠缺氧诱导的 MSC 分泌功能下降。上述因子在缺氧后呈时间依赖性增加，提示缺氧是诱导干细胞分泌功能的重要刺激因素。

（2）性别和年龄：性别可以影响干细胞的分泌功能强弱，分离自雌性、雄性小鼠的干细胞虽然都可以被脂多糖活化，但雌性干细胞被脂多糖活化后 VEGF 分泌上调得更明显。雄性干细胞被脂多糖影响而使得 TNF-α 的分泌抑制更明显。年轻来源的干细胞被刺激后，相关基因的上调明显高于老龄组。

（3）其他生长因子和细胞因子：FGF-2 呈细胞分化依赖性上调人骨髓 MSC 表达和分泌骨形成蛋白 2（bone morphogenetic protein-2，BMP-2）、TGF-β 和 VEGF。重组人 BMP-2 诱导 MSC 上调 PGF 表达。GM-CSF 上调鼠骨髓巨噬细胞中 MCP-1、3、5 和 MMP-12、14 及 Arginase-1 表达，并上调 Arginase-1 活性。TGF-β 下调 MSC 中 MCP-5 表达，该作用在小鼠股动脉结扎致后肢缺血模型上得到证实。TNF-α 刺激小鼠骨髓 MSC 分泌 VEGF，并活化 p38 MAPK 和 STAT3 途径，p38 MAPK 抑制剂明显抑制野生型小鼠 TNF-α 诱导的 VEGF 分泌。

此外，干细胞还能够结合基因编辑技术，如转录因子 E2F1 是调节 MSC 旁分泌机制的重要靶点，敲除 E2F1 能够上调 MSC 旁分泌细胞因子中的 VEGF 和 TGF-β 的表达，促进成纤维细胞的增殖和迁移，促进内皮细胞成管。敲除 E2F1 的 MSC 能够更好地促进小鼠创面血管化和胶原沉积，加快创面愈合。

越来越多的研究表明干细胞的旁分泌功能受到体液和组织局部因素的调节，提示全身和局部的功能状态可能影响细胞移植的效果。因而，干细胞旁分泌功能的机制及其在干细胞治疗中干细胞的存活分化增殖的作用亟待深入阐明。

（三）归巢性

1. 基本概念　1983 年 Gallation 提出来“归巢”（homing）的概念，是指循环在血液中的淋巴细胞倾向于迁移到它们原先派生的淋巴结，这一回归现象称为淋巴细胞的归巢。后来归巢这一概念逐渐引申至干细胞。干细胞归巢是指内源或外源性干细胞在多种因素的作用下，能定向趋向性迁移，越过血管内皮细胞至靶向组织并定植存活的过程，类似人体局部炎症反应后大量白细胞迁移至炎症周围。

人体的成体干细胞平时处于休眠状态，储存在干细胞龛（stem cell niche）中。干细胞龛是干细胞的集中存储部位，通过特定的细胞外基质和龛细胞提供特殊的微环境，维持干细胞的高增殖力和诱导定向分化。在胚胎发育过程中，多种龛因子影响胚胎干细胞的基因表达，进而调控胚胎干细胞的自我更新及分化。在人体组织受伤时，周围的微环境会传递信号给成体干细胞，引起成体干细胞的自我更新和分化，从而修复受损的组织。这属于内源性的干细胞归巢现象。

在机体受到全身性损伤和局部创伤而出现组织细胞变性、坏死、缺失时，无论是通过浅表静脉输入、血管介入、腔隙注射还是定位移植的脐带间充质干细胞，均可见到有部分细胞迁移、归巢至损伤组织中。这种现象亦被称为干细胞的归巢现象，是目前干细胞治疗疾病的主要作用基础之一。

2. 干细胞归巢现象的机制　干细胞的归巢机制具体尚不明确。但从归巢的过程来讲，需要某些特定信号分子与干细胞膜上相应受体结合，共同驱动其归巢行为；然后，移植的干细胞表面受体与损伤部位的信号分子相一致，使其顺利归巢至微环境。已有大量研究表明，干细胞的归巢作用可能与趋化因子、生长因子和黏附分子等作用相关。

（1）趋化因子：特定的组织分泌特定的趋化因子，能促进干细胞迁移，并且通过趋化因子的浓度梯度，吸引带有趋化因子受体的干细胞定向到达该组织。此外，趋化受体能够感受外部环境趋化因子浓度，并引导干细胞到达趋化因子浓度较高的地方 。

（2）黏附分子：主要负责由外而内。血管中的干细胞黏附于毛细血管壁跨内皮细胞层归巢至目标组织，干细胞和细胞外基质通过表达细胞黏附分子配体与细胞黏附分子结合，介导干细胞归巢到特定的靶点。

（3）细胞因子：干细胞的归巢也与炎症因子（如 TGF-α）、生长因子（如 HGF）的作用相关。

（4）其他前沿进展：2018 年 11 月 20 日，*Nature* 封面文章揭示了干细胞“归巢”的全过程，并找到了影响干细胞归巢的关键因素，即先导细胞。在对斑马鱼尾部造血组织 CHT（斑马鱼新生干细胞归巢的靶器官，功能类似人类胎儿肝脏）的研究中，发现了干细胞归巢的全过程：斑马鱼胚胎中，干细胞循着血液在体内流转，当经过 CHT

时遇到血管内皮细胞上的黏附分子，让高速奔流的干细胞降速，之后干细胞来到血管的“三岔路口”，遇到VCAM-1+巨噬细胞，即所说的“先导细胞”。而干细胞表达ITGA4分子，VCAM-1可以与ITGA4紧密结合，先导细胞随后将干细胞带到附近CHT的静脉微血管中进一步在龛中驻留，这就是干细胞“归巢”的全过程。

三、各类干细胞的优缺点

干细胞研究在世界范围内一直属于颇具争议的研究领域，由于社会伦理原因，许多国家明令禁止进行人类ESC研究，而成体干细胞的来源虽然不受伦理限制，但其有限的分化潜能也影响其广泛应用，此时iPSC的出现则为干细胞的临床应用提供了良好的前景。iPSC是一种由机体中已分化终末细胞经基因重编程所诱导产生的、具有多向分化能力的干细胞，它具有ESC的许多特征，其细胞分化能力与所用体细胞类别和年龄等有较大的关系。ESC、ASC和iPSC在细胞来源、生物标志、自我更新、分化增殖、成瘤性和排斥性等方面有着相似或差异性，不同类别干细胞的生物学特性归纳总结于表13-1。

表13-1　三大类干细胞的优缺点对比

特征	胚胎干细胞	成体干细胞	诱导性多能干细胞
来源	早期胚胎的胚泡内细胞群，同种异体，天然存在的细胞	胎儿或出生后已分化组织中极少量的未分化细胞，同种异体，天然存在的细胞	成人的躯体细胞，同种异体/自体，经基因编辑得到的细胞
鉴定标志	SSEA，Oct4，糖蛋白TRA1-60、TRA-1-81	根据来源组织或定向分化的细胞类型来确定	表达胚胎干细胞的标志基因，碱性磷酸酶染色阳性
自我更新	无限自我更新	有限自我更新	无限自我更新
分化性	全能性，可分化为机体所有的细胞，细胞无限分化	多能性，有限分化，只能自发分化成相近谱系的细胞类型	全能性，可分化为机体所有的细胞，细胞无限分化
增殖性	高度增殖	有限增殖	高度增殖
成瘤性	有高度的成瘤风险	成瘤风险低	有高度的成瘤风险
可获得性	不易获得，受伦理限制	容易获得，不受伦理限制	容易获得，不受伦理限制
排斥性	有免疫排斥性	免疫排斥性低，若采用异种细胞则有排斥性	免疫排斥性低

四、干细胞的应用

（一）胚胎干细胞

1. *揭示人及动物的发育机制及影响因素*　人胚胎细胞系的建立及人ESC研究，可以揭示人类发育过程中的复杂事件，促进对人胚胎发育细节的基础研究。伦理上可接受的人ESC的体外可操作性，提供了在细胞和分子水平上研究人体发育过程中极早期事件的方法。这种研究不会引起与胎儿实验相关联的伦理问题，因为仅靠自身胚胎干细胞是无法形成胚胎的。

2. *新药研究领域的应用*　ESC可分化为多种细胞类型，又能在培养基中不断自我更新。它发展为胚体后的生物系统，可模拟体内细胞与组织间复杂的相互作用，这在药物研究领域具有广泛的用途，尤其是在药物筛选方向的应用。目前用于药物筛选的细胞都来源于动物或癌细胞，均为非正常的人体细胞，而ESC可以经体外定向诱导，为人类提供各种组织类型的人体细胞。

ESC还提供了对新药的药理、药效、毒理及药代等研究的细胞水平的研究手段，大大减少了药物检测所需动物的数量，降低了成本。另外，由于ESC类似于早期胚胎的细胞，其有可能被用来揭示哪些药物干扰胎儿发育和引起出生缺陷。

3. 细胞治疗和基因治疗　ESC最诱人的前景和用途是生产组织和细胞，任何涉及丧失正常细胞的疾病，都可以通过用ESC分化而来的特异组织细胞来治疗。如用分化得到的神经细胞治疗神经退行性疾病（帕金森病、亨廷顿舞蹈病、阿尔茨海默病等），用胰岛细胞治疗糖尿病，用心肌细胞修复坏死的心肌等。

ESC还是基因治疗最理想的靶细胞，以ESC为载体，经体外定向改造，使基因的整合数目、位点、表达程度和插入基因的稳定性及筛选工作等都在细胞水平上进行，容易获得稳定、满意的转基因胚胎干细胞系，为克服目前基因治疗中导入基因的整合和表达难以控制，以及用作基因操作的细胞在体外不易稳定地被转染和增殖传代开辟了新的途径。

当然，干细胞技术的最理想阶段是希望在体外进行“器官克隆”以供患者移植。如果这一设想能够实现，将是人类医学中一项划时代的成就。但目前受到伦理的限制，尚无法合法地实施。

4. 伦理上的争议　第59届联合国大会通过了《联合国关于人的克隆宣言》，该宣言呼吁成员国禁止一切形式的人类克隆，包括为研究胚胎干细胞而进行的治疗性克隆。中国、英国、比利时、法国、印度、日本、新加坡等赞成治疗性克隆的国家投了反对票。

该宣言旨在禁止一切形式的人的克隆，但无法律约束力。各国对干细胞研究究竟是合乎医学伦理还是对人类生命的破坏这个关键的问题还没有取得一致的意见。中国认为，治疗性克隆研究与生殖性克隆有着本质的不同，治疗性克隆对于挽救人类生命，增进人类身体健康有广阔前景和深厚潜力，如把握得当，可以造福人类。很多科学家都指出，应该把生殖性克隆即培育克隆人和治疗性克隆即对人类胚胎干细胞的克隆研究进行区分。如果禁止治疗性克隆，全球大约有1亿的阿尔茨海默病、癌症、糖尿病和脊髓疾病患者将失去治愈的希望。

（二）成体干细胞

1. 造血干细胞　HSC是迄今为止研究最早最广泛的一种成体干细胞，但由于其来源和分化特性的限制，临床上HSC最主要应用于HSC移植，包括骨髓移植、外周血干细胞移植、脐血干细胞移植。近20年来，HSC移植的基础理论包括造血的发生与调控、HSC的特性及移植免疫学等方面有了长足的发展，而且在临床应用的各个方面包括移植适应证的扩大、各种并发症的预防等也有了很大发展。但HSC移植迄今仍然是一种高风险治疗方法，目前主要用于恶性血液疾病的治疗，也试用于非恶性疾病和非血液系统疾病，如重症难治自身免疫性疾病和实体瘤等。

（1）血液系统恶性肿瘤：慢性粒细胞白血病、急性髓细胞白血病、急性淋巴细胞白血病、非霍奇金淋巴瘤、霍奇金淋巴瘤、多发性骨髓瘤、骨髓增生异常综合征等。

（2）血液系统非恶性肿瘤：再生障碍性贫血、范科尼贫血、地中海贫血、镰状细胞贫血、骨髓纤维化、阵发性睡眠性血红蛋白尿症等。

（3）其他实体瘤：乳腺癌、卵巢癌、睾丸癌、神经母细胞瘤、小细胞肺癌等。

（4）免疫系统疾病：重症联合免疫缺陷症、严重自身免疫性疾病。

由于 HSC 移植存在致命性合并症，因而非血液系统疾病的造血干细胞移植治疗还未被广泛接受。

2. *间充质干细胞*　间充质干细胞（MSC）可以说是无处不在，目前已发现在骨髓、脐带 / 血、外周血、脂肪、胸腺、牙髓、羊膜等组织中均有 MSC 的存在。其中，富含 MSC 的组织主要有骨髓、脂肪和脐带。MSC 在体外特定的诱导条件下，可以分化为脂肪细胞、软骨细胞、骨细胞、肌肉细胞、神经细胞、肝细胞、心肌细胞、胰岛 β 细胞和内皮细胞等多种组织细胞，连续传代培养或冻存复苏后仍具有多向分化潜能。无论是自体还是同种异体的 MSC，一般不会引起宿主的免疫反应。因此，MSC 的应用可以说是目前最广泛的。

美国 FDA 和中国 NMPA 已批准了近 200 项临床试验，主要包括以下几个方面。

（1）辅助造血干细胞移植：增强造血功能；促使造血干细胞移植物的植入；治疗移植物抗宿主病。

（2）难治性疾病及组织损伤的修复：骨、软骨、关节损伤，心脏损伤，肝脏损伤，脊髓损伤，神经系统疾病，脑瘫，肌萎缩侧索硬化症，系统性硬化症，克罗恩病，脑卒中，糖尿病，糖尿病足，肝硬化等。其中，移植物抗宿主病、克罗恩病的治疗在美国已经进入三期临床阶段。

（3）自身免疫性疾病：系统性红斑狼疮、硬皮病、炎性肠炎等。

（4）其他：作为基因治疗的载体。

3. *其他来源成体干细胞*　除了上述两大类常用的成体干细胞之外，临床上还有很多其他组织来源的干细胞，如心肌组织、神经组织、肝脏、胰腺、牙髓和角膜等。

（1）心肌干细胞与心脏疾病：成体心肌组织中均存在具有特异性心肌分化潜能的多能干细胞，在适当的条件下可以分化为心肌细胞、平滑肌细胞和内皮细胞。目前用于心肌梗死再生治疗的干细胞主要包括胚胎干细胞、骨骼肌成肌细胞、骨髓间充质干细胞等。心肌细胞再生、新生血管形成、心肌干细胞的旁分泌效应，为心肌干细胞再生机制。目前大量动物实验已经证明心肌干细胞移植用于缺血性心肌病的治疗安全、可行、有效。成体干细胞治疗的研究通过在受损伤的心脏中产生新的有功能的心肌细胞来修复受损伤的心肌，治疗心力衰竭。

除了使用心肌干细胞之外，科学家们也尝试用其他类型的干细胞来治疗心脏疾病。2010 年，欧美批准了用于治疗心肌梗死的自体骨髓来源内皮祖细胞。之后 1 年，韩国也批准了用于治疗急性心肌梗死的自体骨髓来源间充质细胞。

（2）成体神经干细胞及神经退行性疾病：神经干细胞是存在于成体脑组织中的一种干细胞，是具有分裂潜能和自我更新能力的母细胞，可以通过不对等的分裂方式产生神经组织的各类细胞，可分化成神经元、星形胶质细胞、少突胶质细胞，也可转分化成血细胞和骨骼肌细胞。神经干细胞具有位置特异性的分化潜能，其增殖、分化和迁移，与细胞外基质有非常密切的关系。在中国已有多家临床医疗机构开展了人源神经干细胞的临床试验研究，如大连医科大学附属第一医院开展的“神经干细胞治疗小儿脑性瘫痪的临床研究”、中国医学科学院北京协和医院开展的“人源神经干细胞治疗帕金森病的安全性和有效性临床研究”、上海市同济医院开展的“人源神经干细胞治疗早发型帕金森病伴运动并发症的安全性与初步有效性评价”等。

此外，成体干细胞及其子代细胞移植或动员脑组织内的干细胞被认为是将来治疗神经退行性疾病的有效方法。成体干细胞用于治疗帕金森病、脑卒中、肌萎缩性侧索硬化症、亨廷顿舞蹈病，甚至精神分裂症等神经系统疾病均进行了大量的基础和试验研究。帕金森病可能是研究最充分和效果最为肯定的。

（3）肝脏疾病：早在 60 多年前研究者就认为在成体肝脏中存在着肝干细胞，但直到现在仍然存在争议，很大一部分原因是没有肝干细胞的特异性基因得到确认，以及在部分严重肝损伤后的肝再生不需要激活肝干 / 祖细胞，成熟的原本处于静止期的肝细胞通过分裂也能很大程度发挥肝再生的作用。

成体干细胞治疗肝脏疾病的另一个可能途径是利用造血干细胞的跨系、跨胚层分化能力诱导得到肝细胞。啮鼠动物的 HSC 在肝损伤模型中植入肝脏后能够分化为有功能的肝细胞，并参与肝组织修复，但是临床应用需要更确实的证据，证明人的 HSC 在进行肝脏移植后具有分化成干细胞并修复肝组织的特性。

（4）牙髓干细胞：牙髓组织位于牙齿内部的牙髓腔内，是牙体组织中唯一的软组织。研究证明其与骨髓间充质干细胞有着极其相似的免疫表型及形成矿化结节能力的细胞，细胞中形态呈梭形，可自我更新和多向分化，有着较强的克隆能力。这些由牙髓组织中分离出的成纤维状细胞就称为牙髓干细胞。牙髓干细胞具有多向分化的潜能，它除了能形成矿化结节能力的细胞外，经过不同细胞因子的诱导，还能够分化为脂肪、骨、软骨、肌肉、血管内皮、肝、神经等细胞系类型。

目前国内已开展了多项牙髓干细胞的临床试验研究，包括首都医科大学附属北京口腔医院开展的“异体人牙髓干细胞治疗慢性牙周炎临床研究”，吉林大学第一医院开展的“人牙髓间充质干细胞注射液治疗中重度斑块状寻常型银屑病的单中心、开放性临床研究（Ⅰ/Ⅱa 期）”，青岛大学附属医院开展的“人牙髓间充质干细胞（hDP-MSC）联合自体富血小板血浆（PRP）局部注射用于慢性牙周炎患者牙槽骨再生的开放、随机对照临床研究”。除了牙科疾病外，牙髓干细胞也可以用于其他领域疾病的研究，如武汉大学人民医院开展的“牙髓间充质干细胞治疗新型冠状病毒所致重症肺炎的临床研究”。

（5）其他：除了上述组织来源的成体干细胞之外，人羊膜上皮干细胞、人宫血干细胞和人自体支气管基底层细胞等成体干细胞均在临床上有所应用，并取得了良好的疗效。

（三）诱导性多能干细胞

目前已经用于细胞治疗的成体干细胞来源困难、体外扩增较难且有分化局限性；胚胎干细胞的分化潜能最大，但却一直受限于伦理问题，以及个体化差异、免疫排异等问题，因此发展和转化应用也受到一定局限。iPSC 与其他两种干细胞相比，具备如下优势：没有伦理问题；细胞来源容易，利用成体细胞（如皮肤，血液和尿液）可获得；可个体化的制备，免疫排异小；具备强分化能力，能分化出不同的功能细胞；可无限扩增，可降低成本且细胞一致性高。

在早期应用中，iPSC 有分化效率低和 iPSC 残留致瘤的安全性问题。因此，在临床应用的推广以及适应证的选择方面有较大的局限性。随着 iPSC 技术的不断发展，在癌症治疗方向的应用得到了一定的突破。近两年，FDA 批准了数款通过 iPSC 制备的 CAR-NK 的 IND 和 CAR-T 细胞治疗的 IND。由于晚期肿瘤患者再次致瘤的可能性低，对于安全性风险的承担能力更强。因此，患者和医生对于这个新技术的接受度更高。另外，iPSC 可以提供给患者成本低廉、细胞均一性好的细胞产品。NK 细胞和 T 细胞相比安全性更高，且可以异体使用。iPSC 生产的 CAR-NK 产品将进一步放大 CAR-NK 的优势，具备着极强的市场竞争力：① CAR-NK 安全有效，且可异体使用；② iPSC 可以大大降低 CAR-NK 生产成本；③ iPSC 制备的 CAR-NK 产品通过基因改造，iPSC 可以加上 CAR 结构，或者是带上不一样的甚至是多个 CAR 的靶点，且最终产品将具备极高的均一性。

iPSC 的临床应用刚开始发展，产业应用尚属早期阶段。医疗级的应用包括疾病治疗、器官移植、生物修复等，也可以通过细胞生产需要的产物，如血小板等。临床应用方面以日本的进展最快，应用方向最多，其次为美国、澳大利亚等。全球范围内已有多个产品进入了临床或者是拿到了 IND。常见的应用方向，包括眼科类的退行性疾病（黄斑变性）、神经退行性疾病（如阿尔茨海默病、帕金森病）、癌症等。其他系统性疾病的在研方向，包括 1 型糖尿病、心力衰竭等。

除了上述提到的医疗级应用，iPSC 在科研服务、新药筛选以及消费级的应用方面也逐渐崭露头角。

（四）基因修饰干细胞

近年来，随着分子生物学技术的迅猛发展，基因治疗领域也成为一个新药开发的重点方向。基因治疗所使用的载体则是限制其安全性和有效性持续的一个关键。干细胞具有高度分化和增殖的能力，恰好弥补了现有基因治疗载体的不足。基因治疗和干细胞治疗双剑合璧，为遗传性疾病患者提供了曙光。

2019 年欧盟委员会有条件批准了基因疗法 Zynteglo（以前称为 Lenti Globin™）上市，治疗 12 岁及以上患者的输血依赖型 β 地中海贫血。β 地中海贫血是一种单基因突变引起的隐形血液遗传性疾病，患病原因是 *HBB* 基因的突变，导致β珠蛋白功能不全甚至不表达而引起的溶血性贫血。造血干细胞移植是目前根治重型β地中海贫血的唯一方法。为了生存，患者不得不终身接受输血治疗。Zynteglo 就是一款潜在的一次性治愈型的基因疗法，属于一种慢病毒体外基因疗法。这种方法不需要异体造血干细胞捐赠，不需要做异体移植，一次治疗有可能会彻底治愈。它通过对从患者自身收集的造血干细胞进行慢病毒介导的基因工程改造，导入多拷贝能够表达正常β珠蛋白的转基因，然后再将改造过的造血干细胞输回患者体内，就有可能产生正常的 HbAT87Q 蛋白，即可有效降低或消除输血需求。FDA 为 Zynteglo 颁发了突破性疗法认定和快速通道资格，用于治疗 TDT。此外，Zynteglo 还获得了 EMA 的 PRIME 资格。

第三节　干细胞产品研发现状

一、机会与风险

2019 年初，美国 FDA 宣布了对未来细胞治疗的发展计划。FDA 预测，到 2025 年这一领域每年将有 10 ~ 20 款新药获得批准。根据全球市场情报机构 Fiormarkets 发布的报告显示，2017 年全球细胞治疗技术市场大概为 112 亿美元。

但是干细胞研究尚存在着较多风险因素，需要在临床实际应用中评估和规避。①干细胞研究培养的周期长，在干细胞研究开始之前，首先要收获细胞。如果干细胞来自胚胎，则需要在实验室中对其进行处理才能使用，这可能需要几个月的时间。这也意味着需要很长时间才能获得。其次是同种异体干细胞移植排斥，因为异基因移植来自同种异体的供者，所以干细胞被排斥的风险很高，这可能导致出血、感染和其他风险。②还有干细胞在体内的长期致瘤性风险。③还要考虑宗教和胚胎干细胞伦理问题。

二、干细胞临床试验研究

全球已经有数十款干细胞产品获批上市，六千多项干细胞临床试验正在进行中，涉及 200 种适应证、8 大系统疾病。在我国，干细胞产品目前在中国正在进行临床研究包括来自人类胚胎干细胞的细胞产品以及人诱导多能干细胞、间充质干细胞、胎儿来源干细胞和成人干细胞具有组织特异性分化的能力。我国的干细胞产品按药品、技术管理的双轨制监管，近年来备案的干细胞临床研究项目不断增多，均需按照《干细胞临床研究管理办法（试行）》（国卫科教发〔2015〕48 号）的规定完成备案。截至 2022 年 8 月，干细胞临床研究备案机构增至 133 家，备案项目达 100 个。

近年来，已备案的临床研究项目中，干细胞在呼吸系统、神经系统、内分泌系统、运动系统、免疫系统、生殖系统、循环系统以及消化系统等多系统领域均有成功案例报道。

对当前临床试验信息进行分析可见，从数量来看，干细胞占所有细胞治疗试验总量的36%，而间充质干细胞疗法占干细胞临床试验总数的46%，其来源包括骨髓、脂肪、脐带、胎盘等组织，大多（65%）为同种异体移植。

间充质干细胞试验涵盖多种适应证，包括退行性疾病、自身免疫疾病和癌症，根据其关键机制大致可分为两大类：退行性疾病和创伤的组织修复再生，以及自身免疫性疾病、非自身免疫性炎症疾病、传染病和移植相关疾病的免疫调节，此外还包括其他适应证如癌症、心血管疾病和血液疾病。集中于组织修复或再生应用的间充质干细胞临床试验数量约占32%，适应证包括骨关节炎、阿尔茨海默病、帕金森病、亨廷顿病、椎间盘变性、创伤性脑损伤、脊髓损伤、急性肾损伤、缺血再灌注损伤等。约49%的间充质干细胞临床试验集中于治疗免疫相关疾病，包括类风湿关节炎、1型糖尿病、系统性红斑狼疮、支气管肺发育不良、肝硬化、急/慢性胰腺炎、慢性阻塞性肺病、肾小球肾炎、新冠肺炎、移植物抗宿主病等。此外，基因改造干细胞技术的临床前研究也在陆续开展，尤其是针对癌症的适应证。

近年来，我国乃至全球的干细胞行业已逐渐形成了较为庞大的市场规模，新药不断上市，针对多系统疾病的临床试验也在持续开展当中。随着干细胞研究的深入以及市场的发展，在不久的将来也会有新的干细胞治疗产品成功上市，让广大患者用上安全、有效且实惠的细胞药物。

三、干细胞药物研究

截至2020年8月，全球获批上市的干细胞药物计有15个，涉及国家和地区包括：美国（5个）、欧洲（3个）、日本（1个）、韩国（3个）、印度（1个）、澳大利亚（2个）、加拿大和新西兰（为同1个）（表13-2）。

表13-2　国际已批准的干细胞治疗药物

国家/地区	时间	商品名（公司）	来源	适应证
美国	2009.12	Prochymal/Remestemcel L（美国Osiris公司）	人异基因骨髓来源间充质干细胞	移植物抗宿主病和Crohn病
美国	2010.5	Prochymal（美国Osiris公司）	人异基因骨髓来源间充质干细胞	1型糖尿病
澳洲	2010.7	MPC（Mesoblast公司）	自体间质前体细胞产品	骨修复
韩国	2011.7	Hearticellgram-AMI（FCB-Pharmicell公司）	自体骨髓间充质干细胞	急性心肌梗死
美国	2011.11	Hemacord（纽约血液中心）	脐带血造血祖细胞用于异基因造血干细胞移植	遗传性或获得性造血系统疾病
韩国	2012.1	Cartistem（Medi-post公司）	脐带血来源间充质干细胞	退行性关节炎和膝关节软骨损伤
韩国	2012.1	Cuepistem（Anterogen公司）	自体脂肪来源间充质干细胞	复杂性Crohn病并发肛瘘
加拿大	2012.5	Prochymal（美国Osiris公司）	骨髓干细胞	儿童急性移植物抗宿主病

续表

国家/地区	时间	商品名（公司）	来源	适应证
美国	2012.7	MultiStem（America Stem Cell公司）	骨髓来源多能成体干细胞	赫尔勒综合征
欧洲	2015.2	Holoclar（意大利凯西制药）	一种含有缘干细胞的离体扩展人类自体角膜上皮细胞	成人患者因物理或化学灼烧而引起的中重度角膜缘干细胞缺陷症
欧洲	2015.6	Stempeucel（Stempeutics 公司）	骨髓来源的间充质干细胞	血栓闭塞性脉管炎
日本	2016.2	Eemcell（Meso blast/JCR公司）	骨髓间充质干细胞	移植物抗宿主病、Ⅰ型糖尿病
美国	2016.12	Maci（Vericel公司）	在猪胶原蛋白膜上培养的自体软骨细胞	膝关节炎缺陷
欧洲	2018.3	Alofisel	脂肪来源间充质干细胞	克罗恩病复杂性肛瘘
澳洲	2018.4	RNL-AstroStem	自体脂肪间充质干细胞	阿尔茨海默病
印度	2020.8	Stempeucel	骨髓来源混合间充质干细胞	Burger病引起的严重性下肢缺血

目前我国尚无干细胞产品上市，但从国家到地方政府都在积极推进干细胞转化及产业化进程，2020 年我国新增了 7 个间充质干细胞新药获得临床批件，累计已有 11 款间充质干细胞新药申请获得临床批件，适应证包括移植物抗宿主病、牙周炎、炎症性肠病、类风湿关节炎、缺血性脑卒中、膝骨关节炎、糖尿病足。

第四节　干细胞药物非临床评价

一、法规监管及指导原则

（一）国际情况

目前，WHO、ICH、EMA、美国 FDA、MHLW 等全球监管机构均颁布了有关干细胞制剂的相关指导原则，其中列出了对于干细胞制剂质量以及临床前、临床安全性评价的相关要求。

其中，WHO 的指导原则主要对细胞类型、细胞制剂的生产、细胞系特点鉴定等方面作出具体要求；EMA 的指导原则对干细胞制剂的质量标准作出了相关的规定，并对干细胞制剂临床前和临床试验中的要点提出要求；FDA 的指导原则主要对细胞和基因治疗产品临床前研究、细胞治疗产品及基因治疗产品研发过程中的事项提出建议。

干细胞制剂的生产必须在 GMP 条件下进行，在临床前安全性评价部分为了能充分评价干细胞制剂的安全性，如干细胞制剂的生物分布和微环境、致瘤性、体内分化、免疫排斥及免疫持久性等，可能需要不止一种的动物种属或品系进行安全性试验，而体外模型也可以用于评价干细胞制剂的某些特性。在临床前安全性试验中，可以参考前期药理学试验的原理验证试验的结果。POC 试验可提供以下信息：药理学有效剂量范围、优化给药途径、找到模型建立后的最佳给药时机、优化给药方案、鉴定作用机制及产品的生物学活性等，此外药理－毒理联合试验设计 POC+T 可在同一动物疾病 / 创伤模型中同时获得生物活性和毒性试验的检测指标。

（二）中国情况

根据《2017—2022 年中国干细胞产业前景调查及投资机会研究报告》的内容提示，我国干细胞产业收入从 2009 年的 20 亿元不断快速增长，在 2016 年已经达到 420 亿元，年复合增长率达到 50%，2018 年中国干细胞产业规模逼近 1000 亿元。

《干细胞制剂质量控制和临床前研究指导原则》（以下简称《干细胞指导原则》）是在充分考虑到干细胞产品具有药品、生物技术产品、组织细胞产品和治疗性干细胞产品的属性和所应具备的质量要求，在参考了 2003 年版《中国体细胞治疗指导原则》《中国药典》《欧盟药典》，FDA、EMA、WHO 及 ICH 的法规、监管和技术指南中，有关细胞基质及治疗性细胞产品质量控制的相关内容。同时，结合现阶段我国干细胞产品的研发能力、研发者对干细胞产品监管的基本认知，以及国内外干细胞质量控制技术发展现状所起草和制定的。《干细胞指导原则》提出了干细胞产品质量的基本要求，即制剂的质量、安全性和有效性要求。要符合这些基本要求，在制剂的整个制备过程到使用前需对其进行 “质量检验” 和 “放行检验”，同时由法定细胞质量控制专业检定机构作为独立的第三方（即中国食品药品检定研究院）对细胞质量进行复核。

而在 2017 年年底，食药监总局颁布的《细胞治疗产品研究与评价技术指导原则（试行）》，进一步为我国干细胞产业的发展指明了方向，从安全性、有效性和稳定性方面，对干细胞制剂产业流程中的干细胞供者筛选、组织采集、细胞分离、冻存、运输及检测等环节建立了通用要求。同时，ICH 颁布的《生物技术药品的非临床安全性评价指南》（S6）可为细胞治疗产品的非临床研究评价提供参考。

二、干细胞非临床评价原则

通过体外条件大量产生的干细胞进入机体后可能会变得无效，甚至会产生严重的副作用，如肿瘤、严重的免疫反应或形成不需要的组织等。目前，对于干细胞的质量可控性和非临床安全性和有效性是干细胞治疗面临的主要挑战。每一研究项目所涉及的具体干细胞制剂，应根据主要遵循的指导原则对不同阶段的基本要求，结合各自干细胞制剂及适应证的特殊性，对干细胞临床前研究计划进行 “case by case” 设计和实施。

（一）一般原则

由于细胞治疗产品的物质组成及作用机制与小分子药物、大分子生物药物不同，所以传统、标准的非临床研究评价方法可能不完全适用于细胞治疗产品。细胞治疗产品的非临床研究评价内容取决于细胞类型及临床用途，与细胞来源、种类、生产过程、基因修饰 / 改造、处方中非细胞成分等因素密切相关，还与研发计划及相应的临床试验方案有关。

非临床研究评价试验应尽可能使用拟用于临床试验的细胞治疗产品；用于进行非临床试验的受试物，其生产工艺及质量控制应与拟用于临床试验的受试物一致，如果不一致应给予说明，并评估其对预测人体反应的影响。如果由于相关动物选择的限制，可考虑使用动物源替代品进行非临床研究评价；动物源替代品应与人源的细胞治疗受试物的生产工艺及质量标准尽可能相似，并提供必要的比较数据以确认替代品的质量属性。

非临床研究评价中，细胞治疗产品的给药方式应能最大限度模拟临床拟用给药方式。如果在动物试验中无法模拟临床给药方式，临床前研究中需明确替代的给药方式/方法，并阐明其科学性和合理性。当使用特殊的给药装置给药时，非临床试验采用的给药装置系统应与临床一致。

应对受试物进行分析。细胞治疗产品在给药前可能还需经过一系列操作步骤，在完成操作后需对受试物进行质量检测，检测指标包括细胞形态、总活细胞数、细胞存活率、颜色、除细胞之外的其他外源性异物等。

（二）有效性评价

药效学研究应验证细胞治疗产品的基本治疗机制，试验设计应考虑细胞治疗产品的作用机制、疾病周期长短以及给药方式等因素，结合细胞的特性和存活时间。一般采用相关的体外和体内模型完成细胞治疗产品的药效学研究。

虽然目前干细胞制品缺乏临床前药效学评价的统一标准或指导原则，但世界各国基本认同下述原则：①选择接近于人类疾病症状的实验动物模型。②根据干细胞的特性和治疗病症的情况，可能需要用多种动物模型才能更好地了解治疗效果和安全性。③有些临床需要的特殊给药方式在小动物试验中很难实现。此外，若采用临床相似用量，小动物亦较难达到，因此通常情况下首选大动物。④在研究干细胞制品的排斥性时，应考虑使用免疫抑制的动物。⑤为提高干细胞在机体内的生存时间，往往也会使用免疫抑制剂。但应该注意到免疫抑制动物模型有可能会影响实验结果，甚至影响动物中、长期的健康和生存率。⑥当动物模型不能完全反映人类疾病的病理生理过程时，其他的替代模型和体外实验应重点考虑。⑦若无法找到替代动物模型，应考虑制备动物来源的同种干细胞来进行实验研究。⑧在设计实验类别、时段和范围等时还应考虑到干细胞制品的特性和存活时间。⑨考虑可能的作用机制、疾病的周期长短和给药方式等因素。特殊时也要考虑补加一些实验来证实给药输送装置是否对干细胞制品有影响。

（三）安全性评价

1. 安全风险因素　由于细胞自身生物学或实验操作等各种因素，干细胞在应用于临床或基础实验的过程中存在一定安全风险，主要可分为内源性风险、外源性风险及其他生物风险。

内源性风险主要包括：

（1）干细胞肿瘤形成相关风险：干细胞具有不断增殖、对凋亡诱导不敏感等与肿瘤细胞相似的长调控机制。有研究表明，ESC 和 iPSC 可引发良性或恶性的畸胎瘤，同时有研究表明高代次的鼠源 MSC 可自发恶性转化。干细胞也可能影响体内已存在的肿瘤细胞的生长和扩增，即干细胞的“促瘤性”。

（2）干细胞免疫学相关风险：实验中需要考虑细胞的免疫原性和免疫调节性质带来的生物学风险。ESC 未分化前的免疫原性很低，但在分化后由于 MHC 分子的表达可表现出较高的免疫原性。同时体外实验表明，ESC 和 MSC 可通过调控 T 细胞、单核细胞及 NK 细胞等的增殖分化来调节生物免疫能力。

（3）干细胞由于自身携带的传染性疾病、未知或罕见的病原体、遗传性疾病等而产生的风险。

外源性风险主要包括细菌、真菌、支原体及病毒污染，一般来自实验操作、细胞库污染和动物基质细胞污染等方面。与内源性风险相比，外源性风险污染途径多，防控更为复杂。另外，由于干细胞的体内归巢和分化机制仍不明确，干细胞进入机体内可能存在非靶向部位转移、目标以外的分化或去分化等风险。

当大剂量的细胞被注射进入体内时，可能阻塞在注射区域，严重的可导致注射区域组织坏死等情况。

2. *干细胞制品临床前安全评价要点*　干细胞制品是用于疾病状态下的实验动物或人体，机体对干细胞制品的影响可能大于其对机体的作用。当干细胞输入机体后，由于细胞自身内部的不同再加上细胞所处外部环境的差异，都有引发干细胞变异的可能，从而产生不可预见的安全风险，故对干细胞制品的安全性应给予高度的关注。另外，由于干细胞制品在机体内存留时间通常较长，应特别注意干细胞给药后的存活、移走、状态改变甚至代谢等情况。在实验研究中还要注意干细胞制品在机体内的生物分布，其能帮助我们了解干细胞在体内靶器官和非靶脏器的滞留，这对解释可能的毒性部位和在靶器官的有效细胞数目提供科学依据。

干细胞制剂临床前安全性评价需考虑以下几个方面的因素：干细胞治疗的类型、细胞分化状态、细胞增殖能力、给药途径、拟用临床给药部位、产品植入后的长期存活状态、是否需要重复给药、针对的疾病种类以及患者年龄等。在设计实验时应该尽量模拟临床给药的过程，需要充分考虑干细胞制剂的临床用途、参照类似机制的干细胞制剂已发表的文献或者已经审批的经验、前期的药理学数据、所使用的给药装置及给药过程、不同种属动物对该种干细胞制剂的灵敏度、干细胞制剂的作用原理及其本身的性质等。

3. *临床前安全性评价一般原则*　临床前安全评价一般分为两部分：一般毒性评价和干细胞特定安全评价。一般毒性评价包括行为观察、临床症状、血液生化测定、死亡率、组织病理检查等。干细胞特定安全评价包括致瘤性、生物分布等。其中一般毒性评价和一般生物制品的评价方式相似。另外目前针对干细胞特定的安全评价仍缺乏专门针对干细胞评价的相关文件规范进行指导。

干细胞安全评价实验设计中需考虑受试物、动物模型、给药途径、实验周期等相关因素。

（1）受试物：尽可能使用拟用于临床试验的细胞治疗产品，其生产工艺及质量控制应与拟用于临床试验的受试物一致（如果不一致应给予说明，并评估其对预测人体反应的影响）。

如果由于相关动物选择的限制，可考虑使用动物源替代品进行非临床研究评价；动物源替代品应与人源的细胞治疗受试物的生产工艺及质量标准尽可能相似。

试验过程中应提供受试物分析数据，在给药前可能还需经过一系列操作步骤，在完成操作后需对受试物进行质量检测，检测指标包括细胞形态、总活细胞数、细胞存活率、颜色、除细胞之外的其他外源性异物等。

（2）动物模型和种属选择：试验所选择的动物种属应该能对细胞治疗产品的生物反应与预期人体反应接近或相似，选择动物种属时需考虑该种属动物与人体在生理和解剖学上的相似性、对于人干细胞制剂是否产生免疫排斥等。由于干细胞制剂的特殊性，必要时可采用"非标准"试验动物，如基因修饰动物（基因敲除动物或转基因动物）、大型动物（如绵羊、猪、山羊和马等），为了充分评价干细胞制剂的安全性，有可能需要采用不止一种动物种属，而一些体外试验如功能分析、免疫表型分型、形态学评价等也可为安全性评价提供更多的信息。某些情况下，也可采用动物源替代品进行评价。

由于干细胞制剂的特殊性如相对较长的治疗周期、药物在体内停留时间较长、复杂的作用机制以及侵入式的给药方式等，在临床前试验中可能会采用动物疾病 / 创伤模型进行试验。动物疾病 / 创伤模型可以同时提供干细胞制剂的活性及毒性信息，也可以模拟临床的病理状态。

（3）给药方式 / 途径：细胞治疗产品在非临床研究评价中的给药方式应能最大限度模拟临床拟用给药方式。如果在动物试验中无法模拟临床给药方式，临床前研究中需明确替代的给药方式 / 方法，并阐明其科学性和合理性。当使用特殊的给药装置给药时，非临床试验采用的给药装置系统应与临床一致。

4. 临床前药代及安全性评价研究内容

（1）药代动力学研究：应能阐明细胞的体内过程以及伴随的生物学行为，应根据细胞治疗产品类型和特点选择合适的动物模型，一般考虑雌雄各半。建立合适的生物分析方法并对方法进行系统验证。主要关注目标细胞在体内的增殖、生物分子的表达和（或）分泌，以及与宿主组织的相互作用；还包括细胞治疗产品的非细胞成分（辅料成分）及分泌的生物活性分子引起的相关组织反应。

主要包括以下研究：细胞的分布、迁移、归巢；细胞分化；对于经基因修饰 / 改造操作的人源细胞应考虑目的基因的存在、表达以及表达产物的生物学作用。

（2）安全性试验：原则上应遵从《药物非临床试验质量管理规范》。

安全药理试验：细胞在体内分泌的活性物质可能会对中枢神经系统、心血管系统、呼吸系统的功能等产生影响；细胞本身分布或植入于重要器官，细胞治疗产品的处方成分等也可能影响器官功能。

单次给药毒性试验：由于细胞治疗产品能够长时间地发挥功能或诱导长期效应，

因此单次给药的观察时间应考虑细胞或者细胞效应的存续时间，一般应长于单次给药毒性试验常规的观察时间。

重复给药毒性试验：应包含常规毒理学试验研究的基本要素，并结合细胞治疗产品的特殊性来设计，以期获得尽可能多的安全性信息。

选择能够对细胞治疗产品产生生物学活性的动物种属。一般情况下应采用双性别动物进行试验。如无相关种属可开展非临床研究时，非相关种属的动物试验对评价生产工艺过程、全处方的安全性及非靶效应也可能具有价值。

除常规观察指标外，需结合产品特点，选择合适的观察指标，尽可能包括形态学与功能学的评价指标，如行为学检测、神经功能测试、心功能评价、眼科检查、异常/异位增生性病变（如增生、肿瘤）、生物标志物、生物活性分子的分泌、免疫反应以及与宿主组织的相互作用等。

免疫原性和免疫毒性试验：细胞治疗产品或细胞分泌产物需要研究其潜在的免疫原性。

致瘤性/致癌性：细胞的不同分化状态、生产过程中采用的细胞培养方式引起的生长动力学改变、基因修饰/改造细胞的转基因表达（例如多种生长因子）、诱导或增强宿主体内形成肿瘤的可能性以及目标患者人群等，都是干细胞产品致瘤性/致癌性的风险因素。试验设计应考虑：①合适的对照组（如阳性对照、空白对照组）；②每组需有足够的动物数量，使肿瘤发生率的分析满足统计学要求；③需包含最大可行剂量；④受试物应到达拟定的临床治疗部位；⑤足够长的试验周期。由于免疫排斥反应，人源细胞治疗产品的致瘤性/致癌性试验可考虑使用免疫缺陷的啮齿类动物模型进行。

特殊安全性试验：应考虑对局部耐受性、组织兼容性及对所分泌物质的耐受性进行评估。

生殖毒性试验：根据产品的特性、临床适应证以及临床拟用人群来确定是否开展生殖和发育毒性试验。

遗传毒性试验：如果该产品与DNA或其他遗传物质存在直接的相互作用，需进行遗传毒性试验。

其他毒性试验：如对细胞进行了基因修饰/改造，需关注有复制能力的病毒的产生和插入突变，致癌基因的活化等带来的安全性风险。

第五节　已上市干细胞产品案例分析

详细信息请扫描前言中的二维码。

参考文献

[1] NELL H. RIORDAN. Stem Cell Therapy: A Rising Tide. How Stem Cells are Disrupting Medicine

and Transforming Lives. Printed in the United States of America[J]. First Printing, 2017, ISBN: 978-0-9990453-1-2.

[2] REGINA B, SILVESTRE A, BRIAN K, et al. Stem Cell Models: A Guide to Understand and Mitigate Aging?[J]. Gerontology, 2016, 10. 1159: 1-6.

[3] WOJCIECH Z, MACIEJ D, MARIA S, et al. Stem cells: past, present, and future[J]. Stem Cell Research & Therapy, 2019, 10(68): 1-22.

[4] AN-RAN YUAN, QIONG BIAN, JIAN-QING GAO. Current advances in stem cell-based therapies for hair regeneration[J]. European Journal of Pharmacology, 2020, 881(173197): 1-12.

[5] JIWON SHIM, JIN-WU NAM. The expression and functional roles of microRNAs in stem cell differentiation[J]. BMB Rep, 2016; 49(1): 3-10.

[6] ZONGNING MIAO, JUN JIN, LEI CHEN, et al. Isolation of mesenchymal stem cells from human placenta: Comparison with human bone marrow mesenchymal stem cells[J]. Cell Biology International, 2006 (30): 681-687.

[7] GUIDO MOLL, JAMES A. JULIAN KAMHIEH-MILZ, et al. Intravascular Mesenchymal Stromal/Stem[J]. Cell Therapy Product Diversification, 2019, 25(2): 149-163.

[8] S VISWANATHAN, Y SHI, J GALIPEAU, et al. Mesenchymal stem versus stromal cells: International Society for Cell & Gene Therapy (ISCT) Mesenchymal Stromal Cell committee position statement on nomenclature, 2019, 21: 1019-1024.

[9] MANON D, PHILIPPE M. Clinical Translation of Pluripotent Stem Cell Therapies: Challenges and Considerations[J]. Cell Stem Cell 25, November 7, 2019: 594-606.

[10] Ng Shyh-Chang and Huck-Hui Ng. The metabolic programming of stem cells Cold Spring Harbor Laboratory Press, 2020, 31: 336-346.

[11] TOSHIO M. Stem cell characteristics and the therapeutic potential of amniotic epithelial cells[J]. Am J Reprod Immunol, 2018, 80(1-10): e13003.

[12] Teresa Krieger and Benjamin D. Simons. Dynamic stem cell heterogeneity. Development. 2015, 142: 1396-1406.

[13] JIAQI L U, WEI WEI. Considerations on chemistry, manufacturing, and control of stem cell products for Investigational New Drug application in China[J]. Biologicals, 2020. 10. 001 in PRESS.

[14] LUIZA BAGNO, 1 KONSTANTINOS E. HATZISTERGOS, et al. Mesenchymal Stem Cell-Based Therapy for Cardiovascular Disease: Progress and Challenges. Molecular Therapy. 2018, 26(7): 1610-1623.

[15] XI C, SHOUDONG Y, QI-LONG Y. Stem cell maintenance by manipulating signaling pathways: past, current and future[J]. BMB Rep, 2015, 48(12): 668-676.

[16] MING MA A, YIMENG S, YAOHUI T, et al. Multifaceted application of nanoparticle-based labeling strategies for Stem cell therapy[J]. Nano Today. 2020, 34(100897): 1-24.

[17] NANDINI N, ENRIQUE G. Stem cell therapy in heart failure: Where do we stand today?[J]. BBA-Molecular Basis of Disease, 2020, 1866(165489): 1-9.

[18] LAMSFUS-CALLE A, DANIEL-MORENO A, GUILLERMO UREÑA-BAILÉN, et al. Hematopoietic stem cell gene therapy: The optimal use of lentivirus and gene editing approaches[J]. Blood Reviews, 2020, 40(100641): 1-12.

[19] MA Y, ZHANG J, YIN W, et al. Targeted AID-mediated mutagenesis (TAM) enables efficient genomic

diversification in mammalian cells[J]. Nature methods, 2016, 13 (12): 1029-1035.

[20] GAUDELLI N M, KOMOR A C, REES H A, et al. Programmable base editing of A·T to G·C in genomic DNA without DNA cleavage[J]. Nature, 2017, 551 (7681): 464-471.

[21] QI L S, LARSON M H, GILBERT L A, et al. Repurposing CRISPR as an RNA-guided platform for sequence-specific control of gene expression[J]. Cell, 2013, 152 (5): 1173-1183.

[22] XIN H, LI Y, BULLER B, et al. Exosome-mediated transfer of miR-133b from multipotent stomal cells to neural cells contributes to neurite outgrow[J]. Stem Cells Dev, 2012, 30(7): 1556-1564.

[23] ALVAREZ-ERVITI L, SEOW Y, YIN H, et al. Delivery of siRNA to the mouse brain by systemic injection of targeted exosomes[J]. Nat Biotechnol, 2011, 29(4): 341-345.

[24] TOGEL F, HU Z, WEISS K, et al. Administered mesenchymal stem cells protect against ischemic acute renal failure through differentiation-independent mechanisms[J]. Am J Physiol Renal Physiol, 2005, 289: 31-42.

[25] ZHANG M, MAL N, KIEDROWSKI M, et al. SDF-1 expression by mesenchymal stem cells results in trophic support of cardiac myocytes after myocardial infarction[J]. FASEB J, 2007, 42: 441-448.

[26] PAREKKADAN B, VAN POLL D, SUGANUMA K, et al. Mesenchymal stem cell-derived molecules reverse fulminant hepatic failure[J]. PLos ONE, 2007, 2: e941.

[27] GALLATIN W M, WEISSMAN I L, BUTCHER E C. A cell. surface molecule involved in organspecific homing of lymphoeytes[J]. Nature, 1983, 304(5921)：30-34.

[28] KARP J M, LENG T G. Mesenchymal stem cell homing: the devil is in the details. Cell Stem Cell, 2009, 3: 206-216.

[29] ROMBOUTS W J, PLOEMACHER R E. Primary murine MSC show highly efficient homing to the bone marrow but lose homing ability following culture[J]. Leukemia, 2003, 17(1): 160-170.

[30] DANTONG LI. VCAM-1^+ macrophages guide the homing of HSPCs to a vascular niche[J]. nature, 2018.

[31] European Medicines Agency. Guideline on the non-clinical studies required before first clinical use of gene therapy medicinal products (EMEA/CHMP/GTWP/125459/2006)[R]. London. EMA. 2008.

[32] European Medicines Agency. Guideline on quality, non-clinical and clinical aspects of medicinal products containing genetically modified cells(EMA/CAT/GTWP/671639/2008 Rev. 1)[R]. London. EMA. 2018.

[33] SUMIMASA N, DAISUKE S. Current Trends in Clinical Development of Gene and Cellular Therapeutic Products for Cancer in Japan[M]. Clilnical Therapeutic. 2019. 1.

[34] 袁宝珠 . 干细胞研究 产业发展及监管科学现状 . 中国药事 , 2014, 28(12): 1380-1384

[35] WHO. ecommendations for the evaluation of animal cell cultures as substrates for the manufacture of biological medicinal products and for the characterization of cell banks[R]. Geneva. WHO. 2018.

[36] ICH S6(R1): Preclinical Safety Evaluation of Biotechnology-Derived Pharmaceuticals[J]. 2011.

[37] European Medicines Agency. EMEA/CHMP/410869/2006 Guideline on human cell-based medicinal products[R]. 2008. https://www. ema. europa. eu/documents/scientific-guideline/guidelinehuman-cell-based-medicinal-products_en. pdf.

[38] European Medicines Agency. Guideline on human cell-based medicinal products. (EMEA/CHMP/410869/2006)[R]. London. EMA. 2008.

[39] European Medicines Agency. Guideline on quality, non-clinical and clinical aspects of gene therapy

medicinal products (EMA/CAT/80183/2014)[R]. London. EMA. 2018.
[40] U. S. Food and Drug Administration. Guidance for industry: Preclinical assessment of investigational cellular and gene therapy products[R]. FDA. 2011.
[41] Pharmaceuticals and Food Safety Bureau, Ministry of Health, Labour and Welfare of Japan. Guideline on Ensuring the Quality and Safety of Pharmaceuticals and Medical Devices Derived from the Processing of Autologous Human Somatic Stem Cells[R]. (Notification No. 0907-2, PSFB/MHLW. 2012.
[42] Pharmaceuticals and Food Safety Bureau, Ministry of Health, Labour and Welfare of Japan. Guideline on Ensuring the Quality and Safety of Pharmaceuticals and Medical Devices Derived from the Processing of Allogeneic Human Somatic Stem Cells[R]. (Notification No. 0907-3, PSFB/MHLW). 2012.
[43] Pharmaceuticals and Food Safety Bureau, Ministry of Health, Labour and Welfare of Japan. Guideline on Ensuring the Quality and Safety of Pharmaceuticals and Medical Devices Derived from the Processing of Autologous Human Induced Pluripotent Stem(-Like) Cells[R]. (Notification No. 0907-4, PSFB/MHLW). 2012.
[44] Pharmaceuticals and Food Safety Bureau, Ministry of Health, Labour and Welfare of Japan. Guideline on Ensuring the Quality and Safety of Pharmaceuticals and Medical Devices Derived from the Processing of Allogeneic Human Induced Pluripotent Stem(-Like) Cells[R]. Notification No. 0907-5, PSFB/MHLW. 2012.
[45] Pharmaceuticals and Food Safety Bureau, Ministry of Health, Labour and Welfare of Japan. Guideline on Ensuring the Quality and Safety of Pharmaceuticals and Medical Devices Derived from the Processing of Human Embryonic Stem Cells[R]. Notification No. 0907-6, PSFB/MHLW. 2012.
[46] 国家药品监督管理局 . 人体细胞治疗研究和制剂质量控制技术指导原则 [R]. 2003.
[47] 国家药品监督管理局 . 干细胞制剂质量控制及临床前研究指导原则（试行)[R]. 2015.
[48] 国家药品监督管理局 . 细胞治疗产品研究与评价技术指导原则（试行)[R]. 2017.
[49] 国家药品监督管理局 . 人基因治疗研究和制剂质量控制技术指导原则 [R]. 2008.
[50] 韩晓燕 , 纳涛 , 张可华 , 等 . 人间充质干细胞生物学有效性的质量评价 [J]. 中国新药杂志 , 2018, 27(21): 2511-2518.
[51] 汪巨峰 , 霍艳 , 王庆利 , 等 . 干细胞制品临床前药效学及安全评价研究概况 [J]. 2013, 8(6): 446-451.
[52] 张澄 , 霍艳 , 黄瑛 , 等 . 间充质干细胞临床前安全性研究概况 [J]. 中国医药生物技术 , 2018, 13(6): 544-546.

第十四章　CAR-T 细胞产品的非临床评价研究

CAR-T 疗法是继常规手术、放疗、化疗及抗体和疫苗等肿瘤生物治疗手段后新兴的一种新型抗肿瘤免疫疗法，即通过对自体或同种异体 T 细胞基因修饰以表达结合肿瘤抗原特异的 CAR，使其能靶向肿瘤，然后通过离体细胞扩增后再输注回患者，从而达到治疗的目的。由于其具有特异性高、选择性强等优点，在肿瘤治疗领域中具有广阔的应用前景。但与传统药物及其他生物制品不同，CAR-T 免疫细胞产品是一种有生命的药物，可在体内存续和扩增，给安全性带来特殊风险。在临床前安全性评价中，需要根据其物质组成、结构特点、作用机制和可能介导的毒性作用机制，建立科学的评价方案。本章就 CAR-T 细胞产品的特性、毒性表现和机制、安全性评价相关技术指南、一般原则和关键问题、研究设计、案例说明等进行阐述，旨在为相关产品的研究、开发供有益的参考。

第一节　CAR-T 细胞产品研发背景

一、CAR-T 的基本作用原理

CAR-T 细胞治疗产品的治疗基本原理是将 T 细胞从患者体内分离得到后进行培养，并采用基因工程技术对其进行改造，使其表达嵌合抗原受体，最后将 CAR-T 回输到患者体内，使其特异性、非依赖主要组织相容性复合体地识别、结合肿瘤细胞抗原，激活 CAR-T 细胞毒性作用，释放穿孔素和颗粒蛋白酶直接杀死肿瘤细胞；或者分泌 IFN-γ、IL-2 等促炎因子，使肿瘤微环境发生改变，并招募内源性免疫细胞杀伤肿瘤，从而抑制肿瘤的生长。此外，这一过程生成的记忆 T 细胞，可以延长患者体内的特异性抗肿瘤作用。CAR-T 不仅提高了 T 细胞的肿瘤靶向性、杀伤活性和持久性，还可以克服肿瘤局部免疫抑制微环境的限制、打破宿主免疫耐受的状态。

二、CAR-T 细胞产品的结构特点

从结构上看，CAR 构建体主要由特定单克隆抗体的单链片段，以及 T 细胞受体细胞内信号传导结构域组成，目前 CAR 细胞治疗至少经历了四代变革，已经发展到第五个代系。

第一代 CAR 仅由 scFv 和胞内 T 细胞刺激因子结构域构成，由于缺少共刺激结构域，

其对T细胞的激活信号有限，杀伤肿瘤的效果较差。第二代CAR与第一代相比增加了一个共刺激结构域，如CD28、4-1BB、OX40。共刺激信号可以充分激活T细胞，促进T细胞的增殖，维持其持久效能，从而提高其杀伤肿瘤细胞的能力。有研究表明CD28和4-1BB这两种共刺激信号发挥不同作用，前者可以增强T细胞的作用效果，后者则可以延长T细胞在体内的存活时间。第三代CAR在第二代CAR的基础上再增加1个共刺激信号分子，不仅提高了CAR-T在体内的增殖能力、特异性识别和结合肿瘤的能力，还能放大胞外传递的信号，引起下级细胞杀伤作用增强。理论上第三代CAR与第二代相比具有更强的抗肿瘤和激活活性，但在实际应用中，没有充分的证据证明第三代CAR-T表现出优于第二代CAR-T的治疗效果，其副作用也更加明显，因此，目前临床上大多采用第二代CAR分子结构。第四代CAR增加了编码扩增、自杀的启动子和促炎因子或共刺激结构域的配体，在提高肿瘤微环境中T细胞存活率的同时，还可以招募其他细胞因子，在肿瘤微环境放大免疫效应，适用于实体肿瘤的治疗。第五代CAR为通用型，通过基因编辑手段减少异体排斥反应的发生，同时可以提前制备异体T细胞，降低制备成本、简化制备程序、减少供给限制。

三、CAR–T细胞治疗产品研发现状

（一）CAR-T产品研发数量

近10年来，随着免疫细胞治疗的兴起，CAR-T细胞临床研究数量迅速增加，截至2023年4月，全球有1256项CAR-T细胞临床研究，其中中国649项、美国429项。CAR-T细胞在治疗血液肿瘤上表现出了很好的有效性和安全性，但是由于肿瘤微环境等原因，造成CAR-T疗法在实体瘤治疗上效果不佳，国内外也在不断深入研究，希望早日突破在实体瘤治疗上的障碍。截至2023年4月，国外共有6个CAR-T细胞产品获批上市，包括美国诺华公司的Kymriah、Kite Pharma公司的Yescarta、吉利德旗下Kite公司的Tecartus（brexucabtagene autoleucel）、百时美施贵宝的Breyanzi，这4种都是针对CD19的自体CAR-T细胞产品。2020年9月22日，FDA宣布接受百时美施贵宝公司和蓝鸟生物联合开发的抗BCMA（B细胞成熟抗原，CD269）的CAR-T细胞（Abecma）疗法的上市申请，并获得优先审查资格，这是全球首个申请上市的针对BCMA用于治疗多发性骨髓瘤的CAR-T细胞，截至2021年3月，Abecma获批在美国上市。2022年3月，传奇生物的Carvykti获批在美国上市，成为全球第二款针对BCMA的自体CAR-T细胞产品。国内已有两个抗CD19的CAR-T产品申请上市，分别来自复星凯特生物科技有限公司和药明巨诺生物科技有限公司（表14-1）。迄今为止，已有73项CAR-T细胞相关研究性新药申请已提交国家药品监督管理局，其中36项获批进行人体临床试验。2017年，CDE批准首个免疫细胞产品进入临床试验，即扩增活化的淋巴细胞。2018年3月，首次批准了治疗复发或难治性多发性骨髓瘤的CAR-T细胞进入临床。同年6月，批准了中国首个针对CD19的CAR-T细胞进入临床，治疗结果显示在治疗复发难治性B细胞非霍奇金淋巴瘤的有效性。随后CDE陆续批准了约十

几家公司的 CAR-T 细胞进入临床。

表 14-1　批准上市 CAR-T 产品

国家	FDA批准时间	制药公司	靶点	产品	适应证与人群
美国	2017.8	诺华	CD19	Kymriah	急性淋巴细胞白血病的儿童和成人患者
	2017.1	Kite Pharma	CD19	Yescarta	复发性或难治性大B细胞淋巴瘤成人患者
	2020.7	吉利德（Kite）	CD19	Tecartus	复发/难治性套细胞淋巴瘤成人患者
	2021.2	百时美施贵宝	CD19	Breyanzi	部分大B细胞淋巴瘤
	2021.3	百时美施贵宝	BCMA	Abecma	复发、难治型多发骨髓瘤
	2022.3	传奇生物	BCMA	Carvykti	复发、难治型多发骨髓瘤
中国	2021.6	复星凯特/吉利德	CD19	阿基仑赛	复发、难治型大B细胞淋巴瘤（成人）
	2021.9	药明巨诺	CD19	瑞基奥仑赛	复发或难治性大B细胞淋巴瘤（成人）

值得关注的是，CAR-T 疗法一般为个体化治疗，即抽取患者的血液，分离出人外周血单核细胞，经过基因修饰和扩增后再回输到患者体内。2020 年 4 月，CDE 批准了首个异体 CAR-T 细胞产品，针对异基因移植后复发难治性 CD19 阳性急性 B 淋巴细胞白血病，这标志着 CAR-T 细胞治疗将从个体自体化治疗进入异体治疗，这将大大缩短细胞回输时间，节约成本。通用型 CAR-T（universal CAR-T，UCART）对 CAR-T 细胞进行标准化批量制备、及时供应、降低成本，具有更广泛的使用范围，是公认的 CAR-T 产品未来发展方向。UCART 无需从患者体内分离 T 细胞，而是利用健康志愿者捐献的 T 细胞，通过基因编辑技术，将 T 细胞表面 TCR、MHC 以及相关信号通路基因敲除，既避免了宿主对输注 CAR-T 细胞的免疫排斥，也避免了异体 T 细胞对宿主器官的免疫攻击（GVHD）（通用型 CAR-T 的主要异体型 T 细胞上的抗原受体 TCR 可能会识别接受者体内的异体抗原，从而引发 GVHD，此外，异体 T 细胞上的 HLA 表达也会迅速地引起宿主免疫细胞排斥反应），此外敲除 PD1 与 CTLA4 等 T 细胞抑制信号分子，能够进一步增强 CAR-T 细胞的功能。此外，iPSC 或胚胎干细胞在体外可以具有无限的扩增能力，并且可以进行基因编辑。因此，开发源自多个基因编辑的 iPSC 或胚胎干细胞的 CAR-T 是细胞治疗产品研发的未来策略。

（二）CAR-T 的临床适应证

CAR-T 治疗的概念最早于 1989 年由 GROSS 等最先提出。2011 年，June 教授利用 CD19-CAR-T 成功治愈了晚期慢性 B 淋巴细胞白血病患者，开启了 CAR-T 治疗肿瘤的新道路。2013 年，*Science* 杂志将以 CAR-T 细胞治疗为代表的基因编辑 T 淋巴细胞评为年度十大科学突破的首位，极大推动了 CAR-T 细胞研究的发展。2017 年美国 FDA 批准了诺华公司的 Kymriah 和 Kite Pharma 公司的 Yescarta 上市，前者用于治疗小儿或成人的复发或耐药 B 细胞前体急性淋巴细胞白血病，后者用于治疗罹患特定类型的成人大 B 细胞淋巴瘤。这 2 种 CAR-T 细胞治疗产品的上市，开启了肿瘤免疫治疗的新篇章，也标志着血液系统恶性肿瘤治疗新时代的到来。

鉴于 CAR-T 细胞对 B 系恶性肿瘤的疗效证据，急性淋巴细胞白血病和非霍奇金淋巴瘤是CAR-T细胞检测的最常见适应证之一。其中，CAR-T细胞在成人和儿童晚期复发或难治性慢性淋巴细胞白血、急性淋巴细胞白血病、B细胞非霍奇金淋巴瘤和骨髓瘤的治疗上取得了优于现有技术手段的疗效，也可用于治疗黑色素瘤和实体瘤等恶性肿瘤，具有广阔的临床应用前景。

（三）CAR-T的靶点

目前针对不同肿瘤靶点开发的CAR-T种类很多，多靶点CAR-T也可以提高杀伤肿瘤细胞的比例。靶向血液系统恶性肿瘤的靶点有CD19、CD20、CD22、CD23、CD30、CD33、CD123、CD38、CD138、BCMA、Kappa轻链等，在急性B淋巴细胞白血病、多发性骨髓瘤、非霍奇金淋巴瘤等疾病的CAR-T治疗研究中起重要作用。由于大部分B细胞恶性肿瘤细胞表面表达CD19，目前CAR-T靶点的研究集中在CD19上，另一热门靶点是BCMA。由于BCMA是多发性骨髓瘤治疗的理想靶点，针对BCMA开展的CAR-T研究主要是为多发性骨髓瘤的治疗提供更加有效的方法。针对实体肿瘤的靶点有Mesothelin、CD70、人表皮生长因子受体（human epidermal growth factor receptor，HER）2、磷脂酰肌醇蛋白聚糖3、前列腺特异性膜抗原、黏蛋白1等，基于这些靶点研发的CAR-T可用于治疗间皮瘤、胰腺癌、非小细胞肺癌、神经胶质瘤、肝细胞癌、乳腺癌、前列腺癌等。然而，具有单个靶标的CAR-T细胞通常会遇到抗原逃逸等复发问题。具有双靶点的CAR-T细胞可以通过更准确地靶向肿瘤细胞来克服这些缺点，并在各种血液恶性肿瘤甚至实体瘤中提供更好的临床疗效和安全性。在血液系统恶性肿瘤的临床前模型和临床试验中，双靶点CAR-T细胞治疗的抗原至少有三种组合：CD19/CD20、CD19/CD22及BCMA/CD38。双靶点CAR-T在临床上的使用越来越多，从披露的综合临床数据中，双靶点CAR-T展现出极富前景的应用价值。

第二节　非临床评价研究的必要性

CAR-T细胞产品是一种来源于人体的“活”的药物，由于人和动物免疫系统特性存在差异，人源细胞在动物体内易受到免疫排斥，人源产品在动物模型上的研究结果可能难以完全反映其在人体内的作用情况。对于这类产品，在研发的过程中是否有必要进行非临床安全性评价？这是一个必须首先回答的问题。应从以下角度出发来认识CAR-T细胞产品非临床安全性评价的重要性。

（1）从新药研究和开发的角度，在从实验室研究阶段到临床研究阶段的开发过程中，通过动物实验来考察其安全性，为临床研究提供安全性方面的信息，符合新药开发的一般规律。同时，CAR-T细胞产品是一类非常特殊的药品，其产品特性、疗效特点和安全性风险与传统药物存在显著区别，其临床使用可能带来特殊毒性风险，包括细胞因子释放综合征、神经毒性、B细胞减少和靶向与脱靶毒性等。因此，尽量在研发早期、在人体使用前获得CAR-T产品的安全性等非临床信息至关重要。

（2）随着生物技术和免疫细胞治疗领域的迅速发展，除单一靶点的自体来源

CAR-T 细胞产品外，通用型 CAR-T、双靶点 CAR-T、可分泌 PD-L1 单抗的 CAR-T、表达趋化因子 / 细胞因子的 CAR-T 等多种基因修饰型 CAR-T 细胞产品不断涌现。尽管国外有一些靶向 CD19 的自体细胞 CAR-T 细胞产品的审评案例可以借鉴，但创新型 CAR-T 细胞产品引入多种外源性基因片段，其结构和制备工艺更为复杂，与单靶点自体来源的 CAR-T 细胞产品相比，可能带来额外的安全性方面的担忧，难以单纯借鉴已上市产品的临床前安全性的信息。

（3）CAR-T 细胞产品通过 IND 甚至 NDA 许可，不等于不存在安全性风险。在 CAR-T 细胞产品上市后的临床应用过程中，仍有不少问题亟待解决。从临床试验反馈得到的诸如疗效、安全性的问题，需要通过临床前的基础研究以及动物试验等进行改进和优化，再反馈回临床以制订优化的治疗方案。

（4）CAR-T 细胞产品进行非临床安全性评价现已成为细胞产品开发的国际化监管要求。由于细胞治疗产品在研究应用方面的特殊性和复杂性，美国、欧盟、日本等国家和地区都基于自身的研究基础和发展理念，制定了相应的技术指南以规范和促进细胞产品的研发。美国 FDA 指导原则指出，细胞产品在临床前应进行毒理学实验来预测临床实验受试者可能承担的风险。为提高 CAR-T 等细胞治疗研究科学规范性，2017 年 12 月国家食品药品监督管理总局发布了《细胞治疗产品研究与评价技术指导原则（试行）》，随后 2018 年 3 月国家食品药品监督管理总局药品审评中心在线发表了《当前对 CAR-T 类产品非临床研究与评价的一些考虑》，其中明确提出该类产品在进入临床试验前需提供非临床安全性信息以支持其拟定的临床试验方案，由此可见，对于细胞治疗产品的 IND 申请，我国药监部门的关注重点仍然是产品的安全性评价，这与传统药品 IND 审评重点类似，也与细胞治疗产品纳入药品管理的初衷一致，即通过严格的非临床监管减少由于产品安全性等问题给患者可能带来的风险，最大限度保障受试者用药安全。

第三节 CAR-T 细胞产品主要毒性特点及其机制

尽管 CAR-T 细胞在肿瘤免疫治疗等方面展现了广阔的应用前景，但由于其表达了外源性基因片段，体外操作复杂，体内可分化和增殖，即使同一靶点的不同产品在结构设计上有多种策略，其带来的安全性风险也相对复杂。因此在评价 CAR-T 细胞产品的安全性时，需要充分了解其主要毒性特点及机制。

一、CAR-T 的安全性担忧

在 CAR-T 表现出优秀的抗肿瘤效果的同时，临床研究发现，部分患者回输 CAR-T 之后产生不同程度的不良反应，包括 CRS、变态反应、脱靶效应、GVHD、插入突变、神经毒性、溶血性淋巴细胞增多症 / 巨噬细胞活化综合征、肿瘤细胞溶解综合征（tumor lysis syndrome，TLS）、CAR-T 治疗相关性脑病综合征等，甚至引起死亡。随着 CAR-T 在血液恶性肿瘤治疗中开展，在进一步提高 CAR-T 疗效的同时，研究者们也需要关注如何有效预防和处理 CAR-T 治疗过程中出现的毒副作用以及探索其毒性相关机制。为此，国际上也成立了 CAR-T 治疗相关毒性工作小组，对 CAR-T 带来的细胞毒性反应进行指导、监控和治疗。

二、CAR–T 细胞产品的毒性机制

从结构上可以看到，CAR-T 表达了外源性基因片段，体外操作的复杂性高，在明显增强 T 细胞体内杀伤特异性和活力的同时，细胞因子风暴、神经毒性等严重不良反应的发生频率也显著提高。介导毒性机制可能集中在下几个方面：

1. *靶向肿瘤内毒性*（on-target，on-tumor toxicity） 即 CAR 与肿瘤细胞靶抗原结合产生的毒性，如 CRS、TLS。其中，最常见的不良反应是 CRS，目前认为 CRS 是患者接受 CAR-T 治疗后，机体释放的多种细胞因子导致，包括 IFN-γ、TNF-α、IL-2、IL-6、IL-8、IL-10 等，其中 IL-6 的升高是 CRS 敏感的标志物。CRS 通常发生在 CAR-T 细胞回输后的 7 ~ 10 天，患者表现出现恶心、头痛和类感冒症状，还可能出现呼吸困难、多器官功能衰竭等严重不良反应甚至死亡。给予全身性皮质类固醇治疗或托珠单抗治疗可在一定程度上改善毒性。TLS 指的是由于肿瘤细胞快速溶解后，细胞内容物及其代谢产物迅速地释放入血，引起患者产生的以肾功能不全为主要临床表现的一系列并发症，其本质为电解质紊乱和代谢异常。TLS 常见于大肿瘤负荷和（或）高度增殖的恶性肿瘤患者中，比如急性淋巴母细胞白血病、急性非淋巴细胞白血病等。尽管 TLS 在 CAR 治疗白血病等患者中的发生率相对较低，但也要注意受试者的血清电解质、尿酸和肾功能指标的变化。

2. *靶向肿瘤外毒性*（on-target，off-tumor toxicity） 对于 CAR-T 细胞产品开发而言，靶抗原的选择可能是成功的最关键因素。理想的抗原应具有高度的肿瘤特异性，例如 EphA2、突变的 EGFR Ⅷ或者非特性表达在非重要组织中，如前列腺特异性抗原 NY-ESO、MAGE、CD19 和 CD20。然而，大多数肿瘤特异性抗原很难被鉴定，在许多实体瘤中，CAR 靶抗原可能不是肿瘤特异性的，而是肿瘤相关抗原（tumor-associated antigen，TAA）特异性的，其中靶抗原通常在肿瘤组织高表达，但也可能在正常组织中以低水平存在。在这种情况下，CAR-T 可能靶向健康组织并产生不良影响，当靶向正常组织为心脏、肝脏、肺脏等重要器官时，就可能引发致命毒性。

此外，在 B 细胞恶性肿瘤情况下，CD19 抗原在 B 细胞谱系细胞（从前 B 细胞到成熟 B 细胞）中均有表达，靶向 CD19 的 CAR-T 在抑制 B 细胞恶性增生、预防 B-ALL 复发的同时，也可以和正常 B 细胞结合，从而导致 B 细胞发育不良，临床上患者则表现出非恶性 B 淋巴细胞耗竭等不良反应。

3. *脱靶肿瘤毒性*（off target，off tumor toxicity） 即 CAR-T 长期少量存在可能间接影响局部微环境，导致正常稳态细胞反应的改变。给予 2 代 CD19 CAR-T 的小鼠研究显示，动物会出现体重减轻和恶病质，在非荷瘤动物中也同样出现了这种情况，病

理学检查可见动物脾脏和淋巴结肿大，充满肉芽肿样细胞，经特异性染色为 $CD11b^+$ $Gr-1^+$ 骨髓系来源抑制细胞（MDSC），这是一种存在于肿瘤微环境中的免疫抑制细胞亚群。经研究证明，MDSC 会抑制抗肿瘤免疫反应和 CAR-T 功效。

4. 神经毒性　有证据显示 CAR-T 可转运进入中枢神经系统，导致患者出现癫痫、失语症、意识模糊和（或）幻觉、脑病等神经异常。在基于荷瘤免疫缺陷动物模型的研究中，给予 CAR-T 细胞的动物组织病理学检查为脑膜炎特征，软脑膜下有 CAR-T 及相关免疫细胞聚集，动物常伴有共济失调、自主活动减少等神经症状。据研究报告，神经毒性程度与 CSF 屏障破坏程度相关，但目前机制尚不明确。

5. 免疫逃逸　即无肿瘤靶抗原就能持续扩增的白血病突变体能够逃逸靶向 CAR-T 细胞的攻击。例如 CD19-CAR-T 治疗的 B-ALL 患者出现 CD19 阴性复发等。

三、克服 CAR–T 细胞毒性的安全策略

尽管 CAR-T 细胞疗法在血液系统恶性肿瘤的疗效方面取得了突破，但严重的副作用阻碍了其广泛的发展。CAR-T 细胞产品的这些“安全性问题”中，几乎每一个都与 CAR-T 本身所具有的抗肿瘤活性密切相关。因此，如何平衡肿瘤消除和不必要的治疗相关毒性之间的关系，对于改善 CAR-T 的安全性至关重要。为了控制这一点，研究者制定了一系列 CAR-T 毒性消减策略。

1. 自杀基因系统　为了缓解甚至杜绝毒性的产生，许多研究小组开发了自杀基因系统，包括 HSV-TK、iCasp9 和 CD20，这些系统一旦被激活就可以选择性地消除 CAR-T 细胞群，从而消除 CAR-T 介导的毒性。然而，这种针对 CAR-T 的改进策略也存在以一些问题，因为 CAR-T 的耗尽也意味着削弱 CAR-T 的抗肿瘤效果。此外，这些方法在急性毒性方面的控制功效仍有待评估。

2. 靶点 – 抗原识别组合　将传统 CAR 划分为两个互补部分被认为是提高安全性的可行方法。在缺乏真正的肿瘤特异性靶抗原的情况下，研究者采用具有抗原特异性的双 CAR 靶向单独的肿瘤抗原，两个靶抗原都是 T 细胞激活所必需的。两种单独的肿瘤抗原同时在健康组织上表达的可能性降低，从而提高了肿瘤特异性，有效避免了靶向肿瘤外毒性。

3. 抑制性嵌合抗原受体　PD-1、CTLA-4 等免疫抑制受体已被证明在调节和抑制免疫反应过程中具有重要作用，因此通过上述抑制受体来限制 CAR-T 过度活化可作为克服细胞 CAR-T 细胞毒性一种策略。有研究者设计了一款基于 PD-1 和 CTLA-4 的抑制性嵌合抗原受体 iCAR 靶向前列腺特异性膜抗原（PSMA）肿瘤细胞。iCAR 由正常组织专一表达的抗原特异性 scFv 和炎性受体抑制性信号区域 PD-1、CTLA-4 组成。当 iCAR 识别组织特异性抗原时，可活化 PD-1、CTLA-4 并限制 T 细胞活性、抑制 T 细胞因子分泌。这种组织特异性抗原通常在肿瘤组织缺失或表达下调，而在非靶组织正常表达，从而有效减少 CAR-T 的脱靶毒性。

4. T 细胞修饰　在 CAR-T 本身的结构上做文章也是改善 CAR-T 安全性的一种思

路。在一项最新研究中，美国南加州大学的研究人员设计了一种新型的CD19-BBz（86）CAR-T细胞。与常用的CD19-BBz（71）相比，用CD19-BBz（86）修饰的T细胞产生的细胞因子水平明显降低，并且表达的抗凋亡分子水平更高。尽管细胞因子产生减少，但CD19-BBz（86）CAR-T细胞在体外和体内仍具有针对CD19阳性肿瘤细胞的杀伤活性。Ⅰ期临床试验结果也显示，这种CAR-T细胞疗法在25名难治性B细胞淋巴瘤患者中没有观察到大于1级的CRS；在全部接受治疗的患者中均未观察到神经毒性。

5. *中和GM-CSF*　GM-CSF是CAR-T细胞在与肿瘤接触后产生的粒细胞－巨噬细胞集落刺激因子，一方面，GM-CSF是导致神经毒性和CRS的炎性细胞因子级联反应的关键上游触发因子；另一方面，GM-CSF还直接作用于髓系细胞，促进髓系来源抑制细胞和肿瘤相关巨噬细胞的增殖和运输，这些细胞已被证明能抑制T细胞增殖和发挥效应功能。因此，中和GM-CSF是一种可能同时改善CAR-T的安全性和有效性的策略。

6. *其他策略*　除了以上安全策略，还有其他方法可以降低CAR-T副作用。局部递送或肿瘤内注射CAR-T可以减少脱靶毒性，增加抗肿瘤效率。高度活化的CAR-T和裂解肿瘤细胞会引起CRS。瞬时CAR表达是减少这些毒性，避免CAR-T过度活化的有效预防措施。表达中等亲和力的人源CAR（靶向人FR）T细胞在体内和体外实验中可有效清除肿瘤细胞，并减少脱靶效应。有研究结果也表明低亲和力CAR-T（靶向EGFR或CD123）可以从正常细胞中区分肿瘤细胞，减少脱靶毒性。

第四节　非临床评价的监管要求和相关指导原则

由于细胞治疗技术发展的快速性与尚未被科学界明确的未知风险，如何对细胞治疗领域进行适度的监管和评价研究也受到各国的重视。早在20世纪90年代，欧美等许多国家的监管机构对细胞产品评价研究陆续出台相关技术指南。自2017年以来，我国药监部门频繁发布细胞治疗产品的指导文件，表现了其对于该类产品的重视，同时也为非临床研究方面指明了方向。

一、CAR-T细胞产品的监管

与传统药物相比，细胞治疗产品的研发和质量控制难度大、要求高，给技术开发行业、医药企业、医疗机构和监管部门带来更多新的问题和挑战。为了促进细胞治疗行业的持续健康发展，世界各国家和地区在细胞治疗产品的监管上努力，正在不断完善政策体系，相关行业也在逐步规范。由于各国国情不同，卫生和药品监管体系的架构和职能也有所不同，但对于细胞治疗产品的监管模式可分为两种：第一种是美国、欧盟采用的单轨制，由药品监管部门监管，根据产品的风险等级进行分类管理；第二种是日本采用的双轨制，在医疗机构应用于临床的细胞治疗产品由医疗卫生管理部门审核批准，用于上市流通的产品则作为药品进行管理。

（一）美国、欧盟、日本的 CAR-T 产品监管模式

美国在联邦法案《公共卫生服务法》（PHS Act）中设定条件对人体细胞及组织产品（HCT/P）的高、低风险进行评估，满足低风险条件的产品归为 PHS 361 产品，不符合低风险要求的产品视为高风险产品，归为 PHS 351 产品。对 PHS 361、PHS 351 两类产品，监管部门采用不同的审批要求。此外，CAR-T 等采用人工手段对细胞进行遗传学特性改造的细胞疗法均纳入基因治疗范畴。目前对于大多数免疫细胞治疗产品，美国各界对其风险程度的认识较为统一，业内人士普遍认为其可纳入 PHS 351 类产品范畴，根据 GMP 进行研发和生产，在上市前根据 FDA 要求开展规范的临床前研究和临床研究，并由 FDA 生物制品评估与研究中心负责审评。为规范细胞治疗产品的研发，FDA 发布了若干技术指南和指导原则，涵盖了非临床研究、临床研究、行业质量标准和生产工艺、产品疗效和安全性评价以及 FDA 审评人员等方面。

EMA 将 CAR-T 等细胞治疗产品纳入 ATMP 的范畴，与 FDA 相似，对前沿药物有专门设立的从非临床到临床研究和生产质量的管理规范。EMA 也成立了高级疗法委员会，评估 ATMP 的安全性、有效性、质量可控性。于此同时，“医院豁免”条款允许医生在医疗机构中为患者进行个体细胞治疗，前提是需要经过安全性、有效性的验证。

日本对 CAR-T 等细胞治疗产品实行的监管模式为双轨制管理。仅在医疗机构实行的免疫细胞治疗和研究者发起的临床研究，不以上市为目的，均由厚生劳动省根据《再生医疗安全确保法》管理并备案。作为上市产品或有第三方企业等介入的细胞治疗产品开展的临床研究，则由药品医疗器械管理局按照《药品和医疗器械法案》监管。

（二）我国的 CAR-T 细胞产品监管模式

我国对于细胞治疗产品的监管模式也经过了多年的探索。早在 1993 年，原国家卫生部公布了《人的体细胞治疗及基因治疗临床研究质控要点》。2002 年原国家药品监督管理局发布的《药品注册管理办法（试行）》中表明细胞治疗产品纳入治疗性生物制品 3 类进行管理。2009 年，将自体免疫细胞治疗技术作为第三类医疗技术进行管理，允许在临床中进行应用和收费。2015 年，原国家卫计委发布通知，取消了造血干细胞和免疫细胞等第三类医疗技术临床应用准入审批的有关工作。细胞治疗应归属技术或是产品，其属性问题至今仍有争议。

2017 年 FDA 批准了两款 CAR-T 产品开展临床试验。2017 年底，《细胞治疗产品研究与评价技术指导原则（试行）》明确提出细胞治疗产品按药品管理相关法规进行研发和注册申报。鉴于我国 CAR-T 细胞治疗产品的集中申报，2018 年，原国家食品药品监督管理总局药品审评中心发布了《非注册类临床试验用于药品注册审评的几点思考》和《当前对 CAR-T 类产品非临床研究与评价的一些考虑》，并发布了《细胞治疗产品申请临床试验药学研究和申报资料的考虑要点》的通知。同年 6 月，中国食品药品检定研究院发布《CAR-T 细胞治疗产品质量控制检测研究及非临床研究考虑要点》，对 CAR-T 细胞治疗产品的监管作出思考和探讨，也对其质量控制和非临床研究起到一定的指导作用。2019 年初，国家卫健委发布的《生物医学新技术临床应用管理条例（征

求意见稿）》和《体细胞治疗临床研究和转化应用管理办法（征求意见稿）》又再次引发各国的关注和讨论。

鉴于CAR-T细胞治疗产品来源的特殊性和制备工艺的复杂性，结合CAR-T的临床应用风险，我国仍需对其质量控制和非临床评价的监管体系进行完善。在质量控制管理方面需要关注的内容包括CAR-T制备原材料和辅料的选择及其质量控制、转导基因载体或转染基因载体的制备及质量控制、细胞供体筛选及检测、CAR-T细胞产品的生产、质量控制研究及检测等。而对于CAR-T细胞产品的非临床研究，不仅需要进行体外药效学研究、动物体内药效学研究、药代动力学研究、非临床安全性研究、安全药理研究，还需要从制剂安全性、免疫毒性研究等方面进行考虑。

二、国内外相关指导原则

（一）我国CAR-T细胞产品非临床安全性评价的相关指导原则

目前，我国CAR-T细胞产品非临床安全性评价可参考2017年12月国家食品药品监督管理总局发布的《细胞治疗产品研究与评价技术指导原则（试行）》，2021年国家食品药品监督管理总局发布的《基因修饰细胞治疗产品非临床研究技术指导原则（试行）》以及2018年3月原国家食品药品监督管理总局药品审评中心在线发表的《当前对CAR-T类产品非临床研究与评价的一些考虑》，其中针对CAR-T类产品非临床评价研究共性的技术问题作出以下规定：①体内药效学研究可采用荷瘤小鼠药效学模型评价CAR-T细胞在体内的抗肿瘤活性，如肿瘤负荷清除情况及动物生存情况。可采用裸鼠移植瘤模型评价CAR-T细胞的抗肿瘤活性，或采用动物源替代产品评价其体内抗肿瘤活性。建议在体内药效学试验中尽可能观察潜在的毒性反应。②药代研究可考虑采用疾病模型动物，研究CAR-T细胞在体内的增殖、分布和存续时间。③安全性研究中需关注CAR-T细胞免疫反应、初始细胞剂量和毒性反应等，研究设计应支持临床试验的剂量选择和给药途径等应用方案。应基于免疫反应的种属特异性及CAR-T产品的作用机制，选择合适的动物模型。在毒理学终点设置和试验观察周期方面，CAR-T产品的毒性研究需依据产品的作用特点进行合理设置。此外，CAR-T产品还应关注插入性突变风险。对于诱导多能干细胞来源的产品，应在首次临床试验前完成致瘤性试验，评估其相应的致瘤性风险。

（二）美国FDA颁布的指南

2013年，美国FDA发布了《细胞与基因治疗产品临床前评估指南》，该指南取代了1998年颁布的《人体细胞疗法与基因治疗指南》，为包括CAR-T细胞产品在内的细胞治疗、基因治疗等临床前研究提供指导。

该指南首先规定了细胞治疗与基因治疗产品均适用的临床前研究的考虑要点，包括临床前研究目标、对临床前研究设计的总体建议、试验动物物种选择、疾病的模型动物选择、毒理学研究、产品在体内运输需要考虑的问题、良好实验室规范、动物使用的3R原则、用于后期临床试验的产品开发、临床前研究报告等。其中，针对细胞治疗产品临床前研究内容在第四章中进行了重点阐述。主要内容包括：①临床前体外和体内研究中使用的每批 CAR-T 产品应根据适当的标准进行表征，并与临床拟用于患者人群的 CT 研究产品保持一致。②人源细胞在动物体内会导致免疫排斥反应，因此特殊的疾病动物模型可能比健康动物更适合用于评估这些产品的活性和安全性。鼓励在特殊动物模型中进行临床前研究，以更好地定义与 CAR-T 研究产品相关的风险收益比。③在非临床研究中阐明 CAR-T 细胞的体内命运对阐明其有效性和安全性至关重要，此外，细胞体内命运有助于证明动物物种 / 模型选择合理性，并确定潜在的毒性靶器官。选择制订合适的检测方法来准确评价细胞在活体内的分布和迁移规律是细胞治疗产品评价中需要关注的问题。目前可用于评估细胞体内分布的检测技术包括采用放射性核素标记细胞、基因修饰细胞（如表达绿色荧光蛋白）、纳米颗粒标记细胞（如铁－右旋糖酐纳米颗粒）后活体成像方式，或使用 PCR 分析和免疫组化法来考察人类来源的细胞分布到靶器官 / 组织或非靶器官 / 组织的情况。④对于每种 CAR-T 产品应考虑其潜在的致瘤性，并评估细胞在体内异常增生的可能性。⑤有置入支架的细胞类产品，需要考虑的风险因素包括细胞、支架、生物相容性、生物学应答、剂量反应及反应持续的时间、安全性、免疫原性等方面。

（三）欧盟指导原则

欧盟药品管理局于 2008 年发布了《人细胞制剂指导原则》，提出了体细胞治疗产品在细胞治疗产品药理学和毒理学研究中所应注意的问题。在含基因修饰细胞药品的非临床开发过程中，除了《人体细胞药品指导原则》外，还应考虑 2012 年发布的《含基因修饰细胞的药品药品质量、非临床和临床方面的指导原则》，2019 年，欧盟针对基因治疗和细胞治疗产品发布了《临床试验中研究用先进技术治疗医学产品的质量、非临床和临床要求指导原则》，该原则涉及 ATMP 的开发、生产和质量控制，以及非临床和临床开发，为采用 ATMP 进行探索性和确证性试验的临床试验申请提供了结构和数据要求的指导。上述指导原则中有关 CAR-T 等细胞治疗产品的非临床研究的基本要求与 FDA 基本相似，建议遵循以下原则：支持启动临床开发和进一步临床开发所需的非临床数据的程度取决于与产品本身有关的感知风险、先前的科学认知和同类产品的临床经验。应根据细胞的类型、操作程度、载体类型、转基因表达、基因修饰、合适动物模型的可用性以及预期的临床用途，按具体情况进行具体分析确定。暴露范围和持续时间会显著影响与 ATMP 临床使用相关的预期风险。例如，如果产品拟定局部使用或通过物理或生物学方式保持隔离，则对全身性作用的评价要求就相当低。同样，如果预期产品在体内持续存在的时间较短，且预计不会引起长期作用，则可以相应地调整非临床安全性评价的持续时间，根据具体情况可采用基于风险的方法来确定所需的非临床数据。

第五节　非临床评价内容和主要关注问题

一、试验设计的总体思路

目前，CAR-T是靶向性免疫细胞治疗产品研究最为热门的领域，临床应用包括血液肿瘤和实体瘤的治疗。随着研究的不断深入，业界对产品的认识有很大的进步，国家监管机构也在这方面积累了很多经验，并形成了较为成熟的临床前研究方案。①靶向性研究：开展细胞与靶抗原的特异性结合及亲和力研究证明其靶向性，开展组织交叉反应试验、人细胞质膜蛋白阵列试验等研究其可能的非特异性结合证明其脱靶性。②体外概念性和体外药效研究：在确定细胞在体外对肿瘤细胞有杀伤作用后，可开展体内药效试验，评价细胞对荷瘤小鼠体内肿瘤细胞的抗肿瘤活性，观察荷瘤鼠肿瘤负荷、动物的存活时间和存活率。③ GLP条件下的安全性评价：在细胞生产工艺和质量控制确定后，可使用拟用于临床的产品在GLP条件下开展安全性评价，由于CAR-T细胞产品具有靶向性，为了更好地模拟人体的毒性反应，一般采用荷瘤鼠（疾病模型鼠）开展毒性研究，也可使用人源化小鼠，但是人源化小鼠具有不易获得、价格较贵、无法保证小鼠质量等缺点，因此较少使用人源化小鼠用于毒性评价。毒性评价中，除了设置常规的观察指标，需依据产品特性，设置神经毒性、免疫毒性（细胞因子等）等观察指标。疾病模型鼠不是毒理学评价常用的动物，即使给予了治疗细胞，后期也可因肿瘤复发或者严重的不良反应，造成动物死亡，无法开展长期的毒理实验（试验周期通常为2 ~ 3个月），同时需要设计更多的动物数量，以保证能够收集到符合统计学的样本数。另外在研究过程中和结果判定时，需要重点观察各项背景数据，并区分给予CAR-T和肿瘤细胞分别造成的病理学和检测指标的变化。④生物分布研究：开展包含荷瘤鼠和非荷瘤鼠的生物分布研究，可为非GLP试验。⑤溶血性研究：CAR-T细胞产品大部分为静脉输注，因此需要进行制剂安全性研究，即溶血试验。⑥其他：在临床试验期间完成更长周期的毒性试验和致瘤性试验。

二、CAR-T非临床研究动物模型的选择

选择合适的动物模型进行上述相关研究可以大大提高对临床结果的预测性。由于CAR-T细胞产品的特殊性，一般少用正常动物，通常需要用到特殊的动物模型，目前已用于产品研究和正处于探索阶段的动物模型主要包括同源小鼠模型、转基因小鼠、移植瘤小鼠模型、免疫系统重建人源化小鼠以及灵长类动物模型。其中同源小鼠模型和转基因小鼠具备正常的免疫系统，可通过负荷鼠源肿瘤对鼠源CAR-T进行药效学研究，检测CAR-T的靶向性和脱靶毒性，但这种模型对人源CAR-T的药效和毒性研究反映不全面。移植瘤小鼠模型是通过对重度联合免疫缺陷小鼠移植人源肿瘤建立，可进行人源CAR-T药效学研究，也可检测CAR-T的部分毒性指标。但该模型缺少宿主

免疫系统，无法完全模拟人体回输 CAR-T 后出现的 CRS 带来的级联反应，也无法检测脱靶效应。非荷瘤的免疫缺陷鼠可以减少排异现象，延长 CAR-T 体内的存活时间，适合用于 CAR-T 的非靶点安全性以及致瘤性风险研究。免疫系统重建的人源化小鼠具备最接近人的免疫系统，可通过接种人源肿瘤研究人源 CAR-T，是同时评价 CAR-T 有效性和安全性（如 CRS 和脱靶效应）较理想的模型。然而，目前对该模型还未形成统一的标准，动物自发病率高导致难以实现大批量生产和标准化，尚不能推广应用。灵长类动物模型与人体免疫系统相似度高，理论上可以模拟 CRS 和神经毒性。但在灵长类动物体内建立人源肿瘤模型难度较大，人源 CAR-T 在动物体内容易发生免疫排斥被清除，无法充分评价产品的药效和毒性。在对 CAR-T 细胞产品进行临床前研究时，根据产品特性、试验目的 / 类型、动物模型的优缺点进行选择。

目前常用的做法是移植瘤小鼠模型在免疫缺陷小鼠中移植人源肿瘤，可以作为疾病动物模型对毒性指标进行观察。免疫缺陷鼠的类型较多，表 14-2 中列举了不同免疫缺陷鼠动物模型的特点和应用。

表 14-2　免疫缺陷鼠的类型和应用

品系	特点	应用
裸鼠（Nude）	foxN1突变体，无毛、无胸腺，因此$CD4^+$和$CD8^+$T细胞无法分化和成熟	快速生长肿瘤细胞的理想宿主。无毛，评估皮下肿瘤无需剃毛，易于通过成像系统观察荧光标记的肿瘤细胞。但裸鼠仍有B细胞和NK细胞应答，故不适合作为白血病或淋巴瘤的宿主
Scid鼠	prkdc突变体，Prkdc蛋白功能缺失，使TCR和血清免疫球蛋白基因不能重排，导致小鼠T、B细胞功能缺失	适合同种和异种肿瘤移植。特别是血源性癌症细胞，比裸鼠更为合适。但随着年龄的增加可能会产生低水平的免疫球蛋白。对辐射敏感，不太适合需要辐照后再进行移植的实验。人PBMC和胎儿造血细胞的移植率较低
NOD-scid鼠	NOD背景下*prkdc*突变体，无功能T细胞和B细胞，NK细胞活性低，骨髓发育缺陷	血清免疫球蛋白泄漏率非常低，适合同种和异种肿瘤移植。但由于其自发胸腺淋巴瘤，导致NOD-scid鼠寿命缩短（8～9个月），不适合长期的移植试验
NOD-Prkdc[scid] Il2rg [null]	NOD背景下*prkdc*突变体，*Il2rg*敲除，重度免疫缺陷，如NOG，NSG和NPG。*Scid*突变导致小鼠T/B细胞功能缺失。*Il2rg*突变通过多种受体阻断细胞因子信号转导导致功能性NK细胞缺陷	可高效植入人造血干细胞，外周血单核细胞，患者来源异种移植物或成体干细胞和组织，可植入人免疫系统，是研究人体免疫功能、肿瘤学和干细胞生物学的重要免疫缺陷小鼠

三、CAR-T 的体内药效学研究

目前最常用于人源 CAR-T 动物体内药效学研究的是移植瘤小鼠模型，采用重度免疫缺陷的小鼠（如 NSG、NPG、B-NDG 小鼠），根据 CAR-T 的适应证选择建立模型的肿瘤细胞，可使用如 Raji、Nalm-6、RPMI-8226 等人源细胞，或者如 CD19-HEK293、CD20-K562 等通过基因工程技术导入特异靶标的特殊稳转细胞株，也可皮下接种人源肿瘤组织。肿瘤细胞通过不同给药途径到达动物体内可以形成不同的肿瘤模型，采用尾静脉注射可建立系统的（全身性）模型，皮下注射、腹腔注射则可建立局部模型。对于建模肿瘤细胞的剂量，需要综合细胞种类、动物种属、给药方式以及预期成瘤速度等方面进行考虑，通过预实验和查阅相关文献对剂量进行摸索和调整。荷瘤成功后，将 CAR-T 输注到动物体内，给药方式和频度参照临床使用确定。

在试验设计上，考虑到未转染的 CAR-T 可能发挥非特异性的抗肿瘤作用，除了溶媒对照组，还需要设置 T 细胞对照组。对于 CAR-T 给药组，为了探究不同剂量与效应的关系，需要设置至少两个剂量组。低剂量一般采用临床等效剂量，中剂量可设为等效剂量的 2 倍或 5 倍，高剂量可设为等效剂量的 2.5 倍或 10 倍，或者更高的倍数。最低有效剂量和最高耐受剂量需要通过预实验确定，由于 CAR-T 有转导阳性率高低之分，阳性率低的 CAR-T 在输注前需要考虑细胞总量是否超过动物最大耐受剂量的问题。此外，建议设置不荷瘤的溶媒对照组或空白对照组，也可增设卫星组用于毒性指标的监测或药代动力学研究。

药效学研究中最直观和最常用的方法是生物发光成像（bioluminescent imaging，BLI）法，其以无创性、可视化和高灵敏度而受到广泛的应用。将建模肿瘤细胞通过改造使其过表达荧光素酶报告基因，则可以在建立模型后，采用 D- 荧光素对肿瘤细胞进行追踪，检测肿瘤荷载量及其在动物体内的分布情况。除此之外，药效学研究也常用以下方法进行检测和评价：①采用流式细胞术根据肿瘤抗原检测动物体内肿瘤细胞的数量，或检测 CAR-T 细胞的数量；②采用流式细胞术、ELISA、MSD 等免疫学方法对动物血清或血浆中与肿瘤相关的细胞因子进行检测；③通过常规药理学或病理学方法测定肿瘤体积、肿瘤重量、检测肿瘤细胞在动物体内的定植部位、统计动物中位存活期等。

四、CAR-T 的毒性研究

由于 CAR-T 细胞治疗产品制备过程特殊，引入病毒等作为载体，因此受试物需要委托方提供完整的质量分析报告和所有相关的受试物稳定性研究数据。研究机构在接收受试物后，若需要进行处理后给药，则需要在给药前对细胞形态、总数、活率、颜色以及除细胞之外的其他外源性异物等进行观察或检测；若受试物可在稳定性允许的时间范围内直接给药，则可由委托方进行上述检测。

研究发现，当体内存在肿瘤靶点时，CAR-T 可被迅速活化并释放细胞因子，或引起机体细胞因子的变化，产生相应的毒性。因此，对 CAR-T 进行毒性研究时常用建立肿瘤模型的动物，可在药效学研究中增加卫星组进行毒性评价，也可以单独开展毒性评价。

试验设计方面，剂量设计时，应至少包含两个剂量，低剂量应不低于临床等效剂量。试验中以 CAR^{+} T 细胞为计算标准，要注意总细胞不能超出动物的承受范围。除了设置溶媒对照组，也可以设置 T 细胞对照组方便结果分析。如使用荷瘤鼠模型进行毒性研究，可根据研究机构的背景数据考虑设置非荷瘤对照组进行背景数据的校正。

在设置毒性检测指标时，考虑免疫缺陷鼠的机体状态可能较差，荷瘤鼠模型处于严重疾病状态，可以减少一些不必要的指标或者设计更多的动物数来满足对样本量的需求。毒性指标的检测包括对临床症状、注射部位、GVHD 症状的观察，体重、摄食量、脏器重量的测定，血液学检查、细胞因子检测和病理学检查等。其中，细胞因子检测包括鼠源细胞因子检测和人源细胞因子检测，以此确定细胞因子的来源。病理学检查可以确定毒性靶器官以及发生病变的情况。目前对 CAR-T 引起 CRS 和 CRS 导致的神经毒性尚无理想的评价模型，对于 CAR-T 细胞的神经毒性、遗传毒性、体内致瘤性、变态反应等，建议在临床试验中进行。CAR-T 是一种终末分化的细胞，理论上致瘤性风险较低。体外致瘤性试验主要采用软琼脂克隆试验进行评价，体内致瘤性试验所需时间较长，可与周期较长的动物毒理学研究同时开展。

在试验周期方面，毒性研究的动物首次解剖时间可参考未经 CAR-T 治疗的荷瘤鼠的生存期限（2 ~ 3 周）、临床出现严重毒性反应的时间或者 CAR-T 细胞发挥最强生物学活性作用的时间设定；第二次解剖的时间点参考生物分布研究所显示的细胞存续时间或者荷瘤动物在受试物作用后的最长存活时间设定。

五、CAR–T 的药代动力学研究

在非靶组织广泛分布信息在人体实验很难获得，在非临床研究中阐明 CAR-T 细胞的体内过程对其有效性和安全性的研究至关重要。一般而言，在肿瘤细胞存在的情况下 CAR-T 会大量增殖并发挥生物学作用，因此目前 CAR-T 最常用的药代研究模型依然是移植瘤模型。除对照组外，一般设置 1 个剂量，以有效剂量为宜，在设置的时间点解剖取材和采血，对相关指标进行检测，检测方法方面需要选择能够捕获到细胞分布的敏感方法学。可选择的检测技术包括生物发光成像技术、流式细胞术、免疫组化技术、实时定量 PCR 技术、新一代原位杂交 RNAscope 等，上述技术各有优缺点，不同的方法适用于不同的检测样本和检测目的。针对每种细胞需要建立适当的具体方法，应进行必要的方法学验证。

CAR-T 细胞的生物分布检测方法主要包括活体成像法、流式细胞术、免疫组化技术和定量 PCR 检测等，不同检测方法的适用范围和侧重点不尽相同。活体成像法可直观地检测 CAR-T 细胞的体内分布，其细胞标记可通过多种方法实现，如对细胞进行放射性核素标记、遗传修饰（如表达绿色荧光蛋白或荧光素酶）标记、纳米粒子标记（如铁–聚葡糖纳米粒子）等。近年来，量子点标记示踪法因其独特的光学特性越来越多被应用于活细胞标记和体内示踪，这种方法的优点在于具有良好的生物相容性和稳定性，可满足多功能活体示踪技术和细胞活体评估的研究需求。流式细胞术可以检测动物血液、骨髓和脾脏中的 CAR-T 细胞含量。免疫组化方法可检测脾脏或其他脏器中 $CD3^+$ 细胞或 CAR^+ 细胞表达情况，从而了解人 T 细胞在动物脏器中的分布和增殖情况。定量 PCR 法可检测所偶遇类型样本中代表人源 CAR-T 的 DNA 或 RNA 水平，而 PCR 法推荐以 CAR 而非 T 细胞作为特异性检测目标。此外，新型技术，如原位杂交法也开发用于检测 CAR-T 组织分布。因细胞标记后其生物学特性可能发生改变，如对细胞本身进行标记，应关注标记对其分布结果的影响。总之，在非临床研究中，最好用多种适宜的细胞追踪方法评价细胞产品的分布、迁移、归巢及其存续和消亡特性，并阐述方法的科学性。

六、CAR–T 的体外致瘤性评价

对于 CAR-T 细胞产品，了解和评估 CAR-T 细胞与肿瘤形成的相关性对于预测此类药物临床应用的安全性至关重要。尽管终末分化的细胞理论上致瘤性风险较低，但 CAR-T 细胞产品是引入外源基因的产品，其致瘤性风险不容忽视。目前，CAR-T 细胞产品致瘤性评价目前还没有统一的技术标准，其体内外致瘤性评价方法的研究一直在不断探索中。

一般来说，体外试验检查细胞成瘤性是研究者和监管机构官方接受的相对标准的试验方法，可从一定程度上反映细胞的成瘤性特征，可作为体内动物试验的补充和参考。CAR-T 细胞作为一种终末分化的体细胞治疗产品，可通过体外研究初步探讨其致瘤性风险，再根据检测结果，决定是否进行成瘤性 / 致瘤性研究。

软琼脂克隆形成试验是一种基于锚定非依赖性生长原理的体外致瘤性检查方法。对于体外恶性转化的细胞或肿瘤细胞，由于遗传突变或自发旁分泌生长，在半固体软琼脂中不依赖胞外基质的黏附性增殖作用仍可以增殖生长，形成明显可见的克隆集落，因此软琼脂克隆形成试验是研究细胞恶性转化的常用方法。有研究表明，体外检测的结果与体内接种法具有良好的相关性，当肿瘤细胞中存在少量侧群细胞时，其软琼脂克隆形成率较非侧群细胞明显升高，且注射到免疫缺陷小鼠体内肿瘤形成率和肿瘤的大小均明显高于非侧群细胞，即体内外检测结果具有高度的一致性。同时，软琼脂克隆形成试验检测灵敏度较动物体内接种法更高，研究表明，利用数字化软琼脂克隆形成试验检测 hMSC 中混有的 HeLa 细胞时的最低检测限可达到 0.000 01%。此外，软琼脂克隆形成试验检测致瘤性还具有体内致瘤性检查不具备的优点，例如检测时间短、待测细胞量需要数量少、符合动物 3R 原则等，这些特点使得软琼脂克隆形成实验可作于细胞产品的致瘤性检查的方法之一。此外采用软琼脂克隆形成实验对 CAR-T 细胞的致瘤性进行评价，该方法简单、经济、耗时短、不需要借助特殊仪器设备，可实现对 CAR-T 细胞致瘤性潜能进行早期预测和筛选。

七、其他需要关注的问题

（一）CAR-T 安全性评价与 GLP

对于临床前评价，总体的原则可归纳为两个方面。①要从药物特点出发：由于现有的非临床研究方法及标准在细胞产品的评价上存在一定局限性，应遵循“具体情况具体分析”原则，探索多种新评价策略和方法，在研究评价内容选择时，应细胞类型、细胞来源、种类、生产工艺、修饰、处方中非细胞成分、治疗原理、可能的毒性反应机制、体内生物学行为、研发计划及相应的临床试验方案等。②从法规要求出发：最大限度地按照 GLP 实施，某些特殊指标也可以在非 GLP 条件下开展检测，但也需要确保数据、结果的真实可靠，并考虑是否对产品总体的安全性评价产生影响。

（二）预试验

由于 CAR-T 细胞产品的特殊性，尤其是对于全新靶点的产品，需关注预试验过程的重要性。在开展临床前研究时，需首先了解细胞产品作用机制、临床研究或临应用方案，根据具体细胞产品“Case by Case”原则设计；在开展正式试验之前，充分开展预试验，摸索造模剂量、细胞回输时间、初步掌握细胞产品的毒性特征，为后续的正式试验设计提供参考依据。

（三）受试物分析

供试品的质量可控性和稳定性是关键前提，鉴于 CAR-T 产品制备过程的特殊性，委托方应提供受试物完整的质量分析数据报告，CAR^{+} T 细胞比率、活细胞数目、细胞形态、外源性异物、生物学效应等，在此基础上，要验证细胞从运输、保存到制备整个过程的稳定性，此外可能还要对生物学功能考察，如生物学效力（例如注射器针头形成的剪切力对细胞活性和功能的损伤等）。总体来说，为了满足安全性评价，需要针对细胞特点进行验证。

（四）结果分析

在进行结果分析时，应当重点关注以下 4 个方面。①量效－时效关系分析：在了解 CAR-T 细胞的作用机制的基础上，分析细胞是否引起具有剂量反应和时效反应的趋势性的变化，分析时要与荷瘤鼠进行比较，注意区分毒性 / 药效作用。②指标的关联性分析：要借助临床症状、体重、病理结果等之间的关联分析，例如 GVHD 的发生，应结合炎性细胞因子变化情况进行综合分析。③异常情况 / 数据的分析：例如当荷瘤动物死亡时，应当注意分析其原因是否自发疾病、肿瘤持续性消耗及继发感染、CAR-T 细胞引发的 GVHD 导致免疫损伤继发感染、毒性反应或者是上述的综合因素等。④与药代 / 生物分布之间的关联性分析：比对药代特别是 CAR-T 细胞的组织分布综合分析毒性靶器官。

第六节　非临床评价实例

详细信息请扫描前言中的二维码。

第七节　小结与展望

CAR-T 细胞被认为是免疫细胞治疗中最具有前景的治疗手段，由于其具有特异性高、选择性强等优点，在肿瘤治疗领域中具有巨大的潜力。同时，CAR-T 疗法可能带来特殊毒性风险，包括细胞因子释放综合征、神经毒性、B细胞减少和靶向与脱靶毒性、移植物抗宿主病、插入性突变等。尽量在研发早期、在人体使用前获得CAR-T产品的有效性和安全性等非临床信息至关重要。但是，作为一种可分化增殖、具有生物学效应的"活的"药物，细胞治疗产品的安全评价仍面临诸多挑战。如何对CAR-T细胞产品构建更加完善的动物模型，开发合适的评价方法，建立科学的评价标准，制定合理的评价策略来谨慎评估其安全性风险是CAR-T细胞治疗产品临床前研究中需要关注的问题。未来，随着CAR-T细胞治疗产品不断研发、产业化，可能会暴露出更多的安全性问题，不断改进和完善临床前研究，有助于研究者优化产品开发策略，降低受者使用风险，也是细胞治疗产业持续发展的基础和前提。

参考文献

[1] ANDRES M, FELLER A, ARNDT V, et al. Trends of incidence, mortality, and survival of multiple myeloma in Switzerland between 1994 and 2013[J]. Cancer Epidemiol, 2018, 53: 105-110.

[2] 高建超．关于我国细胞治疗产业发展现况和监管思路的浅见(上)[J]. 中国医药生物技术, 2019. 14(3): 193-198.

[3] MCNUTT M. Cancer immunotherapy[J]. Science, 2013, 342(6165): 1417.

[4] ROSENBERG S, LOTZE M, MUUL L, et al. Observations on thesystemic administration of autologous lymphokine-activated killer cells and recombinant interleukin-2 topatients with metastatic cancer[J]. New Engl J Med, 1985, 313(23): 1485-1492.

[5] ROSENBERG S, SPIESS P, LAFRENIERE R. A new approach tothe adoptive immunotherapy of cancer with tumor-infiltrating lymphocytes[J]. Science, 1986, 233(4770): 1318-1321.

[6] JOHNSON A, MORGAN A, DUDLEY E, et al. Gene therapy with human and mouse T-cell receptors mediates cancer regression and targets normal tissues expressing cognate antigen[J]. Blood, 2009, 114(3): 535-546.

[7] GOU L J, GAO J C, YANG H, et al. The landscape of CAR T-cell therapy in the United States and China: A comparative analysis[J]. Int J Cancer, 2019, 144(8): 2043-2050.

[8] 潘玉竹，曹政．肿瘤过继性细胞治疗的研究进展[J]. 免疫学杂志, 2020, 36(1): 86-92.

[9] ASNANI A. Cardiotoxicity of immunotherapy: incidence, diagnosis, and management[J]. Curr Oncol Rep, 2018, 20(6): 44.

[10] CHENG Z, LIU J, ZHONG J F, et al. Engineering CAR-T cells[J]. Biomarker Research, 2017, 5(1): 22.

[11] BONELLO F, D'AGOSTINO, MATTIA, et al. CD38 As an Immunotherapeutic Target in Multiple Myeloma[J]. Expert Opinion on Biological Therapy, 2018, 18(12): 1209-1221.

[12] 姜丽翠．嵌合体抗原受体修饰的T细胞对血液恶性肿瘤细胞的杀伤[D]. 苏州：苏州大学, 2015.

[13] DAVILA M L, et al. Chimeric antigen receptors for the adoptive T cell therapy of hematologic malignancies[J]. Int J Hematol, 2014, 99(4): 361-371.

[14] RAFIQ S, HACKETT C S, BRENTJENS R J. Engineering strategies to overcome the current roadblocks in CAR T cell therapy[J]. Nat Rev Clin Oncol, 2020, 17: 147-167

[15] 王向鹏，左百乐，王冠玉，等．嵌合抗原受体修饰 T 细胞治疗实体肿瘤的研究现状 [J]. 新乡医学院学报，2019, 36(2): 101-105.

[16] D'ALOIA M M, ZIZZARI I G, SACCHETTI B, et al. CAR-T cells: the long and winding road to solid tumors[J]. Cell Death & Disease, 2018, 9(3): 282.

[17] JENSEN M C, POPPLEWELL L, COOPER L J, et al. Antitransgene rejection responses contribute toattenuated persistence of adoptively transferred CD20/CD19-specific chimeric antigen receptor redirected T cells in humans[J]. Biology of blood and marrow transplantation: journal of the American Society for Blood and Marrow Transplantation, 2010, 16(9): 1245-1256.

[18] MILONE M C, FISH J D, CARPENITO C, et al. Chimeric receptors containing CD137 signal transduction domains mediate enhanced survival of T cells and increased antileukemic efficacy in vivo[J]. Mol Ther, 2009, 17(8): 1453-1464.

[19] LONG A H, HASO W M, SHERN J F, et al. 4-1BB costimulation ameliorates T cell exhaustion induced by tonic signaling of chimeric antigen receptors[J]. Nature Medicine, 2015, 21(6): 581-590.

[20] PULE M A, STRAATHOF K C, DOTTI G, et al. A chimeric T cell antigen receptor that augments cytokine release and supports clonal expansion of primary human T cells[J]. Molecular therapy: the journal of the American Society of Gene Therapy, 2005, 12(5): 933-941.

[21] CAMPANA D, SCHWARZ H, IMAI C. 4-1BB chimeric antigen receptors[J]. Cancer J, 2014, 20(2): 134-40.

[22] CROFT M. Costimulation of T cells by OX40, 4-1BB, and CD27[J]. Cytokine Growth Factor Rev, 2003, 14(3-4): 265-273.

[23] 魏建树，韩为东．CAR-T 细胞治疗实体肿瘤：且行且思考 [J]. 中国肿瘤生物治疗杂志，2018, 25(9): 847-853.

[24] DI STASI A, DE ANGELIS B, ROONEY C M, et al. T lymphocytes coexpressing CCR4 and a chimeric antigen receptor targeting CD30 have improved homing and antitumor activity in a Hodgkin tumor model[J]. Blood, 2009, 113(25): 6392-6402.

[25] PEGRAM H J, PARK J H, BRENTJENS R J. CD28z CARs and armored CARs[J]. Cancer J, 2014, 20(2): 127-133.

[26] AVANZI M P, YEKU O, LI X, et al. Engineered tumor-targeted T cells mediated enhanced anti-tumor efficacy both directly and through activation of the endogenous immune system[J]. Cell Rep, 2018, 23(7): 2130-2141.

[27] ZHAO Z, CONDOMINES M, VALL DER STEGEN S J, et al. Structural design of engineered costimulation determines tumor rejection kinetics and persistence of CAR T cells[J]. Cancer Cell, 2015, 28(4): 415-428.

[28] TURTLE C J, HUDECEK M, JENSEN M C, et al. Engineered T cells for anti-cancer therapy[J]. Curr Opin Immunol, 2012, 24(5): 633-639.

[29] 李逸豪，王建勋．CAR-T 细胞治疗多发性骨髓瘤的研究进展 [J]. 现代肿瘤医学，2019(20): 3729-3732.

[30] GROSS G, WAKS T, ESHHAR Z. Expression of immunoglobulin-T-cell receptor chimeric molecules as functional receptors with antibody-type specificity[J]. Proc Natl Acad, 1989, 86(24): 10024-10028.

[31] PORTER D L, LEVINE B L, KALOS M, et al. Chimeric antigen receptor-modified T cells in chronic lymphoid leukemia[J]. N Engl J Med, 2011, 365(8): 725-733.

[32] JENNIFER C. Breakthrough of the year 2013. Cancer immunotherapy[J]. Science, 2013, 342(6165): 1432-1433.

[33] LE RQ, LI L, YUAN W, et al. FDA approval summary: tocilizumab for treatment of chimeric antigen receptor Tcell-induced severe or life-threatening cytokine release syndrome[J]. Oncologist, 2018, 23(8): 943-947.

[34] LEYFMAN Y. Chimeric antigen receptors: unleashing a new stage of anti-cancer therapy[J]. Cancer Cell Int, 2018, 18: 182.

[35] MAUDE S L, LAETSCH T W, BUECHNER J, et al. Tisagenlecleucel in children and young adults with B-cell lymphoblastic leukemia[J]. N Engl J Med, 2018, 378(5): 439-448.

[36] LEE D W, KOCHENDERFER J N, STETLER-STEVENSON M, et al. T cells expressing CD19 chimeric antigen receptors for acute lymphoblastic leukaemia in children and young adults: a phase Ⅰ dose-escalation trial[J]. Lancet, 2015, 385(9967): 517-528.

[37] DAVILA M L, SAUTER C, BRENTJENS R. CD19-targeted T cells for hematologic malignancies: clinical experience to date[J]. Cancer J, 2015, 21(6): 470-474.

[38] BRUDNO J, LAM N, WANG M, et al. T-cells genetically modified to express an anti-B cell maturation antigen chimeric antigen receptor with a CD28 costimulatory moiety cause remissions of pool-prognosis relapsed multiple myeloma[J]. J Clin Oncol, 2018, 36: 2267-2280.

[39] BRUDNO J N, KOCHENDERFER J N. Recent advances in CAR T-cell toxicity: Mechanisms, manifestations and management[J]. Blood Rev, 2019, 34: 45-55.

[40] AHMED N, BRAWLEY V S, HEGDE M, et al. Human epidermal growth factor receptor 2(HER2)-specific chimeric antigen receptor-modified T cells for the immunotherapy of HER2-positive sarcoma[J]. J Clin Oncol, 2015, 33(15): 1688-1696.

[41] PARK Y P, JIN L, BENNETT K B, et al. CD70 as a target for chimeric antigen receptor T cells in head and neck squamous cell carcinoma[J]. Oral Oncol, 2018, 78: 145-150.

[42] LI H, HUANG Y, JIANG D Q, et al. Antitumor activity of EGFR-specific CAR T cells against non-small-cell lung cancer cells in vitro and in mice[J]. Cell Death Dis, 2018, 9(2): 177.

[43] PAN Z, DI S, SHI B, et al. Increased antitumor activities of glypican-3-specific chimeric antigen receptor-modified T cells by coexpression of a soluble PD1-CH3 fusion protein[J]. Cancer Immunol Immunotherapy, 2018, 67(10): 1621-1634.

[44] WILKIE S, PICCO G, FOSTER J, et al. Retargeting of human T cells to tumor-associated MUC1: the evolution of a chimeric antigen receptor[J]. J Immunol, 2008, 180(7): 4901-4909.

[45] DAVILA M L, RIVIERE I, WANG X, et al. Efficacy and toxicity management of 19-28z CAR T cell therapy in B cell acute lymphoblastic leukemia[J]. Sci Transl Med, 2014, 6(224): 224-225.

[46] KAWANO Y, FUJIWARA S, WADA N, et al. Multiple myeloma cells expressing low levels of CD138 have an immature phenotype end reduced sensitivity to lenalidomide[J]. lnt J Oncol, 2012, 41(3): 876-884.

[47] GIORDANO ATTIANESE G M, MARIN V, HOYOS V, et al. In vitro and in vivo model of a novel immunotherapy approach for chronic lymphocytic leukemia by anti-CD23 chimeric antigen receptor[J]. Blood, 2011, 117(18): 4736-4745.

[48] RAMOS C A, DOTTI G. Chimeric antigen receptor (CAR)-engineered lymphocytes for cancer therapy[J]. Expert Opin Biol Ther, 2011, 11(7): 855-873.

[49] NORELLI M. Monocyte-derived IL-1 and IL-6 are differentially required for cytokine-release syndrome and neurotoxicity due to CAR-T cells[J]. Nat Med, 2018, 24(6): 739-748.

[50] CARPENTER R O, EVBUOMWAN M O, PITTALUGA S, et al. B-cell maturation antigen is a promising target for adoptive T-cell therapy of multiple myeloma[J]. Clin Cancer Res, 2013, 19: 2018-2060.

[51] ROLLIG C, KNOP S, BORNHAUSER M. Multiple myeloma[J]. Lancet, 2015, 385: 2197-2208.

[52] CORNELL R F, KASSIM A A. Evolving paradigms in the treatment of relapsed/refractory multiple myeloma: increased options and increased complexity[J]. Bone Marrow Transplant, 2016, 51(4): 479-491.

[53] Chinese Hematology Branch of Chinese Medical Doctors Association, Hematology Branch of Chinese Medical Association, Multiple Myeloma Professional Committee of Chinese Medical Doctors Association. Chinese multiple myeloma diagnosis end treatment guidelines(revised in 2017)[J]. Chinese Journel of Internal Medicine, 2017, 56(11): 866-870.

[54] KUMAR S K. Multiple myeloma[J]. Nature Reviews Disease Primers, 2017, 3: 17046.

[55] KUMAR S K, Dispenzieri A, Fraser R, et al. Early relapse after autologous hematopoietic cell transplantation remains a poor prognostic factor in multiple myeloma but outcomes have improved over time[J]. Leukemia, 2018, 32: 986-995.

[56] KUMAR S K, DISPENZIERI A, LACY M Q, et al. Continued improvement in survival in multiple myeloma: changes in early mortality and outcomes in older patients[J]. Leukemia, 2014, 28(5): 1122-1128.

[57] MOREAU P. How I treat myeloma with new agents[J]. Blood, 2017, 130(13): 1507-1513.

[58] CHAIDOS A, BARNES C P, COWAN G, et al. Clinical drug resistance linked to interconvertible phenotypic and functional states of tumor-propagating cells in multiple myeloma[J]. Blood, 2013, 121(2): 318-328.

[59] PANG Y, HOU X, YANG C, et al. Advances on chimeric antigen receptor-modified T-cell therapy for oncotherapy[J]. Molecular Cancer, 2018, 17(1): 91.

[60] WANG X, WALTER M, URAK R, et al. Lenalidomide enhances the function of CS1 chimeric antigen receptor-redirected T cells against multiple myeloma[J]. Clin Cancer Res, 2018, 24(1): 106-119.

[61] RAMOS C A, SAVOLDO B, TORRANO V, et al. Clinical responses with T lymphocytes targeting malignancy-associated κ light chains[J]. J Clin Invest, 2016, 126(7): 2588-2596.

[62] JIANG H, ZHANG W, SHANG P, et al. Transfection of chimeric anti-CD138 gene enhances natural killer cell activation and killingof multiple myeloma cells[J]. Molecular oncology, 2014, 8(2): 297-310.

[63] MIHARA K, BHATTACHARYYA J, KITANAKA A, et al. T-cell immunotherapy with a chimeric receptor against CD38 is effective in eliminating myeloma cells[J]. Leukemia, 2012, 26(2): 365-367.

[64] 赵长明，李文倩，冯建明 . CAR-T 细胞在多发性骨髓瘤治疗中的进展 [J]. 实用医学杂志，2017, 33(17): 2966-2968.

[65] TEMBHARE P R, YUAN C M, VENZON D, et al. Flow cytometric differentiation of abnormal and normal plasma cells in the bone marrow in patients with multiple myeloma and its precursor diseases[J]. Leukemia research, 2014, 38(3): 371-376.

[66] LEE L. An APRIL-based chimeric antigen receptor for dual targeting of BCMA and TACI in multiple myeloma[J]. Blood, 2018, 131(7): 746-758.

[67] ALI S A, SHI V, MARIC I, et al. T cells expressing an anti-B-cell maturation antigen chimeric antigen

receptor cause remissions of multiple myeloma[J]. Blood, 2016, 128(13): 1688-1700.

[68] BERDEJA J G, LIN Y, RAJE N, et al. Durable clinical responses in heavily pretreated patients with relapsed/refractory multiple myeloma: updated results from a multicenter study of bb2121 anti-BCMA CAR T Cell Therapy[J]. Blood, 2017, 130(Suppl 1): 740.

[69] COHEN A D, GARFALL A L, STADTMAUER E A, et al. Safety and efficacy of B-cell maturation antigen(BCMA)-specific chimeric antigen receptor T cells (CAR T-BCMA) with cyclophosphamide conditioning for refractory multiple myeloma(MM)[J]. Blood, 2017, 130: 505.

[70] ZHANG T, CAO L, XIE J, et al. Efficiency of CD19 chimeric antigen receptor-modified T cells for treatment of B cell malignancies in phase I clinical trials: a meta-analysis[J]. Oncotarget, 2015, 6(32): 33961-33971.

[71] 张红曼 , 张健 . 关于嵌合抗原受体 T 细胞疗法毒性事件的分级与管理 [J]. 中国肿瘤 , 2019, 28(4): 301-307.

[72] 吴晨 , 蒋敬庭 . CAR-T 细胞免疫治疗肿瘤的毒副反应及临床对策 [J]. 中国肿瘤生物治疗杂志 , 2016, 23(6): 745-750.

[73] ANWER F, SHAUKAT A A, ZAHID U, et al. Donor origin CAR T cells: Graft versus malignancy effect without GVHD, a systematic review[J]. Immunotherapy, 2017, 9(2): 123-130.

[74] BURSTEIN D S, MAUDE S, GRUPP S, et al. Cardiac profile of chimeric antigen receptor T cell therapy in children: A single-institution experience[J]. Biology of Blood and Marrow Transplantation, 2018, 24(8): 1590-1595.

[75] MORGAN R A, YANG J C, KITANO M, et al. Case report of a serious adverse event following the administration of T cells transduced with a chimeric antigen receptor recognizing ERBB2[J]. Mol Ther, 2010, 18(4): 843-851.

[76] 金诗炜 , 糜坚青 . 嵌合抗原受体修饰的 T 细胞治疗多发性骨髓瘤的研究进展 [J]. 内科理论与实践 , 2019, 14(3): 196-201.

[77] 虞淦军 , 吴艳峰 , 汪珂 , 等 . 国际细胞和基因治疗制品监管比较及对我国的启示 [J]. 中国食品药品监管 , 2019(8): 4-19.

[78] 吴曙霞 , 杨淑娇 , 吴祖泽 . 美国、欧盟、日本细胞治疗监管政策研究 [J]. 中国医药生物技术 , 2016, 11(6): 491-496.

[79] U. S. Food and Drug Administration. What is Gene Therapy?(2018-07-25)[2019-06-05]. https://www.fda. gov/vaccines-blood-biologics/cellular-gene-therapy-products/what-gene-therapy.

[80] 王晴晴 , 王冲 , 黄志红 . 中国、美国和欧盟的细胞治疗监管政策浅析 [J]. 中国新药杂志 , 2019, 28(11): 1297-1302.

[81] Committee for Advanced Therapies (CAT)[EB/OL][2018-06-27]. http: //www. ema. europa. eu/ema/index. jsp?curl=pages/about_us/general/general_content_000266. jsp&mid=WC0b01ac05800292a4.

[82] 高建超 . 关于我国细胞治疗产业发展现况和监管思路的浅见（下）[J]. 中国医药生物技术 , 2019. 14(4): 289-293.

[83] AZUMA K. Regulatory landscape of regenerative medicine in Japan[J]. Curr Stem Cell Rep, 2015, 1(2): 118-128.

[84] 卫生部办公厅关于公布首批允许临床应用的第三类医疗技术目录的通知 [EB/OL][2009-05-01]. http: //www. moh. gov. cn/yzygj/s3589/201308/19a61b03ddcc40309a66f630c775c892. shtml.

[85] 国家卫生计生委关于取消第三类医疗技术临床应用准入审批有关工作的通知 [EB/OL]. [2015-

07-02]. http://www. nhfpc. gov. cn/yzygj/s3585/201507/c529dd6bb8084e09883ae417256b3c49. shtml.
[86] 孟淑芳，霍艳，侯田田，等 . CAR-T 细胞治疗产品质量控制检测研究及非临床研究考虑要点 [J]. 中国药事，2018, 32(6): 829-852.
[87] 黄瑛，侯田田，霍艳 . CAR-T 细胞治疗产品非临床研究动物模型的发展和应用概述 [J]. 中国药事，2018, 32(7): 886-892.
[88] HOLZAPFEL B M, WAGNER F, THIBAUDEAU L, et al. Concise Review: Humanized Models of Tumor Immunology in the 21st Century: Convergence of Cancer Research and Tissue Engineering[J]. Stem Cells, 2015, 33(6): 1696-1704.
[89] KÜNKELE A, TARASEVICIUTE A, FINN L S, et al. Preclinical Assessment of CD171-Directed CAR T-cell Adoptive Therapy for Childhood Neuroblastoma: CE7 Epitope Target Safety and Product Manufacturing Feasibility[J]. Clin Cancer Res, 2017, 23(2): 466-477.
[90] TSUKAHARA T, OHMINE K, YAMAMOTO C, et al. CD19 Targetengineered T-cells Accumulate at Tumor Lesions in Human B-cell Lymphoma Xenograft Mouse Models[J]. Biochemical & Biophysical Research Communications, 2013, 438(1): 84-89.
[91] 侯田田，黄瑛，霍艳 . CAR-T 细胞治疗产品非临床药效学研究关注点 [J]. 中国药事，2018, 32(9): 1232-1238.
[92] TAMMANA S, XIN H, WONG M, et al. 4-1BB and CD28 Signaling Plays a Synergistic Role in Redirecting Umbilical Cord Blood T Cells Against B-Cell Malignancies[J]. Human Gene Therapy, 2010, 21(1): 75-86.
[93] HERMANSON D, BARNETT B E, RENGARAJAN S, et al. Abstract 3759: Piggy Bac-manufactured anti-BCMA Centyrin-based CAR-T therapeutic exhibits improved potency and durability[J]. Cancer Res, 2017, 77(13): 3759-3759.
[94] 荣斌，吴纯启，原野，等 . CAR-T 细胞治疗产品及其非临床评价研究概述 [J]. 中南药学，2019, 17(9): 1381-1385.
[95] 国家食品药品监督管理局 . 细胞毒类抗肿瘤药物非临床研究技术指导原则 [J]. 中国新药与临床杂志，2008, 27(6): 462-465.
[96] HU Y, FENG J, GU T, et al. CAR T-cell therapies in China: rapid evolution and a bright future. Lancet Haematol. 2022 Dec; 9(12): e930-e941.
[97] CAR T-cell therapies in China: rapid evolution and a bright future. Lancet Haematol. 2022 Dec;9(12): e930-e941.
[98] CAR-T cells: the Chinese experience. Expert Opin Biol Ther. 2020 Nov;20(11): 1293-1308.
[99] Current Status and Perspectives of Dual-Targeting Chimeric Antigen Receptor T-Cell Therapy for the Treatment of Hematological Malignancies. Cancers (Basel). 2022 Jul; 14(13): 3230.
[100] CHENG Z, LIU J, ZHONG J F, et al. Engineering CAR-T cells[J]. Biomarker Research, 2017, 5(1): 22.
[101] 国家食品药品监督管理局药品审评中心 . 细胞治疗产品研究与评价技术指导原则 (试行)[S]. 2017.
[102] YONGHONG L I, YAN HUO, LEI YU, et al. Quality Control and Nonclinical Research on CAR-T Cell Products: General Principles and Key Issues[J]. Engineering, 2019, 5(01): 263-283.
[103] 屈哲，林志，霍桂桃，等 . 细胞治疗产品的成瘤性和致瘤性风险评价 [J]. 中国新药杂志，2021, 30(19): 1819-1824.

[104] 沈景 . 肿瘤细胞软琼脂克隆的基因表达特征分析 [D]. 导师：李利民 . 北京协和医学院 , 2011.

[105] 谢斌 , 左莉 , 江志奎 , 等 . 全反式维甲酸诱导 HepG2 细胞分化和降低软琼脂克隆形成 [J]. 安徽医科大学学报 , 2007, 42(02): 143-146.

[106] WEI Z, LV S, WANG Y, et al. Biological characteristics of side population cells in a self-established human ovarian cancer cell line[J]. Oncol Lett, 2016, 12(1): 41-48.

[107] WEI Z T, YU X W, HE J X, et al. Characteristics of primary side population cervical cancer cells[J]. Oncol Lett, 2017, 14(3): 3536-3544.

[108] XIE T, MO L, LI L, et al. Identification of side population cells in human lung adenocarcinoma A549 cell line and elucidation of the underlying roles in lung cancer. Oncol Lett, 2018, 15(4): 4900-4906.

[109] 张可华 , 贾春翠 , 吴雪伶 , 等 . 培养基中细胞生长因子增强人间充质干细胞成瘤性风险 [J]. 中国医药生物技术 , 2021, v. 16(06): 481-491.

[110] KUSAKAWA S, YASUDA S, KURODA T, et al. Ultra-sensitive detection of tumorigenic cellular impurities in human cell-processed therapeutic products by digital analysis of soft agar colony formation[J]. Sci Rep, 2015, 5: 17892.

[111] 孟淑芳 , 林林 , 李修兰 , 等 . 软琼脂克隆法与裸鼠体内接种法检测细胞致瘤性的比较 [J]. 中国生物制品学杂志 , 2006, 19(5): 516-519.

[112] YIN Z, WANG Q, LI Y, et al. A novel method for banking stem cells from human exfoliated deciduous teeth: lentiviral TERT immortalization and phenotypical analysis[J]. Stem Cell Res Ther, 2016, 7: 50.

[113] KURODA T, YASUDA S, KUSAKAWA S, et al. Highly sensitive in vitro methods for detection of residual undifferentiated cells in retinal pigment epithelial cells derived from human iPS cells[J]. PLoS One, 2012, 7(5): e37342.

[114] QIN S Q, KUSUMA G D, AL-SOWAYAN B, et al. Establishment and characterization of fetal and maternal mesenchymal stem/stromal cell lines from the human term placenta[J]. Placenta, 2016, 39: 134-146.

[115] MATHENI C, DSOUZA W. Xeno-free human Wharton's Jelly mesenchymal stromal cells maintain their characteristic properties after long-term cryopreservation[J]. Cell J, 2021, 23(2): 145-153.

[116] 曾桂芳 , 谢长峰 , 徐绍坤 , 等 . 人脐带间充质干细胞对肿瘤细胞生长及软琼脂克隆形成的影响 [J]. 中华细胞与干细胞杂志 (电子版), 2016, v. 6(2): 97-104.

[117] 齐乃松 , 郭建 , 王雪 , 等 . 软琼脂克隆形成实验评价药物体外抑瘤性与成瘤性 [J]. 药物分析杂志 , 2017, v. 37(3): 444-450.

第十五章　溶瘤病毒的非临床评价研究

OV是一类天然或基因改造的非致病性的病毒，能够特异性地感染并杀伤肿瘤细胞，对正常细胞不会造成过多有害影响。随着现代免疫治疗的发展，溶瘤病毒逐渐被视为一种潜在的肿瘤治疗方案。OV可从多个方面发挥抗肿瘤作用，它可选择性地感染肿瘤细胞，并在肿瘤细胞中复制，通过直接的细胞毒性作用裂解、杀死肿瘤细胞；肿瘤细胞裂解释放的肿瘤相关抗原（tumour-associated antigen，TAA），又可触发先天免疫系统和获得性免疫系统，进而诱导系统性的抗肿瘤免疫反应。此外，OV还可被工程化，编码表达增强细胞毒性或免疫刺激活性的转基因，调节免疫抑制性的肿瘤微环境，优化免疫介导的抗肿瘤作用。

第一节　溶瘤病毒的研究开发历史及进展

早在19世纪，病毒就在临床被探索和尝试用于治疗肿瘤。19世纪早期和中期的零星病例报告显示，在天然病毒感染的情况下，癌症可短期缓解，通常是1～2个月。这些病例大多数是患有血液系统恶性肿瘤如白血病或淋巴瘤的患者。其中一个被广泛引用的病例是一位患有髓性白血病的妇女，在流感感染后出现病情缓解。另一个病例显示，一例患有淋巴白血病的4岁男孩在感染水痘后出现自发缓解，但病情缓解只持续了1个月，此后癌症迅速发展并导致死亡。此外，还有一些临床报告报道了白血病、Hodgkin淋巴瘤和Burkitt淋巴瘤的患者在感染天然麻疹病毒后肿瘤缓解的病例。1912年，意大利医生发现注射狂犬病疫苗可以导致宫颈癌消退，这导致了OV疗法的概念和一系列相关的研究。

20世纪五六十年代，由于细胞和组织培养系统的发展使得病毒可在体外培养。此外，异种移植小鼠肿瘤模型的出现也为在受控条件下检测OV的体内抗肿瘤活性提供了机会。研究人员利用野生型病毒进行了大量的临床试验，虽然在非临床研究中发现几种人类和动物病毒可导致小鼠肿瘤完全消退，但它们对患者的疗效较差，并且由于无法有效控制病毒的致病性，OV一直未能在临床广泛应用。

20世纪80年代，随着基因工程技术的出现，OV才逐渐展现了其真正潜力。第一个报道的基因工程病毒是一种可在分裂细胞中选择性敲除胸苷激酶基因的HSV-1，可以抑制小鼠胶质瘤的生长，延长小鼠的生存期，具有良好的安全性。随着基因工程技术的不断进步，基因修饰的OV得以迅速发展，但进行哪些修饰以获得安全有效的OV

仍是尚未解决的问题。由于此时认为含病毒肿瘤的选择复制与疗效直接相关，所以此阶段的基因修饰主要是为了提高肿瘤选择复制能力，基因修饰的类型主要包括靶向、武装（arming）和屏蔽（shielding）。靶向性修饰可引入或提高肿瘤细胞的特异性，提高 OV 的安全性和有效性。例如，删除 *ICP0* 基因的 HSV-1 可使其在人肿瘤细胞中选择性复制。Ⅰ型 IFN 是一种抗增殖和抗病毒的细胞因子，IFN 通路的突变是细胞永生化和转化的标志，在许多肿瘤细胞中均存在 IFN 相关通路的突变，ICP0 蛋白可破坏Ⅰ型 IFN 的活性，所以删除 *ICP0* 基因的 HSV-1 病毒可有效感染肿瘤细胞，但不能在具有正常 IFN 信号通路的正常细胞中复制。武装是指向 OV 转入基因以表达编码增强 OV 溶瘤效力的分子，例如编码表达 TRAIL（TNF-related apoptosis-inducing ligand）的溶瘤腺病毒，通过增强凋亡细胞的死亡，在体外和动物肿瘤模型中可明显提高病毒的溶瘤效力。屏蔽修饰是指通过在病毒颗粒周围添加聚合物涂层或改变其包膜或衣壳以避免中和抗体清除来提高 OV 分布和扩散能力。由于最初认为 OV 的疗效几乎完全归因于病毒在肿瘤内复制和扩散的能力，以及通过释放子代病毒颗粒裂解肿瘤细胞的能力，大多数非临床研究采用体外试验和免疫缺陷异种移植瘤模型来评估 OV 的活性，早期临床试验中使用免疫抑制药物来抑制抗病毒免疫反应，所以最初并未意识到这种基因修饰的潜力。随着越来越多研究采用免疫正常的小鼠肿瘤模型评估 OV 的效力，屏蔽修饰在避免宿主免疫介导的清除中的作用越来越受到重视。

随着对 OV 的作用机制的研究不断深入以及免疫学研究的不断进展，逐渐认识到 OV 抗肿瘤作用不仅仅是简单地裂解肿瘤，仅从免疫缺陷的非临床模型外推到复杂肿瘤微环境的患者也太过简单，OV 的免疫激活和对肿瘤微环境的免疫调节可能是其发挥抗肿瘤作用的重要方面。大量研究已证明，OV 在体内可通过激活特异性 T 淋巴细胞，增强 T 细胞浸润，改善肿瘤微环境免疫抑制状态提高抗肿瘤效果。

Macedo 等对 2000—2020 年 PubMed 上的 97 项在 3223 例患者中开展的 OV 临床研究进行了分析，其中绝大多数为Ⅰ期临床试验或早期临床试验，仅有 2 项为Ⅲ期临床试验。这些临床研究的病毒包括 DNA 病毒和 RNA 病毒，其中最多的是腺病毒（*n*=30），其次为 HSV-1（*n*=23；23.7%）、呼肠孤病毒（*n*=19；19.6%）、痘病毒（*n*=12；12.4%）、新城疫病毒（*n*=5；5.2%）和麻疹病毒（*n*=3；3.1%），各有 2 项研究采用猪塞内加谷病毒（*SenecaValley virus*，SVV）和日本血凝素病毒（仙台病毒）包膜，其他在单一临床试验中报道的病毒还包括 γ 疱疹病毒、细小病毒和反转录病毒。仅有 1/3（*n*=33）的临床研究采用了天然病毒株，大约 2/3 的 OV（*n*=63）为基因修饰的病毒株，这些修饰主要是删除病毒的非必需基因以提高 OV 在肿瘤细胞中的选择性复制和降低病毒的致病性。在 40 项临床试验中，基因修饰还包括重组表达一个或多个基因，其中 GM-CSF 是最常见的转基因（*n*=24；24.7%），以促进局部树突状细胞成熟，帮助刺激宿主免疫反应；还有 6 种病毒编码了前药的代谢酶基因，如胞嘧啶脱氨酶（*n*=3）和 HSV-1 胸苷激酶（*n*=3），当患者接受化疗用前药，这些酶可使前药转化为活性物质，选择性地诱导肿瘤细胞死亡。其他的转基因还包括诱导免疫增强的基因，如 IL-2、共刺激分子 CD80、淋巴细胞功能相关抗原 3（lymphocyte function associated antigen-3，LFA-3）、细胞间黏附分子 1（intercellular adhesion molecule-l，ICAM-1）；此外，一项临床研究中还分别在病毒中编码了人热休克蛋白 70（heat shock protein70，HSP70）、人端粒酶反转录酶启动子和钠 / 碘同向转运体，这些基因可帮助放疗定位到肿瘤细胞或增加肿瘤细胞对放射治疗的灵敏度。这些临床研究所选择患者人群涵盖了多种类型肿瘤，其中黑色素瘤（30 项）和胃肠道肿瘤（76 项）最多，其他类型肿瘤还包括头颈癌、乳腺癌和妇科肿瘤、泌尿生殖系统肿瘤和肉瘤。在治疗方案方面，61 项（62.9%）临床试验采用 OV 单药治疗，36 项（37.1%）采用 OV 与其他至少一种抗肿瘤疗法或药物联用，其中最常见的是与化疗药物联用，其他还包括放射治疗、免疫治疗（如免疫检查点抑制剂和细胞因子等）和靶向治疗。在所评估的 3233 例接受 OV 治疗的患者中，客观缓解率（ORR）为 9.0%（292 例），其中 109 例（3.4%）患者达到完全缓解，183 例（5.7%）患者达到部分缓解，另外，389 例（12.0%）患者病情稳定，681 例（21.1%）患者病情得到控制，9 例（0.3%）的患者有轻微反应。与静脉给药相比，瘤内注射治疗的患者临床反应更高。在这些接受 OV 治疗的患者中，OV 安全性总体可耐受，绝大多数与 OV 有关的不良反应均是低级别（CTCAE 1 ~ 2 级）全身症状和局部注射部位反应。其中报告的最常见的不良反应为发热，其他低级别的全身症状还包括发冷和僵硬、恶心和呕吐、流感样症状、疲劳和疼痛。其中 15 项研究中报告了局部注射部位疼痛。与 OV 相关的 3 级或以上不良事件还包括恶心 / 呕吐（n=8）、疼痛（n=7）、发热（n=4）、疲劳（n=4）和流感样症状（n=2）。瘤内注射途径和静脉注射途径报告的不良事件基本一致。OV 具有完全复制能力，有可能会传播给密切接触者和（或）环境中，因此有必要再进行病毒脱落研究。在 71 项（73.2%）临床研究中进行了病毒脱落研究，病毒脱落评估最多体液 / 组织为血液 / 血清，之后依次为尿液、唾液或口腔拭子、痰标本，在部分研究中还包括脑脊液、腹腔冲洗液和注射部位等；所采用的分析方法大多为 PCR 法，少量试验采用空斑法作为 PCR 的补充方法。在进行病毒脱落研究的 71 项试验中，均发现了病毒脱落的证据。

第二节　已批准上市的溶瘤病毒产品

迄今为止，全球共有 4 款 OV 产品被药品监管机构批准用于治疗晚期癌症，分别为 Rigvir、H101、T-VEC 和 Delytact。

Rigvir（rigavirus）是一种天然的 7 型人肠道致细胞病变孤儿病毒（enteric cytopathogenic human orphan type7，ECHO-7），一种小 RNA 病毒，2004 年在拉脱维亚获批用于治疗黑色素瘤，也是全球第一个获批上市的 OV 产品。目前关于 Rigvir 用于治疗恶性肿瘤的生物学特性和疗效的公开文献资料较少，在一项 Rigvir 用于早期黑色素瘤患者的回顾性研究中，发现早期黑色素瘤患者（ib、nA、nb 和 C）接受手术切除和 Rigvir（n=52）比单纯接受手术切除的患者（n=27）存活时间更长，似乎手术切除后的早期恶性黑色素瘤对 Rigvir 敏感。目前尚不清楚 Rigvir 对晚期恶性色素瘤的治疗潜力。然而，Rigvir 的临床有效性一直被质疑，2019 年因检测到的病毒数量与其声称数量不一致的制造问题，其注册许可证在拉脱维亚被暂停。

H101（安柯瑞，oncorine）于 2005 年由中国国家食品药品监督管理局批准上市，批准适应证为：对常规放疗或放疗加化疗无效的，仅以顺伯、氟尿嘧啶进行姑息性治疗的晚期鼻咽癌患者。H101 是一种利用基因工程技术删除人 5 型腺病毒 E1B-55 kDa 和 E3 区部分基因片段而获得的溶瘤性腺病毒，这也是世界第一个基因修饰的 OV 产品。作为一个强有力的 p53 抑制因子，E1B-55 kDa 可以抑制感染细胞的凋亡，并允许病毒在 p53 阳性细胞中复制。有假说认为 E1B-55k 缺失在 p53 缺陷肿瘤中的选择性复制中起着重要作用。然而，也可能有另一种肿瘤选择性机制存在，因为 E1B-55k 缺失的腺病毒已经被证明可以在 p53 阳性肿瘤中感染复制。在一项多中心、开放、随机、平行对照的 Ⅲ 期确证性临床试验中，160 例头颈 – 食管鳞癌患者分别接受顺伯、氟尿嘧啶化疗，联合或不联合瘤内注射 H101（5.0×10^{11}）~（1.5×10^{12}）vp/d，连续 5 天，21 天为一个周期，连续进行 2 ~ 4 个周期。H101 联合化疗组，可评价受试者 52 例，肿瘤客观有效率为 78.8%；单纯化疗组，可评价受试者 53 例，肿瘤客观有效率为 39.6%，两组之间有显著差异。由于多种血清型的腺病毒（包括 H101 所采用的 5 型腺病毒）在人群中具有很高的血清阳性率，这也限制了腺病毒不能采用静脉注射。虽然溶瘤腺病毒已经发展了 20 多年，但 H101 仍然是唯一被批准用于癌症治疗的腺病毒，且必须与化疗联合使用。

T-VEC（talimogene laherparepvec）于 2015 年被 FDA 批准用于治疗不可切除的转移性黑色素瘤，同年 12 月在欧洲批准用于局部晚期或转移性皮肤黑色素瘤，之后 T-VEC 陆续在、澳大利亚和以色列上市。这是首个也是目前唯一获 FDA 批准的 OV 产品。T-VEC 是由对肿瘤细胞杀伤力较强的 HSV-1 的 JS1 病毒株改造而来，删除了 HSV-1 的 *ICP34.5* 和 *ICP47* 基因，并在 ICP34.5 位点插入人粒细胞 – 巨噬细胞集落刺激因子（GM-CSF）基因。在正常真核细胞中，HSV-1 病毒复制依赖于增殖细胞核抗原（proliferating cell nuclear antigen，PCNA）-*ICP34.5* 复合体，而肿瘤细胞高表达 DNA 复制修复蛋白和 PCNA，通过删除 *ICP34.5* 可使 T-VEC 选择性地在肿瘤细胞内复制，裂解杀伤肿瘤细胞。*ICP47* 基因可抑制抗原呈递的相关蛋白，阻止抗原呈递，通过删除 *ICP47* 基因，可促进病毒的抗原呈递，进而刺激机体产生特异性抗肿瘤免疫作用来进一步增强肿瘤的治疗效果。编码表达的 GM-CSF 可将 DC 和巨噬细胞募集到肿瘤中并促进其成熟，进一步诱导抗肿瘤免疫。在一项 Ⅲ 期确证性临床试验中，共纳入 436 例 ⅢB-Ⅳ 期不可手术切除的黑色素瘤患者，按照 2 : 1 比例随机分配到 T-VEC 治疗组和 GM-CSF 照组。T-VEC 治疗组初始剂量为 1×10^{6} PFU/mL，3 周后改为 1×10^{8} PFU/mL，1 次 /2 周，最多注射 4 针，注射大小依据肿瘤剂量确定。对照组则每隔 14 天皮下注射 125 g/m^{2} 的 GM-CSF。主要有效性终点指标为持久反应率（durable response rate，DRR：在治疗后 12 个月内存在客观缓解且缓解时间持续 6 个月以上的患者比例）。与对照组相比，T-Vec 治疗组可见明显的疗效，此外，在 T-VEC 治疗中还观察到 15% 的内脏转移肿瘤体积缩小N50%。总体上，T-VEC 安全性表现良好，常见的不良反应有 1 ~ 2 级的疲劳（50% vs. 36%）、寒战（49% vs. 9%）和发热（43% vs. 9%）等流感样症状，3 级以上不良反应发生率＞ 2% 的仅有蜂窝织炎，T-VEC 治疗组发生的 10 例致死性事件均被认为是疾病进展导致，与治疗无关。虽然 T-VEC 早在 2015 年就获 FDA 和 EMA 批准上市，但其在肿瘤治疗方面仍有很大的局限性。①递送方式的限制：由于静脉注射会诱导机体产生中和抗体，从而将病毒迅速清除，导致治疗效果降低。T-VEC 采用瘤内注射方式给药，虽然可避免免疫清除作用，但瘤内注射只能适用于体表或便于手术的肿瘤类型，对内脏实体瘤或转移瘤给药则比较困难。② T-VEC 发挥药理作用需要免疫系统介导，而癌症患者免疫系统经常受到损害，仅采用单药治疗，可能会导致体积较大和（或）转移的肿瘤清除不全。③肿瘤不是大量孤立增殖的癌细胞组成，而是由多个彼此之间相互参与、具有异质性作用的多个不同类型细胞组成，肿瘤的异质性及抑制性的肿瘤微环境容易导致单药治疗产生耐药性。由于以上原因，目前 T-VEC 仅被批准用于单药治疗且不可切除的晚期黑色素瘤的局部治疗，但黑色素瘤患者进展到不可切除但又不需要系统性治疗的情况并不多见，仅有不到 10% 的黑色素瘤患者适用 T-VEC。随着免疫检查点抑制剂研发的不断进展，联合免疫治疗也成为研究热点，T-VEC 也分别与 CTLA-4 抗体伊匹单抗（ipilimumab）和 PD-1 单抗（pembrolizumab）在黑色素瘤、头颈癌、胰腺癌、软组织肉瘤、乳腺癌和肝癌患者中开展了一些联合给药的探索性临床试验，结果提示，对于那些采用免疫检查点抑制剂治疗后无反应或无法获得持久性反应的癌症患者，联合使用 OV，可能会使这些患者获益。但由于联合治疗的作用机制尚不完全清晰，仍需开展更多的试验来探索联合给药的方式、剂量以及给药时间，以最大限度地提高安全性和有效性。

Delytact（teserpaturev/G47Δ）于 2021 年经日本厚生劳动省附条件批准上市，用于治疗恶性胶质瘤，是全球获批的第四款溶瘤病毒产品，也是第一个被批准用于治疗恶性胶质瘤的 OV 产品。Delytact 由日本第一三共株式会社与东京大学医学科学研究所联合开发，是基于 HSV-1 的第三代溶瘤病毒，在第二代 HSV-1（G207）基因组中敲除了 *α47* 基因和 *γ34.5* 基因的两个拷贝，同时插入 *Ipc6* 基因，加强其在肿瘤细胞中选择复制能力，裂解肿瘤细胞的同时可激活人体免疫系统，在表现出更强的抗肿瘤效果的同时保持了高安全性。临床试验表明，经 Delytact 治疗后的胶质母细胞瘤患者 1 年生存率高达 92.3%，远超过接受术后放化疗标准治疗患者 15% 的年生存率。此外，近年来的一项研究还指出了 Delytact 在辅助舌癌治疗中的潜力。该研究显示，在所有测试的头颈癌细胞系中 Delytact 均表现出良好的细胞病变效应和复制能力；在原位 SCC Ⅶ舌癌小鼠模型中，瘤内接种 Delytact 可显著延长小鼠生存期；同时，对于接受了辅助治疗的患原位舌癌小鼠，在有或没有“半侧”切除的情况下，都最大限度地避免了手术死亡。这些结果暗示 Delytact 有望用于预防舌癌术后局部复发。

第三节　常用溶瘤病毒的生物学特性

病毒是在宿主细胞的细胞内环境中复制的小颗粒，大多数病毒由三个关键的结构元件组成：基因组，即单链或双链 RNA 或 DNA；衣壳，即包裹遗传物质的蛋白质外壳；脂质包膜（在某些病毒中，通常来自宿主质膜），它包围着衣壳，有助于病毒附着在宿主细胞膜上，从而促进病毒进入。病毒的生命周期包括五个不同的阶段：吸附、侵入和脱壳、生物合成、组装和释放。OV 可以是野生型或自然减毒病毒株，这些病毒天然具有感染杀伤肿瘤的特性；也可以通过对病毒基因组进行改造，以提高 OV 对肿瘤细胞的选择性、杀伤能力或降低致病性，这些改造包括：①突变病毒编码基因，这些基因对病毒在正常细胞中的复制至关重要；②通过使用肿瘤特异性启动子来控制早期基因的表达；③改变病毒的组织嗜性和（或）侵入细胞过程；④编码表达一些细胞毒性基因或免疫调节基因。

在过去的 10 年中，开发的 OV 包括 DNA 病毒和 RNA 病毒。

DNA 病毒有许多优点：① DNA 病毒的基因组比较大，可以在不影响病毒的复制的情况下进行编辑；②可以编码比较大的转基因以增强病毒的治疗活性或免疫调节能力；③ DNA 病毒可表达高保真的 DNA 聚合酶，确保病毒基因组的完整性和高效复制；④ DNA 病毒基因组与宿主基因组无明显的整合。

RNA 病毒也有其优势：①尽管较小的基因组限制了它们编码大型转基因的能力，但 RNA 病毒比 DNA 病毒小，它们可以越过血－脑脊液屏障，从而能够针对中枢神经系统肿瘤；②人类对某些 RNA 病毒预存的免疫力很低，因此更适合用于全身给药；③在正常细胞中检测病毒双链 RNA 的蛋白激酶 R 可能不会出现在肿瘤细胞中，因为肿瘤细胞中蛋白激酶 R 水平和磷酸化程度通常较低。

单纯疱疹病毒：HSV-1 是 α 疱疹病毒家族的一员，是一种双链 DNA 病毒，基因组比较大（152 kb），其中约 30 kb 编码病毒感染所必需的基因。HSV-1 在细胞核内复制，但 HSV-1 不会引起插入突变。这些特性使得 HSV-1 成为有吸引力的 OV 候选病毒。但野生型 HSV-1 也是一种人类病原体，可引起皮肤损伤和皮疹，并可感染周围神经进入潜伏期。HSV-1 可感染多种类型的细胞，可通过病毒表面糖蛋白侵入上皮细胞，通过 HVEM 侵入免疫细胞，以及通过表面连接蛋白（nectin1 和 nectin2）进入神经元细胞。

腺病毒：腺病毒是一种裸（无包膜）双链线状 DNA 病毒，基因组约 35 kb，由二十面体衣壳包裹，病毒颗粒直径为 70 ～ 90 nm。由于它有一个比较大的基因组，可进行多种工程修饰。腺病毒通常感染人和动物，对理化因素抵抗力比较强，可以通过气溶胶和直接接触传播，这导致大多数人群的血清呈阳性。虽然在免疫力强的宿主中无症状，但腺病毒感染可在新生儿和免疫功能低下的患者中引起疾病。腺病毒通过柯萨奇－腺病毒受体侵入细胞。进入细胞后，腺病毒在细胞核中表达增殖所需的早期基因（*E1A* 和 *E1B* 编码）。E1A 和 E1B 靶向肿瘤抑制因子 p53 和视网膜母细胞瘤相关蛋白以促使细胞进入细胞周期。在健康细胞中，E1A 和 E1B 这种的靶向作用可导致细胞凋亡和病毒的清除。由于腺病毒的基因组相对容易进行工程改造，很容易减弱致病性，在不影响病毒感染能力的情况下，可以插入高达 10 kb 的转基因，这使其成为一种极具吸引力的临床开发载体。目前，腺病毒有 57 种血清型，根据病毒凝集特性和在啮齿类动物模型中的潜在致癌性，将其分为 A ~ G 共 7 个种。C 种腺病毒是非致癌的，特别是 2 和 5 血清型已被评估为潜在的溶瘤剂。迄今为止，临床试验显示，溶瘤腺病毒治疗的不良反应很少，有较好的安全性。

痘苗病毒：痘苗病毒是痘病毒家族的一员，是一种牛痘病毒的毒力变异种，具有较大的 dsDNA 基因组（约 190 kb），可插入高达 25 kb 转基因。痘苗病毒完全在受感染细胞的细胞质中复制，因此无插入突变的担忧。痘苗可感染一系列细胞，且对肿瘤细胞具有很高的嗜性。它被认为是通过细胞膜的内吞作用进入宿主细胞。此外，痘苗感染对免疫功能正常的人来说是相对无害的，尽管它在免疫功能低下患者可导致全身性疾病。痘苗感染可诱导强有力的细胞免疫和体液免疫反应，并已在用作天花预防疫苗的减毒痘苗病毒中得到充分证明。基于以上特性，痘苗病毒已被工程改造被用作 OV，例如，对病毒 TK、痘苗生长因子和痘苗 Ⅰ 型 IFN 结合蛋白（B18R）进行修饰以增加肿瘤细胞选择性和溶瘤能力；转基因表达肿瘤相关抗原、T 细胞共刺激分子和炎性细胞因子以增强抗肿瘤免疫力。

柯萨奇病毒（*Coxsackie virus*）：柯萨奇病毒是一种无包膜的单链 RNA 肠道病毒，属于微小病毒科。柯萨奇病毒在胞质中复制，因此无插入突变的可能性。根据对乳鼠的致病作用，柯萨奇病毒可分为 A、B 两组，A 组有 23 个血清型，B 组有 6 个血清型。感染柯萨奇病毒后一般无症状，有时表现为普通感冒样症状。柯萨奇病毒利用 ICAM-1 和 DAF 进入细胞。柯萨奇病毒 A21 对癌细胞具有天然的嗜性，这是因为一些肿瘤细胞（如多发性骨髓瘤、黑色素瘤和乳腺癌细胞）过度表达 ICAM1 和（或）DAF。除了直接溶瘤作用外，柯萨奇病毒已被证明能够增强免疫反应，部分原因是通过促进 DAMP（如 HMGB1、钙网蛋白和 ATP）的释放。柯萨奇病毒感染可促进免疫效应细胞（包括 NK 细胞和 $CD8^+$ T 细胞）的浸润，并可通过激活树突状细胞增强抗原呈递。此外，它还可以增加 Ⅰ 型干扰素的释放，从而增强抗肿瘤免疫反应。柯萨奇病毒用作 OV 的主要优点包括：①不需要复杂的基因操作来提高安全性或溶瘤活性；②感染后会诱发强烈的免疫反应。一个潜在障碍是，一些接触过天然柯萨奇病毒的人群可能会对病毒产生免疫力，这可能会导致病毒过早被清除。

新城疫病毒（NDV）：NDV 是一种有包膜、双链 RNA 禽副黏病毒，大小为 100 ~ 500 nm。NDV 通过质膜融合或病毒的直接内吞作用感染细胞。NDV 在细胞质中复制，因此无插入突变的担忧。人类感染 NDV 通常无症状，应为 NDV 对 Ⅰ 型 IFN 高度敏感，并且 NDV 蛋白可触发强力的 Ⅰ 型 IFN 反应。也正是因为对 Ⅰ 型 IFN 的高度灵敏度，NDV 对 IFN 信号通路缺陷的肿瘤细胞有较高的选择性，肿瘤细胞过度表达的 BCL-XL 也使其对 NDV 介导的凋亡更为敏感。NDV 可诱导肿瘤细胞凋亡，通过增加细胞因子（Ⅰ

型 IFN、RANTES、IL-12 和 GM-CSF）分泌直接激活先天性免疫系统以及改善抗原呈递。NDV 的血凝素核酸酶也可作为一种有效的抗原增强 CLT 细胞反应。因此，NDV 诱导的肿瘤细胞凋亡可将免疫抑制肿瘤微环境转化抗肿瘤的免疫环境。产生抗肿瘤免疫应答可能是影响其治疗活性的关键因素。尽管 NDV 基因组相对较小（约 15 kb），仍可插入外源基因，这些基因可以插入非编码区而无须删除病毒基因。尽管目前有大量的非临床研究显示 NDV 对多种肿瘤具有抗肿瘤活性，但目前正在进行临床试验的数量有限。与其他 OV 相比，尽管人类对 NDV 的血清阳性率很低，但人对 NDV 产生的免疫反应可能很强，这有可能会限制人体最大耐受剂量。

呼肠孤病毒：呼肠孤病毒是一种无包膜的双链 RNA 病毒，双层衣壳，20 面体对称。病毒在感染细胞的细胞质中增殖。在正常细胞中，呼肠孤病毒开始转录产生帮助复制的病毒 RNAs 的同时也会激活 PKR 通路。然而，在 RAS 转化的肿瘤细胞中，PKR 通路被阻断。因此，呼肠孤病毒可优先选择 RAS 突变的肿瘤细胞。正是因为这种天然的嗜瘤性，呼肠孤病毒也被作为潜在的 OV 被开发用于多种类型肿瘤。人类通常会接触呼肠孤病毒，但由于其在大多数正常细胞中不能复制，因此也不会导致明显的致病性。但在几项临床试验中，70% ~ 100% 的受试者显示中和抗体阳性，这也阻碍了呼肠孤病毒作为 OV 的开发和应用。

麻疹病毒（measlesvirus）：麻疹病毒是一种负链 RNA 副黏病毒，直径 150 nm，基因组（约 15 kb）包含 6 个基因，编码 8 种蛋白质，主要通过信号淋巴细胞活化分子（SLAM）受体（主要在淋巴细胞表面表达）和（或）CD46 进入细胞。一旦进入细胞，麻疹病毒在细胞质内进行复制。人是麻疹病毒唯一的自然宿主，人群对麻疹病毒普遍易感，感染后，麻疹病毒通过细胞间融合传播，这导致多细胞聚集并最终导致细胞死亡。麻疹病毒可在人类中引起严重疾病，因此需要广泛的疫苗接种来预防。野生型病毒的病理学限制了它作为 OV 的用途；20 世纪 70 年代的病例研究显示，自发性肿瘤消退与麻疹同时感染有关，尤其是血液恶性肿瘤。减毒的 Edmonston 麻疹病毒株可通过 CD46 特异性地感染肿瘤细胞，已在多种类型肿瘤的临床试验中进行了评估，包括 GBM、多发性骨髓瘤和卵巢癌。由于许多患者可能接触过或接种过麻疹病毒，预存的中和抗体和长期免疫记忆反应，可能会导致病毒快速被清除，进而影响溶瘤麻疹病毒的治疗活性。

脊髓灰质炎病毒（poliovirus）：脊髓灰质炎病毒是一种直径为 30 nm 的无包膜单链 RNA 病毒。脊髓灰质炎病毒通过与 CD155 结合进入细胞，在细胞质内复制。人类是脊髓灰质炎病毒的唯一天然宿主，对人类有高致病性，少数情况下病毒可直接侵入人脊髓前角灰质区，增殖并破坏运动神经元，导致＜ 1% 的感染者患麻痹型脊髓灰质炎。因此，脊髓灰质炎病毒用作 OV 需要减毒。一种减毒株（sabin）对胶质瘤细胞具有明显嗜性，这可能与 CD155 在这些肿瘤细胞上表达上调有关。PVS-RIPO 是一种采用人鼻病毒 2 型（HRV2）的 IRES 来替换脊髓灰质炎病毒的内部核糖体进入位点（IRES）的重组溶瘤性脊髓灰质炎病毒，用 HRV2IRES 代替脊髓灰质炎病毒 IRES，不仅降低了 PVS-RIPO 的神经毒力，还提高了 PVS-RIPO 对胶质母细胞瘤的选择性。因为 HRV2IRES 与 DRBP76-NF45 异二聚体和活化 T 细胞的核因子 45 kDa（NF45）结合，这种结合可阻断病毒在健康神经元细胞中的复制，但不会阻断在胶质瘤细胞中的复制。在一项治疗胶质瘤的历史对照 I 期临床试验（NCT01491893）中，PVS-RIPO 组 3 年生存率达 13%，显示出明显生存优势。基于该试验，PVSRIPO 治疗胶质瘤被 FDA 认定为“突破性疗法”。

水疱性口炎病毒（*vesicular stomatitis virus*，VSV）：水疱性口炎病毒是一种非致病性、有包膜的负链 RNA 弹状病毒，主要感染啮齿类动物、牛、猪和马等，在人群中的流行率极低，仅有个别动物饲养员和实验室人员的感染案例。VSV 可以感染几乎所有类型的细胞，但由于 I 型干扰素介导的抗病毒反应，无法在健康细胞中引发感染。VSV 选择性感染肿瘤细胞对正常细胞损伤较小，同时由于人群流行率低普通人群的抗 VSV 免疫较低，降低了病毒被过早清除的可能，这些特性使其成为理想的“溶瘤免疫疗法”候选病毒。2000 年，人们首次证实了 VSV 作为 OV 的潜力。值得注意的是，VSV 具有潜在神经毒性，主要与其 M 蛋白的细胞杀伤作用和 G 蛋白的嗜神经性相关，对这两个蛋白基因的改造，是降低 VSV 神经毒性的主要方向。研究发现，删除 VSV-M 蛋白上第 51 个氨基酸甲硫氨酸或将其替换成精氨酸，能够解除 M 蛋白对感染细胞干扰素表达的抑制作用，从而提高病毒在正常组织细胞中的安全性，此外，Janelle 等发现 VSV 的 G 蛋白突变病毒株（G5、G5R、G6 和 G6R），可以达到与上述 M 蛋白突变类似的效果，神经毒性明显减弱。近年来，随着对 VSV 作为 OV 的深入研究，不断涌现出许多基于 VSV 改造的溶瘤病毒重组变体，系列基于 VSV 的溶瘤病毒制剂也逐步进入临床试验阶段。

第四节　选择溶瘤病毒的考虑因素

很多病毒有潜在的溶瘤作用，选择用于肿瘤免疫治疗的 OV 取决于许多因素，包括潜在的致病性、免疫原性、肿瘤嗜性、编码治疗性转基因的能力、制备过程中可生产的病毒滴度和病毒稳定性等。

病毒基因组：通常，DNA 病毒更容易进行基因工程改造，且 DNA 病毒的临床经验也更为广泛。但由于很多 DNA 病毒的普遍存在，人体中更可能预存中和抗体。相比之下，虽然 RNA 的工程改造更具挑战性，但它们的复制效率更高，从而导致更高的局部扩增。人体对 RNA 病毒预存免疫力的可能性较低，因此这些病毒可能更适合采用静脉注射途径，至少在早期治疗时可行。

病毒大小：较大的病毒可以容纳更大的转基因，但它们不太可能穿透血 – 脑脊液屏障。较小的病毒可能不适合基因操纵，但它们可能更有效地穿透肿瘤，更有可能穿过血 – 脑脊液屏障。

病毒的致病性：许多病毒也是病原体并可引起人类疾病，对于毒性较小的人类病原体，如 HSV-1 或腺病毒，特别是当采用减毒病毒时，这些病毒是可以接受的。然而，某些病毒的致病性较强，这限制了它们的临床应用，尽管毒力基因的缺失也可以使这些病毒安全地用于人类。此外，病毒对抗病毒药物的灵敏度也是影响其安全性的重要影响因素。

病毒的免疫原性：病毒是先天免疫和适应性免疫反应的强有力刺激物，尽管这种作用的强度可能不同。诱导强烈免疫反应的病毒可能介导强大的抗肿瘤免疫，但它们也可能被免疫系统更快地清除，从而限制了全身给药的剂量。因此，具有较高免疫原性的病毒可能更适合于瘤内注射，而免疫原性较低的病毒可存续更长时间，因此可能更适合静脉注射。

中枢神经系统渗透性：对于原发性脑肿瘤或脑转移瘤患者，给予可以穿越血－脑脊液屏障的溶瘤病毒可能会使患者获益。然而，如果患者有颅外肿瘤和（或）可能存在与病毒感染相关的中枢神经系统毒性，则不可选择具有血－脑脊液屏障渗透性的病毒。

细胞进入机制 / 肿瘤嗜性：病毒应能进入靶细胞，因此肿瘤细胞上的病毒受体可能是肿瘤嗜性的重要决定因素。

病毒的稳定性：溶瘤病毒作为药品，必须符合药品的稳定性要求，可在各种临床环境中稳定地保存、配制和递送，并且在生产时能够获得高滴度的病毒，以确保给药后病毒可在整个肿瘤微环境中分布。

第五节　溶瘤病毒的递送方式

OV 的疗效取决于感染肿瘤靶细胞的病毒滴度，这就需要有足够数量的 OV 被递送到肿瘤中，使其裂解并感染邻近的肿瘤细胞。由于 OV 具有免疫原性，宿主可通过先天性和适应性免疫系统识别并清除病毒。这就需要选择合适的递送方式，以避免病毒过早清除，使病毒有足够的时间复制和杀死肿瘤细胞，启动抗肿瘤免疫反应。虽然目前大多数在研的 OV 均采用瘤内注射或局部（如腹腔注射或颅内注射），但对于晚期转移性肿瘤，可能更需要全身性的递送方式。在选择 OV 递送方式时，应尽可能使病毒达到最佳的生物分布，兼顾有效性和安全性，这需要根据病毒和转基因的生物学特性（尤其是免疫原性、嗜性、致病性等）、肿瘤的部位（浅表或深部）和病理学特征（有无转移性）等进行调整。

瘤内注射：瘤内注射是目前 OV 最常采用的给药途径，可将感染性病毒颗粒直接递送到肿瘤中，从而避免血容量的系统稀释、宿主免疫清除（尤其是预存中和抗体的清除）、非靶器官（如肝脏和脾脏）的摄取截留等缺点，降低病毒在非靶部位复制的风险。虽然溶瘤作用可能仅发生在注射部位，但若能诱导足够强的抗肿瘤免疫反应，远端未受感染的肿瘤也会经历免疫介导的排斥反应。但很多情况下，如果病毒仅在注射部位暴露，没有引发继发性病毒血症，其抗肿瘤活性也仅限于注射局部，T-VEC 对远端肿瘤的活性就可见明显降低。瘤内局部注射往往无法有效到达转移灶部位，对于转移性肿瘤的治疗十分有限。此外，瘤内给药更适用于体表和便于手术的肿瘤，深层内脏肿瘤给药则存在比较大的挑战，包括肝脏边缘给药的风险、机械损伤引起的手术并发症等，术中进行瘤内注射往往注射难度大安全系数低，这些原因极大限制了OV的抗瘤谱。并且在深部组织中给药还需要CT引导，这需要不断努力改进影像引导技术和具体的安全标准。

静脉注射：静脉注射是一种比较简单的给药方式，也是肿瘤治疗药物首选的给药方式，可将药物递送到多种转移部位。尽管采用静脉注射途径递送药物很方便，但采用静脉注射途径递送OV成功的报道有限，主要原因是通过静脉给药后，病毒在体内被递送到肿瘤细胞之前就可能与血液因子相互作用而失活；此外，天然免疫球蛋白M（IgM）抗体会与人腺病毒相结合，导致病毒在肝脏巨噬细胞中被免疫系统捕获，促进肝细胞的感染，引起肝毒性。对此，美国埃默里大学医学院的研究团队开发了一种工程化的溶瘤腺病毒Ad5-3M，在人类腺病毒的IgM结合位点引入了突变，以减少病毒在血流中失活并避开肝富集，同时将部分与人细胞整合素相互作用的腺病毒蛋白序列置换为人层粘连蛋白α_1序列，提高了对肿瘤细胞的靶向性。该研究突破了溶瘤病毒全身给药瓶颈，为治疗转移性癌症的OV改造提供了新思路，即用刺激抗肿瘤免疫的基因和蛋白质组装病毒衣壳。因血容量稀释、中和抗体快速清除、非靶器官中摄取截留和（或）病毒无法通过肿瘤血管外渗等原因，静脉注射给药途径往往需要更高的病毒给药剂量。一项Ⅰ期临床试验显示，经过大量前期治疗的晚期肿瘤患者，静脉注射呼肠孤病毒后，仍可见动态的免疫反应变化，但未见明显的剂量反应关系。在一项静脉注射溶瘤痘病毒JX-594的临床试验中，在晚期难治性实体瘤患者中可见剂量依赖性的疾病控制，与低剂量组相比，高剂量治疗的患者新病灶比减少，并且仅在高剂量的肿瘤组织中才观察到病毒感染、复制和转基因表达。瘤内注射和静脉注射嵌合腺病毒Enadenoutucirev的患者肿瘤中可见相似程度的病毒感染和TIL招募，这也提示对于OV采用全身递送途径也是有可能的。开发新型OV递送系统，提高溶瘤病毒的瘤内载样量是亟待解决的问题。目前，开发装载OV的CAR-T递送策略，正在成为溶瘤病毒静脉给药的一个新研究方向。

腹腔注射：腹腔内给药可以将病毒定位到一个更大的腔室，与静脉途径相比，可以改善肿瘤递送，并具有更低的毒性。然而，在手术和疾病进展之后，腹膜腔分区和微环境会变得不均一。与静脉给药类似，腹腔内给药可能会出现分布较差和病毒清除速度更快的问题。但在一项非临床研究中评估了不同给药途径对同源小鼠结肠癌腹膜转移模型的影响，与静脉给药相比，腹腔注射后病毒全身分布更为有限，并可显著延长小鼠的生存期。一项针对22例难治性卵巢癌患者的Ⅰ/Ⅱ期临床试验显示，腹腔内注射编码癌胚抗原相关细胞黏附分子5（MV-CEA）或钠碘同向转运体（MV-NIS）基因的麻疹病毒，疾病进展中位时间为2.7个月，中位OS为29.3个月，与其他抗肿瘤疗法相比，有明显改善。此外，通过腹腔途径给药并不会增加nAbs的形成，并且在高剂量水平下，可检测到转基因表达和肿瘤特异性T细胞增加。其他递送途径：隔离肢体灌注是一种专门用于治疗局部晚期或复发性肢体肉瘤的手术技术，它使用高压灌注、热疗和动脉内给予肿瘤坏死因子来促进OV的外渗和循环。在一个晚期肢体肉瘤的啮齿类动物模型中，通过手术切除、放射治疗和隔离肢体灌注OV，实现了持久的局部肿瘤控制，但无法预防转移性疾病。采用隔离肢体灌注递送OV，可能有利于患肢的保存和功能恢复。为穿过血－脑脊液屏障治疗胶质瘤、星形细胞瘤和神经母细胞瘤，可采用多种给药途径，包括直接颅内注射、对流增强型递送以改善病毒分布和手术切除后颅腔注射。作为一种非侵入性的递送方式，气雾剂给药可将OV递送到肺部肿瘤或转移性的肝脏肿瘤。但这种递送方式可能会产生低水平的全身暴露，难以预测递送剂量（尤其是气道被肿瘤阻塞的情况下），并且制剂处方也有一定的挑战。其他一些正在进行研究的局部给药方式还包括递送至骨髓的成骨给药、增加病毒肝脏暴露的肝动脉灌注和门内输注等。

第六节　溶瘤病毒的抗肿瘤作用机制研究进展

OV的抗肿瘤活性涉及多种机制，包括病毒、肿瘤细胞和免疫系统之间的相互作用。病毒已经进化出逃避免疫系统并与免疫系统相互作用的复杂机制，这些机制可被用于诱导宿主抗肿瘤免疫以达到治疗目的。此外，将溶瘤病毒局部注射到一个肿瘤部位可诱导一种远端效应，即远处未受感染的肿瘤也会经历免疫介导的排斥反应。这种远端效应是通过OV的逐步活动产生，首先它们在肿瘤细胞中的选择性复制，然后诱导免疫原性细胞死亡，导致可溶性抗原和危险因子释放，通过招募未成熟的树突状细胞和固有淋巴细胞来启动先天免疫反应，通过纠正抗原处理和呈递缺陷，激活适应性抗肿瘤免疫反应。此外，OV可以通过基因工程来表达治疗基因，从而进一步增强抗肿瘤活性。在没有病毒复制的情况下，病毒编码基因的表达能够实现对肿瘤的免疫调节，同时抑制抗病毒免疫反应。因此，溶瘤病毒是一种高度灵活的药物，它提供了一个关键的“开启”开关，将“冷”肿瘤转变为“热”肿瘤，通过调节肿瘤免疫微环境促进招募TIL进入肿瘤。虽然这一过程的具体分子细胞机制尚不完全清楚，但利用OV作为促进肿瘤特异性免疫反应的研究正在稳步推进，基于OV的联合免疫治疗也随着作用机制的不断清晰而成为研究热点。

一、OV在肿瘤细胞中的选择性复制

如上所述，嗜瘤性（在肿瘤细胞中选择性复制，而在正常组织中不复制）对于OV发挥肿瘤免疫治疗作用至关重要。有些天然病毒先天对肿瘤具有嗜性，而其他一些病毒则需要进行分子工程改造才可选择性地感染肿瘤细胞。例如，Ad3受体在某些人类肿瘤（如黑色素瘤和卵巢癌）中高度表达，可将Ad5的衣壳表位与Ad3的交换，以提高Ad5与肿瘤细胞上病毒侵入受体的亲和力，提高Ad5的选择性。HSV可通过其衣壳与宿主细胞表达的疱疹病毒进入介导子（herpes virus entry mediator，HVEM）结合而侵入细胞，可通过基因工程将该衣壳表位更换为特异性靶向肿瘤细胞表面受体的单链

可变区片段（single-chain fragment variable，scFv），以增强肿瘤细胞的选择性感染。

正常组织中产生的干扰素和干扰素相关因子，可限制病毒复制，并导致病毒快速清除。而在肿瘤细胞中，往往存在干扰素通路的缺陷，抗病毒反应失调，因此，OV 优先在肿瘤细胞中复制。进一步增强病毒在肿瘤细胞中选择性复制的策略包括：删除非必需的病毒毒力基因，插入细胞或组织特异性启动子。在肿瘤细胞中，癌基因通路的异常激活，并可获得病毒基因组合成所需的大量核苷酸，也为减毒病毒提供了复制优势。例如，删除早期基因 E1A 的腺病毒在抑癌基因视网膜母细胞瘤蛋白（RB）功能缺陷的肿瘤细胞中具有更高的复制能力。在正常细胞中，转录因子 E2F1 可驱动细胞进入细胞周期，而 RB 可通过与 E2F1 结合负调控这一过程。病毒感染细胞后表达的 E1A 可通过结合 RB 而激活转录因子 E2F1，促使细胞周期由 G_1 期进入 S 期，为病毒的复制提供良好的环境条件。而肿瘤细胞中普遍存在 RB 缺陷，细胞内游离 E2F1 活性较正常细胞明显增高，因此删除 E1A 并不影响病毒在肿瘤细胞中的复制，而正常细胞由于 RB 的调控遏止了 E1A 驱动的细胞周期调控，这导致了缺失 E1A 的腺病毒在 RB 功能失调的肿瘤细胞中复制效率更高。此外，已在非临床试验中验证，采用肿瘤细胞特异性启动子在肿瘤细胞中表达 E1A，也可提高腺病毒在肿瘤细胞中的选择复制能力。HSV-1 的 *ICP34.5* 可阻断感染细胞的 PKR 信号通路（磷酸化 PKR 是细胞抗病毒反应的一部分），可导致受感染细胞凋亡减少和病毒持续存在。删除 *ICP34.5* 基因的 HSV-1 病毒，可导致感染的正常细胞迅速凋亡。而在 PKR 信号受损的肿瘤细胞中，病毒感染不能诱导细胞凋亡，病毒清除能力受损，进而导致病毒复制和病毒诱导的肿瘤细胞溶解。类似地，采用肿瘤细胞特异性启动子的 HSV 表达 *ICP34.5* 也可获得类似的反应。还有一个例子，即删除胸苷激酶（一种非病毒必需基因，负责病毒的 DNA 合成，正常细胞通常表达水平较低）的溶瘤痘病毒，也可提高病毒对肿瘤细胞的选择复制能力。

二、诱导免疫原性细胞死亡

细胞在应激状态下会发生凋亡。OV 可诱导感染细胞的内质网（ER）应激和免疫原性细胞死亡（ICD），这是激活肿瘤特异性免疫的有效途径。除内质网通路外，OV 还被认为可通过线粒体通路和死亡受体通路诱导肿瘤细胞死亡。例如研究发现十二指肠腺癌细胞被 OV 中的新城疫病毒感染后，细胞质中的细胞色素 C（CytC）水平明显增高，且 Caspase-9 在感染早期被激活。溶瘤病毒介导的 ICD 可导致肿瘤细胞释放损伤相关模式分子（DAMP），如 ATP、尿酸和高迁移率族蛋白 B1（HMGB1），并通过钙网蛋白（ER 相关的伴侣蛋白）转运到肿瘤细胞表面。细胞外 ATP 是免疫细胞的催化剂，在 DCs 的激活中起主要作用。HMGB1 和钙网蛋白是 DCs 上 Toll 样受体 4（TLR4）的配体，可导致 DCs 活化。钙网蛋白还可中和肿瘤细胞上的 CD47 受体（介导 “donoteatme” 的信号，可以阻止巨噬细胞和 DCs 吞噬肿瘤细胞），增强局部 DCs 和巨噬细胞对肿瘤细胞的吞噬作用，肿瘤细胞在 OV 挑战的情况下 Caspase-3 被激活，因此传统上人们认为 OV 会诱导细胞凋亡。然而，细胞凋亡被认为是免疫静止的，其非炎症特性与 OV 的促炎和免疫原性相矛盾。凋亡的肿瘤细胞优先诱导免疫耐受，而 ICD 更倾向于促进免疫反应的激活。细胞焦亡由于一些特征和细胞凋亡相似（如依赖 Caspase 蛋白、DNA 损伤、核固缩等），曾被认为是细胞凋亡。2001 年，人们提出了“焦亡”一词，正式将其与细胞凋亡区分开来，2015 年，其被定义为 Gasdermin（GSDM）介导的细胞程序性死亡。与细胞凋亡不同的是，焦亡是一种炎症性细胞死亡，以细胞肿胀、膜破裂和细胞免疫刺激内容物释放为特征。研究人员发现溶瘤性副痘病毒可通过降低 GSDME 的泛素化来预稳定 GSDME 随后引发肿瘤细胞焦亡。

三、诱导先天性免疫反应

肿瘤早期招募的未成熟 DCs 包括 CD8a⁺ DCs 和 CD103⁺ DCs，它们依赖于转录因子干扰素调节因子 8（IRF8）和碱性亮氨酸拉链转录因子 ATF-like3（BATF3）进行分化，又被统称为 BATF3⁺ DCs。这些 DCs 在病毒清除过程中起着关键作用，也与抗肿瘤免疫有关。肿瘤炎症可产生趋化因子，如趋化因子配体 4（CCL4），这也有助于招募 BATF3⁺ DCs。病毒裂解肿瘤细胞后释放的病毒相关元件［如 DNA、RNA 和病原体相关模式分子（PAMP）］以及来源于死亡肿瘤细胞的 DAMP 如 ATP、钙网蛋白、高迁移率族蛋白 B1 等，可与 DCs 表面或胞质中 TLR 或其他先天免疫受体结合，促进 TNF-α、IL-12 等细胞因子释放，一方面招募并启动更多 NK 细胞及 DCs，另一方面促进 DCs 成熟使其进一步分泌细胞因子，并诱导它们迁移到局部淋巴结，启动 T 细胞对病毒抗原的免疫反应。在体外实验中，研究者观察到，痘苗病毒可以增强 DCs 和巨噬细胞的活性，并诱导巨噬细胞朝着负责提呈抗原、发挥免疫监视作用的具有抗肿瘤能力的 M1 型极化。在另一项研究的体外实验中，溶瘤性单纯疱疹病毒 2 感染肿瘤细胞后的裂解物可以有效促进巨噬细胞向 M1 表型而非 M2 表型极化，并在荷瘤小鼠模型中也证明了溶瘤性单纯疱疹病毒 2 治疗可在体内促进巨噬细胞的 M1 型极化，发挥抗肿瘤作用，并且与免疫检查点抑制剂 SIPRα 抗体联用效果更佳。此外来自死亡肿瘤细胞释放的 ATP 可促进 DCs 的招募，钙网蛋白可加强细胞吞噬作用。这些早期改变也可招募一些固有淋巴样细胞，非特异性地清除病毒感染细胞。由于 MHC Ⅰ分子在肿瘤细胞中表达降低，也可能会可被很多病毒干扰，因此肿瘤细胞可能对先天免疫反应更敏感。

病毒感染后，固有免疫细胞和一些体细胞中的模式识别受体（PRR）可识别病毒 PAMP 中高度保守的基序，并触发Ⅰ型干扰素基因和病毒清除相关基因表达。越来越多的研究表明，OV 诱导抗肿瘤活性的机制之一是通过增强 TME 中Ⅰ型干扰素的产生来介导的。先天免疫随后可随 DCs 上表达的增加的 MHC Ⅰ类、MHC Ⅱ类和共刺激分子（如 CD40、CD80、CD83 和 CD86）所增强，这提供了先天免疫到适应性免疫的桥梁。除 DCs 和巨噬细胞外，OV 还可以通过激活 NK 细胞诱导先天免疫反应，并进一步影响适应性免疫。一项关于处于临床试验阶段的 OV 产品 pelareorep 的研究表明，pelareorep 可以调节人体 NK 细胞活性，在直接杀死肿瘤细胞的同时，刺激适应性抗肿瘤免疫。以往的临床数据也共同证明了 pelareorep 可产生由先天性免疫和适应性免疫系统共同驱动的协同抗肿瘤免疫反应。此外，通过 PRRs 检测病毒元件可促进 DCs 释放促炎细胞因子，如 IL-1P，IL-6、IL-12、TNF 以及趋化因子。然而，虽然 OV 可以诱导强大的抗病毒反应，但大多数肿瘤存在于免疫抑制性微环境中。因此，OV 倾向于通过在肿瘤细胞中复制来逆转局部免疫抑制状态，从而实现更有效的先天免疫应答，并促进向适应性抗肿瘤免疫的过渡。

虽然 I 型干扰素是调节 OV 抗肿瘤活性的关键细胞因子，但其在肿瘤免疫应答中的作用尚不完全清楚。许多溶瘤病毒可诱导 I 型干扰素或被工程化以表达这些细胞因子，且局部 I 型干扰素可产生多种效应。因此，如果先天免疫被激活，干扰素可增强抗原呈递，促进适应性免疫反应的出现。此外，过量产生的干扰素又可通过上调免疫检查点分子（如 PD1、PDL1、TIM3 和 LAG3 等）的表达来抑制免疫，这也为 OV 与免疫检查点抑制剂联合治疗提供了生物学依据。局部干扰素浓度还受瘤内抗病毒状态的影响，某些肿瘤细胞中存在干扰素功能失调，会导致 I 型干扰素水平降低，这种影响的后果尚未完全确定。

四、诱导适应性免疫反应

效应 T 细胞的激活需要接受三类信号，分别为 TCR 与抗原相互识别提供第一刺激信号、与包括 DCs 在内的抗原呈递细胞相互作用提供共刺激信号以及环境中的促炎因子及介质。正如上述所说，OV 裂解肿瘤细胞释放肿瘤相关抗原，为 T 细胞的激活提供了第一刺激信号，同时诱导先天性免疫，招募抗原呈递细胞，促进 DCs 成熟，DCs 分别通过 MHC Ⅱ类和 MHC Ⅰ类分子复合物向 $CD4^+$ T 细胞和 $CD8^+$ T 细胞呈递抗原肽，从而启动和激活抗原特异性效应 T 细胞反应。同时，Ⅰ型干扰素被发现可以为 T 细胞的激活提供第三信号，此外研究表明，Ⅰ型干扰素可以增强效应 T 细胞的溶细胞功能，增强其克隆增殖能力，更重要的是增强这些细胞向记忆细胞的分化。因此，OV 感染引起的局部 I 型干扰素的产生，提供了炎症环境，将肿瘤微环境从“冷”状态转化为“热”状态，促进 T 细胞的浸润、激活、增殖与免疫效应的发挥。活化的 T 细胞在肿瘤引流淋巴结扩增，并在趋化因子（如 CXCL9 和 CXCL10）的作用下迁移至肿瘤。有证据显示，在经痘苗病毒治疗的胰腺癌、乳腺癌小鼠模型中，肿瘤细胞周围均发现了 $CD4^+$ T 和 $CD8^+$ T 细胞浸润增加。表达 MHC Ⅰ类分子的肿瘤细胞可以呈递肿瘤特异性抗原，因此可以被 $CD8^+$ T 细胞识别。活化的 $CD8^+$ T 可以通过释放含有穿孔素和颗粒酶的细胞毒性颗粒来直接实现抗肿瘤活性，也可以通过分泌 TNF-α 和 IL-2 等细胞因子间接实现。虽然最初的 T 细胞反应可能是病毒特异性的，但当 T 细胞利用病毒介导的炎症环境迁移到肿瘤中时，可溶性肿瘤相关抗原和死亡肿瘤细胞又可促进肿瘤抗原向 T 细胞的交叉呈递。非临床研究显示，OV 可逆转免疫抑制的肿瘤微环境，促进肿瘤中 T 细胞的启动和活化。

下调抗原处理和呈递途径中 MHC Ⅰ类分子和其他因子的表达是肿瘤逃避免疫的重要机制。在与 MHC Ⅰ类分子结合之前，肽通过与抗原处理相关的转运体（TAP）从细胞质转运到内质网腔。一些病毒，如HSV-1，ICP47蛋白可竞争性地抑制肽与TAP的结合，阻止肽转运到内质网腔，进而阻断病毒抗原的呈递。正是由于这个原因，很多OV被会删除ICP47基因，以防止病毒抑制肿瘤相关抗原的处理和呈递。

五、抗病毒免疫和抗肿瘤免疫

如上所述，OV可诱导对病毒和肿瘤细胞的先天性和适应性免疫反应，而OV的疗效取决于抗病毒免疫反应和抗肿瘤免疫反应之间的平衡。理想状态下，应避免病毒的过早清除，以使病毒有足够的时间复制和杀死肿瘤细胞，启动抗肿瘤免疫反应。病毒的清除主要通过两种机制进行：①感染细胞通过胞内的干扰素信号通路干扰细胞内病毒的生命周期来清除胞内病毒；②先天性和适应性免疫反应则识别病毒颗粒和（或）病毒感染细胞并清除病毒。然而，许多病毒已经进化出复杂的策略来避免被免疫系统发现，因此OV能够持续存在并至少暂时避免免疫清除，从而为产生抗肿瘤免疫反应留出足够的时间。

六、对肿瘤新生血管的影响

OV也可以通过激活内皮细胞来阻断肿瘤细胞诱导的血管生成。例如，水泡性口炎病毒感染肿瘤细胞会阻断新生血管的形成，这会直接干扰营养物质和氧气向肿瘤的输送，并在肿瘤微环境中引发炎症，包括募集中性粒细胞，从而启动局部微血栓的形成。此外，VEGF受体2可通过细胞外信号调节激酶1（ERK1）或ERK2和STAT3信号，活化和核定位转录抑制因子PR结构域锌指蛋白1（PRDM1也称BLIMP1），抑制Ⅰ型干扰素基因表达，促进OV在肿瘤微环境中复制和存续。此外，OV还可以通过工程化改造来提高内皮细胞的淋巴细胞黏附受体或共刺激分子表达，进而增加招募进入肿瘤微环境中的淋巴细胞或增强局部T细胞的活化。目前仍需要进一步研究不同病毒对肿瘤内皮细胞的影响，以更好地了解这种机制在OV整体抗肿瘤活性中的贡献。

七、转基因表达

一些OV还被设计编码表达一些细胞毒性基因或免疫调节基因。细胞因子是最常转入的免疫调节基因，也是招募T细胞并调节T细胞稳态的重要基因。调节细胞因子GM-CSF，在抗原呈递细胞（如DCs）的招募和成熟中具有重要作用。工程溶瘤病毒表达的GM-CSF，可将DCs招募到肿瘤中，摄取可溶性肿瘤抗原，刺激树突状细胞成熟，从而促进T细胞激活。其他转入表达的基因还包括IL-2、IL-12和TNF等，这细胞因子可刺激局部淋巴细胞的扩增，已在小鼠肿瘤模型中验证了表达这些细胞因子的工程病毒的治疗活性。免疫细胞的募集往往依赖于趋化因子，一些装备了编码趋化因子基因的工程OV可实现对多种免疫细胞的招募。例如，研究人员构建了表达CCL5的溶瘤牛痘病毒，通过CCL5-CCR5轴驱动了NK细胞的定向移动，并在体内诱导了肿瘤病变内更多的NK细胞积累，增强了抗肿瘤效果。此外，有些OV还设计编码肿瘤相关抗原，以诱导针对肿瘤细胞的抗原特异性反应。有些OV还设计编码共刺激分子（CD80、ICAM1、LFA3等）或免疫检查点抑制剂，以激活肿瘤中的T细胞。作为一种提高肿瘤细胞杀伤率的方法，自杀基因治疗策略也可以用于OV，OV设计编码一种酶，可将惰性前药转化为细胞毒性药物，进而选择性地杀伤感染细胞。例如，OV编码表达的胞嘧啶脱氨酶，可将无毒前药氟胞嘧啶转化为氟尿嘧啶。Advantagene公司开发了一款表达单纯疱疹病毒胸苷激酶的腺病毒产品，可在感染的肿瘤细胞中表达胸苷激酶，与阿昔洛韦联用时将阿昔洛韦磷酸化为核苷酸类似物，抑制DNA复制或修复，直接诱导肿瘤细胞死亡，同时释放免疫激活危险信号，刺激DCs成熟和$CD8^+$ T细胞扩增。该疗法已在前列腺癌、脑癌、胰腺癌等多种适应证开展11项已完成的临床试验和5项进行中的试验，并显示出良好的耐受性和安全性。还有一种方法是编码控制细胞关键功能的miRNA，该策略已在非临床动物模型中显示有效，尚未在临床试验中进行验证。

第七节　溶瘤病毒OV联用策略研究

随着OV研究的不断进展，已有多种OV开展了单药治疗的临床试验，包括野生型和工程病毒，大多数单药治疗临床试验显示有至少一轮感染和转基因表达（如有）以及有限的活性。虽然已有4种OV获批上市，但相比可采用系统递送的免疫检查点抑制剂，其临床应用比较有限，对转移病灶作用也比较有限，缺少提高生存率的证据。几个潜在的原因可以解释OV单药治疗活性不足：①人体对病毒的先天性和适应性免疫反应（包括预存抗体），可识别病毒颗粒和（或）病毒感染细胞，导致病毒过早清除，OV没有足够的时间复制和杀死肿瘤细胞，启动抗肿瘤免疫反应。②非靶器官（如肝脏和脾脏）的摄取截留可能会导致OV无法有效递送到内脏肿瘤部位。③肿瘤部位的一些物理屏障（如细胞外基质、纤维化、坏死和间质静水压）可能会阻止OV与细胞受体接触，导致OV难以有效地感染肿瘤细胞。④为提高肿瘤选择性而进行的工程化改造或转基因表达，可能会损害病毒的复制能力和溶瘤活性。⑤肿瘤细胞通常存在内源性干扰素信号通路的缺陷，尽管这可以允许病毒更多地复制，但也可能会抑制局部细胞抗病毒反应的启动和肿瘤特异性CD8反应的产生。

随着对OV作用机制的不断了解以及肿瘤免疫治疗的不断进展，OV联合用药研究也开始出现。已在动物模型中证实OV与其他抗肿瘤疗法（尤其是化疗和免疫治疗）联合可提高治疗效果。目前已有多种OV开展了与其他至少一种抗肿瘤疗法联合给药的早期临床试验，这些试验也显示联合给药可增加客观反应率。

一、与化疗药物、靶向药物的联合

ONYX-015是一种E1B缺失的腺病毒，优先在p53缺陷的人类肿瘤细胞中复制，已经在各种癌症中进行了临床试验。ONYX-015联合化疗药物顺伯、氟尿嘧啶在注射肿瘤中的反应率为65%，而ONYX-015单药的有效率仅为15%。导致这种反应增强的原因尚不清楚，但可能与化疗药物导致的肿瘤细胞死亡增加以及病毒侵入增强有关。一种 3 型呼肠病毒（可在含有导致 RAS-MAPK 信号激活突变的细胞中选择性复制）与 BRAF、MAPK-MEK 抑制剂联合，可通过内质网应激诱导的细胞凋亡增强体外细胞杀伤活性。

二、与免疫检查点抑制剂联合

继 2011 年 FDA 批准第一个免疫检查点抑制剂（immune checkpoint inhibitor，ICI）后，肿瘤的免疫治疗逐渐成为肿瘤治疗领域研究最活跃的方向。在过去的 10 年里，ICI 凭借更好的治疗控制、恢复免疫监视、解除肿瘤免疫抑制和恢复抗肿瘤免疫功能改变了许多肿瘤的治疗方式。然而 ICI 疗法在部分患者中响应率不佳。研究发现，ICI 在肿瘤微环境中免疫细胞多的“热”肿瘤中疗效较好，但在“冷”或无反应的肿瘤微环境中基本无效。OV 能够招募 TIL 进入免疫缺陷的肿瘤中，裂解肿瘤细胞后释放的可溶性肿瘤抗原、危险信号又可招募大量的免疫细胞浸润到肿瘤中，进一步增强 T 细胞的招募和活化，改变无反应性的肿瘤微环境，使“冷”肿瘤变为“热”肿瘤。此外，病毒侵入所诱导产生过量的干扰素又可上调免疫检查点分子（如 PD1、PDL1、TIM3 和 LAG3 等）表达，进而阻断 T 细胞的过度激活（从而阻断抗肿瘤免疫）。因此，OV 和 ICI 互取所需，两者也成为免疫疗法中的最佳拍档。在多个非临床和临床试验中，这类联合疗法的已显示出强大治疗潜力。在一项采用 B16-F10 黑色素瘤的非临床研究中，局部瘤内注射溶瘤新城疫病毒，可诱导肿瘤特异性 $CD4^+$ T 细胞和 $CD8^+$ T 细胞浸润到注射部位和远端的肿瘤中，并且提高了肿瘤对 CTLA4 阻断剂的灵敏度。在一个三阴性乳腺癌小鼠模型中，溶瘤 Maraba 病毒与 ICI 联合后治愈了 60% ~ 90% 的小鼠，而单独的病毒或 ICI 仅能清除 20% ~ 30% 的肿瘤。在 19 例晚期黑色素瘤患者的 Ⅰ b 期临床试验中，肿瘤内注射 T-VEC 后，在静脉注射标准剂量的 CTLA4 抗体 ipilimumab，未观察到剂量限制性毒性，客观缓解率为 50%，44% 的患者表现出持续 6 个月以上的持久反应。随后对 198 例不能切除的 MB ~ N 期黑色素瘤患者进行了随机临床试验，比较了 T-VEC 和 ipilimumab 联合治疗与单独使用 ipilimumab 的疗效，联合治疗的有效率显著提高（联合 38% *vs* ipilimumab 单用 18%），接受联合治疗的患者中，检测到活化的 $CD4^+$ T 细胞和 $CD8^+$ T 细胞水平升高。目前，与溶瘤病毒联合治疗进展最快的药物是 PD1/PDL1 抑制剂，两者联合治疗可大幅提升癌响应率。在 21 例黑色素瘤患者的 Ⅰ 期研究中，对 T-VEC 和抗 PD1 单克隆抗体 pembrolizumab 联合治疗进行了试验，虽然样本量很小，但有 62% 的客观应答率和 33% 的完全应答率。目前正在进行一项更大的随机 M 期试验，以比较这种联合疗法与单用 pembrolizumab 的疗效。在溶瘤病毒联合 PD1/PDL1 抑制剂的临床试验中，黑色素瘤、乳腺癌以及肠道癌是目前进行临床试验最多的适应证，其中，痘病毒、腺病毒、单纯疱疹病毒以及呼肠孤病毒是联合 PD1/PDL1 抑制剂最多的临床试验病毒类型。

三、与 CAR–T 疗法联合

CAR-T 免疫疗法是近年来肿瘤治疗研究领域的研究热点之一，CAR-T 疗法与 OV 疗法之间存在巨大的协同潜力。一方面，CAR-T 细胞的 CAR 结构使其能精准靶向肿瘤细胞，且作为内源性细胞避免了机体的免疫清除作用，是 OV 的理想递送载体之一。将 CAR-T 作为 OV 递送载体的研究策略主要基于对 CAR-T 的 CAR 结构域进行改造，重组表达溶瘤病毒截断受体，以实现高效装载特定溶瘤病毒，精准将 OV 递送到病灶部位。另一方面，CAR-T 疗法虽在治疗血液系统恶性肿瘤中展现出惊人的临床抗肿瘤作用并已获得 FDA 批准，但其对实体瘤的治疗效果却不尽人意。这主要是由于恶性实体瘤的肿瘤微环境提供了多种免疫逃逸机制，具有高度免疫抑制作用，且肿瘤屏障极大降低了 CAR-T 细胞的浸润，肿瘤微环境内趋化因子梯度不足严重影响了 T 细胞的募集与运输。而 OV 可以改善实体瘤的免疫抑制环境，同时裂解肿瘤细胞，暴露大量肿瘤抗原激活 CAR-T 细胞。因此，OV 也是 CAR-T 疗法的理想联合对象。CXCL9、CXCL10、CCL5 等多种趋化因子在募集 T 细胞中起着不可或缺的作用，因此在 OV 中转入相关基因将有助于 CAR-T 细胞的浸润。一项研究通过脑内灌注武装 CXCL11 的溶瘤腺病毒联合静脉注射靶向 B7H3 的 CAR-T 细胞，成功增加了胶质母细胞瘤中 CAR-T 的浸润，并实现对肿瘤微环境的重编程提高了 CAR-T 疗效。到目前为止，各种细胞因子武装的 OV 已经被设计出来，如Ⅰ型干扰素、IL-15、IL-4 等，这些因子对 T 细胞的发育、杀伤作用的发挥、记忆细胞的形成具有重要作用，OV 对这些细胞因子传递有望改善 CAR-T 细胞功能，与所谓的“装甲 CAR”相比，OV 局部携带细胞因子似乎是与 CAR-T 细胞疗法一起使用的更合适、更安全的策略。

此外，CAR-T 治疗实体瘤往往受到肿瘤限制性或均匀的肿瘤抗原表达缺乏的限制，很多实体瘤如三阴性乳腺癌和肝癌缺乏适合的靶点，人们提出将经过验证的靶点引入肿瘤细胞可能会扩大 CAR-T 细胞疗法在其他难治性实体瘤中的适用性，这可以通过 OV 实现。对此，研究人员设计了一种表达截断 CD19 蛋白的溶瘤痘苗病毒（OV19t），在病毒介导的肿瘤裂解之前，在细胞表面产生新的 CD19，并在几种小鼠肿瘤模型中均证实了 OV19t 的传递可促进 CD19 靶向性 CAR-T 细胞给药后的肿瘤控制。尽管目前 OV 与 CAR-T 联合治疗策略还停留在临床前研究阶段，但近年来大量的研究都已证实了该方案的可行性，有 2 项研究即将进入一期临床试验，OV 联合 CAR-T 治疗将有效突破当前这两种治疗方案的局限。

四、与 CAR–NK 疗法联用

CAR-NK 疗法是在 CAR-T 疗法基础上的发展起来的另一种新免疫疗法，将 NK 细胞进行抗原受体基因修饰，赋予 NK 细胞靶向识别肿瘤细胞的能力。其 CAR 结构与 CAR-T 类似，目前很多研究甚至直接把 CAR-T 中成熟的 CAR 结构在 NK 细胞中表达来制备 CAR-NK 细胞。与 T 细胞不同的是，NK 细胞对靶细胞的杀伤作用不依赖于抗原信息的识别，不需要特异性激活，因此相较于 CAR-T 疗法，CAR-NK 疗法响应更快，且 CAR-NK 在体内存活时间较短不分泌 IL-1、IL-6 等促炎因子不会诱发细胞因子风暴安全性高更高，同时 CAR-NK 更易于体外扩增制备，质量均一。与 CAR-T 疗法类似，CAR-NK 疗法同样是 OV 疗法的理想联用对象。但目前尚未有上市的 CAR-NK 细胞产品，CAR-NK 产品的研发管线数目较少，因此目前关于 OV 与 CAR-NK 联用的研究也较少。2021 年的一篇报道将表达 IL-15/IL-15Ra 融合蛋白的溶瘤 HSV-1 与 EGFR-CAR-NK 联用，有效抑制了胶质母细胞瘤的生长，提高了小鼠生存率，增加了颅内浸润和 NK 和 $CD8^+$ T 细胞激活增加以及 CAR-NK 细胞持久性。该研究证明了 OV 与 CAR-NK 联用是一个极具前景的肿瘤治疗策略。

第八节　非临床评价与研究的一般考虑

在开展 OV 的临床研究前，应开展非临床研究以明确 OV 的作用方式和安全性特征，包括药理学 / 概念验证研究、组织分布和病毒脱落研究、免疫原性和非临床安全性研究等。对 OV 进行安全性评价，需要根据不同试验目的，设计和开展许多个单项试验研究，包括急性毒性研究和长期毒性研究，其间伴随开展临床病理、组织病理检查、安全药理学检查、免疫学测定、生物分布和排泄测定等内容。若病毒载体具有嗜神经性如腺相关病毒、疱疹病毒等，还需要测定产品的神经毒性反应。OV 的非临床研究策略 / 计划取决于 OV 的生物学特性（病毒的大小和形态、病毒基因组结构和编码蛋白、感染复制增殖和传播方式、致病性 / 生物安全性、免疫原性和稳定性等）、递送方式、临床拟用适应证（肿瘤类型）、给药方案（单用或联合给药）和患者人群等。在开始非临床研究之前，应充分调研和评估与该溶瘤病毒产品具有相似特征（如相同病毒株）的病毒的研究结果，有助于指导非临床研究的试验设计。

一、受试物

通常，非临床研究样品的质量应能够代表临床拟用样品，ICH 在相关文件中提出，应采用拟用于临床试验的溶瘤病毒构建体进行非临床研究。在 OV 产品开发过程中，应对非临床体外和体内研究的每批样品进行表征，以确保这些研究中的受试物质量符合该阶段产品质量标准。2023 年国家药品监督管理局药品评审中心发布的《溶瘤病毒产品药学研究与评价技术指导原则（试行）》（以下简称《指导原则》）中指出，外源因子是溶瘤病毒产品尤为关注的控制项目之一，应从病毒构建 / 筛选、起始原材料（如病毒种子、生产 / 包装细胞）、生产过程中可能使用的动物 / 人源材料、生产过程控制和（或）终产品等方面综合考虑，避免外源因子污染。因此，对 OV 产品的表征应包括对外源因子的检测。溶瘤病毒产品生产中可能存在病毒污染的风险，一般包含非特异性病毒、反转录病毒、细胞种属特异性病毒、牛源性病毒（如使用牛血清）、猪源性病毒（如使用动物来源胰蛋白酶）及其他潜在外源病毒。病毒种子批的外源病毒因子检测可通过加入中和抗体消除溶瘤病毒对检测结果的影响，中和抗体的选用应避免抗血清中存在中和潜在外源病毒因子的抗体，使用的中和抗体量应为完全中和溶瘤病毒的最低使用量，并且检测样品的浓度应合理且有研究依据，避免检测样品被过度稀释造成检测灵敏度降低的风险。还可考虑在原液/成品中进行外源病毒因子检测。此外，由于病毒分子容易发生突变，在对OV产品进行表征时，需要检测产品中存在的分子突变，尤其是那些可能会改变OV复制选择性和溶瘤能力的突变株，包括突变的类型和数量。指导原则提出应关注和充分评估病毒多次传代后基因序列和（或）氨基酸序列突变的风险，并采用合理的方法和手段进行监测，确保产品全生命周期的安全性。指导原则建议采用多种技术手段和方法对病毒基因组、病毒形态和结构等进行鉴别。基因组水平可采用测序、限制性内切酶、PCR等方法对病毒基因组、目的基因或调控基因特定序列进行确认。病毒形态和结构的鉴别一般在颗粒完整性和蛋白质水平进行分析，通常可采用电镜法对病毒颗粒结构、颗粒大小分布等进行分析。蛋白质鉴别可采用蛋白电泳、免疫印迹、免疫中和试验（血清型鉴别）等进行分析。

若有可能，应采用临床拟用样品作为受试物进行关键非临床研究。应在IND申报资料中说明并讨论关键非临床研究所用样品和临床拟用样品的可比性，若存在质量差异，还应分析说明这种差异对有效性和安全性的可能影响，某些情况下可能需要进行附加的非临床试验。

在某些情况下，由于临床拟用产品的种属特异性（如编码的人源基因在动物中无生物学活性），采用临床拟用产品作为受试物的动物体内试验并不能获得有效信息，采用同源替代产品（即编码动物同源基因的OV）也是一种替代方法。这时应对临床拟用产品和同源替代产品进行对比，包括序列、靶点特异性、转基因表达水平等。

二、动物种属或模型选择及局限性

选择OV非临床试验的动物种属/模型时应考虑试验的目的以及病毒的嗜性、易感性、复制能力、细胞病变潜能和抗肿瘤活性。理想的动物种属/模型不仅应对OV易感，能够模拟OV在人体中的感染和复制模式，还应能表现出与人类相似的病理生理特征和结局。啮齿类动物通常使用与药效试验相同种属的动物，非啮齿类动物可以使用非人灵长动物。后者与人基因同源性高和具有相似的免疫系统，经常在生物药安评研究中使用。很多情况下，常规标准实验动物很可能并不适用，病毒很少能够在这些动物中感染和复制，因此其他一些对病毒易感的动物种属（如棉鼠、金黄地鼠）则有可能会被考虑。在某些情况下，通过基因修饰或细胞/组织移植表达人靶受体的人源化动物模型可能更适用。

由于同种或异种移植瘤模型可在一定程度上模拟临床拟用患者人群的肿瘤生物学和病理学特征，因此荷瘤动物模型常用于OV的概念验证/药效学研究。此外，由于OV具有嗜瘤性，且具有完全复制能力，病毒在荷瘤动物中的复制水平和存续时间与非荷瘤动物有明显的不同，为模拟OV在肿瘤患者中的复制和增殖，因此也常采用荷瘤动物进行 OV 的生物分布、病毒脱落和安全性研究。但采用荷瘤动物进行安全性评价时，有其不足之处：①动物可能对病毒不易感，OV 仅在肿瘤组织中复制，并不能在动物正常组织中复制，无法评估 OV 感染和复制对正常组织的影响；②常采用免疫缺陷小鼠，不能模拟人体的免疫反应，无法评估 OV 诱发的免疫反应对病毒存续时间和安全性的影响；③荷瘤动物生存时间较短，不能进行长期评价，且个体间差异大，缺少背景数据。因此，若存在对 OV 易感的非荷瘤动物种属，还应采用这些易感非荷瘤动物进行非临床安全性评价，以补充荷瘤动物模型不能获得的安全性信息。

对于编码转基因的 OV 产品，还应考虑转基因表达产物在所选动物种属中的药理学活性。若转基因表达蛋白在动物中无药理活性，可采用表达种属特异性同源蛋白的替代产品。此外，选择动物物种时还应考虑该溶瘤病毒的预期临床给药方案。若如果不属于常规给药方式，如肝动脉给药，可能需要采用大动物给药。最后，如果拟和其他抗肿瘤制剂联合使用，还应考虑所选择动物种属是否属于联用药物的相关动物种属。

总之，选择 OV 相关动物种属 / 模型有很大的挑战，现实中很难获得理想的模型，很多情况下仅能满足部分条件，需要采用不同的模型相互补充提供信息。在 IND 递交资料中，应详细描述动物种属 / 模型的选择依据及局限性。

三、给药方案和剂量设计

给药途径应与临床一致，特殊情况下也可采取与临床用药接近的给药方式，如采用皮下或者肌内注射方式模拟瘤内注射等。给药频率和次数，可以与临床用药间隔和次数一致，或者适当缩短时间间隔、增加给药次数比如采用“N+1”次设计原则以增加暴露浓度及暴露量。给药剂量一般包括低、中、高 3 个剂量。低剂量设计为接近临床剂量或者药效剂量，高剂量设计为药物体内充分暴露并且动物能够耐受的剂量。停药以后，给予一段恢复时间考察药物毒性作用的可逆性。恢复期时长可以根据动物的临床症状，血液学、血清生化、免疫学等试验结果，生物分布和脱落试验结果综合考量。

四、概念验证 / 药理学研究

在 OV 进入临床试验以前，需要进行概念验证试验和药理作用机制研究，阐明 OV 在靶肿瘤中的生物学活性（包括在靶肿瘤中选择性复制和抗肿瘤活性）以及 OV 如何在体内发挥预期治疗作用。这些研究有助于确立在特定目标患者人群中使用 OV 的科学依据，有助于确定最佳给药途径和早期临床试验的给药方案。概念验证试验包括一系列的体外、体内试验：①在采用动物模型进行试验之前，需对 OV 的选择性复制能力进行评价。在 ICH 关于溶瘤病毒的考虑文件中推荐通过体外试验考察溶瘤病毒对允许细胞和非允许细胞的选择性，可采用肿瘤 / 易感细胞和非肿瘤 / 非易感细胞进行体外细胞毒性 / 裂解活性和（或）复制能力以及插入基因的选择性表达检测，也可采用离体培养的人正常组织和肿瘤组织进行检测；某些情况下，也可仅在体内非临床试验中评估 OV 的选择性。②在免疫健全的动物模型中评估 OV 诱导的先天性和适应性抗肿瘤免疫反应及作用机制。③若 OV 编码表达转基因，还应在非临床动物模型中验证转基因的表达水平及其在抗肿瘤作用中的贡献。④若 OV 拟与其他抗肿瘤疗法联用，还应在非临床动物模型中证明联用可提高疗效，以为临床联合应用提供支持性依据。⑤对于人群中存在预存抗体的 OV，建议能够在非临床试验中评估预存抗体对 OV 清除速率及有效性的影响。⑥为指导临床试验风险控制和减轻策略的制定，建议评估 OV 对常规抗病毒药物的灵敏度。

五、免疫毒性和免疫原性研究

OV 通过活化免疫系统发挥高效的抗肿瘤作用。OV 裂解肿瘤细胞后引起肿瘤相关抗原和大量免疫前细胞因子释放，促进抗原递呈细胞功能，继而诱导抗肿瘤特异性 T 细胞反应。同时 OV 感染人体引发局部组织器官释放 I 型干扰素，促进趋化因子分泌，诱导 T 细胞浸润。因此，在 OV 临床前研究中，需要重点监测与 T 细胞活性相关的指标变化和免疫靶器官病理。如进行淋巴细胞表型检测，测定 $CD4^+$ 和 $CD8^+$ T 细胞的比例和比值，测定体液免疫和细胞免疫水平，细胞因子、特异性抗体、免疫球蛋白、补体的变化等。关注脾脏、胸腺、给药部位周边局部淋巴结的脏器重量和组织病理学改变。

免疫原性研究是指药物能引起免疫应答的能力，即抗原通过刺激特定免疫细胞产生免疫效应物质抗体和致敏淋巴细胞。OV 的免疫原性主要来自病毒载体和插入序列表达产物。当采用动物模型进行试验研究时，动物体内通常会产生对抗人源分子的抗体，与表达产物结合并中和活性，这时可以考虑合成插入动物基因序列的替代分子，在实验模型体内表达为动物的内源性分子以避免免疫原性的干扰。OV 产品的免疫毒性及免疫原性研究常用的研究方法主要有特异性 ELISA、流式细胞术、替代分子显微观察、放射免疫沉淀法，电化学发光法等。

六、生物分布研究

生物分布研究是 OV 临床前开发计划中的重要内容，通过表征给药后 OV 在靶组织（包括肿瘤组织和易感组织）和非靶组织（包括其他组织、体液和生殖腺等）中的分布、存续和清除特征，可为关键性非临床实验中有效性 / 安全性指标监测、给药频率、观察期限的制订提供参考信息。将生物分布数据与毒理学数据结合分析，根据组织 / 体液中的病毒滴度和（或）基因表达水平与不良反应的关系，可有助于了解 OV 的组织嗜性和确定潜在毒性靶器官。

由于生物分布研究主要是研究 OV 在靶组织和非靶组织中的分布和清除情况，以为有效性和安全性指标监测和数据解释提供帮助，因此生物分布研究所用动物种属 / 模型应尽可能与概念验证及毒理学试验一致，可伴随概念验证及毒理学开展，也可单独开展。由于 OV 具有完全复制能力，应采用较为灵敏的方法（如 Q-PCR 方法）对组织中的病毒滴度和（或）核酸水平进行定量。生物分布试验设计时，应关注以下几点：①应尽可能采用临床拟用制剂，制剂处方改变有可能会影响生物分布。②应采用双性别动物，采用单性别动物应有依据。③对于啮齿类动物，每一剖检时间点应至少 5 只 / 性别 / 组；对于非啮齿类动物，每一剖检时间点应至少 3 只 / 性别 / 组。④应考虑影响 OV 生物分布和（或）存续的因素，如动物的免疫状况和生理状态。⑤应尽可能采用临床拟用给药途径。⑥应至少包含临床最大拟用剂量，更多的组别设计可提供更多的量效关系信息。⑦应设计多个剖检时间点以表征 OV 生物分布和存续的动力学特征。为评估 OV 的复制和清除情况，建议检测时间点需要覆盖药物进入体内的起始阶段，至预期拷贝数达到峰值时间点和后续清除时间点。⑧采集的组织样本一般包括血液、卵巢 / 睾丸、子宫 / 附睾、肾、肝、肺、心、大脑、脾、局部淋巴结（肠系膜和腹股沟）、给药部位及对侧、神经系统（脊髓、坐骨神经、视神经）等。根据 OV 的类型、组织嗜性和递送方式，还应具体问题具体分析，增加其他相关组织，如膀胱、皮肤、眼球等。例如，VSV 具有嗜神经性，在评价基于 VSV 的 OV 产品时应重点关注其在神经系统的分布情况，除大脑、坐骨神经、脊髓、视神经外，还可增设脑脊液、小脑、背脊神经节等。⑨如果采用 Q-PCR 方法进行定量检测，方法学的定量下限应为 50 copies/ng 基因组 DNA，为确保测定的准确度，每一组织应测定 3 个平行样，并在其中一个平行样本中加载已知拷贝数的对照品，以确定 Q-PCR 试验的灵敏度。在报告中应提供每只动物的个体数据，阐明测定值低于定量下限的样本归类方法以及计算平均值的方法。

七、病毒脱落研究

脱落是指 OV 通过患者排泄物（粪便和尿液）、分泌物（唾液、泪液、鼻咽液）或皮肤（脓包、溃疡、伤口）等途径排出体外的过程，通过脱落，病毒可传播到环境及密切接触人员 / 生物中。脱落研究与生物分布研究不同，脱落研究是研究病毒如何从体内排出或释放，包括测定病毒排出量和确认排出物是否具有感染和复制能力，与生物分布研究内容互补，可以完整地描述药物体内代谢过程，脱落研究有助于评估 OV 传播给第三方的潜在风险和对环境的潜在风险，有助于制订临床风险监测计划。

采用合适的动物模型进行非临床病毒脱落研究，主要是为了确定病毒的排泄 / 分泌特征，预估 OV 在人体内脱落的可能性和特征，指导临床病毒脱落研究的设计。非临床病毒脱落研究一般不需要单独开展，可整合到其他非临床研究中（如生物分布研究、非临床安全性研究等）。在非临床研究阶段，更加侧重于检测排出病毒数量，不必要鉴别代谢物的感染属性。在设计和解释非临床病毒脱落研究时，应考虑以下因素。

（一）动物种属 / 模型

由于很多病毒不能在常规实验动物种属中感染和复制，所以在解释非临床研究结果时，应考虑动物对病毒的易感性。病毒感染受体在动物和人体中的表达和组织分布情况可能有所不同，这也可能会导致动物的病毒的脱落特征与人有明显不同。由于 OV 具有嗜瘤性，采用模拟临床患者疾病状态的荷瘤动物模型可能最适于评估病毒脱落。此外，还应考虑对病毒的免疫能力，免疫可影响病毒的清除速率，进而影响病毒的脱落。

（二）给药途径和给药剂量

非临床病毒脱落研究应尽可能模拟临床拟用给药方案，采用相同给药途径，给药剂量应涵盖临床拟用剂量范围。

（三）样本采集时间和研究期限

在开展研究之前，应充分调研该 OV 野生型病毒株的生物学特性（包括病毒嗜性、复制能力、免疫原性、体内存续时间和潜伏 – 再激活能力、病毒稳定性、病毒脱落方式等）以及具有相似特性的病毒产品或病毒载体的已有研究结果，这些数据对样本采集频率和研究期限的设计具有重要的指导作用。通常，给药后早期最有可能发生病毒脱落，因此在给药后的前几天（第一周内）需要更密集地采集样本，以获得病毒的瞬时脱落轮廓。样本的采集频率和采集数量还需要考虑实际可行性，这取决于采集的排泄物或分泌物的类型。研究期限的设计需要考虑亲本病毒的自然感染过程、动物对 OV 的预存免疫力以及 OV 的复制能力，研究期限应足以检测到 OV 复制所导致的二次达峰。如果病毒可在一些组织中长期存续，建议研究期限应相应延长。如果在连续多个时间点采集的样本中观察到阴性结果，可适当缩短研究期限。但是对于具有潜伏期或可再激活担忧的病毒，在预定时间段内获得的阴性结果可能无法准确捕获较晚时间点的病毒脱落情况。

（四）样本采集

在确定采集的样本类型时应考虑病毒的特性、给药途径和动物种属，通常采集的样本包括尿液和粪便，也可能会采集其他类型的样本，如咽拭子、鼻拭子、唾液、支气管灌洗液、皮肤拭子等。可采集的排泄组织器官有唾液腺、泪腺等。采集的样本量 / 体积应足以进行定量和定性分析，对于某些样本（如尿液）可能难以采集足够的样本用于分析，可选择将同一剂量组的同一时间点的样本混合，以获得足够的样本量 / 体积。通常不会采集血液进行脱落分析，但会采集用以药代动力学分析，以评估 OV 从注射部位向血液的扩散范围以及清除速度。但对于仅在血管中有限扩散的局部给药产品（例如瘤内注射、肌内注射、颅内注射和视网膜下腔注射等），血液中的 OV 含量分析对评估病毒脱落程度有一定的帮助。

检测病毒脱落的分析方法应当具有特异性、灵敏度和可重复性，首选可定量的分析方法，这有助于评估病毒传播可能性。Q-PCR 和感染性试验是两种通常采用的检测病毒脱落的方法。Q-PCR 方法的优点是快速、灵敏、可重复，但无法区分完整病毒和突变病毒株或降解的病毒片段，无法评估脱落病毒的感染性和传播性。感染性试验需要将脱落的基质与易感细胞系进行体外培养，并且需要较为灵敏的检测终点（如空斑形成）。感染性试验的优点是仅检测具有传染性的病毒，可评估潜在传播风险，缺点是灵敏度不如 Q-PCR 方法。对于 OV，推荐首先采用 Q-PCR 方法直接定量检测病毒的核酸片段（避开可能的突变位点），若样本中病毒核酸拷贝数高于检测下限，可再采用感染性试验确定是否具有传播可能；如果样本中病毒核酸拷贝数低于检测下限，受灵敏度的限制，可不再采用感染性试验进一步表征脱落病毒的传播能力。除以上两种方法外，也可采用其他一些方法，如免疫分析 Southern 印迹。无论采用何种方法，都应阐明选择依据。

虽然非临床病毒脱落研究有助于指导临床病毒脱落研究的设计，尤其是对采集样本的类型、采集频率和研究期限等。如果非临床病毒脱落研究提示 OV 具有传播可能性，则可进行笼内配对传播试验，这有助于预测临床人与人之间的传播可能性。需要注意的是，由于动物和人体的免疫系统、免疫状态以及对病毒易感性存在差异，非临床病毒脱落研究并不能替代人体病毒脱落研究，即使在非临床研究中未见病毒脱落，也不能因此豁免临床病毒脱落研究。

八、毒理学及非临床安全性研究

为界定拟开展临床试验具有可接受的风险获益比，OV 的毒理学试验应足以识别、表征和界定潜在的局部毒性和全身毒性，包括潜在的急性和慢性毒性（包括剂量－反应关系、毒性可逆性以及可能的延迟毒性）、插入突变 / 致癌性。对于生物分布试验显示在生殖腺中有明显分布的 OV，还应评估潜在的生殖系传递风险。如果病毒载体或者表达产物还可以穿过胎盘屏障到达子宫内部，还需要评估药物对胚胎发育的长期影响。

九、毒理试验的一般考虑

在制订毒理学研究计划时，应首先考虑 OV 的生物学特性（病毒基因组结构、感染复制增殖和传播方式 / 机制、组织嗜性、致病性 / 生物安全性、免疫原性和稳定性等）以及同类产品（来源于相同野生型病毒株的 OV 或病毒载体）已有的非临床和临床安全性信息，并基于概念验证试验确立的相关动物种属、给药途径、预期的治疗剂量范围以及给药方案（单用或联用）。ICHS6 所推荐的总体科学原则的某些方面也适用于 OV（如何选择疾病模型动物、转基因动物或采用同源替代产品）。毒理学试验需要反映 OV 的生物学特性，动物应对 OV 易感（即 OV 在动物的正常组织 / 细胞中具有潜在的复制和感染能力），能够对编码的基因产物表现出药理活性，能够检测到对病毒和（或）编码的基因产物非期望的免疫反应。由于 OV 的毒性取决于其给药途径，因此毒理学试验的给药途径和给药方案应尽可能地模拟临床拟用情况。应设置多个剂量组，如有可能，给药剂量应涵盖临床拟用剂量范围。每组应包含足够数量的动物，为避免偏倚，应采用随机方式分组（例如，对于荷瘤动物模型，应按照肿瘤大小随机分组）。

十、OV 的特殊风险考虑

通常，OV 不与宿主基因组发生整合，但基因修饰的 OV 或者新型病毒株来源的 OV 可能会与宿主基因组发生低频整合。如果在生物分布试验中发现 OV 持续存在，应考虑进行非临床试验评估病毒是否与宿主基因组发生整合，或是否具有潜伏期并可再激活。一般不需要开展标准的遗传毒性组合试验，要根据载体已知信息、表达序列结构特征、拟用于治疗适应证，考虑是否需要开展额外的遗传毒性研究。如检测靶器官基因组发生基因修饰的情况，评估插入突变致位点活化和遗传性改变的风险，以及随后可能发生的异常细胞行为。对于有整合能力的OV，应对其插入位点进行分析，评估其潜在的基因毒性，必要时应在早期开展致瘤性/致癌性试验。对于有潜伏期的OV，还需要采用相应模型动物评估其发生再激活的可能性。

如果在生殖腺中持续检测到OV，这就需要评估OV感染了生殖系细胞还是非生殖系细胞（如支持细胞、间质细胞、白细胞）。对于雄性动物，可基于生精周期在不同时间点对精液进行分析，若在精液中仅可一过性地检测到OV，这提示OV未与生殖细胞基因组整合，发生生殖系传递的风险较低。对于雌性动物，如果在一个卵母细胞中监测到OV，所有的OV都受影响。如果在卵母细胞或精液中持续检测到OV，这提示很有可能发生生殖系传递，应与监管机构及时讨论。

根据目标患者人群和产品的特性，可能需要考虑进行生殖和发育毒性试验，通常这些试验应在Ⅲ期临床试验前完成。

局部刺激性试验通常结合于一般毒性试验中，单独开展过敏性试验和溶血性试验，以评估药物制剂安全性。

十一、非临床安全性试验的GLP要求

通常，非临床安全性试验应遵循GLP规范。与常规化学药物和生物制品不同，OV的非临床安全性评价可能会采用荷瘤动物，这可能会需要特别的动物护理；生物安全性要求也可能会导致非临床安全性试验不能完全执行GLP。此外，OV非临床安全性试验中也可能会伴随生物分布以及概念验证的终点指标检测，这些终点指标的检测也可能难以完全遵循GLP。因此，若非临床安全性试验未能完全遵循GLP，应在试验报告的GLP符合性声明中说明哪些地方偏离了GLP要求，并评估该偏离对试验结果的影响。如果在非临床试验（如概念验证试验或生物分布试验）中整合了安全性终点，这些试验应严格按照预先制订的试验方案开展，从这些试验获得结果应具有充足的质量和完整性，并在试验报告中应报告执行过程中偏离试验方案的情况以及这些偏离对试验结果质量和完整性的影响。

第九节　非临床评价实例

详细信息请扫描前言中的二维码。

参考文献

[1] HARRINGTON K, FREEMAN DJ, KELLY B, et al.Optimizing oncolytic virotherapy in cancer treatment[J]. Nat Rev Drug Discov, 2019, 18(9):689-706.

[2] LAWLER S E, SPERANZA M, CHO C, et al.Oncolytic Viruses in CancerTreatment:A Review[J]. Jama Oncol, 2017, 3(6):841-849.

[3] YLOSMAKI E, CERULLO V. Design and application of oncolytic viruses for cancer immunotherapy[J]. Curr Opin Biotechnol, 2020, 65:25-36.

[4] SHI T, SONG X, WANG Y, et al. Combining oncolytic viruses with cancer immunotherapy: Establishing a new generation of cancer treatment[J]. Front Immunol, 2020, 11:683.

[5] HALIOUA-HAUBOLD C L, PEYER J G, SMITH J A, et al. Regulatory considerations for gene therapy products in the US, EU, and Japan[J]. Yale J Biol Med, 2017, 90(4):683-693.

[6] DAVOLA M E, MOSSMAN K L. Oncolytic viruses: how “lytic” must they be for therapeutic efficacy?[J]. Oncoimmunology, 2019, 8(6):1581528.

[7] MARTINEZ-QUINTANILLA J, SEAH I, CHUA M, et al. Oncolytic viruses: overcoming translational challenges[J]. J Clin Invest, 2019, 129(4):1407-1418.

[8] YAMAGUCHI T, UCHIDA E. Oncolytic virus: Regulatory aspects from quality control to clinical studies[J]. Curr Cancer Drug Targets, 2018, 18(2):202.

[9] LUNDSTROM K. New frontiers in oncolytic viruses: optimizing and selecting for virus strains with improved efficacy[J]. Biologics, 2018, 12:43-60.

[10] KAUFMAN H L, KOHLHAPP F J, ZLOZA A. Oncolytic viruses: A new class of immunotherapy drugs[J]. Nat Rev Drug Discov, 2015, 14(9):642-662.

[11] BUIJS P R, VERHAGEN J H, VANEIJCK C H, et al. Oncolytic viruses: From bench to bedside with a focus on safety [J]. HumVaccin Immunother, 2015, 11(7):1573-1584.

[12] ZHANG Q, LIU F. Advances and potential pitfalls of oncolytic viruses expressing immunomodulatory transgene therapy for malignant gliomas[J]. Cell Death Dis, 2020, 11(6):485.

[13] LI L, LIU S, HAN D, et al. Delivery and biosafety of oncolytic viro therapy[J]. Front Oncol, 2020, 10:475.

[14] OSALI A, ZHIANI M, GHAEBI M, et al. Multidirectional strategies for targeted delivery of oncolytic virusesby tumor infiltrating immune cells[J]. Pharmacol Res, 2020, 161:105094.

[15] HAJERI P B, SHARMA N S, YAMAMOTO M. Oncolytic adenoviruses:Strategies for improved targeting and specificity[J]. Cancers (Basel), 2020, 12(6):1504.

[16] GORADEL N H, BAKER A T, ARASHKIA A, et al. Oncolytic virotherapy:Challenges and solutions[J]. Curr Prob Cancer, 2020:100639.

[17] HWANG J K, HONG J, YUN C. Oncolytic viruses and immune checkpoint inhibitors: Preclinical developments to clinical trials[J]. Int J Mol Sci, 2020, 21(22):8627.

[18] CAO G D, HE X B, SUN Q, et al. The oncolytic virus in cancer diagnosis and treatment[J]. Front Oncol, 2020, 10:1786.

[19] BUIJS P R, VERHAGEN J H, VANEIJCK C H, et al. Oncolytic viruses: From bench to bedside with a focus on safety[J]. Hum Vaccin Immunother, 2015, 11(7):1573-1584.

[19] YAMAGUCHI T, UCHIDA E. Regulatory aspects of oncolyticvirus products[J]. Curr Cancer Drug Targets, 2007, 7(2):203-208.

[20] CHAURASIYA S, CHEN NG, FONG Y. Oncolytic viruses and immunity[J]. Curr Opin Immunol, 2018, 51:83-90.

[21] FUKUHARA H, INO Y, TODO T. Oncolytic virus therapy: A new era of cancer treatment at dawn[J].

Cancer Sci, 2016, 107(10):1373-1379.

[22] ICH. ICH Considerations:Oncolytic Viruses[EB/OL].(2009-09). https://admin.ich.org/sites/default/files/2019-04/ICH_Considerations_Oncolytic_Viruses_rev_Sep_17_09.pdf.

[23] FDA. Guidance for Industry:Preclinical Assessment of Investigational Cellular and GeneTherapy Products[EB/OL].(2013-11). https://www.fda.gov/regulatory-information/search-fda-guidance-documents/preclinical-assessment-investigational-cellular-and-gene-therapy-products.

[24] FDA. Long Term Follow-Up After Administration of Human Gene Therapy Products[EB/OL].(2020-01). https://www.fda.gov/regulatory-information/search-fda-guidance-documents/long-term-follow-after-administration-human-gene-therapy-products.

[25] ICH. ICH Considerations: General Principles to Addressthe Risk of Inadvertent GermlineIntegration of GeneTherapyVectors[EB/OL].(2006-10). https://admin.ich.org/sites/default/files/2019-04/ICH_Considerations_General_Principles_Risk_of_IGI_GT_Vectors.pdf.

[26] ICH. ICH Considerations:General Principlesto Address Virusand Vector Shedding[EB/OL].(2009-06). https://admin.ich.org/sites/default/files/2019-04/ICH_Considerations_Viral-Vector_Shedding_.pdf.

[27] 张旻，宫新江，邵雪，等 . 结合案例介绍 ICH 溶瘤病毒非临床研究一般考虑 [J]. 中国新药杂志，2019, 28(16):1982-1986.

[28] KOSUKE INOUE, HIROTAKA ITO, MIWAKO IWAI, et al. Neoadjuvant use of oncolytic herpes virus G47D prevents local recurrence after insufficient resection in tongue cancer models[J]. Molecular Therapy: Oncolytics, 2023, 30:72-85.

[29] ELANKUMARAN S, ROCKEMANN D, SAMAL S K. Newcastle disease virus exerts oncolysis by both intrinsic and extrinsic Caspase - dependent pathways of cell death[J]. J Virol, 2006, 80 (15):7522-7534.

[30] JING LIN, SHIHUI SUN, KUI ZHAO, et al. Oncolytic Parapoxvirus induces Gasdermin E-mediated pyroptosis and activates antitumor immunity[J]. Nature Communications, 2023, 14:224.

[31] LI F, SHENG Y, HOU W, et al. CCL5-armed oncolytic virus augments CCR5-engineered NK cell infiltration and antitumor efficiency. Journal for ImmunoTherapy of Cancer[J]. 2020, 8:131.

[32] PARK, FONG, KIM, et al. Effective combination immunotherapy using oncolytic viruses to deliver CAR targets to solid tumors[J]. Sci. Transl. Med,2020, 12: 1863.

[33] REZAEI, GHALEH, FARZANEHPOUR, et al.Combination therapy with CAR T cells and oncolytic viruses: a new era in cancer immunotherapy[J]. Cancer Gene Therapy, 2021.

[34] EVGIN, KOTTKE, TONNE, et al. Oncolytic virus–mediated expansion of dual-specific CAR T cells improves efficacy against solid tumors in mice[J]. Sci Transl Med, 2022, 14(640): 2231.

[35] RUI MA, TING LU1, ZHENLONG LI, et al. An oncolytic virus expressing IL-15/IL-15Rα combined with offthe-shelf EGFR-CAR NK cells targets glioblastoma[J]. Cancer Res, 2021, 81(13): 3635-3648.

[36] GROENEVELDT, ENDE, MONTFOORT, et al. Preexisting immunity: Barrier or bridge to effective oncolytic virus therapy?[J]. Cytokine and Growth Factor Reviews, 2023, 70:1-12.

[37] GUOQING WANG, ZONGLIANG ZHANG, KUNHONG ZHONG, et al. CXCL11-armed oncolytic adenoviruses enhance CAR-T cell therapeutic efficacy and reprogram tumor microenvironment in glioblastoma[J]. Molecular Therapy, 2023, 31(1):134-153.

[38] 甘兹颖，唐慧 . 溶瘤病毒联合 PD-1/PD-L1 抑制剂的研究进展 [J]. 基础医学与临床，2022, 42(4): 651-655.

[39] 王欣 , 苗玉发 , 霍艳 , 等 . 溶瘤病毒药物非临床安全性评价的思考 [J]. 中国药物警戒，2021，18(6): 497-600.
[40] 国家药品监督管理局 . 溶瘤病毒产品药学研究与评价技术指导原则（试行）[EB/OL].(2023-02). https://www.cde.org.cn/main/news/viewInfoCommon/09618d0682fc9161adc0a3f63de486f6.

第十六章　基因编辑产品的非临床评价研究

基因编辑是通过对特定DNA片段的敲除、插入等方式，实现对目标基因的人为“编辑”，它被形象地称为“分子剪刀”。基因编辑的分子基础是DNA双链断裂（double strand break，DSB），当DSB发生后，细胞可通过多种方式进行修复，主要有两种途径：同源重组修复（homologous recombination，HR）和非同源末端连接修复（non-homologous end joining，NHEJ）（图16-1）。前者利用同源DNA模板可进行精确无误的修复；后者将没有同源性的两个DNA末端直接连接、实现修复，容易导致碱基插入（insertion）与缺失（deletion）、造成编码错位（frameshift）产生过早的终止密码子、使得蛋白质失去功能或表达缺失，进而造成基因突变和敲除。近年来，定点基因编辑技术已成为进行基因功能研究和物种定向改造的优选策略。

随着基因编辑手段的不断开发和完善，基因治疗领域正在进入基因编辑时代。常规的基因治疗不涉及基因编辑，只是通过载体（如腺相关病毒）使目的基因在细胞内表达。随着细胞分裂和免疫系统的作用，病毒载体会逐渐在体内消失，因此这种基因疗法的持久性存在一定限制。而基因编辑技术将目的基因片段插入细胞DNA中，或者在原位置修复基因突变。这种方法的优势在于被修改后的基因会随着细胞分裂而复制，从而长久保存下去。理论上，只有基因编辑能实现一次注射而疗效持续终身。

第一节　基因编辑技术的发展历程

从20世纪末人们就开始对基因编辑技术进行探索，但真核生物的基因组包含数十亿个碱基，对其基因组的操作一直面临挑战。同源重组技术（HDR）是最早的基因编辑技术，也是真核生物基因编辑的一个重大突破。但是对高等真核生物来说，外源DNA与目的DNA自然重组率非常低，只有 10^{-7} ~ 10^{-6}，因此HDR的大规模应用受到了一定的限制。为应对这一挑战，一系列基于核酸酶的基因编辑技术相继出现，实现了在真核生物尤其是哺乳动物中精准有效的基因编辑。与传统的基因编辑技术相比，基于核酸酶的基因编辑技术减少了外源基因随机插入，提高了对基因组特定片段进行精确修饰的概率。目前基因编辑技术主要包括以下几种：Mega核酸酶技术、锌指核酸酶、类转录激活因子效应核酸酶技术、CRISPR-Cas9技术和单碱基编辑（base editing，BE）。

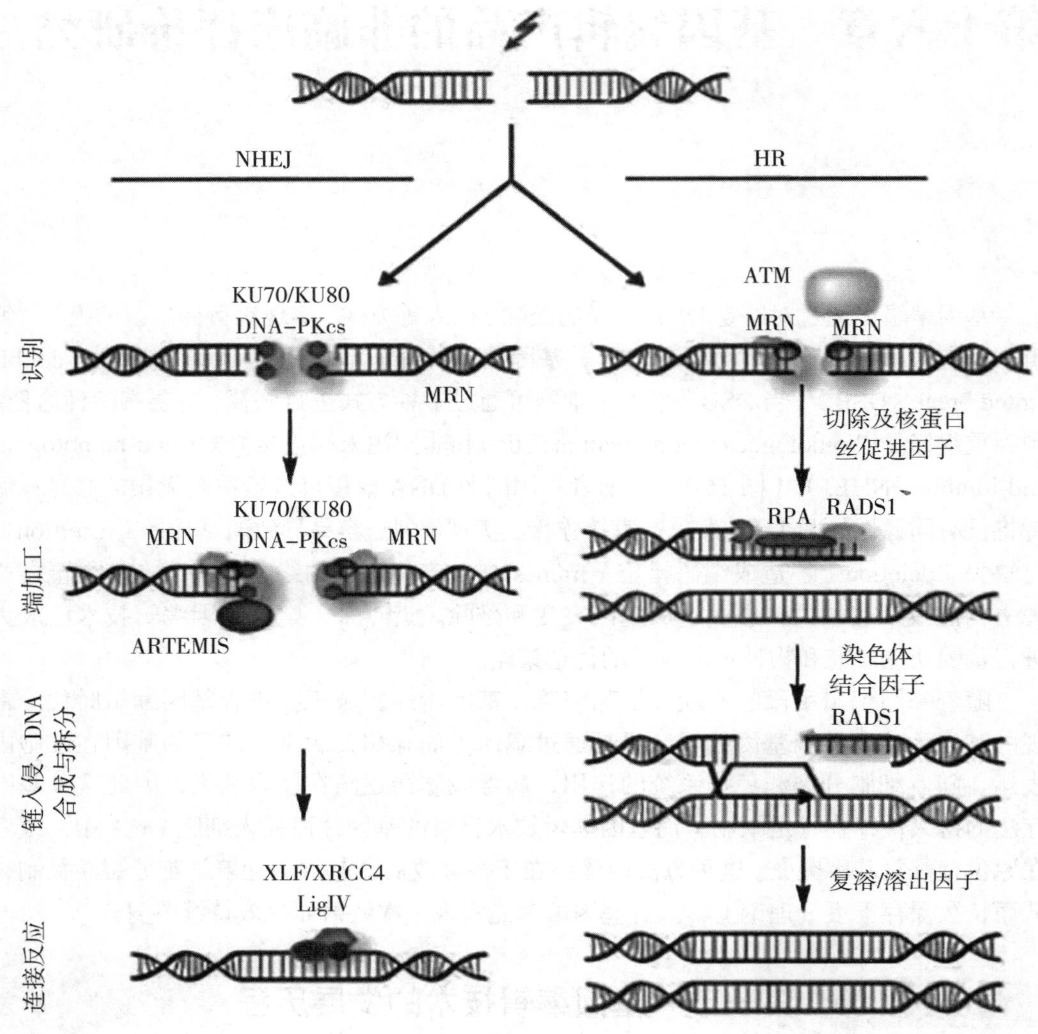

图 16-1　NHEJ 和 HR

（Hanne Lans et al, Epigenetics & Chromatin.）

在基因编辑技术的临床应用和基因编辑产品的研发中，几个重要事件如下：2012 年 8 月 17 日，Jennifer Doudna 和 Emmanulle Charpentier 合作，在 *Science* 杂志发表了基因编辑史上的里程碑论文，成功解析了 CRISPR-Cas9 基因编辑的工作原理。2013 年 2 月 15 日，张锋在 *Science* 杂志发表文章，首次将 CRISPR-Cas9 基因编辑技术应用于哺乳动物和人类细胞。自此，近年来生命科学领域最耀眼的技术正式宣告诞生。

2016 年，四川大学华西医院卢铀团队开展了 CRISPR 基因编辑技术的首次临床试验，从转移性非小细胞肺癌患者中分离出 T 细胞，并使用 CRISPR-Cas9 技术敲除细胞中的 *PD-l* 基因，将 T 细胞对肿瘤细胞的攻击能力“激活”，在体外扩增后再输回患者体内，去攻击肿瘤细胞。

2016 年 4 月，美国哈佛大学 David Liu 等第一次发表了不需要 DNA 双链断裂也不需要同源模板即可进行单碱基转换的 BE 技术。BE 技术的出现促进了点突变基因编辑的有效性和使用范围。

2017 年，中山大学黄军就团队利用 BE 技术在不能发育成熟的人类三元核胚胎中对 HBB 的点突变进行编辑。该研究是第一个利用 BE 技术对遗传疾病突变位点进行精准修复的研究，为治疗新生儿 β 型地中海贫血，甚至为其他遗传性疾病的治疗打开了新窗口。

2018 年 8 月，瑞士 Vertex 制药公司与合作伙伴美国 CRISPR Therapeutics 联合宣布，美国 FDA 已经解除了实验性基因编辑疗法 CTX001 的临床搁置，并已接受了该疗法用于治疗镰刀状红细胞病的新药临床试验申请，这也成为美国首例 CRISPR 基因编辑疗法的人体临床试验。其 I 期临床申请在 2018 年 4 月和 8 月分别由德国和美国的药物管理局批准。

2018 年 9 月 5 日，Sangamo Therapeutics 公布了治疗糖胺聚糖二型的基因疗法药物 SB-913 的首批临床试验数据。接受中等剂量剂量的 2 位患者的尿液中糖胺聚糖大分子含量下降 51%，硫酸皮肤素下降 32%，硫酸肝素下降 61%。该技术是通过 ZFN 编辑不到 1% 的人体肝脏细胞的 DNA，再通过这些肝脏细胞表达正确的酶蛋白从而治疗该罕见遗传病，这也是全球首例基因编辑药物临床试验数据公布。

2018 年 11 月 30 日，美国基因编辑公司 EDITAS 宣布美国 FDA 批准了 EDIT-101（AGN-151587）的一期临床申请。EDIT-101 是一种基于 CRISPR 的体内基因组编辑疗法，研发用于治疗一种罕见遗传病：第 10 类莱伯先天性黑蒙。EDIT-101 是第二个通过 IND 的基于 CRISPR 的基因编辑疗法，而在基于 CRISPR 的体内基因组编辑疗法中，EDIT-101 是第一个。

2020 年 10 月 7 日，2020 年诺贝尔化学奖被授予给 Emmanuelle Charpentier 和 Jennifer Doudna，以表彰她们“开发出一种基因编辑方法”CRISPR-Cas9 基因剪刀。诺贝尔化学委员会主席 Claes Gustafsson 表示：这项基因工具蕴含着强大的力量，影响着我们所有人；它不仅彻底改变了基础科学，而且推动了创新作物的诞生，未来还将会为突破性的新医学疗法指明方向。

目前，在临床前或临床研究阶段的基因编辑治疗产品见表 16-1。

第二节　基因编辑产品的分类

一、依据核酸酶类型

基因组编辑技术是使用序列特异性核酸酶（sequence-specific nuclease，SSN）进行的，其主要原理都是通过 SSN 特异切割 DNA 靶位点，产生 DSB，诱导 DNA 的损伤修复

表 16-1　临床前或临床阶段的基因编辑治疗产品

递送方式	研究阶段	靶向基因	治疗疾病	核酸酶	编辑方式	处理措施	研究单位	NOT编号
腺病毒	Ⅰ期	CCR5	HIV	ZFN	离体细胞	ZFN修饰$CD4^+$ T细胞	University of Pennsylvania	NCT00842634
	Ⅰ期	CCR5	HIV	ZFN	离体细胞	ZFN修饰$CD4^+$ T细胞	SangamoBiosciences	NCTO1044654
	Ⅰ/Ⅱ期	CCR5	HIV	ZFN	离体细胞	ZFN修饰$CD4^+$ T细胞	Sangamo Biosciences	NCT01252641
	Ⅰ/Ⅱ期	CCR5	HIV	ZFN	离体细胞	ZFN修饰$CD4^+$ T细胞	Sangamo Biosciences	NCT01543152
	Ⅰ/Ⅱ期	CEP290	LCA10	CRISPR-Cas9	体内编辑	CRISPR-Cas9（rAAV载体）	Allergan	NCT03872479
腺相关病毒	Ⅰ期	Factor Ⅸ	hemophilia B	ZFN	体内编辑	ZFN（rAAV载体）（SB-FIX）	Sangamo Biosciences	NCT02695160
	Ⅰ期	IDUA	MPS I	ZFN	体内编辑	ZFN（rAAV载体）（SB-318）	Sangamo Biosciences	NCT02702115
慢病毒	Ⅰ期	TCR/PD-1	Multiple myeloma melanoma synovial sarcoma myxoid/ round cell liposarcoma	CRISPR-Cas9	离体细胞	CRISPR-Cas9编辑T细胞	University of Pennsylvania	NCT03399448
	Ⅰ/Ⅱ期	Beta-A-T87Q globin	p-Thalassemia	CRISPR-Cas9	离体细胞	CRISPR-Cas9编辑$CD34^+$细胞	Bluebird bio	NCT01745120
电穿孔	临床前	CD19	CD 19+malignancies	CRISPR-Cas9	离体细胞	CRISPR-Cas9 基因编辑anti-CD19 CAR-T	CRISPR therapeutics	–
	Ⅰ期	TCR-a/CD52	relapsed/refractory B-cell acute lymphoblastic leukemia	TALEN	离体细胞	TALEN 修饰CD19 CAR-T	Institut de RecherchesIntern ationalesServier	NCT02808442
	Ⅰ期	TCR-a/CD52	advanced lymphoid malignancies	TALEN	离体细胞	TALEN修饰anti-CD19 CAR-T	Institut de RecherchesIntern ationalesServier	NCT02735083
	Ⅰ期	TCR-a/CD52	B-cell acute lymphoblastic leukemia	TALEN	离体细胞	TALEN修饰anti-CD19 CAR-T	Institut de RecherchesIntern ationalesServier	NCT02746952

续表

递送方式	研究阶段	靶向基因	治疗疾病	核酸酶	编辑方式	处理措施	研究单位	NOT编号
	Ⅰ期	CCR5	HIV	ZFN	离体细胞	ZFN编辑$CD4^+$T细胞	University of Pennsylvania	NCT02388594
	Ⅰ期	CCR5	HIV	ZFN	离体细胞	ZFN 编辑HSPC	City of Hope Medical Center	NCT02500849
	Ⅰ/Ⅱ期	TCR/B2M	B-cell lymphoma	CRISPR-Cas9	离体细胞	CRISPR-Cas9编辑T细胞	Chinese PLA General Hospital	NCT03166878
脂质体	Ⅱ期	B2M	inherited metabolic disorders	CRISPR-Cas9	离体细胞	CRISPR-Cas9 编辑HSCs	Magenta Therapeutics,Inc	NCT03406962
	临床前	TTR	transthyretin amyloidosis	CRISPR-Cas9	体内编辑	CRISPR-Cas9（LNP载体）	Intellia Therapeutics	–
	临床前	SERPINA1	alpha-1 antitrypsin deficiency	CRISPR-Cas9	体内编辑	CRISPR-Cas9（LNP载体）	Intellia Therapeutics	–
	临床前	LDHAHA01	primary hyperoxaluria type 1	CRISPR-Cas9	体内编辑	CRISPR-Cas9（LNP载体）	Intellia Therapeutics	–
	临床前	Factor Ⅸ	acute myeloid leykemia	CRISPR-Cas9	体内编辑	CRISPR-Cas9（LNP载体）	IntelliaThetapeutics	–
	临床前	BCL11A	sickle cell disease	CRISPR-Cas9	离体细胞	CRISPR-Cas9 编辑HSC	Novartis/Intellia Therapeutics	–

机制（NHEJ 和 HDR），从而实现对基因组的定向编辑。从早期的 ZFN 和 TALEN 阶段，到近年的基于 CRISPR-Cas9 的基因组编辑技术，它们共同实现了蛋白质或 RNA 引导的基因组编辑，为基因功能的研究提供了强有力的研究工具。

1. *锌指核酸酶*　锌指核酸酶是第一种由人工改造应用的核酸内切酶，ZFN 单体由位于 C 末端的非特异性 DNA 切割结构域 *Fok* Ⅰ和位于 N 端的特异性识别 DNA 的锌指蛋白结构（zinc finger protein，ZFP）组成，其中，锌指蛋白可以识别特异的 DNA 序列，而 *Fok* Ⅰ则有 DNA 切割的酶活性。一个锌指结构一般包括 30 个氨基酸，形成 2 个反向的 P 折叠片。结合锌离子的保守氨基酸为 2 个半胱氨酸残基和 2 个组氨酸残基。1 个锌指结构域可识别 9 ～ 12 bp 碱基，将多个（通常为 3 ～ 6 个）锌指结构组合在一起就可以形成 1 个大的 DNA 识别区域。将人工构建的锌指结构与改造后的 *Fok* Ⅰ限制性内切酶融合，就构成了可以对特定的目标序列进行切割的人工核酸酶 ZFN。只有 2 个 *Fok* Ⅰ切割域的二聚化才能切割双链 DNA，因此，需要在基因组靶标位点左右两边各设计 1 个 ZFN，2 个 ZFN 结合到特定靶点，当识别位点间距为 6 ～ 8 bp 时，*Fok* Ⅰ域便发生二聚化产生内切酶活性，对目标 DNA 双链进行切割，从而使双链 DNA 断裂，以此来实现基因组编辑。

2. *转录激活因子样效应核酸酶*　TALEN 技术由类转录激活因子效应物（transcription activator-like effector，TALE）的 DNA 结合结构域与非特异性核酸内切酶 *Fok* Ⅰ的切割结构域融合而成。TALEN 来源于植物病原菌黄单胞杆菌。TALEN 识别区域是由 34 个氨基酸组成，其中 32 个氨基酸都是保守的，只有第 12 和第 13 位的氨基酸变化较大，这 2 个氨基酸被称为双氨基酸残基（repeat varible di-residues，RVD），RVD 包括 NI、HD、NG 以及 NN，RVD 与碱基的对应关系为：NI 识别 A，NG 识别 T，NN 识别 G，HD 识别 C。每个 TALE 单体只靶向 1 个核苷酸，在构建 TALEN 人工酶时需要针对每一个靶位点的上下游各设计 1 个，当 *Fok* Ⅰ形成二聚体活性结构时就可以对靶位点进行剪切，实现基因组编辑的目的。

3. *CRISPR-Cas9 及其衍生技术*　CRISPR 簇是一个广泛存在于细菌和古生菌基因组中的特殊 DNA 重复序列家族。其序列由一个前导区、多个短而高度保守的重复序列和多个间隔区组成。前导区一般位于 CRISPR 簇上游，是富含 AT，长度为 300 ～ 500 bp 的区域，被认为可能是 CRISPR 簇的启动子序列。重复序列区长度为 21 ～ 48 bp, 含有回文序列，可形成发卡结构。重复序列之间被长度 20 ～ 26 bp 的间隔区隔开。Spacer 区域由俘获的外源 DNA 组成，类似免疫记忆。当含有同样序列的外源 DNA 入侵时，细菌机体可利用 Spacer 区域与之互补、识别，进而抵御病原（如 T4 噬菌体）感染，达到保护自身安全的目的。这类序列的特征是成簇、规律间隔、短回文、重复，故被命名为规律成簇间隔短回文重复序列。

在 CRISPR 序列附近存在高度保守的 *CRISPR* 相关基因（CRISPR associated gene，Cas gene），这些基因编码的蛋白具有核酸酶功能，可以对 DNA 进行切割。根据 Cas 基因核心元件序列的不同，CRISPR-Cas 免疫系统被分为Ⅰ型、Ⅱ型和Ⅲ型 3 种类型，

Ⅰ型和Ⅲ型 CRISPR-Cas 免疫系统需要多个 Cas 蛋白形成的复合体切割 DNA 双链，而Ⅱ型系统只需要 1 个 Cas 蛋白。CRISPR 介导的免疫需要 2 个 RNA，分别是反式激活 RNA（trans-activating crRNA，tracrRNA）和 *CRISPR* 基因座转录出来的 pre-crRNA。当 tracrRNA 与 pre-crRNA 互补配对后，激活 RNAase Ⅲ并对 pre-crRNA 进行剪切，使之成为成熟的 crRNA。成熟的 crRNA（由 protospacer 序列与 tracr RNA 组成），或者人为将 crRNA 与 tracrRNA 接合成单一序列、单向导 RNA 的嵌合 RNA 分子，能引导 Cas 核酸酶在双链 DNA 的靶位点上，并在原型间隔毗邻序列（protospacer adjacent motif，PAM）的上游 3 ～ 8 bp 位置对结合的序列进行切割。

目前广泛应用的 Cas9 蛋白属于基因编辑的第二类系统，Cas12a（Cpf1）、Cas13a（C2c2）等其他类型的 Cas 蛋白也相继被发现，进一步丰富了 CRISPR-Cas 系统，其中几个基因编辑系统的基础信息见表 16-2。在多样性自然进化系统中这种固有的可编程性的存在，使 CRISPR-Cas 系统的应用扩展到了精确的基因组编辑领域。

理想的基因编辑系统需要具备以下要求：设计方便、具有高特异性和可高效递送到靶细胞。TALEN 和 CRISPR-Cas9 比 ZFN 大得多，因此通过腺病毒等小载体递送受到阻碍，而较小的 ZFN 编码序列在病毒递送中具有更高的效率。但是 ZFN 的 DNA 结合结构域和核酸酶结构域的设计和模块化装配非常复杂且耗时，而 ZFN 的成功率（24%）比 TALEN（99%）和 CRISPR-Cas9 技术（90%）低得多，且平均突变率为 10%，仅为 TALEN 和 CRISPR-Cas9 技术的一半。另外，ZFN 的脱靶效应和细胞毒性高于其他技术。与 ZFN 相比，TALEN 更容易设计，也不易脱靶。ZFN 和 TALEN 特异性结合依赖于蛋白质 -DNA 相互作用，具有重复上下文依赖性并易受表观遗传状态影响。相反，CRISPR-Cas9 系统依赖沃森 – 克里克碱基配对，是高度可预测的，且 gRNA 序列便于构建和工程化，是当前分子生物学家最常用的快速编辑基因组系统。但常用的 SpCas9 的一个明显缺点是脱靶效应。3 种基因编辑工具的简易比较见表 16-3。

4. *归巢核酸内切酶*　归巢核酸内切酶（meganucleases）虽不被常用，但也值得了解；这是一类需要 12 ～ 40 个碱基对识别位点的内切酶。研究人员通过使用一种特殊的来自酵母线粒体的核酸内切酶Ⅰ——*Sce* Ⅰ，在特异性识别 18 个碱基对后，使小鼠染色体 DNA 产生 DSB。在自然界中，成百上千的归巢核酸内切酶，每一种都有一个独特的识别序列，找到与目标靶向序列相匹配的内切酶概率非常低。由于该核酸酶具有高度特异性，使用其产生 DSB 的方法对细胞毒性造成的毒性很小，但要设计靶向特定序列的人工归巢核酸酶的过程却是昂贵且耗时的，这也是该类型核酸酶基因编辑技术无法被广泛应用的原因。

图 16-2 反映了主要的基因编辑工具及其原理，归巢核酸内切酶需要识别一个很长的 DNA 序列。

表 16-2　CRISPR-Cas 基因编辑系统

基因组编辑系统	来源	CRISPR-Cas类型	Cas蛋白结构域	向导RNA	DNA识别区	切割机制	附属切割活性	基因编辑对象
CRISPR-Cas9	华农链球菌 *Streptococcus pyogenes*	第二大类n型	HNH、RuvC	tracr RNA、crRNA	PAM序列（3/NGG）	平末端	无	dsDNA
CRISPR-Casl2a	氨基酸球菌属 *Acidaminococcus*	第二大类V型	RuvC、TS	crRNA	PAM序列（5/TTTN）	黏性末端	有	dsDNA
CRISPR-Casl3a	沙氏纤毛菌 *Leptotrichiashahii*	第二大类M型	2个HEPN	crRNA	PFS序列（3/A、U或C）	非特定RNA的水解	有	ssRNA

表 16-3　3 种基因编辑工具的比较

项目	ZFN	TALEN	CRISPR-Cas
来源	细菌和真核生物	真核生物	细菌
DNA结合域	锌指结构域	TALE结构域	crRNA/sgRNA
结合特异性位置	3 nt	1 nt	1 bp
靶向位置长度	18 ~ 36 bp	24 ~ 40 bp	20 ~ 26 bp
限制酶	*Fok* I	*Fok* I	Cas9及其衍生物
双链断裂模式	黏性末端	黏性末端	Cas9产生平末端Cpfl产生黏性末端
脱靶效应	高	低	可变的
设计难易程度	困难	中等	很低
适合领域	基因敲除和转录调控	基因敲除和转录调控	基因敲除，转录调控碱基编辑
优点	特异性强、无免疫原性、结构小容易传染	特异性很强、比较容易编辑	容易操作、重新定位新靶点、价格最低廉
缺点	很难操作并改变靶点	结构较大，转染较困难	靶点选择性依赖原型间隔毗邻序列（PAM）

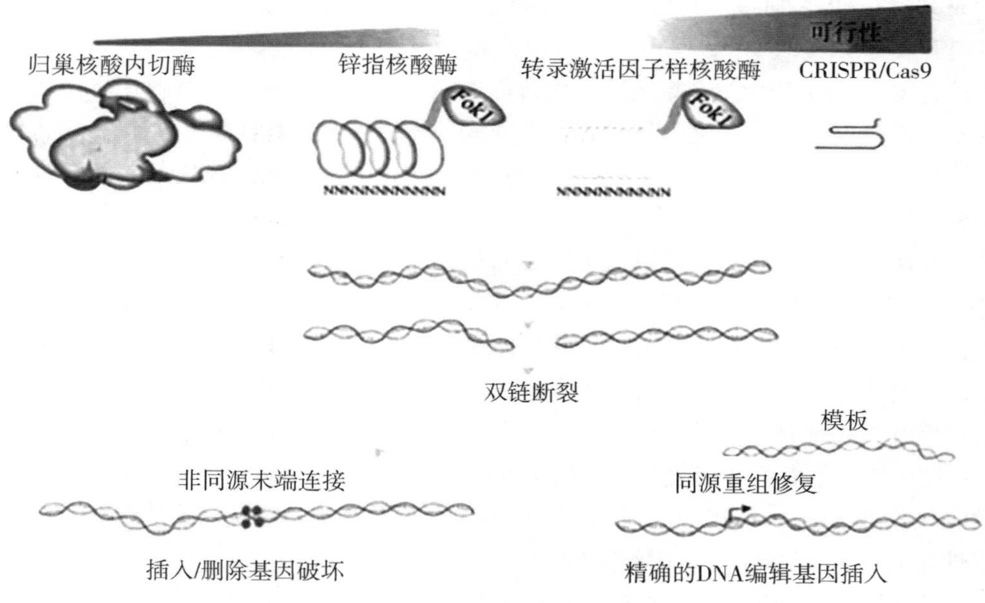

图 16-2　主要的基因编辑工具及其原理

二、依据基因编辑方式

（一）离体细胞编辑

离体细胞基因编辑，是指对从患者体内分离的细胞或其他供体细胞，利用基因编辑的手段进行基因插入、删除等，随后再回输到患者体内。由于利用自体细胞，因而不会产生免疫排斥反应；同时还可在体外筛选到高效转导以及无脱靶的细胞，进而实现高效安全的治疗效果。但由于步骤烦琐，细胞活力低等缺点也受到一定的局限。代表性产品有 CTX001，这是一种自体的、CRISPR 基因编辑的造血干细胞疗法，于 2022 年 5 月启动了针对输血依赖性 β 地中海贫血及镰状细胞病儿童的安全性和有效性的Ⅲ期临床研究。

科学家们利用基因编辑技术将 CAR-T 细胞的免疫检查点基因敲除，从根本上解除肿瘤微环境中的抑制分子对 T 细胞活性的抑制，以达到更好清除肿瘤的治疗效果。对一个正常的 T 细胞进行基因改造，在引入 CAR 序列时去除 T 细胞内源性 αβT 细胞受体基因和人白细胞抗原Ⅰ类编码基因，可防止用于不同患者时产生免疫排斥反应。另外，CRISPR-Cas9 技术也可以通过敲除编码信号分子的基因或 T 细胞抑制性受体的基因来提高 CAR-T 细胞的功能。CAR-T 细胞疗法的抗肿瘤疗效显著，但只能够特异性识别肿瘤细胞表面受体，而肿瘤特异性 T 细胞受体（TCR-T）细胞能够通过基因修饰表达特异性 T 细胞受体，识别肿瘤细胞表面经Ⅰ类主要组织相容性抗原呈递的抗原肽，从而识别肿瘤细胞内特异性分子。但受体 T 细胞中存在的内源性 TCR 与修饰后的 TCR 可能会存在竞争反应，因此采用 CRISPR-Cas9 基因编辑技术制备 TCR、HLA Ⅰ类分子和

PD1 缺失的 CAR-T 细胞，使其异体反应降低又不引起抗宿主疾病，体内抗肿瘤疗效也得以提升。

随着关于 CRISPR-Cas9 系统精确修饰人类基因组研究的发展，其应用于造血干细胞的基因组编辑技术也随之发展起来。造血干细胞（或祖细胞）移植能够实现将供者细胞替代患者部分或全部骨髓，治疗包括血液、免疫和代谢紊乱在内的先天性或遗传性疾病。2020 年 7 月 22 日，上海邦耀生物科技有限公司与中南大学湘雅医院合作开展的“经 γ 珠蛋白重激活的自体造血干细胞移植治疗重型 β 地中海贫血安全性及有效性的临床研究”的临床试验取得初步成效。这是亚洲首次通过基因编辑技术治疗地中海贫血，也是全世界首次通过 CRISPR 基因编辑技术治疗 β^0/β^0 型重度地贫的成功案例。

2021 年开年，国内的基因编辑领域迎来了新的里程碑事件，即博雅辑因治疗“输血依赖性 β 地中海贫血”的 CRISPR-Cas9 基因编辑疗法产品 ET-01 正式获批临床。这一注册临床试验的获批，代表着国内的基因编辑领域的发展又进了一步。

Intellia Therapeutics 于 2023 年 3 月 2 日宣布，美国 FDA 批准其在美国进行针对遗传性血管性水肿的体内基因编辑疗法 NTLA-2002 的临床试验。Intellia 已经在新西兰、荷兰和英国进行早期临床试验，获得 FDA 批准后，Intellia 将在美国进行第二阶段临床试验。虽然 Intellia 已经在其他国家的人群中测试了其“体内基因编辑”疗法，但 FDA 这次的决定代表首次签署“体内基因编辑”疗法人体测试。在此之前，FDA 只允许在人体中进行离体基因编辑疗法测试。所以，这是 Intellia 的一个重要里程碑，因为 NTLA-2002 是 FDA 批准的第一个用于人体的体内基因编辑疗法。与此同时，该决定为后续寻求 FDA 批准的“体内基因编辑”疗法项目打开了大门。

（二）体内直接编辑

又称在体基因编辑，是指通过递送系统将基因编辑元件直接注射给患者，使得功能性矫正基因被递送至患者体内，恢复疾病正常表型。治疗疾病包括先天性黑蒙，脊髓性肌萎缩症和血友病等。代表性产品是 EDIT-101。由于体内直接编辑操作简便，对于一些体外无法培养的细胞类型是最优选择。但由于体内编辑的不确定性，无法避免很多随机整合或脱靶等事件，并且一些病毒载体还会使机体出现危及生命的免疫反应。因此，开发和优化新型的基因递送载体系统，使基因编辑元件能更安全有效地递送到靶向细胞或组织，将极大地促进基因编辑技术在临床应用中的进程。

Hung 等在小鼠视网膜上通过玻璃体内注射 AAV2/2 载体介导 CRISPR-Cas9 系统，CRISPR-Cas9 系统设计成可以破坏 Thy1-YFP 转基因小鼠模型中黄色荧光蛋白的表达，导致 YFP 表达降低 84%，为 CRISPR-Cas9 基因组编辑在活体视网膜中的应用提供了证据。小鼠视网膜下注射 AAV2/5 CRISPR-Cas9 双重系统敲除了野生型小鼠 CEP290 基因的内含子 25，该内含子与 Leber 先天性黑蒙 10 型（LCA10）最常见的致病突变的人类内含子 26 同源，为通过敲除内含子变异进行治疗提供了概念验证。

2020 年 3 月初，EDIT-101 治疗 LCA10 患者的 Ⅰ / Ⅱ 期临床试验完成了首例患者给药，这项临床试验是全球首个在体 CRISPR 基因编辑临床研究，此次给药是 CRISPR 基因编辑技术发展的又一个里程碑。

三、依据递送系统

理想的递送系统应当具有无毒、靶向性好、高效、成本低廉、可生物降解等优点。不管是体内还是离体基因编辑，理想载体的选择是治疗成功的关键，应具备以下几个特点：①有足够的空间来递送大片段的基因编辑元件；②具有高转导效率，能感染分裂的和非分裂的细胞；③能靶向特定的细胞；④具有较低的免疫原性或致病性，不会引起强烈炎症反应；⑤具备大规模生产的能力。

病毒载体是最常用的一种方法，慢病毒、腺病毒和腺相关病毒是最常用来递送基因编辑工具的载体。来自人类免疫缺陷病毒 -1 的慢病毒能够转染未分化的细胞，并且可以在体内靶向特定的器官。Francisco 等通过慢病毒的方式成功将 Cas9 和 sgRNA 的基因递送到小鼠体内，并用来研究抑制肿瘤基因对肺癌的影响。Lombardo 等使用整合酶缺陷慢病毒载体表达 ZFN 和提供模板 DNA 对不同的细胞进行基因编辑，此递送系统对 IL-2 受体基因的编辑效率高达 13% ~ 39% 但是慢病毒载体可能会整合到宿主基因上持续地表达，容易发生脱靶。Maddalo 等使用腺病毒递送 CRISPR-Cas9 实现了对成年动物体细胞的基因编辑。腺病毒也能感染细胞，且不会将它们的 DNA 整合到宿主细胞基因组中，但是在动物体内会引发强烈的免疫反应。Li 等使用 AAV 将 ZFN 直接递送到小鼠肝脏，ZFN 能够有效地诱导 DSB，实现在指定位点靶向基因的替换，使 B 型血友病小鼠模型的凝血时间延长。AAV 整合到宿主染色体的概率非常低，而且其既能感染分裂细胞又能感染非分裂细胞，具有高效、低免疫原性和低细胞毒性的特点。但是 AAV 对 DNA 的装载限制在 4.5 kb，一定程度上也限制了其应用。

非病毒载体更加安全，易于组装，并且在递送大型基因时具有很大的优势，是现在 CRISPR 系统递送的热点。非病毒载体主要包括脂质体、纳米载体和外泌体等。脂质体能够与细胞膜融合，进而将药物递送至生物体内。纳米载体可以携带 Cas9-gRNA 复合物靶向肿瘤组织，在纳米载体上修饰上抗体，可以实现主动靶向特异器官的功能。同时，纳米颗粒也可以利用肿瘤部位高渗透长滞留效应，被动递送到肿瘤病灶，肿瘤分泌的外泌体也作为天然载体可将 CRISPR-Cas9 质粒有效传递到肿瘤部位。

CRISPR-Cas9 系统要实现 Cas9 蛋白和 sgRNA 两个基因编辑元件的递送，其中，sgRNA 可以整合到含有 sgRNA 框架的质粒（pX330、pX459 等）中，也可以通过体外转录得到。Cas9 蛋白的递送形式可以分为以下 3 种：①递送表达 Cas9 蛋白的质粒；②递送编码 Cas9 蛋白的 mRNA；③直接递送 Cas9 蛋白。3 种递送形式的 CRISPR-Cas9 系统都能在 sgRNA 的导向作用下到达靶部位从而有效地实现基因组编辑。

（一）从 DNA 水平递送

由于稳定性高、操作简单、成本低等优点，从 DNA 水平递送表达 Cas9 蛋白和 sgRNA 的质粒是一种常用的递送形式。然而递送质粒会降低基因编辑效率，延长 Cas9 蛋白切割时间从而使脱靶率增加，另外还有基因整合风险等。为了提高质粒转染的基因编辑效率，Shin 等将表达 Cas9 蛋白及 sgRNA 的质粒迭代转染到 CHO 细胞，与传统的单次转染方法相比，迭代转染将 Cas9 蛋白和 sgRNA 的表达水平提高了 3 倍。同时该研究还分别验证了将单个及多个 sgRNA 与 Cas9 蛋白整合进质粒，最终对单基因和多基因实现靶向基因编辑，通过迭代转染最终使单基因和多基因靶点的突变率平均都增加 2 倍。Ghassemi 等构建编码 Cas9 蛋白和双 sgRNA 的质粒，旨在靶向断裂 Hbb-bs 基因的外显子 2 和 3 位点，将重组质粒通过显微注射法递送到供体受精卵，将受精卵植入受孕小鼠进行后代筛选和基因分型，最终建立了 Hbb-bs 基因敲除的 β 地中海贫血小鼠模型。

（二）从 RNA 水平递送

RNA 水平的递送是递送 Cas9 蛋白的 mRNA 和 sgRNA，mRNA 只需递送到细胞质，在细胞质中核糖体的作用下翻译成 Cas9 蛋白。该递送方式的局限性在于 mRNA 本身稳定性差且在体内和体外都易受到 RNA 酶的降解，因此需要合适的递送方法来保护 mRNA 不被酶降解。Miller 等制备了可以包封长序列 RNA 的两性离子氨基脂质（zwitterionic amino lipid，ZAL）非病毒载体，其由阳离子脂质和两性离子脂质结合而成，阳离子脂质含 RNA 结合域并有助于内体逃逸，两性离子脂质帮助 RNA 溶解。利用该载体首次实现 Cas9 蛋白的 mRNA 和 sgRNA 的体内外共递送，且与瞬态疗法 RNAi 对比，ZAL 递送 Cas9 蛋白的 mRNA 和 sgRNA 能永久实现基因编辑并持续下调 95% 的蛋白表达。

（三）从蛋白水平递送

递送 Cas9 蛋白和 sgRNA 是最直接简便的方法，该形式无转录和翻译过程，基因编辑更快速高效，脱靶率低且毒性小。Cas9 蛋白和 sgRNA 可形成核糖蛋白复合物（ribonucleoprotein complex，RNP），Cas9 蛋白通常带有核定位信号（nuclear localization sequence，NLS）帮助 RNP 入核完成基因编辑，该形式递送的难点在于 RNP 尺寸较大不易包封，因此探索其合适的递送载体尤为重要。目前 RNP 常用载体有脂质体、金纳米颗粒、阳离子聚合物等，近几年新型载体的开发也能帮助 RNP 完成内含体逃逸并入核，如 DNA 纳米花、锌和咪唑复合框架、ARRDC1 介导的细胞微泡等。Zuris 等将 Cas9 蛋白与带负电的 GFP 蛋白融合，再与 sgRNA 形成复合物。体外结果显示，利用阳离子脂质体递送融合了 GFP 蛋白的 RNP 比直接递送质粒具有更高的基因编辑效率。体内研究结果表明，经阳离子脂质体体内递送 RNP 至小鼠内耳，最终基因编辑效率约为 20%。

第三节　非临床研究的重要性和必要性

基因编辑产品，不管是离体编辑后的细胞，还是通过不同递送系统实现直接体内基因编辑的元件，其本质上是一类特殊的药品，属于基因治疗产品的范畴。从新药研究和开发的角度，在从试验室研究阶段到临床研究阶段的开发过程中，需要通过体内外试验来考察其安全性，为临床研究提供安全性的信息。

与传统的基因治疗不同，基因组编辑技术可实现精确的基因插入、敲除以及“修正”。通过基因编辑技术修饰的细胞，由于基因的定点整合，治疗效果不会随着细胞的增殖而丢失，能够实现长期安全有效的治疗效果。但目前基因编辑产品仍然存在诸多挑战，其中包括对整合载体或基因组编辑脱靶引起的细胞毒性的认识和预防，提高基因递送和编辑效率以治疗更多类型的遗传疾病，防止载体或基因组编辑复合物引起体内免疫反应等。目前的研究主要针对以下几个方面：①针对病毒载体的优化改造可以进一步提高外源基因的高效转导以及降低机体的免疫原性；②基于基因编辑工具的改进可以提高靶向剪切的效率以及降低脱靶效应的产生；③开发高效精准的靶向基因组整合策略将有助于外源基因的长期稳定整合，实现遗传疾病的长期有效治疗。

第四节　基因编辑产品的安全性风险

基因编辑产品的安全性风险考虑有以下几方面：①基因修饰的特异性和表征，如基因修饰涉及的类型和范围；通过基因编辑元件和目标位点的优化使脱靶编辑事件最小化；基因组中插入预期的目的基因。②由于基因的在靶或脱靶位点切割而产生的潜在不良反应，如与癌基因激活和蛋白编码序列、基因调控元件、miRNA 等破坏相关的脱靶事件；影响染色体结构易位、重排的在靶和脱靶事件；对在靶事件周围效应的影响。③由核酸酶和内源性 DNA 修复活性引起的基因突变不良作用。④可能的免疫原性，包括：非人源的基因编辑元件（如表达的核酸酶，RNP）、转基因产物的过表达、从编辑的基因组中可能产生非预期的多肽/蛋白。⑤递送系统的不良反应（如插入突变潜力）。

现从脱靶效应、递送系统问题、基因编辑元件问题等方面来阐述基因编辑产品的安全性风险。

一、脱靶效应

自基因编辑技术问世以来，其脱靶风险一直备受关注。脱靶现象的存在，很大程度上阻碍了 CRISPR-Cas 系统在生产实践中的应用。CRISPR-Cas9 脱靶现象首先在人类细胞中被验证。Keith 团队发现 CRISPR-Cas9 系统在人类细胞中的脱靶切割频率较高，甚至存在 5 个碱基差别的非目标基因仍可被切割，并因此导致突变。脱靶效应一旦发生，可能会引起基因组的不稳定性，扰乱正常细胞功能，甚至诱发癌症。例如与艾滋病等多种疾病相关的趋化因子受体 2（CCR2）和 CCR5 在免疫和炎症反应中发挥关键作用，在某些个体和群体中，*CCR2* 和 *CCR5* 基因表现出相关性，即连锁不平衡，在使用 CRISPR-Cas9 技术对小鼠 *CCR5* 基因进行编辑时，成功率只有 36%，可能会造成编辑 *CCR2* 基因的风险约为 6%，导致如胚胎死亡等不可逆的严重后果。而且有研究表明 *CCR2* 基因甚至对艾滋病异性传播有一定的促进作用，这就更与通过基因编辑治疗艾滋病的初衷背道而驰。

虽然 Cas9 的特异性一直被认为是由向导 RNA 严密控制的，但脱靶还是可能出现在靶向位点邻近的基因组区域，或者基因组相似序列的位置。科学家推出多种检测脱靶的方案，如依赖于计算机软件的预测、依赖于高通量测序检测 DSB 的产生，还有体外检测方法等，但这些方法都有局限性，不能高灵敏度地检测到脱靶突变，尤其是单核苷酸突变。除造成 DNA 脱靶，发现 BE 技术也会造成大量 RNA 脱靶。通过对全转录组 RNA 测序，证明 BE3、BE3-hA3A 和 ABE7.10 等多个 BE 技术均有大量 RNA 脱靶现象，且 ABE7.10 还可导致大量癌基因和抑癌基因突变，具较强的致癌性风险。

影响脱靶效应的因素主要有：① PAM 序列，PAM 序列影响 CRISPR 的 DNA 切割率，研究表明 NGG 介导切割率最高，而且增加 PAM 序列的长度也会提高靶位点的专一性；② sgRNA 序列，改变 sgRNA 发卡的长度，可以增加与 Cas9 的结合率，而 sgRNA 序列的长度对靶序列的专一性也有一定的影响；③ Cas9/sgRNA 的浓度，Cas9 蛋白和 sgRNA 浓度高并不能提高靶位点的专一性，相反 Cas/sgRNA 复合体浓度高的时候，Cas9 的切割率反而降低。

降低脱靶效应的策略主要有：① sgRNA 设计与脱靶效应评估软件，比如 CRISPR Design、Cas9 Design、CRISPRP 和 CHOOCHOP 等软件可在设计时直接评估脱靶率，以此来提高 sgRNA 序列设计的特异性。②双切口措施，通过改造 Cas9 蛋白得到其突变型 Cas9n 切口酶，改造过的 CRISPR-Cas9 系统，可大幅降低脱靶效应。③优化 sgRNA 序列，通过改变 sgRNA 的结构和序列长度可以降低脱靶率，比如将 sgRNA 的序列长度缩短到 17 ~ 18 个核苷酸时，可以大大降低脱靶率。再比如，削减 sgRNA 的 3' 端（即从 3' 端缩短 sgRNA 长度），或者在 5' 端增加鸟嘌呤，都可以显著提高特异性。④控制 Cas9/sgRNA 的浓度，降低 Cas9/sgRNA 的复合体浓度，脱靶率也随之降低，而利用 RNA 聚合酶转录系统可以更好地控制 sgRNA 的表达量。⑤提高核酸酶的特异性，如 David 研究组通过在 Cas9 蛋白特定位点插入羟基他莫昔芬应答性内含肽［hydroxytamoxifen（4-HT）responsive intein］产生小分子激活 Cas9 核酸酶，使 Cas9 靶向编辑的特异性提高了 25 倍。

二、递送系统问题

当前广泛应用于 CRISPR-Cas9 技术的 3 种病毒载体，包括腺病毒载体（AdV）、整合酶缺陷型慢病毒载体（IDLV）和重组腺相关病毒载体（rAAV），这些病毒载体都不会整合入宿主 DNA 中。IDLV 载体容量较大，约 10 kb，但是会持久表达 Cas9 加强脱靶效应。AdV 和 rAAV 具有低免疫原性和非致病性，缺点是容量较小，约 4.5 kb。由于 CRISPR-Cas9 元件由 8 ~ 10 kb 组成，有研究者使用两个独立的 rAVV 包装 CRISPR-Cas9，但这种设计会影响 CRISPR-Cas9 技术的效率。

针对病毒载体的免疫原性一直是关注重点。以 AAV 载体为例，要实现成功的基因转移，需要限制载体的免疫原性。在给药之前，人类接触野生型 AAV，可以对载体产生体液免疫和 T 细胞免疫。野生型 AAV 的暴露与宿主特异性因素一起可以决定 AAV

载体传递的整体免疫学背景。载体传递后，其成分中的载体可迅速触发先天性免疫识别。虽然在AAV试验中没有观察到在载体传递后立即出现严重的全身炎症的证据，但已经记录了一些发热的表现，以及可能与补体激活相关的毒性反应。载体给药后，产生抗衣壳抗体，并可持续数年。转入基因的免疫反应在基因治疗中也是一个潜在的免疫相关风险，尽管到目前为止仅有孤立的试验进行了报道。影响AAV衣壳免疫原性的因素包括衣壳、病毒基因组和转基因产物，是AAV病毒载体的主要潜在免疫原性成分。由ITR启动子活性驱动的dsRNA的产生也可以作为先天免疫的触发器。额外的宿主依赖和媒介依赖因素可以调节载体的整体免疫原性。

此外，针对离体基因编辑细胞，其免疫原性和免疫毒性也需给予关注。以胚胎干细胞为例，实验中需要考虑细胞的免疫原性和免疫调节性质带来的生物学风险。ESC未分化前的免疫原性很低，但在分化后由于MHC分子的表达可表现出较高的免疫原性。同时体外试验表明，ESC和间充质干细胞可通过调控T细胞、单核细胞及NK细胞等的增殖分化来调节生物免疫能力。细胞载体还存在一定的致瘤性风险，干细胞具有不断增殖、对凋亡诱导不敏感等与肿瘤细胞相似的生长调控机制。有研究表明，胚胎干细胞和诱导多能干细胞可引发良性或恶性的畸胎瘤。干细胞也可能影响体内已存在的肿瘤细胞的生长和扩增，即干细胞的“促瘤性”。细胞载体的外源性风险主要包括：细菌、真菌、支原体及病毒污染，一般来自实验操作、细胞库污染和动物基质细胞污染等方面。与内源性风险相比，外源性风险污染途径多，防控更为复杂。

三、基因编辑元件问题

免疫反应主要来源于两个方面，一个是针对载体本身的；另一个是针对基因编辑元件的，该编辑元件可以是病毒载体的表达产物，也可以是通过不同递送方式进入细胞的核酸酶。CRISPR-Cas9技术来源于原核生物的免疫系统，人类本身不具有Cas9蛋白，并且存在Cas9抗体，在基因编辑产品的应用过程中，外源性的蛋白会使机体产生免疫排斥，这必然会让研究者考虑到安全性的问题。免疫原性的形成会有多种因素，如核酸酶的长期暴露，已经被确定为额外的潜在风险，需要在选择该基因编辑方式时着重考虑。正在进行的研究旨在减少脱靶毒性和免疫原性，这包括设计识别较大结合位点的目标靶位、减少暴露时间以及使用不同类型的核酸酶等。

四、其他问题

2018年有报道称CRISPR-Cas9高效编辑的同时伴随着人类*p53*基因的功能抑制，然而*p53*基因是人体重要的抑癌基因，这会增加癌细胞的逃逸机会，或让基因编辑过的细胞成为潜在癌细胞。另外，在2018年7月还有研究团队通过第三代测序技术大范围的基因型鉴定，发现CRISPR-Cas9会导致靶点附近大段基因组片段的丢失，甚至还有DNA重排问题，但是这个问题仅在细胞中出现，胚胎水平还没有相应大片段丢失的报道。

此外，研究表明，针对 *CCR5* 基因治疗艾滋病还会带来潜在的其他风险，CCR5 delta32 纯合子患多发性硬化症的 *OR* 值为 7.4，多发性硬化症是一种中枢性脱髓鞘疾病，目前尚无有效的治疗方法。*CCR5 delta32* 纯合子患西尼罗河病毒感染的 *OR* 值为 13.2。由于缺乏相关研究数据支持，以后可能还会发现更多其他疾病的潜在风险。

第五节 相关法规和指导原则

一、针对伦理的法规与要求

2018 年 11 月 26 日诞生的一对基因编辑婴儿成为社会舆论的热点，该项技术革新的同时也为人类带来了伦理困境，使得对其在临床上的应用监管成为社会难点。就目前来说，基因编辑技术仍然是不成熟的，并伴随多种风险。除脱靶等问题外，基因编辑可能会引起宿主强烈的免疫反应，这些免疫反应有可能来自载体病毒，也有可能来自基因编辑过程中的失误。基因编辑中如果发生基因移码，可导致复杂的 DNA 序列重排，进而基因功能丧失，影响细胞及蛋白质功能，甚至引起致残致死，为人类的繁衍埋下隐患。当改变生殖细胞基因组后，即使是当前没发现问题，但经过广泛的遗传后，问题才会开始凸显，具有很大的不确定性和不可控性，需要足够大的样本和数据才能验证。因此这已经不仅仅是技术上的选择，而是人类面对社会、自然和未来的价值选择。

2015 年 4 月，中山大学研究团队利用废弃胚胎进行基因编辑试验，这项试验能帮助探讨一些重大疾病在基因层面的成因，并有助于研究胚胎发育过程中基因所发挥的作用，而且试验所使用的胚胎也在 14 天后销毁。尽管在当时引起了伦理学争议，但是试验的目的是科学上的有益探索，试验的结果也是可控的，最终也是被各国的科学家所接受，最终促成了相关国际伦理制约机制的建立，即第一届人类基因组编辑国际峰会的顺利召开。2016 年四川大学研究团队进行了癌症基因治疗的临床研究，将肺癌患者的 T 细胞经过基因编辑后重新注入患者体内，以达到治疗癌症的目的，当时同样引发了很多质疑，但都是在讨论技术安全性方面，因为未涉及人类生殖细胞，研究的结果是可控的。

对生殖细胞编辑应用引发的伦理担忧来源以下几个方面：①干扰人类正常进化顺序，将会形成“基因驱动”。此项操作同样会使人们对基因的挑剔变得越发苛刻，更倾向于选择优质基因，而淘汰弱势基因，这将违背人道主义，打破人类进化的原生状态，扰乱正常的进化顺序。②经过编辑产生的婴儿风险无法预知，以“基因编辑婴儿”为例，该项操作为了使编辑后的婴儿能够天然地抵抗艾滋病，技术针对胚胎中 HIV 的受体之一（*CCR5* 基因）进行编辑，使其发生突变，这样一来 HIV 病毒由于无受体可依附而无法入侵免疫细胞，从而达到预防艾滋病的目的。然而，基于英国生物银行研究项目中近 41 万人的基因信息与健康数据，科研人员发现，年龄在 41 ～ 78 岁，具有两个 *CCR5* 突变体（CCR5-A32）的人与较仅有一个 *CCR5* 突变体或没有突变体的人相比，死亡率上升了21%，这表明即便*CCR5*基因的突变可以预防或治愈艾滋病，但也可引发其他传染性疾病。③污染人类基因库，向生物安全提出了挑战，一个基因可以表达多种特性，由于环境的不同，基因编辑后发生突变所产生的效应也会大有不同，任何基因编辑都存在一定的不确定性与未知的风险。对生殖细胞进行编辑具有遗传的特性，所以基因编辑技术的不当操作会使得突变的基因随着繁衍无限传递给后代，这将造成人类的基因库的污染，对人类社会的生存构成严重的威胁。

有关人类基因编辑监管政策法规主要分为两类，与干细胞管理有所不同：第一类是对没有外源基因导入的体细胞基因编辑（非遗传），允许作为临床治疗方法在相关监管体系下进行应用，这一点与干细胞管理相同。如美国FDA已经批准了几款CRISPR基因编辑药物的临床试验。第二类是对生殖细胞的基因编辑，各国绝对禁止临床研究试验，但是对于基础科学研究持不同态度，这方面与干细胞管理完全不同。德国明确禁止利用人类胚胎进行科学研究，对于应用胚胎有严格法律，对违规行为可以提出刑事指控。很多国家禁止使用人类胚胎用于临床研究实验，但是允许利用14天以内的人类胚胎进行科学研究，例如包括英国、法国、澳大利亚、冰岛、加拿大等国都将此规定以立法的形式写入胚胎研究条例。

2018年7月，FDA提出对基因编辑产品的监管将采取分类监管的原则，根据适用于各个类型产品的立法标准，维持以产品为中心、以科学为基础的监管政策，同时遵循美国政府总体的政策原则。基因编辑产品将分为3个类别监管，分别是基于体细胞编辑的人类医学产品、基因编辑植物衍生食品和动物衍生食品。对“基于体细胞编辑的人类医学产品”，FDA将在现有对生物制品监管的框架下进行调控，“基因编辑”在这里指不可遗传的体细胞基因治疗，不包括可遗传的种系基因治疗的情况，基因编辑产品是更为特殊的基因治疗手段。FDA下设的CBER是对基因治疗产品进行审批的核心部门。CBER在美国《公共卫生服务法》和《联邦食品药物化妆品法》等法规的授权下，负责对细胞治疗产品、人类基因治疗产品以及与细胞和基因治疗相关的某些设备进行严格监管，并发布生物制品的安全信息，促进公众安全合理地使用生物制品。根据美国《公共健康服务法》的规定，基因治疗产品上市许可与人用新药的批准过程相似。

二、针对临床研究/应用的指导原则

基因编辑产品有其特殊性，但应遵循一般性药物研发的一般规律；不管离体基因编辑后的回输细胞，还是借助各种载体进行的直接体内基因编辑，与常规药物的非临床开发策略相似，应按照ICH M3（R2）和ICH S6的要求分阶段开展支持临床试验或上市的非临床安全性试验。此外，因涉及基因物质的影响，还要尤其关注基因治疗相关的指导原则。

第六节　非临床评价的策略

基因编辑产品的非临床研究，是基于科学的效益－风险评估。根据基因治疗产品研发的一般规律，并结合基因编辑产品的特殊性，在非临床研究中应遵循以下策略。

一、概念验证与药理学研究

概念验证和发现阶段的临床前研究对于确定在目标患者人群中使用基因编辑产品的可行性和理论基础非常重要。POC研究应包括以下内容：①有效剂量范围和给药方案；②最佳给药途径；③与疾病/损害发作和（或）进展有关的产品给药时机；④推测的作用模式（MOA）或生物学活性。基因编辑产品具有其特殊性（例如，复杂的性质和需要基因编辑产品与疾病微环境相互作用的多种MOA），相比健康动物，采用疾病/损害的动物模型（如果有）进行的POC研究可能会提供更多信息。一般而言，POC研究应能够呈现基因编辑产品的收益/风险比，重要的是不仅要评估生物学活性（理想情况下是在异常表型的情况下），而且要在可行的情况下纳入安全性评估，然后可以在未来的临床前安全性研究中进一步进行测试。

通过体外和体内模型对基因编辑产品进行概念验证和作用机制等方面的研究，评价基因编辑产品的生物学活性和药理学作用对理解该类药物在体内诱导产生预期生物学效应的能力具有重要意义。所进行的研究应能阐明基因编辑产品应用于目标患者治疗时的生物学可行性，包括靶基因基因编辑效率和靶细胞的功能活性，最终为该产品在目标人群中的使用提供科学依据。预期通过概念验证和药效学研究确定药理学活性剂量范围、最佳剂量和最低有效剂量，以及可能最优的给药途径和早期临床试验的给药方案。

对于预期和非预期基因改变的检测和定量分析，可用的方法是有限的，且需不断地改进提高，如增加灵敏度。目前的计算机软件预测方法本身不能提供可靠的风险评估。体外模型中的试验数据可提供有用的定位信息。

二、动物模型的选择及其局限性

基因编辑产品的非临床研究应基于产品特性和风险，应包括：在相关疾病/损伤动物模型体内进行的药理学/概念验证；健康动物的毒理研究；药理毒理的综合性研究；载体或转入基因元件的分布研究；针对安全性考虑的额外研究。

实验系统的选择，需考虑人体相关性。考虑不同动物种属的研究价值，以及与体外人体细胞研究的比较，要体内、外模型相结合。动物模型有其局限性，如由于gRNA的种属特异性，可能需要采用替代分子进行相关研究。使用类器官可以反映疾病的某些方面，但不能提供全貌，因此应与其他方法相结合，并支持或作为其他方法选择的支持证据。

由于人类和动物之间的基因组存在显著差异，使得确定合适动物模型 / 种属具有挑战性。可从以下几方面来考虑实验系统的相关性：临床拟用产品是否可以直接进行动物试验研究，还是采用动物源基因编辑元件？动物源替代产品能否反映临床设计？对于离体基因编辑细胞，应考虑细胞来源，是患者来源细胞、健康供体细胞还是动物来源细胞？对于基因编辑的反应是否与临床相似？对于直接体内基因编辑产品，所选动物种属是否适合同时评估基因编辑元件和递送系统的特性？

由于疾病模型状态下各种生物样本中的基因编辑细胞水平和持久性可能与健康动物明显不同，ICH 认可疾病模型用于概念验证、药动学、药效学、病毒脱落和安全性的评价。但同时也提出，疾病模型存在多个方面的不足：通常使用的免疫缺陷动物对病毒载体或基因表达产物的免疫应答有限；疾病状态可能导致寿命缩短。因此，采用疾病模型进行长期安全性评估存在一定的局限性。为弥补上述不足，要考虑采用非疾病模型且生物学上敏感的动物种属作为补充，以用于基因编辑产品的安全性评估。当选择病毒载体时，一方面，要对病毒载体具有生物学反应；另一方面，所选择的动物种属对该基因表达产物具有药理学响应是非常重要的。如果转入的基因在该动物种属中无活性，则可以选择表达种属特异性的同源类似物，并通过非临床研究以考察其活性和安全性。在这种情况下，应对动物试验所用基因编辑产品进行考察，评估其与预期临床试验所用的基因编辑产品的可比性程度，如基因编辑效率和基因编辑效率的存续。

理想情况下，针对病毒载体的体内基因编辑产品，所使用的动物种属应既对病毒感染敏感，也对病毒在人体中诱发的感染的病理效应敏感。还建议选择动物物种时应考虑该基因编辑产品的预期临床给药方案；若预期的临床给药途径不是标准途径，如肝内动脉注射，则可能需要采用大型动物种属。若常规用于非临床试验的标准动物种属不适用于该产品的评价，可考虑其他动物种属（如棉鼠、金黄地鼠等）的适用性。

三、毒理学和安全性研究原则

在进行临床研究之前，申办者必须提供 IND 有关药理和毒理学研究的足够信息。动物试验和其他试验的种类、持续时间和研究范围，应根据拟定临床研究的持续时间和性质而调整。适用于基因编辑产品的充分临床前研究计划可为拟定的临床试验提供充分的科学依据，确定生物学活性剂量水平和给药方案，优化临床给药途径，潜在的局部和全身毒性的表征，患者的入排标准和生理参数的识别，以帮助和指导临床研究。

但是，因为基因编辑产品的复杂性和异质性，使得很难做到临床前研究方法的标准化。因此，对基因编辑产品的监管审查过程需要在特定产品属性、递送方法、给药途径以及目标患者群体的背景下进行认真的、基于科学的风险 - 获益分析。尽管方法灵活，但它是基于一个通用框架，该框架包含许多基本的毒理学原理，这些原理是更为传统的标准化临床前研究策略的基础。在美国 FDA《行业指南：研究性细胞和基因疗法产品的临床前评估》（2013 年 11 月）的文件中也介绍了一些特定的临床前研究设计注意事项。

安全性/毒理学研究应足够全面，以允许对潜在的局部和全身毒性（即急性或延迟性），任何毒性的恢复可能性以及剂量反应关系进行鉴别、描述和定量。一般而言，研究设计应尽可能模拟临床试验设计，并应包括以下内容：①采用减少研究偏倚的盲法和随机方法；②适当的对照组（例如未经治疗的对照组，假手术组，单独的溶媒对照，单独的载体对照等）；③支持预期临床拟用剂量范围的多个剂量水平；④模拟临床拟用给药途径，或尽可能地模拟；⑤安全终点的综合评估（例如，死亡率、临床观察、体重食量、生理指标检查、临床病理、解剖病理和组织病理学等）。

除了结合上面概述的基本设计原理外，特定的安全性评价策略还应该基于特定于产品的属性：

对于体内基因编辑产品，适当的临床前研究可能需要评估：①载体和（或）表达的转基因的不良免疫反应的潜力；②非靶细胞/组织中病毒复制的水平；③插入诱变或致癌性；④给药后载体的生物分布和转基因表达水平。

对于离体基因编辑产品，可能会更加关注：①致瘤、成瘤或促瘤特性；②未知的供体细胞命运（即细胞留存/持久性、表型、分布和增殖），这可能需要作为临床前研究的一部分进行评估。

总的来说，从临床前研究中获得的这些信息将有助于指导初始临床试验的设计，例如，确定未观察到的不良反应水平。在某些情况下，临床试验开始后的后期发育过程中可能需要进行其他动物研究。对于基因编辑产品，这可能包括对生殖和发育毒性的需求，具体取决于产品的特定属性，通常可以与Ⅲ期临床试验同时进行。

在可能的情况下，应在所有确定的（即启用IND的）临床前研究中评估将要施用于目标患者人群的基因编辑产品。但是，这可能并不总是合适的，并且存在潜在的例外情况。对于临床前研究，可能需要评估相关的基因编辑产品而不是预期的临床产品。如果预计基因编辑产品（如某些整合了载体表达的人类转基因的体内基因编辑产品）的物种特异性限制POC研究和（或）确定性研究中评估目标临床产品的相关性，则需要进行类似动物来源或其他类似产品的评估。

潜在的脱靶毒性必须有Case-by-Case的评估和解释，这将取决于治疗策略，即产品和适应证的特异性，以及是离体处理后回输还是直接体内给药。在靶或脱靶活性已被证明是细胞/组织特异性的，即取决于细胞分化阶段、染色质结构或浓度以及核酸酶暴露时间，需要进行相应的研究和考虑。干细胞已被用于细胞周期对基因编辑效率作用的研究。需要采用不同组织类型，进一步评估基因编辑中的组织特异性风险。递送系统也需考虑，因为它可能会由于暴露变化而影响在靶或脱靶效应。监管机构要求根据非临床研究数据来识别或预测器官的脱靶毒性。但是，目前要回答这个问题还为时尚早。脱靶毒性受影响器官的识别将使临床试验中更集中地对患者进行监测和实施有针对性的风险最小化措施。在监管机构能够提供具体建议和指导原则之前，还需要在该领域获得进一步的经验。

四、生物分布和病毒脱落

动物的生物分布研究的重点在于考察病毒载体、运载的基因元件或回输细胞在靶器官和非靶器官的分布情况。ICH 推荐采用核酸测序法进行检测，建议采用至少 1 种敏感方法（如 qPCR）来检测动物器官和组织中是否存在目标核酸序列。应对不同组织或基质中的目标核酸水平进行定量检测。在非靶组织中检出的明确或持久的核酸水平时，建议对该组织或生物基质进行进一步的分析。对生物分布、临床病理学和组织病理学研究结果进行综合分析，有助于确定动物中观察到的不良安全性信号是否与分布和（或）基因表达相关。

病毒载体使用过程中的潜在担忧是病毒在人与人之间的传播；本文将病毒脱落（viral shedding）定义为病毒通过患者的分泌物（sereta）/ 排泄物（excreta）进行的散播（dissemination）。病毒脱落不同于生物分布，更侧重于病毒向第三方或对可能的环境风险的评估，考察病毒的脱落有助于指导临床研究中长期不良反应的监测。ICH 已制订关于病毒和载体脱落的考虑文件，对病毒脱落的检测方法（如 qPCR、滴度检测等）和非临床研究试验设计时的考虑（动物种属选择、剂量和给药途径、取样时间和频率、研究期限、样本收集、结果解释等）进行了详细的阐述。尽管关于病毒脱落的非临床信息有助于预测病毒传播的可能性，但不能替代临床试验中对病毒脱落的考察；即使在非临床研究中未观察到脱落，在临床试验中仍应对病毒脱落风险进行评估。

五、GLP 依从性

根据 ICH S6，某些采用特定实验系统开展的研究，完全遵循区域性法律要求的“药物非临床研究质量管理规范”可能存在困难。在采用疾病 / 损伤动物模型进行的研究中，通常会采集与安全性评价相关的试验终点，因此可能需要对动物进行特殊的护理，生物安全要求也可能对开展某项病毒的非临床研究时的 GLP 依从性造成影响。因此，如果试验是按照前瞻性设计的方案进行的，且所获得的数据质量和完整性足以支持拟定的临床试验，非 GLP 试验可能是可以接受的。不过，根据 ICH M3（R2），用于支持注册申报的非临床研究，特别是毒理学试验要求遵循 GLP 规范。

第七节　非临床评价方法与挑战

如上文所述，基因编辑产品简单分为离体基因编辑细胞、病毒载体类体内基因编辑产品和非病毒载体类体内基因编辑产品。对于离体基因编辑细胞，应按照细胞治疗类产品开展概念验证、体内生物分布、一般毒理、体外软琼脂克隆形成试验、体内致瘤试验、体内成瘤试验、制剂安全性等研究，用于观察编辑细胞的毒性和制剂安全性。体内基因编辑产品，应参照一般性基因治疗产品进行研究，包括概念验证、基因编辑元件的体内生物分布、基因表达（核酸酶表达量、表达持久性及 sgRNA 的检测）、一般毒性试验和制剂安全性试验等，在这些试验中伴随进行基因编辑效率和编辑效率的存续；针对病毒类载体，病毒载体的固有毒性和免疫反应也需额外关注。

在当前的基因编辑产品的安全性评估中，还有一些难以突破的障碍：尚无预测和识别脱靶基因修饰的金标准；尚无评估大基因组修饰或基因组不稳定性的金标准；现有的动物模型在进行安全性评价和随后的潜在长期风险识别上还存在一些限制性；并非所有脱靶基因修饰都必然导致不良生物学后果的发生。最后，也是最为重要的，基因编辑产品的临床应用中还需考虑到人类个体之间的基因多态性，这恐怕也是非临床研究向临床转化的难点之一。为减少与本书中其他章节的过多重复，针对基因编辑产品，本文侧重于基因编辑突变体或脱靶效应检测的描述。

如前文所述，脱靶修饰或基因编辑突变体的检测，是基因编辑产品非临床研究的核心内容，要考虑是否同时使用偏倚和非偏倚方法对潜在的脱靶位点进行全面评估，在靶基因编辑效率、核酸酶的切割动力学以及切割活性的持久性如何，对于小的基因插入或删除（≤ 100 bp），可采用有偏倚的计算机软件预测并结合深度测序的方法，或非偏倚的生物化学方法和细胞学方法。对于通过切割可能发生的染色体内部或染色体之间的大改变（易位、倒置，缺失等），可通过计算机软件预测和分子分析、细胞学方法（如荧光原位杂交 FISH、核型分析等）或全基因测序分析。

脱靶检测在揭示 CRISPR-Cas9 系统的脱靶机制以及进一步提高系统靶向性的研究中具有重要作用。早期的脱靶检测技术是由软件预测和测序组成，如 Sanger 测序、NGS 测序和全外显子组测序等。该类技术的原理是针对预测获知的脱靶位点进行测序，以确定是否在这些位点发生了非特异性结合。Sanger 测序法是检测 CRISPR-Cas9 系统脱靶的常用方法之一。首先，通过 Cas-OFFinder 等脱靶预测软件进行预测，获得可能的脱靶位点；其次，对预测的脱靶位点进行 PCR 扩增、测序，从而确定该位点是否发生脱靶突变。该类技术存在明显的偏倚，其主要针对的是软件预测的脱靶位点，而软件预测往往容易造成部分脱靶位点的遗漏。

由易错的 NHEJ 修复 Cas9 诱导的 DSB 时，往往会发生脱靶突变。检测 Cas9 脱靶的最直接方法是跟踪基因组中的 DSB。通过对 DSB 的标记实现了全基因组无偏脱靶检测，如 IDLV、BLESS、GUIDE-seq 技术等。这类技术的原理是通过将特定的双链 DNA 或生物素接头整合到 DSB 中，从而达到检测目的。GUIDE-seq 是无偏检测脱靶效应的方法之一。首先，需要将特定的 dsODN 整合到断裂位点；其次，提取基因组 DNA，随机打断；再次，对含有 dsODN 片段的序列进行扩增、富集；最后，测序后分析切割位点，评估脱靶效应。该类技术虽然实现了全基因组无偏检测，但是其只能检测断裂时期的 DSB，对于已经修复或者未发生的 DSB 则不能检测。近年来，利用 Cas9 蛋白能够在体外消化 DNA 的特性，使用发夹接头或生物素等标记 DNA 片段，开发了 Digenome-seq、Circle-seq、SITE-seq 等技术。该类技术的原理是利用 Cas9 体外核酸酶特性，在体外对基因组 DNA 进行切割，产物经处理后，通过测序或其他手段，实现对脱靶位点的筛选。Digenome-seq 是利用 Cas9 体外消化 DNA 特性检测脱靶效应的技术之一。Cas9 体外消化基因组 DNA、测序；比对具有相同末端的序列，通过软件分析即可评估脱靶效率。该类技术同样从全基因组角度实现了无偏检测，且精度较前两类技术更高，唯一存在的问题是 Cas9 在体内和体外发挥作用时可能会存在一定的差异。

此外，脱靶检测方法还有利用 T7E1 酶、Surveyor 酶等对错配碱基切割的酶切法；利用 dCas9 与靶序列和非靶序列结合，结合测序手段的 Chip-seq 技术以及基于染色体易位原理的 HTGTS 检测法等。最近，针对各类脱靶检测方法存在的问题，开发了一种普遍适用的无偏脱靶识别方法 DISCOVER-Seq。DISCOVER-Seq 的优势在于利用了 DNA 修复蛋白 MRN 复合物的亚基 MRE11，MRE11 与 DNA 的结合在插入缺失之前就可达到峰值，结合 Chip-seq 与定制软件 BLENDER，通过软件得分便可实现对脱靶事件的高度特异性鉴定。DISCOVER-Seq 提供了一种定义和量化整个生物体中基因编辑脱靶效应的一般策略，从而为促进体内基因编辑疗法的开发提供了蓝图。

2019 年，科学家建立了一种名为“二细胞胚胎注射法全基因组脱靶分析”（genome-wide off-target analysis by two-cell embryo injection，GOTI）的脱靶检测技术。他们在小鼠受精卵分裂到二细胞期时，编辑一个卵裂球，并用红色荧光蛋白标记，当小鼠胚胎发育到第 14.5 天时，将其消化成多个单细胞，利用流式细胞分选技术，通过红色荧光蛋白分选出基因编辑过的细胞和没有基因编辑的细胞，用全基因组测序比较两组的差异。这样可以避免单细胞体外扩增带来的噪声问题，由于实验组和对照组来自同一枚受精卵，理论上它们的基因背景完全一致，直接比对两组细胞的基因组，其中的差异基本可认为是基因编辑造成的。借助这种系统，发现 CRISPR-Cas9 系统没有明显的脱靶效应，但是，之前从未发现过有明显脱靶问题的 BE 技术则存在非常严重的脱靶，且脱靶位点大多出现在传统脱靶预测认为不太可能出现的地方。这些脱靶位点有部分出现在抑癌基因上，因此 BE3 有着很大的隐患，不适用于临床。基于 GOTI 技术的脱靶检测结果说明，以 BE3 为代表的部分基因编辑技术存在无法预测的脱靶风险，需要开发精度更高、安全性更大的新一代基因编辑工具。

第八节　案例分析——病毒性角膜炎非临床评价案例分析摘要

我国自主开发的基因治疗药物 BD111 注射液，以类慢病毒体作为载体，同时递送 Cas9 mRNA 和靶向 HSV-1 基因组 gRNA，实现靶向敲除 HSV-1 基因组中复制相关的重要基因，可以使 HSV-1 基因组降解或者失去复制能力，达到彻底治疗疾病的效果。

BD111 的非临床研究进行了系列体外和体内药效试验，分别使用人胚肾上皮细胞 293 细胞系研究 BD111 的体外 HSV-1 清除作用；以 C57BL/6J 小鼠建立治疗型单纯疱疹病毒性角膜炎动物模型，研究 BD111 的药效，实验表明体外情况下 BD111 可清除 HSV-1 病毒；小鼠模型中 BD111 可降低眼表 HSV-1 的载量，降低发病率及死亡率，对角膜神经有保护作用，明显提高角膜知觉功能，视觉功能。在角膜组织中未发现脱靶效应。

BD111 与其中间产物主要分布在眼部相关组织中，其中仅在角膜中浓度相对较高。家兔组织分布试验及毒理实验伴随的毒代动力学检查结果均显示出了 BD111 短期递送表达、快速降解的特性。同时显示了极低的载体脱落风险。

进行了 6 项 GLP 条件下的毒性试验，包括新西兰兔、SD 大鼠角膜基质单次给药短期毒性研究，新西兰兔、SD 大鼠角膜基质单次给药长期毒性研究，SD 大鼠静脉单次给药长期毒性研究和豚鼠腹腔注射 BD111 主动全身过敏试验。均未发现由药物引起的任何毒副作用。未见局部刺激性问题。未见与生殖系统相关的组织病理学改变及组织分布，认为无生殖毒风险。权重分析，认为无致癌风险。

详细信息请扫描前言中的二维码。

第九节　结语

CRISPR 基因编辑技术真正应用于真核细胞基因的修饰也只有最近几年的时间，该技术仍有不断改进与完善的地方。如何提高 CRISPR 技术的特异性、降低其脱靶效应等，仍然是当前该技术在未来实际应用中最需要解决的问题。在过去 20 多年，传统基因疗法经历了大起大落的不同时期。新一代 CRISPR 基因编辑技术的出现及其近几年的快速发展，又一次为基因治疗带来了新的生命与希望。虽然要实现真正理想的目标还需要一定的时间，但 CRISPR 技术本身的优势不仅使传统基因疗法治疗遗传性疾病更加有效与方便，而且也为需要通过基因改造修饰而达到治疗某些疾病（如遗传性镰状红细胞贫血病，免疫相关疾病）等目的提供了可能。相信 CRISPR 基因编辑技术会在不远的将来会带来更多惊喜与希望。

基因编辑产品的非临床安全性评估，在于充分评估产品风险，而全面的产品特异性描述是理解产品风险的关键。应根据特定的基因编辑产品和认知的风险水平进行合适的非临床研究。随着科学技术的进步，应考虑建立新的体外和体内试验模型，并考虑动物使用的 3R 原则。此外，尽早地与监管机构做好沟通也是非常必要的。

参考文献

[1] HSU P D, LANDER E S, ZHANG F. Development and applications of CRISPR-Cas9 for genome engineering[J]. Cell, 2014, 157(6): 1262-1278.

[2] KIM H, KIM J S. A guide to genome endineering with programmable nucleases[J]. Nat Rev Genet, 2014, 15(5): 321-334.

[3] GAJ T, GERSBACH C A, BARBAS C F. ZFN, TALEN, and CRISPR-Cas-based methods for genome engineering[J]. Trends Biotechnol, 2013, 31(7): 397-405.

[4] SHAN Q, WANG Y, LI J, et al. Targeted genome modification of crop plants using a CRISPR-Cas system[J]. Nature Biotechnology, 2013, 31(8): 686-688.

[5] 季海燕 , 朱焕章 . 基因编辑技术在基因治疗中的应用进展 [J]. 生命科学 , 2015, 27(1): 71-82.

[6] 夏天，林仙花，胡雪峰．基因编辑技术及其应用研究进展 [J]. 生物学教学，2016, 41(11): 2-5.

[7] 程曦，王文义，邱金龙．基因组编辑：植物生物的机遇与挑战 [J]. 生物技术通报，2015, 31(4): 25-33.

[8] PETERSEN B, NIEMANN H. Advances in genetic modification of farm animals using zinc-finger nucleases(ZFN)[J]. Chromosome Res, 2015, 23(1): 7-15.

[9] 朱玉昌，郑小江，胡一兵．基因编辑技术的方法、原理及应用 [J]. Hans J Biomed, 2015, 5(29): 32-41.

[10] BITINAITE J, WAH D A, AGGARWAL A K, et al. Fok I dimerization is required for DNA cleavage[J]. Proceedings of America, 1998, 95(18): 10570-10575.

[11] 马琰岩，李晶哲，高尔宁，等．基因编辑技术的研究进展及其在中药研究中的前景展望 [J]. 中国中药杂志，2017, 42(1): 34-40.

[12] BOCH J, SCHOLZE H, SCHORNACE S, et al. Breaking the code of DNA binding specificity of TAL-type Ⅲ effectors[J]. Science, 2009, 326(5959): 1509-1512.

[13] MOSCOU M J, BOGDANOVE A J. A simple cipher govems DNA recognition by TAL effectors[J]. Science, 2009, 326(5959): 1501-1501.

[14] 张巧娟，张艳琼，刘长柏．类转录激活样因子效应物核酸酶技术的原理及应用 [J]. 中国生物工程杂志，2014, 34(7): 76-80.

[15] MALI P, ESVELT K M, CHURCH G M. Cas9 as a versatile tool for engineering biology[J]. Nature Methods, 2013, 10(10): 957-963.

[16] DELTCHEVA E, CHYLINSKI K, SHARMA C M, et al. CRISPR RNA maturation by trans-encoded small RNA and host factor RNase Ⅲ [J]. Nature, 2011, 471(7340): 602-607.

[17] JINEK M, CHYLINSKI K, FONFARA I, et al. A programmable dual-RNA-guided DNA endonuclease in adaptive bacterial immunity[J]. Science, 2012, 337(6096): 816-821.

[18] NIU Y, SHEN B, CUI Y, et al. Generation of gene-modified cynomolgus monkey via Cas9/RNA-mediated gene targeting in one-cell embryos[J]. Cell, 2014, 156(4): 836-843.

[19] TORRES R, MARTIN M C, GARCIA A, et al. Engineering human tumour-associated chromosomal translocations with the RNA-guided CRISPR-Cas9 system[J]. Nature Commun, 2014, 5: 3964.

[20] HSU P D, LANDER E S, ZHANG F. Development and applications of CISPR-Cas9 for genome engineering[J]. Cell, 2014, 157(6): 1262-1278.

[21] ABUDAYYEH O O, GOOTENBERGJS, KONERMANNS, et al. C2c2 in a singlecomponent programmable RNA-guided RNA-targeting CRISPR effector[J]. Science, 2016, 353(6299): 5573.

[22] ZETSCHE B, GOOTENBERG J S, ABUDAYYEH O O, et al. Cpf1 is a single RNA-guided endonuclease of a class 2 CRISPR-Cas system[J]. Cell, 2015, 163(3): 759-771.

[23] KNOTT G J, DOUDNA J A. CRISPR-Cas guides the future of genetic engineering[J]. Science, 2018, 361(6405): 866-869.

[24] MURUGAN K, BABU K, SUNDARESAN R, et al. The revolution continues: newly discovered systems expand the CRISPR-Cas toolkit[J]. Molecular Cell, 2017, 68(1): 15-25.

[25] LI H, HAURIGOT V, DOYON Y, et al. In vivo genome editing restores haemostasis in a mouse model of haemophilia[J]. Nature, 2011, 475(7355): 217-221.

[26] 郭倩颖，王洋，闫丽盈．胚胎基因编辑的研究进展影响 [J]. 发育医学电子杂志，2018, 6(3): 154-159.

[27] KIM H, KIM J S. A guide to genome engineering with programmable nucleases[J]. Nat Rev Genet, 2014, 15(5): 321-334.

[28] MAHFOUZ M M, LI L. TALE nucleases and next generationGM crops[J]. GM crops, 2011, 2(2): 99-103.

[29] LI L, ATEF A, PIATEK A, et al. Characterization and DNA-binding specificities of Ralstonia TAL-like effectors[J]. Mol Plant, 2013, 6(4): 1318-1330.

[30] ROUET P, SMIH F, JASLN M. Introduction of doublestrand breaks into the genome of mouse cells by expression of a rare-cutting endonuclease[J]. Mol Cell Biol, 1994, 14(12): 8096-8106.

[31] EPINAT J C. A novel engineered meganuclease induces homologous recombination in yeast and mammalian cells[J]. Nucl Acid Res, 2003, 31(11): 2952-2962.

[32] ADLI M. The CRISPR tool kit for genome editing and beyond[J]. Nature Communications, 2018, 9(1): 1911.

[33] WU J, JORDAN M, WAXMAN D J. Metronomic cyclophosphamide activation of antitumor immunity: tumor model, mouse host, and drug schedule dependence of gene responses and their upstream regulators[J]. BMC Cancer, 2016, 16: 623.

[34] SHERMAN L A. Using autoimmunity to inform tumor immunity[J]. J Immunol, 2015, 195(11): 5091-5095.

[35] HUNG S S, CHRYSOSTOMOU V, Li F, et al. AAV-mediated CRISPR-Cas gene editing of retinal cells in vivo[J]. Invest Ophthalmol Vis Sci, 2016, 57(7): 3470-3476.

[36] GORI J L, HSU P D, MAEDER M L, et al. Delivery and specificity of CRISPR-Cas9 genome editing technologies for human genetherapy[J]. Human Gene Therapy, 2015, 26(7): 443-451.

[37] COCKRELL A S, KAFRI T. Gene delivery by lentivirus vectors[J]. Mol Biotechnol, 2007, 36(3): 184-204.

[38] SANCHEZ-RIVERA F J, PAPAGIANNAKOPOUOLOS T, ROMERO R, et al. Rapid modelling of cooperating genetic events in cancer through somatic genome editing[J]. Nature, 2014, 516(7531): 428-431.

[39] LOMBARDO A, GENOVESE P, BEAUSEJOUR C M, et al. Geneeditingin human stem cellsusing-zincfingernucleasesandintegrase-defectivelentiviral vector delivery[J]. Nat Biotechnol, 2007, 25(11): 1298-1306.

[40] MAEDER M L, GERSBACH C A. Genome-editing technologiesfor gene and celltherapy[J]. Mol Ther, 2016, 24(3): 430-446.

[41] MADDALO D, MANCHADO E, CONCEPCION C P, et al. Invivoengineeringof oncogenic chromosomal rearrangements with the CRISPR-Cas9 system[J]. Nature, 2014, 516(7531): 423-427.

[42] WANG A Y, PENG P D, EHRHARDT A, et al. Comparison of adenoviral and adeno-associated viral vectors for pancreatic genedeliveryin vivo[J]. Hum Gene Ther, 2004, 15(4): 405-413.

[43] LI H, HAURIGOT V, DOYON Y, et al. In vivogenome editing restoreshaemostasis in a mouse model of haemophilia[J]. Nature, 2011, 475(7355): 217-221.

[44] WU Z, YANG H, COLOSI P. Effect of genomesize on AAV vector packaging[J]. Mol Ther, 2010, 18(1): 80-86.

[45] EOH J, GU L. Biomaterials as vectors for the delivery of CRISPR-Cas9[J]. Biomater Sci, 2019, 7(4): 1240-1261.

[46] SHIN J, LEE N, SONG Y, et al. Efficient CRISPR-Cas9-mediated multiplex genome editing in CHO cells via high-level sgRNA-Cas9 complex[J]. Biotechnol Bioproc E, 2015, 20 (5): 825-833.

[47] GHASSEMI B, SHAMSARA M, SOLEIMANI M, et al. Pipeline for the generation of gene knockout mice using dual sgRNA CRISPR-Cas9-mediated gene editing[J]. Anal Biochem, 2019, 568: 31-40.

[48] MILLER J B, ZHANG S Y, KOS P, et al. Non-viral CRISPR-Cas gene editing in vitro and in vivo enabled by synthetic nanoparticle co-delivery of Cas9 mRNA and sgRNA[J]. Angew Chem Int Ed Engl, 2017, 56(4): 1059-1063.

[49] SUN W J, JI W Y, HALL J M, et al. Self-assembled DNA nanoclews for the efficient delivery of CRISPR-Cas9 for genome editing[J]. Angew Chem Int Ed Engl, 2015, 54(41): 12029-12033.

[50] ALSAIARI S K, PATIL S, ALYAMI M, et al. Endosomal escape and delivery of CRISPR/ Cas9 genome editing machinery enabled by nanoscale zeolitic imidazolate framework[J]. J Am Chem Soc, 2018, 140(1): 143-146.

[51] WANG Q Y, YU J J, KADUNGURE T, et al. ARMMs as a versatile plat-form for intracellular delivery of macromolecules[J]. Nat Commun, 2018, 9(1): 960.

[52] ZURIS J A, THOMPSON D B, SHU Y L, et al. Cationic lipid-mediated delivery of proteins enables efficient protein-based genome editing in vitro and in vivo[J]. Nat Biotechnol, 2015, 33(1): 73-80.

[53] 王影，李相敢，邱丽娟．CRISPR-Cas9 基因组定点编辑中脱靶现象的研究进展 [J]. 植物学报，2018, 53(4): 528-541.

[54] FU Y F, FODEN J A, KHAYTER C, et al. High-frequency off-target mutagenesis induced by CRISPR-Cas nucleases in human cells[J]. Nat Biotechnol, 2013, 31(9): 822-826.

[55] LAWHORNC, YUFEROV V, RANDESIM, et al. Genetic diversity and linkage disequilibrium in the chemokine receptor CCR2-CCR5region among individuals and populations[J]. Cytokine, 2013, 64(2): 571-576.

[56] KOOR G W, PAXIMADISM, PICTON A C P, et al. Cisregulatory genetic variantsin the CCR5 geneand natural HIV-1controlinblack South Africans[J]. Clin Immunol, 2019, 205: 16-24.

[57] ZHOU C, SUN Y D, YAN R, et al. Off-target RNA mutation induced by DNA base editing and its elimination by mutagenesis[J]. Nature, 2019, 571(7764): 275-278.

[58] ZHANG Y, GE X, YANG F, et al. Comparison of noncanonical PAMs for CRISPR-Cas9-mediated DNA cleavage in human cells[J]. Sci Rep, 2014, 4: 5405.

[59] CHEN B, GILBERT L A, CIMINI B A, et al. Dynamicimageingof genomic loci in living human cells by anoptimized CRISPR-Cas aystem[J]. Cell, 2013, 155(7): 1479-1491.

[60] FUY, SANDER J D, REYON D, et al. Improving CRISPR-Cas nuclease specificity using truncated guide RANs[J]. Nat Biotechnol, 2014, 32(3): 279-284.

[61] 尹坤，贺桂芳，赖芳秋，等．CRISPR-Cas9 系统的脱靶效应 [J]. 生物技术通报，2016, 32(3): 31-37.

[62] 谢胜松，张懿，张利生，等．CRISPR-Cas9 系统中 sgRNA 设计与脱靶效应评估 [J]. 遗传，2015, 37(11): 1125-1136.

[63] RAN F A, HSUPD, LINCY, et al. Double nicking by RNA-guided CRISPR Cas9 for enhanced genome editing specificity[J]. Cell, 2013, 154(6): 1380-1389.

[64] TREVINO A E, ZHANG F. Chapter eight-genome editing using Cas9 nickases[J]. Method Enzymol, 2014, 546(1): 161-174.

[65] KIANI S, BEAL J, EBRAHIMK HANI M R, et al. CRISPR transcriptional repression devices and layered circuits in mammalian cells[J]. Nat Method, 2014, 11(7): 723-726.
[66] DAVIS K M, PATTANAYAK V, THOMPSON D B, et al. Small molecule-triggered Cas9 protein with improved genome-editing specificity[J]. Nat Chem Biol, 2015, 11(5): 316-318.
[67] CRUDELE J M, CHAMBERLAIN J S. Cas9 immunity creates challenges for CRISPR gene editing therapies[J]. Nat Commun, 2018, 9(1): 3497.
[68] HAAPANIEMI E, BOTLA S, PERSSON J, et al. CRISPR-Cas9 genome editing induces a p53-mediated DNA damage response[J]. Nat Med, 2018, 24(7): 927-930.
[69] IHRY R J, WORRINGER K A, SALICK M R, et al. p53 inhibits CRISPR-Cas9 engineering in human pluripotent stem cells[J]. Nat Med, 2018, 24(7): 939-946.
[70] KOSICKI M, TOMBERG K, BRADLEY A. Repair of double-strand breaks induced by CRISPR-Cas9 leads to large deletions and complex rearrangements[J]. Nat Biotechnol, 2018, 36(8): 765-771.
[71] SHAHBAZIM, EBADIH, FATHI D, et al. CCR5-delta 32 alleleis associated with the risk of developing multiplesclerosis in the Iranian population[J]. Cell Mol Neurobiol, 2009, 29(8): 1205-1209.
[72] GLASS W G, MCDERMOTTDH, LIMJK, et al. CCR 5 deficiency increases risk of symptomatic West Nile virus infection[J]. J Exp Med, 2006, 203(1): 35-40.
[73] MOUT R, RAY M, LEE Y W, et al. In vivo delivery of CRISPR-Cas9 for therapeutic gene editing: Progress and chal-lenges[J]. Bioconjug Chem, 2017, 28(4): 880-884.
[74] AMANIA, KABIRIT, SHAFIEES, et al. Preparation and characterization of PLA-PEG-PLA/PEI/DNA nanoparticles for improvement of transfection efficiency and controlled release of DNA in gene delivery systems[J]. Iran J Pharm Res, 2019, 18(1): 125-141.
[75] LIANG P P, XU Y W, ZHANG X Y, et al. CRISPR-Cas9-mediated gene editing in human tripronuclear zygotes[J]. Prot Cell, 2015, 6(5): 363-372.
[76] SMARGON A A, COX DBT, PYZOCHA N K, et al. Cas13b is a type VI-B CRISPR-associated RNA-guided rnase differentially regulated by accessory proteins Csx27 and Csx28[J]. Mol Cell, 2017, 65(4): 618-630.
[77] LABARBERA A R. Proceedings of the international summit on human gene editing: a global discussion-Washington, D. C., December 1-3, 2015[J]. Assist Reprod Genet, 2016, 33(9): 1123-1127.
[78] CYRANOSKID. Chinese scientists to pioneer first human CRISPR trial[J]. Nature, 2016, 535(7613): 476-477.
[79] 国外医学妇产科学分册编辑部 . 第七届全国现代妇产科学新进展学术会议论文汇编 [C]. 2003.
[80] “上帝的手术刀”也失手基因编辑婴儿或面临早死风险 [EB/OL]. 今日医药 . (2019-06-10)[2019-8-21]. http: //www. sohu. com/a/319645677_394886.
[81] HENDEL A, FINE E J, BAO G, et al. Quantifying on-and off-target genome editing[J]. Trends Biotechnol, 2015, 33(2): 132-140.
[82] CHO S W, KIM S, KIM Y, et al. Analysis of off-target effects of CRISPR-Cas-derived RNA-guided endonucleases andnickases[J]. Genome Res, 2014, 24(1): 132-141.
[83] BAE S, PARK J, KIM J S. Cas-OF Finder: a fast and versatile algorithm that searches for potential off-target sites of Cas9 RNA-guided endonucleases[J]. Bioinformatics, 2014, 30(10): 14731475.
[84] TSAI S Q, JOUNG J K. Defining and improving the genome-wide specificities of CRISPR-Cas9

nucleases[J]. Nat Rev Genetics, 2016, 17(5): 300-312.

[85] LEE C M, CRADICK T J, FINE E J, et al. Nuclease target site selection for maximizing on-target activity and minimizing off-target effects in genome editing[J]. Molecular Therapy, 2016, 24(3): 475-487.

[86] OSBORN M J, WEBBER B R, KNIPPING F, et al. Evaluation of TCR gene editing achieved by TALENs, CRISPR-Cas9, and megaTAL nucleases[J]. Mol Ther, 2016, 24(3): 570-581.

[87] TSAI S Q, ZONGNI Z, NGUYEN N T, et al. GUIDE-seq enables genome-wide profiling of off-target cleavage by CRISPR-Cas nucleases[J]. Nat Biotechnol, 2015, 33(2): 187-197.

[88] KIM D, KIM S, KIM S, et al. Genome-wide target specificities of CRISPR-Cas9 nucleases revealed by multiplex Digenome-seq[J]. Genome Res, 2016, 26(3): 406-415.

[89] TSAI S Q, NGUYEN N T, MALAGON LOPEZ J, et al. CIRCLE-seq: a highly sensitive in vitro screen for genome-wide CRISPR-Cas9 nuclease off-targets[J]. Nat Method, 2017, 14(6): 607-614.

[90] Cameron P, Fuller CK, Donohoue PD, et al. Mapping the genomiclandscape of CRISPR-Cas9 cleavage[J]. Nat Method, 2017, 14(6): 600-606.

[91] DAESIK K, SANGSU B, JEONGBIN P, et al. Digenome-seq：genome-wide profiling of CRISPR-Cas9 off-target effects in human cells[J]. Nat Method, 2015, 12(3): 237-243.

[92] WIENERTB, WYMAN S K, RICHARDSON C D, et al. Unbiased detection of CRISPR off-targets in vivo using DISCOVER-Seq[J]. Science, 2019, 364(6437): 286-289.

[93] ZUO E, SUN Y D, WU W, et al. Cytosine base editor generates substantial off-target single-nucleotide variants in mouse embryos[J]. Science, 2019, 364(6437): 289-292.

[94] ZHOU Y J, D. X. Progress in the prevention and treatment of beta-thalassemia[J]. Chin J Fam Plan, 2015, 23(10): 709-713.

第十七章　核酸药物的非临床评价研究

核酸药物，广义上讲是指在生物体内发挥疾病预防或治疗作用的由核苷酸组成的生物大分子。由此可分为基于 DNA 和 RNA 的核酸药物，其中靶向 DNA 的核酸药物属于基因治疗范畴，已在本书的其他章节详细阐述。本章则聚焦于 RNA 疗法（RNA therapy），即利用基于 RNA 的分子去调节机体内生物功能的变化来预防和治疗疾病。

与小分子和抗体药物相比较，核酸药物靶点的选择范围更广，理论上可以是任何基因或相应的调控元件，因此在针对“不可成药靶点”的调控上具有绝对优势。此外，随着核酸化学和体内递送技术的不断发展和更新，核酸药物的快速设计和筛选、高稳定性，不易出现耐药性等优点得到充分发挥，导致其研发周期相对较短，研发成本相对较低，成功率较高，这在一些疾病，特别是罕见病的治疗药物研发中具有巨大的发展潜力。尤其是在 2019 年发生新型冠状病毒感染疫情后，mRNA 平台技术以其速度快、制备灵活，且产出产品免疫效果好的特点受到各大科研机构及企业的重视。2021 年 8 月，美国 FDA 批准辉瑞及 BioNTech 共同研发的 mRNA 新冠疫苗的生物制品许可证申请，成为全球首款正式获批新冠疫苗。此外，基于 mRNA 平台技术，BioNTech、Moderna 等国内外也正在研发抗肿瘤治疗药物，以及治疗普通流感、狂犬病和寨卡病毒的药物。特别是在癌症治疗领域，一些产品进入临床试验，已经取得了可喜的进展。《麻省理工科技评论》发布的 2021 年“十大突破性技术”中，mRNA 疫苗位居榜首。不可否认，mRNA 技术不仅颠覆疫苗行业，甚至将为整个生物医药科技领域带来巨大变革。

第一节　核酸药物简介

1998 年，美国 FDA 批准了第一个反义寡核苷酸药物——福米韦生（fomivirsen），用于治疗巨细胞病毒性视网膜炎［cytomegalovirus（CMV）retinitis］。该药物由 21 个硫代脱氧核苷酸组成，通过与病毒的 mRNA 以碱基互补形式结合而抑制其即早蛋白 2［immediate-early 2（IE2）protein］的翻译。这也是第一个 RNA 疗法的药物进入人们的视野，随后，越来越多的药物不断涌现出来。随着基因测序技术快速发展及药物递送系统等技术领域的不断突破，小核酸药物迎来快速发展阶段，目前全球已有十余款小核酸药物上市，一百余款药物处于临床研究阶段，治疗领域涵盖肿瘤、抗感染、中枢神经系统及心血管系统等。目前，核酸药物主要分为以下两大类，小核酸药物和 mRNA 药物。其中小核酸药物根据作用机制的差别又可以细分为 ASO、siRNA、 miRNA 和核酸适配体。

一、小核酸药物

（一）反义寡核苷酸药物

ASO 类药物根据对靶基因调控作用机制的不同还可以分为两类。

一类是通过核糖核酸酶 H 介导的 mRNA 降解机制来发挥抑制靶基因治疗疾病的作用。例如，2013 年 FDA 批准的治疗纯合子家族性高胆固醇血症的药物米泊美生（mipomersen），其长度为 20 个核苷酸，中间是 10 个类 DNA 序列（2′- 脱氧核苷），两边是各 5 个核苷。米泊美生的中心序列与载脂蛋白 B（apolipoprotein B，Apo B）的 mRNA 序列互补，当两段序列杂交形成 DNA-RNA 异源双链后，会导致核糖核酸酶 H 介导的 mRNA 降解，从而发挥药效。

另一类是通过空间位阻机制促进或抑制 pre-mRNA 的剪接来发挥调控靶基因的作用。例如：2016 年 FDA 批准的治疗由肌营养不良蛋白的外显子 51 突变所致的杜氏肌营养不良症（Duchenne muscular dystrophy，DMD）患者的药物依特立生（eteplirsen），它与外显子 51 内剪切增强子结合（exonic splicing enhancer），导致 pre-mRNA 剪切过程中外显子 51 跳跃，即外显子 52 与外显子 50 剪接到一起，这使得在这些患者中产生了截短但有功能的肌营养不良蛋白，达到治疗疾病的目的。2016 年 FDA 和 2017 年 EMA 批准的诺西那生（nusinersen），是用于治疗脊髓性肌萎缩（spinal muscular atrophy，SMA）的精准靶向治疗药物。由于运动神经元存活基因 1（survival motor neuron 1，*SMN1*）突变导致 SMN 蛋白数量或功能发生异常从而诱发 SMA。而机体内还存在 *SMN2* 基因，但因 *SMN2* pre-mRNA 在外显子 7 和 8 之间的内含子区域存在剪切增强子（intronic splicing enhancer），这使得 *SMN2* pre-mRNA 在剪切过程中产生外显子 7 的跳跃，导致最终蛋白产物 SMN 分子量小且不稳定。诺西那生可以与该内含子剪切增强子结合，阻断外显子 7 被剪切，从而产生类似 *SMN1* 的 pre-mRNA 及更稳定的 SMN 蛋白发挥其对 SMA 的治疗作用。

（二）小干扰 RNA 药物

RNAi 机制是机体自身存在的一种基因表达调控模式，内源的小 RNA 与 Argonaute（Ago）、Dicer 及其他相关蛋白形成 RNA 诱导沉默复合物（RNA-based silencing complex，RISC），通过序列互补的方式特异性地与靶 mRNA 结合从而抑制其表达。RNAi 机制在植物、动物和人类中均存在，因此这种通过双链 RNA 对基因进行沉默的方法在生物技术与医学领域具有广阔的应用价值。为此，其发现者斯坦福大学的 Andrew Fire 和麻省理工学院的 Craig Mello 荣获了 2006 年的诺贝尔生理学或医学奖。siRNA 药物就是在此机制基础上出现的，但是该类药物的开发因递送和稳定性等问题曾一度陷入低谷。随着人们在核酸修饰和递送系统上的不断突破，例如：甲氧基或氟代修饰、脂质体递送和之后出现的基于 GalNAc 缀合物的直接靶向递送等，促使了一系列 siRNA 药物的研发乃至上市。siRNA 药物对于由基因异常表达或基因突变引起的疾病，如癌症、病毒感染和遗传疾病等的治疗具有巨大的应用潜力。

2018年，首个siRNA药物帕蒂西兰（patisiran）获批上市，该药由Alnylam公司开发，用于治疗遗传性转甲状腺素介导的淀粉样变性（hereditary transthyretin-mediated amyloidosis，hATTR）所引起的周围多发性神经疾病。它是一种脂质复合物注射液，靶向转甲状腺素（transthyretin，TTR）的siRNA包裹在脂质纳米颗粒（lipid nanoparticles，LNP）中，通过静脉输注后药物通过ApoE及其受体直接递送至肝细胞内。在细胞内，Onpattro被装载入RISC复合物中，与TTR mRNA的3′非编码区结合（3′untranslated region，3′-UTR）从而抑制TTR的翻译，最终减少淀粉样蛋白的沉积。在帕蒂西兰之后，2019—2022年FDA又相继批准3种siRNA类核酸药物。

（三）核酸适配体

核酸适配体是短的单链寡核苷酸。由于其分子内的核苷酸可通过碱基互补配对的氢键、堆积、静电作用力等多种相互作用力形成特定的三维结构，而这种三维结构又可通过分子间作用力与特定的靶蛋白特异性结合从而调节该蛋白的功能，这类似于单克隆抗体。2004年，FDA批准了第一个核酸适配体药物哌加他尼（pegaptanib）上市，用于治疗湿型（新生血管）老年性黄斑变性［wet-type（neovascular）age-related macular degeneration，wAMD］。哌加他尼是由28个核苷酸组成的聚乙二醇化的核酸适配体，其三维结构能与细胞外的VEGF异构体165结合，抑制该蛋白与相应的受体结合，从而阻止血管生长，抑制新生血管形成。

除了自身可以作为药物，核酸适配体还可以作为药物递送的载体，也就是所说的适配体药物结合物（ApDC），将化疗药物、放射性核位素等运送到肿瘤细胞，实现肿瘤的靶向给药。

（四）微小RNA

miRNA是基于RNAi机制发挥生物学功能的另一类分子。虽然该类分子尚无上市药物，但是由于miRNA是参与调控生物体生长发育和疾病发生发展的一类重要的内源性非编码小RNA，具有广阔的潜在应用前景，因此本节对此类药物也进行相应的介绍。除了具备其他核酸药物在药物开发上的优势以外，miRNA作为药物或药物靶点还有以下两个机制上的优势：①有些miRNA的含量在疾病和正常生理状态下是有差异的，那么补充或减少相应的miRNA对于疾病具有可能的治疗作用。例如，miR-122是肝脏内miRNA表达丰度最高的miRNA，占肝内总miRNA含量的近70%。在与单纯脂肪变性患者和健康人群相比，非酒精性脂肪性肝炎患者肝脏中miR-122明显下调。②miRNA可通过多种模式发挥调控基因转录及翻译的作用，包括经典模式，即通过其种子序列（从5′端第2～8位核苷酸）与靶基因mRNA的3′-UTR结合从而导致靶基因mRNA降解或抑制其翻译，以及多种非经典调控模式，即通过其种子序列或非种子序列或全序列与靶基因mRNA的5′-UTR或3′-UTR或CDS区配对来诱导转录后抑制（post-transcriptional gene silencing，PTGS）或激活（post-transcriptional gene activating，PTGA），还可以通过直接或间接的方式对基因的转录发挥抑制（transcriptional gene silencing，TGS）或激活作用（transcriptional gene activating，TGA）。因此，一个 miRNA 可以调控多个基因，特别是某个疾病表型上的多个基因的表达。例如：miR-122 可以靶向脂代谢中的多种蛋白，包括脂肪酸合成酶（FASN）、胆固醇合成关键酶 HMGCR、脂代谢关键转录因子 SREBP-1c 和 SREBP-2。肝脏特异性敲除 miR-122 后，动物的肝脏会出现三酰甘油的积累，并可以观察到微脂肪变性和肝脏炎症，最终会发展为脂肪性肝炎、纤维化和自发性肝癌样肿瘤，这表明 miR-122 在推动脂肪变性向严重肝损伤（如纤维化）发展过程中起关键作用。因此，miRNA 类药物对于发病机制复杂的慢性疾病的治疗具有积极的潜在意义。

据报道，miR-29 对Ⅰ型和Ⅲ型胶原蛋白、IGF1 和 CTGF 具有直接或间接的调控作用，被认为是一种潜在的抗纤维化调节因子。2020 年，miR-29 的模拟物（mimics），也就是 Remlarsen（MRG-201），完成了一项Ⅱ期临床研究，旨在对有瘢痕瘤的受试者皮内注射 MRG-201 评估药物的有效性、安全性和耐受性。miR-17 被报道可通过调节线粒体代谢促进多囊肾病的进程，因此以 miR-17 为靶点开发的抑制剂，anti-miR-17（RGLS8429），于2022年开展了一项针对常染色体显性多囊肾病患者的Ⅰb期临床研究，以评估 RGLS8429 的安全性、耐受性、药效和药物代谢。目前，尚无 miRNA 类的药物上市。

二、mRNA 药物

mRNA 是一类携带编码蛋白质合成信息的单链核糖核酸。一个经典的 mRNA 应包括 5 个结构区域：从 5′端至 3′端依次是 5′端帽结构、5′非编码区（untranslated region，UTR）、开放阅读框（open reading frame，ORF）、3′ UTR 和多聚腺嘌呤核糖核苷酸［poly（A）］序列。5′端帽结构保证 mRNA 以正确的方向指导蛋白质翻译，poly（A）主要增加 mRNA 的稳定性，5′UTR 和 3′UTR 增强 mRNA 的翻译效率，ORF 是编码蛋白质的密码子。mRNA 药物是指体外合成编码特定的 mRNA，通过递送系统使细胞摄取并利用细胞内的翻译系统生成有功能的蛋白，从而达到治疗或预防疾病的效果。这些功能蛋白可以是病理状态下细胞内突变或缺少的蛋白，即蛋白质替代或补充治疗和再生医学治疗；也可以是分泌型抗原蛋白，以刺激机体的免疫反应，如肿瘤的免疫治疗和预防性疫苗等。由于目前 mRNA 药物研发主要集中于免疫治疗或预防性疫苗，因此现阶段 mRNA 药物也多指 mRNA 疫苗。

用于肿瘤的 mRNA 疫苗通过表达肿瘤相关抗原，刺激细胞介导的免疫反应，以清除或抑制癌细胞，大多数为治疗性疫苗。预防感染领域的 mRNA 疫苗是通过表达抗原，诱导体液和细胞免疫，达到预防或治疗作用。进入临床研究阶段的预防感染性 mRNA 疫苗主要有 HIV-1 疫苗、狂犬病疫苗、寨卡病毒疫苗、流感病毒疫苗等。

mRNA 疫苗主要由编码抗原的 mRNA 序列和递送载体构成。根据 mRNA 进入体内后能否进行自我复制，一般分为自我扩增型（self-amplifying，SAM）H 和非复制型（nonreplicating）。自扩增型 mRNA 疫苗除包含编码抗原的核苷酸序列外，还包括来源于病毒的复制元件，翻译后使 mRNA 进行扩增，从而持续表达抗原；非复制型 mRNA 疫苗通常包括编码抗原蛋白的目的基因及必要的用于稳定 mRNA 和促进转录的功能性元件，如帽子结构、5′和 3′的未翻译区（untranslated regions，UTRs）、poly（A）尾等，在人体内无法自我复制；非复制型 mRNA 通常结构简单，不存在额外的编码蛋白。

与灭活疫苗和减毒活疫苗等传统类型疫苗相比，mRNA 疫苗具有一些特殊的优势：① mRNA 疫苗包括 mRNA 和递送载体两部分，其中递送载体通用性较强；mRNA 的免疫学效应依赖于病原体蛋白和核苷酸序列，可通过核酸修饰提高病原体蛋白的翻译效率，从而增强疫苗活性。理论上，经过适当修饰或改造的 mRNA 可编码任何一种蛋白。②不同类型 mRNA 疫苗的生产及纯化工艺相似，无需类似于传统生物类产品较长的生产或发酵周期，不依赖细胞培养技术，可快速构建疫苗，生产过程简单高效，可快速应对全球爆发的传染性疾病，并且外源因子传播风险较低。③与质粒 DNA 疫苗相比不进入细胞核内部，只在细胞质内表达抗原，不存在整合人体基因上的风险。④外源性 mRNA 本身具有免疫原性，通过激活模式识别受体引发固有免疫反应，表现出“自我佐剂”（self-adjuvant）的特点。⑤递送载体 LNP 除稳定和保护 mRNA 外，也具有一定的免疫原性，可增强疫苗的免疫反应。但目前 mRNA 疫苗的储运条件较为苛刻，稳定性较差。如已上市的 2 个 mRNA 疫苗的储运条件分别为 –70℃（BNT162b2）和 –20℃（mRNA-1273），且因 mRNA 稳定性较差，易被核酸酶降解，对接种环境的要求亦相对较高。此外，目前的临床数据显示，接种 mRNA 疫苗后仍存在一定的不良反应，因此 mRNA 疫苗的应用仍面临较多的挑战。

（一）预防性 mRNA 疫苗

在 COVID-19 疫情暴发以前，mRNA 疫苗已在预防性疫苗和治疗性肿瘤疫苗领域开展了多个临床研究，其中进展最快的尚在Ⅱ期临床试验阶段。自 COVID-19 疫情发生以来，国内外多家企业正积极研发和申报 SARS-CoV-2 mRNA 疫苗。

2020 年 12 月 11 日，辉瑞研发的 mRNA 疫苗（BNT162b2）获得了美国 FDA 的紧急授权，成为第一个获准用于人体的 mRNA 药物。一周后，Moderna 疫苗（mRNA-1273）也被授权在美国使用，随即也成为英国、加拿大和其他几个国家获得授权的 SARS-CoV-2 疫苗。BNT162b2 疫苗编码全长 SARS-CoV-2 棘突糖蛋白，其中 S2 亚基中有两个脯氨酸替换，将蛋白锁定在融合前构象。在研制过程中使用 Acuitas Therapeutics 公司的可电离脂质 ALC-0315，并将所有尿苷被 N1 甲基假尿苷取代，进行 mRNA 核苷修饰，以增强 mRNA 翻译。Ⅰ期临床试验显示可诱导高滴度的中和抗体，且产生强烈的 $CD4^+$ 和 $CD8^+$ 反应，同时也伴有轻度至中度不良反应。进入Ⅱ/Ⅲ期试验后，BNT162B2 疫苗被证实具有 95% 的整体预防效果。Moderna 开发的 mRNA 疫苗（mRNA-1273）的Ⅰ期临床试验证实其具有良好的耐受性。在 30 420 名志愿者入组的Ⅲ期临床试验中，受试者接种两针 mRNA 疫苗的保护率为 94.1%。最常见的副作用为注射部位的局部疼痛。但在第二次给药后，一半的保护率报告了中度至重度全身性副作用例如疲劳、肌肉疼痛、关节疼痛，这些副作用在 48 h 内消失。尽管辉瑞和 Moderna 公司生产的 mRNA 疫苗已被证明具有良好的保护性和安全性，但这两种 mRNA 疫苗保存条件苛刻，对冷链储存的需求非常高。mRNA-1273 在 −50 ～ −15℃ 的冷冻存贮保质期为 9 个月，一旦解冻后，不允许再次冻存，在 2 ～ 8℃ 条件下可保存 30 天或者在 8 ～ 25℃ 条件下只能保存 24 h；而 BNT162b2 则需要在 −60℃ 条件下储存。

为了抵御全球新冠大流行中出现的 Omicron 变异株 BA.4/BA.5，国外 mRNA 疫苗生产制造商加速推出新型的二价新冠 mRNA 疫苗，从研发到获批仅 63 天。2022 年 8 月 31 日，美国 FDA 批准 Moderna、辉瑞 /BioNTech 针对 Omicron 变异株 BA.4/BA.5 的二价新冠 mRNA 疫苗的紧急使用授权（EUAs）申请，授权两家公司的二价 mRNA 疫苗作为单剂加强针，在完成接种基础剂量疫苗或者在最新一剂加强针至少 2 个月后方可接种。Moderna 研发的二价新冠 mRNA 疫苗（mRNA-1273.222）是一款二合一疫苗，内含 25 μg mRNA-1273（已获批上市）和 25 μg Omicron BA.4/BA.5，可对抗原始毒株和 Omicron 变异株 BA.4/BA.5，适用于 18 岁及以上成人的加强针。而辉瑞 /BioNTech 被 FDA 获批的二价新冠 mRNA 疫苗，被授权用于 12 岁及以上成人的加强针。该二价疫苗包含编码原始病毒株刺突蛋白的 mRNA，以及编码 OmicronBA.4/BA.5 变异株刺突蛋白的 mRNA。研究数据显示，二价疫苗对原始野生株、OmicronBA.1、BA.2 和 BA.4/BA.5 变异株都产生了强烈的中和抗体反应。

目前我国在研发 mRNA 疫苗的企业超过 20 家，石药集团基于多款已上市脂质体药物的技术平台，构建创新核酸药物研发平台，成功开发出涵盖 Omicron BA.5 突变株核心突变位点新冠 mRNA 疫苗（SYS6006），2022 年 4 月获得国家药品监督管理局应急批准进行临床试验，现已在中国完成Ⅰ、Ⅱ期和序贯加强免疫临床研究，超过 5500 人的临床研究结果证明其安全性、免疫原性和保护效力。SYS6006 的各种不良事件发生率较低且程度较轻，主要不良事件为发热、注射部位疼痛，且主要为 1、2 级。相较于成年组，老年组的不良事件发生率及严重程度大幅降低，在老年人群中具有更好的风险获益比。临床研究结果表明，无论是基础免疫，还是序贯加强免疫，SYS6006 都可以持续诱导针对野生株、Delta、Omicron BA.2 和 BA.5 株的特异性 T 细胞免疫，并在较长时间内维持高水平，且针对不同毒株的细胞免疫强度大致相当。2023 年 3 月，该产品成为我国首个自主研发、获得紧急授权使用的 mRNA 疫苗产品。

除了预防新冠病毒的 mRNA 疫苗之外，开发用于预防其他传染病的 mRNA 疫苗主要针对流感、呼吸道合胞病毒和 HIV 等，其中进度最快的为 Moderna 预防巨细胞病毒感染的 mRNA-1647，2021 年 10 月 26 日，Moderna 在美国临床试验网站（https://clinicaltrials.gov）登记了其巨细胞病毒 mRNA 疫苗 mRNA-1647 在 16 ～ 40 岁健康受试者中的有效性、安全性和免疫原性Ⅲ期临床研究，计划招募 7300 例受试者。试验预计 2026 年 4 月 6 日完成。国内很多研发企业也在其 mRNA 技术平台管线中布局多种传染病疫苗，如 RSV 疫苗、带状疱疹疫苗等。

（二）治疗性 mRNA 疫苗

理论上，基于 mRNA 平台技术研制的 mRNA 药物可以通过在体外或体内转基因细胞中加工的蛋白质合成机器产生任何蛋白质 / 肽，因此，作为一个正在崛起的精准医学领域，mRNA 药物在治疗许多难治性或遗传性疾病方面前景广阔。尤其是近几年，见证了基于 mRNA 技术疗法的巨大科学进步。按照相关统计数据分析显示，全球有超过 150 种 mRNA 产品管线在研，其中约 30% 应用于肿瘤疾病，17% 应用于蛋白质替代和基因治疗。

Moderna 公司根据每位患者的特定肿瘤，成功设计和制造独特的个体化疫苗 mRNA-4157，包含特异性靶向 20 ~ 34 种肿瘤相关抗原，具有潜在的免疫刺激和抗肿瘤活性，并于 2017 年 11 月首次进行人体给药，患者需以 2 周为间隔，进行 4 个周期肌内注射疫苗，并且可以在第二个疫苗接种过程中重复给药。临床试验结果显示，在切除黑色素瘤、结肠癌和肺癌等原发肿瘤后，接受 mRNA-4157 作为单药辅助治疗的 13 名患者中，11 名患者在研究中保持无病状态长达 75 周。在联合 PD-1 帕博利珠单抗治疗不可切除实体瘤的 10 名 HPV（–）的头颈鳞状细胞癌患者和 17 名微卫星稳定型结直肠癌患者中，有一半的 HPV（–）的头颈鳞状细胞癌患者肿瘤缩小且 2 名患者肿瘤完全消失，疾病控制率高达 90%，没有报告与疫苗相关的严重不良事件。2023 年 2 月 22 日，mRNA 疫苗 mRNA-4157/V940，与默沙东的抗 PD-1 疗法 Keytruda 联合使用辅助治疗高危黑色素瘤，获美国 FDA 的突破性疗法认证，成为全球首个获此认证的 mRNA 肿瘤疫苗。

2023 年 3 月，国内研发企业成功提交了 mRNA 肿瘤新抗原疫苗 XH101 注射液的新药临床试验。研究人员从大量胃癌患者中筛选、预测、验证出的一段免疫原性强、覆盖度广的肿瘤公共新抗原序列。临床前研究数据显示，XH101 注射液能够有效激发患者的 T 细胞免疫应答及肿瘤细胞杀伤效应，具有显著的临床治疗潜力，为全球首创的靶向胃癌公共新抗原的治疗性 mRNA 肿瘤疫苗。2023 年 5 月 10 日，纪念斯隆·凯特琳癌症中心、BioNTech、基因泰克（罗氏子公司）的研究团队合作开发了一种个性化 mRNA 疫苗策略——autogenecevumeran（BNT122），通过 mRNA 表达 PDAC 患者的 20 种新抗原，使用 LNP 进行静脉注射给药。研究团队在 50% 的患者中观察到明显的T细胞响应，这表明该个性化mRNA疫苗可以引发增强的免疫反应。在追踪18个月后，患者免疫反应增强与复发时间延后有关，而对疫苗没有表现出响应的患者在初次评估后中位数 13.4 个月后出现了病情发展，在手术切除后的 PDAC 患者中，与化疗和免疫检查点疗法联用时，该 mRNA 疫苗有潜力地延缓了 PDAC 患者的复发。虽然作为一项样本量有限的临床 I 期研究，本次研究还不能充分证实 mRNA 个体化新抗原疫苗的疗效，但完全足以支持后续的全球性、多中心临床研究开展。研究者们还表示，近几年 mRNA 疫苗技术的飞跃式发展，意味着后续临床研究将使用制备更快、更为精准的疫苗。

三、核酸药物的修饰

未经修饰的 RNA 稳定性差，进入机体内很容易被内源的 RNA 酶降解，同时还有可能被当成入侵核酸去诱发免疫原性，而核酸修饰是解决此问题的有效手段之一。目前，核酸的化学修饰针对核酸分子的不同位置已经发展出了多种修饰技术。

（一）ASO、siRNA 和 miRNA 的修饰

1. *磷酸骨架修饰——硫代磷酸酯*　硫代磷酸酯（phosphorothioate，PS）修饰针对的是核酸分子的磷酸骨架，也就是用 1 个硫原子取代磷酸二酯键的非桥氧原子，将 P-O 替换为 P-S（图 17-1）。这种 PS 修饰的优势体现在以下几个方面：①可以保护核酸抵抗核酸酶的降解，显著提高被修饰核酸的稳定性。②由于硫原子比氧原子大。在生理 pH 条件下，PS 的负电荷分布比 PO 更广泛，这增加了 PS 修饰核酸的亲脂性，促进了其与血浆蛋白的结合，进而阻止了核酸分子通过肾脏的快速排泄。③ PS 修饰所带来的高亲脂性还可以增加被修饰核酸与细胞表面蛋白的结合，从而促进其进入组织和细胞，这同时也可以增加核酸分子与细胞内蛋白的结合进而影响相应的细胞内转运。但是 PS 修饰也会引入新的问题：① PS 修饰会降低被修饰核酸与互补靶标 RNA 的亲和力，大约每个 PS 修饰会使核酸与靶 RNA 复合物的 T_m 值减少 0.2 ~ 0.5℃。② PS 修饰还有可能会增加被修饰核酸与免疫相关受体结合，从而导致非特异性的促炎反应。③ PS 修饰会在 S 与 P 的化学键处产生手性中心（Sp 和 Rp），这也就意味着合成期间会出现多种异构体的产物。其中，Sp 的手性结构比 Rp 对核酸酶更稳定，而 Rp 与靶 RNA 的亲和力最强。目前 PS 修饰已被广泛用于 ASO 和 siRNA 的药物开发中。

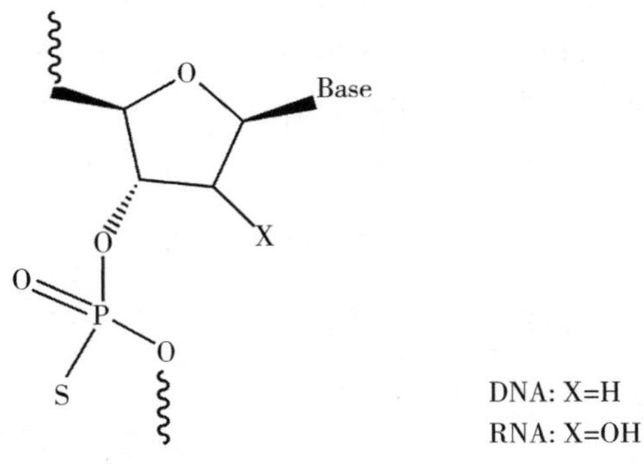

图 17-1　PS 修饰

2. *核糖五元环修饰——2′位羟基修饰*　DNA 比 RNA 更稳定的原因，除了其双螺旋结构以外，单链的 DNA 与 RNA 的区别只在于五元环的 2′位上的基团不同，DNA 是 H 原子，而 RNA 是一个羟基（图 17-2）。由于 2′位的基团决定了五元糖环的构型，不仅可以影响与互补序列结合的亲和力，也可以影响磷酸基对核酸酶攻击的易感性。因此，研究人员将修饰的关注点放到了这个位置。目前常用的修饰包括甲基修饰（2′-O-CH_3），甲氧乙基修饰（2′-O-C2H4-O-CH3，2′-MOE）和氟取代等。例如，2′-MOE 修饰已被证明可以提高核酸分子的活性，延长组织内半衰期，降低促炎作用，是多种已上市 ASO 采用的修饰方式之一。

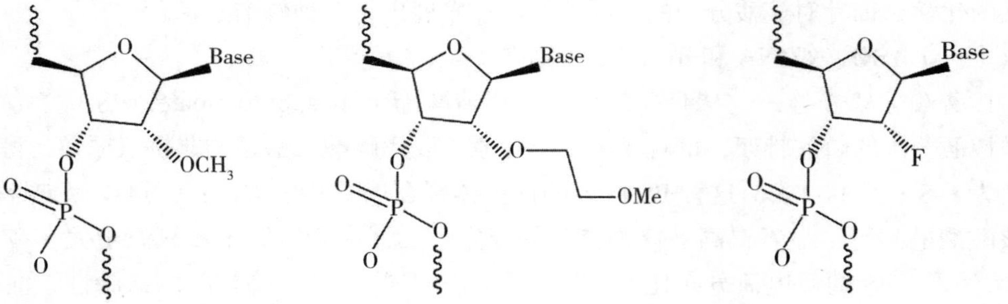

图 17-2　2′位羟基修饰

A：甲基修饰；B：甲氧乙基修饰；C：氟取代

3. 核糖五元环修饰——锁核酸　锁核酸技术（locked nucleic acid，LNA）是指在核糖五元环的 2′-O 和 4′-C 间加入亚甲基桥键，从而将糖环锁定成一个双环的分子结构（图 17-3）。LNA 修饰的寡核苷酸稳定性高，原因是 LNA 修饰后核酸的构型使得核酸酶无法识别磷酸二酯键。此外，LNA 与单链 DNA 或 RNA 形成互补配对产物时，结合力也有所增强，当序列中每增加一个 LNA，与互补序列结合的复合物的 Tm 值也会相应增加。随后，研究人员在 LNA 的基础上还尝试了各种不同的修饰和改造，其中约束乙基（constrained ethyl，cEt）核酸，又名双环核酸，不仅在提高核酸稳定性方面和 LNA 相当，还可以改善寡核苷酸的毒性。

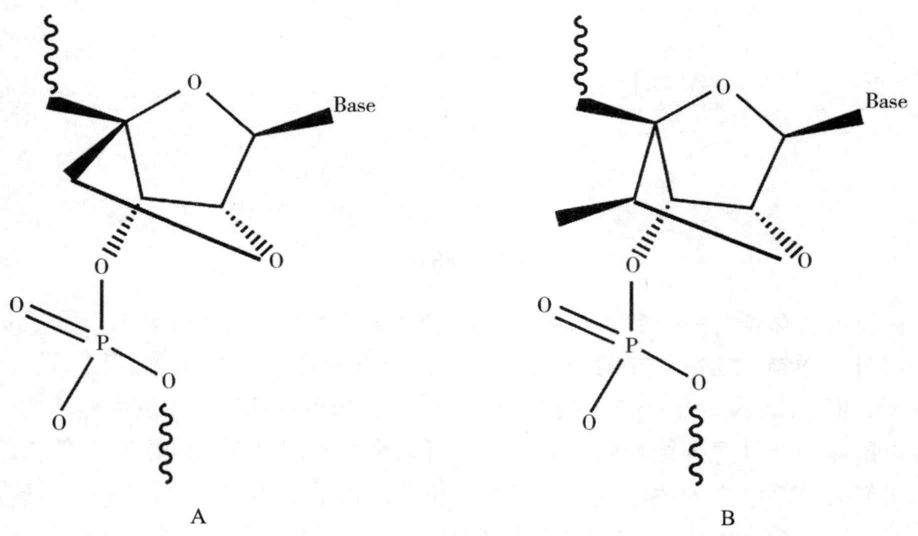

图 17-3　锁核酸

A：LNA；B：双环核酸

4. 核糖骨架更替——吗啉代寡核苷酸　吗啉代寡核苷酸（phosphoroamidate

morpholino oligomer，PMO）是以六元吗啉环取代天然核酸的五元呋喃糖基环，并且主链由电中性的磷酰二胺基连接，而不是以天然核酸中带负电的磷酸酯连接（图 17-4）。这种修饰可以抵抗所有核酸酶降解且不会降低对互补靶 RNA 的亲和力。但是由于 PMO 修饰在生理 pH 条件下是中性，与蛋白质结合的亲和力会较弱。在全身注射后很容易迅速从体内消除，也不易被细胞吸收，这意味着在体内发挥作用需要较高剂量的核酸药物，这也限制了该类修饰的广泛应用。不过，目前基于这种修饰方式上市的核酸药物主要用于治疗杜氏肌营养不良症。具体原因是，DMD 患者的肌细胞由于肌营养不良蛋白的缺失，使得细胞膜破损频率升高，核酸药物可以通过空隙进入细胞，而正常的细胞却很难进去。这使得 PMO 修饰的核酸进入 DMD 患者肌细胞的药物量高于其他细胞，反而增加了药物的选择性。

5. 核糖骨架更替——肽核酸　肽核酸（peptide nucleic acid，PNA）是以 N-（2- 氨基乙基）甘氨酸形成的多肽骨架取代五元呋喃糖基环的寡核苷酸类似物（图 17-5）。PNA 的优势在于可以抵抗核酸酶和蛋白酶消化，在血清和细胞提取物中具有高稳定性，以及其对 RNA 和单 / 双链 DNA 靶标都具有高亲和力。

6. 碱基修饰　目前广泛应用的碱基修饰是嘧啶环上 C5 的甲基取代（5-methylcytosine），可以加强与靶 RNA 的结合力，增加与互补链形成的复合物的热稳定性（图 17-6）。

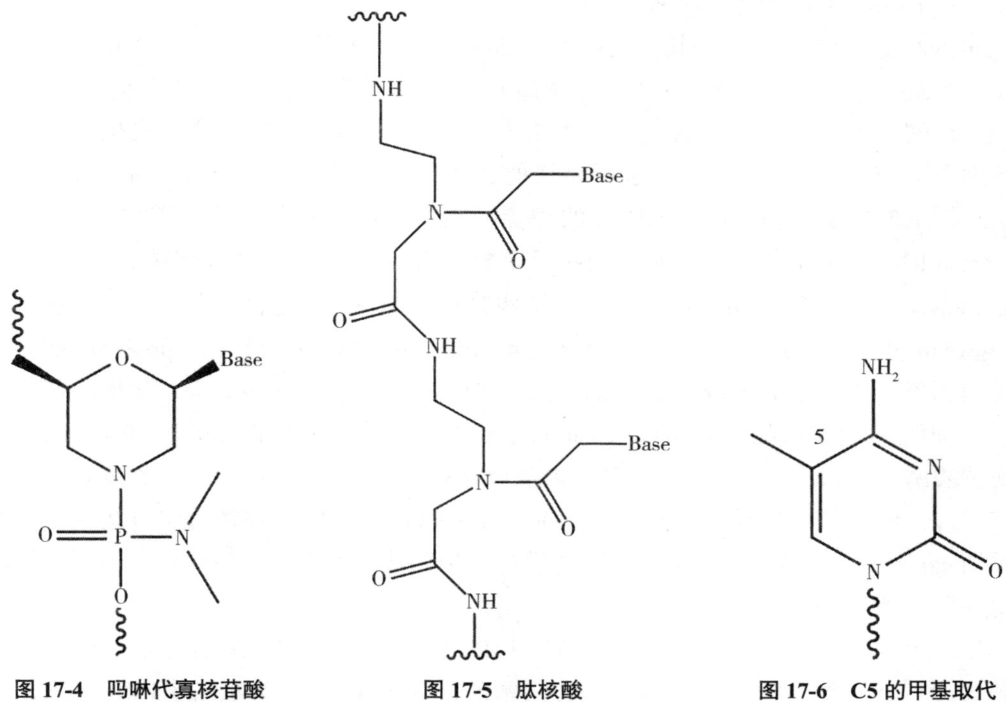

图 17-4　吗啉代寡核苷酸　　图 17-5　肽核酸　　图 17-6　C5 的甲基取代

7. 耦联物　还有一类修饰方案是将某些配体与寡核苷酸结合，从而促进其向特定器官和细胞的递送，从而增强修饰核酸在这些器官和细胞中的活性。例如，N- 乙酰半乳糖胺耦联技术［N-acetyl galactosamine（GalNAc）conjugation］，这部分涉及核酸的递送，将在后面详细介绍。

在实际应用中，这些修饰方式并不是单独使用的，通常是组合起来去发挥更优的作用。例如，全球首款 siRNA 药物 Onpattro 采用的是 2'-OMe 和 2'-F 的修饰组合；2021 年获批的用于治疗高胆固醇血症的 siRNA 药物 Inclisiran 则采用 PS，2'-OMe 和 2'-F 修饰，并耦联 GalNAc，其沉默效果能在单次注射后持续 6 个月以上。

（二）适配体修饰

适配体属于小核酸范畴，上述提到的磷酸二酯键桥和核糖五元环的多种修饰技术都可应用于适配体的修饰，但是要考虑这些修饰对适配体的二级结构及与其他蛋白结合干扰的影响。此外，适配体也有其特有的一些修饰方式。

1. Spiegelmer　由于镜像寡核苷酸不能被血浆中的核酸酶识别，那么将天然的 D- 核苷酸更换为 L- 核苷酸可以使核酸适配体抵抗核酸酶的降解，这称为 Spiegelmer。值得注意的是，Spiegelmer 的缺陷在于镜像靶标的可用性通常仅限于相对较小的分子。

2. 封端　已报道的封端方式包括以下几种：一种是在 3′ 端加入一个倒置的脱氧胸腺嘧啶（dT），与适配体形成 3′-3′ 的化学键，可以阻止 3′-5′ 核酸外切酶的剪切。还有引入微型发夹结构，这也可以增强适配体的核酸酶抗性。

（三）mRNA 药物优化与修饰

mRNA 疫苗或药物的序列确定后，要从 5′ 帽、5′ UTR、编码区、3′ UTR 和 poly（A）尾 5 个方面去进行序列优化或修饰，以提高 mRNA 的活性和稳定性，改善免疫原性。

1. 5′ 帽　天然真核 mRNA 具有一个 7- 甲基鸟苷（m^7G）帽，5′ 帽与真核生物翻译起始因子 4E（EIF4E）的结合是起始翻译的必要条件，而它与 mRNA 脱帽酶 DCP1、DCP2 或 DCPS 的结合可调节 mRNA 的衰变。此外，5′ 帽在辅助 3′ 末端加 poly（A）尾、pre-mRNA 的剪接和出核方面也发挥了重要作用。因此，对于体外转录的 mRNA［in vitro-transcribed（IVT）mRNAs］，帽状结构对翻译效率和稳定性至关重要。目前常用的一些 cap 包括：cap0（m^7GpppNp）、cap1（m^7GpppNmpNp）、cap2（m^7GpppNmpNmp）、抗反向帽类似物（anti-reverse cap analogs，ARCAs，$m_2^{7', 3'-O}$GpppG 等）以及带有不同化学修饰的 5′ 帽类似物。无帽或带 cap0 的 mRNA 可被模式识别受体（PRR）识别，如视黄酸诱导基因Ⅰ（*RIG* Ⅰ）和黑色素瘤分化相关蛋白 5（MDA5），诱发 IFN 先天免疫反应，抑制翻译和蛋白质合成。目前，常用的 IVT mRNA 加帽方法有两种：一种是添加 cap 类似物作为 RNA 聚合酶底物进行一步共转录加帽，另一种是使用专门的加帽酶进行转录后加帽。

2. UTR　由于 mRNA 的 5′ 和 3′ UTR 上有很多可与多种 RNA 结合蛋白相互作用的顺式元件和二级结构，可显著影响转录本的翻译速率和半衰期，因此对于 UTR 的序列优化对 mRNA 药物设计具有重要意义。然而，人们尚缺乏对 UTR 调控机制的深入了解。目前的 IVT mRNA 设计主要使用来自高表达基因的 UTR，如非洲爪蟾和人的α-球蛋白或β-球蛋白UTR。而对于这些序列的改造空间也很大，可以从所形成的二级结构、Kozak序列、上游启动子或开放阅读框、UTR中核糖体进入位点（internal ribosome entry site）、一些顺式元件（adenylate-uridylate-rich element，ARE）、GRE（guanosine-uridine-rich element）、CRE（cytosine-rich element））和mRNA定位信号等已报道的影响mRNA稳定性和翻译的因素考虑。2019年，有学者还发展了一种在细胞水平筛选增加IVT mRNA编码蛋白质表达的3′UTR的方法，也为mRNA药物提供了更多的选择。

3. *编码区*　编码区（CDS）的密码子优化，可以达到避免内切酶攻击和调节蛋白质翻译的目的。由于不同物种间是存在密码子偏好性的，因此要尽量采用人更常用的密码子替代罕见密码子，以加速mRNA的翻译，避免翻译受阻导致的降解。CDS优化第二个需要考虑的因素是GC含量和第三位密码子G/C的优化，这是由于GC含量对于mRNA稳定性，U的含量对于PRR的激活等方面都有影响，且富含GC3的mRNA比富含AU3的mRNA具有更高的核糖体读取率和蛋白质表达效率。第三方面因素是mRNA的二级结构，不理想的密码子优化可能会产生意想不到的二级结构，对核糖体扫描的动力学和真实性产生不利影响，导致错误的配对，降低蛋白质表达的质量和数量。

4. *poly（A）尾*　poly（A）尾的功能主要体现在促进mRNA出核，增加mRNA翻译和抑制其降解。IVT mRNA的poly（A）尾从60 ~ 70 nt到120 ~ 150 nt不等，具体需要根据IVT mRNA的内在特征和细胞质环境来进行筛选。目前有两种加尾的方法，一种是将一定长度的poly[d（A/T）]序列插入DNA模板中，另一种是利用重组poly（A）聚合酶进行转录后酶促聚腺苷化。

5. *碱基修饰*　mRNA链上核苷的修饰可以阻止对TLR3、TLR7和TLR8等PRR的识别，降低外源RNA的免疫原性。例如可以对A进行甲基化修饰，替换为m^6A或m^1A; C进行甲基化或羟甲基化修饰，替换为m^5C或hm^5C; U可以替换成假尿嘧啶（ψ）、2-硫尿嘧啶（s^2U）、N1-甲基假尿嘧啶（$m^1ψ$）或5-甲基尿嘧啶（m^5U）等。作为FDA批准的两种COVID-19 mRNA疫苗，在其碱基修饰中，$m^1ψ$与未修饰U相比降低了免疫原性，并引起mRNA结构的变化从而影响了翻译起始和半衰期（图17-7）。

四、核酸药物的递送

核酸药物的修饰可以部分解决药物在抵抗核酸酶降解、避免机体免疫识别等方面的问题，但是如果要进一步延长药物的半衰期、实现药物在靶组织的特异性积累，完成药物跨膜转运以及从内涵体和溶酶体中逃逸释放到细胞质中发挥作用，这都需要合适的核酸药物体内递送系统。核酸药物体内递送技术一直是该类药物研发的难点和壁垒。由于缺乏合适的递送载体，早期siRNA药物研发是采取的主要递送方式是病变部位直接给药。2004年首个通过玻璃体注射靶向血管内皮生长因子mRNA的siRNA进入临床试验，这虽然在一定程度上避免了siRNA进入体内循环过程而发生的损失，利于药物到达病灶，但给药过程烦琐且患者顺应性差。为了安全有效地将核酸递送到细

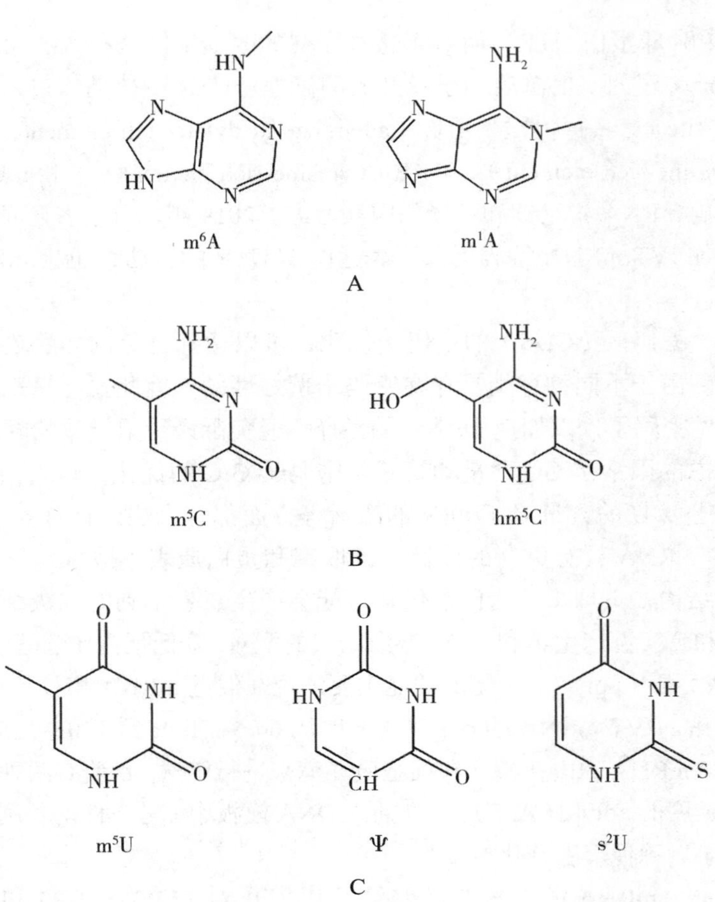

图 17-7　碱基修饰

A：碱基 A 的修饰；B：碱基 C 的修饰；C 碱基 U 的修饰

胞内，科研人员开发出了基于病毒载体和非病毒的递送系统。然而，由于基于病毒载体的递送系统受到载体本身的免疫原性，病毒诱导的免疫原性，不必要的基因组整合，有效载荷核酸大小，无法重复给药等因素的限制，使得非病毒的递送系统在核酸药物研发体现出优势，特别是以 GalNAc 和 LNP 为代表的新的递送技术的出现及应用，使得核酸药物的递送已逐渐能达到临床使用要求，此类药物也实现了零的突破并进入快速发展阶段。目前，哺乳动物细胞中 RNA 药物主要有 3 种递送方式：裸 RNA 可以被广泛表达在各种细胞类型中的表面受体识别，或者 RNA 与特定受体识别的化合物耦联从而被特定细胞的特定受体识别。在这两种情况下，RNA 是通过受体介导的内吞作用进入细胞。第三种方式是 RNA 可以被包裹在 LNP 内以内吞的方式进入细胞。接下来将对几种常用的递送载体进行介绍。

（一）脂质纳米颗粒

脂质体是由双亲性磷脂双分子层构成的球状载体制剂，因其具有良好的生物可降解性和生物相容性，是目前研究最多的核酸药物载体。LNP 是使用脂质形成的一种纳米微粒，其组分包括阳离子或电离脂质、胆固醇、辅助脂质和聚乙二醇（PEG）修饰脂质。其中，胆固醇和辅助脂质对形成和维持稳定的 LNP- 核酸复合物至关重要。由一价或多价阳离子脂质组成的阳离子脂质体在体外细胞上表现出了良好的递送核酸能力，但是它在体内易与循环系统中带负电的血浆蛋白结合从而产生聚集，并被快速清除，而且还会激活炎症和凋亡等信号通路，从而对机体产生毒性，这些因素限制了阳离子脂质体被单独用于核酸药物的体内递送。对于 pK_a 在 6 ~ 7 之间的可电离脂质，它在中性的血液循环系统中电荷呈中性，这导致脂质体与血浆蛋白之间的非特异性结合显著减少，可以延长体内的半衰期。而当可电离脂质被内吞进入细胞的内涵体后，其酸性环境使得脂质体电离带正电，这促进了脂质体与内涵体发生膜融合并逃逸到细胞质释放核酸。对脂质进行 PEG 化修饰可以增加脂质体的稳定性和在血液循环中的留存时间，不过 PEG 化对于增加稳定性的效果与 PEG 的长度和其在脂质表面覆盖密度相关。一般来说，非常短的 PEG（小于 PEG-1000）不能显著减少蛋白质的吸附，因此不能有效延长循环时间；而很长的 PEG（大于 PEG-5000）会减少脂质体的细胞摄取和内体逃逸。因此 PEG-2000 是最常用的。PEG 化可以减少单核吞噬细胞对脂质体的摄取，因此 PEG 在脂质表面覆盖密度大，会形成刷状构象，产生更好的空间位阻，从而发挥抑制作用。

LNP 静脉注射后一般会在肝脏聚积，因此主要用于肝脏靶向的核酸药物的递送。不过，科研人员也发现可以通过改变 LNP 的脂质组分或者添加新的脂质分子实现 LNP 的肝外递送。例如，更换辅助脂质成分可以促进 LNP 向脾脏或肺部递送；在 LNP 中添加另一种脂质 SORT，将 LNP 从四组分系统改变为五组分系统，可以靶向多种肝外器官，实现对肺、肾脏乃至上皮细胞和免疫细胞的核酸递送。

（二）聚合物纳米囊泡

聚合物纳米囊泡是由双亲分子自组装形成的类似于双层膜结构的药物载体。常用的高分子聚合物包括聚乳酸 – 羟基乙酸［poly（lactic-co-glycolic acid），PLGA］、聚乙烯亚胺（polyethylenimine，PEI）、聚赖氨酸［poly（L-lysine），PLL］、聚氨基酯［poly（beta-amino ester），PBAE］等。目前，PLGA 作为药物递送载体已被 FDA 批准用于小分子药物的递送。但是由于在中性 pH 条件下，PLGA 不带有正电荷，因此需要加入壳聚糖等阳离子化学基团才能辅助 PLGA 进行 RNA 的递送。PEI 和 PLL 自身带有阳离子的胺基，能通过静电相互作用与 RNA 结合并将其传递到细胞中。但是 PEI 和 PLL 必须经过化学修饰以提高其体内疗效和耐受性。PBAE 作为另一类阳离子聚合物，与 PEI 和 PLL 相比，其生物降解和细胞毒性得到了很大的改善。

在脂质体和高分子聚合物的研究基础上，研究人员开发出了多种脂质聚合物杂化纳米粒，例如：在 PBAE 中添加脂质可改善核酸的血清稳定性和递送效率。此外，以一个核心分子为中心，合成高度分支的聚合物也可用于 RNA 的递送。研究已显示，这些树突状分子可以将 RNA 递送到中枢神经系统，或肝脏的内皮细胞中，还可以有效递送埃博拉病毒和 H1N1 流感病毒的疫苗。

（三）GalNA 缀合物

在核酸的修饰部分，已经提到小核酸药物可以与某些配体结合，从而实现其向特定器官和细胞的靶向递送。N- 乙酰半乳糖胺耦联技术［N-acetylgalactosamine（GalNAc）conjugation］就是目前应用最广泛的技术。GalNAc 是一种碳水化合物的三价配体衍生物，可以特异性与去唾液酸蛋白受体（asialoglycoprotein receptor，ASGPR）结合。而 ASGPR 在肝实质细胞中高表达，且与 GalNAc 结合后快速内吞并迅速循环到细胞表面，因此是一个理想的递送外界物质的靶蛋白。此外，GalNAc 的一些特性也决定了它是一个理想的小核酸耦联物。①分子量小于 2 kDa，与 ASO 或 siRNA 这些小核酸相比，分子量小很多倍，这样可以保证进入机体内的主要还是小核酸药物。②对其化学结构进行改造可以增强体内的沉默效率。③与小分子相比，血清蛋白对 GalNAc 耦联 siRNA 的药代动力学和药效学特性的影响最小。

目前，FDA 批准的小核酸药物 Givosiran、Lumasiran 和 Inclisiran 都采用了这种递送策略。其中 Inclisiran 作为第一款靶向 PCSK9 的降脂药，开辟了 siRNA 药物在慢性病治疗领域的先河，获得了极大的关注。这些药物披露的数据显示，GalNAc 耦联在给药周期上具有极大的优势。其中 Givosiran 每月一次，Inclisiran 每年两次，Lumasiran 在前三个月每月一次，之后每三个月一次。研究人员认为 GalNAc 耦联 siRNA 会聚集在细胞内的酸性区域，即使在给药几周后，siRNA 还可以从这些区域中释放出来，并装载到新生成的 Ago2 蛋白复合物中，从而持续发挥抑制基因的作用。

（四）外泌体

外泌体是由细胞产生的直径为 40 ～ 100 nm 的盘装囊泡，主要组分包括蛋白质、脂质及核酸。细胞来源的外泌体具有与细胞相似的磷脂膜，具有较好的生物相容性和安全性，可以将药物直接递送到细胞，也是一类优良的递送载体。目前常用的外泌体载药技术包括通过电穿孔或超声技术将核酸导入外泌体中，或通过在外泌体供体细胞中过表达特定基因，或将核酸进行胆固醇修饰，通过共孵育被动包裹入外泌体。

第二节　核酸药物相关指导原则

一、国家出台的相关方针政策

随着近年来国家卫生体制的深入改革，束缚创新型医药企业发展的政策瓶颈被逐渐解除，行业监管体制、相关法律法规及政策的变更，鼓励和支持医药行业发展，大力鼓励创新药。如《国家战略性新兴产业发展规划》提出要加快具有重大临床需求的创新药物和生物制品的开发进程，建设生物医药强国；尤其是新冠疫情极大刺激了医药技术的革新，已重塑全球医药产业新格局，各类新技术不断涌入，创新产品井喷式增长，各类药品研发技术的革新必将引发医药产业发展的新浪潮，成为各国推动科技发展的重要抓手和经济发展的助推力之一。由工信部、发改委、科技部等九部门联合印发的《“十四五”医药工业发展规划》，将疫苗、免疫细胞治疗、干细胞治疗、基因治疗、新技术平台药物、针对特定疾病亚群的精准治疗药物等重大创新品种列为重点发展领域，并持续加大研发投入和政策支持，这一系列国家政策的出台为此核酸类药物行业发展提供了有力保障。

二、针对核酸药物开发的指导原则

核酸药物（以下特指 RNA 药物）具备生物制品的属性，但其多经化学合成工艺制备，仍按照新化学实体监管，非临床研究参考化学药物的相关指南。目前尚无针对核酸药物的技术指导原则，可参考 ICH 部分通用指导原则（尤其关注 M3、S6 指导原则）开展临床试验或上市的非临床安全性试验。值得注意的是，CHMP 2005 年发表的一份关于评估反义寡核苷酸遗传毒性潜力的回顾报告指出，作为核苷酸类似物的磷酸寡核苷酸的代谢物通过整合到新合成 DNA 中造成遗传毒性的可能性较小，但存在寡核苷酸与 DNA 结合形成三股螺旋进而诱导基因突变的可能性，标准的致突变试验不适用于此类可能性的测试。

2022 年 6 月，FDA 发布了《寡核苷酸疗法开发的临床药理学考虑因素》指南草案，为开发寡核苷酸疗法提供了建议，包括此类药物开发过程中的药代动力学、药效学和安全性评估。①表征 QTc 间期延长及促心律失常可能性：虽然目前尚未有寡核苷酸疗法对 QT 间期的重大影响，但考虑到寡核苷酸疗法的多样性，现有临床经验不能充分支持特定类型寡核苷酸疗法不会促心律失常的结论。因此，寡核苷酸疗法开发时需要评估 QT，其评估时间和范围取决于疗法的总体效益 / 风险状况。②进行免疫原性风险评估：寡核苷酸疗法在整个开发过程中涉及的载体、碱基序列、骨架修饰等可能产生新表位而引发非预期的免疫反应，即可能引起免疫原性问题。寡核苷酸疗法的免疫原性风险评估一般包括 FDA 指南中概述的多层免疫原性评估，需要采用不同分析方法对寡核苷酸疗法中不同成分的免疫原性进行测量，特定情况下，FDA 还建议评估核苷酸序列特异性抗体和（或）生物活性。③表征器官损伤对药动学、药效学及安全性的影响：在进行寡核苷酸药物的药动学、药效学和安全性评价的过程中，应考虑到器官功能的影响因素：A. 对于非主要通过肝脏清除或不靶向肝脏的寡核苷酸药物，临床试验人群纳入标准需参阅 FDA 发布的《增强临床试验人群的多样性——资格标准、入组实践和试验设计》指南；对于一些受试者因肝肾功能问题被临床试验排除的，申办方需提供适当理由。B. 对于基本通过肾脏清除的寡核苷酸药物［即超过 30%（含）的药物以原形从尿中排出］，需进一步评估肾脏损伤对药动学、药效学以及安全性的影响。C. 对于靶向肝脏的寡核苷酸，申办方应考虑替代方法，可在主要考察耐受性、安全性及药效学的早期研究中序贯或适应性入组受试者。④评估药物间相互作用的可能性：主要评估寡核苷酸药物可能作为代谢酶细胞色素 P450（CYP450）和转运体的底物或调节剂的相互作用。同时基于寡核苷酸药物的药理作用评估，可能的与伴随药物产生的相互作用，鼓励申办方就具体问题咨询相关审查部门。

考虑到 mRNA 疫苗作为一种创新性疫苗，属于完全新的技术线路，WHO 于 2021 年颁布了专门针对 mRNA 疫苗研发的指南《预防传染病 mRNA 疫苗质量、安全及有效性评价法规考虑》，对 mRNA 疫苗在生产、非临床和临床评价过程中提供指导。此外，为了保证 mRNA 疫苗产品的安全、有效和质量可控，为全球的 mRNA 治疗产品开发和生产企业提供公共分析方法和标准的依据和技术资源，2022 年 2 月美国药典委员会（USP）与业内专家共同起草美国药典《mRNA 疫苗质量分析方法 – 指南草案》，并于 2023 年 4 月发布了更新版。相比第一版，新版从整个 mRNA 疫苗产品的全生命周期出发，为整个 mRNA 疫苗和治疗药物领域提供更大的助力。为指导我国新冠疫苗的临床研发，提供可参考的技术标准，为应对 COVID-19 疫情，国家药监局于 2020 年制定了一系列指导原则，如《新型冠状病毒预防用 mRNA 疫苗药学研究技术指导原则（试行）》《新型冠状病毒预防用疫苗研发技术指导原则（试行）》《新型冠状病毒预防用疫苗非临床有效性研究与评价技术要点（试行）》和《新型冠状病毒预防用疫苗临床研究技术指导原则（试行）》等，但目前尚无针对 mRNA 疫苗的非临床安全性研究指导性文件。

第三节　核酸药物药理药效评价模型

一、体外设计筛选和药理药效评价模型构建需要关注的问题

（一）核酸药物设计

一般来讲，小分子药物的活性分子是通过基于表型或靶标两种不同的设计筛选策略获得。相比较而言，核酸药物对靶标的依赖性更强，即在设计和筛选核酸药物时，首先要明确靶标。这就要求对所选择靶标的生物学功能、药理学活性和疾病相关性有足够的理论和实验支持，这也是核酸药物成功的必要前提。

对于 ASO 和 siRNA 类药物，需要涉及初始序列的设计。siRNA 的序列设计需要遵循的原则和考虑的因素如下所述：① siRNA 一般是由 19 bp 的碱基互补双链和 3′ 端突出的 2 个非配对碱基（AA，TT 或 NA）组成。② 19 bp 的序列来源于靶标的序列，但要避免位于非编码区和起始密码子后的 75 ~ 100 bp。这些区域有可能是翻译起始复合物或一些调节蛋白结合的区域，针对这段区域设计 siRNA 会影响 RISC 的形成，降低敲除效率。③序列中的 GC 含量可以在 30% ~ 70%，其中 50% 被认为是最优的。此外，要避免出现连续 3 个 G，这会造成 siRNA 合成和纯化上的困难。④序列中要避免包含会造成免疫刺激的序列。虽然 siRNA 序列长度小于 30 nt，可以逃脱胞质双链 RNA 受体的免疫识别，但是依然无法避免其他一些细胞因子或受体的识别。例如：Toll 样受体 7 可以识别以下序列：5'-GUCCUUCAA-3'，从而诱导Ⅰ型干扰素及非特异性下游基因的表达。⑤碱基双链与靶基因的匹配程度对于招募 Ago 蛋白也是很重要的，一般来讲，

有错配的序列所诱导的基因沉默是依赖于Ago1，而只有完全匹配的序列才是Ago2所介导的基因沉默，并且研究人员发现Ago2介导的基因沉默效率最高，因此在设计序列时也要考虑到该影响因素。⑥ siRNA序列上一些关键位置是具有碱基偏好性的。例如，反义链5′端是A或U；正义链5′端是G或C；正义链3′端第三位或第15 ~ 19位至少有3或5个A或U。除此之外，还有一些与碱基偏好性的报道，在这里不再赘述。⑦ RNA的二级结构也会影响RISC的效率，也是在设计有效序列的时候需要考虑的因素。⑧一定要在数据库中检查所设计的siRNA序列对于靶基因的特异性，避免脱靶效应。常用的工具有NCBI数据库中的Blast。而ASO的设计，其长度一般为15 ~ 30 nt，由于ASO的作用机制并不是单一的模式，因此其设计策略是根据相应的机制不同而不同。例如，针对剪接调控的机制，是要针对靶点pre-mRNA的特定区域设计；针对核糖核酸酶H介导的mRNA降解机制，则是要针对成熟的mRNA序列来设计。

对于核酸适配体，是通过指数富集的配体系统进化技术（systematic evolution of ligands by exponential enrichment，SELEX）筛选产生。大致流程是通过体外合成获得单链寡核苷酸随机文库，与靶蛋白结合形成复合物后，分离与靶蛋白结合的核酸分子，并进行PCR扩增，从而进入下一轮筛选与扩增，最终富集到与靶蛋白有高亲和力的寡核苷酸。

总之，在确认了药物作用靶点之后，核酸药物的序列设计就要兼顾序列保守性、免疫原性和脱靶性等多种因素。而对于这些因素的综合评估是需要借助生物信息学分析系统，相信随着AI技术的不断发展与成熟，也会加速核酸药物的设计，更快而精确地设计出强特异性、高活性的核酸药物。

（二）体外药效评价及药理机制研究

体外药效模型的建立是用于开展设计初始序列的活性评价及修饰优化序列的筛选，因此要针对靶基因的特点构建合适的高通量筛选模型。例如，先考察待测物对某个靶基因的蛋白和mRNA水平的影响来进行药效评价和优化序列的筛选，聚焦了优化序列后，再针对靶点的生物学效应去构建相应的表型效应模型，继续进行待考察药物对细胞活性及功能的影响。对于小核酸药物，需要开展药物与靶mRNA结合实验，不仅可以验证靶点作用，还能对毒理研究动物种属的选择提供一定依据。

由于核酸药物的设计都是针对已知靶点开展的，因此其相应的药理机制研究需要考量两方面的内容，一方面考察药物是否发挥了影响靶基因及其下游信号通路的作用，另一方面需要考察药物的脱靶效应。虽然核酸药物大都是以序列互补作为识别靶基因的基础，特异性相对较好，但是需要上述方面进行相应的研究。目前各种组学和生物信息学技术的发展与成熟促进了核酸药物脱靶效应的研究，成为有力工具。对药物处理的细胞进行蛋白组学或RNA测序，再经过相应的生物信息学分析，是整体了解核酸药物所影响的潜在靶点的主要方法和工具。

（三）mRNA平台技术研究

作为一种平台技术，基于mRNA技术制备的产品过程主要包括mRNA合成、修饰和递送这三个环节。在分子生物学的中心法则中，遗传信息的传递方向为：DNA→RNA→蛋白。不同阶段均存在可逆的表观遗传学修饰，这些修饰可以调控基因的表达。为了提升翻译效率，通常应用，例如假尿苷、N1-甲基假尿苷或其他核苷类似物进行 mRNA 序列修饰，阻止了模式识别受体的识别，保证了翻译过程中产生足够水平的蛋白质。Moderna 和 Pfizer-BioNTech SARS-CoV-2 疫苗都含有核苷修饰。

由于 mRNA 的分子量较大（10^4 ~ 10^6 Da），且带有高负电荷，影响其通过细胞膜的渗透率。因此无法通过细胞膜的阴离子脂质双层。研究人员发现阳离子聚合物和脂类具有将遗传物质转运进入细胞的能力，通过制成纳米颗粒转运 mRNA，发现这种纳米颗粒载体具有穿过生物屏障、提高生物相容性和延长循环时间等优点，能极大提高 mRNA 传递至靶细胞的效率。目前，已经为此开发了许多基于创新材料，例如脂质、聚合物和肽等 mRNA 疫苗载体，其中 LNP 是当前临床上最先进、成熟的 mRNA 载体。绝大多数正在研制或批准临床使用的 SARS-CoV-2 mRNA 疫苗均采用 LNP。随着 LNP 递送系统、假尿苷修饰、mRNA 规模生产和脂质体封装等关键技术的突破，逐一解决了 mRNA 的成药限制，极大加速了 mRNA 疫苗和药物的发展。

相比传统疫苗（减毒、灭活、重组亚单位等疫苗），mRNA 平台技术制备的疫苗生产工艺简单、无需细胞培养或动物源基质、合成速度快、成本低。从作用机制上讲，与传统灭活疫苗相比，传统疫苗是直接将抗原蛋白注射进入人体，引起免疫反应，因其成熟的技术和研发生产经验，不良反应率较低，简单说更安全；而 mRNA 是将编码病毒抗原的 mRNA 注入体内，由人体自身细胞产生对应的抗原，以此激活特异性免疫，且单个 mRNA 疫苗可编码多种抗原，尤其在流感、新冠这类易突变的病毒中应用前景广阔。灭活疫苗呈递抗原的过程是一次性的，此后不会有新增抗原。而 mRNA 疫苗抗原呈递的过程是短暂可持续的，保护效率相对更高。但相比同属核酸疫苗的 DNA 疫苗，mRNA 不进入细胞核，不会插入基因组中，避免了插入突变。同时，作为一种全新的技术路径，mRNA 行业及其技术上仍有较大的改进或迭代空间。mRNA 平台技术作为贯穿领域的核心基础，一些获得许可引进的药物研发方式也将如虎添翼，选择具有独特优势的高质量的平台必将有利于增加预防和治疗产品管线数量和推进相应产品开发速度。

二、体内药理药效评价模型构建需要关注的问题

在核酸药物的体内药效学评价中需要关注以下几个问题。

（一）体内动物种属的选择

小核酸药物通过与特定 mRNA 结合，干预 mRNA 翻译效率，最终达到治疗疾病效果。小核酸药物与靶向 mRNA 结合具有高度的特异性，一个碱基配对错误可能导致结合率下降为 1/500，同源性高才能确保碱基配对成功，发挥预期的药效作用。核酸序列与动物种属的同源性是首要且必须满足的条件。也就是说，要么根据序列去选择同源性高的动物种属，要么根据动物种属从候选序列中挑选活性相当且高同源性的序列。然而

有些作用于靶基因的非编码区的核酸药物，由于这些区域在不同动物种属间保守性差，极有可能出现序列和动物种属不匹配的现象，导致缺乏同源性高的动物模型，则需要考虑选择人源化动物或类器官模型。对于 mRNA 疫苗，应考虑实验动物免疫系统或免疫应答与人体的相似性及所引起免疫反应的强弱等。免疫系统或免疫应答与人越接近或免疫反应越强，则实验结果所获得的毒性信息的评估权重越高。

人源化动物的构建，最理想的是组织或细胞的人源化。但目前除了人源肿瘤移植模型比较成熟，有条件应用于药物筛选评价。其他的人源化组织或细胞，如人源化肝脏嵌合鼠等，还不太适合用于药物的筛选评价。因此，针对核酸药物的体内筛选评价，应用最多的还是通过基因编辑技术构建的基因人源化动物模型。在构建基因人源化的动物时，需要考量以下几点：①针对核酸药物的作用机制需要考虑人源化的序列包括哪些，例如是只需要靶基因 mRNA 的 CDS 区，还是需要加上 5′-UTR，3′-UTR，或是 pre-mRNA 序列等。②所构建的人源化序列是否能被动物细胞内的剪切复合物或翻译复合物所识别，生成相应的靶蛋白。③所构建的人源化基因所翻译的靶蛋白是否与动物的相关信号通路所兼容，也就是在动物体内发挥其生物学功能。目前小鼠因为其成熟的基因编辑技术和体型较小的优势，基因工程小鼠已成为很多核酸药物体内药效评价的常用模型。

类器官是在体外模拟人体器官功能的最新方法，通常是由干细胞、祖细胞或分化细胞产生，通过细胞分选和空间受限的谱系分化进行自组织形成的 3D 组织，可以一定程度模拟器官的关键功能、结构和生物学复杂性。但是由于类器官绝大部分只是组织，没有血管、淋巴管和神经，缺乏免疫细胞和间充质细胞等组成的组织微环境，对于药物评价仍存在局限性。

目前，也有因找不到合适的动物模型，仅开展了体外药效试验的情况。例如福米韦生，因为缺乏 HCMV 感染的合适动物模型，未开展体内药效学研究。

（二）动物疾病模型的构建和药效评价

除了使用与靶基因相关序列同源性高的种属或人源化动物去评价核酸药物对于靶基因的调控作用外，和小分子、抗体药物一样，在此基础上建立模拟人类疾病病理特征的动物模型进行核酸药物的体内药效评价同样是非常必要的。例如，针对 PCSK9 进行小核酸药物的开发，需要建立高脂血症的动物模型，不仅要检测小核酸候选药物对于肝脏 PCSK9 蛋白或 mRNA 的抑制作用，也要评价其对于血清中 LDL-C 的调节能力。

由于核酸药物的体内给药系统形式多样，给药途径不尽相同，进入机体内发挥作用的时间也会有所不同，要根据具体的药代动力学参数合理地设计给药频次，并选择合适的验证药效的时间点。

第四节　核酸药物非临床评价一般要求

核酸药物的非临床安全性研究参考小分子化学药物的相关指南，但由于核酸药物同时具有因药理作用放大导致的 On-target 靶点毒性，以及与同源性 RNA 序列结合或其本身一些特殊理化性质引起的 off-target 脱靶毒性，其药物毒理研究不能完全照搬生物制品或化学药物的非临床安全性评价要求。核酸药物在生产过程中可能产生毒性的化学修饰、递送系统以及杂质等因素也需要在安全性评价中进行综合考察。

一、常规安全性评价中需要关注的问题

核酸药物由于其独有特点，在常规的药物安全性评价实验中需要关注以下问题。

1. *一般毒理学试验*　一般毒理学试验内容包括单次给药毒性试验和重复给药毒性试验伴随毒代研究。在单次给药毒性试验中，动物种属的选择是关键，需要考虑靶标基因的序列同源性；而且核酸药物可能存在“On-target”毒性，故在种属选择中至少要选择一种能产生与临床上药理活性具有可比性的动物种属。必要情况下，可根据药物自身特点选择转基因或人源化动物进行替代，但需要充分评估动物模型上可能产生的毒性与临床的相关性。单次给药的急性毒性主要和药物与血浆蛋白的作用有关，核酸药物经静脉给药可能引起猴补体活化和凝血时间延长，进而引起血流动力学改变，采用皮下给药或缓慢静脉滴注可降低相关风险。不过，临床试验中尚未观察到上述不良反应，这可能与种属差异有关。

重复给药毒性主要与药物的组织蓄积有关，核酸药物主要蓄积在肝肾组织，因此肝脏和肾脏是多是主要毒性靶器官。重复给药毒性试验通常选用两个种属（至少一个是相关种属），评价中一般参考临床拟用的给药途径及疗程周期，实验终点除了检测常规指标外，还应考察核酸药物理论达到的药效学终点指标，以便验证药物在长期给药过程中能否产生相应的药理作用以及是否存在靶点毒性。增加补体、细胞因子、免疫细胞表型等免疫原性及免疫毒性检测指标。若核酸药物组分中有通过作用于免疫系统而发挥作用的成分，或者靶抗原与内源性分子存在相似性，需关注由于免疫刺激过强导致超敏反应或自身免疫反应的可能性。伴随进行毒代研究，需考察血和组织中的暴露。核酸药物必要时需增加递送系统的毒性评估，尤其涉及一些新的辅料成分时，需要单独设组考察其可能引起的毒性。

2. *生物分布研究*　编码抗原的 mRNA 在受体细胞中表达及 mRNA 疫苗自身在相应的组织或器官中的异常聚集和代谢，可能会引发机体潜在的安全性风险。mRNA 纳米粒递送载体材料的组成、表面电荷、粒径的大小以及疫苗注射方式等均可能影响 mRNA 疫苗的生物分布，例如带正电荷的 LNP 优先靶向小鼠肺，带负电荷的 LNP 主要靶向脾，不带电荷的 LNP 优先靶向肝。注射到机体组织中粒径 <200 nm 的 mRNA 疫苗颗粒更易被输运到淋巴系统，而更大的颗粒则保留在注射部位。研究表明，人体所有细胞均表达低密度脂蛋白受体，这些受体可介导 LNP 包裹的 mRNA 疫苗的内吞作用，因此大多数细胞均可能是 mRNA 疫苗的受体细胞。mRNA 疫苗的组织分布评价，对潜在靶器官及毒性作用的发现具有重要意义，需要在合适的动物模型上评估 mRNA 疫苗的分布，所编码的抗原在远端器官的表达及潜在的安全风险，包括对局部和全身的影响。

由于单一脂质成分的生物分布与递送系统中脂质成分在体内可能存在组织分布的差异，可在单次及重复给药毒性试验中设置不含 mRNA 的脂质递送系统对照组，以检测脂质递送系统的毒性反应。

目前常用于 mRNA 疫苗组织分布研究的方法包括免疫荧光法、放射性核素标记法、近红外成像技术和 RT-qPCR。免疫荧光法通常是将 LNP 作为递送系统包裹萤火虫荧光素酶 mRNA 的疫苗注射至动物体内，然后通过活体成像观察荧光素酶的分布而判断 mRNA 疫苗的组织分布。由于荧光素酶的表达无法完全模拟编码抗原 mRNA 的表达谱，因此免疫荧光法主要评价递送载体对 mRNA 疫苗组织分布的影响，具有一定的局限性。放射性核素标记法和近红外成像技术分别是用放射性核素和近红外探针标记编码抗原的 mRNA，将 mRNA 疫苗注射至体内后，利用正电子发射断层扫描 / 计算机断层扫描（PET/CT）和近红外成像技术追踪其组织分布情况，两者可避免免疫荧光法的缺陷，同时评价递送载体和抗原 mRNA 的组织分布，可较全面地检测 mRNA 疫苗的分布器官或组织。RT-qPCR 是在拟定时间点解剖动物后检测组织脏器中靶抗原 mRNA 的水平。RT-qPCR 定量准确，操作简单，是开展组织分布研究常用的方法之一。但该方法以解剖为终点，难以在同一只动物中对疫苗分布情况进行实时动态监测。

3. *安全药理学研究*　核酸药物与其他类型药物类似，常规需评价的安全药理学试验项目包括呼吸、中枢神经以及心血管系统。由于核酸药物的药理作用接近生物大分子，可参考大分子药物，根据实际情况在重复给药毒性试验中伴随开展安全药理学研究。考虑到核酸药物大多通过肝脏代谢与肾脏排泄，因此必要时还需要增加肝肾功能安全性评价试验。此外，虽然核酸药物由于其分子量大且带电荷的特点，不太可能直接抑制 hERG 钾离子通道，但仍建议核酸药物开展体外 hERG 实验，以评估药物可能引起的心血管风险。

4. *遗传毒理试验*　虽然寡核苷酸类药物就自身性质而言不太可能会引起遗传毒性，且目前尚未发现此类药物具有遗传毒性的先例，但寡核苷酸代谢出的单核苷酸理论上有整合到 DNA 中形成三股螺旋并导致遗传毒性的可能性，因此，寡核苷酸安全工作组遗传毒理委员会仍建议新的寡核苷酸药物有必要进行遗传毒性试验。采用标准组合试验，即包括两项体外试验（细菌回复突变试验 + 哺乳动物细胞染色体畸变试验或小鼠淋巴瘤 Tk 基因突变试验）和一项体内试验（体内微核试验或染色体畸变试验）。此外，核酸药物中涉及的新辅料成分也有必要评估遗传毒性风险。

5. *生殖毒性试验*　核酸药物一般可采用分段式生殖试验策略进行生殖毒性评价，内容包括生育力和早期胚胎发育毒性试验、胚胎 – 胎仔发育毒性试验和围生期发育毒性试验。此外，根据药物拟用人群，必要时需要开展幼龄动物毒理学试验。开展生殖毒性试验前需要先对靶序列蛋白表达分布进行充分调研，尤其在胚胎、胎仔及生殖组织中的表达分布情况，预估靶序列蛋白表达抑制对生殖的潜在影响。建议选择相关动物种属进行研究，常用动物有小鼠大鼠和兔，必要时采用 NHP 或人源化小鼠模型开展相关研究。给药途径一般参考临床用药途径，给药方案也需考虑受试药的 PK 特点进行，如核酸药物的明显血药浓度可能仅出现在给药数小时后，因此可将给药剂量换算成日剂量给药，以确保在子代离乳前关键发育期维持日母体暴露和胎盘暴露。

6. 致癌性试验　根据 ICH 指导原则，除了用于晚期癌症等预期寿命较短的疾病的药物，其他预计临床上用药至少 6 个月的药物都应进行致癌性实验。一般选择大鼠（2 年）和转基因小鼠（6 个月）进行长期致癌性实验，此过程中需要注意由于抗药抗体引起的暴露量降低的问题。

二、核酸药物特殊毒性评价

ICH M3 指导原则提及“如果药物或其同类药物先前的非临床 / 临床发现提示药物可能具有特殊的毒性风险，有必要进行附加的非临床试验”。根据核酸药物自身的特点以及以往上市此类上市药物的评价经验，其临床前安全性评估项目还包括：

1. 免疫原性及免疫毒性　由于核酸药物还具有部分生物药的性质，故也需要进行免疫原性和免疫毒性实验及细胞因子 / 趋化因子评估实验。下面是非临床评估其免疫原性和免疫毒性的常规内容以及需要考虑的一些要素。

（1）免疫激活的体外评估：体外检测可以确定核酸药物是否刺激免疫细胞或引起炎症反应。这些检测包括测量细胞因子的释放、免疫细胞的增殖和细胞表面标志物的表达，以确定药物诱发的免疫激活水平。

（2）先天免疫激活的评估：核酸药物可以激活先天免疫系统中的 PRR，导致促炎症细胞因子的释放。因此，评估药物引起细胞系或原代免疫细胞中 PRR 的激活和细胞因子的表达，可以对其潜在的免疫原性和免疫毒性提供数据支持。

（3）体内研究：动物模型用于评估核酸药物的免疫原性和免疫毒性，包括血液学检测（如白细胞计数）、测量细胞因子的表达、抗体的形成和 T 细胞的激活。其中免疫原性也需要考虑两方面来源：一方面是核酸药物本身或其编码产物引起的；另一方面是核酸药物的病毒载体或者纳米颗粒载体引起的，包括对 mRNA 疫苗常使用的脂质纳米递送系统中新型脂质毒性的考虑。

（4）需要考虑的一些因素：在评估核酸药物的免疫原性和免疫毒性时，必须考虑的因素包括给药途径、剂量、治疗时间、靶组织 / 细胞。此外，核酸药物的分子特性，如其大小、序列和修饰，也可以影响其免疫原性和免疫毒性。针对创新 mRNA 药物，mRNA 和 LNP 的生物分布和持久性传统的在动物模型中的毒性试验往往具有局限性，建议可通过确定 mRNA 和 LNP（或脂质成分）是否会从接种疫苗的组织中分散出去、分布到哪些组织、所持续时间等，来展开对疫苗安全性的评价。

2. 其他特殊毒性　既往研究发现一些反义寡核苷酸药物可能会引起血小板减少，如伊诺特生（inotersen）和伏拉内索森（volanesorsen），这可能是这类药物的负电荷与血细胞蛋白质上的阳离子结合导致的，且核酸药物的给药方式多为注射，因此有必要进行体外溶血试验。

总之，核酸药物的临床前安全性评估对于识别潜在的毒性和指导选择安全有效的候选药物进行临床开发至关重要。核酸药物的安全性评价应确保满足监管要求，并在整个药物开发过程中优先考虑患者安全。

第五节　研发案例

详细信息请扫描前言中的二维码。

参考文献

[1] KIM Y K. RNA therapy: rich history, various applications and unlimited future prospects[J]. Exp Mol Med, 2022, 54(4): 455-465.

[2] CROOKE S T, BAKER B F, CROOKE R M, et al. Antisense technology: an overview and prospectus[J]. Nat Rev Drug Discov, 2021, 20(6): 427-453.

[3] ROEHR B. Fomivirsen approved for CMV retinitis[J]. J Int Assoc Physicians AIDS Care, 1998, 4(10): 14-16.

[4] LUGANINIA, CAPOSIO P, MONDINI M, et al. New cell-based indicator assays for the detection of human cytomegalovirus infection and screening of inhibitors of viral immediate-early 2 protein activity[J]. J Appl Microbiol, 2008, 105(6): 1791-1801.

[5] WONG E, GOLDBERG T. Mipomersen (kynamro): a novel antisense oligonucleotide inhibitor for the management of homozygous familial hypercholesterolemia[J]. P T, 2014, 39(2): 119-122.

[6] LIM K R, MARUYAMA R, YOKOTA T. Eteplirsen in the treatment of Duchenne muscular dystrophy[J]. Drug Des Devel Ther, 2017, 11: 533-545.

[7] WURSTER C D, LUDOLPH A C. Nusinersen for spinal muscular atrophy[J]. Ther Adv Neurol Disord, 2018, 11: 1756285618754459.

[8] ADAMS D, GONZALEZ-DUARTE A, O'RIORDAN W D, et al. Patisiran, an RNAi Therapeutic, for Hereditary Transthyretin Amyloidosis[J]. N Engl J Med, 2018, 379(1): 11-21.

[9] ADACHI T, NAKAMURA Y. Aptamers: A Review of Their Chemical Properties and Modifications for Therapeutic Application[J]. Molecules, 2019, 24(23): 4229.

[10] GRAGOUDAS E S, ADAMIS A P, CUNNINGHAM E T JR, et al. Pegaptanib for neovascular age-related macular degeneration[J]. N Engl J Med, 2004, 351(27): 2805-2816.

[11] SU Q, KUMAR V, SUD N, et al. MicroRNAs in the pathogenesis and treatment of progressive liver injury in NAFLD and liver fibrosis[J]. Adv Drug Deliv Rev, 2018, 129: 54-63.

[12] PU M, CHEN J, TAO Z, et al. Regulatory network of miRNA on its target: coordination between transcriptional and post-transcriptional regulation of gene expression[J]. Cell Mol Life Sci, 2019, 76(3): 441-451.

[13] CHIOCCIOLI M, ROY S, NEWELL R, et al. A lung targeted miR-29 mimic as a therapy for pulmonary fibrosis[J]. EBioMedicine, 2022, 85: 104304.

[14] CLINICALTRIALS.GOV. Efficacy, Safety, and Tolerability of Remlarsen (MRG-201) Following Intradermal Injection in Subjects With a History of Keloids [EB/OL]. [2021-08-18]. https: // classic .

clinicaltrials. gov/ct2/show/NCT03601052.

[15] HAJARNIS S, LAKHIA R, YHESKEL M, et al. microRNA-17 family promotes polycystic kidney disease progression through modulation of mitochondrial metabolism[J]. NatCommun, 2017, 8: 14395.

[16] Clinical Trials.gov. A Study of RGLS8429 in Patients With Autosomal Dominant Polycystic Kidney Disease[EB/OL]. [2023-11-18]. https: // classic . clinicaltrials. gov/ct2/show/NCT05521191.

[17] ICH M3(R2). Guidance on nonclinical safety studies for the conduct of human clinical trials and marketing authorization for pharmaceuticals[S]. 2009. https://www. ich. org/page/multidisciplinary-guidelines.

[18] ICH S6(R1). Preclinical safety evaluation of biotechnology-derived pharmaceuticals[S]. 2011. https://www. ich. org/page/safety-guidelines.

[19] EMEA/CHMP/SWP/199726/2004: CHMP SWP reflection paper on the assessment of the genotoxic potential of antisense oligonucleotides[R]. European Medicines Agency, 2005.

[20] Clinical pharmacology considerations for the development of oligonucleotide therapeutics[EB]. Food and Drug Administration, 2022.

[21] PATZEL V. In silico selection of active siRNA[J]. Drug Discov Today, 2007, 12(3-4): 139-148.

[22] TUERK C, GOLD L. Systematic evolution of ligands by exponential enrichment: RNA ligands to bacteriophage T4 DNA polymerase[J]. Science, 1990, 249(4968): 505-510.

[23] 王恒，李华，汪溪洁，等．小核酸药物非临床特点和药理毒理评价策略 [J]. 中国新药杂志，2022, 31(12): 1137-1145.

[24] CORSINI N S, KNOBLICH J A. Human organoids: New strategies and methods for analyzing human development and disease[J]. Cell, 2022, 185(15): 2756-2769.

[25] GEARY R S, WATANABE T A, TRUONG L, et al. Pharmacokinetic properties of 2'-O-(2-methoxyethyl)-modified oligonucleotide analogs in rats[J]. J Pharmacol Exp Ther, 2001, 296(3): 890-897.

[26] LIANG X, SUN H, SHEN W, et al. Identification and characterization of intracellular proteins that bind oligonucleotides with phosphorothioate linkages[J]. Nucleic Acids Res, 2015, 43(5): 2927-2945.

[27] LIANG X H, SUN H, HSU C W, et al. Golgi-endosome transport mediated by M6PR facilitates release of antisense oligonucleotides from endosomes[J]. Nucleic Acids Res, 2020, 48(3): 1372-1391.

[28] FREIERS M, ALTMANN K H. The ups and downs of nucleic acid duplex stability: structure-stability studies on chemically-modified DNA: RNA duplexes[J]. Nucleic Acids Res, 1997, 25(22): 4429-4443.

[29] PRAKASH T P, KAWASAKI A M, WANCEWICZ E V, et al. Comparing in vitro and in vivo activity of 2'-O-[2-(methylamino)-2-oxoethyl]-and 2'-O-methoxyethyl-modified antisense oligonucleotides[J]. J Med Chem, 2008, 51(9): 2766-2776.

[30] LICZNER C, DUKE K, JUNEAU G, et al. Beyond ribose and phosphate: Selected nucleic acid modifications for structure-function investigations and therapeutic applications[J]. Beilstein J Org Chem, 2021, 17: 908-931.

[31] SETH P P, SIWKOWSKI A, ALLERSON C R, et al. Design, synthesis and evaluation of constrained methoxyethyl (cMOE) and constrained ethyl (cEt) nucleoside analogs[J]. Nucleic Acids Symp Ser (Oxf), 2008, (52): 553-554.

[32] IVERSEN P L. Phosphorodiamidate morpholino oligomers: favorable properties for sequence-specific

gene inactivation[J]. CurrOpin Mol Ther, 2001, 3(3): 235-238.

[33] DEAN D A. Peptide nucleic acids: versatile tools for gene therapy strategies[J]. Adv Drug Deliv Rev, 2000, 44(2-3): 81-95.

[34] HU B, ZHONG L, WENG Y, et al. Therapeutic siRNA: state of the art[J]. Signal Transduct Target Ther, 2020, 5(1): 101.

[35] WANG Z, XU W, LIU L, et al. A synthetic molecular system capable of mirror-image genetic replicationand transcription[J]. Nat Chem, 2016, 8(7): 698-704.

[36] SHAW J P, KENT K, BIRD J, et al. Modified deoxyoligonucleotides stable to exonucleasedegradation in serum[J]. Nucleic Acids Res, 1991, 19(4): 747-750.

[37] MATSUNAGA K, KIMOTO M, HANSON C, et al. Architecture of high-affinity unnatural-base DNA aptamers toward pharmaceutical applications[J]. Sci Rep, 2015, 5: 18478.

[38] SAHIN U, KARIKÓK, TÜRECI Ö. mRNA-based therapeutics--developing a new class of drugs[J]. Nat Rev Drug Discov, 2014, 13(10): 759-780.

[39] ORLANDINI VON NIESSEN A G, POLEGANOV M A, RECHNER C, et al. Improving mRNA-Based Therapeutic Gene Delivery by Expression-Augmenting 3' UTRs Identified by Cellular Library Screening[J]. Mol Ther, 2019, 27(4): 824-836.

[40] SUN H, ZHANG Y, WANG G, et al. mRNA-Based Therapeutics in Cancer Treatment[J]. Pharmaceutics, 2023, 15(2): 622.

[41] TO K K W, CHO WCS. An overview of rational design of mRNA-based therapeutics and vaccines[J]. Expert Opin Drug Discov, 2021, 16(11): 1307-1317.

[42] PARDI N, HOGAN M J, WEISSMAN D. Recent advances in mRNA vaccine technology[J]. Curr Opin Immunol, 2020, 65: 14-20.

[43] PAUNOVSKA K, LOUGHREY D, DAHLMAN J E. Drug delivery systems for RNA therapeutics[J]. Nat Rev Genet, 2022, 23(5): 265-280.

[44] XIA Y, TIAN J, CHEN X. Effect of Surface Properties on Liposomal siRNA Delivery[J]. Biomaterials, 2016, 79: 56-68.

[45] CHENG Q, WEI T, FARBIAK L, et al. Selective organ targeting (SORT) nanoparticles for tissue-specific mRNA delivery and CRISPR-Cas gene editing[J]. Nat Nanotechnol, 2020, 15(4): 313-320.

[46] XUL, ZHANG H, WUY. Dendrimer advances for the central nervous system delivery of therapeutics[J]. ACS Chem Neurosci, 2014, 5(1): 2-13.

[47] AGARWAL S, ALLARD R, DARCY J, et al. Impact of Serum Proteins on the Uptake and RNAi Activity of GalNAc-Conjugated siRNAs[J]. Nucleic Acid Ther, 2021, 31(4): 309-315.

[48] BROWN C R, GUPTA S, QIN J, et al. Investigating the pharmacodynamic durability of GalNAc-siRNA conjugates[J]. Nucleic Acids Res, 2020, 48(21): 11827-11844.

[49] FAMILTSEVA A, JEREMIC N, TYAGI S C. Exosomes: cell-created drug delivery systems[J]. Mol Cell Biochem, 2019, 459(1-2): 1-6.

[50] 余珊珊，胡晓敏，王海学，等. 治疗用单链寡核苷酸药物的非临床研究评价概述[J]. 中国新药杂志，2018, 27(10): 8.

[51] MAKI, KAZUSHIGE. Preclinical safety assessments of mRNA-targeting oligonucleotide therapeutics[J]. Translational and Regulatory Sciences, 2020, 2. 10. 33611/trs. 2020-010.

[52] BERMAN C L, BARROS S A, GALLOWAY S M, et al. OSWG Recommendations for Genotoxicity

Testing of Novel Oligonucleotide-Based Therapeutics[J]. Nucleic Acid Ther, 2016, 26(2): 73-85.
[53] GALBRAITH W M, HOBSON W C, GICLAS P C, et al. Complement activation and hemodynamic changes following intravenous administration of phosphorothioate oligonucleotides in the monkey[J]. Antisense Res Dev, 1994, 4(3): 201-206.
[54] HENRY S P, BEATTIE G, YEH G, et al. Complement activation is responsible for acute toxicities in rhesus monkeys treated with a phosphorothioate oligodeoxynucleotide[J]. Int Immunopharmacol, 2002, 2(12): 1657-1666.
[55] SHEN L, FRAZER-ABEL A, REYNOLDS P R, et al. Mechanistic understanding for the greater sensitivity of monkeys to antisense oligonucleotide-mediated complement activation compared with humans[J]. J Pharmacol Exp Ther, 2014, 351(3): 709-717.
[56] HENRY S P, SEGUIN R, CAVAGNARO J, et al. Considerations for the Characterization and Interpretation of Results Related to Alternative Complement Activation in Monkeys Associated with Oligonucleotide-Based Therapeutics[J]. Nucleic Acid Ther, 2016, 26(4): 210-215.
[57] CROOKE S T, BAKER B F, KWOH T J, et al. Integrated Safety Assessment of 2'-O-Methoxyethyl Chimeric Antisense Oligonucleotides in NonHuman Primates and Healthy Human Volunteers[J]. Mol Ther, 2016, 24(10): 1771-1782.
[58] KIM T W, KIM K S, SEO J W, et al. Antisense oligonucleotides on neurobehavior, respiratory, and cardiovascular function, and hERG channel current studies[J]. J Pharmacol Toxicol Methods, 2014, 69(1): 49-60.
[59] BENJANNET S, RHAINDS D, ESSALMANI R, et al. NARC-1/PCSK9 and its natural mutants: zymogen cleavage and effects on the low-density lipoprotein (LDL) receptor and LDL cholesterol[J]. J Biol Chem, 2004, 279(47): 48865-48875.
[60] KOTOWSKI I K, PERTSEMLIDIS A, LUKE A, et al. A spectrum of PCSK9 alleles contributes to plasma levels of low-density lipoprotein cholesterol[J]. Am J Hum Genet, 2006, 78(3): 410-422.
[61] Non-clinical reviews, Center for drug evaluation and research, Application number: 214012Orig1s000. December, 2021.
[62] 佟乐 , 孙巍 , 杨亚莉 , 等 . 对 WHO 预防传染病 mRNA 疫苗设计和开发评估要点的分析和探究 [J]. 中国食品药品监管 , 2022(4): 4-11.
[63] 陈波 , 关亚娜 , 郭伟 , 等 . 预防用 mRNA 疫苗非临床安全性研究一般原则及关注点 [J]. 中国药理学与毒理学杂志 , 2022, 36(8): 561-571.
[64] QIN S, TANG X, CHEN Y, et al. mRNA-based therapeutics: powerful and versatile tools to combat diseases[J]. Signal Transduct Target Ther, 2022, 7(1): 166.
[65] ROJAS L A, SETHNA Z, SOARES K C, et al. Personalized RNA neoantigen vaccines stimulate T cells in pancreatic cancer[J]. Nature, 2023, 10:1-7.
[66] https://investors. modernatx. com/news/news-details/2023/Phase-12-Interim-Data-on-Modernas-mRNA-3927-an-Investigational-mRNA-Therapy-for-Propionic-Acidemia-PA-Presented-at-the-2023-ASGCT-Annual-Meeting/default. aspx ）
[67] CHEN G L, LI X F, DAI X H, et al. Safety and immunogenicity of the SARS-CoV-2 ARCoV mRNA vaccine in Chinese adults: a randomised, double-blind, placebo-controlled, phase 1 trial[J]. Lancet Microbe, 2022, 3(3): e193-e202.
[68] XU X, LIAO Y, JIANG G, et al. Immunological evaluation of an mRNA vaccine booster in individuals

fully immunized with an inactivated SARS-CoV-2 vaccine[J]. Clin Transl Med, 2022, 12(6): e875.
[69] CHAUDHARY N, WEISSMAN D, WHITEHEAD K A. mRNA vaccines for infectious diseases: principles, delivery and clinical translation[J]. Nat Rev Drug Discov, 2021, 20(11): 817-838.
[70] THOMPSON M G, BURGESS J L, NALEWAY A L, et al. Interim Estimates of Vaccine Effectiveness of BNT162b2 and mRNA-1273 COVID-19 Vaccines in Preventing SARS-CoV-2 Infection Among Health Care Personnel, First Responders, and Other Essential and Frontline Workers-Eight U. S. Locations, December 2020-March 2021[J]. MMWR Morb Mortal Wkly Rep, 2021, 70(13): 495-500.
[71] BADEN L R, EL SAHLY H M, ESSINK B, et al. Efficacy and Safety of the mRNA-1273 SARS-CoV-2 Vaccine[J]. N Engl J Med, 2021, 384(5): 403-416.
[72] 洪雷鸣 . 小核酸药物抗肿瘤的研究进展 [J]. 同济大学学报 , 2017, 38(4): 123-127.
[73] MAKI K. Preclinical safety assessments of mRNA-targeting oligonucleotide therapeutics[J]. Transl Regul Sci, 2020, 2(3): 90-93.
[74] GEARY R S, NORRIS D, YU R, et al. Pharmacokinetics, biodistribution and cell uptake of antisense oligonucleotides[J]. Adv Drug Deliv Rev, 2015, 87: 46-51.
[75] SIOUD M. Does the understanding of immune activation by RNA predictthe design of safe siRNAs?[J]. Front Biosci, 2008, 13: 4379-4 392.
[76] 乔志伟 , 尤瑾 , 邹硐 , 等 . 小核酸药物发展态势分析 [J]. 中国药房 , 2022, 33(15): 1842-1847.
[77] DIAS N, STEIN C A. Antisense Oligonucleotides: Basic Concepts and Mechanisms[J]. Molecular Cancer Therapeutics, 2002, 1, 347-355.

第十八章　细胞外囊泡药物的非临床评价研究

第一节　细胞外囊泡药物导论

一、细胞外囊泡简介

（一）定义与结构

1. 发展简史（图 18-1）　1967 年，Peter Wolf 描述了一种“来自血小板，可通过超高速离心方法分离、并可与完整的血小板区分开来的微小颗粒状物质”。他拍摄了这些颗粒的电子显微镜图像，并将其命名为“血小板尘埃”（platelet dust）。在此之后，1971 年，Neville Crawford 从无血小板血浆中获得了这些囊泡的图像并证明它们含有脂质并携带其他载荷，包括 ATP 和收缩蛋白。这些关于血小板的开创性研究首次描述了这种无细胞成分的囊泡的粗略结构。

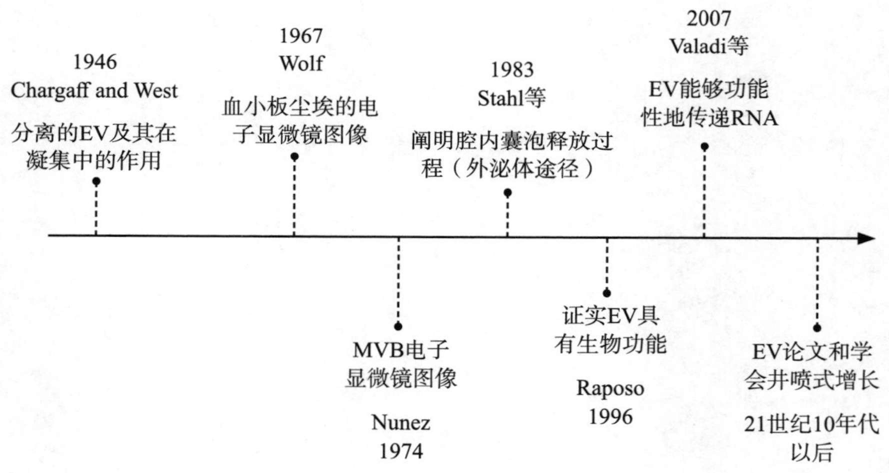

图 18-1　EV 领域发展简史

20 世纪 80 年代初细胞外囊泡（extracellular vesicle，EV）的研究有了进一步的扩展和更具体的了解。Johnstone 和 Stahl 实验室发表了两篇具有开创性和互补性的论文，为细胞内囊泡的释放提供了无懈可击的证据，并将其定义为外泌体。两个实验室都以成熟的网织红细胞为模型；Stahl 的小组研究膜的输运，而 Johnstone 的实验室研究质膜的生物化学性质。他们的工作表明，在网织红细胞成熟过程中，转铁蛋白受体通过囊泡的释放而丢失。Harding 等的论文揭示了一种新的细胞内分选与转运途径的存在，现在被称为外泌体途径。此后的十几年间，外泌体及外泌体途径的生物学功能一直不明确，学术界在那一时期普遍认为外泌体是细胞的“垃圾袋”。

在 2007 年，瑞典哥德堡大学的 Lötvall 课题组在 *Nature Cell Biology* 上发表了一篇具有里程碑意义的论文，首次证明了 EV 是细胞间信息与物质输运的重要载体，其生物学功能远比早期的理论假设广大得多。这篇论文引爆了 EV 领域的研究热度，既从 EV 相关生物学机制角度进行研究，又以生物大分子药物递送载体为目标探索 EV 在新药研发领域的价值。

2. 定义　EV 是指由各种细胞分泌的膜封闭的囊泡状小体。在生理和病理情况下，原核生物和真核生物的所有细胞都能释放 EV。

按照大小、生物发生过程和来源，EV 可以大致分为两类，即外泌体（exosomes）和微囊泡（microvesicle，MV）。外泌体是起源于细胞内吞过程中形成的内体，是 EV 中一个纳米级的亚群。外泌体的产生是个多步骤的过程，首先质膜在富含胆固醇的脂质筏结构域内吞，随后产生早期内体（early endosome，EE），早期内体在许多融合事件中融合，并成熟形成晚期内体（late endosome，LE），然后通过内缩和挤压边缘膜形成腔内囊泡（intraluminal vesicle，ILV），也称多泡体（MVB）。多泡体可以与溶酶体室融合，导致货物降解；也可以与质膜融合，从而释放腔内囊泡，即外泌体。微囊泡则是质膜向外出芽脱落而生成的囊泡，也称 ectosome（图 18-2）。膜脂、鞘氨醇代谢产物和（或）转运机制所需的内体分选复合物的协调再分配已经被报道在外泌体和 MV 生物发生中具有重要功能。尽管外泌体和 MV 的来源已被精确定义，但目前的制备技术并不能对两者进行有效分离。此外，按照大小和沉降特性，EV 还可被分为大囊泡（large EV，lEV）和小囊泡（small EV，sEV）。目前的技术尚不能在实验中完全分离各种细胞外囊泡亚群，近年另有关于合成纳米囊泡的研究报道，来自挤压或重构的细胞膜，其大小、物质构成与 EV 类似，在自然界并不存在，故而命名 Synthetic nanovesicle（SyNV）。

更大尺寸的囊泡如 large vesicles、凋亡小体（apoptotic body）等由于罕见于新药研发，故不在本文讨论范围。此外，最新发现的细胞外颗粒（extracellular particles，EVP），外泌颗粒（exomere）和超级颗粒（supermere），因不具有膜结构，不属于细胞外囊泡，也不在本文讨论范围之内。

通常当“外泌体”一词被提及时，实际是指外泌体（来自内体）与 MV（来自细胞膜）的统称。国际细胞外囊泡协会（ISEV）的立场文件已经明确指出：除非具备充足证据证明所得囊泡样品完全来自内体或细胞质膜，否则应以 EV 作为称谓。因此，无论下文引用的研究论文中命名是“外泌体”“微囊泡”“大囊泡”“小囊泡”，亦或是合成纳米囊泡，都选择依照 ISEV 命名规则统一称为 EV。

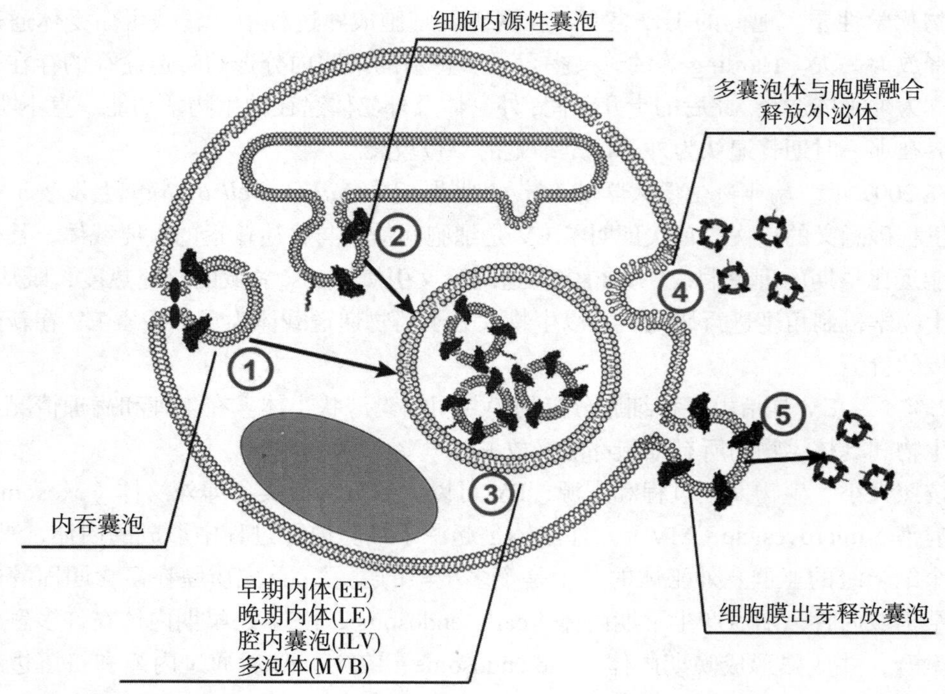

图 18-2　细胞外囊泡的产生

①细胞膜内陷；②内源性囊泡依 = 次；③形成早期内体、晚期内体、腔内囊泡以及多泡体；④多泡体与细胞膜融合后释放内部的外泌体；⑤细胞膜也可通过出芽形式形成囊泡

此外，EV 的生成过程中向腔体内部或在囊泡膜上包载 / 装载的蛋白质、核酸分子均被视作为 EV 的“载荷”（payload 或 cargo）。在本文中提及的“载荷”特指具有治疗或毒副作用的蛋白质和（或）核酸分子。本文将产生 EV 的细胞称为“母本细胞”（parent cell）。

3. 结构　EV 是由脂质双分子层围绕少量胞质组成的膜性结构，该结构亦赋予了 EV 类似细胞的某些功能。除脂质外，核酸和蛋白也在细胞外囊泡中广泛存在。Valadi 等证明，EV 含有 mRNA 和 miRNA。Thakur 等随后证明，在来自癌细胞的细胞外囊泡中存在双链 DNA，并反映了起源细胞的突变状态。Hoshino 等的研究在来自不同物种和组织的外泌体中鉴定出了 4563 种蛋白质、1639 种 mRNA 和 764 种 miRNA。EV 可以包含许多的细胞成分，包括 DNA、RNA、脂质、代谢物、胞内蛋白和细胞表面蛋白等（图 18-3）。不同的母本细胞类型以及在不同的生理和病理条件下，EV 所含内容物是不同的。此外，由于载荷的选择性分选，EV 与母本细胞的内容物可能不同。

（二）生物学功能与特点

关于 EV 生物学功能的国际研究论文发表数量在最近 5 ～ 10 年呈爆炸式增长态势（并毫无减速的迹象）。“EV”“外泌体”也是国内各基础科研项目基金申请的热点之一。

在如此大量的研究推动下，虽仍未能完整刻画 EV 的全部生物学图景，但目前对于 EV 的生物学功能的认识在广度与深度上都已经相当先进了。

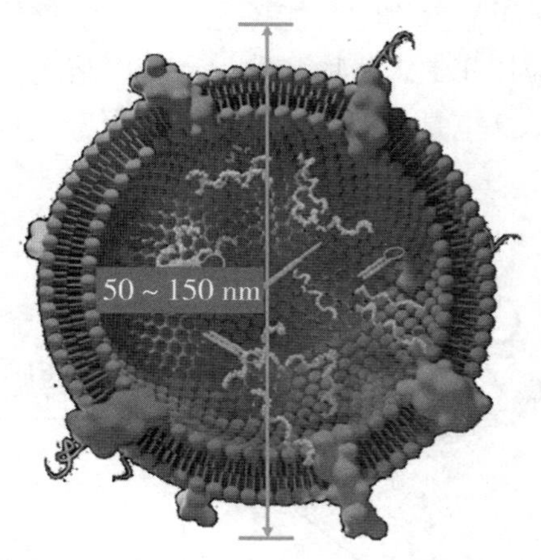

图 18-3 细胞外囊泡直径在 50 ～ 150 nm，脂双层膜上镶嵌有膜蛋白，膜内包裹有小核酸或游离蛋白分子

EV 生物学功能的重点在于“细胞间通讯”。具体地讲，EV 所介导的细胞间通讯是在“超分子尺度”（supramolecular scale），跨越物理距离、个体甚至物种间距离的一种复杂细胞间通讯方式。有别于简单的细胞因子分泌所传递的分子信息，EV 装载与运输的生物信息更加多元化（膜蛋白、细胞因子、非编码 RNA、mRNA、脂与胆固醇等），“信息量”也更大。从广度来说，自然界所有类型的细胞（原核细胞、真核细胞；植物细胞，动物细胞等）都依靠 EV 进行物质与信息传输。即便具体到人体内，现在也几乎找不到哪个生物学过程是完全摆脱了 EV 的影响与调控的。从深度来说，母本细胞通过调控 EV 的发生、组装过程影响 EV 所负载的生物学信息，进而在受体细胞内引发特定的生物学效应。

就 EV 在生物技术药物领域的应用而言，EV 的功能也是多种多样的，大多与其母本细胞的功能紧密相关。例如，间充质干细胞自身的抗炎、促再生功能强大，其 EV 的抗炎、促再生活性亦非常显著（甚至有研究提出 EV 才是间充质干细胞在体内发挥抗炎、促再生功能的实际媒介）；相反地，激活后的树突状细胞的生物学使命是进一步激活免疫细胞，其 EV 则具备高活性的炎症、免疫激活能力；一类已被广泛研究的 EV 是肿瘤来源 EV，特别是肿瘤来源外泌体（tEXO），带有肿瘤细胞的“邪恶属性”，帮助癌细胞完成对转移灶的微环境重建，帮助癌细胞实现免疫逃逸，EV 影响肿瘤的发生、生长，负责改造组织微环境，是肿瘤转移的“先锋部队”。EV 还在副肿瘤综合征、肿瘤相关血栓和肿瘤抗药中发挥重要作用。来自胰腺癌细胞的 EV 被证明可以诱导 NIH/3T3 细胞突变。来自乳腺癌和前列腺癌细胞的外泌体通过转运其 miRNA 载荷诱导正常体细胞向肿瘤细胞转化。miR125b、miR-130、miR-155 及前列腺癌 EV 中的 HRAS、KRAS 和 mRNAs 参与肿瘤的重编程。癌细胞的可塑性也可部分归因于 EV，来自转移性乳腺癌细胞的外泌体 miR-200 加强了上皮向间质的转化（EMT）和其他弱转移性乳腺癌细胞的转移；另一类特殊的 EV 是 HEK293F 细胞来源的 EV，目前学术界的普遍共识是该类 EV 无明显生物学功能（尤其是在短期给药情况下），可被当作一类“惰性”的囊泡型载体应用于 EV 药物开发。一言以蔽之，EV 在药物领域的“功能”取决于其母本细胞的功能，这也是有时候 EV 药物被称为“无细胞细胞治疗”（cell-free cell therapy）的原因。

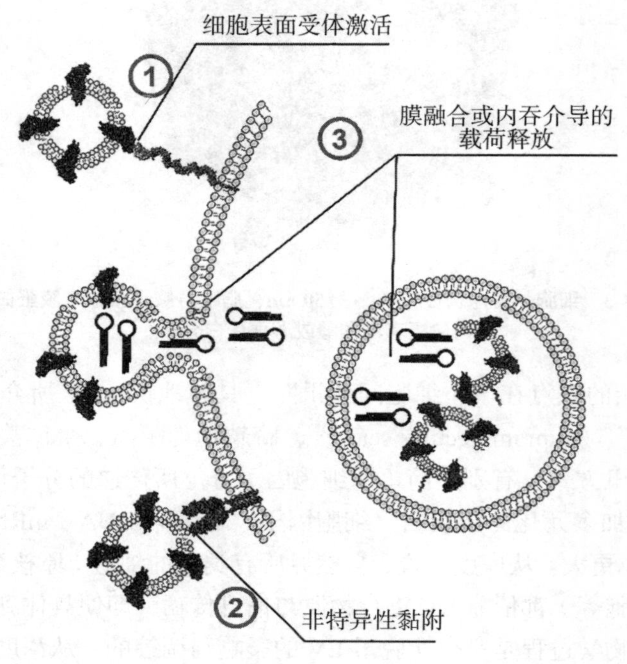

图 18-4　细胞外囊泡释放后

①通过特异性结合细胞表面受体；②非特异性黏附于细胞表面与靶细胞结合；③随后通过膜融合或入胞解体的形式向胞内释放其内容物

二、治疗性 EV 的分类

治疗性 EV 的分类如图 18-5 所示。

（一）按母本细胞来源及工程化改造分类

1. *未经改造的原代与干细胞产生的 EV*　来自间充质干细胞、内皮祖细胞、调节性 T 细胞、树突状细胞等其他类型的细胞的未修饰的 EV，在再生医学和免疫治疗中具有良好的治疗潜力，其中研究最透彻的是 MSC EV。MSC EV 继承了 MSC 在抗炎、促再生方面的优良效果（甚至有研究提出 MSC 的体内治疗效果主要依赖包括 MSC EV 在内的旁分泌作用）。许多临床前模型已经显示了 MSC EV 的有益作用。在证明人类肝脏干细胞衍生的 EV 加速了肝切除大鼠的肝脏再生后，MSC EV 被成功地测试了其缓解药

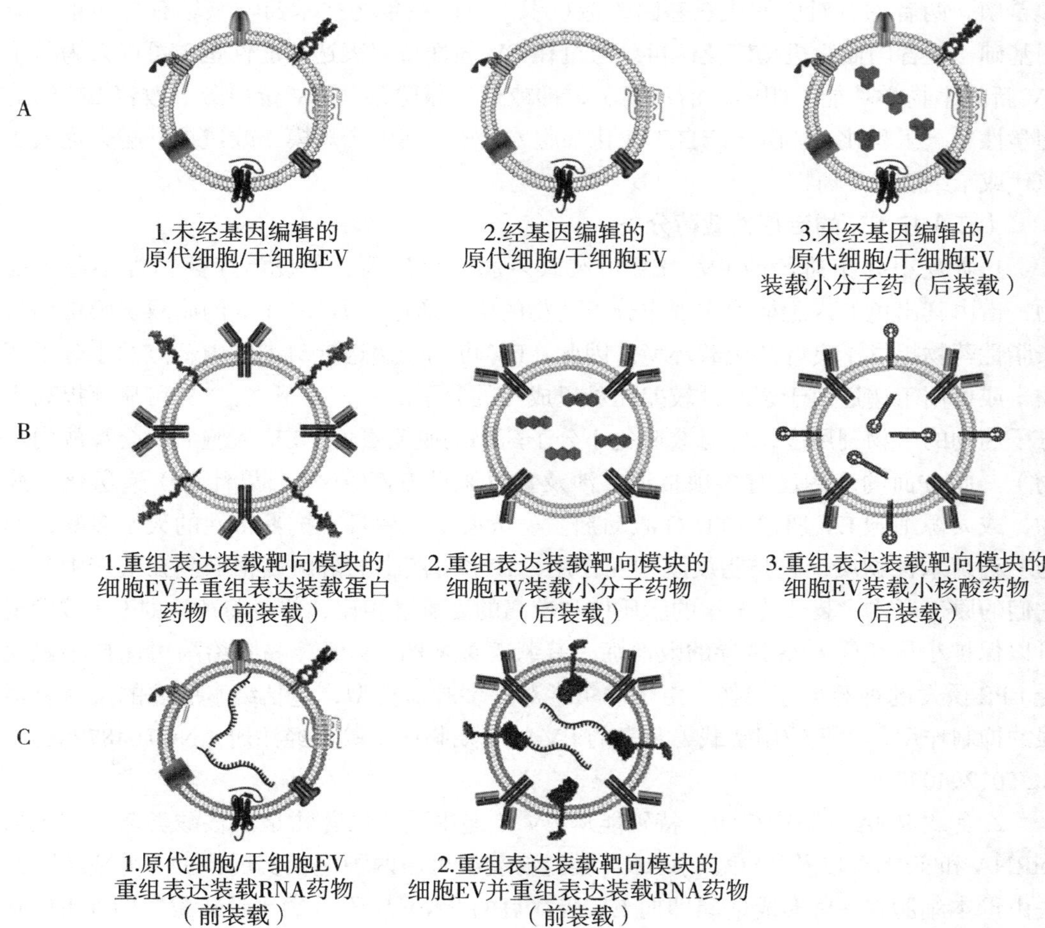

图 18-5　治疗性 EV 按母本细胞分类

A. 原代细胞与干细胞来源的 EV；B. 工程化细胞系来源的 EV；C. 装载有转基因 RNA 载荷的原代细胞与干细胞来源的 EV。各组中进一步根据其药物载荷与细胞工程化改造方式细分

物引起的肝损伤的能力。此外，MSC EV 对缺氧引起的肺动脉高压有细胞保护作用，减少了大肠埃希菌内毒素引起的急性肺损伤，并加速了小鼠的肌肉再生。在大鼠模型中，MSC EV 明显改善了后肢缺血的灌注，加速了皮肤烧伤后的再上皮化，并提高了异体皮肤移植的生存率。MSC EV 亦是在临床应用最广泛的 EV 品种。从新冠治疗到烧伤创面修复，再到不孕不育治疗与医美，MSC EV 均展示了出色的效果。

2. 经工程化改造细胞产生的 EV　与现有的合成递送系统（如脂质体、脂质纳米颗粒）相比，EV 的优势包括低免疫原性和更好的安全性，更在于通过工程化改造实现多种生物大分子药物的靶向递送。EV 的工程化手段以基因工程方法为主（化学方法难以发挥 EV 的生物学优势）。常见的用于生产工程化 EV 的细胞包括 HEK293 细胞与大肠埃希菌。两者均有对应的成熟基因改造技术，且已在生物技术药物领域有着多年的应用基础，被各国监管机构广泛认可。通过在EV表面重组表达功能性蛋白可以人为赋予EV新的生物学功能（靶向、治疗等），抑或通过敲除某些EV蛋白分子改善EV的药理学性质。工程化EV由于产自工业化细胞/菌株，其生产规模、改造提升潜力远大于原代或干细胞EV药物。

（二）按EV的治疗性载荷分类

1. 负载小分子药物的EV　EV可装载多肽、化疗药、免疫治疗药物等小分子药物，借由其出色的入胞能力实现小分子药物的胞内递送。另外，EV的脂双层膜结构为亲脂性药物提供了良好的装载环境。因此，EV可用于递送针对细胞内靶点的小分子药物，或可用于递送由于亲水性较差而难以成药的分子。一言以蔽之，EV可显著提高小分子药物的生物利用度，并有效避免小分子药物的脱靶毒性（EV入胞后才会释放内容物）。此方面的应用已有多项报道，涉及食物来源EV（牛奶、果汁等）递送化疗药物，或人源细胞EV递送STING激动剂。姜黄素是一种具有抗炎特性的天然多酚，作为一种疏水性物质，它与脂质膜相互作用，在水溶液中的溶解度很低。在治疗中，与它们的原生形式、装载姜黄素的脂质体和游离的姜黄素相比，装载姜黄素的EV被发现可以保护小鼠免受LPS诱导的败血症。装载姜黄素的EV经鼻黏膜给药可保护小鼠免受LPS诱发的神经炎症损伤。由于姜黄素对许多肿瘤类型，包括结直肠癌的进展有很强的抑制作用，一些使用装载姜黄素的EV的Ⅰ期临床试验已经注册（NCT04879810、NCT01294072）。

2. 负载RNA的EV药物　特别能从EV传递中受益的药物是小核酸类药物，包括miRNA和siRNA以及ASO。小RNA类药物装载可由两种途径实现：①“前装载”方法由母本细胞在EV形成期间即向EV装载目的RNA片段；②“后装载”即在EV制备之后再向其装载小核酸药物，包括电穿孔、机械力方法（切片、挤压或超声处理）、皂化穿透法、商业转染试剂法、热激法、pH梯度等。前装载方法仅适用于向EV装载天然RNA片段，而后装载方法可以兼容天然RNA与ASO片段。由M.D.安德森癌症研究中心开展的一项Ⅰ期临床试验（NCT03608631）以装载了KrasG12D siRNA的间充质干细胞EV治疗Ⅳ期胰腺癌患者，EV靶向致癌的KRAS基因从而降低其在胰腺肿瘤中的表达。

3. 负载重组蛋白分子的EV药物　通过基因工程、蛋白质工程方法在EV表面或内部装载治疗性或靶向性蛋白质分子是EV相较于其他所有药物递送载体最独特的优势。EV表面与细胞膜高度近似的囊膜为膜蛋白维持三级结构以及蛋白分子间的四级结构提供了绝佳的分子环境与结构支撑，内部的环境与细胞质或内质网腔也高度接近，利于可溶性蛋白载荷的活性维持。EV蛋白装载的技术已经发展多年，逐渐多元化。各家EV药物企业均开发出了各自独特的蛋白装载骨架（如PTGFRN、MARCKKS、Lamp2等）。蛋白载荷种类由细胞因子到抗体Fab/ScFv片段，高度多元化。与其他形式的纳米粒子相比，EV的特点是具有生物相容性的膜支架，因此可以实现最大的治疗效果。

（三）治疗性 EV 的临床试验

EV 以治疗为目的的临床应用历史并不短，最早的正式 EV 临床试验论文发表于 2005 年。同种异体 EV 的人体暴露历史则更加久远——从异体输血的临床应用开始，同种异体 EV 就已经通过血浆进入受体体内了。2005 年发表的临床研究使用 DC 细胞衍生的 EV 用于肿瘤抗原的呈递与免疫激活。早于癌症免疫治疗的广泛应用，更早于 2007 年 EV 领域的里程碑论文。该研究观察到一定的抗肿瘤疗效，但也报道了部分患者出现的补体活化关联性类变态反应（complement activation-related pseudoallergic reaction，CARPA）。EV 药物临床试验的显著增长，始于间充质干细胞的广泛研究之后。MSC EV 沿袭了 MSC 的抗炎、促再生功效以及异体注射无免疫原性的优势。故而在最近 10 ~ 15 年，文献报道的 MSC EVs 临床研究达上百个，适应证几乎涉及所有人体器官的炎症性 / 自体免疫性 / 损伤性疾病。给药方式也由早期的注射给药发展为注射、外用敷料、雾化吸入等多元化的手段。这类临床试验大多为研究者发起，入组患者数少，疗效与研究质量参差不齐（其中也有早期 EV 药学工艺不成熟的因素）。近年来，特别是新冠疫情暴发后，MSC EV 也在治疗新冠患者的临床试验中展露了出色的疗效。另有 MSC EV 的皮肤科随机双盲临床试验近期由韩国团队发表，抗炎、促再生的疗效显著。

笔者以“extracellular vesicle”和“exosome”为关键词对 clinical trials.gov 网站上的干预性 EV 临床试验进行了汇总分析，并手动剔除了诊断相关的临床试验（图 18-6）。以企业为申办者的临床试验中，MSC 与 HEK293 工程化 EV 占比明显高于研究者发起的临床试验。而后者的 EV 种类更加多元化，不仅有干细胞、原代细胞 EV，还涉及蔬果来源的 EV。

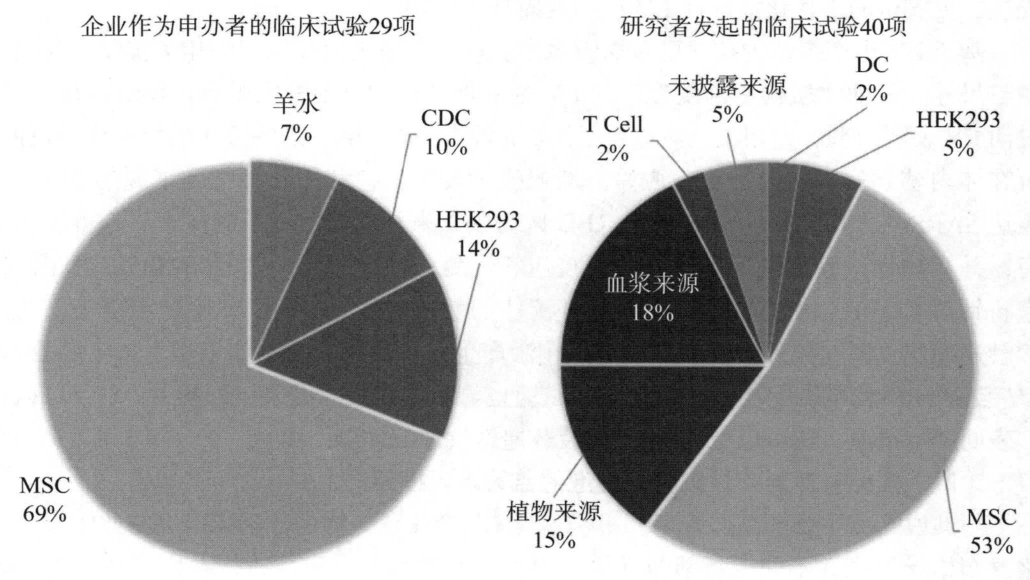

图 18-6　Clinicaltrials.gov 网站上登记的 EV 药物临床试验情况分析

由于间充质干细胞 EV 的低免疫原性、内在的抗炎特性和药物输送潜力，其是治疗炎症性疾病的有前途的递送载体，也是目前临床试验中最常见的治疗性 EV 来源，特别是用于再生医学和免疫调节。例如，间质干细胞衍生的 EV 被施用于移植物与宿主疾病患者，可有效降低细胞因子风暴（NCT04213248）。由 Nassar 等领导的Ⅰ期试验（NCT02138331）验证了间充质干细胞衍生的 EV 对 1 型糖尿病患者 β 细胞质量的影响。结果显示此类 EV 成功调控针对 β 细胞的自身免疫反应，恢复了 Th1/Th2 免疫平衡。与 COVID-19 有关的干细胞 EV 研究和临床试验也在前些年中多次被报道。这些试验的目标适应证主要是重症新冠患者中的急性呼吸窘迫综合征（NCT04276987，NCT04313647）。一款名为 Organicell flow 的无细胞制剂是一种来自人类羊水、高度富含 EV 与细胞因子的治疗性产品，在多个临床试验（NCT04602442、NCT04657406、NCT04491240）中展现了抑制重症新冠患者体内细胞因子风暴的疗效。

HEK293 工程化 EV 是近 3 ～ 4 年新兴的品类，代表了 EV 相关工程化技术的最前沿水平，标志着 EV 药物由使用天然 EV 向对 EV 赋能、改造 EV、规模化制备 EV 的巨大进步。其中以由 Codiak Biosciences 公司发起的三个 HEK293 EV 临床试验尤为重要。它们分别为装载了 IL-12、STING 激动剂和 STAT6-ASO 的 HEK293 EV 作为受试药，适应证均为恶性肿瘤。前两个品种为瘤内注射给药，在已披露的有限信息中，可看到两种 EV 药物的良好安全性，以及初步显示的出色疗效。第三项 STAT6-ASO EV 的临床试验未有任何信息披露。因此，目前仍然缺少关于 HEK293 EV 在人体系统暴露后的安全性数据。尽管在此文撰写时 Codiak Bioscience 已经申请破产，但是其引领的治疗性 EV 由天然 EV 向工程化 EV 的跨越是具有里程碑意义的。我们坚信未来会有更多更先进、更安全的工程化治疗性 EV 产品走向临床应用。

基于 EV 生产疫苗的技术已被探索多年。通过在膜表面展示疾病相关抗原，与病毒颗粒尺寸、表面物质构成高度近似的 EV 是一种理想的疫苗开发平台。Desjardins 等通过向 EV 装载丙型肝炎相关抗原进行了测试：源自受感染细胞的 EV 天然携带病毒抗原，可在体内诱导病毒特异性免疫应答。新冠疫情暴发后，利用各种细胞来源的 EV 装载表达 SARS-CoV-2 抗原（以 S 蛋白 RBD 区为主）来开发新冠疫苗的探索工作也层出不穷，并在动物试验中展现了优异的免疫应答。另一项试验（NCT04389385）正在评估来自针对 COVID-19 的 T 细胞激活的外泌体的效果。T 细胞从供体中分离出来，通过接触病毒肽片段在体外激活和扩增，以刺激产生富含治疗介质（如干扰素 -γ）的 EV。EV 装载 mRNA 的 COVID-19 疫苗临床试验也显示了积极的结果，证明 EV 不仅可以在其表面展示抗原，还可以像 LNP 一样装载递送抗原 mRNA。

（四）国外针对治疗性细胞外囊泡的监管审评框架

与其说欧美主要药品监管审评机构“尚未”就 EV 药物的非临床研究与监管审评思路发布指导原则，不如说目前包括学术界、产业界和监管审评机构在内的各方都还未就 EV 药物的评价与监管路径形成一个清晰、统一的认识。究其原因，无外乎两点：“新”与“广”，EV 药物在世界范围内都是最前沿的新药技术之一，而 EV 药物这一概念包罗万象，其中具体种类高度多元化。截至目前，可以提供研究策略与监管框架相关思路的材料主要有以下 3 个方面。

1. 国际细胞外囊泡协会（ISEV）于 2015 年发布的立场文件，以及一个由法国科学家组成的针对 EV 药物临床转化的学术组织（EVOLVE France）在 2021 年发布的立场文件。

2. EMA 的 CAT（Committee for Advanced Therapy）针对两项 EV 药物的分类判别进行的信息公示。

3. 世界各国针对细胞治疗药物、基因治疗药物、纳米药物等与 EV 药物在某方面有共通性、类似性的药物品类所发布的非临床研究技术指导原则，以及各国监管机构针对生物技术药物和先进前沿技术药物（如欧盟的 ATMP）所制定的框架性文件。

在这些材料中，ISEV 于 2015 年发布的立场文件，是充分参照了 3.）中提及的各类技术指导原则与框架性文件所制定的，又是由 EV 领域影响力最高的学术组织发布，因此最具有权威性。从后期 EMA 公示的信息可以看出 EMA 的决策过程参照了该立场文件：① 2018 年 5 月 EMA 的 CAT 召开的第 104 次会议上，将一款装载重组表达的 CFTR mRNA 与 miR-17 核酸载荷的 EV 药物（以囊性纤维化为适应证）归类为基因治疗药物；② 2021 年 3 月 EMA 的 CAT 召开的第 135 次会议上，将一款装载重组表达的 hTERT mRNA、miR-125b 和 anti-miR-21 的 EV 药物（以急性呼吸窘迫综合征和慢性阻塞性肺疾病为适应证）归类为基因治疗药物。2021 年由 EVOLVE France 发布的立场文件，其权威性虽然没有前者高，但思路上完全继承了 2015 年的 ISEV 立场文件，并根据新的基础与转化研究成果对 EV 药物的非临床研究策略进行了更具体的阐述，相较于 2015 年的 ISEV 立场文件具有更强的可操作性。两份立场文件为 EV 药物的非临床研究提供了一个“决策树”（图 18-7）以及两个重要理念：具体问题具体分析 + 基于风险的分析策略。立场文件提供的重要理念将在下文进行详细解读。决策树对于 EV 药物品种的具体分类判别进行了描述，有助于确定针对特定类别的非临床研究方案以及监管审评的重点。

决策的核心在于“活性成分”的鉴别与判定，这也是贯穿本章内容的一个主题，即 EV 在某一新药品种中是一个“递送载体”，还是“活性成分”的一部分？如果只是载体，其载荷是否符合“基因治疗药物”的定义？“活性成分”的鉴别与判定，并非一定要明确区分活性成分与辅料，而是根据决策树中的定义决定套用 / 借鉴哪一类已有的评价技术与审评框架。

值得 EV 药物借鉴参照的各国技术指导原则种类繁多，不一而足，下面仅列出部分重点的文件：

①《纳米药物非临床安全性研究技术指导原则（试行）》

②《纳米药物非临床药代动力学研究技术指导原则（试行）》

③《基因修饰细胞治疗产品非临床研究技术指导原则（试行）》

④《基因治疗产品非临床研究与评价技术指导原则（试行）》

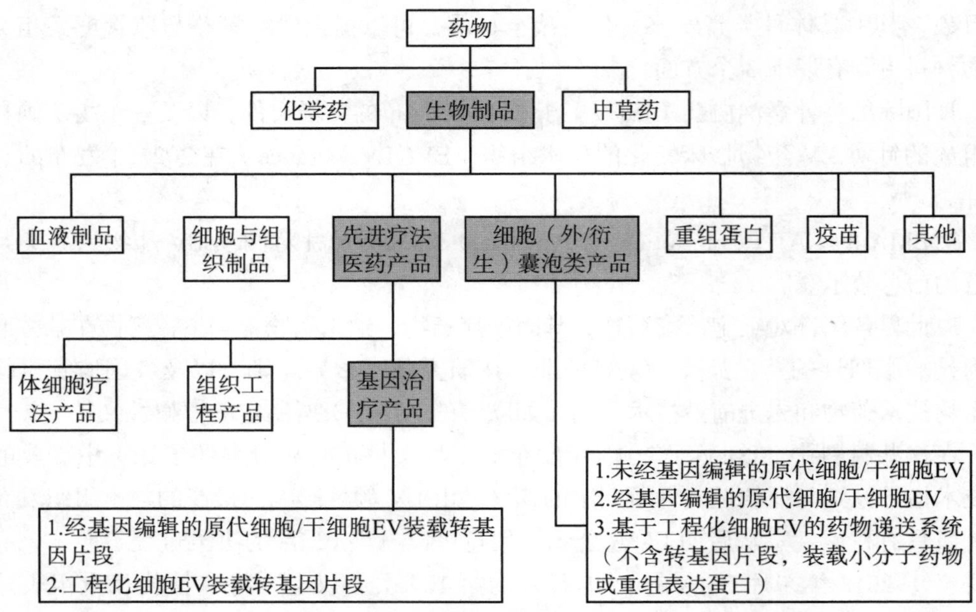

图 18-7　EV 药物分类决策树（括号中编号对应图 18-5 中 EV 药物分类）

⑤《细胞治疗产品研究与评价技术指导原则（试行）》

⑥《基因修饰细胞治疗产品非临床研究与评价技术指导原则（试行）》

⑦ *Potency Tests for Cellular and Gene Therapy Products-FDA*

⑧ *Guidance for Human Somatic Cell Therapy and Gene Therapy Guidance for Industry-FDA*

⑨ *Engineering quality control into biomanufacturing of extracellular vesicle-based products _ FDA*

⑩ *Guidance for Industry: Drug Products, Including Biological Products, that Contain Nanomaterials-FDA*

⑪ *Guideline on the risk-based approach-EMA*

⑫ *CAT monthly report of application procedures, guidelines and related documents on advanced therapies May 2018 meeting*

⑬ *CAT monthly report of application procedures, guidelines and related documents on advanced therapies March 2021 meeting*

⑭ *ICH guideline S12 on nonclinical biodistribution considerations for gene therapy products*

⑮ *Overview of comments received on ICH guideline S12 on nonclinical biodistribution considerations for gene therapy products EMA/CHMP/ICH/318372/2021*

其中特别值得注意的一点是，在美国 FDA 于 2022 年 4 月发布的 *Drug Products, Including Biological Products, that Contain Nanomaterials Guidance for Industry* 中，明确

写道了该指导原则“不适用于”具有纳米尺度但包含蛋白、核酸等成分的“生物制品”，即 FDA 明确了传统意义的“纳米药物”相关指导原则并不适用于 EV 药物。尽管如此，中美欧监管机构针对纳米药物的技术指导原则中有很多实际上“适用于”EV 药物并值得借鉴参照的具体研究内容（将在下文中详述）。

三、治疗性 EV 非临床研究的基本原则

（一）基于风险的分析策略及具体问题具体分析原则

EV 药物是一个内涵极其丰富的概念，细分下来，干细胞、原代细胞、工程化细胞系、植物或动物细胞来源的 EV 之间，恐怕除了理化性质（尺寸、结构、成分等）接近以外，并无甚多相似之处了。围绕 EV 的基础研究发现与转化研究创新亦是日新月异。这都决定了当前与可预见的未来不可能制定出台一套适用全部 EV 药物类别的非临床研究与评价技术体系。针对任何一个 EV 新药品种的非临床评价策略必然是遵循着具体问题具体分析原则而制定。特别是在 EV 药物临床使用经验不足但工业界与学术界对于 EV 的人体安全性风险无甚担忧的情况下，EV 药物的非临床研究，除却药学工艺与质量的挑战之外（不在本文论述范围），主要的任务是甄别该 EV 药物品种的临床风险点，并充分评估风险的可控性及药物风险获益比。因此，学术界普遍推荐（FDA 与 EMA 亦已采纳）应用基于风险的分析评价策略于 EV 药物的非临床研究。

（二）“应检尽检”原则

EV 药物一方面是一大类极为前沿的创新药物范式，另一方面在众多已有相对成熟评价技术体系的药物范式中也可见到 EV 药物的“影子”，即 EV 药物的非临床研究评价技术可有针对性地参照重组蛋白药物、细胞药物、病毒类药物和纳米药物对应的技术指导原则。虽然基于风险的分析策略是 EV 药物非临床研究的第一原则，但从保障受试者安全以及最大化临床获益的角度出发，非临床阶段的研究充分性也是至关重要的。如果在某类药物已有的非临床技术指导原则中针对某项研究作出了明确要求，且该研究项在 EV 药物中也适用，那么 EV 药物的非临床研究中可酌情开展该项评价工作。既往的 EV 药物品种通常未经过充分的非临床药理学研究即进入了临床试验阶段。这虽然在短期内加快了 EV 药物开发的步伐，但也显著增加了 EV 药物临床试验的不确定性。近年来多项备受关注的 EV 药物在早期临床研究屡屡折戟，不啻为未遵循充分性原则的一个警示。充分阐明 EV 药物的药效、作用机制及优化得到最适合的给药方案（给药程序、给药剂量与途径等），特别是充分论证使用 EV 这一新型药物范式在特定适应证的潜在临床价值（即必要性），将有助于提升后期临床试验的成功率，符合以临床价值为导向的新药开发基本原则，长期来看才真正有利于这一领域的健康发展。因此，虽然 EV 药物开发的步伐需要加快，但也需要在研究中遵循充分性原则，为其在临床应用中发挥更大的潜力打下基础。

第二节　细胞外囊泡药物的非临床药效与机制研究

一、概述

本节着重探讨 EV 药物非临床药效与作用机制研究，即通过体内与体外的试验研究 EV 药物与治疗靶点相关的作用机制和效应，明确其生物学作用特点。研究目的主要有以下两方面：

1. 阐明 EV 药物的功能及作用机制，明确其在拟定患者人群中使用的生物学合理性。

2. 为临床试验的给药途径，给药程序，给药剂量的选择提供支持性依据。

为了实现上述目的，药效与机制研究应提供以下数据信息：

（1）给药途径与药效的关系：不同的给药途径对药物的药效产生不同的影响，因此需要加以研究并确定最佳的给药途径。

（2）给药频次 / 时间窗与药效的关系：药物在体内的停留时间和药物的代谢速率等因素会影响药物的药效。因此，需要确定最佳的给药频次和时间窗，以提高药物的治疗效果。

（3）药效与机制对比分析：EV 药物与其装载的药物载荷或对照药物的药效与机制对比，以确定使用 EV 作为药物递送载体或融合体的必要性。

二、EV 药物的非临床药效与机制研究要点

（一）EV 药物体内药效研究的要点

1. *动物种属的选择*　根据适应证相关注册申报要求选择适合的动物模型。对于 EV 药物来说，非啮齿类动物的药效模型数据资料很有限。特别是在早期研究阶段，EV 产量通常较小，小鼠模型成为早期概念验证与药效研究的首选。

当前研发热度较高的两个领域，小核酸递送与肿瘤免疫治疗，在动物种属选择上需要特别注意：

EV 装载的小核酸分子序列必然是以人对应靶点序列设计所得。该小核酸分子在动物体内是否有效，或动物模型是否可充分展现该小核酸分子的药效，值得特别关注。尤其是对于以 miRNA 为载荷的外泌体药物，EV 已被证实为重要的跨物种生物信息交流的媒介之一。其中 miRNA 序列的跨种属相似性是一个关键因素，其靶序列在人、鼠、牛等哺乳动物间甚至植物与动物间，都是高度保守的。尽管如此，在试验动物物种选择时应充分论证人与动物间的靶序列相似性。

由于 EV 对免疫细胞有天然的趋向性，工程化 EV 药物在免疫治疗领域的应用得到了广泛关注。得益于肿瘤免疫治疗近 10 年的快速发展，各类免疫相关蛋白的人源化小鼠均已被广泛投入新药临床前评价中。对于装载了靶向免疫细胞的蛋白载荷的 EV 药物，应在非临床药效评价时选用相关靶点人源化小鼠。在某些特殊情况下，如在 2021 年开

发用于治疗新冠重症患者并展现惊人疗效的CD24-EV，尽管人与鼠的CD24序列以及其靶点Siglec-10/G的序列差异较大，但是CD24与Siglec10/G的相互作用主要依靠CD24上的唾液酸分子修饰，蛋白序列差异对CD24的跨种属作用影响不大（图18-8）。因此，装载人CD24的HEK293 EV亦可在普通C57BL6小鼠上开展药效评价。

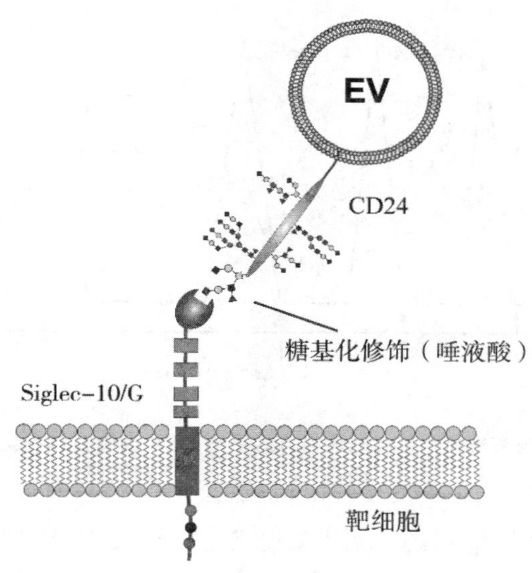

图18-8　装载CD24的EV药物与靶细胞上Siglec-10/G受体作用示意图

2. 给药方案

（1）EV药物的体内作用特点：EV药物在体内发挥作用的特点由EV本身性质与其载荷的作用靶点共同决定。EV在体内的循环半衰期很短，到达组织器官后在细胞表面的存留时间也较短，因此对于在细胞表面产生作用的EV药物，其作用时间是相对短暂的（图18-9）。但是，对于在细胞表面产生作用的EV药物，其载荷通常是一些信号蛋白。这些装载在EV表面的信号蛋白引发相应的信号作用强度将会得到几倍甚至几十倍的放大（相比其游离状态）。因此，在细胞表面产生作用的EV药物通常具有“短时+强效”的特点。对于在胞内释放的载荷，EV药物作用的特点主要取决于载荷本身的特性。由于EV具有快速进入细胞的特点，这些载荷可以迅速到达胞内的靶点并发挥作用。

（2）给药方案设计的考虑

给药途径：以雾化吸入和静脉给药为主，食源外泌体（牛奶、植物等）药物以口服给药为主。

给药剂量：在选择剂量范围内时（早期概念验证试验）应充分考虑到EV对载荷分子药效的放大作用。另外，剂量梯度的倍数通常以10倍为阶梯（由于EV定量的颗粒数以科学记数法为主）。但在找到有效剂量范围后，应对剂量进行更精细的探索。

给药频次：由于EV药物在人体药代动力学研究数据的匮乏，EV药物在动物体内的 PK 行为与人体行为间的关联性仍不明确。同样，在非临床阶段关于给药频次的探索也不够深入，不利于为临床试验给药方案提供充分的指导。另外，由于 EV 在组织器官（包括靶器官）内的存留时间长于其在血液中循环的时间，不应简单根据 EV 药物的血浆清除半衰期决定给药频次。

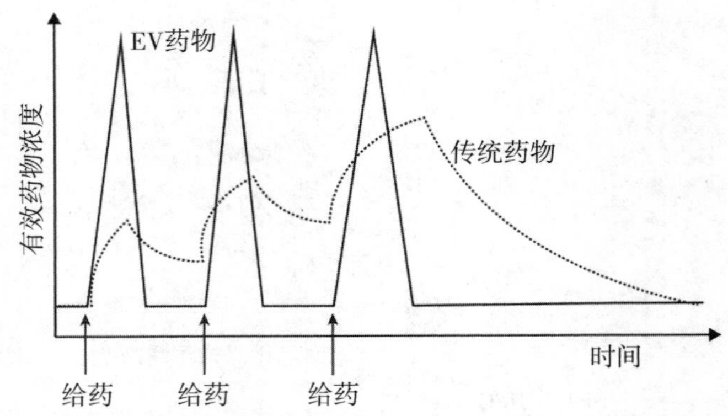

图 18-9　与常规药物范式的作用方式不同，EV 药物在体内呈现“效力强、作用时间短”的“脉冲式”起效模式

总之，设计 EV 药物的给药方案需要综合考虑药物本身的性质、载荷的作用靶点以及治疗需要等因素，合理选择给药途径、剂量、频次、时间和期限，以确保药物的安全性和疗效。

（二）与 EV 药物分类相关的研究要点

1. 干细胞与原代细胞来源 EV　干细胞与原代细胞来源的外泌体通常用于模拟替代母本干细胞 / 原代细胞的治疗效果，即无细胞细胞治疗，已经被证明在治疗多种疾病中具有潜在的应用前景。其治疗机制通常包含多种蛋白、核酸活性分子。正因为活性成分的多元性，研究其作用机制和药效面临两方面挑战：一方面，无法通过单一的靶点验证其作用机制，需要综合多个分子的作用进行分析；另一方面，外泌体中各种活性分子的丰度比例可能会受到诸多因素的影响，如细胞培养的工艺参数、供体来源等。此类 EV 的母本细胞（如间充质干细胞）自身已有广泛的临床应用以及与之配套的非临床评价技术指导原则。应对挑战的策略主要是参照母本细胞的药效与机制研究方案设计实验。

2. 前装载（转基因）EV 药物　前装载外泌体药物即将转基因重组表达的蛋白质或 RNA（例如 mRNA 或 ncRNA）通过某种机制装载于 EV 膜表面或其内部。利用 HEK293F 等在工业中常用的人源细胞株，前装载 EV 药物的生产工艺与传统生物技术药物工艺相似度高，兼容性好，可以减少免疫反应和副作用。

（1）概念验证研究：这项研究旨在验证将治疗性生物分子装载到 EV 中的必要性和有效性。前装载 EV 药物的 POC 研究，用于验证该药物产生的治疗性效果来自 EV 装载的转基因载荷，且该载荷装载至 EV 后其药理学性质（药效、生物利用度等）相较于载荷自身得到了显著提升。学术期刊上发表的 EV 装载药物案例种类繁多，但从药物研发角度看，大多数案例未能充分证明利用 EV 递送该生物分子药物的必要性。为了贯彻“以临床价值导向的药物开发”原则，且鉴于当前 EV 药物的复杂度、成本、未知性仍较高，研究者应充分证明将某治疗性生物分子装载至 EV 的必要性，即 A+EV >> A（A 为治疗性生物分子）。

（2）装载位置确认：对于蛋白类载荷，应结合蛋白酶 K 与 Triton X-100 确认蛋白类载荷是在 EV 膜外还是膜内。由于前装载 EV 药物在制备时都经过核酸酶处理，因此核酸类载荷必然是装载于膜内，无需额外确认。

（3）量效关系：EV 在基础研究领域的定量指标通常为颗粒数或总蛋白量。然而，由于前装载 EV 药物中发挥治疗作用的是某一特定的蛋白质或核酸组分，因此研究者需要建立该活性组分、EV 颗粒数与疗效三者之间的量化关系。例如可通过定量蛋白质组学方法或 qPCR 方法来定量单位颗粒数中的活性蛋白或核酸分子。还可在量效关系试验中，将 EV 药物的量效关系与单独活性成分的量效关系进行比较，从而体现出 EV 药物提升活性分子效力的效果。这项研究可以为 EV 药物的临床应用提供更准确的指导和更可靠的评估方法。

（4）mRNA 为载荷的前装载 EV 药物：由于 mRNA 在细胞内向 EV 装载的同时，亦会被翻译生成对应编码的蛋白分子，表达出的蛋白分子通常也会被部分装载于 EV 内部，因此，前装载 mRNA 的 EV 药物内部会同时含有 mRNA 及其编码的蛋白质分子。然而，mRNA 的 EV 装载效率通常较低（在 10^{-4} 颗粒水平），大多数 EV 甚至可能只含有蛋白质分子而不含有对应的 mRNA。在 EV 颗粒给药进入细胞后，蛋白分子及其 mRNA 会同时释放。此时在细胞内或体内组织检测到 mRNA 编码蛋白，亦无法区分是 EV 蛋白，还是 mRNA 翻译后的蛋白质分子。

（5）体外机制研究的挑战：在研究细胞外囊泡的机制时，验证其表面膜加载的蛋白质分子与靶点的结合是非常重要的。EV 的 100 nm 尺度带来的纳米尺度效应，给生物技术药物研发中常用的分子相互作用检测手段带来了新的挑战。例如，一种常用的表面等离子共振（SPR）技术检测芯片表面由交联葡聚糖构成的结构，其孔径小于 EV 粒径，导致 EV 无法与固化于芯片上的靶蛋白充分接触。另一种常用的生物膜干涉技术（BLI）反映的是探针表面在配体结合前后的厚度变化，但其传感器信号强度在 EV 结合后甚至小于比 EV 小上百倍的蛋白质分子。此外，由于 EV 表面分子成分的复杂性，需要特别注意避免 EV 与各种传感器（芯片 / 探针）的非特异性结合。因此，在设计相关体外验证试验及解读实验结果时，需要非常谨慎。另一类常用的 EV 体外结合验证方法即检测 EV 与靶细胞的结合。由于 EV 极强的入胞能力，其与细胞特异或非特异结合后会继续通过胞吞或大胞饮通路入胞，造成假阳性。可以借鉴病毒研究中常用的 4℃ 孵育方法来抑制 EV 入胞，或使用 HCl 清洗细胞表面的 EV 以对入胞的 EV 进行定量后再创除。

3. 后装载 EV 药物

（1）EV 与载荷的协同增强作用：与前装载 EV 药物中自身即有治疗作用的蛋白类载荷不同，后装载 EV 药物的载荷通常自身成药性有限甚至毫无成药性（如姜黄素、MyD88 多肽等），实现 EV 装载后可显著提升成药性。因此这类药物的药效与机制研究需要着力证明：①载荷与 EV 的结合对活性成分的药效 / 药理学性质起到了协同增强效果。②治疗效果是 EV 将载荷递送到靶点位置产生的，前者较易实现，但由于载荷自身成药性差，可能甚至无法直接证明该载荷自身有治疗效果。此时只能通过机制推导或引用一些公认度高的文献来佐证了。

（2）装载后 API 的量效关系：后装载方法的装载密度相较于前装载会高出 3 个数量级以上。但由于 API 通常包载于 EV 内部，EV 膜的保护作用可能会使实际 API 检出量低于真正的装载量。因此在进行 API 定量时，需要在 EV 膜裂解后充分释放内容物，并注意排除破膜剂对检测结果的干扰。

后装载方法与前装载方法的另一区别即在于装载位置的不可控性。特别是对于一些亲脂类 API，其装载位置可能包括膜插入和膜内两种。这一现象为后装载 EV 的体外药效评价带来了挑战。例如以表达 GLP1-R 的报告细胞株评价装载 GLP1 多肽的牛奶 EV 药效。由于仅有一部分多肽插入在 EV 膜表面，可与细胞膜表面 GLP1-R 相互作用的 API 量很有限。同时，包裹在膜内的大量 API 由于无法释放，起不到激活靶受体的作用，从而导致体外细胞药效与评价结果显示该药活性不强。但在体内药效评价中，由于 EV 内包裹的 GLP1 多肽可被有效释放入胞，体内药效评价则表现出更好的效果。因此，对于后装载 EV 药物，应留意体外试验低估药物效力的可能性。

第三节　细胞外囊泡药物的非临床药代动力学研究

一、概述

在开展 EV 药物的药代动力学评价工作时，要明确的是“以谁为研究对象”：

当药物活性成分可以清晰定义时，研究对象仍然是活性成分，研究的重点是明确 EV 对活性成分体内药代动力学行为的影响。

当 EV 整体是“活性成分”或活性成分无法被清晰定义时，EV 是研究对象，EV 整体的体内药代动力学行为是研究重点。

由于 EV 药物被欧美监管机构归类为生物技术药物，其中一部分被细分至 ATMP 分类，因此学术界认为参照已有技术指导原则即可满足 EV 药物临床前评价的需求。为了更好地了解 EV 药物，下面将 EV 药物与其他主流生物技术药物进行对比，表 18-1 中 EV 药物分为两个亚类，即工程化 EV 和干细胞 EV。

根据学术界的多篇权威立场文件，针对 EV 药物药代动力学研究，可以总结出以下几个要点：

1. EV 本身在未经工程化改造时的安全性是可靠的（疾病细胞，如肿瘤来源的 EV 除外）。

2. EV 的体内特异性定量分析技术仍不成熟。

3. 建议以细胞治疗药物的部分评价与监管理念应用于 EV 药物。

4. 对于有明确载荷的 EV 药物，应重点关注载荷自身的药代动力学行为及其在 EV 装载后的变化。

表 18-1　EV 药物与其他主流技术药物对比

药物类型	细胞药物	LNP	病毒载体	蛋白药物（含抗体）	工程化EV	干细胞EV
成分	复杂（不可控），可分泌新的组分，有效成分不唯一	多组分（可控、可知）	多组分（可控、可知）	单一组分：可控、可知	复杂（但有一定的可控性）	复杂（不可控）
生产方式	纯天然、人源成分，大多安全无害（无免疫原性）	化工合成、有潜在毒性（免疫原性）	生物反应器生产、免疫原性高	生物反应器生产	生物反应器生产	细胞工厂或生物反应器（微载体）
增殖分化能力	可增殖、可分化	不增殖、不分化	可增殖复制	不增殖、不分化	不增殖、不分化	不增殖、不分化
特异性	特异性高（归巢迁移）	特异性低	特异性中低	特异性高	特异性中高	特异性中高
尺寸	微米	纳米	纳米	亚纳米	纳米	纳米
结构	复杂膜结构	简单膜结构	膜结构或蛋白衣壳包裹	多肽链折叠	复杂膜结构	复杂膜结构
给药方式	系统给药	系统给药	局部给药居多	多元化	多元化	多元化
作用机制	复杂(干细胞)，清晰(如CAR-T)	胞内释放	作用机制复杂（受体介导入胞）	受体–配体相互作用	清晰，多元化	复杂，多元化
代谢与清除途径	细胞凋亡	降解途径复杂（吸入细胞、肝/肾）	经免疫系统清除	蛋白降解	入胞清除	入胞清除

二、EV 药物非临床药代动力学研究的内容

（一）体外研究

EV 的“生物冠”（biocorona）既是当前 EV 基础研究的热点，又是 EV 药物药代动力学、体外研究的重点。EV 的生物冠包含蛋白质、核酸及多糖，通过共价或非共价形式连接 / 吸附于 EV 表面（图 18-10）。EV 药物的生物冠与 LNP 的蛋白冠的最大区别在于，后者仅在 LNP 进入血液循环后通过吸附血浆蛋白出现，但 EV 在细胞内组装

阶段、分泌后及进入体内后多个阶段都会吸附不同的蛋白和核酸分子。因此，EV 表面的生物冠在物质构成上远比 LNP 的蛋白冠复杂。与 LNP 的蛋白冠相同，EV 的生物冠介导 EV 与细胞表面受体、细胞外基质的相互作用，故而其分子构成对 EV 药物的体内药代动力学行为有显著影响。例如，MFGE8 介导 EV 与 ITGB 的结合，GlyCAM1（牛奶 EV）介导与 L- 选择素（selectin）的结合，ApoE 介导与 LDLR 家族受体的结合，这些蛋白均不是膜蛋白，但都在 EV 表面有明显富集。

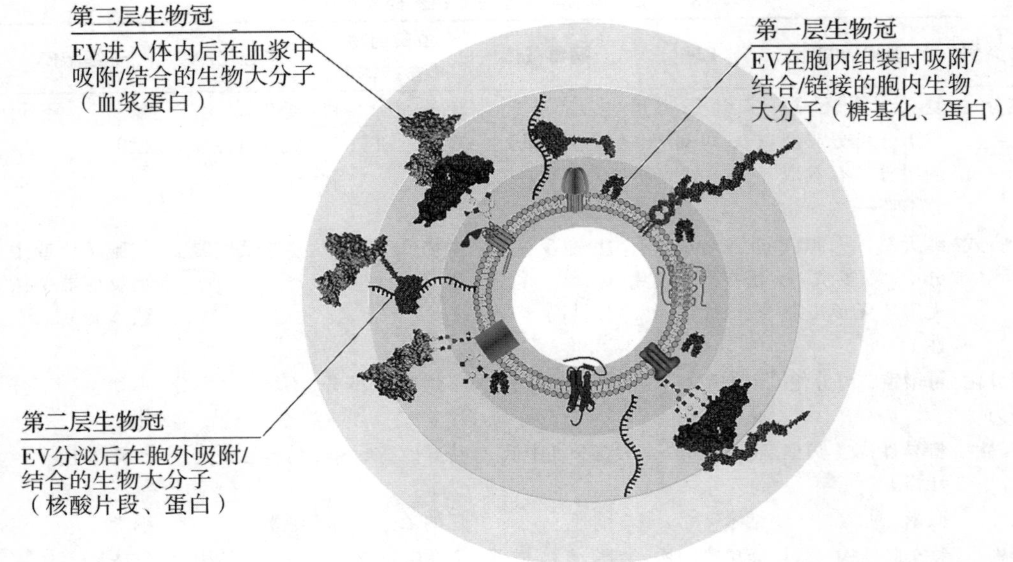

图 18-10　EV 表面生物冠分层及其构成

在非临床评价中，参照 LNP 等药物对 EV 的多种分子冠进行表征是有必要性的。对于 EV 组装与分泌后产生的生物冠分子，只要批次间稳定性足够好，可将这类分子视为 EV 表面蛋白组、糖组的一部分。对于在血浆中吸附的蛋白冠分子构成，可通过血浆暴露前后的 EV 表面蛋白质组差异来确定，其种类与分子构成可为 EV 的体内药代动力学行为提供机制解释。

（二）吸收

迄今为止，大部分 EV 药物的给药方式均为静脉给药。科研论文中有相对多元化的给药方式报道：瘤内注射、雾化吸入与口服给药。前两者均为局部给药，仅口服给药需要关注吸收问题。实际上，大部分临床阶段的口服 EV 药物其靶器官仍以消化道为主，因此也不需关注吸收。

（三）分布

1. *“谁”的分布*　尽管围绕 EV 药物的研究通常被划归“药物递送”的范畴，EV 药物的出现已将活性成分与递送载体间的界限模糊化了。对于某些种类的 EV 药物（如干细胞 EV、装载膜蛋白的转基因 EV 等），EV 本身既是载体，亦是活性成分。但对于某些种类的EV，诸如递送miRNA/siRNA/ASO（后装载）的EV药物，活性成分仍然可被清晰定义与区分。因此，对于EV药物的体内分布（distribution）研究，首先需要明确的是要研究/评价“谁”的分布。体内分布研究的“初心”是为药效（靶组织）与安全性风险（非靶组织）提供空间、时间与机制的信息证据。故而针对EV药物中具有明确生物活性的组分开展体内分布研究是有意义的，其中包括那些可明确定义/区分的活性成分，以及与治疗无关但极可能产生生物学效应的成分。根据已有的立场文件，学术界普遍认为，对于大多数提取自人源细胞的EV，没有证据表明其中的非活性成分组分（如膜磷脂、ncDNA、结构性蛋白等）在体内会产生明显的生物学效应（尤其是在短期给药时），故而对于EV中大多数组分暂无必要进行体内分布研究。一言以蔽之，当EV药物中的活性成分与载体无法明确区分定义的，应研究该EV药物整体的体内分布；当EV药物中的活性成分与载体可明确区分时，除非有证据标明载体可产生显著生物学效应，否则只需研究活性成分在EV载体影响下的体内分布即可。

2. EV体内分布的特点　EV表面的膜蛋白与生物冠，使其与细胞外基质和细胞表面受体发生广泛的非特异性与特异性相互作用。EV以静脉给药方式进入血液后，其向各组织器官的富集是一个单向过程，即其穿透血管内皮细胞后，被细胞外基质或膜表面受体捕获，最终与细胞融合或经胞吞作用而被受体细胞内化。因此，一个被广泛认同的观点是EV在体内会优先富集于血管充沛、单核吞噬细胞系统丰富的器官，如肝、肺和脾。同时，啮齿类与灵长类动物的EV分布数据均显示，EV在肝、肺和脾中达峰时间不同，肝脏最早，肺和脾相对较晚（图18-11）。

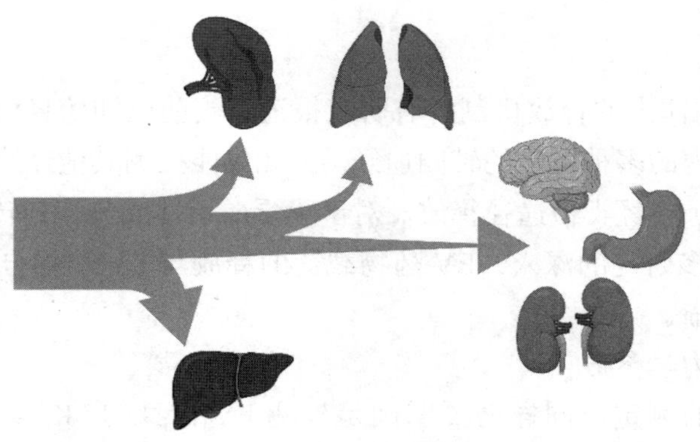

图18-11　EV进入血液循环后被各器官捕获

当前EV药物研发的热点之一即为EV的肝外靶向，如脑靶向，肿瘤靶向等。其实现方法包括利用特定细胞的归巢特性提升在靶组织的富集，或在膜表面装载具有靶向性的膜蛋白或锚定于膜上的抗体scFv/Fab，以增强EV与靶细胞之间的亲和力。对于后一种方法，应关注转基因靶向蛋白对EV体内分布的影响。在开展此类靶向EV研究时，需要特别注意EV在体内和体外行为差异。在体外细胞研究中，通常使用无血清培养基或无EV血清的培养基，因此培养环境中的EV主要是待测EV。而在体内循环中，内源性 EV 颗粒和脂蛋白颗粒丰度远高于 EV 药物本身。体内与体外研究中干扰颗粒的多寡差异，导致在体外研究中的 EV 非特异性吸附程度远高于在体内的水平（体内的非特异性吸附会被内源 EV 竞争性压制）。因此，在体外研究中，应考虑添加空白 EV 以封闭非特异性吸附位点。

尽管 EV 由血液循环向组织器官的富集是一个单向过程，但对于其装载的活性成分（载荷）却不尽然。对于装载了小核酸、多肽或小分子药物的 EV，有必要关注载荷的分布、清除以及活性成分释放三者之间的关系。由于 EV 自身的结构稳定性，目前尚无证据表明 EV 可自发释放其内部包载的多肽或小分子药。因此，EV 的胞吞或膜融合过程可能是载荷释放的前提。而释放后的多肽或小分子药有可能离开细胞扩散到血液进行二次分布，即 EV 被清除以后可能才是载荷释放进入血液循环的开始。由于此方面研究非常有限，以上仅为笔者根据已知信息提出的推论，尚无直接研究证据支持。

（四）代谢

由于绝大多数 EV 药物为 100% 细胞来源（除载荷外），学术界普遍认为无需研究 EV 自身成分的代谢情况，仅需明确非生物分子载荷（如合成多肽，小分子药，ASO 等）的代谢情况即可。然而，由于 EV 的包载，小分子载荷的代谢清除器官可能发生变化，所以不宜直接使用小分子药物自身代谢研究资料用于代替 EV 装载后的代谢谱研究。

（五）排泄

EV 的完整尺寸通常在 80 ~ 150 nm，这导致其无法通过尿液排泄。鉴于目前相关数据的缺乏，无法排除 EV 可能通过肠液或胆汁分泌的可能性。尽管如此，排泄并不是 EV 的主要清除途径。

（六）释放

EV 药物载荷在体内的释放机制鲜有研究报道，当前已知信息仅限于 EV 内携带的小核酸分子在细胞内的多种可能的转归途经。因此仅能推测其他经胞内释放的载荷（小分子药，多肽药等）亦经类似途径释放。对于膜蛋白活性成分，其转归可能与 EV 膜的走向一致。随着更多研究的深入，EV 药物载荷的释放与 EV 药物自身清除之间的辩证统一关系会逐渐清晰。

（七）药代动力学参数

对于 PK 参数的测定，同样需要明确是检测 EV 自身的 PK 参数还是活性成分的 PK 参数。对于活性成分与载体无法明确区分的 EV 药物，这一整体的 PK 参数的检测是必要的。对于有明确活性成分的 EV 药物，活性成分的 PK 参数必须测定，但是否需要单独测定 EV 的 PK 参数尚无定论。立场文件中并未明确要求，而针对 LNP 等纳米药物的国内外药代动力学指导原则中明确要求分别研究复合体与游离药物的 PK 行为。EV 药物并不符合纳米药物的定义，同时 EV 的体内定量检测手段面临诸多问题（详见本章第三节第三部分）。已有研究表明，EV 药物的效力持续时间与载荷的体内 PK 参数相关性要远高于 EV 本身在体内的 PK 参数。因此，对于有明确活性成分的 EV 药物，EV 载体的体内 PK 参数的实际意义有待商榷。

除了血浆 PK 参数之外，各组织器官内的 EV 药物 PK 参数同样重要。如前所述，EV 可以快速离开血液循环进入各组织器官。在这些器官中，部分 EV 颗粒可能存留于细胞表面与受体作用，部分 EV 会进入细胞内。EV 载荷在各组织器官存留的时间真正决定了药效 / 毒副作用的持续时间。因此，了解 EV 药物在不同组织器官中的 PK 参数对于评估药物治疗效果以及毒副作用具有重要意义。

三、EV 药物生物分析技术的现状与挑战

（一）EV 体内生物分析的挑战

1. *体内 EV 颗粒干扰*　迄今为止，恐怕没有哪种药物类型在体内生物分析中面临着 EV 药物所面临的体内 EV 颗粒干扰。这一挑战，从下列几组数据中可见一斑，据不同研究报道，血浆中的 EV 浓度基本处在 10^{10} 个颗粒 /mL 这一水平。EV 药物借由静脉给药后，即便是在峰浓度（C_{max}）下，EV 药物也只是被淹没在大量与之在形态、尺寸、表面生物标志物高度近似的内源性 EV 种群之中，更遑论达峰时间（T_{max}）之后的其他时间点了。此外，EV 药物进入体内后，便会逐渐被清除，丰度迅速衰减，而血浆中的内源性 EV 则以约 10^{12} 个颗粒 /min 的速度不断被分泌至血浆中。因此，将 EV 药物的体内生物分析形容为大海捞针毫不为过。

2. *EV 标记方法的挑战*　正因为内源 EV 的严重干扰问题，在非临床阶段的 EV 药物，药代动力学评价高度依赖标记技术，即在给药前将 EV 进行特异性标记，在给药后通过检测标记分子的信号对 EV 药物的体内浓度进行定量。随之而来的问题就是：检测到的信号究竟是标记分子还是 EV 本身呢？标记分子在体内从 EV 上脱落的问题，在近几年已经得到了广泛的重视，特别是一类亲脂性标记分子，已有多项研究证实其体内脱落风险，这将会对 EV 药物体内药代动力学参数测定造成误导。因此，为了避免上述问题，对于 EV 药物的标记分子选择，应至少遵循 3 个原则：①高灵敏度；②高特异性；③不易脱落。由于体内的内源性 EV 干扰以及 EV 药物在体内的快速清除特性，高灵敏度保证了研究者可以在足够长的时间尺度上追踪 EV 药物在体内的行为。目前最灵敏的方法（如 Nanoluc 标记或放射性核素标记）都可以达到 10^5 个颗粒 /mL 的定量下限。特异性通常借由对 EV 膜的标记实现。但读者需要留意的是，有时对载荷 / 活性成分标记比对 EV 膜的标记更具实际意义。

（二）当前 EV 药物生物分析技术简介（图 18-12）

1. *概述*　EV 药物生物分析面临着灵敏度与特异性的挑战。EV 药物在体内清除速度非常快，因此需要具备足够高的灵敏度和低的定量下限，才能够提供足够长时间的体内药代动力学数据。例如，在小鼠尾静脉注射 10^{10} 个颗粒 /mL EV 后，C_{max} 大约在 10^9 个颗粒 /mL 这一药量级，其后随着快速的清除，血药浓度在给药后 2 h 左右就会降至 10^6 个颗粒 /mL 以下，降低了 3 个数量级。因此，要对普通 EV 药物的体内药代动力学行为进行数小时的检测，需要 LLOQ 达到 10^5 个颗粒 /ml 甚至更低才可以实现。如前所述，如何在内源性 EV 的汪洋大海中灵敏地、特异地识别药物 EV 颗粒，也对 EV 药

物生物分析方法提出了很高要求。

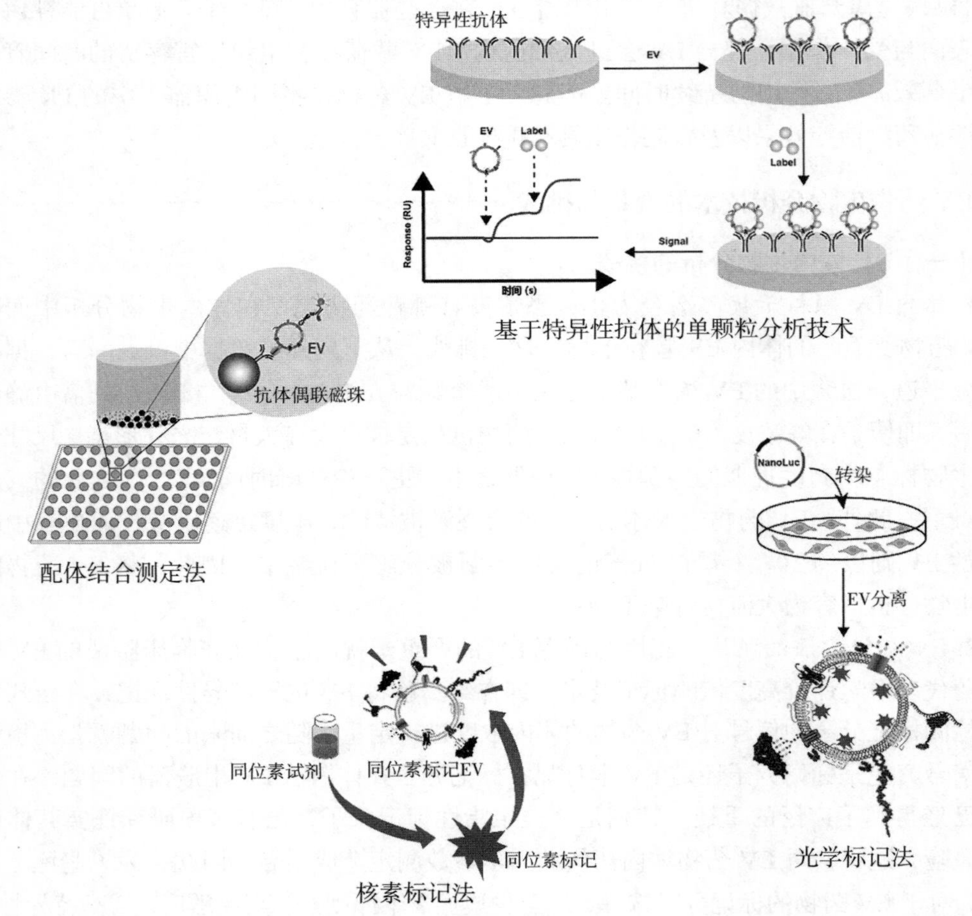

图 18-12　EV 药物体内生物分析技术分类

2. *配体结合测定法*　配体结合测定法（ligand-based assays，LBA）是生物技术药物体内生物分析的主流手段。它通过配体 – 受体或抗原 – 抗体特异性相互作用来检测生物分子的存在和定量，包括从最广泛应用的 ELISA 到高灵敏度的超敏电化学发光技术（meso scale discovery，MSD）和单分子测定（single-molecule array，Simoa）技术等，与其他分子间相互作用检测技术一样，LBA 方法在 EV 领域的应用受制于纳米尺度效应的影响。EV 在 ELISA 酶标板上的吸附来自非特异性吸附与抗体特异性捕获两方面。因此，ELISA 方法检测 EV 时，化学发光信号的强度与 EV 表面抗原的丰度有关，但与 EV 颗粒数却无定量关系。这种情况下，诸多因素的叠加，导致 ELISA 方法检测 EV 的可靠性较低，灵敏度不高。市售的可用于 EV 检测的 ELISA 试剂盒可检测的 EV 抗原种类很少，通常局限于四联体蛋白（tetraspanin）家族，如 CD63、CD81 等。这类抗原在内源性 EV 中亦广泛存在，难以用于特异性检测药物 EV 颗粒。MSD 方法因其高灵敏度与多色、多靶标检测能力而备受青睐。但该方法同样面临 ELISA 方法所面临的一些局限性，可选抗原种类少、灵敏度差（定量下限在 10^8 个颗粒 /mL）以及检测成本较高，这些因素导致目前该方法难以用于 EV 药物生物分析。Simoa 方法实则是一种新型的 LBA 技术，具有极高的灵敏度和特异性。据报道，Simoa 方法可以达到亚纳克水平的灵敏度（定量下限为 10^5 个颗粒 /mL），是目前能够满足 EV 药物生物分析灵敏度需求的唯一 LBA 类方法。然而，Simoa 方法的局限性在于，它需要高度特异性的抗体来实现单分子检测，而目前针对 EV 的特异性抗体还比较有限。

3. *核素标记法*　EV 药物的放射性核素标记方法与荧光标记方法的物理化学机制类似，都是通过疏水 / 亲脂性化学骨架将生色基团（荧光法）或放射性核素（放射性标记法）插入膜上或运载至膜内。放射性核素在药物药代动力学研究中早有广泛应用，得益于超高的检测灵敏度以及离体与活体检测兼顾的特性。在 EV 药物中，放射性标记法的优势亦无例外。论文报道中常见的有 ^{111}In 与 ^{99}mTc，前者以膜标记为主，后者则可扩散至膜内并驻留。此外，还有报道称 ^{64}Cu、^{68}Ca 和 ^{89}Zr 在 EV 体内 PET 成像方面也有应用。在生物药标记中最常用的碘核素标记方法，在 EV 药物中亦可应用。但需要注意标记反应对膜表面蛋白活性的影响，并且对于膜标记类的核素标记，标签分子脱落的问题亦同样值得警惕。

对于原代细胞 / 干细胞 EV，无法通过融合蛋白等基因工程手段进行标记，那么放射性核素标记是一个不错的选择。但同时，监管部门对于此类安全性极好的细胞衍生物是否强制要求定量的分布与 PK 研究呢？基于国外既往经验，这个答案可能是否定的。对于工程化 EV 药物经过前装载方法表达了生物分子的情况，生物发光标记法是性价比更高的选择。对于后装载方法制得的装载了特定活性成分的 EV 药物，对该活性成分进行标记、追踪和定量即可。

总之，从药物分析角度看，放射性核素标记的方法，除了在体成像这一优势以外，与其他方法比较并无明显优势。

4. *单颗粒分析技术*　得益于 EV 在分子诊断领域巨大的应用潜力，近 10 年来不断有新的高灵敏度 EV 检测分析技术推出，样品用量从毫升降到了微升，定量下限逐渐逼近个位颗粒数。此类方法的原理主要依靠 EV 特异性抗体、小核酸探针等方法对 EV 进行捕获，并借助微流控技术实现对 EV 颗粒的微小样本量的高灵敏度检测。例如，使用 SPR 技术开发的 EV 专属检测技术、nanoplasmonic exosome（nPLEX）及其升级版 amplified plasmonic exosome platform（APEX）等，定量下限分别可达到 3000、200 个颗粒 /mL。此领域的新技术种类繁多，层出不穷，读者可通过阅读近期的综述论文进行详细了解。在这里需要特别指出的是，单颗粒分析技术的主要开发方向是临床分子诊断，截至目前并未有针对 EV 药物体内代谢开发的高灵敏度单颗粒检测仪器。由于分子诊断（特别是床旁检测）对检测速度和成本的特殊要求，很多单颗粒分析技术并不适用于 EV 药物药代动力学分析。这之中可能有潜力在 EV 药物分析中得到应用的来自微滴类技术，包括 ddPCR 和微滴外泌体 ELISA（ddExoELISA）技术。前者已被广泛应用于细胞治疗领域，用于细胞药物体内检测分析，并已有针对EV内miRNA检测的方法论文发表，其定量下限低于1拷贝/μl。而dd ExoELISA技术目前已有商品化仪器设备问世，适用于表面携带特异性蛋白分子的EV药物的检测。利用该蛋白分子的特异性单克隆抗体可在dd ExoELISA设备上进行高灵敏度检测，定量下限可达10个颗粒/μl。

5. 光学标记法　基于光学标签的标记方法包含荧光标签法与生物发光标签法。前者由于标签脱落造成的假阳性问题以及检测灵敏度不足的问题已逐渐退出主流药代动力学研究舞台，基于荧光素酶的各种生物发光方法在近几年得到飞速发展。

生物发光标记法通过基因工程手段构建一个由EV蛋白与荧光素酶组成的融合蛋白，使EV携带装载荧光素酶（图18-13）。约翰·霍普金斯大学的Witwer团队与中国台湾大学的Kuo团队在这一领域的工作尤为突出。Witwer课题组通过构建CD63-荧光素酶的方法，对全部主流荧光素酶的EV装载与标记性能进行了系统性比较，并挑选出Nanoluc与Thermoluc分别用于EV离体与活体的生物发光检测。Nanoluc是目前已知最小的荧光素酶（19 kDa），对热、变性剂等严苛环境耐受良好，同时也是已知生物发光强度最高的荧光素酶。各项已发表的Nanoluc-EV研究表明，经Nanoluc标记的EV，其定量下限可低至10^5个颗粒/mL。因此Nanoluc方法目前已成为EV体内药代动力学定量检测分析的最主要手段。Thermoluc发光强度虽然远低于Nanoluc，但其发光的组织穿透性显著优于Nanoluc，故而成为活体EV成像的首选。Kuo团队开发的palmGRET标记由Nanoluc和一个棕榈酰化的EGFP融合而成，其优势是在保证生物发光检测的灵敏度的同时，增加了EGFP荧光信号，近期亦在各项EV体内药代动力学研究中得到了应用。

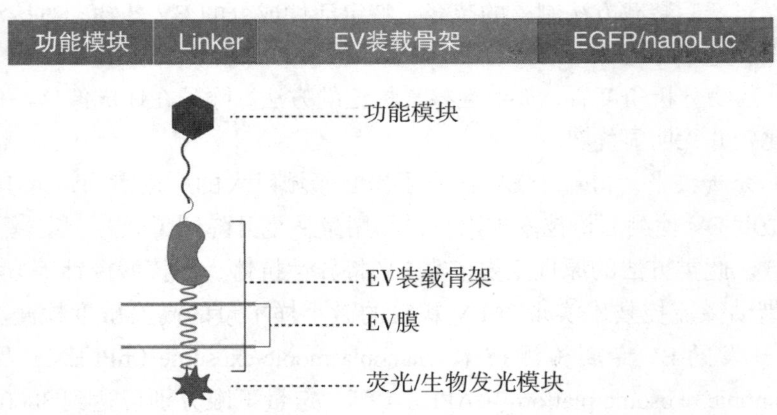

图18-13　通过光学蛋白标签方法进行EV标记

生物发光标记法依赖于EV装载融合蛋白的构建，在应用该方法时需要特别关注的有两点：①由于Nanoluc自身的水溶性与稳定性极佳，以游离状态存在的Nanoluc融合蛋白（未能装载于EV上）是EV药物样品的重要杂质，会干扰检测结果，在制备EV药物样品时，应尽可能彻底地去除游离的Nanoluc融合蛋白。验证的方法已经标准化，即通过破膜剂 Triton X-100 与蛋白酶 K 组合的方法评估游离 Nanoluc 的比例。另外，也可以通过标记 EV 样品的体内分布检测结果，判断游离 Nanoluc 融合蛋白的污染情况：完整 EV 无法经肾排出，而游离的 Nanoluc 可经肾小球滤出，若在尿液中检测到较多的 Nanoluc 酶发光信号，则提示所用 EV 药物样品中有较多游离蛋白污染。②需要关注与 Nanoluc 形成融合蛋白的分子选择问题。文献中报道的诸如 CD63 一类的 EV 特异性蛋白，是一种可行的方案。但对于装载了转基因蛋白分子的 EV，特别是当该装载蛋白是重要活性成分时，应考虑在不影响活性成分功能的前提下，将该装载蛋白与 Nanoluc 形成融合蛋白。这样，与活性成分共价连接的 Nanoluc 可以更精准地反映活性成分在体内的药代动力学行为。

第四节　细胞外囊泡药物的非临床安全性评价

一、概述

非临床安全性评价的主要目标是：①确定新药首次人体使用（first-in-human，FIH）剂量爬坡实验的安全起始剂量；②确定受试药物潜在毒性的主要受累器官及毒性的可逆性；③为受试药物临床试验中的风险控制、毒性监测提供尽量充分的证据支持。这一系列目标同样适用于 EV 药物的非临床安全性评价。

二、EV 药物安全吗?

EV 作为一类前沿创新生物技术药物，其临床使用经验对全球各国的监管机构与临床试验研究来说都非常有限，导致临床安全性数据相对缺乏。然而，有一点是明确的，即人类对于 EV 的暴露史实际上远超过任何其他生物技术药物。

同种异体 EV 暴露：人血液中的 EV 浓度通常在 10^{10} 个颗粒 /mL 水平。因此，在施行输血操作时，受体将持续暴露于供体的同种异源 EV 中，其中包括来自红细胞、血小板、淋巴细胞、单核细胞等的 EV。如果输血量达到 1000 mL，那么异体 EV 暴露剂量将超过 10^{13} 个颗粒，接近目前公认的 10^{13} 个颗粒 / 人的临床使用剂量。

异种异体 EV 暴露：在同种异体 EV 暴露的基础上，人体还通过生食蔬菜、水果及饮用乳制品持续暴露于异种来源的 EV。

由此可见，人体对外源 EV 的耐受性是较强的，并且数百年甚至数千年的暴露史必然带来了充分的适应性。因此，在有充足的临床试验数据提供直接安全性证据之前，在一定剂量与时长的范围内，口服给药的异种 EV 与系统给药的同种 EV 可被认为是安全的。

三、EV 药物安全性评价的原则

尽管对 EV 药物的安全性充满信心，但仍需要依照国际和国内各项法规与技术指导原则开展 EV 药物的非临床安全性评价工作。药物非临床安全性评价的一般原则同样适用于 EV 药物，但也需要针对 EV 药物的特点制订研究策略。

本着对临床试验受试者与患者负责的原则，EV 药物的非临床安全性评价首先应遵循充分性原则，即在药物非临床研究阶段的一般原则框架下，除由于 EV 药物自身特点而无法开展的评价项目外，在项目 / 模块选择上务求全面，并在剂量探索上充分暴露可能的潜在毒性。

另外，基于 EV 药物本身的复杂性、创新性与已知数据的有限性，制订安全性评价方案时应遵循“具体问题具体分析”的原则，并采取“基于风险的分析”策略。纳米药物、细胞治疗药物、基因治疗药物的非临床安全性评价指导原则中均有不少值得借鉴的内容，但也有不少完全不适用于 EV 药物的评价项目，教条式地照搬其他药物的评价体系是不可取的。

总之，在评估 EV 药物的安全性时，应该综合运用国际和国内的指导原则，同时考虑 EV 药物的特点，确保评价方案的科学性和可行性。此外，随着 EV 药物研究的不断发展，还需要持续关注和更新评价原则，以确保 EV 药物的安全性得到充分评估和监测。

四、重点评价模块简析

（一）制剂分析

鉴于目前 EV 药物（特别是注射液剂型）的制剂技术尚不成熟，EV 颗粒本身在溶液中的聚集、包材吸附等问题又十分严重，安全性评价前的制剂分析具有举足轻重的作用。仅仅通过颗粒数和粒径分布评价 EV 颗粒的稳定性是片面的。在评价过程中，必须将活性成分质量或物质的量与颗粒数的比值作为重要分析指标，与颗粒分析相结合进行综合评估。聚集、沉淀以及包材吸附可能导致 EV 药物有效浓度下降，从而对安全性评价的科学性、充分性产生影响。聚集的 EV 颗粒会有与单分散颗粒不同的组织分布情况，从而影响对毒性靶器官的评价。通常来讲，EV 药物制剂最好现用现配，配制好的制剂一次性用完，避免重复冻融。

（二）剂量探索

在进行剂量探索研究时，首先需要明确剂量的单位。对于 EV 药物，目前尚未在学术界形成标准化的剂量单位。同时，从公开资料中可以看到，EV 药物的质量标准通常仅规定单位颗粒数对应的蛋白含量上限，而没有限定颗粒数与蛋白含量之间的比值范围（目前 EV 规模化制备技术可能无法将该比值限定在一个足够窄的范围内）。如此带来的问题就是，不同批次受试药，相同颗粒数对应的蛋白含量可能存在显著差异。鉴于 EV 蛋白组中大部分成分的安全风险较低（人源 EV），对于可以明确活性成分的 EV 药物，剂量的单位最好以活性成分的质量为准。对于活性成分复杂、多元的药物，应采用稳定性足够好的体外定量药效试验来标定药物活性单位。在 EV 药学技术与质量体系完善之前，上述策略可提高对 EV 药物安全性评价的科学性、严谨性和充分性。

EV 药学技术的不成熟还带来了产能不足问题，特别是在研究开发早期，这个问题尤为严重。当适应证选择与治疗机制决定必须使用大动物时，重复给药试验或急性毒性试验对需要系统给药的 EV 药物生产提出了严峻挑战。因此，在探索无明显不良反应剂量方面，产能压力相对不大，但对于探索最大耐受剂量可能并不容易实现。当然，需要将 EV 与活性成分的毒性区分对待。由于 EV 本身具有较好的安全性，产能的限制对 EV 的最大耐受剂量探索带来了难度。但 EV 同时会对其装载的活性成分的安全性特点产生影响。例如，EV 可能增强（放大）膜蛋白的细胞信号强度，从而可能导致有效成分在较低剂量下就产生毒性。相反，EV 带来的靶向性或给药途径改变可能对活性药物的吸收、分布、代谢和排泄特性产生本质影响，从而提高了最大耐受剂量，扩大了治疗窗口。

另一个尚不明确的问题是不同种属间的剂量换算关系。由于绝大多数 EV 研究数据来自啮齿类动物，人、鼠、猴、狗之间的剂量换算关系到目前为止仍是一个空白。

总之，从必要性与合理性角度来看，剂量探索的重点在于活性成分而非 EV 本身。

（三）免疫相关安全性评价

EV 的生物学作用往往与免疫细胞息息相关，EV 在血液循环和组织器官中均会被免疫细胞大量摄取。因此，理论上 EV 可能对免疫系统产生一定影响。然而，无论是大量的动物试验还是输血治疗的临床实践，都从未显示出异源 EV 具有任何免疫相关安全性风险。需要注意的是，对人源（HEK293 细胞）EV 的重复给药的确在狒狒体内诱发了抗体介导的清除效应，这表明 EV 并非完全惰性的囊泡载体。然而，尚未有明确的结论表明该效应在 HEK293 EV 的人体使用中是否仍存在。综上所述，目前已知信息显示 EV 药物的免疫相关安全性风险较低，但在非临床安全性评价中仍需重点关注重组装载的活性成分（如有）可能带来的免疫相关安全性风险。

（四）遗传毒性

遗传毒性是基因治疗药物中的一个重要关注点，对于归类为基因治疗药物的 EV 而言也需要特别注意。然而，对于其他类型的 EV 药物来说，EV 自身的遗传毒性风险相对较低。尽管如此，目前已有数篇文献报道存在一类 EV 亚群具备入核能力。由于对入核 EV 亚群知之甚少，不能完全排除 EV 药物入核的可能性。因此，在当前阶段，建议对各种 EV 药物均开展遗传毒性评价。鉴于 EV 的特殊结构，常用的基于细菌的回复突变试验（Ames 试验）不再适用于检测 EV 的遗传毒性，而应改用基于哺乳动物细胞的试验方法进行评估。

（五）生殖毒性与致癌性

鉴于 EV 药物领域的发展成熟度，大部分 EV 药物暂不会被应用于需要长期系统性给药的适应证（个别以干细胞 EV 治疗生殖系统疾病的除外）。以 HEK293 细胞 EV 为例，该细胞为永生化细胞，其分泌的 EV 理论上可能装载了具有转化潜力的非编码 RNA。因此，对于 HEK293 EV 的长期重复给药带来的致癌性风险，目前尚不清楚，但中短期给药经动物试验表明其致癌性风险较低。总之，EV 药物的生殖毒性与致癌性非临床评价就 EV 本身而言，暂无必要性。可依照相关指导原则［如 ICH M3（R2）］在临床试验后期开展。

（六）毒代动力学

由于目前 EV 药物的生物分析技术尚不成熟，检测灵敏度有限，常规药代动力学与组织分布研究无法全面反映 EV 药物在治疗剂量下的毒代动力学行为。因此，在非临床安全性评价时，可能需要关注 EV 在超治疗剂量下的组织分布情况。例如，在治疗剂量下，EV 在脑组织中的分布极低（低于检测下限），但在超治疗剂量下可能会有显著的脑组织分布。但此类评价工作应在基于风险的分析框架下确定是否开展，如果 EV 药物本身不存在相关风险，那么只需要收集 EV 药物在重复给药毒性研究中的伴随血药浓度数据即可。

五、EV 相关安全性风险要点

（一）与 EV 来源相关的安全性风险

根据间充质干细胞和自体原代细胞表达提取的 EV 在临床试验中的广泛应用记录，这些 EV 展现了良好的安全性。对于此类 EV 的安全性信息主要来自这些细胞在直接移植后的安全性研究。人源细胞系如 HEK293 分泌产生的 EV 尚缺少人类系统暴露的安全数据记录，但已有较多动物安全性评价数据支持 HEK293 EV 在短期给药条件下良好的安全性。

肿瘤细胞来源 EV 常被开发用于递送肿瘤新抗原或化疗药。肿瘤来源 EV 携带的组织因子是肿瘤相关血栓的重要促进因素。因此，在开发肿瘤来源的 EV 时需要关注其表面组织因子的表达量。另外，免疫细胞来源的 EV，如树突状细胞 EV，其临床应用最早可追溯至 2005 年。这一临床试验也报道了树突状细胞 EV 引起类变态反应的安全性问题。

在非人源细胞来源的 EV 中，食源 EV（如牛奶、蔬果）主要通过口服途径使用，其安全性风险不大。值得重点关注的是细菌来源囊泡的免疫毒性风险：细菌来源的囊泡（如细菌外膜囊泡）携带大量热原，如脂多糖等，可能引起严重的系统性炎症反应。但并非所有的细菌来源囊泡都会引发炎症反应，如瑞典哥德堡大学团队就开发了减毒增效的合成细菌囊泡（SyBV），去除了热原但同时保留了免疫激活效果，减少了免疫毒性的风险。

（二）与 CMC 相关的 EV 药物安全性风险

由于 EV 药学工艺仍处在百花齐放的早期探索阶段，EV 药物生产工艺的不成熟也会带来一定的安全性风险。EV 本身携带大量蛋白与核酸分子，以常规生物药的宿主蛋白、宿主核酸质量标准来评价 EV 显然是不合理的。但 EV 产品中可能含有脂蛋白、游离蛋白聚集体等非囊泡宿主蛋白，这类蛋白若去除不充分，可能会引发免疫和生化毒性反应。此外，宿主 miRNA 等非编码 RNA 虽然是 EV 的自然组分，但 EV 中微量残留的宿主 DNA 片段可能存在遗传毒性风险。另一个潜在风险成分为病毒颗粒。目前主流的除病毒工艺，例如在 2022 年发布的 ICH Q5A（R2）中推荐的除病毒方法，大多不适用于 EV（如低 pH 处理、过滤超滤等），因此病毒在当前的 EV 纯化工艺流程中难以被去除或灭活。

CMC 相关的安全性风险的排除，主要依靠质量源于设计（QbD）策略来优化生产工艺，并有针对性地评估上述风险因素的大小以及制定相应的控制策略。对于今后一个时期的 EV 药物开发，CMC 相关风险需要毒理学和药学等领域的协同努力进行排除。

第五节　结语

EV 相关的基础与转化研究在近 5 年呈现了井喷式的增长态势。作为基础研究的热点，这正说明 EV 这一领域的知识边界仍在快速地拓展，知识边界以外还存在大量有待探索的区域。这一现状体现在 EV 药物的转化研究上，即为针对 EV 药物的药理学、毒理学行为相对匮乏的理论基础。这并未阻止学术界与产业界围绕 EV 药物进行转化研究与开发，其中缘由则是 EV 作为大自然馈赠的天然药物输运载体具备多方面独特的药理学性质。在各国监管机构逐渐开放思想、拥抱鼓励创新药物范式的大背景下，通过借鉴细胞药物、基因治疗药物、纳米药物等创新药物范式的研发与评价体系，EV 药物这一领域正摸索着砥砺前行。由于 EV 药物截至目前的临床应用很少，本文可与读者分享的实际药物研发案例也很有限，大多通过引用学术论文，结合笔者在 EV 药物开发中形成的经验以及与同行、监管部门交流得到的心得，呈现给读者。笔者坚信，随着基础科研不断积累，EV 药物的转化研究速度、EV 药物的成熟度会逐步提升。新的研究发现、临床试验数据也会使 EV 药物非临床研究与审评具有更清晰的框架。笔者希望本文可以起到抛砖引玉、激发思考的作用，并为共同推动 EV 药物领域发展作出贡献。

参考文献

[1] WOLF P. The nature and significance of platelet products in human plasma[J]. Br J Haematol, 1967, 13(3): 269-288.

[2] CRAWFORD N. The presence of contractile proteins in platelet microparticles isolated from human and animal platelet-free plasma[J]. Br J Haematol, 1971, 21(1): 53-69.

[3] PAN B T, JOHNSTONE R M. Fate of the transferrin receptor during maturation of sheep reticulocytes in vitro: selective externalization of the receptor[J]. Cell,1983, 33(3): 967-978.

[4] HARDING C, STAHL P. Transferrin recycling in reticulocytes: pH and iron are important determinants of ligand binding and processing[J]. Biochem Biophys Res Commun, 1983, 113(2): 650-658.

[5] VALADI H, EKSTROM K, BOSSIOS A, et al. Exosome-mediated transfer of mRNAs and microRNAs is a novel mechanism of genetic exchange between cells[J]. Nat Cell Biol, 2007, 9(6): 654-659.

[6] ZIJLSTRA A, DI VIZIO D. Size matters in nanoscale communication[J]. Nat Cell Biol, 2018, 20(3): 228-230.

[7] WENDLER F, FAVICCHIO R, SIMON T, et al. Extracellular vesicles swarm the cancer

microenvironment: from tumor-stroma communication to drug intervention[J]. Oncogene, 2017, 36(7): 877-884.

[8] HAN L, XU J, XU Q, et al. Extracellular vesicles in the tumor microenvironment: Therapeutic resistance, clinical biomarkers, and targeting strategies[J]. Med Res Rev, 2017, 37(6): 1318-1349.

[9] LI Y J, WU J Y, LIU J, et al. Artificial exosomes for translational nanomedicine[J]. J Nanobiotechnology, 2021, 19(1): 242.

[10] GANGADARAN P, AHN B C. Extracellular Vesicle-and Extracellular Vesicle Mimetics-Based Drug Delivery Systems: New Perspectives, Challenges, and Clinical Developments[J]. Pharmaceutics, 2020, 12(5).

[11] GHANAM J, CHETTY V K, BARTHEL L, et al. DNA in extracellular vesicles: from evolution to its current application in health and disease[J]. Cell Biosci, 2022, 12(1): 37.

[12] THAKUR B K, ZHANG H, BECKER A, et al. Double-stranded DNA in exosomes: a novel biomarker in cancer detection[J]. Cell Res, 2014, 24(6): 766-769.

[13] HOSHINO A, KIM H S, BOJMAR L, et al. Extracellular Vesicle and Particle Biomarkers Define Multiple Human Cancers[J]. Cell, 2020, 182(4): 1044-1061 e18.

[14] GARCIA-MARTIN R, WANG G, BRANDAO B B, et al. MicroRNA sequence codes for small extracellular vesicle release and cellular retention[J]. Nature, 2022, 601(7893): 446-451.

[15] GROOT M, LEE H. Sorting Mechanisms for MicroRNAs into Extracellular Vesicles and Their Associated Diseases[J]. Cells, 2020, 9(4).

[16] COUCH Y, BUZAS E I, DI VIZIO D, et al. A brief history of nearly EV-erything-The rise and rise of extracellular vesicles[J]. J Extracell Vesicles, 2021, 10(14): e12144.

[17] TKACH M, THERY C. Communication by Extracellular Vesicles: Where We Are and Where We Need to Go[J]. Cell, 2016, 164(6): 1226-1232.

[18] TIAN T, ZHU Y L, HU F H, et al. Dynamics of exosome internalization and trafficking[J]. J Cell Physiol, 2013, 228(7): 1487-1495.

[19] RATAJCZAK M Z, RATAJCZAK J. Extracellular microvesicles/exosomes: discovery, disbelief, acceptance, and the future?[J]. Leukemia, 2020, 34(12): 3126-3135.

[20] KALLURI R, LEBLEU V S. The biology, function, and biomedical applications of exosomes[J]. Science, 2020, 367(6478).

[21] AMARASINGHE I, PHILLIPS W, HILL A F, et al. Cellular communication through extracellular vesicles and lipid droplets[J]. Journal of Extracellular Biology, 2023, 2(3): e77.

[22] ROBBINS P D, MORELLI A E. Regulation of immune responses by extracellular vesicles[J]. Nat Rev Immunol, 2014, 14(3): 195-208.

[23] FERGUSON S, KIM S, LEE C, et al. The Phenotypic Effects of Exosomes Secreted from Distinct Cellular Sources: a Comparative Study Based on miRNA Composition[J]. AAPS J, 2018, 20(4): 67.

[24] DENG H, SUN C, SUN Y, et al. Lipid, Protein, and MicroRNA Composition Within Mesenchymal Stem Cell-Derived Exosomes[J]. Cell Reprogram, 2018, 20(3): 178-186.

[25] QIU G, ZHENG G, GE M, et al. Mesenchymal stem cell-derived extracellular vesicles affect disease outcomes via transfer of microRNAs[J]. Stem Cell Res Ther, 2018, 9(1): 320.

[26] PITT J M, ANDRE F, AMIGORENA S, et al. Dendritic cell-derived exosomes for cancer therapy[J]. J Clin Invest, 2016, 126(4): 1224-1232.

[27] XIA J, MIAO Y, WANG X, et al. Recent progress of dendritic cell-derived exosomes (Dex) as an anti-cancer nanovaccine[J]. Biomed Pharmacother, 2022, 152: 113250.

[28] STEFANIUS K, SERVAGE K, DE SOUZA SANTOS M, et al. Human pancreatic cancer cell exosomes, but not human normal cell exosomes, act as an initiator in cell transformation[J]. Elife 2019, 8.

[29] MELO S A, SUGIMOTO H, O'CONNELL J T, et al. Cancer exosomes perform cell-independent microRNA biogenesis and promote tumorigenesis[J]. Cancer Cell, 2014, 26(5): 707-721.

[30] ABD ELMAGEED Z Y, YANG Y, THOMAS R, et al. Neoplastic reprogramming of patient-derived adipose stem cells by prostate cancer cell-associated exosomes[J]. Stem Cells, 2014, 32(4): 983-997.

[31] LE M T, HAMAR P, GUO C, et al. miR-200-containing extracellular vesicles promote breast cancer cell metastasis[J]. J Clin Invest, 2014, 124(12): 5109-51028.

[32] ZHU X, BADAWI M, POMEROY S, et al. Comprehensive toxicity and immunogenicity studies reveal minimal effects in mice following sustained dosing of extracellular vesicles derived from HEK293T cells[J]. J Extracell Vesicles, 2017, 6(1): 1324730.

[33] VILANOVA-PEREZ T, JONES C, BALINT S, et al. Exosomes derived from HEK293T cells interact in an efficient and noninvasive manner with mammalian sperm in vitro[J]. Nanomedicine (Lond) 2020， 15(20): 1965-1980.

[34] LI J, CHEN X, YI J, et al. Identification and Characterization of 293T Cell-Derived Exosomes by Profiling the Protein, mRNA and MicroRNA Components[J]. PLoS One, 2016, 11(9): e0163043.

[35] JIA Y, ZHU Y, QIU S, et al. Exosomes secreted by endothelial progenitor cells accelerate bone regeneration during distraction osteogenesis by stimulating angiogenesis[J]. Stem Cell Res Ther, 2019, 10(1): 12.

[36] THOME A D, THONHOFF J R, ZHAO W, et al. Extracellular Vesicles Derived From Ex Vivo Expanded Regulatory T Cells Modulate In Vitro and In Vivo Inflammation[J]. Front Immunol, 2022, 13: 875825.

[37] AGARWAL A, FANELLI G, LETIZIA M, et al. Regulatory Tcell-derived exosomes: possible therapeutic and diagnostic tools in transplantation[J]. Front Immunol, 2014, 5: 555.

[38] HERRERA M B, FONSATO V, GATTI S, et al. Human liver stem cell-derived microvesicles accelerate hepatic regeneration in hepatectomized rats[J]. J Cell Mol Med, 2010, 14(6B): 1605-1618.

[39] LI T, YAN Y, WANG B, et al. Exosomes derived from human umbilical cord mesenchymal stem cells alleviate liver fibrosis[J]. Stem Cells Dev, 2013, 22(6): 845-854.

[40] KAPUSTIN A N, SCHOPPET M, SCHURGERS L J, et al. Prothrombin Loading of Vascular Smooth Muscle Cell-Derived Exosomes Regulates Coagulation and Calcification[J]. Arterioscler Thromb Vasc Biol, 2017, 37(3): e22-e32.

[41] YUAN Y, DU W, LIU J, et al. Stem Cell-Derived Exosome in Cardiovascular Diseases: Macro Roles of Micro Particles[J]. Front Pharmacol, 2018, 9: 547.

[42] JANOCKOVA J, SLOVINSKA L, HARVANOVA D, et al. New therapeutic approaches of mesenchymal stem cells-derived exosomes[J]. J Biomed Sci, 2021, 28(1): 39.

[43] LEE B C, KANG I, YU K R. Therapeutic Features and Updated Clinical Trials of Mesenchymal Stem Cell (MSC)-Derived Exosomes[J]. J Clin Med, 2021, 10(4).

[44] LI G, CHEN T, DAHLMAN J, et al. Current challenges and future directions for engineering

extracellular vesicles for heart, lung, blood and sleep diseases[J]. J Extracell Vesicles, 2023, 12(2): e12305.

[45] GUPTA D, ZICKLER A M, EL ANDALOUSSI S. Dosing extracellular vesicles[J]. Adv Drug Deliv Rev, 2021, 178: 113961.

[46] O'BRIEN K, BREYNE K, UGHETTO S, et al. RNA delivery by extracellular vesicles in mammalian cells and its applications[J]. Nat Rev Mol Cell Biol, 2020, 21(10): 585-606.

[47] TENG F, FUSSENEGGER M. Shedding Light on Extracellular Vesicle Biogenesis and Bioengineering[J]. Adv Sci (Weinh), 2020, 8(1): 2003505.

[48] ARMSTRONG J P K, STEVENS M M. Strategic design of extracellular vesicle drug delivery systems[J]. Adv Drug Deliv Rev, 2018, 130: 12-16.

[49] CHENG L, HILL A F. Therapeutically harnessing extracellular vesicles[J]. Nat Rev Drug Discov, 2022, 21(5): 379-399.

[50] JANG S C, ECONOMIDES K D, MONIZ R J, et al. ExoSTING, an extracellular vesicle loaded with STING agonists, promotes tumor immune surveillance[J]. Commun Biol, 2021, 4(1): 497.

[51] CAI Y, ZHANG L, ZHANG Y, et al. Plant-Derived Exosomes as a Drug-Delivery Approach for the Treatment of Inflammatory Bowel Disease and Colitis-Associated Cancer[J]. Pharmaceutics, 2022, 14(4).

[52] NEMATI M, SINGH B, MIR R A, et al. Plant-derived extracellular vesicles: a novel nanomedicine approach with advantages and challenges[J]. Cell Commun Signal, 2022, 20(1): 69.

[53] BANDYOPADHYAY D. Farmer to pharmacist: curcumin as an anti-invasive and antimetastatic agent for the treatment of cancer[J]. Front Chem, 2014, 2: 113.

[54] ZHUANG X, XIANG X, GRIZZLE W, et al. Treatment of brain inflammatory diseases by delivering exosome encapsulated anti-inflammatory drugs from the nasal region to the brain[J]. Mol Ther, 2011, 19(10): 1769-1779.

[55] JOHNSEN K B, GUDBERGSSON J M, SKOV M N, et al. A comprehensive overview of exosomes as drug delivery vehicles-endogenous nanocarriers for targeted cancer therapy[J]. Biochim Biophys Acta, 2014, 1846(1): 75-87.

[56] JEYARAM A, LAMICHHANE T N, WANG S, et al. Enhanced Loading of Functional miRNA Cargo via pH Gradient Modification of Extracellular Vesicles[J]. Mol Ther, 2020, 28(3): 975-985.

[57] ZHANG D, LEE H, ZHU Z, et al. Enrichment of selective miRNAs in exosomes and delivery of exosomal miRNAs in vitro and in vivo[J]. Am J Physiol Lung Cell Mol Physiol, 2017, 312(1): L110-L21.

[58] TSAI S J, ATAI N A, CACCIOTTOLO M, et al. Exosome-mediated mRNA delivery in vivo is safe and can be used to induce SARS-CoV-2 immunity[J]. J Biol Chem, 2021, 297(5): 101266.

[59] MORRIS K V, WITWER K W. The evolving paradigm of extracellular vesicles in intercellular signaling and delivery of therapeutic RNAs[J]. Mol Ther, 2022, 30(7): 2393-2394.

[60] PEGTEL D M, COSMOPOULOS K, THORLEY-LAWSON D A, et al. Functional delivery of viral miRNAs via exosomes[J]. Proc Natl Acad Sci U S A, 2010, 107(14): 6328-6333.

[61] GAO L, WANG L, DAI T, et al. Tumor-derived exosomes antagonize innate antiviral immunity[J]. Nat Immunol, 2018, 19(3): 233-245.

[62] LI J, LIU K, LIU Y, et al. Exosomes mediate the cell-to-cell transmission of IFN-alpha-induced

antiviral activity[J]. Nat Immunol, 2013, 14(8): 793-803.

[63] KHATUA A K, TAYLOR H E, HILDRETH J E, et al. Exosomes packaging APOBEC3G confer human immunodeficiency virus resistance to recipient cells[J]. J Virol, 2009, 83(2): 512-521.

[64] DE CARVALHO J V, DE CASTRO R O, DA SILVA E Z, et al. Nef neutralizes the ability of exosomes from $CD4^+$ T cells to act as decoys during HIV-1 infection[J]. PLoS One, 2014, 9(11): e113691.

[65] KAMERKAR S, LEBLEU V S, SUGIMOTO H, et al. Exosomes facilitate therapeutic targeting of oncogenic KRAS in pancreatic cancer[J]. Nature, 2017, 546(7659): 498-503.

[66] DOOLEY K, MCCONNELL R E, XU K, et al. A versatile platform for generating engineered extracellular vesicles with defined therapeutic properties[J]. Mol Ther, 2021, 29(5): 1729-1743.

[67] NIELAND L, MAHJOUM S, GRANDELL E, et al. Engineered EVs designed to target diseases of the CNS[J]. J Control Release, 2023, 356: 493-506.

[68] LI Z, ZHOU X, GAO X, et al. Fusion protein engineered exosomes for targeted degradation of specific RNAs in lysosomes: a proof-of-concept study[J]. J Extracell Vesicles, 2020, 9(1): 1816710.

[69] WITWER K W. On your MARCKS, get set, deliver: Engineering extracellular vesicles[J]. Mol Ther, 2021, 29(5): 1664-1665.

[70] ZHU Z, ZHAI Y, HAO Y, et al. Specific anti-glioma targeted-delivery strategy of engineered small extracellular vesicles dual-functionalised by Angiopep-2 and TAT peptides[J]. J Extracell Vesicles, 2022, 11(8): e12255.

[71] MORSE M A, GARST J, OSADA T, et al. A phase I study of dexosome immunotherapy in patients with advanced non-small cell lung cancer[J]. J Transl Med, 2005, 3(1): 9.

[72] ESCUDIER B, DORVAL T, CHAPUT N, et al. Vaccination of metastatic melanoma patients with autologous dendritic cell (DC) derived-exosomes: results of thefirst phase I clinical trial[J]. J Transl Med, 2005, 3(1): 10.

[73] KORDELAS L, REBMANN V, LUDWIG A K, et al. MSC-derived exosomes: a novel tool to treat therapy-refractory graft-versus-host disease[J]. Leukemia, 2014, 28(4): 970-973.

[74] ZHAO Y, JIANG Z, ZHAO T, et al. Reversal of type 1 diabetes via islet beta cell regeneration following immune modulation by cord blood-derived multipotent stem cells[J]. BMC Med, 2012, 10: 3.

[75] NASSAR W, EL-ANSARY M, SABRY D, et al. Umbilical cord mesenchymal stem cells derived extracellular vesicles can safely ameliorate the progression of chronic kidney diseases[J]. Biomater Res, 2016, 20: 21.

[76] DEVHARE P B, RAY R B. A novel role of exosomes in the vaccination approach[J]. Ann Transl Med, 2017, 5(1): 23.

[77] PRICE N L, GOYETTE-DESJARDINS G, NOTHAFT H, et al. Glycoengineered Outer Membrane Vesicles: A Novel Platform for Bacterial Vaccines[J]. Sci Rep, 2016, 6: 24931.

[78] KUATE S, CINATL J, DOERR H W, et al. Exosomal vaccines containing the S protein of the SARS coronavirus induce high levels of neutralizing antibodies[J]. Virology, 2007, 362(1): 26-37.

[79] LENER T, GIMONA M, AIGNER L, et al. Applying extracellular vesicles based therapeutics in clinical trials-an ISEV position paper[J]. J Extracell Vesicles, 2015, 4: 30087.

[80] SILVA AKA, MORILLE M, PIFFOUX M, et al. Development of extracellular vesicle-based medicinal products: A position paper of the group “Extracellular Vesicle translatiOn to clinicaL perspectiVEs-EVOLVE France”[J]. Adv Drug Deliv Rev, 2021, 179: 114001.

[81] HA M, PANG M, AGARWAL V, CHEN ZJ. Interspecies regulation of microRNAs and their targets[J]. Biochim Biophys Acta, 2008, 1779(11): 735-742.
[82] PERGE P, NAGY Z, DECMANN A, et al. Potential relevance of microRNAs in inter-species epigenetic communication, and implications for disease pathogenesis[J]. RNA Biol, 2017, 14(4): 391-401.
[83] LEFEBVRE F A, LECUYER E. Small Luggage for a Long Journey: Transfer of Vesicle-Enclosed Small RNA in Interspecies Communication[J]. Front Microbiol, 2017, 8: 377.
[84] SHAPIRA S, BEN SHIMON M, HAY-LEVI M, et al. A novel platform for attenuating immune hyperactivity using EXO-CD24 in COVID-19 and beyond[J]. EMBO Mol Med, 2022, 14(9): e15997.
[85] CHEN GY, TANG J, ZHENG P, LIU Y. CD24 and Siglec-10 selectively repress tissue damage-induced immune responses[J]. Science, 2009, 323(5922): 1722-1725.
[86] BARKAL A A, BREWER R E, MARKOVIC M, et al. CD24 signalling through macrophage Siglec-10 is a target for cancer immunotherapy[J]. Nature, 2019, 572(7769): 392-396.
[87] WANG X, LIU M, ZHANG J, et al. CD24-Siglec axis is an innate immune checkpoint against metaflammation and metabolic disorder[J]. Cell Metab, 2022, 34(8): 1088-1103, 6.
[88] TIEU A, LALU M M, SLOBODIAN M, et al. An Analysis of Mesenchymal Stem Cell-Derived Extracellular Vesicles for Preclinical Use[J]. ACS Nano, 2020, 14(8): 9728-9743.
[89] HA D H, KIM H K, LEE J, et al. Mesenchymal Stem/Stromal Cell-Derived Exosomes for Immunomodulatory Therapeutics and Skin Regeneration[J]. Cells, 2020, 9(5).
[90] SHEKARI F, NAZARI A, ASSAR KASHANI S, et al. Pre-clinical investigation of mesenchymal stromal cell-derived extracellular vesicles: a systematic review[J]. Cytotherapy, 2021, 23(4): 277-284.
[91] DRIEDONKS T, JIANG L, CARLSON B, et al. Pharmacokinetics and biodistribution of extracellular vesicles administered intravenously and intranasally to Macaca nemestrina[J]. J Extracell Biol, 2022, 1(10).
[92] ZHANG J, SONG H, DONG Y, et al. Surface Engineering of HEK293 Cell-Derived Extracellular Vesicles for Improved Pharmacokinetic Profile and Targeted Delivery of IL-12 for the Treatment of Hepatocellular Carcinoma[J]. Int J Nanomedicine, 2023, 18: 209-223.
[93] WANG J H, FORTERRE A V, ZHAO J, et al. Anti-HER2 scFv-Directed Extracellular Vesicle-Mediated mRNA-Based Gene Delivery Inhibits Growth of HER2-Positive Human Breast Tumor Xenografts by Prodrug Activation[J]. Mol Cancer Ther, 2018, 17(5): 1133-1142.
[94] LIM G T, YOU D G, HAN H S, et al. Bioorthogonally surface-edited extracellular vesicles based on metabolic glycoengineering for CD44-mediated targeting of inflammatory diseases[J]. J Extracell Vesicles, 2021, 10(5): 12077.
[95] DELAUZUN V, AMIGUES B, GAUBERT A, et al. Extracellular vesicles as a platform to study cell-surface membrane proteins[J]. Methods, 2020, 180: 35-44.
[96] PARK K S, BERGQVIST M, LASSER C, et al. Targeting Myd88 using peptide-loaded mesenchymal stem cell membrane-derived synthetic vesicles to treat systemic inflammation[J]. J Nanobiotechnology, 2022, 20(1): 451.
[97] XU M, CHEN G, DONG Y, et al. Liraglutide-Loaded Milk Exosomes Lower Blood Glucose When Given by Sublingual Route[J]. ChemMedChem, 2022, 17(10): 202100758.
[98] WOLF M, POUPARDIN R W, EBNER-PEKING P, et al. A functional corona around extracellular

vesicles enhances angiogenesis, skin regeneration and immunomodulation[J]. J Extracell Vesicles, 2022, 11(4): e12207.

[99] KANG M, JORDAN V, BLENKIRON C, et al. Biodistribution of extracellular vesicles following administration into animals: A systematic review[J]. J Extracell Vesicles, 2021, 10(8): 12085.

[100] TOTH EA, TURIAK L, VISNOVITZ T, et al. Formation of a protein corona on the surface of extracellular vesicles in blood plasma[J]. J Extracell Vesicles, 2021, 10(11): e12140.

[101] MACEDO-DA-SILVA J, SANTIAGO VF, ROSA-FERNANDES L, et al. Protein glycosylation in extracellular vesicles: Structural characterization and biological functions[J]. Mol Immunol, 2021, 135: 226-246.

[102] SHANNAHAN J. The biocorona: a challenge for the biomedical application of nanoparticles[J]. Nanotechnol Rev, 2017, 6(4): 345-353.

[103] ZHANG M, XIAO B, WANG H, et al. Edible Ginger-derived Nano-lipids Loaded with Doxorubicin as a Novel Drug-delivery Approach for Colon Cancer Therapy[J]. Mol Ther, 2016, 24(10): 1783-1796.

[104] SHINGE SAU, XIAO Y, XIA J, et al. New insights of engineering plant exosome-like nanovesicles as a nanoplatform for therapeutics and drug delivery[J]. Extracellular Vesicles and Circulating Nucleic Acids, 2022, 3(2): 150-162.

[105] GANGADARAN P, HONG C M, AHN B C. An Update on in Vivo Imaging of Extracellular Vesicles as Drug Delivery Vehicles[J]. Front Pharmacol, 2018, 9: 169.

[106] SKOTLAND T, IVERSEN T G, LLORENTE A, et al. Biodistribution, pharmacokinetics and excretion studies of intravenously injected nanoparticles and extracellular vesicles: Possibilities and challenges[J]. Adv Drug Deliv Rev, 2022, 186: 114326.

[107] JOSHI B S, DE BEER M A, GIEPMANS BNG, et al. Endocytosis of Extracellular Vesicles and Release of Their Cargo from Endosomes[J]. ACS Nano, 2020, 14(4): 4444-4455.

[108] BONSERGENT E, GRISARD E, BUCHRIESER J, et al. Quantitative characterization of extracellular vesicle uptake and content delivery within mammalian cells[J]. Nat Commun, 2021, 12(1): 1864.

[109] O'BRIEN K, UGHETTO S, MAHJOUM S, et al. Uptake, functionality, and re-release of extracellular vesicle-encapsulated cargo[J]. Cell Rep, 2022, 39(2): 110651.

[110] DELLAR E R, HILL C, MELLING G E, et al. Unpacking extracellular vesicles: RNA cargo loading and function[J]. Journal of Extracellular Biology, 2022, 1(5): 40.

[111] AUBER M, SVENNINGSEN P. An estimate of extracellular vesicle secretion rates of human blood cells[J]. Journal of Extracellular Biology, 2022, 1(6): 46.

[112] TAKOV K, YELLON D M, DAVIDSON S M. Confounding factors in vesicle uptake studies using fluorescent lipophilic membrane dyes[J]. J Extracell Vesicles, 2017, 6(1): 1388731.

[113] SIMONSEN J B. Pitfalls associated with lipophilic fluorophore staining of extracellular vesicles for uptake studies[J]. J Extracell Vesicles, 2019, 8(1): 1582237.

[114] MORISHITA M, TAKAHASHI Y, NISHIKAWA M, et al. Pharmacokinetics of Exosomes-An Important Factor for Elucidating the Biological Roles of Exosomes and for the Development of Exosome-Based Therapeutics[J]. J Pharm Sci, 2017, 106(9): 2265-2269.

[115] GUPTA D, LIANG X, PAVLOVA S, et al. Quantification of extracellular vesicles in vitro and in vivo

using sensitive bioluminescence imaging[J]. J Extracell Vesicles, 2020, 9(1): 1800222.

[116] WEI P, WU F, KANG B, et al. Plasma extracellular vesicles detected by Single Molecule array technology as a liquid biopsy for colorectal cancer[J]. J Extracell Vesicles, 2020, 9(1): 1809765.

[117] YERNENI S S, SOLOMON T, SMITH J, et al. Radioiodination of extravesicular surface constituents to study the biocorona, cell trafficking and storage stability of extracellular vesicles[J]. Biochim Biophys Acta Gen Subj, 2022, 1866(2): 130069.

[118] KHAN A A, R TMDR. Radiolabelling of Extracellular Vesicles for PET and SPECT imaging[J]. Nanotheranostics, 2021, 5(3): 256-274.

[119] YAN H, LI Y, CHENG S, et al. Advances in Analytical Technologies for Extracellular Vesicles[J]. Anal Chem, 2021, 93(11): 4739-4774.

[120] BORDANABA-FLORIT G, ROYO F, KRUGLIK SG, et al. Using single-vesicle technologies to unravel the heterogeneity of extracellular vesicles[J]. Nat Protoc, 2021, 16(7): 3163-3185.

[121] LIU C, XU X, LI B, et al. Single-Exosome-Counting Immunoassays for Cancer Diagnostics[J]. Nano Lett, 2018, 18(7): 4226-4232.

[122] YANG Z, ATIYAS Y, SHEN H, et al. Ultrasensitive Single Extracellular Vesicle Detection Using High Throughput Droplet Digital Enzyme-Linked Immunosorbent Assay[J]. Nano Lett, 2022, 22(11): 4315-24.

[123] WU A Y, SUNG Y C, CHEN Y J, et al. Multiresolution Imaging Using Bioluminescence Resonance Energy Transfer Identifies Distinct Biodistribution Profiles of Extracellular Vesicles and Exomeres with Redirected Tropism[J]. Adv Sci (Weinh), 2020, 7(19): 2001467.

[124] CARBERRY C K, KESHAVA D, PAYTON A, et al. Approaches to incorporate extracellular vesicles into exposure science, toxicology, and public health research[J]. J Expo Sci Environ Epidemiol, 2022, 32(5): 647-659.

[125] HAYES S H, LIU Q, SELVAKUMARAN S, et al. Brain Targeting and Toxicological Assessment of the Extracellular Vesicle-Packaged Antioxidant Catalase-SKL Following Intranasal Administration in Mice[J]. Neurotox Res, 2021, 39(5): 1418-1429.

[126] QIN Y, LONG L, HUANG Q. Extracellular vesicles in toxicological studies: key roles in communication between environmental stress and adverse outcomes[J]. J Appl Toxicol, 2020, 40(9): 1166-1182.

[127] EVTUSHENKO E G, BAGROV D V, LAZAREV V N, et al. Adsorption of extracellular vesicles onto the tube walls during storage in solution[J]. PLoS One, 2020, 15(12): 243738.

[128] GORGENS A, CORSO G, HAGEY D W, et al. Identification of storage conditions stabilizing extracellular vesicles preparations[J]. J Extracell Vesicles, 2022, 11(6): 12238.

[129] GELIBTER S, MAROSTICA G, MANDELLI A, et al. The impact of storage on extracellular vesicles: A systematic study[J]. J Extracell Vesicles, 2022, 11(2): 12162.

[130] JEYARAM A, JAY S M. Preservation and Storage Stability of Extracellular Vesicles for Therapeutic Applications[J]. AAPS J, 2017, 20(1): 1.

[131] STAUFER O, HERNANDEZ BUCHER J E, FICHTLER J, et al. Vesicle Induced Receptor Sequestration: Mechanisms behind Extracellular Vesicle-Based Protein Signaling[J]. Adv Sci (Weinh), 2022, 9(13): 2200201.

[132] SANTOS M F, RAPPA G, KARBANOVA J, et al. Itraconazole inhibits nuclear delivery of

extracellular vesicle cargo by disrupting the entry of late endosomes into the nucleoplasmic reticulum[J]. J Extracell Vesicles, 2021, 10(10): 12132.

[133] RAPPA G, SANTOS M F, GREEN T M, et al. Nuclear transport of cancer extracellular vesicle-derived biomaterials through nuclear envelope invagination-associated late endosomes[J]. Oncotarget, 2017, 8(9): 14443-14461.

[134] READ J, INGRAM A, AL SALEH H A, et al. Nuclear transportation of exogenous epidermal growth factor receptor and androgen receptor via extracellular vesicles[J]. Eur J Cancer, 2017, 70: 62-74.

[135] STARK K, SCHUBERT I, JOSHI U, et al. Distinct Pathogenesis of Pancreatic Cancer Microvesicle-Associated Venous Thrombosis Identifies New Antithrombotic Targets In Vivo[J]. Arterioscler Thromb Vasc Biol, 2018, 38(4): 772-786.

[136] BECK S, HOCHREITER B, SCHMID J A. Extracellular Vesicles Linking Inflammation, Cancer and Thrombotic Risks[J]. Front Cell Dev Biol, 2022, 10: 859863.

[137] GARDINER C, HARRISON P, BELTING M, et al. Extracellular vesicles, tissue factor, cancer and thrombosis-discussion themes of the ISEV 2014 Educational Day[J]. J Extracell Vesicles, 2015, 4: 26901.

[138] DEZSI L, FULOP T, MESZAROS T, et al. Features of complement activation-related pseudoallergy to liposomes with different surface charge and PEGylation: comparison of the porcine and rat responses[J]. J Control Release, 2014, 195: 2-10.

[139] MCCRAE K R. Novel Mechanism of Cancer Thrombosis Induced by Microvesicles[J]. Arterioscler Thromb Vasc Biol, 2018, 38(4): 692-694.

[140] LEAL A C, MIZURINI D M, GOMES T, et al. Tumor-Derived Exosomes Induce the Formation of Neutrophil Extracellular Traps: Implications For The Establishment of Cancer-Associated Thrombosis[J]. Sci Rep, 2017, 7(1): 6438.

[141] ESCUDE MARTINEZ DE CASTILLA P, TONG L, HUANG C, et al. Extracellular vesicles as a drug delivery system: A systematic review of preclinical studies[J]. Adv Drug Deliv Rev, 2021, 175: 113801.

[142] PARK K S, SVENNERHOLM K, CRESCITELLI R, et al. Synthetic bacterial vesicles combined with tumour extracellular vesicles as cancer immunotherapy[J]. J Extracell Vesicles, 2021, 10(9): 12120.

第十九章　红细胞疗法产品的非临床评价研究

红细胞疗法（red cell therapeutics，RCT）是将红细胞（RBC）作为药物载体递送药物的治疗方法。传统红细胞疗法仅利用红细胞封装药物或者利用红细胞膜和其他材料结合以递送药物。近年来开发的工程化改造红细胞技术，利用体外改造的工程化红细胞治疗疾病。红细胞作为药物载体具有生物相容性、低免疫原性、高通量负载等优点，因此红细胞疗法在肿瘤治疗、自身免疫疾病以及罕见病、代谢疾病等领域具有巨大潜力。但与传统药物及其他细胞治疗产品相比，红细胞疗法产品具有特殊性，在安全性上也存在一定的潜在风险。在非临床安全性评价中，需要根据其结构特点和作用机制建立科学的且具有针对性的评价方案。本章就红细胞疗法产品的研发背景、潜在的毒性特点及机制、非临床安全性评价的主要内容和监管等进行阐述，为红细胞疗法产品的研究和开发提供参考。

第一节　红细胞疗法产品研发背景

一、红细胞疗法的基本作用原理

分类：传统红细胞疗法利用红细胞载药功能负载药物或将红细胞膜与纳米分子、脂质体结合来递送蛋白、核酸和小分子，进而治疗疾病。近年来，随着基因编辑、干细胞技术的发展，工程化改造红细胞技术不断成熟，工程化红细胞疗法作为蛋白药物开发、制造和体内递送的通用平台被开发。工程化红细胞疗法是一类新型的细胞疗法，将造血干细胞、人类诱导多能干细胞、胚胎干细胞、成熟红细胞或者细胞系改造成特殊的载药红细胞，经过体外培养后输回到患者体内，以此来治疗肿瘤、自身免疫性疾病、代谢疾病等。

二、红细胞疗法产品的结构特点及作用机制

红细胞具有以下显著特点，使其成为理想的蛋白药物开发，制造和递送的载体：①红细胞没有细胞核、线粒体和核糖体，没有 DNA 和长链 RNA，无致癌性。②红细胞在人体内存活 120 天，使运载的蛋白药物也能在体内存活 120 天，延长了药物在体内的半衰期。③红细胞具有极好的延伸性，能达到极小的毛细血管。④红细胞具有很大的表面积和体积，可用于放抗体和血红蛋白分子。⑤红细胞特殊的结构使单位体积

内红细胞数量很高，在人血液中每微升含有 500 万个红细胞。

红细胞疗法大致分为三类。

第一类是利用传统红细胞载药功能，在红细胞中包裹药用蛋白或者小分子药物，以提高药用蛋白或者小分子药物的体内半衰期。利用红细胞包封酶的酶替代疗法是典型应用，该疗法在体外将患者缺乏的酶包封在患者自身的红细胞中，然后再输回患者体内以治疗遗传性代谢疾病或肿瘤。

第二类是利用红细胞提供生物膜，和不同的纳米分子、脂质体或固体脂质纳米粒等结合，来递送药物分子如蛋白、核酸、小分子用以治疗疾病。在这类药物中，红细胞提供生物膜，核心技术在于纳米分子，脂质体或固体脂质纳米粒。目前有一些公司在进行该类药物的开发，研究尚处于早期开发阶段。

第三类是工程化红细胞疗法，该疗法利用造血干细胞在体外分化成合成红细胞来治疗疾病或者将成熟红细胞改造为治疗性合成红细胞。第一代工程化红细胞疗法将慢病毒加载到干细胞中，然后在细胞内部和膜表面表达蛋白。第二代工程化红细胞疗法将治疗性信号连接至红细胞表面，使蛋白或小分子可以连接在红细胞膜表面。第三代工程化红细胞疗法利用细胞系产生红细胞，经过工程化改造后递送药物。某公司通过使用组合筛选技术操作干细胞和更多的分化细胞类型来开发新疗法，该公司可从 iPSC 中制造红细胞、血小板和免疫细胞。目前基于 iPSC 分化为红细胞治疗贫血症的药物处于早期研发阶段。此外，2017 年布里斯托大学的研究团队开发了永生化人类成体红细胞系（BEL-A），可以在实验室培养状态下持续增殖，并有效分化为成熟红细胞。2022 年，该团队孵化出 Scarlet Therapeutics 公司，该公司目前正在开发工程化改造红细胞的专有技术及建立 tRBC 疗法，未来有望利用红细胞搭载治疗性蛋白运用于多种疾病的治疗。2022 年 11 月，布里斯托大学与剑桥大学、英国 NHS 血液与移植中心等机构合作，开展了世界上首次将实验室培养的红细胞输入人体的临床试验，目前尚未报告不良反应。

工程化红细胞疗法的作用机制可分为如下几类：①利用红细胞输送氧气的功能，将工程化红细胞输入患者体内治疗贫血。②利用红细胞被清除的机制治疗自身免疫。被清除的红细胞协助训练人体免疫系统识别自身细胞和外源细胞。依附在红细胞上的蛋白抗原被发现能诱导 T 细胞程序性死亡，并且合成红细胞也能诱导抗原特异性的 T 细胞程序性死亡。因此红细胞疗法治疗自身免疫主要是利用不同的 T 细胞激活系统，激活抗原特异性 T 细胞的程序性死亡。③工程化红细胞治疗代谢酶缺乏型罕见病是工程化红细胞最早被应用的领域。工程化红细胞疗法在细胞内部表达缺乏的酶，并递送到体内形成生物反应器，可作为酶替代疗法。④通过激活和扩大 NK 细胞和记忆 T 细胞产生有效的抗肿瘤反应来广泛刺激免疫系统，从而系统性提高免疫细胞数量。⑤抗原特异性免疫细胞扩增则类似一种体内抗原特异 T 细胞激活的方法，能在体内激活特定抗原的 T 细胞。

三、红细胞疗法产品的研发现状

（一）红细胞药物研发数量

国外的红细胞疗法产品中，EryDel公司有两个产品进入临床试验阶段，EryTech有一个领先产品进入临床试验阶段。Rubius Therapeutics公司开发了RED PLATFORM®平台，对造血干细胞或成熟的红细胞进行工程化改造，在细胞内产生治疗性蛋白，该公司的产品RTX-240和RTX-224、RTX-321、RTX-134进入临床试验阶段。Anokion公司有两个产品进入临床试验阶段。SQZ Biotechnologies公司有一个产品进入临床试验阶段。Cellerys公司有一个产品进入临床试验阶段。国内尚无进入临床试验的红细胞疗法产品。

（二）红细胞药物的临床适应证

红细胞药物的临床适应证详见表19-1。

（三）红细胞疗法产品的分类

红细胞疗法产品根据作用机制不同分为5类。

1. *传统红细胞包封药物* EryDel SpA公司的产品EryDex将地塞米松磷酸钠包封在红细胞中，逐渐去磷酸化且可在患者循环中释放地塞米松长达30天，从而治疗共济失调性毛细血管扩张症，该产品完成临床Ⅲ期试验，拟于2023年下半年提交欧洲上市许可申请（MAA）。EryDel SpA公司的产品Erythrocyte-encapsulated thymidine phosphorylase（EE-TP）将胸苷磷酸化酶（TP）封装在红细胞中，用于治疗线粒体神经胃肠脑肌病，研究处于临床Ⅱ期。线粒体神经胃肠脑肌病是一种常染色体遗传病，患者因基因缺陷缺乏胸苷磷酸化酶（TP），导致胸苷和脱氧尿苷在血浆和组织中积累，线粒体功能出现障碍。胸苷和脱氧尿苷能够自由扩散进入红细胞，在红细胞包封的胸苷磷酸化酶的作用下代谢为可以扩散到血浆中的胸腺嘧啶和尿嘧啶。Erytech Pharma SA公司使用ERYCAPS平台技术将药物封装在红细胞中，Eryaspase（红细胞包裹的L-天冬酰胺酶）是代表性产品。L-天冬酰胺酶被包封在红细胞中，血浆中的天冬酰胺通过红细胞膜运输到红细胞内，被L-天冬酰胺酶分解为天冬氨酸和氨，降低癌细胞所需的天冬酰胺。Eryaspase用于治疗胰腺癌的研究已完成临床Ⅲ期，用于治疗三阴性乳腺癌的研究处于临床Ⅱ期，用于治疗急性淋巴细胞性白血病的研究完成临床Ⅲ期，用于治疗急性髓性白血病的研究完成临床Ⅱ期试验。公司已提交将Eryaspase用于治疗急性淋巴细胞白血病的欧洲上市许可申请。

这类药物是以个性化药物制造的细胞产品。基本流程为医生为患者开处方，医院为该产品向公司下订单，并附有患者的体重、ABO血型和不规则抗体筛查的信息。然后公司使用与患者相容的红细胞生产药物并将其送至医院，最终产品被静脉注射输入患者体内。

2. *工程化改造红细胞治疗自身免疫* Anokion公司主要利用合成红细胞治疗自身免疫。用蛋白融合的方法把抗原蛋白表达在合成红细胞表面，诱导抗原特异性的T细胞

表 19-1　红细胞药物的临床适应证

产品	原理	阶段	申报国家/地区	临床适应证
EryDex	将强效类固醇地塞米松磷酸钠包封在红细胞中	完成临床Ⅲ期准备上市申请	欧盟、美国	共济失调性毛细血管扩张症
EE-TP	在红细胞中包封胸苷磷酸化酶	临床Ⅱ期	欧盟、美国	线粒体神经胃肠脑肌病
Eryaspase	将L-天冬酰胺酶包封在红细胞中，降低癌细胞所需天冬酰胺	治疗急性淋巴细胞性白血病的研究已完成临床Ⅲ期，提交上市申请	欧盟、美国	1.胰腺癌 2.三阴性乳腺癌 3.急性淋巴细胞性白血病 4.急性髓性白血病
KAN-101	利用红细胞依附介导抗原诱导抗原特异T细胞程序性死亡	临床Ⅱ期	美国	乳糜泻
ANK-700	利用红细胞依附介导抗原诱导抗原特异T细胞程序性死亡	临床Ⅰ期	美国	多发性硬化症
RTX-240	通过激活和扩大NK细胞和记忆T细胞，广泛刺激和扩大适应性和先天免疫	临床Ⅰ期	美国	复发/难治性或局部晚期实体瘤
RTX-224	激活和扩大T细胞，广泛刺激和扩大适应性和先天免疫	临床Ⅰ期	美国	复发性或难治性或局部晚期实体瘤，包括非小细胞肺癌、皮肤黑色素瘤、头颈部鳞状细胞癌、尿路上皮（膀胱）癌和三阴性乳腺癌
RTX-321	与拮抗特定肿瘤抗原的T细胞结合，并刺激这类T细胞扩增和激活	临床Ⅰ期	美国	持续性、复发性或转移性宫颈癌、头颈部鳞状细胞癌和肛管鳞状细胞癌
RTX-134	通过工程化改造红细胞技术表达苯丙氨酸氨裂解酶	临床Ⅰ期	美国	苯丙酮尿症
SQZ AACs	靶向抗原递送，激活$CD8^+$T细胞	临床Ⅰ/Ⅱ期	美国	HPV^+肿瘤
CLS12311	诱导抗原特异性免疫耐受	临床Ⅱ期	瑞士	多发性硬化症

程序性死亡。KAN-101 包含一种与驱动腹腔疾病的麸质抗原，通过肝脏靶向糖基化特征将抗原递送至肝脏和免疫系统。ANK-700 包含与驱动多发性硬化症的髓磷脂抗原。通过肝脏靶向糖基化特征将抗原递送至肝脏和免疫系统。Anokion 公司利用红细胞依附介导抗原诱导抗原特异 T 细胞程序性死亡治疗免疫异常疾病。其两个产品已进入临床试验阶段：用于治疗乳糜泻的试验性药物 KAN-101 已进入临床Ⅱ期阶段；用于治疗多发性硬化症的 ANK-700 目前处于临床Ⅰ期阶段。

Cellerys 公司的产品 CLS12311 将患者的红细胞与靶抗原多肽在体外耦联。耦联的血细胞在体内经历自然细胞死亡，在肝脏和脾脏中以耐受性的方式呈现给免疫系统。

3. *工程化改造红细胞治疗罕见病*　用于治疗苯丙酮尿症的产品 RTX-134，通过工程化红改造细胞技术表达苯丙氨酸氨裂解酶将苯丙氨酸代谢，从而减少苯丙氨酸的积累。该产品于 2019 年进入临床Ⅰ期试验。

4. *工程化改造红细胞治疗肿瘤（系统性提高免疫细胞数量）* Rubius Therapeutics 公司用于治疗复发 / 难治性或局部晚期实体瘤的 RTX-240 进入临床Ⅰ期试验阶段，另一产品 RTX-224 用于治疗复发性或难治性或局部晚期实体瘤，包括非小细胞肺癌、皮肤黑色素瘤、头颈部鳞状细胞癌、尿路上皮（膀胱）癌和三阴性乳腺癌，也已进入临床Ⅰ期试验阶段。Rubius Therapeutics 公司的 RTX-240 在红细胞表面表达 4-1BB 配体（4-1BBL）、IL-15 和 IL-15 受体 α 的融合体（IL-15TP），使改造后的红细胞能激活 NK 细胞的扩增和活化，CD4 和 CD8T 细胞的扩增和活化，同时还能激活 CD8 记忆细胞的扩增和生存。因此 RTX-240 主要是作为免疫力提升的疗法，可以和其他靶向性的肿瘤疗法联用。RTX-224 是一种同种异体细胞疗法候选产品，可在细胞表面表达 4-1BBL 和 IL-12，刺激和扩大 T 细胞以诱导先天性和适应性免疫，从而产生抗肿瘤反应。

5. *工程化改造红细胞治疗肿瘤（抗原特异性免疫细胞扩增）* Rubius Therapeutics 公司的 RTX-321 在红细胞表面上表达 IL-12、4-1BBL 和携带特定肿瘤抗原的 MHC。RTX-321 能和拮抗特定肿瘤抗原的 T 细胞结合，并刺激这类 T 细胞扩增和激活。RTX-321 具有双重作用机制：作为 aAPC 促进人乳头状瘤病毒 16（HPV16）E7 特异性 $CD8^+$ T 细胞反应，也可促进先天性（NK 细胞）和适应性免疫（非 HPV 抗原 – 特异性 $CD8^+$ T 细胞）反应。

SQZ Biotechnologies 公司的产品 SQZ Activating Antigen Carriers（AACs）是用特异性抗原挤压红细胞，将目标抗原传递给红细胞，产生工程化红细胞并使其看起来老化。利用人体的天然红细胞清除过程，通过患者自身的抗原递呈细胞吞噬 SQZAACs 完成靶抗原递送，将 SQZAACs 呈递给 $CD8^+$ T 细胞，$CD8^+$ T 细胞被激活，进而治疗肿瘤。该产品目前正在进行临床Ⅰ / Ⅱ期临床试验，用于治疗 HPV^+ 肿瘤。

第二节　红细胞疗法安全性评价的必要性和风险因素

红细胞疗法是近年来兴起的一类新兴治疗方法，通过基因改造或物理化学或酶学耦联等手段，将蛋白导入红细胞的膜表面或内部，使这样一个工程化红细胞产品在发挥蛋白功能的同时，利用红细胞半衰期长、仅在血液系统中分布、定向肝脏和脾脏清除等特点，开发有治疗前景的新药。

这项新技术尚无产品上市，大部分处于临床前和临床研究阶段。由于其与传统的大分子药物和细胞治疗产品均不完全相同，因此有必要在红细胞药物开发的早期充分考虑其安全性风险，建立一系列的指标进行综合评价。

一、红细胞药物与输血类似的安全性风险

国家对于输血过程和血液制品有一套相对成熟的安全性风险控制手段，而红细胞

作为主要的血液成分，也常被作为单独的红细胞产品在临床中运用，如洗涤红细胞，悬浮红细胞等。对于工程化红细胞药物而言，同样需要参考此类风险。

通常考虑以下因素：

（1）传染病的风险：目前一些红细胞产品，红细胞原材料需要从受试者和志愿者中采集，特别是对于异体输注，可能带来传染各种细菌、病毒和其他病原体的风险，包括乙型和丙型肝炎病毒、艾滋病病毒、钩端螺旋体、疟原虫等。而且，由于一些病原体存在于潜伏期，输血前并不能完全排除潜在的传染风险。

（2）血型不匹配的风险：对于红细胞产品而言，与输血一样，需要考虑血型匹配的风险问题。血型不匹配，可能引起输血反应，破坏红细胞结构，甚至患者死亡。人类血型分类有 ABO 血型和 Rh 血型，当受血者接受了与其不兼容的异体血细胞时，免疫系统会产生抗体来攻击这些异体血细胞，导致急性免疫反应，包括发热、寒战、恶心、呕吐、皮疹等症状。

（3）免疫抑制及过度激活：红细胞产品的输注也可能导致患者的免疫系统出现问题，如自体免疫性疾病，降低患者的免疫功能，增加感染和肿瘤风险。如变态反应是另一种常见的输血安全风险。患者可能会对输血用血制品中的成分产生变态反应，导致喉头水肿、呼吸急促、面部肿胀等症状。这种变态反应可能是由输血用血制品中的蛋白质、酶、激素等成分引起的。输血过程中，由于输血用血制品来自不同的献血者，因此接受输血的患者可能会出现免疫反应。这种免疫反应通常会导致发热、寒战、皮肤发红、呕吐等症状。在严重的情况下，免疫反应可能会导致肺部水肿和休克等严重后果。引起免疫反应的原因通常是因为输血者的免疫系统识别血液中的异体血细胞（与受血者自身血细胞不同的血细胞），并对其产生一种免疫反应包括血型不匹配引起的急性免疫反应和受体者对输血过程中残留在血液中的白细胞等细胞成分产生的慢性免疫反应。

（4）输血过载：红细胞输注过多也可能导致血容量增加，引起心脏负荷过重，甚至心力衰竭。特别是老年患者或存在心血管疾病者需额外考虑红细胞药物的剂量问题。

二、红细胞产品生产中的风险

红细胞产品作为一种细胞治疗产品，生产中各个环节都有可能引入产品之外的安全性风险，参考生物制品和血液制品的生产过程，以及当前红细胞药物的生产工艺，通常至少需要考虑生产中引入的病毒、细菌、内毒素和支原体等污染风险。

（一）病毒风险

在生物制品药物开发过程中，特别是人来源细胞类的产品，需要考虑病毒风险。

（1）野生型病毒污染：红细胞药物生产所需的生物制品原料通常来源于细胞生产，而这些培养物可能会被野生型病毒污染。

（2）病毒载体：在生物制品制造的过程中，可能会使用病毒作为生产工具，如用于表达和生产蛋白质的载体或疫苗制造。但是，这些病毒本身也可能会引起感染，因此需要确保使用的病毒是无害的或被改造成无害的。

（3）重组病毒：生物制品中也可能存在重组病毒的风险，即将不同的病毒基因组组合在一起形成新的病毒。这可能会导致不可预知的安全问题，因此需要进行严格的检测和评估，以确保不存在重组病毒的风险。

（4）传染病毒：对于人血来源的红细胞药物，可能存在人类或动物传染病毒的风险，常见的红细胞产品至少需要对下列病毒进行检测和控制。① HIV：HIV 是一种通过血液传播的病毒，可以导致艾滋病。② HCV：HCV 是一种通过血液传播的病毒，可以导致肝炎。③ HBV：HBV 也是一种通过血液传播的病毒，可以导致肝炎。在血液制品制造过程中，需要对献血者进行 HBV 表面抗原、表面抗体和核心抗体检测，通常需要进行 HBV 表面抗原和核酸检测，确保制品不含 HBV 病毒。④人类 T 淋巴病毒（HTLV）：HTLV 也是一种通过血液传播的病毒，可以导致 T 细胞白血病。

（二）细菌和内毒素污染

细菌污染，对于所有的无菌制品而言，都是需要充分评估和严格控制的安全性风险。另外，内毒素也通常是生物制品所关注的必要风险点。虽然红细胞本身不存在内毒素污染，但由于红细胞药物开发过程中，不可避免地涉及一些细胞表达生产的蛋白或质粒等。药物内毒素是指在生产过程中由细菌、真菌、藻类等微生物产生并释放的毒素，这些毒素可能会残留在生物制剂中，给人体带来严重的风险，包括发热、变态反应、中毒等。

分枝杆菌是一类常见的细菌，它们广泛存在于环境中，包括土壤、水和空气中。结核分枝杆菌，俗称结核杆菌或结核菌，是引起结核病的病原菌。可侵犯全身各器官，但以肺结核为最多见。非结核分枝杆菌广泛分布于外界环境、人及动物的机体。人类是麻风杆菌的唯一宿主。在红细胞药物生产中，分枝杆菌可能会污染药物生产设备和原料。这些菌群可以在生产设备和原料中繁殖，从而导致药物的质量受到影响。例如，它们可能会产生有毒物质，或者通过代谢产物降低红细胞药物的有效性。其次，分枝杆菌可能会导致人员感染。在药物生产中，工人可能会接触到分枝杆菌，这可能会导致感染和疾病。更严重的会引起人员和红细胞药物的交叉污染。

这类风险的特点是各个生产环节都有可能引入。

（1）生产环境：生产车间是否做到空气净化、表面消毒、员工穿戴无菌衣物、进出车间规范等措施，是否保持了生产环境的洁净度。

（2）原材料：对于原材料而言，是否都进行有效了的无菌检测，是否确保只有通过无菌检测的原材料才能进入生产过程。

（3）生产过程：对生产过程中的各个环节，如细胞培养、分离纯化等是否进行了严格的无菌操作，能否彻底防止微生物的污染。

（4）装配过程：是否对产品的装配、灌装、封装等过程进行严格的无菌操作，以防止产品污染等。

（三）支原体污染

支原体可以感染人类和动物，也可以引起多种疾病，如肺炎、结膜炎等。在药物生产中引入支原体的风险是非常严重的，因为支原体感染可能会影响制品的安全性和有效性。如果药品中存在支原体，患者可能会出现不良反应，例如感染和变态反应。此外，由于支原体会影响生物制品的生长和繁殖，因此可能会导致生产批次之间的变异性，从而影响药品的稳定性和效力。

特别是对于一些培养体系的红细胞产品，因为这些药物是通过生长在细胞培养物中的细胞系制造的，支原体可以在细胞培养物中生长并污染制药过程。为了减少引入支原体的风险，行业内普遍采取了一系列措施，例如使用经过筛选的细胞系、进行支原体测试和实施严格的洁净化措施等。

（四）其他污染

如红细胞的存储等工艺会引入一些特殊的试剂如冻融试剂，这些试剂可能尚无在临床中充分验证，需要考虑和评估其所带来的安全性风险。

三、红细胞疗法的自身风险

目前的红细胞药物开发，通常不可避免地需要对红细胞进行一定的改造，包括基因编辑的引入，细胞内外蛋白的变化，新蛋白的引入等。这些变化使得红细胞与自身的红细胞有了显著的不同，这些不同之处因技术而异，需要结合产品技术来充分考虑改造后的红细胞自身可能带来的安全性风险。

（一）基因改造带来的风险

一些红细胞药物需要通过对干细胞进行基因操作，以分化扩增得到最终产品。基因操作在药物生产中可以用于生产更安全、更有效的药物。但同时，基因操作也可能对药物的安全性产生影响。①意外基因改变：基因编辑的过程中，可能会出现意外的基因改变，这可能会导致药物的不良反应和安全问题。②遗传改变的稳定性：基因编辑过程中，所引入的遗传改变的稳定性也是一个重要的问题。这些遗传改变可能会随时间的推移而发生变化，从而导致不可预知的后果。③未知的长期影响：基因编辑可能会引入未知的长期影响，例如引起新的遗传疾病或加剧已有的疾病。

（二）受损红细胞的风险

目前，改造红细胞的研究还处于探索阶段，无论是采用基因工程的手段还是其他的策略，都有可能对红细胞的细微之处产生影响，最常见的就是红细胞发生了破损。破损红细胞是指红细胞在循环中发生破裂或者变形而失去了原有形态和功能的状态。破损红细胞的危害包括以下几个方面。

（1）血栓形成：破损红细胞可以释放出许多生物活性物质，如纤维蛋白原和血小板活化因子，这些物质会促进血栓形成，导致心脑血管疾病。细胞治疗药物是一种利用生物技术和细胞工程技术生产的药物，可以通过生物学途径调节细胞的功能，以治疗某些疾病。然而，细胞治疗药物引起一些不良反应，其中之一就是血栓风险。细胞治疗药物导致血栓形成的原因是多方面的：①细胞治疗药物中的细胞成分可能激活凝血系统，促进血小板聚集和血栓形成。②细胞治疗药物可能改变血管内皮细胞的功能，促进血栓形成。③由于细胞治疗药物是外源性细胞，可能会激发免疫反应和炎症反应，从而导致血栓形成。

（2）溶血性贫血：破损红细胞会释放出血红蛋白，刺激肾脏分解，产生大量的间接胆红素，导致溶血性贫血。

（3）炎症反应：破损红细胞的破片可以激活免疫系统，引起炎症反应。长期的炎症反应会增加患心血管疾病、肝脏疾病等的风险。破损红细胞会释放出细胞内部分子，包括核酸、磷脂等，这些分子可以激活免疫系统，引起自身免疫反应。

（4）其他：由于一些特殊工艺所带来的不可预期的红细胞损伤，有可能引入一些生理性的毒性，如受损红细胞会被巨噬细胞吞噬，引起对免疫细胞的损害。

四、新产品保持液和包材等引入的风险

目前红细胞药物还没有上市的产品，对于规格，不同的技术和不同的适应证，红细胞药物的包装形式都有可能变化，既有可能参考现在细胞治疗中所使用的冻存袋体系，也可能参考血液制品中所有的输液袋，还有可能会用到传统药物开发中使用的西林瓶等。此外，红细胞药物的保持体系目前也没有行业定论，更多的还是参考输血中常用的细胞保持液。随着行业的不断发展，会有新的更好的保持配方出现。这对于红细胞安全性风险是一个新的重要的考量。

1. 尽管不同公司会基于产品特性开发适合自家产品的缓冲溶液体系，但常见的使用红细胞保存液相关的产品，它是常用于保存血液和血液制品的一种液体。在血液保存过程中，血液保存液可以保持血液的完整性和生物学活性，从而延长血液和血液制品的保存时间和使用寿命。但是，血液保存液也存在一些安全性风险，主要包括以下几个方面。①细菌污染：血液保存液在使用前必须经过严格的无菌处理，如果处理不当，可能会导致细菌污染。细菌污染会使血液保存液失去功效，甚至对受者产生严重危害。②铝污染：血液保存液中的铝可以溶解出来，进入血液中。铝的累积会对神经系统和骨骼系统造成损害，特别是对肾脏功能不佳的患者更为危险。③变态反应：血液保存液中可能含有某些成分，如乳糖、葡萄糖、氯化钠等，这些成分可能引起某些人的变态反应。④营养成分变化：血液保存液中的营养成分、生物活性物质等可能会随着时间的推移而发生变化，从而影响血液保存液的功效和安全性。

2. 药物包材是指药品包装所使用的各种材料，包括玻璃、塑料、金属、橡胶、纸张等。药物包材的安全性非常重要，因为其可能会对药物的质量和稳定性产生影响，从而影响患者的治疗效果和安全性。以下是药物包材引入的安全性风险。

（1）包材中的化学物质：药物包材中的化学物质可能会渗入药品中，从而影响药品的质量和稳定性。例如，某些塑料袋和瓶子可能含有BPA（双酚A）等化学物质，会对药物产生负面影响。

（2）包材中的微生物：药物包材中的微生物可能会污染药品。例如，一些瓶子和注射器可能存在微生物，它们可能会在药品中繁殖，从而引起感染和其他健康问题。

（3）包材的机械性能：药物包材的机械性能对药品的安全性和有效性至关重要。例如，一些塑料袋和瓶子可能会在运输和存储过程中被破坏，导致药品泄漏或污染。

（4）包材的稳定性：药物包材的稳定性也是非常重要的。例如，某些玻璃瓶子可能会与一些药品发生反应，从而影响药品的质量和稳定性。

综上所述，红细胞产品开发作为一项新的治疗手段，远没有走到研发体系成熟、安全性充分保证的阶段，这既需要从业者从药物开发的整体理念出发，借鉴和利用现有的信息考虑红细胞产品的安全性风险，也需要根据具体品种的作用机制和产品特点，特别是考虑红细胞所装载的蛋白或基因在生物学上的功能和机制，采用一些针对性的评估方法充分考虑其安全性风险。

第三节　红细胞疗法潜在的毒性特点及其机制

红细胞疗法根据其红细胞自身特点和应用领域，其毒性特点主要关注在免疫系统、循环系统、呼吸系统等几个方面。

一、对免疫系统的影响

免疫细胞的过度激活可以导致毒性反应，这种现象通常被称为免疫介导性疾病。当免疫系统被过度激活时，免疫细胞会释放大量的细胞因子，这些细胞因子可以引发炎症反应和组织损伤。

一些免疫介导性疾病包括类风湿关节炎、炎症性肠病、系统性红斑狼疮和自身免疫性肝病等。这些疾病都是由于免疫系统攻击身体自身组织而引起的。另外，过度激活的免疫细胞还可能引发变态反应。例如，过敏性疾病如哮喘和荨麻疹等，都是由于免疫系统对本来无害的物质产生过度反应而引起的。

目前认为红细胞除了运输氧气功能之外，还参与免疫方面的调节，一些研发公司的管线，也多涉及免疫相关的领域。

1. 免疫细胞过度激活通常涉及多种分子机制，以下是一些常见的机制。

（1）细胞因子过度分泌：免疫细胞如 T 细胞、B 细胞、巨噬细胞等会产生不同种类的细胞因子，如 TNF、IL-6 等。当这些细胞因子过度分泌时，会导致炎症反应过度激活，从而损害组织和器官。

（2）免疫细胞信号转导通路异常：某些免疫细胞信号转导通路的异常会导致细胞过度激活。例如，T 细胞的信号转导异常可能导致自身免疫性疾病。

（3）氧化应激：氧化应激是指细胞内过多的自由基导致细胞损伤和死亡。免疫细胞过度激活时，可能导致氧化应激的增加，从而进一步损害组织和器官。

（4）炎性体反应：炎性体是由多种血液成分组成的一种蛋白质复合物，是炎症反应的重要组成部分。在免疫细胞过度激活时，炎性体可能会过度激活，导致组织和器官受损。

在红细胞药物发挥功能的同时，可能涉及的并非单一的机制，需要从整体上充分检测和评估对免疫细胞的影响。

2. 脾脏是免疫系统的一个重要器官之一，也是红细胞的主要代谢器官，它主要通过以下几种方式发挥免疫功能。

（1）抗体产生：脾脏是 B 淋巴细胞的重要定居点，B 细胞在脾脏内可以接受到抗原的刺激，分化成成熟的浆细胞，产生抗体，为机体提供针对病原体的免疫保护。

（2）T 细胞激活：脾脏内的树突状细胞可以与 T 细胞相互作用，通过 MHC 分子呈递抗原片段，激活 T 细胞的免疫应答。

（3）炎症反应：当机体感染或遭受创伤时，脾脏可以快速产生炎症介质，如肿瘤坏死因子、白介素等，促进免疫反应的发生和维持。

（4）血细胞的清除：脾脏可以通过吞噬和清除老化、异常或者受到感染的红细胞、白细胞和血小板，清除病原体和细胞垃圾，促进机体清除受损细胞的能力。

总的来说，脾脏的免疫功能通过上述多种机制，参与机体的免疫应答、抗病毒、抗细菌和抗肿瘤等方面的免疫保护。而红细胞在脾脏中的代谢和富集，特别是红细胞所携带的蛋白或其他分子，对脾脏的功能，特别是其免疫调节的功能，具有潜在的毒性特点，需要重点关注。

3. 肝脏是一个免疫活跃的器官，其中有多种免疫细胞参与免疫反应，与脾脏类似，也是红细胞代谢的主要器官，它的免疫细胞存在与红细胞密切的相互作用，包括以下几种。

（1）Kupffer 细胞：Kupffer 细胞是肝脏中最常见的免疫细胞，也是身体内最大的巨噬细胞群体之一。其位于肝脏的窦内，能够清除血液中的细菌、病毒、毒素和其他异物。

（2）NK 细胞：NK 细胞是肝脏中重要的免疫细胞之一，能够识别并杀死肿瘤细胞和感染了病毒的细胞。此外，其还可以释放多种细胞因子，调节免疫反应。

（3）自然免疫细胞（NKT 细胞）：NKT 细胞是一类特殊的 T 细胞，具有 NK 细胞和 T 细胞的特性。其能识别和杀死肿瘤细胞和感染了病毒的细胞，并产生多种免疫调节因子，调节免疫反应。

（4）树突状细胞：树突状细胞是一类专门负责抗原呈递和激活 T 细胞的免疫细胞。其在肝脏中主要存在于门静脉、肝小叶内和肝窦周围，能识别和捕获病原体并将它们呈递给 T 细胞。

与脾脏的情况类似，红细胞的富集以及与肝脏免疫细胞的相互作用，是否引起相关的毒性，对于每一个新产品而言在早期研发阶段都是未知的，这都需要充分的理论分析和检测验证。

二、对循环系统的影响

红细胞药物因其自身的特点，只能分布在循环系统中。循环系统是一套密闭的管道系统，包括心血管系统和淋巴系统两部分。它将营养物质、氧气和激素等运到全身各器官、组织和细胞，并将它们代谢产生的二氧化碳和其他废物运往肺、肾和皮肤排出体外，以保证机体新陈代谢的正常进行。

红细胞疗法对循环系统的潜在毒性包括：

1. *溶血反应*　溶血反应是指输血后发生红细胞破坏，以 ABO 血型不合输注最多见，且反应严重，而 Rh 等血型不合输注引起的反应则较轻。根据溶血发生缓急可分为急性（速发型）与慢性（迟发型）两种。

其发病机制主要是由于抗原抗体复合物触发由免疫介导的一系列病理生理过程，主要涉及 3 个相互关联系统，即神经内分泌系统，免疫系统和血液凝固系统，导致了 3 个危险后果：休克、弥散性血管内凝血和急性肾衰竭。轻度溶血可出现发热、酱油色样尿或轻度黄疸，血红蛋白稍下降。重度溶血可出现寒战、发热、心悸、胸痛、腰背痛、呼吸困难、心率加快、血压下降、酱油色样尿，甚至发生肾衰竭，少尿、无尿等。其他如休克，表现为烦躁不安、面色苍白、大汗、皮肤湿冷、脉搏细弱和血压下降。弥散性血管内凝血患者可发生广泛渗血及凝血障碍、皮肤瘀斑、伤口出血等。全麻时患者发生伤口渗血、出血不止和血压下降是发生溶血的重要表现等。

2. *肺血管微栓塞*　对于血液而言，血液贮存大约 1 周后，白细胞、血小板和纤维蛋白等可形成微聚物，它能通过标准孔径输血滤器，输入人体后散布到全身微血管造成栓塞现象。大量输血时，许多微聚物循环到肺，可导致肺功能不全，微聚物不经过肺循环直接到脑导致脑栓塞发生。对于红细胞疗法而言，由于产品存在一些对红细胞的改造，一旦红细胞未知破坏或形成聚集体，就可能导致微栓塞的情况。

3. *氨血症与电解质、酸碱平衡失调*　红细胞制剂中的血钾和血氨随着保存时间的延长而逐渐增高，又由于保存液中可能含有枸橼酸盐，随着保存时间的延长乳酸生成增加，使血 pH 值逐渐下降。尤其是婴儿或肝功能欠佳的患者，大量输注保存期较长的全血和红细制剂，可使机体出现血氨增高、血钾增高及 pH 降低等情况。

4. *血红素代谢异常*　红细胞进入体内后有可能因为破损等因素导致溶血，进而引发一些生理性疾病如铁过量，胆红素过量等。

三、对呼吸系统的影响

肺是全身毛细血管最为丰富的器官之一，血容量高，红细胞药物在此处富集且缓慢通过。肺脏同样有大量的免疫细胞。因此，不恰当的红细胞疗法可能会对肺部产生一定的毒性作用，表现在对呼吸的影响。常见的毒性和机制包括。

1. *急性肺损伤*　输血相关急性肺损伤是指输入血液或血液制品而引发的以呼吸系统损伤症状为主的临床综合征。在输血过程中或在输血后 6 h 内，以突发性低氧性呼吸衰竭为特征伴非心源性肺水肿和双侧肺浸润。输血或血液制品相关急性肺损伤是输血的严重并发症，也是输血相关性死亡的主要原因之一，通常起病急，病情重，死亡率 6% ~ 12%，临床表现为呼吸急促和进行性低氧血症，可伴有寒战、发热、心动过速、高血压或低血压等。

发病机制包括输血及血液制品后，特异性抗原抗体反应和生物活性物质作用于肺血管的内皮细胞，使肺循环中的白细胞尤其是中性粒细胞被激活，释放大量的炎性介质，导致肺血管内皮细胞受损和肺泡毛细血管膜通透性增加，发生非心源性肺水肿。红细胞药物不论是自身的结构和完整性，还是其携带的蛋白或其他分子，都有可能在肺部通过毛细血管时发生对肺部的损伤，引起相关急性症状。如呼吸窘迫，它是一种与易感危险因素相关的急性弥漫性肺损伤，主要是由肺血管通透性增加和通气肺组织的减少所致，以顽固性低氧血症及呼吸窘迫为主要临床表现的综合征。

2. *输血相关性循环超负荷和输血相关呼吸困难* 输血相关性循环超负荷也是常见的输血反应，是由于输血速度过快和（或）输血量过大，或患者有潜在心肺疾病不能有效接受血液输注容量等所致的急性充血性心功能衰竭和急性肺水肿，可出现发绀、气急、心悸、听诊闻及湿啰音或水泡音等表现。而红细胞输注的剂量不当有可能导致此类毒性。

输血相关呼吸困难是指输血结束后 24 h 内发生呼吸窘迫，不符合输血相关急性肺损伤、输血相关性循环超负荷或变态反应诊断依据，且不能用患者潜在或已有疾病解释。专家小组建议如果输血后 6 h 以上出现肺水肿，且临床上怀疑与输血有关，则该病例应归类为输血相关呼吸困难。

这些也是红细胞药物在输注时所可能引起的毒性。

四、其他与特定蛋白或基因手段相关的毒性机制

除了上述毒性特点外，还有一些与红细胞所递送的物质或改造方式相关的毒性，如在一些酶替代疗法在代谢领域的应用时，由于剂量的控制不当，或者产品的代谢没有符合预期，会导致一系列的代谢紊乱所带来的全身性问题，这需要在研发早期开展充分系统的毒性评价。

第四节　非临床安全性评价的监管要求和相关指导原则

近年来红细胞疗法飞速发展，但伴随一定的安全性风险，各国逐步建立科学的监管和评价体系以促进相关产品的研发，为红细胞疗法产业的发展提供保障。

一、红细胞疗法产品的监管

红细胞药物相对于传统药物具有一定的特殊性，目前美国和欧盟已经批准一些红细胞疗法产品进入临床试验，我国尚无红细胞疗法产品进入临床试验阶段。目前国际上尚无专门针对红细胞疗法出台的法规或指导原则，红细胞疗法的新药项目开发，主要还是遵循目前现行的细胞治疗和生物制品相关的指导法规要求。

（一）美国、欧盟的红细胞疗法产品监管模式

美国 FDA 的法规和政策已经确定血液衍生产品属于生物制品，FDA 根据《联邦食

品、药品和化妆品法》（FD&C Act）、《公共卫生服务法》（PHS Act）及其相关规定对生物制品进行监管，生物制品还受其他联邦、州和地方法规的约束。FDA 对于生物制品在美国上市前要求的流程大致包括根据法规进行广泛的非临床研究、提交新药临床试验申请、根据法规进行临床试验、提交生物制品许可申请、FDA 对生产设施的检查及非临床和临床研究场所的审查、FDA 对 BLA 的审查和批准。其中非临床研究需包括产品和配方的实验室评估以及体外和动物研究，需阐述治疗的基本原理。IND 由 FDA 的生物制品评估研究中心进行审批，必须在临床试验开始前生效。此外，FDA 可依据《孤儿药法》将孤儿药资格授予用于治疗罕见疾病或病症的生物制品。

目前，一些红细胞疗法产品的申请取得了 FDA 的认证。例如，Erytech Pharma SA 公司取得了 FDA 对产品 Eryaspase 治疗急性髓性白血病、急性淋巴细胞性白血病、胰腺癌的孤儿药资格。Erytech Pharma SA 公司向 FDA 提交 BLA，将 Eryaspase 用于治疗过敏性急性淋巴细胞白血病。EryDel SpA 公司 2012 年取得了 FDA 对产品 EryDex 治疗共济失调性毛细血管扩张症授予的孤儿药资格，并在完成临床Ⅲ期试验后，根据特殊协议评估流程与 FDA 达成协议，就相关临床研究或动物研究的设计和规模达成一致，后续准备上市申请。

根据 EMA 的要求，在欧盟通过集中程序申请上市许可对于一些类型的产品是强制性的，例如生物技术医药产品、孤儿药产品、先进治疗药物，也适用于基因疗法、体细胞疗法等。产品的生产、非临床研究、临床研究分别需符合《药品生产质量管理规范》《药物非临床研究质量管理规范》《药物临床试验质量管理规范》。EMA 的人用医药产品委员会对于红细胞疗法产品的非临床安全性评价参考了欧洲议会和理事会 2001 年 11 月 6 日颁布的关于与人用医药产品有关的共同体法规（指令 2001/83/EC）及 ICH 颁布的《生物技术药物的临床前安全性评价》（ICH S6）。目前一些红细胞疗法产品获得了欧盟委员会授予的孤儿药资格，该资格由 EMA 的孤儿药委员会根据欧洲议会和理事 1999 年 12 月 16 日颁布的关于孤儿药产品的条例（EC）No141/2000 进行审批。

EryDel SpA 公司将 EryDex 用于治疗囊性纤维化于 2004 年 10 月被欧盟委员会授予孤儿药资格；将 EryDex 用于治疗共济失调性毛细血管扩张症于 2013 年 7 月被欧盟委员会授予孤儿药资格。Erytech Pharma SA 公司根据欧洲议会和理事会 2004 年 3 月 31 日颁布的条例（EC）No726/2004 及指令 2001/83/EC，已通过集中程序向 CHMP 申请产品 Eryaspase 治疗急性淋巴细胞白血病的欧洲上市许可。

（二）我国的红细胞疗法产品监管模式

国内关于红细胞疗法产品的非临床安全性评价尚无相关指导原则，可借鉴参考细胞治疗和生物制品相关的指导原则。2003 年 3 月，国家食品药品监督管理局颁布《人体细胞治疗研究和制剂质量控制技术指导原则》，对于体细胞的采集、分离和检定，体细胞的体外操作，体细胞制剂的检定与质量控制，体细胞治疗的临床前试验及临床试验等提出了共同的原则。国家食品药品监督管理总局于 2017 年 7 月 27 日公布《药物非临床研究质量管理规范》，对于组织机构和人员、设施、仪器设备和实验材料、实验系统、标准操作规程、研究工作的实施、质量保证、资料档案、委托方进行了详细规定。2017 年 12 月国家食品药品监督管理总局颁布《细胞治疗产品研究与评价技术指导原则（试行）》，按照药品规范管理细胞治疗产品，并对非临床研究的一般原则、药效学研究、药代动力学研究、安全性研究评价的要求进行了详细说明。此外，应考虑到红细胞药物的特殊性，红细胞疗法产品的监管应符合血液制品的相关要求，遵循相关法规，如《药品生产质量管理规范（2010 年修订）》血液制品附录、《血液制品管理条例》及《临床输血技术规范》等。

二、国外相关指导原则

（一）美国红细胞疗法产品非临床安全性评价的相关指导原则

非临床研究的进行受联邦法规和要求的约束，包括关于安全和毒理学研究的《药物非临床研究质量管理规范》。GLP 要求采用完整的体系方法，其中对于非临床研究的一般规定、机构和人员、设备、非临床实验室研究操作、记录等方面做了详细规定。ICH 颁布的《生物技术药物的临床前安全性评价》（ICH S6）适用于 FDA 血液研究与审评办公室的血液学处监管的大部分产品。ICH S6 对于非临床安全性试验的一般原则、药效学、模型选择、给药途径、免疫原性作了详细说明并且对于特殊考虑要点做了说明，包括安全药理学、暴露评价、免疫毒性研究、遗传毒性研究、致癌性研究等。

（二）欧盟红细胞疗法产品非临床安全性评价的相关指导原则

EMA 对于非临床安全性评价主要参考 GLP、指令 2001/83/EC 及 ICH S6。其中指令 2001/83/EC 对于非临床安全性评价的毒理学和药理学试验中的单次给药毒性试验、重复给药毒性试验、生殖功能检查、胚胎毒性、致癌性、药效学、药代动力学、局部耐受性等方面提出了规范。

第五节　非临床评价的主要内容和关键点

红细胞治疗产品的非临床安全性评价，整体上与细胞治疗产品和生物制品的非临床安全性评价内容接近。由于红细胞药物没有细胞核，且改造技术并非都是在基因层面操作，在动物种属选择、药代毒代动力学及检测方法、免疫原性等方面，有一些独特的考虑，也是非临床研究的关键点，在此做一些讨论。

一、动物种属的选择

由于红细胞的异体输注将会被快速清除，而不能反映毒性。一般而言，动物试验需采用动物种属相关的红细胞来源来制备，但由于技术的可实现性各异，人红细胞产品的制备不一定可以应用到动物试验之中，如人红细胞输入动物体内后快速溶血被清除等，所以需要结合项目自身特点进行考量。

对于一般创新药开发而言，急性毒性试验应采用至少两种哺乳动物。我国药政部门规定的基本原则一般应选用一种啮齿类动物（首选大鼠）加一种非啮齿类动物（首选犬）进行急性毒性试验。不同种属的动物各有其特点，对同一药物的反应会有所不同。啮齿类动物和非啮齿类动物急性毒性试验所得的结果，无论是质还是量上均会存在差别。从充分暴露受试物毒性的角度考虑，应从啮齿类动物和非啮齿类动物中获得较为充分的安全性信息。若未采用非啮齿类动物进行急性毒性试验，应阐明其合理性。长期毒性试验一般选择正常、健康和未孕的动物，动物体重应在平均体重的 20% 之内。根据研究期限的长短和受试物临床应用的患者群确定动物的年龄。一般大鼠为 4 ~ 9 周龄，犬为 4 ~ 9 周龄，猴为 2 ~ 3 岁，小型猪为 4 ~ 8 月龄。如受试物是用于儿童的，则应根据具体情况采用幼年动物。长期毒性试验中每个实验组应使用数量相等的雌雄动物。一般大鼠为雌、雄各 10 ~ 30 只，犬或猴为雌、雄各 3 ~ 6 只。一般应选择雌雄两性动物，单性别用药可仅选择单一性别动物进行实验。红细胞药物采用动物红细胞作为替代时，也需要考虑对应的改造是否能在相应动物的研究中暴露毒性，体现出与人用产品相类似的毒性问题。

二、给药的剂量和频次

（一）给药剂量

对于红细胞药物非临床研究的剂量考虑，可以从单次给药毒性研究开展摸索，与传统药物不同的是，对于一些红细胞疗法涉及的产品，既存在不同红细胞数量来体现剂量，也可以通过同一红细胞上载药的区别来进行剂量研究。一些常规的毒性剂量频次考虑如下。

1. 急性毒性试验的重点在于观察动物出现的毒性反应。可选择适当的方法进行急性毒性研究，对于非啮齿类动物给予出现明显毒性的剂量即可，给药剂量没有必要达到致死水平。总体上，给药剂量应从未见毒性剂量到出现严重毒性（危及生命的）剂量，同时设空白和（或）溶媒（辅料）对照组。

2. 不同动物和给药途径下的最大给药容量可参考相关文献及实际情况来确定。为获得有助于主研究的毒代动力学资料，剂量探索研究中需适当开展毒代动力学的监测或特征描述，尤其应注意在早期毒性试验中未采用的动物种属、品系以及首次采用的给药途径和方法等情况。应根据受试动物和人可能达到的全身暴露量来确定致癌性试验中的合适的最高剂量。致癌性试验所选择剂量产生的全身暴露量应超过人用最大治疗剂量时暴露量的若干倍。

3. 动物体内毒代动力学研究应设置至少 3 个剂量组，低剂量与动物最低有效剂量基本一致，中、高剂量按一定比例增加。不同物种之间可根据体表面积或药物暴露量进行剂量换算。主要考察在所设剂量范围内，药物的体内动力学过程是属于线性还是非线性，以利于解释药效学和毒理学研究中的发现，并为新药的进一步开发和研究提供信息。

除了这些基本的剂量考虑外，还要考虑红细胞药物的给药剂量受到红细胞体积和数量的限制，因为过多的红细胞会引入一些类似输血过多的副作用，进而影响对其本身毒性的观察。

（二）给药频次

一般而言，给药频次应与临床应用接近，需要注意的是，人的红细胞半衰期与动物红细胞的半衰期不同，在给药频次时需要充分研究。

1. *单次给药* 对受试物单次给药非临床药代动力学的规律和特点进行讨论和评价，包括各个受试动物的血药浓度－时间数据及曲线和各组平均值、标准差及曲线等。单次给药毒性试验的毒代动力学研究结果有助于评价和预测剂型选择和给药后暴露速率和持续时间，也有助于后续研究中选择合适剂量水平。

2. *多次（重复）给药* 对于临床需长期给药或有蓄积倾向的药物，应考虑进行多次（重复）给药的药代动力学研究。多次给药试验时，一般可选用一个剂量（有效剂量）。根据单次给药药代动力学试验结果求得的消除半衰期，并参考药效学数据，确定药物剂量、给药间隔和连续给药的天（次）数各个受试动物首次给药后的血药浓度－时间数据及曲线和主要药代动力学参数及各组平均值、标准差和曲线。比较首次与末次给药的血药浓度－时间曲线和有关参数。对受试物多次给药非临床药代动力学的规律和特点进行讨论和评价。毒代动力学研究内容一般应纳入重复给药毒性试验设计中，它包括首次给药到给药结束全过程的定期暴露监测和特征研究。后续毒性试验所采用的方案可依据前期试验的毒代研究结果修订或调整。当早期毒性试验出现难以解释的毒性问题时，可能需要延长或缩短对该受试物的毒性监测和特征研究的时间，或修订研究内容。

三、观测指标

对于红细胞治疗产品而言，除了传统的各项安全性指标外，需重点关注其对免疫系统，循环系统，呼吸系统等影响。给药后，一般连续观察至少14天，观察的间隔和频率应适当，以便能观察到毒性反应出现的时间及其恢复时间、动物死亡时间等。观察的指标包括一般指标（如动物外观、行为、对刺激的反应、分泌物、排泄物等）、动物死亡情况（死亡时间、濒死前反应等）、动物体重变化（给药前、试验结束处死动物前各称重一次，观察期间可多次称重）等。记录所有的死亡情况、出现的症状，以及症状起始的时间、严重程度、持续时间等。

四、毒代动力学

红细胞作为一项新型递送技术，其代谢特别是与毒性相关的代谢过程是研究的重点。毒代动力学研究目的是获知受试物在毒性试验中不同剂量水平下的全身暴露程度和持续时间，预测受试物在人体暴露时的潜在风险。毒代动力学是非临床毒性试验的重要研究内容之一，其研究重点是解释毒性试验结果和预测人体安全性，而不是简单描述受试物的基本动力学参数特征。毒代动力学研究在安全性评价中的主要价值体现。

（1）阐述毒性试验中受试物和（或）其代谢物的全身暴露及其与毒性反应的剂量和时间关系；评价受试物和（或）其代谢物在不同动物种属、性别、年龄、机体状态（如妊娠状态）的毒性反应；评价非临床毒性研究的动物种属选择和用药方案的合理性。

（2）提高动物毒性试验结果对临床安全性评价的预测价值。依据暴露量来评价受试物蓄积引起的靶部位毒性（如肝脏或肾脏毒性），有助于为后续安全性评价提供量化的安全性信息。

（3）综合药效及其暴露量和毒性及其暴露信息来指导人体试验设计，如起始剂量、安全范围评价等，并根据暴露程度来指导临床安全监测。

（一）毒代动力学的基本内容

对于红细胞药物的毒代动力学研究，重点关注暴露量，分析方法和组织分布。

1. 暴露量评估

（1）毒代动力学试验的基本目的是评估受试物和（或）其代谢物的全身暴露量，常通过适当数量的动物和剂量组来开展研究。伴随毒代动力学研究所用动物数量应保证能获得足够的毒代动力学数据。由于毒性试验中通常采用两种性别动物，暴露测定也应包括两种性别的动物。选择单性别动物时应说明理由。

（2）暴露评估应考虑以下因素：组织摄取、受体性质和代谢特征的种属差异、代谢物的药理活性、免疫原性和毒理学作用。在血浆药物浓度相对较低时，特殊的组织或器官也可能会有较高水平的受试物和（或）其代谢物。对于一些特殊红细胞制剂，需要考察不同红细胞药物成分的暴露问题。

2. 分析方法

（1）生物样品中药物及代谢产物的分析方法包括流式、ELISA、色谱法、放射性核素标记法和微生物学方法等。应根据受试物的性质，选择特异性好、灵敏度高的测定方法。

（2）方法学验证是生物样品分析的基础，只有可靠的方法才能得出可靠的结果。应通过准确度、精密度、特异性、灵敏度、重现性、稳定性等研究，对建立的方法进行验证。制备随行标准曲线并对质控样品进行测定，以确保生物样品分析数据的可靠性。

3. 组织分布及病理学的研究

（1）一般选用大鼠或小鼠进行组织分布试验，但必要时也可在非啮齿类动物（如犬）中进行。通常选择一个剂量（一般以有效剂量为宜）给药后，至少测定药物及主要代谢产物在心、肝、脾、肺、肾、胃肠道、生殖腺、脑、体脂、骨骼肌等组织中的浓度，以了解药物在体内的主要分布组织和器官。特别注意药物浓度高、蓄积时间长的组织和器官，以及在药效靶组织或毒性靶组织的分布（如对造血系统有影响的药物，应考察在骨髓的分布）。必要时建立和说明血药浓度与靶组织药物浓度的关系。参考血药浓度 – 时间曲线的变化趋势，选择至少 3 个时间点分别代表吸收相、平衡相和消除相的药物分布。若某组织的药物或代谢产物浓度较高，应增加观测点，进一步研究该组织中药物的消除情况。每个时间点，一般应有 6 个动物（雌雄各半）的数据。

（2）所有的试验动物均应进行大体解剖，包括试验过程中因濒死而处死的动物、死亡的动物以及试验结束时仍存活的动物。任何组织器官出现体积、颜色、质地等改变时，均应记录并进行组织病理学检查，如组织切片等相关技术的应用。

五、免疫原性 / 免疫毒性相关研究

当前，红细胞药物主要应用在肿瘤、自身免疫性疾病等领域，主要机制涉及多种免疫调节的途径，因此，需要关注红细胞药物的免疫相关风险因素。通常，需要从产品自身的特性入手，考虑免疫原性产生的因素并开展相应的评估，对于免疫系统的影响及毒性，需基于产品机制开展充分的研究。

1. 在使用生物药物时，需要对其免疫原性进行评估，了解其潜在的免疫毒性和安全性风险，采取适当的预防和治疗措施，生物药的免疫原性主要表现在以下几个方面。

（1）异源性：生物药物通常是从其他物种的生物体中制备，因此在人体内会被视为外来物质，引起免疫系统的反应。

（2）结构异质性：生物药物在制备过程中可能会发生结构异质性，例如重链和轻链的异源连接、糖基化和剪切等，这些变化可能导致生物药物被免疫系统视为抗原。

（3）激活免疫细胞：生物药物可能会激活免疫系统的细胞，例如巨噬细胞、树突状细胞和T细胞等，导致炎症反应和组织损伤。

（4）免疫调节失衡：生物药物可能会干扰免疫系统的平衡，例如促进免疫细胞的活化、降低免疫耐受性等，导致免疫相关疾病的发生。

2. 免疫毒性是指药物、化学物质或生物制品等外源性物质引起的免疫系统异常反应，导致组织和器官损伤。其分子机制包括以下几个方面。

（1）免疫复合物的形成：某些药物或化学物质可以与抗原结合形成免疫复合物，激活免疫系统，引起组织和器官损伤。

（2）细胞毒性作用：某些药物或化学物质可以直接作用于免疫系统的细胞，例如T细胞、B细胞和NK细胞，导致细胞死亡或功能障碍。

（3）免疫细胞的激活：某些药物或化学物质可以激活免疫细胞，例如巨噬细胞和树突状细胞，导致炎症反应和组织损伤。

（4）细胞因子的释放：某些药物或化学物质可以刺激免疫细胞释放细胞因子，例如肿瘤坏死因子和白介素等，导致炎症反应和组织损伤。

（5）免疫调节失衡：某些药物或化学物质可以干扰免疫系统的平衡，例如破坏自身免疫耐受性或促进免疫活化，导致自身免疫性疾病或器官移植排斥反应等免疫相关疾病。

第六节　非临床安全性评价实例

详细信息请扫描前言中的二维码。

第七节 展望

红细胞是人体中数量最多的细胞，没有细胞核、线粒体和核糖体，不具有致癌性。输血已经是一种标准的临床医疗操作，因此红细胞药物可以作为货架化的细胞药物。世界各地面临血库储存匮乏的严峻问题，研究人员有望利用人造红细胞技术解决这一难题。在科学意义上，红细胞可能成为第一个工业化大规模生产的体细胞。早期由于体外生产红细胞成本过高导致红细胞疗法的产业化难度太高，研究人员侧重于将红细胞作为载体运送药物治疗疾病。随着基因编辑、干细胞技术的发展，近年来红细胞被进行工程化改造，作为一种创新型疗法用于肿瘤、罕见病及自身免疫疾病的治疗。未来人们可以利用造血干细胞、胚胎干细胞、iPSC、细胞系来生产红细胞，体外生产红细胞的成本有望被大大降低，解决更广泛的红细胞治疗领域和临床用血的问题。

红细胞疗法未来具有广阔的潜力和前景，能够缓解血液捐赠的供应压力，同时也为自身免疫疾病、肿瘤、罕见病等疾病的治疗提供新的方法。然而红细胞疗法也具有一定的潜在风险，鉴于红细胞疗法产品的特殊性和伴随的风险，我国亟待完善相关非临床评价的监管和评价体系。对于非临床研究需要进行常规的药效学研究、药代动力学研究、非临床安全性研究，同时还需要考虑改造的红细胞自身的风险及与输血类似的风险，如红细胞受损、血型不匹配、免疫抑制、不规则抗体等。如何构建更完善的临床前模型，开发具有针对性的评价方法，设立科学的评价体系来评估安全性风险是红细胞疗法产品临床前研究中的主要问题。

参考文献

[1] VILLA C H, ANSELMO A C, MITRAGOTRI S, et al. Red blood cells: Supercarriers for drugs, biologicals, and nanoparticles and inspiration for advanced delivery systems[J]. Adv Drug Deliv Rev, 2016, 106(Pt A):88-103.

[2] ROSSI L, PIERIGÈ F, ALIANO M P, et al. Ongoing Developments and Clinical Progress in Drug-Loaded Red Blood Cell Technologies[J]. BioDrugs, 2020(34):265-272.

[3] JY W, JOHANSEN M E, BIDOT C J R, et al. Red cell-derived microparticles (RMP) as haemostatic agent[J]. Thromb Haemost, 2013, 110(4):751-760.

[4] SHELLINGTON D K, DU L, WU X, et al. Polynitroxylated pegylated hemoglobin: a novel neuroprotective hemoglobin for acute volume-limited fluid resuscitation after combined traumatic brain injury and hemorrhagic hypotension in mice[J]. Crit Care Med, 2011, 39(3):494-505.

[5] HU C M, ZHANG L, ARYAL S, et al. Erythrocyte membrane-camouflaged polymeric nanoparticles as a biomimetic delivery platform[J]. roc Natl Acad Sci, 2011,108(27):10980-10985.

[6] TARUNINA M, HERNANDEZ D, KRONSTEINER-DOBRAMYSL B, et al. A Novel High-Throughput Screening Platform Reveals an Optimized Cytokine Formulation for Human Hematopoietic Progenitor Cell Expansion[J]. Stem Cells Development, 2016, 25(22):1709-1720.

[7] TRAKARNSANGA K, GRIFFITHS R E, WILSON M C, et al. An immortalized adult human erythroid linefacilitates sustainable and scalable generationof functional red cells[J]. Nat Commun, 2017, 8:14750.

[8] KONTOS S, KOURTIS I C, DANE K Y, et al. Engineering antigens for in situ erythrocyte binding induces T-cell deletion[J]. ProcNatl Acad Sci, 2013, 110:17–18.

[9] LORENTZ K M, KONTOS S, DIACERI G, et al. Engineered binding to erythrocytes induces immunological tolerance to E. coliasparaginase[J]. Sci Adv, 2015, 1:e1500112.

[10] SHI J, KUNDRAT L, PISHESHA N, et al. Engineered red blood cells as carriers for systemic delivery of a wide array of functional probes[J]. Proc Natl Acad Sci, 2014,111:10131–10136.

[11] PISHESHA N, BILATE A M, WIBOWO M C, et al. Engineered erythrocytes covalently linked to antigenic peptides can protect against autoimmune disease[J]. Proc Natl Acad Sci, 2017, 114(12):3157–3162.

[12] ZHANG X, LUO M, DASTAGIR S R, et al. Engineered red blood cells as an off-the-shelf allogeneic anti-tumor therapeutic[J]. Nat Commun, 2021(12):2637.

[13] BLAGOVIC K, SMITH C K, RAMAKRISHNAN A, et al. Engineered red blood cells (activating antigen carriers) drive potent T cell responses and tumor regression in mice[J]. Front. Immunol, 2002, 13:1015585.

[14] THOMAS X, LE JEUNE C. Erythrocyte encapsulated l-asparaginase (GRASPA) in acute leukemia[J]. Int. J. Hematol. Oncol, 2016, 5(1):11-25.

[15] ICH. ICH S6(R1) Preclinical Safety Evaluation of Biotechnology-Derived Pharmaceuticals[EB/OL]. (1997-07-16). https://database.ich.org/sites/default/files/S6_R1_Guideline_0.pdf.

[16] ICH. ICH M3(R2) Nonclinical Safety Studies for the Conduct of Human Clinical Trials and Marketing Authorization for Pharmaceuticals[EB/OL]. (2009-06-11). https://database.ich.org/sites/default/files/M3_R2__Guideline.pdf..

[17] 国家食品药品监督管理局 . 药物非临床研究质量管理规范 [EB/OL].(2017-07-27). https://www.samr.gov.cn/zw/zfxxgk/fdzdgknr/bgt/art/2023/art_2959b53d3b6a429e866c514a76a790db.html.

[18] 国家食品药品监督管理局 . 细胞治疗产品研究与评价技术指导原则(试行)[EB/OL].(2017-12-18). https://www.nmpa.gov.cn/xxgk/ggtg/ypggtg/ypqtggtg/20171222145101557.html.

[19] 中华人民共和国国家卫生健康委员会 . 国家卫生健康委办公厅关于征求体细胞治疗临床研究和转化应用管理办法（试行）（征求意见稿）意见的函 [EB/OL]. (2019-03-29). http://www.nhc.gov.cn/wjw/yjzj/201903/01134dee9c5a4661a0b5351bd8a04822.shtml.

[20] EUR-Lex. Directive 2001/83/EC of the European Parliament and of the Council of 6 November 2001 on the Community code relatingto medicinal products for human use[EB/OL]. (2022-01-01). https://eur-lex.europa.eu/legal-content/EN/TXT/?uri=CELEX%3A02001L0083-20220101.

[21] EUR-Lex. Regulation (EC) No 141/2000 of the European Parliament and of the Council of 16 December 1999 on orphan medicinal products[EB/OL]. (2019-07-26). https://eur-lex.europa.eu/legal-content/EN/TXT/?uri=CELEX%3A02000R0141-20190726.

[22] 国家药品监督管理局 . 血液制品管理条例，中华人民共和国国务院令第 208 号 [EB/OL].(1996-12-06). https://www.nmpa.gov.cn/xxgk/fgwj/qita/19961206010101537.html.

[23] 中华人民共和国国家卫生健康委员会 . 关于印发《临床输血技术规范》的通知 [EB/OL]. (2001-11-08). http://www.nhc.gov.cn/wjw/gfxwj/200111/2c93606209ec4a25ad9241787f9f7404.shtml.

[24] GODFRIN Y. Enzyme bioreactors as drugs[J]. Drugs of the Future, 2012,37(4): 263-272.

[25] MCARDEL S L, DUGAST A S, HOOVER M E, et al. Anti-tumor effects of RTX-240: an engineered red blood cell expressing 4-1BB ligand and interleukin-15[J]. Cancer Immunology, Immunotherapy, 2021(70):2701–2719.

[26] 国家药品监督管理局 . 药物毒代动力学研究指导原则 [EB/OL]. (2014-05-13). https://www.cde.org.cn/zdyz/domesticinfopage?zdyzIdCODE=81a7fcf593f6e36660e126dd30bbc602.

[27] 国家药品监督管理局 . 药物非临床药代动力学研究技术指导原则 [EB/OL]. (2014-05-13). https://www.cde.org.cn/zdyz/domesticinfopage?zdyzIdCODE=3e1a118fa1599529d3406fe6ee5821a5.

第二十章　联合用药的非临床研究与评价

对于一些难治性、复杂性疾病（如肿瘤、感染、代谢、呼吸和免疫疾病等），单一药物可能不足以充分发挥治疗作用或仅能发挥部分治疗作用，为更好地满足临床治疗需求，通常会采用多种药物或治疗手段联合治疗，以达到协同增效或降低毒性的目的。多种药物联用，除协同增效外，也可能会发生药物－药物药代动力学相互作用，出现新的非预期毒性或叠加放大的毒性，进而导致临床给药方案调整和（或）需要额外的临床安全性监测措施。因此，在开展联合用药的临床试验前，需根据单药已有的临床/非临床信息以及拟开展临床试验的用药人群、试验规模、给药方案等，综合分析可能的药物－药物相互作用，必要时开展相应的非临床研究，以阐明联合用药的合理性及安全性。本章主要就联合用药的非临床研究策略及方法进行探讨，以为研究者及监管机构提供参考。

第一节　联合用药的定义和可能情形

1. 本文所指的联合用药的定义范围包括以下 3 种：

（1）组合包装，即不同制剂共同组合在同一包装中。

（2）固定剂量复方制剂，即以同一制剂形式给药。

（3）在药品说明书中推荐与某一特定药物（或特定类别药物）合用。

药物与器械联合组成药械组合产品并不在本文讨论范围之内。

在标准用药的基础治疗上使用新药，也不属于上述联合用药的范围。

2. 根据单药的临床应用经验，可分为以下 3 种情形：

（1）两个或两个以上的晚期阶段化合物联合使用。

（2）一个或多个晚期阶段化合物与一个或多个早期阶段化合物联合使用。

（3）两个或两个以上的早期阶段化合物联合使用。

晚期阶段化合物：是指已有大量临床应用经验[即来自Ⅲ期临床试验和（或）上市后]的化合物。

早期阶段化合物：是指仅有有限临床应用经验（即Ⅱ期或Ⅱ期临床试验之前）的化合物。

第二节 联合用药非临床研究策略

在大多数治疗领域，联合用药通常是为了达到协同增效的目的，少数情况下，也可能是为了达到降低毒性的目的。在开展联合用药的临床试验前，应阐明药物联合使用的合理性依据，这包括有效性、安全性和药代动力学等多个方面。

一、联合用药药理学、药代动力学的考虑因素及研究内容

有效性方面，应结合单药的特点、药理学作用机制及作用靶点等分析联合使用的合理性。除非已经有大量的合并用药临床数据，通常情况下应尽可能开展联合用药的药效学研究，证明相比单药，联合使用会产生协同或叠加的药理学作用；对于固定剂量复方制剂，还应尽可能阐明各个药物活性成分配比的合理性依据。

药代动力学方面，联合用药的药物相互作用可能会导致血液和组织中的和药物或代谢产物浓度出现显著升高或降低，进而导致单药（尤其是治疗窗口窄的药物）的安全性和疗效发生显著改变。因此，开展联合用药的临床试验前，应基于单药的药代动力学信息，综合评估联合使用的单药在吸收、分布、代谢和排泄过程中是否存在潜在的药代动力学的药物 – 药物相互作用。在研发早期，明确药物主要通过原形排泄还是通过代谢清除是至关重要的。如果药物通过代谢清除，还应该明确其主要代谢途径。合理设计的体外研究可在最短的时间内以最小的成本获得有关药物代谢以及潜在药物相互作用方面的重要信息，与代谢酶以及转运体等相关的体外药物 – 药物相互作用研究信息可以初步提示联合用药发生药物相互作用的可能性。在临床药物 – 药物相互作用试验或者临床合并用药实践中获得的药物 – 药物相互作用信息对评价联合使用药物的相互作用可提供更为直接的证据。在开展联合用药临床试验前，应基于这些体外和（或）体内数据评估联合使用的药物是否有显著的相互作用，以提示是否需要降低临床使用剂量。

二、联合用药毒性研究的必要性及考虑因素

国际制药行业 IQ Consortium Drug Safe 领导小组对 20 家制药公司进行了一项调查，调查范围包括 2010—2016 年开展的多个治疗领域的小分子和（或）大分子联合用药项目，共收集了 79 个联合用药项目的回复意见，主要集中在抗感染（22/79，27.8%）、代谢性疾病（19/79，24.1%）和肿瘤（11/79，13.9%）等治疗领域，而绝大多数（59/79，75%）是小分子与小分子的联合给药。其中 57 项开展了联合用药毒理学试验以支持联合用药方案，发起联合用药的主要理由包括：①认为研究具有科学合理性，属于科学驱动的研究；②预期监管机构会要求开展；③在与监管机构沟通过程中被要求开展。在 57 个开展联合毒性试验的项目中，绝大多数试验（50/57，88%）的结果对临床试验设计未产生任何影响，仅有 7 个（12%）项目结果影响了临床研究设计，包括：①修改

临床或给药方案（4 项）；②增加监测指标（2 项）；③增加安全性生物标志物（1 个项目）；④减轻了对潜在药物 – 药物相互作用的担忧（1 项）。

在监管层面，FDA 和 EMA 等监管机构已经发布了几份区域性非临床安全性技术指导原则以指导联合用药和复方制剂的开发，并经 ICH 统一协调整合为 ICH M3（R2）及 ICH S9 文件的一部分在全球范围内实施。联合用药非临床安全性研究涉及的监管指导文件包括：

① FDA.（2006）: *Nonclinical Safety Evaluation of Drug or Biologic Combinations*

② EMEA.（2008）: *Guideline on the non-clinical development of fixed combinations of medicinal products*

③ ICH harmonized guideline M3（R2）（2009）: *Guidance on Nonclinical Safety Studies for the Conduct of Human Clinical Trials and Marketing Authorization for Pharmaceuticals*

④ ICH harmonized guideline S9（2010）: *Nonclinical Evaluation for Anticancer Pharmaceuticals*

⑤ ICH harmonized guideline M3（R2）Q&A（R2）（2011）: *Questions &Answers: Guidance on Nonclinical Safety Studies for the Conduct of Human Clinical Trials and Marketing Authorization forPharmaceuticals*

⑥ ICH harmonized guideline S9 Q&A（2018）: *Questions and Answers: Nonclinical Evaluation for Anticancer Pharmaceuticals*

包括中国、美国和欧盟在内的国家和地区均属于 ICH 的成员国，因此 ICH 指南代表了各监管机构统一协调达成并采纳的共同意见，联合用药的非临床开发策略可主要参考 ICH M3（R2）及 ICH S9，对于 ICH M3（R2）及 ICH S9 未能涵盖的试验设计细节问题可参考相关的区域性指导原则。

是否有必要开展联合用药非临床安全性研究以及开展哪些非临床安全性研究，基于科学层面，主要是关注联合用药是否存在明显的安全性担忧，即联合使用的单药是否存在共同的药理学 / 毒理学靶器官，是否存在毒性反应的叠加 / 协同效应（例如出现新的毒性），是否可能因药物 – 药物相互作用导致单药安全性发生显著改变（如 NOAEL 明显降低）等。考虑因素包括但不限于以下内容：

1. 单药的已有临床研究 / 应用信息

（1）临床开发阶段及新颖程度（早期阶段化合物或晚期阶段化合物）。

（2）临床适应证、用药患者人群及给药方案（重点关给药途径、临床剂量和用药期限）。

（3）已有临床有效性及安全性信息。

2. 单药的非临床研究信息

（1）药理作用机制、作用靶点及药理作用靶器官。

（2）已有药代动力学信息，重点关注蛋白结合率、代谢和排泄途径，代谢酶以及

转运体相关的药物 – 药物作用。

（3）已有非临床安全性信息，包括非临床安全性试验（试验项目、给药方案、给药周期），发现的毒性反应性质、剂量反应关系、毒性靶器官及安全范围（相比拟开展临床试验拟用剂量下的暴露量比值）。

3. 合并用药临床经验　在许多治疗领域的临床试验中，将两种或更多种晚期阶段的化合物（包括已上市产品）合并用药是一种普遍做法，例如对于高血压、糖尿病、艾滋病、乙型肝炎和癌症等，在标准治疗方案的上附加治疗或联合治疗是很常见的；因此，在这些适应证领域，可能会积累一定的临床联合用药经验，若这些临床经验来自Ⅲ期临床试验和（或）上市后应用的数据，便可被视为足够的合并用药临床经验，这些数据可用于支持联合用药的注册临床试验。

4. 拟开展临床试验方案

（1）拟开展联合用药临床试验的适应证、患者人群（是否包含儿童等脆弱人群）及给药方案（重点关注给药途径、给药剂量和给药期限），与单药已有临床信息进行对比，分析这些关键要素是否发生改变。

（2）拟开展临床试验的开发阶段、规模、用药期限。

三、开展联合用毒性试验的情形及研究内容

（一）非抗肿瘤药物的联合用药

对于非抗肿瘤药物的联合用药，可主要参考 ICH M3（R2）。拟用于联合用药的单药，应按照 ICH M3（R2）的要求，完成支持相应临床试验阶段的非临床安全性试验。如果联合用药的每一个单药均按现行标准进行了安全药理学、遗传毒性和致癌性研究，通常不推荐进行联合用药的上述试验来支持临床试验或上市申请。若患者人群包括有妊娠可能的妇女，若单药的胚胎 – 胎仔发育毒性试验结果为阳性，显示有胚胎 – 胎儿发育风险，由于已经确认对人类发育的风险，因此无需开展联合用药的胚胎 – 胎仔发育毒性试验。如果单药的胚胎 – 胎仔发育毒性试验显示每个单药均无潜在的人体发育风险，除非存在毒性担忧（基于单药的性质，联合用药后可能会对人体造成危害），通常也不推荐进行联合用药的胚胎 – 胎仔发育毒性试验，如需开展该试验，可在上市申请前完成。如果联合用药的每个单药均进行了全面的非临床试验，且需要联合用药的毒理学试验以支持联合用药的临床试验，那么该联合用药的毒性试验期限应与临床试验一致，但最长不超过 90 天；按照 ICH M3（R2），90 天联合毒性试验可支持上市。基于临床试验期限，较短期限的联合用药毒性试验也可支持上市。联合用药毒性试验通常在一种相关动物种属中开展，如果出现非预期毒性，可能需要附加试验。

根据单药的临床开发进展及已有临床 / 非临床信息、合并用药临床经验的充分程度以及毒性担忧情况，可将联合用药毒性试验的必要性及阶段性要求分为以下几种情况。

1. 两个或两个以上的晚期阶段化合物联合使用

（1）已有足够的合并用药经验：通常无需开展联合给药毒性试验来支持临床试验

或上市。即使其中一种化合物的剂量/暴露量会因药物－药物相互作用而有明显的增加，若无明显的安全性担忧，也通常不推荐开展联合用药毒性试验。安全性担忧的程度取决于新的暴露界限（安全范围）、单药的安全性特征、联合用药的经验程度以及临床不良反应的监测能力。

若有明显的安全性担忧，应在开展联合用药临床试验前完成联合用药毒性试验。

（2）尚无充分的合并用药经验，但无明显的毒性担忧：为支持小样本、短期临床试验（如最长3个月的Ⅱ期临床试验），通常无需完成联合用药毒性试验。

为支持更晚阶段、更长期限临床试验（如Ⅲ期临床试验），需在临床试验前完成联合用药毒性试验；

2. 一个或多个晚期阶段化合物与一个或多个有临床经验早期阶段化合物联合使用

（1）支持不超过1个月的概念验证研究，通常无需完成联合用药毒性试验，但联合用药临床试验期限不应超过单个化合物的临床应用经验期限。

（2）为支持更晚阶段、更长期限临床试验，需在临床试验前完成联合用药毒性试验。

3. 两个或两个以上的早期阶段化合物联合使用

（1）需要在临床试验前完成联合给药毒性试验。

（2）如果联合用药的每个单药临床上仅用于联合用药（即未来不单独成药），可只开展联合用药的全面非临床毒性试验，而无需再对单药进行全面的非临床毒性研究。

（二）抗肿瘤药物的联合用药

对于拟用于晚期肿瘤患者的抗肿瘤药物的联合用药，可主要参考ICH S9，如果单药均进行了支持临床试验或上市的毒理学研究，通常无需开展联合用药的毒理学研究。但在临床试验前，应提供支持联合用药合理性的资料。如果联合用药的任何一个单药仍处于研发早期阶段，应提供一个药理学试验以支持联合用药的合理性。这个试验中应设定一些安全性终点，如死亡率、体重和临床体征等，以证实联合用药后活性有明显提高但毒性没有明显的增加，并根据已有信息，决定是否需要开展一个专门的联合用药毒性试验。

无论何种适应证药物，按照ICH S11，只有当现有的人体和动物试验数据不足以支持相应年龄段儿童临床试验时，依据证据权重法评估联合用药的幼龄动物毒性试验有助于解决儿童发育担忧的问题时，才可能需要开展联合用药的幼龄动物发育毒性试验。

（三）其他无需开展联合用毒性试验的情形

值得注意的是，ICH M3 Q&A中特别指出，对于治疗晚期癌症、肺结核和HIV的产品，除非有特殊的临床安全性担忧，通常认为无需进行联合用药毒性试验。用于治疗丙型肝炎的抗病毒药物通常也无需进行联合用药毒性试验。对于目前尚缺少有效治疗手段的严重或危及生命而联合用药是标准临床实践的其他情况（如治疗乙型肝炎的药物），类似的方法也可能适用。在标准用药的基础上使用新药，若无严重安全性担忧，通常无需开展联合用药毒性试验。为支持短期的药物－药物相互作用研究，通常无需开展联合给药毒性研究。

四、联合用药毒性试验设计

如上所述，若需要开展联合用药毒性试验，通常是因为基于现有数据尚不足以支持临床试验或上市，仍存在明显的安全性担忧。主要的担忧包括临床联合用药后毒性反应存在加和效应或协同效应，或者可能出现未知的新毒性反应，需要通过一个联合给药的毒性试验来解决这些担忧的问题；或提供一个与临床相关的暴露界限（如两个早期化合物联合使用时）。如果需要联合用药的毒理学试验以支持联合用药的临床试验，那么该联合用药的毒性试验期限应与临床试验一致，但最长不超过 90 天，90 天联合毒性试验可支持上市。联合用药毒性试验通常在一种相关动物种属中开展，如果出现非预期毒性，可能需要附加试验。该试验属于桥接试验，在设计时通常应关注单药已有的非临床 / 临床研究信息，拟开展临床试验的适应证、患者人群和用药方案等。由于目前尚无专门的技术指导原则指导该试验的设计，单药的化学性质、开发阶段以及已有非临床 / 临床研究数据的充分性也各有不同，在试验设计时仍存在各种各样的问题和挑战，包括相关动物种属选择、剂量组设计、剂量水平选择等。

（一）相关动物种属选择

理想情况下，联合给药毒性试验所选择的动物种属应该是每个单药临床相关动物种属。但在特殊情况下，由于单药的分子类别不同，可能每个单药的相关动物种属是不同的动物种属，无法在单一动物种属中评估联合用药的毒性。例如，某一抗乙型肝炎病毒的蛋白类药物 A 和一小分子核苷酸类药物 B 联合使用，由于 A 仅在猴中有药理活性，在小鼠、大鼠、犬等动物种属中均无活性，尽管 B 已在小鼠、大鼠、犬中开展了毒理学试验，为支持两者联合用药，仍采用食蟹猴开展了联合用药毒性试验。

（二）单药及联合用药组别及剂量设计

联合用药毒性试验主要是桥接单药已有安全性数据，并不是再次考察单药的毒性特征。因此在联合用药毒性试验中是否设计单药对照组以及设计多少个单药剂量组取决于单药的已知毒性信息的充分程度。若单药的已知毒理学信息比较充分，可仅设计一个单药对照组，剂量可与联合给药高剂量水平相当，以在同一实验系统下评价联合给药组毒性来源及是否存在加和效应和协同效应。然而，如果单药的毒性信息尚不充分，可以在联合给药毒性试验中伴随 2 ~ 3 个单药对照组（与联合给药组中单药剂量相同），以同时补充提供单药的剂量 – 毒性反应信息。联合给药组中各单药剂量比例应尽可能与临床拟用暴露比一致，各单药剂量应至少涵盖未来临床应用的最大暴露量，同时还应尽可能避免采用最大耐受剂量，因为这可能会导致因毒性过大儿无法评估联合给药后毒性的加和或协同效应。若各单药毒理学研究信息已证明相比临床拟用最大暴露量有足够的安全范围，通常无需在联合给药毒性试验中评估联合给药的未见不良反应剂量，因为联合给药毒性试验的主要目的是评估单药联合后是否存在毒性的加和或协同效应。例如一种已上市的 β- 内酰胺类抗菌药物与一种新型 β- 内酰胺酶抑制剂（BLI）联合使用，尽管该 β- 内酰胺类药物已经上市，但缺乏公开的毒理学数据，为评估其毒性特性，在联合给药中就可以设置低、高两个单药对照组，而BLI单独开展完整的毒理学研究，因此仅设置一个高剂量对照组。联合给药的β-内酰胺类和BLI按照临床拟定联用合药比例设置低、高两个剂量组，以研究联合给药后是否出现毒性的加和或协同效应。

五、来自辉瑞公司公开的案例分享及点评

详细信息请扫描前言中的二维码。

第三节 讨论和结论

随着制药行业的不断发展和对复杂疾病发病机制认识的不断深入，越来越多的疾病领域需要开发联合用药来更好地满足临床治疗需求，联合用药的分子类型也越来越多样化，尽管监管机构发布了一系列技术指导文件来指导联合给药的非临床研究，但仍不可能覆盖所有可能的情况。除考虑监管要求外，还应基于case by case的原则，开展基于科学驱动的研究或调研。在开展联合用药临床试验前，应根据单药已有的临床/非临床信息以及拟开展临床试验的用药人群、试验规模、给药方案等，阐明联合用药的合理性和安全性。当联合给药的单药存在共同的靶器官，联合给药后有潜在的毒性加和或协同效应，存在安全性的担忧时，无论技术指导原则是否要求，均应考虑开展联合给药毒性试验，该试验结果有可能会影响后续临床试验设计，通过修改给药方案或给药剂量、增加监测的生物标志物等来进一步降低患者风险。当需要开展联合给药非临床试验时，试验的设计并没有标准的方案，但应围绕试验目的进行设计，主要是评估联合给药后是否会出现毒性的加和或协同效应，应在试验中设置合适的单药对照组，联合给药组的剂量应涵盖未来临床拟用的最大剂量，同时还应避免因耐受性等原因影响对毒性加和或协同效应的评估。总之，在开展联合给药临床试验时，除考虑当前监管文件的要求外，更应基于科学的原则，具体问题具体分析，综合评估是否需要开展联合给药非临床试验，并根据试验目的科学设计，最终所递交的非临床研究数据包应足以阐明联合用药的合理性及安全性。

参考文献

[1] SACAAN A, HASHIDA S N, KHAN N K. Non-clinical combination toxicology studies: strategy, examples and future perspective[J]. J Toxicol Sci, 2020, 45(7): 365-371.

[2] BIRKEBAK J, BUCKLEY L A, DAMBACH D, et al. Pharmaceutical industry perspective on combination toxicity studies: Results from an intra-industry survey conducted by IQ DruSafe Leadership Group[J]. RegulToxicolPharmacol, 2019, 102: 40-46.

[3] ICH. ICH M3(R2)Nonclinical Safety Studies for the Conduct of Human Clinical Trials and Marketing

Authorization for Pharmaceuticals[EB/OL]. [2009-06-11]. http://www.ich.org/products/open-consultation/qasdocuments/article/m3r2. html.

[4] ICH. ICH M3(R2) Q&A(R2) Questions &Answers: Guidance on Nonclinical Safety Studies for the Conduct of Human Clinical Trials and Marketing Authorization forPharmaceuticals[EB/OL]. [2012-03-05]. https://database.ich.org/sites/default/files/M3_R2_Q%26As_R2_Q%26As_0. pdf.

[5] ICH. ICH S9 Non-clinical evaluation for anticancer pharmaceuticals[EB/OL]. [2009-10-29]. https://database.ich.org/sites/default/files/S9_Guideline. pdf.

[6] ICH. ICH S9 Q&AQuestions and Answers: Nonclinical Evaluation for Anticancer Pharmaceuticals[EB/OL]. [2018-06-12]. https://database.ich.org/sites/default/files/S9_Q%26As_Q%26As. pdf.

[7] FDA: Nonclinical Safety Evaluation of Drug or Biologic Combinations[EB/OL]. [2006-03-15]. https://www.fda.gov/regulatory-information/search-fda-guidance-documents/nonclinical-safety-evaluation-drug-or-biologic-combinations.

[8] EMEA: Guideline on the non-clinical development of fixed combinations of medicinal products [EB/OL]. [2006-03-15]. https://www.ema.europa.eu/en/documents/scientific-guideline/guideline-non-clinical-development-fixed-combinations-medicinal-products_en. pdf.

第二十一章　注册申报非临床评价现场核查要点

本章讨论 CGT 药物注册非临床评估现场检查过程中的关键点。其中包括在研究过程中保持准确记录的重要性、数据确认、统计分析以及在现场检查中识别缺陷；强调确保数据真实性、准确性、完整性和可追溯性是药物开发过程中所有阶段的基本原则。

新技术和方法在 CGT 产品开发中的应用已经对传统的现场检查提出了挑战。这要求检查人员具备更广泛的专业技术知识，包括仪器验证、计算机系统、方法学和样品测试。为此，全球监管机构积累了相关经验，并预计将发布更精细和有针对性的检查指南。

作为开发者和研究人员，在新药申请期间提供的数据真实可靠是基本责任。无论在药物开发过程中使用了什么新技术或方法，确保数据完整性和可追溯性是必须遵守的基本原则。

第一节　现场核查相关法规依据

一、《中华人民共和国药品管理法》（2019 年国家主席令第 31 号）

为落实 2017 年 10 月中共中央办公厅、国务院办公厅《关于深化审评审批制度改革鼓励药品医疗器械创新的意见》，贯彻党中央“四个最严”的要求，完善药品监管制度，《中华人民共和国药品管理法》（2019 年国家主席令第 31 号）于 2019 年 8 月 26 日修订通过，自 2019 年 12 月 1 日起施行。《中华人民共和国药品管理法》规定药品上市许可持有人、生产经营企业、医疗机构应当建立、实施严格的追溯制度，保证全过程数据真实、准确、完整和可追溯。具体要求“从事药品研制、生产、经营和使用活动，应当遵守法律、法规、规章、标准和规范，保证全过程信息真实、准确、完整和可追溯”“从事药品研制活动，应当遵守药物非临床研究质量管理规范、药物临床试验质量管理规范，保证药品研制全过程持续符合法定要求”“开展药物非临床研究，应当符合国家有关规定，有与研究项目相适应的人员、场地、设备、仪器和管理制度，保证有关数据、资料和样品的真实性”“申请药品注册，应当提供真实、充分、可靠的数据、资料和样品，证明药品的安全性、有效性和质量可控性”。

二、《药品注册管理办法》（国家市场监督管理总局令第 27 号）

为了适应《疫苗管理法》和新修订的《药品管理法》、药品审评审批制度改革的要求以及科学进步和医药行业快速发展的需要，《药品注册管理办法》（国家市场监督管理总局令第 27 号）于 2020 年颁布实施。为保证药品注册数据的真实、准确、完整和可追溯，《药品注册管理办法》的第四节对药品注册核查进行了详细的规定。

《药品注册管理办法》对药品注册核查的定义：为核实申报资料的真实性、一致性以及药品上市商业化生产条件，检查药品研制的合规性、数据可靠性等，对研制现场和生产现场开展的核查活动，以及必要时对药品注册申请所涉及的化学原料药、辅料及直接接触药品的包装材料和容器生产企业、供应商或者其他受托机构开展的延伸检查活动。

药品注册核查启动的原则、程序、时限和要求，由国家局药品审评中心制定公布；药品注册核查实施的原则、程序、时限和要求，由国家局食品药品审核查验中心制定公布。

这次修订《药品注册管理办法》，对药品注册现场核查进行了优化。①优化了药品注册现场核查模式。不再实施“逢审必查”的核查模式，对于药品注册研制现场核查，根据药物创新程度、药物研究机构既往接受核查情况等，基于风险决定是否开展；对于药品注册生产现场核查，根据申报注册的品种、工艺、设施和既往接受核查情况等因素，基于风险决定是否开展。②做好药品注册生产现场核查和上市前药品生产质量管理规范检查的衔接，需要上市前药品生产质量管理规范检查的，由药品核查中心协调相关省级药品监督管理部门与药品注册生产现场核查同步实施，加快了药品上市进程，与药品上市后监管进行有机衔接。③明确了药品注册核查的定位，药品注册核查不是全体系的药品生产质量管理规范检查，其主要目的是核实申报资料的真实性、一致性以及药品上市商业化生产条件，检查药品研制的合规性、数据可靠性等。

三、药品注册现场核查的相关法规要求

2008 年，原国家食品药品监督管理局发布了《药品注册现场核查管理规定》（国食药监注〔2008〕255 号），对药品注册现场核查的具体规定。规定了各省、自治区、直辖市药品监督管理部门受理药品注册申请后，应当组织现场核查，按照《药品注册现场核查要点及判定原则》对药学、药理毒理等研究情况实施现场核查，现场核查报告连同申请人的申请资料等一并交国家药品审评中心进行技术审评。

2017 年，原国家食品药品监督管理总局发布了《总局关于调整药品注册受理工作的公告》（2017 年第 134 号），规定国家食品药品监督管理总局研究决定自 2017 年 12 月 1 日起，将现由省级食品药品监督管理部门受理、国家食品药品监督管理总局审评审批的药品注册申请，调整为国家食品药品监督管理总局集中受理。集中受理实施后，国家食品药品监督管理总局新受理的药品注册申请，根据药品技术审评中的需求，

由国家食品药品监督管理总局食品药品审核查验中心统一组织全国药品注册检查资源实施现场核查，核查要点和判定原则沿用255号文的相关规定。

为适应新生效的《药品注册管理办法》（国家市场监督管理总局令第27号），核查中心于2021年12月发布了《药品注册核查工作程序（试行）》等5个文件的通告。药理毒理学研究现场核查主要是对药理毒理学研究情况，包括研究条件、方案执行情况、数据记录和结果报告等方面进行核查。其中附件2《药品注册核查要点与判定原则（药理毒理学研究）（试行）》明确了药理毒理学研究现场核查的重点环节、关键要素及判定原则。

第二节　注册核查的流程

一、注册核查分类

注册核查按类别可以分为药品注册研制现场核查和药品注册生产现场核查。药理毒理学研制现场核查属于研制现场核查的内容，是指药品监督管理部门对所受理药品注册申请的研制情况进行实地确证，对原始记录进行审查，确认申报资料真实性、一致性的过程。

按照启动原因，注册核查分为常规核查和有因检查。针对国家药品监督管理局药品审评中心在审评过程中，发现申报资料真实性存疑或者有明确线索举报等，需要现场核实的，核查中心组织开展针对性有因检查，必要时进行抽样检验。

二、注册核查的核心关注点

药理毒理学研制现场核查最主要关注两方面的问题：①真实性问题，申请人及研制机构和单位应当诚实守信，禁止任何虚假行为，申报资料与原始资料的真实可靠完整；②一致性问题，申请人用于评价药品安全性、有效性和质量可控性的申报资料内容和研究数据，应当与原始研究资料记载一致，相关生产和质量控制活动应与申报资料一致。

三、注册核查基本程序

（一）核查任务的接收

注册核查任务由药审中心发起。核查中心对核查任务及所附注册核查用资料进行核对、确认及接收。对于接收的注册核查任务，核查中心按照任务接收确认时间顺序分别建立核查序列，统筹安排现场核查。确认接收的核查任务通过核查中心网站告知申请人。

（二）核查计划的制订

核查中心根据药审中心提出的核查对象和核查重点制订核查计划。核查中心在审评时限内，确定核查时间并通知申请人和被核查单位接受现场核查。核查组由2名以上药品检查员组成，实行组长负责制。根据核查品种的具体情况，可组织相关领域专家参与注册核查。被核查单位所在地省级局选派观察员。

（三）现场核查的实施

核查中心实施现场核查前根据核查重点，基于风险原则制订核查方案。核查方案内容包括：被核查单位基本情况、核查品种、核查目的、核查依据、现场核查时间、日程安排、核查内容和核查组成员等。核查组根据核查方案的要求对申请人和被核查单位进行现场核查。核查流程一般包括首次会议、现场核查、撰写核查报告及末次会议。有因检查时，可能需要由核查组抽取样品交由药品检验机构进行样品检验。

（四）核查报告的审核

核查中心对核查组提交的现场核查报告进行审核。根据审核结果可能会需要申请人对相关问题进行反馈或提交解释说明，必要时，核查中心也可组织相关专家赴现场核实。如遇复杂或有争议的问题，核查中心可召开注册核查专家会审会。

（五）核查结果的处置

形成核查审核结论后，核查中心将告知申请人，并将现场核查报告和核查审核结论等材料送交药审中心。

第三节　药理毒理方面现场核查要点及解析

细胞和基因治疗产品与化学药物、中药和一般的生物技术药物相比有一定的特殊性，但对于申报数据的要求和核查内容基本一致。《药品注册核查要点与判定原则（药理毒理学研究）》对新药研究申请注册申报非临床研究核查要点进行了明确的规定。该要点总结起来主要包括两部分内容：参与研究的研究机构质量体系和申报数据的合规性。质量体系是数据合规的保证，数据是否合规是研究机构质量体系运行情况直接的反映。新法规不仅关注数据真实、充分、可靠，对于数据产生过程的规范性也有较高的要求，并且对研究机构的质量管理体系提出了详细的规定。

对于毒理学研究项目，承担项目的研究机构应通过药物非临床研究质量管理规范认证，且研究内容应在机构通过 GLP 认证的试验项目范围内；对于其他研究项目，如药效学、药代等，承担项目的机构没有认证的要求，但必须符合《药品注册核查要点与判定原则（药理毒理学研究）》的相关规定。

一、研究机构质量管理体系方面的核查

（一）研究组织机构和人员

1. 组织机构和人员的要求

（1）组织机构名称、研究场所地址及所开展的研究内容应与申报的项目报告相符，并且需建立相应的组织机构图。申报的项目报告中应明确多场所研究的信息及承担责任内容。

（2）实验室人员职责分工明确，具有研究所需专业知识和资格、工作经验和培训经历。重点强调项目负责人的要求，应具有良好的职业道德及专业素养，在项目实施过程中具有主导权，应对申报的项目报告负责。

（3）所有人员均应建立人员的档案，保存其简历、相关资格证书、培训记录、任命书等文件。

（4）对机构内人员签名进行管理，建立签名或电子签名样式存档文件。

（5）对试验人员的健康状况作出要求，避免由于人员疾病影响试验正常开展。

2. *质量管理体系* 研究机构应建立完整的质量管理体系，制订完善的质量管理文件。具体的文件形式并没有强制要求，既可以是质量手册、程序文件、标准操作规程及记录表单的分级管理文件，也可以是只有标准操作规程单一层次的平面化管理文件。不同文件形式核心部分都是标准操作规程。如果机构认证遵从多个质量体系的，应确保遵从相应质量体系的 SOP 之间不互相矛盾或设置双重标本。

在《药物非临床研究质量管理规范》（国家食品药品监督管理总局令第 34 号）定义的标准操作规程为描述研究机构运行管理以及试验操作的程序性文件。在美国 FDA 的 GLP 法规中，标准操作规程的定义为书面的操作程序文件，用来描述常规的试验操作方法，这些方法通常在项目研究方案中不进行详细的描述。标准操作规程在形式上应该是被批准有效的文件。标准操作规程内容方面，要求满足该机构正常运行以及申报的研究项目的需要。主要包括但不限于以下方面：

（1）应建立制订、修订、分发、归档及销毁和管理的 SOP。

（2）人员方面：建立包括人员的简历建档和存档、上岗的资质要求、岗位职责、培训规定以及签名管理等内容的 SOP。

（3）设施管理：建立动物试验设施、细胞试验设施、功能实验室等的内环境管理、参数数据记录和归档等内容的 SOP。

（4）仪器设备管理：建立包括仪器设备的购置、使用、保养、检定或校准等的 SOP；计算机化系统的设计、验证、使用、维护、备份及灾难恢复等内容的 SOP。

（5）受试物和对照品的管理：建立接收、标识、保存、分发、使用、留样、返还或废弃等内容的 SOP。

（6）实验体系的管理：包括实验动物和其他体外实验体系，应建立实验体系的购置、运输与接收、实验动物检疫、饲养管理、个体识别及分组等内容的 SOP。

（7）试验操作方面：建立实验动物给药和数据采集、试验样品及组织标本采集、各种指标的检测等操作技术的 SOP。

（8）原始记录的管理：建立原始记录的范围、记录要求、处理要求及归档要求的 SOP。

（9）资料档案的管理：建立包括需要归档的原始数据范围、归档要求、档案编号及保存条件等的 SOP。

（10）计算机化系统的管理：研究机构采用计算机化系统对实验数据进行采集、

分析的，应建立计算机化系统操作、维护、数据备份、数据归档等方面的SOP。

（二）设施

1. 建立开展研究项目必需的设施　要求设施应布局合理，应避免交叉污染而影响试验结果，同时应进行有效的管理以确保设施运行正常。

2. 实验动物设施　开展实验动物研究的机构，应建立符合相关法规及技术要求的动物试验设施，获得相应的实验动物使用许可证。配有动物设施平面图（标注动物、物品、人员和空气流向）。动物设施内环境参数，包括温度、湿度、氨浓度、换气次数、压差和照明等数据应有详细的记录，并进行归档管理。对于环境参数超范围的异常情况，应记录其参数数值、持续时间、处理措施等，如偏离情况发生在项目开展的过程中，应按照相应程序及时通知相关负责人，评估其对研究的影响，并反映在项目的总结报告中。实验动物的饲料、垫料和饮用水质量要定期检测。以水质检测为例，应有完整详细的操作步骤，完整及时的检定/校准标签，及时的检测记录，符合SOP要求的更换频率，对检测结果的报告。如需外检的设备，要对检定/校准结果进行评价。

3. 功能实验室　包括受试物/对照品保管室、配制室、称量室、临床病理室、病理诊断室、生物样本分析室等各类检测实验室。各类功能实验室应布局合理，避免交叉污染。如受试物或试验过程涉及放射性和生物危害性等物质时，应设置各类必需的设施条件，符合国家相关法律法规的要求。

4. 档案室　机构应建立用于保存纸质档案、电子档案、各类标本等的保存设施。档案室应由专人管理，并满足防火、防潮、防虫、防鼠、防磁和防盗等要求。对于有特殊要求的档案资料，应有相应的环境调控设施，保证温度、湿度符合要求。

（三）仪器设备

1. 研究机构应配备研究所需的仪器设备，且仪器的性能参数能够满足开展的项目的要求。

2. 仪器设备的放置符合仪器设备的要求，必要时控制温度、湿度等环境参数。例如，电子天平应放置于稳定的台面或专业的天平台上；部分精密的分析仪器对房间的温度、湿度敏感，应控制环境参数，并进行记录。

3. 可以根据仪器设备的复杂程度、是否直接产生数据及数据产生的过程，把仪器分为三类进行管理。A类：非测量辅助设备，这类仪器设备为试验过程用具，不直接出具数据，是否正常可直观观察到且对试验过程的影响，也可以直观判断，如振荡器、搅拌器、显微镜、切片机等。B类：简单测量仪器，这类仪器可以产生测量数据，但不需要进行复杂的参数设定。这类仪器需要进行定期的检定、校准和期间核查等，如天平、温度计、pH计和移液器等。C类：多为配有计算机化系统的仪器设备，这类仪器产生测量数据前需要对仪器的参数、仪器控制、数据采集、处理及数据报告等进行设置。此类仪器设备产生数据时会有多种影响因素，因此在投入使用前必须进行性能验证，并进行定期的检定、校准和期间核查等，如高效液相色谱、液质联用仪、荧光定量PCR仪、生化分析仪和血液分析仪等。

4. 仪器设备应建立完善的档案，仪器档案应该覆盖仪器整个的生命周期，包括：接收日期及启用日期、说明书、仪器的编号、验证材料、检定、校准、期间核查记录、维护保养记录及仪器退役记录等。

5. 仪器设备应制订相应的SOP，仪器说明书可以作为SOP的附件。

6. 仪器在使用过程中，应形成仪器设备的使用记录并完整保存，仪器设备的使用人员、使用时间及研究内容应与项目开展情况一致。

7. 计算机化系统是由硬件、系统软件、应用软件以及相关外围设备组成的，可执行某一功能或一组功能的体系。计算机化系统也可以进行分类管理，分类方法很多，常见的分为以下3类。A类：可豁免的基础软件，如计算机操作系统、Office文档工具、网络监控工具等。B类：简单的嵌入式系统，基于固件的应用程序，具有输入、存储功能，可以调用运行参数，如离心机、pH计、天平、电导率仪等。C类：复杂的计算机化系统，一般由计算机、操作系统、应用程序和仪器固件组成，具备参数调整、输入、产生数据等功能，并可以显示、控制、处理数据、贮存数据等，如LIMS、高效液相色谱、液质联用仪软件等。

8. 不同类别计算机化系统使用要求。

（1）验证：A、B类计算机化系统通常不需要进行验证，C类计算机化系统用于研究的计算机系统在投入使用前应进行验证。计算机化系统验证首先应考虑是否与研究机构质量体系相适应，是否进行了质量风险管理。同时，计算机化系统供应商审计也不可或缺，应该对供应商和软件的历史进行正式的广泛审查，以获得对软件可靠性的额外保证。另外，还要明确验证目的，通过验证过程提供客观证据，确认计算机化系统符合用户的需求和预期用途，并确认特定的要求能够始终如一地得到满足。验证过程形成的文件主要包括：用户需求说明书、风险评估报告、系统描述清单、设备系统安装、制订验证计划（包括安装验证IQ、操作验证OQ及性能验证PQ）、实施验证、出具验证报告等。所有验证实施过程产生的文件、数据均应归档保存。

（2）SOP：A类计算机化系统不需要制定SOP，B类计算机化系统应制订SOP。C类计算机化系统SOP应包括：系统以受控的方式进行适当的维护保养，控制系统安全访问措施，用户和密码控制策略，突发事件管理措施及影响评估，灾难恢复，数据定期备份及恢复措施等。

（3）C类计算机化系统应对账户、角色及权限进行验证和管理：账户角色一般情况包括管理员、分析员、操作员和QA核查人员等，每种角色根据工作性质不同分配不同的权限。只有系统管理员应该拥有实现任何系统更新或更改关键系统设置（如审计跟踪或更改时间/日期设置）的管理权限。应该指定系统管理员来管理其他用户的权限。其他常规任务（如分析任务）应该基于没有非管理权限的用户账户操作完成。管理权限的授予和控制应该记录在案，并且只授予具有系统维护角色的人员，这些角色完全独立于负责系统日常使用的人员（如输入生产数据、运行实验室分析等）。所有管理系统的人员都必须具有适当的安全许可、培训和技能，以及操作系统和理解其目的所需的知识。系统内所有用户都应有培训记录，这些记录可追溯至特定程序。关于培训，应制定程序，确保有权使用电子签名的实体意识到它们对根据其电子签名发起的行动负有责任。当使用人由于转岗或离职等原因不再使用该账户时，应进行账户停用，不得删除账户。

（4）计算机化系统的审计追踪：计算机化系统是用来制作电子记录的。电子记录是指由计算机系统创建、修改、维护、存档、检索或分发的文本、图形、数据、音频、图像或其他以数字形式表示的信息的任何组合。电子记录必须包含数据和元数据，并且必须具有可读的格式。审计跟踪是连接一系列事件的逻辑形式的数据，这些事件用于跟踪影响记录内容的事务。计算机化系统应记录所发生的任何关键行动，不允许用户修改或关闭审计跟踪或提供用户操作可跟踪性的替代方法，审计追踪功能应该能实时、详细、准确记录计算机化系统中所有操作，并记录操作发生的时间以及操作人。

（5）系统变更的控制：计算机化系统经过验证后，如果系统发生变更，如硬件的更改、软件的更新或升级、数据库关键参数的变更，所有的变更均需有文件记录。同时对变更造成的影响进行评估，如经评估该变更可能导致已验证的状态出现偏离，应针对变更部分实施验证。例如，软件升级后增加新的测量功能，新增的功能在之前的验证中未进行确认，则需要针对新增功能进行部分验证。

（6）计算机系统所产生的数据应妥善保存：制订相关的 SOP，应规定电子数据及相关运行软件归档方式、地点、存储条件、保存时间及备份的要求。

（7）计算机系统安全：系统的安全性和数据的安全性需要进行充分有效评估，有关的程序和记录应基于机构的质量体系及开展试验内容进行评估。评估领域的包括：所有访问权限都被明确定义和控制，包括物理和逻辑访问；每个使用计算机系统的个人都应该有个人密码，可追踪到个人；制定程序以确保定期检查、召回或修订识别代码和密码发放；丢失管理程序可以通过电子手段使丢失的、被盗的或可能被破解的密码失效；系统应该能够强制定期更改密码；系统可以识别被禁止的密码；应保存密码安全漏洞的审计日志，并应采取措施解决密码安全漏洞；系统应该强制在指定数量的登录尝试失败后撤销访问；需要采取措施，确保在备份、媒体传输、转录、归档或系统故障后，原始信息和数据的有效恢复；应记录并调查试图违反安全保障措施的行为。

（8）计算机系统数据备份：数据备份应该有相应的 SOP 进行规范，并且此备份程序应该得到有充分验证，包括存储设施和介质。所有与 GLP 相关的数据，包括审计跟踪，都应该备份。该过程应确保数据的完整性。备份的频率取决于计算机系统的功能和数据丢失的风险评估。备份的性能应该通过审查审计跟踪可见，并且应该保留纠正任何错误的记录。应该进行测试，以表明备份数据在系统崩溃后是可检索的。例行的数据备份应包括将数据放在一个安全的存储位置，与主存储位置适当地分开。保存在防火保险柜或服务器上的存储媒体。使用的媒体应记录在案，并证明其可靠性。

（9）计算机化系统的质量控制：应确保 QAU 对计算机化系统有效性，及其检测数据准确性进行定期核查审计。确保系统使用人员的经验、技术和教育背景能够履行职责。QAU应对检查结果按照相应流程及时向管理层汇报。

（四）受试物/对照品和关键试剂

1. 人员和设备　受试物/对照品的管理应由专人负责。应具备符合各类保存条件的设施和设备，如常温、低温、防潮、避光等。

2. 受试物/对照品的接收　在接收前应了解样品的特性，确保能够提供相应的保存条件。样品接收工作应由专人负责。接收时，需要送样人填写送样单及样品信息表，一般应包含名称、批号、性状、含量纯度、理化性状、有效期、储存条件、运输条件及数量等。接收人应根据上述表单核对样品信息，如出现不相符的情况应要求送样人进行说明或拒收。样品接收后，样品管理人员进行样品留样，CT产品由于有效期非常短，一般不进行留样。

3. 受试物/对照品的编号管理　应制定受试物/对照品的编号的SOP。验收合格的样品应给予具有唯一性的编号，并进行标识。样品编号应记载于项目实施过程中，包括试验方案、原始记录及总结报告中。

4. 受试物/对照品的储存　受试物/对照品储存条件应符合样品基本信息的要求。GT产品受试物、生物分布qPCR取材样本等一般需要超低温冰箱保存，研究机构应在接收前评估是否具备相应的存储设备，收到样品后应即刻存入。另外，储存设施区域应合理布局，避免交叉污染。研究机构应完整保存环境监测的数据，出现偏离的情况应及时记录并评估其影响。

5. 受试物/对照品的领取　受试物/对照品每次领取由使用人员申请，由样品管理人员进行发放。领取过程应详细记录并妥善保存，主要内容包括名称、数量、用途、时间及人员签名。在领取过程中发生的意外也需详细记录，如样品的破损、遗撒等。

6. 受试物/对照品的配制　配制、配制后保存、使用、使用剩余后的处理应有完整的记录；每次领用量应与供试品领用记录一致，配制量、使用量、使用后剩余处置量应符合物料平衡。CGT产品由于质量分析指标较为特殊，在GLP试验中一般由委托方直接提供制剂给药，不进行配制。部分CT给药前可能还需经过一系列操作步骤，在完成操作后需对受试物进行质量检测，检测指标包括细胞形态、总活细胞数、细胞存活率等。

7. 受试物/对照品的返还及处理　试验过程中，领取使用后剩余的少量样品，可以根据实际情况进行废弃处理或返还样品管理部门。无论何种方式，均应进行详细的记录并妥善保存，内容包括剩余数量、处理方式、操作人员签名及日期等。所有试验项目结束后，剩余样品原则上应返还委托方，做好相关的记录并需委托方签字确认；如遇委托方不接收的情况，研究机构需全面评估样品的对环境、人员潜在危害，按照相关的法规规定进行处理，并保存相关记录。

8. 特殊受试物/对照品　如毒、麻、精、放及生物危害的管理应遵守相关的法律法规的要求。

9. 记录试剂信息　试验过程中，应记录采用的试剂信息，尤其是关键试剂，试剂应在有效期内，并与方法学验证中采用试剂一致。PCR：核酸提取、标准质粒、引物、探针；活体成像：荧光素酶；流式测定：荧光标记抗体；ELISA：包被抗原、二抗、显色液；ELISPOT：刺激剂。

（五）实验系统管理

1. 用于药理毒理研究的实验系统可分为实验动物和体外实验系统，CT 产品常采用重度免疫缺陷鼠，用 IVC 系统饲养。

2. 实验动物应从持有实验动物生产许可证的单位进行购买。每批动物均需开具实验动物合格证，实验动物合格证及其他证明文件需随项目原始资料归档保存。实验动物的饲养、使用均应在获得实验动物使用许可证的设施中进行。

3. 体外实验系统（如体外概念验证试验中用到的细胞株、CGT 非临床研究中建立荷瘤动物模型所采用的肿瘤细胞株等），应保存购买的相关证明文件。应要求供货方提供系统的背景信息，如细胞、细菌的核型鉴定结果和代次等信息，必要时研究机构应对体外实验系统进行鉴定和确认。体外实验系统传代保存时，应详细记录名称、批号或编号、代次和冻存时间等信息，每支冻存管上均需有注明名称和编号的标识。对于有生物危害的实验系统，在保存、使用过程中应遵守相关的法律法规。

二、申报项的核查

（一）原始数据的基本要求

为了规范药品研制、生产、经营、使用活动的记录与数据管理，2020 年 12 月，国家药监局发布了《药品记录与数据管理要求》（2020 年第 74 号）。其中明确指出，在中华人民共和国境内从事药品研制、生产、经营、使用活动中产生的，应当向药品监督管理部门提供的记录与数据，适用本要求。数据是指在药品研制、生产、经营、使用活动中产生的反映活动执行情况的信息，包括文字、数值、符号、影像、音频、图片、图谱、条码等；记录是指在上述活动中通过一个或多个数据记载形成的，反映相关活动执行过程与结果的凭证。

1. *真实、准确、完整和可追溯*　这是法规对药品数据的总要求。

2. *数据管理应当贯穿整个数据生命周期*　数据生命周期的定义为：数据从产生、记录、处理、审核、分析、报告、转移、储存、归档、恢复直至销毁的全过程。

3. *数据管理*　应保证归属至人（attributable）、清晰可溯（legible）、同步记录（contemporaneous）、原始一致（original）、准确真实（accurate）（国际上，常用缩略词“ALCOA”）。

4. *数据归属至人*　研究所有数据应能追溯到数据的产生者或记录者。机构应对研究人员的签名进行管理，就是为保证纸质记录可追溯性。对于电子记录，应保留仪器软件检测的第一手原始数据文件，而非仅保留软件导出的数据，软件导出数据往往为可编辑的 txt、excel 文件，ELISPOT、流式、qPCR 结果均是收集信号、软件分析后产生，原始图谱非常重要，应进行相应确认。产生数据的计算机化系统应对账户、角色、权限及电子签名进行验证。对于不需要验证或不能建立账户的计算机化系统，可采取电子记录加纸质记录的方式确保数据归属。数据需要修改时，不得覆盖原数据，并需记录修改人、时间及原因。计算机化系统退役时，应充分评估已产生的数据的可读性，必要时应保存相关的计算机及软件。

5. *数据清晰可溯*　原始数据记录应清楚和不易消除，如不可以用铅笔进行记录。对于不能长期保存的记录，如使用热敏纸打印的原始数据，要及时复印，并保存原件和复印件。计算机化系统应保证审计追踪功能的开启；对于不具备审计追踪功能的计算机化系统，可采取电子记录加纸质记录的方式确保数据可追溯。

6. *数据同步记录*　纸质记录应直接、及时地记录在专用的记录纸或记录本上，不得将数据记录在草稿纸上然后再誊写。电子记录应能体系计算机化系统的时间戳信息，制定相应的 SOP 管理系统时间，不得随意改动系统时间。

7. *数据原始一致*　研究机构应制定原始数据审核的 SOP，研究数据产生后，应及时进行审核，确保数据真实反映观察、测量的结果。原始数据转换为二次数据时，如纸质记录录入计算机或电子数据导出成不同的文件格式，也需进行审核，以保证二次数据与原始数据的一致性。

8. *数据准确真实*　研究机构应采取必要的控制措施以确保数据准确真实。具体措施包括：仪器设备的检定、校准和期间核查，试验人员培训、考核及能力授权，计算机化系统的验证等。

（二）药理毒理试验项目核查概要

1. *核查申报资料与试验方案、原始数据、总结报告的一致性*　以原始数据为核心，检查是否严格执行试验方案的规定，检测指标的数量、时间，漏做及多做均为试验方案的偏离，核查是否有相关的偏离记录及处理措施。检查总结报告是否真实、全面地反映了原始数据，是否有漏报、错报或选择性的报告，试验过程中出现的异常情况及偏离试验方案和 SOP 的情况均应记载于总结报告中。

2. *核查受试物 / 对照品的相关记录*　包括接收记录、储存记录、发放记录、使用记录、返还记录及废弃记录，并对储存环境参数记录、发放时使用的仪器的使用记录、受试物 / 对照品的配制记录及配制中使用的溶剂的相关记录进行延伸检查。核对记录与申报材料的一致性。

3. *核查实验系统的相关记录*

（1）核查项目使用的实验动物合格证、数量、年龄、性别及清洁等级等信息。核对记录与申报材料的一致性。

（2）核查实验动物饲养的相关信息，包括环境参数、饲料、垫料及饮水等记录。核对记录与申报材料的一致性。

（3）核查实验动物使用的相关信息，包括动物标识、分组、给药、观察、解剖、样品（脏器组织、血液、代谢物等）采集及尸体处理等相关记录。核对记录与申报材料的一致性。

（4）核查体外实验系统的相关记录，包括实验系统的质量鉴定文件、复苏、传代及培养等记录，核查体外培养使用的培养箱、试剂、培养基、血清及抗生素等的记录。核对记录与申报材料的一致性。

4. 核查检测指标的相关记录　各项指标的检测应严格按照试验方案的规定进行。检测样本采集、运输、处理、保存、检测及留样等均需保存相关记录，核查时应能根据上述记录完整溯源。核查检测的项目、数量、时间、方法及仪器等与申报资料的一致性。对于电子数据，应调取计算机化系统中的稽查轨迹进行核查。计算机化系统审计流程初期阶段，检查员会确定审计的范围，并根据此范围完成审计目标。作为审计准备的一部分，检查员通常要对被检查的主体进行初步调查，以计划如何进行审计。检查员收集与审计计划有关的计算机化系统管理的资料，包括：初步了解管理系统的职能是如何组织的，实体使用的计算机硬件和软件的标识，初步了解计算机处理的各项重要操作应用，并确定计划实施的新 SOP 或修订现有 SOP 和适用的控制程序。对于计算机化系统，通常有两种类型的模块：通用模块和应用模块。一般控制是指覆盖计算机环境中的组织、管理和处理，但不绑定到特定应用程序的控制。它们应该在应用程序控制之前进行测试，因为如果发现它们无效，审计程序将不能依赖应用程序控制。一般控制包括诸如适当的职责隔离、灾难计划、文件备份、标签的使用、访问控制、获取和实施新程序和设备的程序等。应用程序控制与系统执行的特定任务有关，包括输入控制、处理控制和输出控制，并应提供合理的质量控制，以确保数据的初始化、记录、处理和报告得到正确执行。

5. 其他　如研究项目存在外包检测，核查相关的外包合同或协议的内容，并对外包方产生的数据进行延伸检查。

第四节　现场核查案例

核查人员在对申报项目的现场核查，一般是以某项试验报告为线索，检查其相关的数据和结果的真实性和规范性。在检查过程中，对于涉及的研究机构的质量管理相关的内容会进行延伸检查。特别是关系到数据的准确性和真实性的环节，会被重点关注，比如相关技术人员的能力和资质、仪器设备的检定或校准等。

以 CAR-T 体内药效学试验和组织分布试验为例列举常见的核查内容。

一、体内药效学试验

（一）查阅相关委托合同或协议等

重点检查委托合同内容是否包含所有申报的试验项目；核对合同签订日期和试验开展日期的逻辑关系。

（二）一致性核查

检查申报的试验报告与被检查机构存档的试验报告的一致性，包括报告内容、签名和日期等。

（三）检查参与试验项目的主要人员档案

关注相关人员的专业、学历、研究经历、相关培训及留存签名等。

（四）检查试验方案

重点关注：是否在研究开展前是否制定并批准了相应的试验方案；试验实施是否严格执行了方案的规定；是否存在方案的变更，如有变更，变更流程是否符合SOP要求。

（五）受试物相关检查

1. *检查受试物接收记录* 记录的内容应包含以下信息：名称、批号、生产商、性状、运输条件、贮存条件、有效期、规格、操作人员安全性警示、接收日期及接收量等。另外，接收受试物时，研究机构是否核对相关的信息，特别是运输过程的冷链信息。核对以上信息是否与报告内容一致。

2. *检查受试物的贮存记录* 检查受试物贮存的位置记录；查阅保存环境的参数记录，特别是冰箱的温度记录，关注是否有温度超标的情况，是否有相应的偏离记录和处理措施；对于产生环境参数的设备（如温度计、湿度计）关注其检定或校准记录。

3. *检查受试物使用记录* 每次使用均应有领取、使用、废弃或返还记录。根据相应记录核对单次和总体受试物数量，例如根据动物给药方案、动物数量计算某次给药的总量，核对领取数量是否合理。

4. *检查受试物返还或废弃记录* 试验完成后，剩余受试物应形成处理记录，可以是返还记录或是废弃记录，核对记录的数量是否合理。

5. *其他* 细胞治疗品种有些是新鲜制备新鲜送样，研究机构收到样品直接给药，不进行储存。这种情况除不存在储存记录外，接收记录、使用记录、废弃记录等均应按要求进行。

（六）实验动物的相关检查

1. *检查动物试验设施* 检查开展项目的设施的实验动物使用许可证；动物试验开展的房间记录；动物设施的环境记录，包括温度、湿度和光照等。

2. *检查实验动物的相关资质文件* 主要包括试验动物供货方的资质、申报项目使用的动物的合格证等，核对以上信息是否与试验报告一致。

3. *检查实验动物的一般信息* 检查动物接收、检疫、使用及处置的相关记录，核对动物的种属、级别、年龄、性别和数量等信息。

4. *其他* 此类试验因动物造模的原因，经常会多订购一定数量的动物。对于这个问题要求研究机构必须在方案中明确预定数量和动物取舍标准，并在方案实施的过程中及时、详细记录动物的流转过程。

（七）造模使用的肿瘤细胞的检查

1. *检查细胞的一般信息* 包括细胞来源的证明文件、细胞鉴别的相关文件、细胞保存及传代的相关记录等。

2. *检查细胞复苏及扩增的相关记录* 包括细胞领取记录或台账、离心记录、培养记录及换液记录等。

3. 检查细胞操作中相关仪器设备　包括离心机、细胞培养箱、显微镜等的标准操作规程和使用记录。

4. 检查细胞操作中相关试剂的记录　包括培养基、试剂溶液等的配制记录，核对名称、批号等是否与试验报告一致。

（八）试验实施过程的检查

1. 检查造模过程　包括肿瘤细胞悬液制备记录、肿瘤细胞接种记录，核对接种细胞量、接种动物数量及日期等。

2. 检查分组前肿瘤观察　包括分组前动物笼旁观察、肿瘤测量等记录，如肿瘤测量使用活体成像等仪器，应对动物麻醉记录、仪器使用记录进行检查。

3. 检查动物分组　包括检查动物分组计算过程、动物编号以及组别的对应关系，检查是否有剔除动物的情况，是否记录了剔除理由及剔除动物去向，核对上述操作是否按照试验方案的规定进行。

4. 检查给药　包括检查每次给药记录、剩余受试物处理记录等。核对动物的给药量、给药日期、时间、操作者、剩余量及处理方式等信息，核对与受试物领取记录的一致性。

5. 检查体重记录　核对动物称重的日期、时间、操作者及使用的电子天平，检查仪器使用记录是否与称重内容及时间一致。

6. 检查给药后肿瘤观察过程　包括给药后动物笼旁观察、肿瘤测量等记录，如肿瘤测量使用活体成像等仪器，应对动物麻醉记录、仪器使用记录进行检查。

7. 检查动物安乐死过程　包括动物安乐死记录、动物尸体处理记录，如使用麻醉药品、麻醉机等则需要检查相应的毒麻药领取及仪器使用记录，核对安乐死动物的数量、编号、日期、时间及操作者等信息。

8. 检查动物解剖　包括动物解剖记录、组织称量记录等，核对动物数量、编号及组别等信息，检查天平使用记录是否与组织称量的内容及时间一致。

9. 检查统计学过程的相关记录　核对统计方法是否与试验方案规定一致，核对原始数据和录入 / 导入统计的二次数据的一致性。

（九）试验报告的检查

1. 试验报告的形式检查包括：检查报告书是否有专题负责人的签字和日期，如果出现报告的修订是否有修订报告的签字和日期；检查报告中是否记有研究机构和委托单位的名称和地址，是否与委托协议或合同一致；检查报告中是否说明了研究主要参加人员及其参与负责的主要工作；检查报告中是否记录了该项目所有的原始数据、标本及档案等的保存地点、负责人及联系方式等。

2. 检查试验报告书中受试物和对照品相关数据是否全面，一般包括名称、批号、生产商、性状、贮存条件、有效期、规格及有效期等信息，核对上述信息是否与受试物接收记录一致。如受试物需要配制或进行浓度检测，则需检测相关配制及细胞计数记录。

3. 实验动物的检查包括核对动物的种属、级别、年龄、性别及数量等信息与动物相关记录是否一致。

4. 造模使用的肿瘤细胞信息，核对使用细胞的种类、来源、保存、使用及培养过程等是否与原始记录一致。

5. 各种检测指标的检查包括检查试验报告中是否涵盖了方案规定的全部检测项目，核对检测时间、检测频率及检测样本数是否与方案规定一致。

6. 对试验结果的检查包括核对报告中的个体数据是否与原始记录一致，如动物体重、肿瘤测量数据及瘤重等；核对报告中统计数据是否与统计记录一致。

二、组织分布试验

组织分布试验过程中部分操作与药效学试验相同，相同部分的检查关注点是一样的，故不再赘述。下面列举组织分布试验特殊关注点。

（一）检测样品相关检查

1. 检查生物样品采样过程　生物样品采集应当严格按照方案的规定进行，并保存记录。核实时间、数量及操作人等信息的相符性，以及与申报资料的一致性。

2. 检查生物样品的编号　生物样品的编号方法应在相关 SOP 或试验方案中进行明确的规定，编号的规定应覆盖采样、样品处理及分析的各个环节。抽查留样的编号，核对样品编号的相符性。

3. 检查生物样品的保存情况　生物样品的保存条件应在试验方案中明确规定，检查生物样品的保存位置、保存条件、相关人员签名和日期。一般情况，生物样品需低温保存，检查冰箱的冷链记录等。

4. 检查生物样品管理的相关台账　包括样品接收、保存、领取、返还及废弃的记录，核对样品数量、编号、相关人员签名和日期等。

5. 检查空白对照样品的相关记录　样品检测过程中使用会使用到空白对照样品，对于空白对照品应按检测样品的管理要求进行。

（二）样品测定过程的检查

1. 仪器设备的检查　检查仪器设备的检定 / 校准情况、仪器的 SOP、使用记录等。对于仪器相关的计算机化系统，应检查其验证情况，包括检查审计追踪功能的是否开启和正常运行、人员电子签名及权限的设定、系统时间日期控制及系统安全等。

2. 检查方法学验证　方法学验证应事先制定验证方案，严格按照方案开展验证工作，主要包括标准曲线和定量范围、精密度与准确度、平行性、特异性等。检查验证过程中样品、试剂、人员、仪器及数据的一致性。

3. 检查样品检测　试验样品检测应严格执行检测方案。样品前处理的过程和检测方法应与方法学验证一致。检测样品应有唯一性编号，样品应按照顺序连续不间断进行检测，如中断，在原始记录中记录中断原因。所有检测样品均应记录在原始记录中（不论成功或失败），对于失败的试验样品应进行原因分析及说明。相关 SOP 或试验方案中应对试验样品重新分析进行明确的规定，试验过程中如进行了重新分析应符合要求，不能为临时个人决定。样品检测的原值、重分析的原因、重分析值等应保留记录且在试验报告中说明，并与申报资料一致。CGT产品试验关键操作步骤列举：生物样本（血液、尿液、组织等）采集、标识、处理、转运、交接、检测及保存等记录；qPCR中样本冻存、提取记录；ELISPOT试验中细胞分离及培养；ELISA试验中血清系列稀释。ELISA检测、ELISPOT、qPCR都涉及多孔板上样检测，需要保留上样信息记录，确认样本的准确性，上样信息与试验报告结果应保持一致。

4. CGT产品试验数据的确认　检测数据检查过程中，要关注阴性对照、阳性对照等结果是否在可接受范围内，是否出现假阴性、假阳性结果，流式细胞仪中的同型对照，ELSPOT中的阴性孔和阳性孔的判断，PCR试验中NTC及阳性样本/标准品的扩增等。对于手动设置调整和分析的样本，尤其是批处理中，对单个样本的调整，需要确认其分析的合理性，对于重复测定样本及取舍数据，确认其重测及数据取舍的理由。

（1）流式细胞分析仪原始数据检查：试验的质控结果；样本采集信号的位置有无明显变化；区域和圈门的位置设置；保存原始数据时注意同时保存数据分析模板，修改分析条件（调整补偿、圈门及区域位置等）难以实现数据完全重现。

（2）qPCR原始数据检查：应遵循扩增曲线第一，C_t值第二的判读原则。另外，要关注扩增曲线、标准曲线、原始多通道荧光信号、质控报告等。查看Multi Component Plot：是否有正常的阳性扩增曲线；查看扩增曲线的形状：是否有明显扩增阶段（指数增长期）指数图下扩增曲线间是否平行；查看Y轴的数值：扩增曲线最高点的纵坐标值是否符合预期；查看基线、阈值线设置得是否合理；在同一坐标系下查看阳性对照与可疑样品的扩增曲线：避免误判；查看QC report，确认偏差较大样本等。

5. 检查数据统计分析　核对统计方法是否与试验方案规定一致，核对原始数据和录入/导入统计的二次数据的一致性。对于需要按照公式计算的结果，如抗体滴度，查看数据计算和分析的文件进行保存和归档。在记录中要能够体现数据计算的公式及计算过程，应保存统计软件原始统计结果，必要时进行现场数据分析或计算，进行结果重现。

第五节　现场核查发现的缺陷问题举例

细胞培养记录未打印的试验步骤整片记录仅有手写签名及日期，缺失冻存的细胞冻融、离心、清洗及培养基配制等多项纪录，不能体现实际的操作过程，原始记录不完整。使用天平称量样品，虽称量前进行了校准，但校准范围无法覆盖称量值。原始记录中测量数值为理论值而非真实示值。

动物实验中淘汰动物无淘汰记录，无法溯源淘汰动物的去向。

动物实验在普通实验室中进行或无法提供在相应的动物设施中开展的证据。

原始记录每页仅在末尾有一个签名和日期，不能溯源记录中每项每次操作的操作人员和时间。

受试物/对照品领取过程记录的数量为理论值进行记录，试验结束后剩余样品实际称量值与记录不符。

外包检测项目无委托的证明文件，检测样本交接无记录，且收到的检测报告仅有数值，无名称、编号等信息，数据无法溯源。

原始数据未使用纸质记录形式，而使用不具有审计追踪功能的软件人工录入（如Excel），无法溯源记录的时间、记录人，且可随意修改。

归档的病理标本编号混乱，无法溯源标本来源的动物信息。

受试物配制量与动物给药量不符，且无其他记录证明其合理性。

原始数据修改不规范：修改前的数据涂抹，无法辨识；修改时未记录修改理由、修改人及时间。

研究人员职责分配不合理，如计算机化系统管理员兼任分析员、质量保证人员参与试验操作。

原始数据所附的分析图谱为截图粘贴，无法溯源其他信息。

试验数据统计分析时，无实验方案、SOP的事先规定，随意剔除数据。

保存的试验记录不是原始记录，未保留原始软件数据，保留结果为可编辑的Excel文件，记录修改覆盖原有数据痕迹。

在样本重测方面也存在一些高发问题，ELISA、ELISPOT、PCR属于灵敏度较高的生物分析方法，“跳孔”情况不易避免，移液、洗涤、交叉污染，这些因素都会影响结果的准确性；浓度低的临界样本数据难以判断；盖板密封不严、上样错误等操作失误；缺乏对每个系统的书面详细描述。缺乏重测的统一标准，原始记录中未记录重测原因等。

数据的判定和取舍方面的问题。对于多次测定的数据取舍不规范，缺乏依据和标准，数据取舍原因未记录，报告中未体现。对于一些通过软件分析的数据需要确认有无选取数据的可疑性，是否设置了正确的阈值，是否通过调整分析条件影响了试验结果，调整操作是否合理。

第六节　结语

近年来，在全球范围内，细胞和基因治疗产品新药层出不穷，我国相关领域也在不断升温，相关的监管政策和技术指导原则相继出台。细胞和基因治疗产品研发过程中，非临床研究领域新技术的应用对传统的现场核查提出了挑战。计算机系统及软件分析日益成熟，需要检查人员掌握更多的专业技术知识，结合仪器验证、计算机系统、方法学、样品检测等各方面知识综合判断数据的可靠性。药品监管部门在不断地积累相关经验后，将会出台更加细化、更有针对性的核查要点。作为研发人员，在新药申报时提供真实可靠的数据是最基本的责任。保证数据真实、准确、完整和可追溯是基本的原则，不论在研发过程中使用了怎样的新技术和新方法均应参照执行。

参考文献

［1］中华人民共和国药品管理法（2019 年国家主席令第 31 号）[EB/OL]. (2019-08-27). https://www. nmpa. gov. cn/xxgk/fgwj/flxzhfg/20190827083801685. html.

［2］国家市场监督管理总局 . 药品注册管理办法（国家市场监督管理总局令第 27 号）[EB/OL]. (2020-03-30). https://www. nmpa. gov. cn/xxgk/fgwj/bmgzh/20200330180501220. html.

［3］国家药品监督管理局 .《药品注册管理办法》· 政策解读 [EB/OL]. (2020-03-31). https://www. nmpa. gov. cn/xxgk/zhcjd/zhcjdyp/20200331144901137. html.

［4］国家食品药品监督管理局 . 药品注册现场核查管理规定（国食药监注〔2008〕255 号）[EB/OL]. (2008-05-23). https://www. nmpa. gov. cn/xxgk/fgwj/gzwj/gzwjyp/20080523120001411. html.

［5］国家药品监督管理局 . 药品记录与数据管理要求 [EB/OL]. (2020-12-01). https://www. nmpa. gov. cn/yaopin/ypggtg/ypqtgg/20200701110301645. html.

缩略词表

缩略词	英文全称	中文释义
CAR-T	chimeric antigenreceptor T cell	嵌合抗原受体T 细胞
ATMPs	advanced therapy medicinal products	先进治疗医药产品
CDE	Center for Drug Evaluation	国家药品监督管理局药品审评中心
BCMA	B cell maturation antigen	B细胞成熟抗原
BLI	bioluminescent imaging	生物发光成像
TCR	T cell receptor	T 细胞受体
MHC	major histocompatibility complex	主要组织相容性复合体
CRS	cytokine release syndrome	细胞因子释放综合征
HER	human epidermal growth factor receptor	人表皮生长因子受体
EMA	European Medicines Agency	欧洲药品管理局
FDA	Food and Drug Administration	美国食品药品监督管理局
IND	investigational new drug	新药临床研究申请
NDA	new drug application	新药上市许可申请
FOB	functional observation battery	功能观察试验组合
GLP	good laboratory practice	药物非临床研究质量管理规范
CRES	CAR-T cell relevant encephalopathy syndrome	CAR-T细胞相关脑病综合征
GvHD	graft versus host disease	移植物抗宿主病
CTLA-4	cytotoxic T lymphocyte associate protein-4	细胞毒性T细胞相关蛋白-4
EGFR	epidermal growth factor receptor	表皮生长因子受体

缩略词	英文全称	中文释义
GM-CSF	granulocyte-macrophage colony stimulating factor	粒细胞–巨噬细胞集落刺激因子
IFN-γ	interferon-γ	干扰素-γ
IL	interleukin	白介素
DLBCL	diffuse large B-cell lymphoma	弥漫性大B细胞淋巴瘤
MM	multiple myeloma	多发性骨髓瘤
PHS Act	Public Health Service Act	公共健康服务法
HCT/P	human cells, tissues, and cellular and tissue-based products	人体细胞，组织以及相关产品
PBMC	peripheral blood mononuclear cell	外周血单个核细胞
HSC	hematopoietic stem cell	造血干细胞
QPCR	quantitative real-time polymerase chain reaction	实时荧光定量聚合酶链式反应
scFv	single chain variable fragment	单链可变片段
TAA	tumor-associated antigen	肿瘤相关抗原
TIL	tumor-infiltrating lymphocyte	肿瘤浸润淋巴细胞
TLS	tumor lysis syndrome	肿瘤细胞溶解综合征